Das Praxis Handbuch Ayurveda

Dr. Hans H. Rhyner

Das Praxis Handbuch Ayurveda

Gesund leben, sanft heilen

Urania Verlags AG

Hinweis

Die Informationen in diesem Buch sind nicht dazu gedacht, einen Arzt zu ersetzen. Das Material soll der Bildung und Selbsthilfe dienen, der besseren Gesundheitspflege sowie der Gesunderhaltung. Autor und Verleger sind in keiner Weise für irgendwelche medizinischen Ansprüche im Zusammenhang mit dem hier vorgestellten Material verantwortlich.

Die gewerbliche Nutzung der Rezepte für die Kräutermischungen und anderen Heilmittel ist nur mit ausdrücklicher Genehmigung des Autors gestattet. Zuwiderhandlungen werden strafrechtlich verfolgt.

3. Auflage 2000
ISBN 3-908645-59-X

Umschlaggestaltung: Kreativ Design, Gerd Aumann, Wiesbaden
Innenillustrationen: Arnold Imhof, Nathalie Farn, Alessandro Pallavicini, Siroka, V. K. Ramachandran, Biju
Fotos: Dr. Hans H. Rhyner, Louis Stalder, Verena Eggmann, Kuldip Dhiman
Satz: Fotosatz Reinhard Amann, Aichstetten
Herstellung: Die Herstellung, Stuttgart
Druck und Bindung: Printer Trento S.r.l., Trento
Printed in Italy

Inhalt

EINFÜHRUNG 11

Das Dhanvantari-Gebet 14
Original Sanskrit Vers / Übersetzung 14

1 HISTORIE – ITIHASA 19

Was ist Ayurveda? 19

Die Legende 21

Historische Entwicklung 23
Die frühe (rig) vedische Zeit 24 / Die späte vedische Zeit 25 / Die buddhistische Zeit 27 / Die neue Blütezeit 28 / Die Neuzeit 28

Ausbildungsmöglichkeiten 29

Zeitlose ayurvedische Literatur 32
Die große Trilogie (Brihat-Trayi) 33 / Die leichte Trilogie (Laghu-Trayi) 38 / Weitere wichtige klassische Literatur 43 / Moderne Literatur 45

Ayurveda und moderne Medizin 46

2 ARBEITSHYPOTHESE – ADISTHANA TATTVA 49

Die vedischen Schulen 51
Die Partikelthese – Nyaya-Vaisheshika 52 / Die metaphysische Evolutionsthese – Sankhyayoga 56 / Ethik und Ritual – Purva Mimamsa 62 / Die nicht dualistischen (unpersönlichen) und dualistischen (persönlichen) Schulen – Vedanta (Uttara Mimamsa) 63

Die nicht vedischen Schulen 64

3 ANATOMIE – RACNASHARIRA 65

Anguli – die persönliche Maßeinheit 65

Auflistung der Bestandteile des menschlichen Körpers 66
Das Epithel oder Deckgewebe (Kala) 67 / Die Kreislaufsysteme – Shrotas 68

Die Vitalpunkte – Marma 68
Marma und die indische Kampfkunst – Kalarippayatt 69 / Marma und die Siddhayoga-Tradition von Tamil Nadu 71 / Die hohe Schule der Ayurveda-Massage 71

Die subtilen Energiezentren des Körpers – Chakra 80
Das Erde-Chakra – Muladhara 80 / Das Wasser-Chakra – Swadhishthana 81 / Das Feuer-Chakra – Manipura 82 / Das Luft-Chakra – Anahata 83 / Das Äther-Chakra – Vishuddha 83 / Das dritte Auge – Ajna Chakra 84 / Das Kronen-Chakra – Sahasrara 84

4 PHYSIOLOGIE – KRIYASHARIRA 85

Die drei pathophysiologischen Faktoren – Tridosha 85
Vata 89 / Pitta 93 / Kapha 97

Der psychophysiologische Faktor – Sattva 99

Die zwei psychopathologischen Faktoren – Mansadosha 100
Rajas 100 / Tamas 101

Die sieben Körpergewebe – Saptadhatu 101
Plasma (Rasadhatu) 104 / Blut (Raktadhatu) 105 / Muskelgewebe (Mamsadhatu) 105 / Fettgewebe (Medodhatu) 106 / Knochengewebe (Asthidhatu) 106 / Knochenmark und Nervengewebe (Majjadhatu) 106 / Fortpflanzungsgewebe (Shukradhatu) 107 / Immunkraft (Ojas) 108

Die körperlichen Abfallprodukte – Mala 108

Das biologische Feuer – Agni 111
Der primäre Stoffwechsel (Jatharagni) 111 / Das auf die einzelnen Elemente bezogene biologische Feuer (Bhutagni) 113 / Die gewebespezifischen Stoffwechselprozesse (Dhatwagni) 114

Das unverdaute Material – Ama 115

5 KONSTITUTION – PRAKRITI 119

Faktoren, welche die Konstitution beeinflussen können 121
Lebensalter 122 / Jahreszeit 123 / Tageszeit 124 / Nahrungsaufnahme 125 / Medikamente 125 / Gewohnheiten 126 / Berufstätigkeit 126 / Umwelteinflüsse 126

Der große Konstitutionstest 126
Körperliche Merkmale 128 / Physiologische Merkmale 128 / Psychologische Merkmale 129 / Biochemische Merkmale 129 / Merkmale des Pulses 130 / Resultat 130

Die Vataja-Konstitution 131

Die Pittaja-Konstitution 133

Die Kaphaja-Konstitution 134

Die gemischten Konstitutionen 136
Vata-Kaphaja-Konstitution 136 / Vata-Pittaja-Konstitution 136 / Kapha-Pittaja-Konstitution 137 / Tridoshaja Konstitution 137

Psychische Konstitution – Manasa Prakriti 138
Sattvika und seine sieben Untergruppen 139 / Rajasika und seine sechs Untergruppen 141 / Tamasika und seine drei Untergruppen 141

6 PATHOLOGIE UND DIAGNOSTIK – NIDANA 143

Definition von Krankheit – Roga 144

Klassifizierung von Krankheiten 144

Krankheitsursachen 146
Heterogene Sinneskorrelation – Asatmyendria Samyoga 147 / Fehlverhalten – Prajnaparadha 148 / Klimatische Anomalien – Parinama 149 / Die Wurzel allen Übels – Adharma 150

Krankheitsverlauf 151
Stadien der Pathogenese – Kriyakala 151

Fünf Methoden, Krankheit zu studieren – Panca Nidana 155
Ätiologie – Nidana 155 / Präklinische Symptome – Purvarupa 155 /

Klinische Symptome – Rupa 156 / Therapeutische Maßnahmen zu diagnostischen Zwecken – Upashaya 156 / Pathogenese – Samprapti 156

Diagnostik – Roga Pariksha 157
Drei-Punkte-Diagnose – Trividhya Pariksha 157 / Acht-Punkte-Diagnose – Ashtavidhya Pariksha 157 / Zehn-Punkte-Diagnose – Dasavidhya Pariksha 158

Anamnese – Rogi Pariksha 160
Patientendaten 160 / Familien-Anamnese 160 / Patienten-Anamnese 161 / Krankheits-Anamnese 161 / Psychosoziale Anamnese 161 / Besondere Anamnese 161

Klinische Untersuchung 162
Pulsdiagnose – Nadi Pariksha 163 / Eigenschaften von Haut und Gewebe – Sparsha Pariksha 173 / Augendiagnose – Drik Pariksha 174 / Zungendiagnose – Jihva Pariksha 175 / Auskultation – Shabda Pariksha 175 / Körperlicher Zustand – Bala 176 / Krankheitsbezogene Untersuchung 176 / Laborbefunde 176

Diagnose 176

Vorschläge für Therapie, Diät und Lebensführung 177

7 Heilmittelkunde – Dravyaguna 180

Behandle den Menschen als Ganzes – gib die Pflanze als Ganzes 181

Umfassende Heilmittelkunde – Dravyaguna 183

Geschmack – Rasa 187
Der Effekt der Geschmacksrichtungen (Rasa) auf die Tridosha 189 / Bestimmung der Geschmacksrichtung (Rasa) 189 / Bestimmung der Geschmacksschwelle 190

Eigenschaft – Guna 191

Umwandlung – Vipaka 194

Potenz – Virya 196

Wirkung der Abwandlungsprodukte (Metaboliten) – Prabhava 197

Wirksamkeit – Karma 198

Vademekum wichtiger Ayurveda-Heilmittel 206
Pflanzliche Monopräparate 207 / Pflanzliche Kombinationspräparate 224 / Mineralische Heilmittel 227 / Heilmittel tierischen Ursprungs 231

Pharmazie 233
Pharmazeutische Zubereitungen 233 / Wichtige Regeln für die Anwendung von Arzneien 249

8 THERAPEUTIK – CIKITSA 255

Betrachtungsweise ayurvedischer Therapeutik 255
Übernatürliche Heilung 256 / Subtile Heilkunde 256 / Rationale Heilkunde 257

Klassifizierung der therapeutischen Maßnahmen 259
Die sechs Therapien der Inneren Medizin – Sat Upakrama 259 / Reinigende (Samshodana) und besänftigende (Samshodana) Therapie 260 / Die acht Spezialitäten der Ayurveda 261

Therapeutische Maßnahmen außerhalb der klassischen Ayurveda 261

9 ERNÄHRUNGSLEHRE – ANNAVIJNANA 263

Kriegserklärung an alle Ernährungsdogmen 264

Ernährung und Krankheit 265

Acht Faktoren, welche die Wirkung von Nahrung bestimmen 266
Beschaffenheit der Nahrung – Prakriti 267 / Art der Zubereitung von Nahrung – Karana 270 / Ungünstige Kombination von Nahrungsmitteln – Samyoga 272 / Quantität der Nahrung – Rashi 272 / Herkunft der Nahrung – Desha 273 / Zeit in bezug auf Nahrung und Esser – Kala 274 / Verschiedene Regeln zur Nahrungsaufnahme – Upayogasamstha 275 / Zustand und Gewohnheiten des Essers – Upayoktrin 277

Nahrung und ihre Wirkung auf die Psyche 277
Nahrung mit makelloser Qualität (Sattva) 278 / Nahrung mit leidenschaftlicher Qualität (Rajas) 278 / Nahrung mit passiver Qualität (Tamas) 278

Diät für jede Konstitution 279
Die Vata reduzierende Diät 280 / Die Pitta reduzierende Diät 284 / Die Kapha reduzierende Diät 287

Kochtips 291

Die Küchenapotheke 293

10 GESUNDHEITSKUNDE – SWASTHAVRITTA 309

Definition von Gesundheit – Swastha 309

Maximen für den Tagesablauf – Dinacarya Adhyaya 310
Schlaf und Aufstehen 311 / Entleerung von Darm und Blase 311 / Zahnhygiene 311 / Augenbehandlung 312 / Nasentropfen 312 / Gurgeln 313 / Inhalation von Rauch 313 / Bad, Ölbad, Haarwäsche, Massage 313 / Kleidung, Schmuck, Parfums 315 / Morgenandacht 317 / Yoga, Körperübung 317 / Berufliche Tätigkeit 319 / Schlaf 319 / Ayurveda Schönheitstips 320 / Behandlung und Vorbeugen von Hautkrankheiten 326

Maximen für die Jahreszeiten 335
Südlicher Lauf der Sonne – Dakshinaya 336 / Nördlicher Lauf der Sonne – Uttaryana 337 / Allgemeine Regeln für die verschiedenen Jahreszeiten 337

Regulierung der physiologischen Bedürfnisse – Navegandharaniya 339

Ethische Maxime – Sadvritta 341
Sexualität und Ethik 343 / Medizinische Ethik 344 / Ethik und Lebensqualität 344

Spirituelle Maxime – Moksha 345

11 QUINTETT THERAPEUTIKA – PANCAKARMA 349

Klassische und zeitgenössische Pancakarma Therapie 349

Indikationen von Pancakarma Therapien 353

A) Vorbereitende Behandlungen – Purvakarma 353

Pacana und Dipana – Beseitigen von Verdauungsstörungen vor anderen Therapien 354 / Ölbehandlungen – Snehakarma 354 / Schweißtreibende Therapien – Swedakarma 355 / Keraliya und zusätzliche Behandlungen 356 / Übersicht über die vorbereitenden und speziellen Behandlungen 357 / Die innere Ölanwendung – Snehapana 363 / Einsalbung – Abhyanga 367 / Druckmassage – Mardana 389 / Sanfte, ausgleichende Massage – Samvahana 389 / Synchronmassage 389 / Spezielle Druckmassage – Thalodal 390 / Massage mit den Füssen – Padanghata 400 / Kopfeinsalbung – Shiroabhyanga 403 / Kopfmassage – Shiromardana 403 / Kopfeinlauf – Shirovasti 404 / Kopfpaste – Masthiskya 408 / Medizinisches Pflaster – Lepa 408 / Nährendes Pflaster – Annalepa 410 / Wickel – Picu 411 / Kopfwickel – Shirolepa (Murda Thaila) 412 / Scheidenwickel 412 / Spezieller Kopfwickel – Thalapothichil 413 / Nicht wärmender Guß – Pariseka, Dharana 414 / Guß mit Buttermilch – Takradhara 415 / Bad mit Öl – Snehavagahna 418 / Gurgeln – Gandusha 418 / Ohrenfüllen – Karnapurnam 419 / Augenbad – Akshitarpana 420 / Lokalisierter, äußerer Öleinlauf – Khadivasti 424 / Nasenbehandlung – Nasatarpana 427 / Massage mit Pulvern – Udvartana 427 / Schwitzbad – Ushma Sweda (Jentaka Sweda) 430 / Lokale Schwitzanwendung – Nadi Sweda 433 / Arzneilicher Milchdampf – Kshira Bhashpam 433 / Warmer Ölguß – Kayaseka, Thaila Dhara oder Pizhichil 434 / Kopfgießen – Shirodhara 438 / Heißer Wickel – Tapa Sweda 442 / Pulverwickel – Curna Pinda Sweda 443 / Heißer, nährender Wickel – Navarakizhi oder Sastika Pinda Sweda 444 / Heißer Blätterwickel – Patra Potali Pinda Sweda oder Patra Pinda Sweda 448 / Heißer Zitronenwickel – Jambira Pinda Sweda 451 / Heißes Bad – Avagaha Sweda 453

B) Eliminierende Hauptbehandlungen – Pradhanakarma 454

Therapeutisches Erbrechen – Vamana 456 / Abführkur – Virecana 462 / Darmeinlauf – Vasti 465 / Anuvasana Vasti (Darmeinlauf mit öligen Substanzen) 470 / Niruha Vasti (Darmeinlauf mit Dekokten) 473 / Nasenschleimhauttherapie – Nasya 477 / Snehana Nasya (Nasenschleimhauttherapie mit öligen Substanzen) 480 / Avapida Nasya – Nasenschleimhauttherapie mit frischem Saft 484 / Pradhmana Nasya – Nasenschleimhauttherapie mit Pulvern 484 / Aderlaß – Raktamoksha 484 / Raktamoksha mit Blutegeln 486 / Anritzen (Pracanam) 487

C) Posteliminierende Behandlungen – Pascatakarma 488

Medikamentöse Behandlung 488 / Spezialdiät nach eliminierenden Therapien – Samsarjana Krama 494 / Verjüngende Maßnahmen – Rasayana 495 / Aphrodisierende Maßnahmen – Vajikarana 502 / Weitere harmonisierende Maßnahmen – Samshamana 505

12 YOGA IN DER AYURVEDA-THERAPIE 507

Die acht Sprossen der Yogaleiter zu höherem Bewußtsein 507

Yama – Soziale Hygiene 508 / Niyama – Persönliche Hygiene 508 / Asana – Körperhaltungen 509 / Pranayama – Kontrolle des Atems 509 / Pratyahara – Introspektion 509 / Dharana – Konzentration 510 / Dhyana – Meditation 510 / Samadhi – Perfektion 510

Vorteile der Verbindung von Yoga und Ayurveda 511

Yoga Programm für Patienten und Gesunde 511
Meditative Asana 513 / Asana für die Extremitäten 514 / Asana für die Wirbelsäule 514 / Asana zur Umkehr der Blutzirkulation 519 / Asana zur Kompression des Bauches 519 / Asana zur Entspannung 520 / Pranayama – Übungen zur Kontrolle des Atems 521 / Meditation (Pratyahara, Dharana und Dhyana) 522

13 BAU- UND WOHNKULTUR DER AYURVEDA – VASTU 525

Prinzipien von Vastu 526

Auswahl des Grundstückes 527

Anordnung der Türen und Zimmer 529

Praxiseinrichtung nach Vastu-Prinzipien 531

14 AYURVEDA STRATEGIEN BEI VERSCHIEDENEN KRANKHEITSBILDERN 533

Einführung 533

Vata Vyadhi – Neuropsychiatrische Erkrankungen 534
Ätiologie 534 / Symptome 534 / Behandlung 534

Amavata – Polyarthritis 536
Ätiologie 536 / Symptome 536 / Behandlung 538

Kushta – chronische Hautkrankheiten, insbesondere Psoriasis 538
Ätiologie 538 / Symptome 538 / Behandlung 538

Shriroroga – Kopfschmerzen 541
Ätiologie 541 / Symptome 541 / Behandlung 542

Unmada – Psychische Krankheiten, insbesondere Depression 544
Ätiologie 544 / Symptome 544 / Behandlung 545

Kutipraveshika – intensive Regenerationskur 546
Zeitschema / Ablauf einer vollständigen Pancakarma-Kur 547

GLOSSAR 551

Ayurveda Behandlungszentren, Ausbildung, Bezugsquellen und Auskünfte 551

Einführung

»Es ist besser gleich zu sterben, als sich von einem Arzt behandeln zu lassen, der sich in der Medizinwissenschaft nicht auskennt. Denn, wie ein Blinder sich mit Hilfe seiner Hände vorwärts tastet oder ein Boot ohne Ruder von Wind und Wellen willkürlich bewegt wird, so wendet auch ein Quacksalber seine Behandlung wahllos an. Solch ein Kurpfuscher mag wohl Patienten helfen, die auch ohne seine Hilfe überlebt hätten. Früher oder später wird er aber Hunderte Kranker umbringen, die wenn richtig behandelt, noch am Leben wären.«[1]

Enthusiasmus wie auch die edelsten Motive können mangelndes Wissen und klinische Erfahrung in medizinischen Berufen nicht ersetzen. Deshalb hat schon der Begründer der Inneren Medizin, Caraka, vor über dreieinhalb Tausend Jahren Patienten vor Scharlatanen gewarnt. Ayurveda hat wohl eine Sonderstellung, denn wie schon der Titel meines Buches besagt, ist sie sowohl Gesundheitskunde wie auch Heilkunde. Im Bereich der Gesundheitsvorsorge spricht sie jede Frau, jeden Mann und jedes Kind an. Im Gebiet der Medizinwissenschaft ist sie jedoch kompetenten Fachleuten vorbehalten. In beiden Fällen bewirkt Ayurveda eine Verbesserung der Lebensqualität. Diese findet sowohl auf der physiologischen, körperbezogenen, wie auch auf der emotionalen Ebene im Sinne von Psychoneuroimmunologie und auf der rein seelischen Ebene statt.

Mein Ziel war deshalb, Ayurveda für alle zugänglich zu machen, wobei ich zugleich auf die beiden unterschiedlichen Hauptaspekte Rücksicht nehmen wollte. Dabei stellten sich von Anfang an zwei Probleme. Ayurveda war über Jahrhunderte hinaus wegen einem anhaltenden Fluß von aggressiven Invasionen, welche allmählich sämtliche traditionellen Universitäten zerstörten, nur durch die Überlieferung von Meister zu Schüler weitergereicht worden und dies fast ausschließlich im Familien- oder Kastenkreis. Durch protektionistische Maßnahmen wurde sichergestellt, daß das praktische Wissen an keine Außenstehenden weitergereicht wurde. Dieser Modus operandi hatte durchaus seine Berechtigung in diesem speziellen Umfeld. Aber es war in der Neuzeit einer Weiterverbreitung der Ayurveda über ihre traditionellen Grenzen hinaus nicht förderlich. Bis heute sind noch einige Gruppierungen von Ayurveda-Ärzten völlig verschlossen und nicht bereit, ihr reiches medizinisches Wissen weiterzugeben.

Als ich mit meiner Familie 1988 nach Bangalore zog, lernte ich dort meine beiden Lehrmeister, die Professoren P. S. Rai und Vasudevan Nair kennen. Sie unterrichteten mich nicht nur in Theorie und Praxis der Ayurveda, sondern übertrafen mich bei weitem in Ihrer Begeisterung, Ayurveda im Westen zu verbreiten. Professor Vasudevan Nair stellte in seinem Entwurf zur Gründung unserer Stiftung deren Ziel wie folgt dar: »Das Ayurveda Research Center International (ARCI) ist nun Tatsache geworden. Jetzt müssen wir alle die Hemdsärmel hochkrempeln, um den Zweck dieser Stiftung in Wort und Geist zu erfüllen, nämlich das Wiederherstellen der ursprünglichen Bedeutung von Ayurveda sowie deren Verbreitung auf der ganzen Welt.«

Was blieb mir anderes übrig, als alle meine Zeit und Energie in den Dienst der Ayurveda zu stellen? Das erste Ausbildungsprogramm boten wir bereits Ende 1988 an. Leider meldete sich auf unsere An-

[1] Caraka Samhita, Sutrasthana, Kapitel 9, Vers 16-17

noncen in verschiedenen Fachzeitschriften Europas niemand. Dieser erste Lehrgang sollte im Lalita Mahal Palast in Mysore (Indien) stattfinden unter Mitwirkung bekannter Kapazitäten wie die Professoren Mahadev Sasthry, G. Nagaiah, Vasudevan Nair, P. S. Rai und Pandit N. Raghavendra. Wir entschieden, daß wenn der Prophet nicht zum Berg kommen will, der Berg eben zum Propheten gehen muß und verlegten den Lehrgang ein Jahr darauf in die Schweizer Alpen und einen weiteren nach Zürich. Plötzlich hatten wir genügend Anmeldungen, um die Schulungen abzuhalten.

Ein paar Jahre später lernte ich den jüngeren Bruder von Professor P. S. Rai, nämlich Dr. med. Vishwanath Rai kennen. Er hatte in Deutschland und der Schweiz eine beachtliche Karriere als Neurologe mit Spezialausbildung in der Epilepsie gemacht, zuletzt als II. Chefarzt an der Schweizerischen Epilepsie Klinik Zürich. Ursprünglich hatte auch er Ayurveda in Mysore (Indien) studiert. Zusammen eröffneten wir die erste anerkannte Ayurveda-Klinik im Westen. Bis zum Erscheinen dieses Buches konnten wir beinahe 10 000 Patienten behandeln. Trotz einiger Rückschläge im administrativen Bereich ist es wunderbar, die wachsende Popularität von Ayurveda sowie deren therapeutischen Erfolge zu verfolgen.

Das wachsende Interesse von Ärzten, Heilpraktikern, Psychologen und Gesundheitsberatern an Ayurveda ermöglichte 1994 den ersten Lehrgang der SEVA Akademie in München. Der Enthusiasmus der Teilnehmer war überwältigend. Wir waren überglücklich, diesen engagierten Menschen die Verantwortung der Weiterverbreitung von Ayurveda in ihren Wirkungsgebieten übergeben zu können. Vorbildlich war auch der selbstlose Einsatz von Helga M. Schmidt. Ohne sie

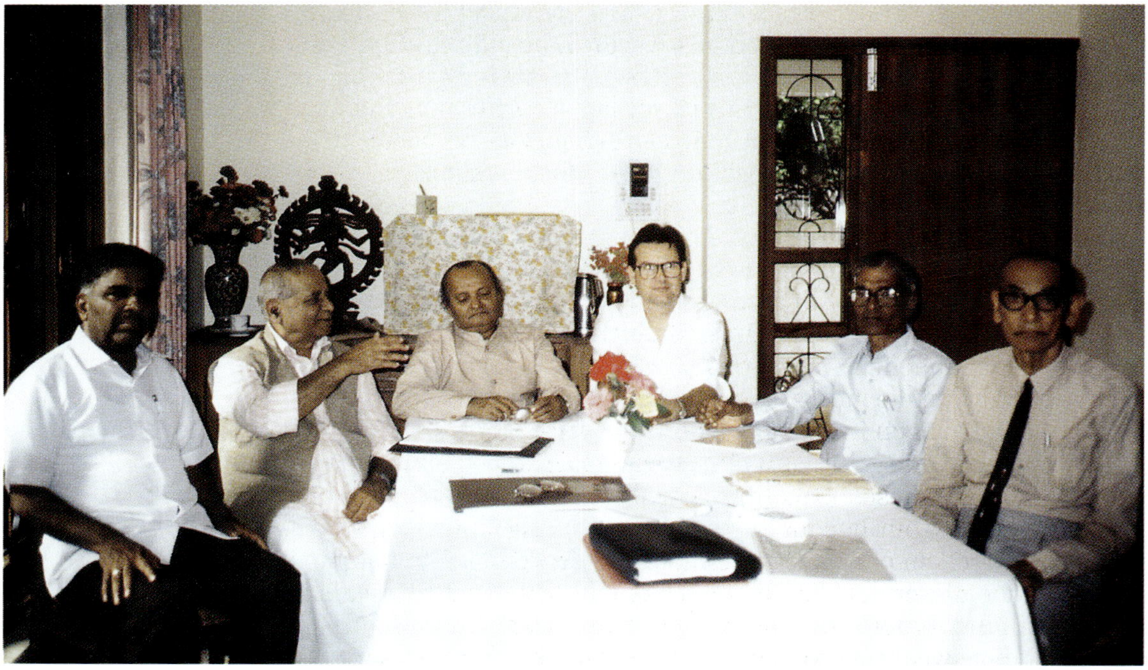

Die Gründer des »Ayurveda Research Center International« bei einer Sitzung 1989 in Bangalore, Indien. Von links nach rechts: Prof. Vasudevan Nair, Pandit N. Raghavendra, Prof. P. S. Rai, Dr. Hans H. Rhyner, Prof. G. Nagaiah und Prof. M. M. Sasthry.

wäre diese Ausbildung nicht verwirklicht worden. Besonderen Dank möchte ich auch an meine Frau Jaya aussprechen, die tolerierte, daß ich zwei Jahre lang jeden Abend vor dem Computer saß, um mein Manuskript zu tippen.

Für bisherige wie auch zukünftige Anwender von Ayurveda habe ich die Aufgabe übernommen, dieses Buch, basierend auf meiner klinischen Erfahrung mit Ayurveda im Westen, zu schreiben. Mein Konzept eines kompletten Grundlagenbuches war vielen Verlegern zu tiefgreifend und umfangreich. Der Urania Verlag teilte meine Auffassung und erklärte sich bereit, dieses umfassende und reich illustrierte Werk zu veröffentlichen.

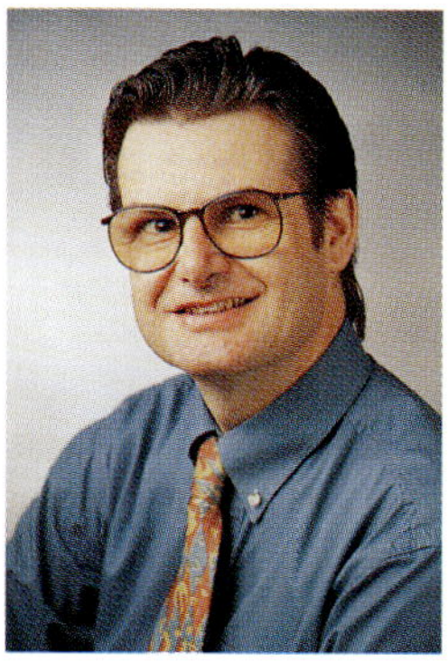

Der Autor:
Dr. Hans H. Rhyner

Die Auffassung, daß Bücher für Laien nicht zu sehr in die Tiefe gehen dürfen, teile ich nicht. Immer wieder erweisen sich Patienten oder Teilnehmer an öffentlichen Vorträgen und Diskussionen als wahre Experten. Sie beklagen sich über oberflächliche Literatur und Zeitschriftenartikel sowie den Mangel an praxisbezogenen Ratgebern. Kürzlich erzählte mir eine Dame, daß sie, als es um einen operativen Eingriff an ihrem Unterleib ging, dem Arzt jede Mengen Fragen stellte, die sie während ihres ausführlichen Studiums von Fachbüchern zusammengestellt hatte. Schließlich gehe es ja um ihren eigenen Körper. So denke ich, daß die Zeiten, da medizinische Bücher nur von Medizinern gelesen wurden, endgültig vorbei sind.

Im Kapitel »Ayurvedische Ernährungsweise« stelle ich 64 bekannte Küchenkräuter und Gewürze vor, die Sie zur ersten Hilfe und bei vielen Erkrankungen effektiv und erfolgreich einsetzen können. Weitere Hilfe versprechen 42 leicht herzustellende Rezepte für den präventiven, kosmetischen Einsatz sowie für weitverbreitete Hauterkrankungen im Kapitel »Vorsorgen ist besser als Heilen«.

Zu Beginn jedes Kapitels finden Sie eine Passage aus der klassischen Literatur. Diese soll den Leser dazu ermuntern, die altbewährten Werke zu studieren, denn niemand sollte Ayurveda praktizieren, der sich nicht vorher eingehend mit diesem Schriftgut befaßt hat. Andererseits möchte ich damit den kritischen Leser von den tiefgehenden Erkenntnissen der damaligen Medizinwissenschaft überzeugen.

Ayurveda war zu keiner Zeit eine Erfahrungsmedizin. Kritische wissenschaftliche Analyse bildete immer einen wesentlichen Bestandteil dieses Systems, und akademische Institutionen existierten schon vor Tausenden von Jahren. Damit kann sich Ayurveda mit Recht eine Schulmedizin nennen. Daher benutze ich diesen Ausdruck nicht in bezug auf die moderne Medizin.

In der großartigen indischen Kultur der Antike wurde immer sehr viel Wert darauf gelegt, Wissen ohne soziale Schranken an jeden weiterzugeben, der dieses ernsthaft gesucht hat. Die Pioniere Caraka und Sushruta waren bodenständige Ärzte. Sie schwebten nicht auf mystischen Wolken oder saßen auf goldenen Thronen. Ich möchte in der Tradition dieser großen Persönlichkeiten fortfahren und jegliche Mißverständnisse beiseite räumen, wie zum Beispiel, daß Ayurveda einen Religionswechsel propagiere oder nur in Indien funktioniere.

Das Dhanvantari – Gebet

Zum Schluß dieser Einführung und vor Beginn des ersten Kapitels möchte ich Ihnen das Dhanvantari Gebet vorstellen. In Indien wird es von allen Ayurveda Ärzten, gleich welcher Konfession, vor Beginn einer Therapie rezitiert. Diese vier Zeilen bilden ein Mantra der Sanskritsprache. Wenn ausgesprochen, durchbrechen seine Schwingungen die Sprachbarriere und fixieren den Geist auf das Ziel, den Patienten, die Krankheit, die Fähigkeit des Arztes und die zur Verfügung stehenden Therapien und Heilmittel.

भगवान धन्वंतरी

शंखंचक्रंजलौकांदधतमृतघटम् चारुदोऽर्भिश्चतुर्भिः ।
सूक्ष्म स्वच्छातिहृद्यांशुकपरिविलसन् मौलिमंभोजनेत्रम् ॥
कालाम्भोदोज्ज्वलांगम् कटितटविलसश्चारुपीतांबराढ्यम् ।
वन्दे धन्वंतरिं तं निखिलगदवनप्रौढदावाग्निलीलम् ॥

Shankam chakram jalaukam dadhatamruta ghatam caru dhorabhihi
ca caturbhihi I
Sukshma svaca ati hridayamsuka parivilasam maulimam bhojanetram II
Kalambhodo jvalangam katitat vilasas carupitambharadhyam I
Vande Dhanvantarim tam nikhila gadavana praudha davagni lilam II

Übersetzung

Der, welcher in seinen vier anmutigen Händen Muschelhorn, Wurfstern, Blutegel und ein Gefäß mit Ambrosia hält,
dessen leuchtender, feiner und reiner Schal Ihn besonders attraktiv erscheinen läßt und dessen Augen wie Lotusblumen anmuten,
dessen körperliche Ausstrahlung der Farbe einer frischen Regenwolke gleicht und dessen reizvolle Hüften in ein goldgelbes Tuch gehüllt sind,
vor diesem Dhanvantari beuge ich mich mit Respekt, denn er verbrennt Krankheit wie ein unbändiger Waldbrand.

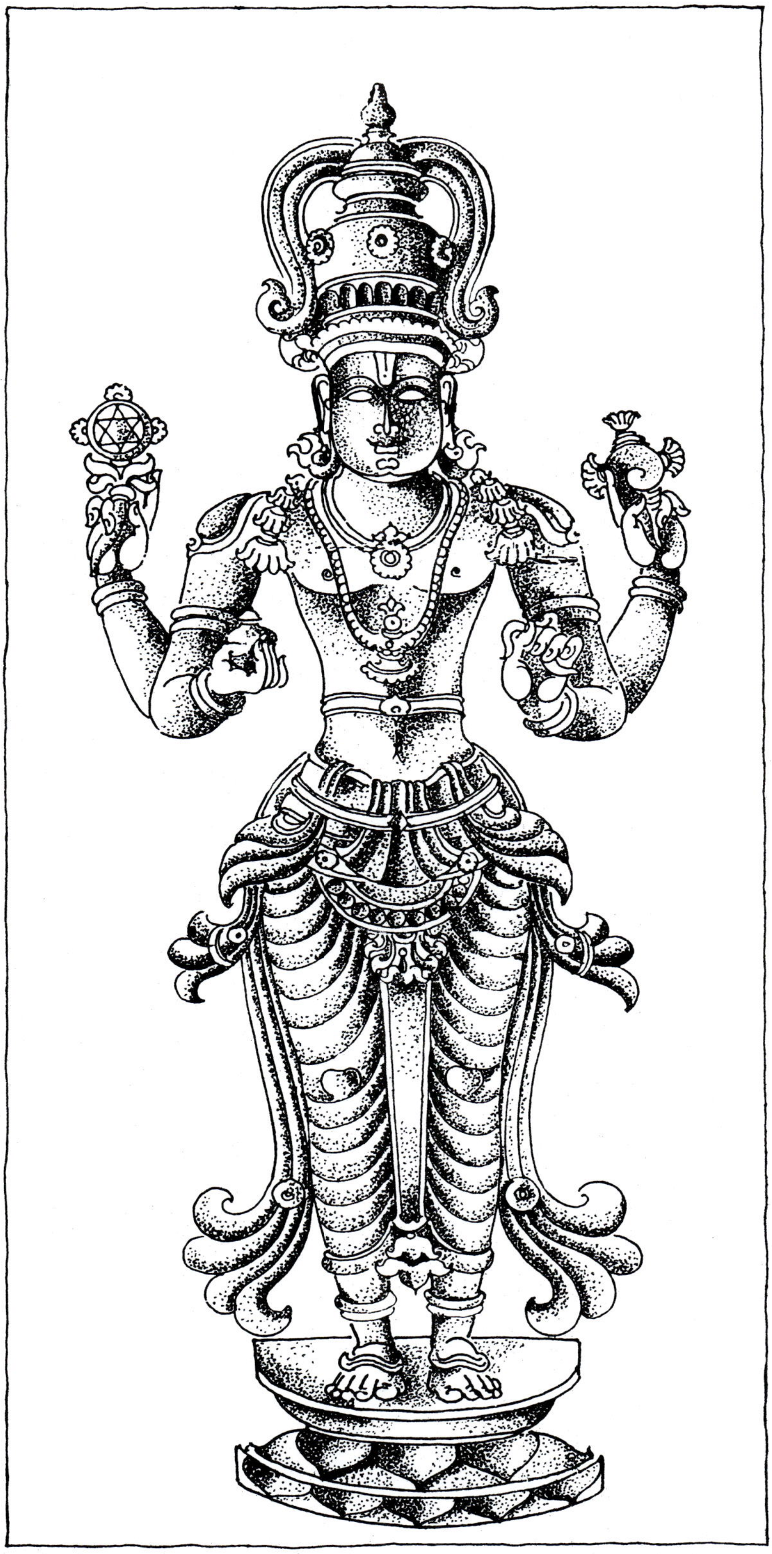

Zeichnung von Dhanvantari nach einem Messing-Relief im Purnatrayeshvara Tempel in Thrupunitura, Kevala.

Teil 1

1 Historie – Itihasa

»Körper, Geist und Seele sind wie ein Dreifuß. Die Welt wird durch ihr Zusammenspiel erhalten. Sie stellen das Substrat für alles Existierende. Vereint bringen sie das fühlende Wesen hervor, für das Ayurveda ins Licht gerufen wurde.«[2]

Was ist Ayurveda?

Ayurveda ist die Kunst, gesund zu leben und sanft zu heilen. Der Name setzt sich aus zwei Wörtern der Sanskritsprache zusammen, nämlich »Ayus«, welches »Leben« bedeutet und von Caraka als Kombination von Körper, Sinnesorganen, Geist und Seele[3] definiert wird, und »Veda«, was »Wissen« bedeutet. Wenn dieses »Wissen vom Leben« zum integralen Bestandteil unseres täglichen Daseins wird, reift es zu einer Kunst. Diese Lebenskunst ist die wahre Bedeutung von Ayurveda. Sie kann uns bei jedem Aspekt unseres Lebens sicher führen, damit wir das bestmögliche Potential körperlicher, emotionaler und seelischer Natur unseres Daseins voll ausschöpfen können. Denn ohne Gesundheit in diesem umfassenden Sinne werden wir die von bekannten Philosophen aufgezählten vier Lebensziele, Religiosität, wirtschaftlichen Fortschritt, Sinnesfreude und Loslösen von allem Materiellen, nicht erreichen können. Ayurveda dient sowohl dem Workaholic wie auch dem Lebemann, Priester und Yogi.

Ayurveda wurde nie in Mysterien gehüllt oder in verschlüsselter Sprache niedergeschrieben, sondern zum Nutzen aller gedacht. Erst seit dem späten Mittelalter, als fremde Eroberer die indische Kultur auszulöschen drohten, ging Ayurveda mit anderen vedischen Praktiken in den Untergrund. Seit Mitte des 19. Jahrhunderts erwachte Ayurveda zusammen mit der indischen Unabhängigkeitsbewegung wieder zum Leben.

Die recht unorthodoxe Philosophie von Ayurveda enthält sowohl Elemente von Theismus, abstrakter Logik, Schamanismus und matriarchalisch geprägtem Tantra. Diese enorme Anpassungsfähigkeit hat Ayurveda zum festen Bestandteil der Medizinsysteme anderer Völker wie der Tibeter, Mongolen, Perser, Araber, Chinesen und Griechen gemacht. Den Beweis dazu lieferten die Buddhisten, welche die Veden nicht akzeptierten, aber Ayurveda als Ganzes übernahmen.

Medizin ist keine exakte Wissenschaft. Caraka, der Autor des berühmten klassischen Werkes über Innere Medizin, das auch seinen Namen trägt, war sich dieser Tatsache bewußt und wies seine Studenten an, Wissen von jeder Quelle zu übernehmen, da es keine Endgültigkeit in der Ayurveda gebe. Des weiteren sagte er, daß das Streben nach Wissen soweit gehen müsse, daß man dieses selbst von seinem schlimmsten Feind akzeptieren sollte und daß die ganze Welt aus Lehrmeistern für die Weisen und Feinden für die Dummköpfe bestehe. Alles, was der Erhaltung von Gesundheit, Langlebigkeit und Ruhm diene, sollte ohne Zögern oder falsche Scham übernommen und dienstbar gemacht werden.[4]

[2] Caraka Samhita, Sutra Sthana, Kapitel 1, Vers 46

[3] Caraka Samhita, Sutra Sthana, Kapitel 1, Vers 42

[4] Caraka Samhita, Vimana Sthana, Kapitel 8, Vers 14

Die einfache, aber gleichzeitig komplexe These von Ayurveda beruht auf der Tatsache, daß alles in der Natur, der Mensch eingeschlossen, aus den gleichen Bausteinen, den Protoelementen, besteht. Ein Zuviel oder ein Zuwenig einer oder mehrerer diese Substanzen zerstört das Gleichgewicht unseres Organismus und führt allmählich zu Krankheit oder Zerfall. Die wichtigste Regel bei einem Ungleichgewicht ist, daß, wenn man Elemente mit antagonistischen Eigenschaften den geschwächten Elementen hinzufügt, diese wieder ausgeglichen werden. Damit wird die Homöostase, welche gleichbedeutend mit Gesundheit ist, wiederhergestellt. Dies hört sich unglaublich einfach an. Tatsächlich ist es sehr leicht, anhand dieser Regel den eigenen Gesundheitszustand zu erhalten, während in krankhaften Zuständen sehr großes Geschick von Seiten des Arztes gefordert ist, um die exakten, zugrunde liegenden Faktoren ausfindig zu machen und eine Therapie anzuwenden, die arm an Nebenwirkungen ist. Das ist auch der Grund, warum Patienten mit der gleichen Krankheit völlig verschieden behandelt werden können.

Gegenüber der modernen Medizin, die primär eine Heilkunde ist, hat Ayurveda eine dreigestaltige Funktion:

1. Präventiv – als Gesundheitskonzept und persönliche Hygiene für jedermann
2. Psychologisch – als Lebensphilosophie, welche die wichtigen Aspekte der menschlichen Existenz regelt
3. Kurativ – als Medizinwissenschaft mit einem ganzheitlichen Konzept von Gesundheit und Krankheit und umfangreichen Heilmethoden.

Das ayurvedische Gesundheitskonzept ist insoweit einmalig, als daß es ein Schema für jedermann enthält, aufgrund bestimmter Regeln gesund zu bleiben. Dabei wird empfohlen, Emotionen wie Haß, Eifersucht und Neid zu kontrollieren, während somatische Antriebe wie Niesen, Stuhlgang, Urinieren, usw. keinesfalls unterdrückt werden sollen. Weitere Richtlinien für Ernährungsweise, Schlaf, körperliche Übungen, Sexualverkehr mit Rücksicht auf Konstitution, Jahreszeit, Klima und Lebensalter sollen den Tagesablauf genau bestimmen. Die moderne Medizin anerkennt den positiven Einfluß von bestimmten Gewohnheiten auf das Immunsystem und in der Verhütung von Streß.

Entsprechend ayurvedischer Auffassung haben viele somatische Beschwerden ihre Ursache auf der emotionalen Ebene. Die moderne Psychoneuroimmunologie (PNI) befaßt sich ausschließlich mit diesem Phänomen. Eine Lebensphilosophie, die auf alle Facetten eines individuellen Lebens eingehen kann, bedeutet eine große Hilfe. So werden auch bestimmte meditative oder kontemplative Praktiken empfohlen, die aber auf keinen Fall mit den gewohnten religiösen Praktiken in Konflikt geraten sollen.

Was die medizinische Basis der Ayurveda betrifft, so beruht diese von Anfang an auf einer äußerst anspruchsvollen Theorie und einer ausgedehnten klinischen Praxis, die in der Medizingeschichte wohl einmalig ist.

Die enge Verbindung von Wissenschaft und Philosophie, als die beiden Seiten ein und derselben Münze, ist uns im Westen verlorengegangen. Die Quantentheorie sowie die Kosmologie holen uns in dieser Beziehung wohl wieder ein. Ayurveda, da nicht negativ vorbelastet, geht reibungslos von der Philosophie zum Big Bang, zur anorganischen Chemie und zur organischen Chemie über und befaßt sich mit so heiklen Themen wie sozialer, emotionaler und spiritueller Harmonie, vor denen sich jeder Mediziner normalerweise hütet, wie vor der Pest.

Durch Befolgen von philosophischer Kontemplation und psychosozialer Hygiene soll jeder Mensch die Verantwortung über sein Wohlergehen übernehmen. In dieser Hinsicht ist es sehr wichtig, die eigene Konstitution, die auf Grund der vorherrschenden Bioenergien besteht, zu kennen, denn sie gibt Aufschluss sowohl über psychosomatische Eigenschaften wie auch über Anfälligkeit bei bestimmten Krankheiten. Das Verständnis der eigenen Konstitution bildet den Schlüssel zu Gesundheit und sollte deshalb ein fester Bestandteil im modernen Bildungswesen werden.

Die Legende

Indien ist das Land der Lyrik. Daher gibt es verschiedene, wunderschöne und hintergründige Legenden um den Ursprung von Ayurveda. Nachfolgend finden Sie eine Auflistung der Legenden aus verschiedenen klassischen Lehrbüchern.

Caraka Samhita, Sutrasthana, Kapitel 1, Verse 3 bis 34: Eine große Anzahl Gelehrter versammelte sich vor langer Zeit in einem Tal des Himalaja Gebirges. Sie diskutierten, wie den Lebewesen Schutz vor Krankheit und Gebrechen geboten werden könnte. Nach tiefer Meditation beschlossen sie, Bharadvaja, den Sohn des Brihaspatis zu Indra, dem Götterkönig zu schicken, damit er diesen in die Wissenschaft der Ayurveda einführen sollte. Interessant ist, daß sie ihn absichtlich nicht zu Brahma, dem ursprünglichen Vermittler der Ayurveda schickten. Da Indra verglichen mit Brahma eine bedeutend kürzere Lebensspanne besitzt und dieser als König mehr Sympathie für seine Untergebenen besitzen sollte, wurde er als geeigneter Lehrmeister bewertet. Schließlich unterrichtete Indra Bharadvaja, nachdem er sich von seiner ausgeprägten Intelligenz und seinen guten Motiven überzeugt hatte, in der Wissenschaft des Lebens, die aus drei Prinzipien bestand: Ätiologie, Symptomatologie und Therapeutik. Zurückgekehrt in den Himalaja, führte Bharadvaja alle Weisen in die Ayurveda ein, die dieses Wissen sofort in die Tat umsetzten und alle ein langes, gesundes Leben führten. Punarnava Atreya hielt aus Mitgefühl für alle Lebewesen seine sechs Schüler an, dieses Wissen vom Leben niederzuschreiben.

Sushruta Samhita, Sutrasthana, Kapitel 1, Verse 2 bis 17: Einst saß der göttliche Dhanvantari, der sich als Divodasa, König von Kasi, dem heutigen Varanasi, inkarniert hatte, in seiner Einsiedelei umgeben von vielen Schülern. Unter ihnen befand sich auch der junge Sushruta. Die Anwesenden baten Dhanvantari, ihnen das ayurvedische Wissen zu vermitteln. Dieser begann wie folgt: »Ursprünglich bildete Ayurveda einen Teil der Atharvaveda. Bevor die ersten Menschen in dieser Welt geboren wurden, faßte der Urvater Brahma das gesamte Wissen vom Leben in 100 000 Versen, unterteilt in tausend Kapiteln, zusammen. Dann aber besann er sich, daß die Menschen auf dieser Erde eine relativ kurze Lebenserwartung und geringe intellektuelle Fähigkeiten zur Verfügung haben würden, und teilte Ayurveda deshalb in acht Fachbereiche auf: Innere Medizin, Chirurgie, Hals-, Nasen-, Ohrenheilkunde (HNO) einschließlich Ophthalmologie, Psychiatrie, Pädiatrie und Gynäkologie, Toxikologie, Aphrodisiakum-Lehre und Geriatrie. Wer von euch möchte nun in welche dieser Spezialitäten eingeführt werden?« Die Schüler erwiderten, daß sie vor allem am Unterricht der Chirurgie interessiert seien und daß der Einfachheit halber Sushruta ihr Wortführer sein und Fragen stellen werde. »So sei es!«, sagte Dhanvantari und fuhr fort. »Die Brauchbarkeit der Wissenschaft, über die wir jetzt diskutieren werden, mein lieber Sushruta, wird in zwei fest umrissene Gruppierungen unterteilt: (1) Der Heilung einer kranken Person und (2) der Erhaltung der Gesundheit derjenigen, die unter keiner Krankheit leiden. Die Chirurgie ist der älteste Zweig der Ayurveda. Um dies zu belegen, erzähle ich Euch eine Geschichte, die stattfand, lange bevor Menschen diese Welt bevölkerten. Einst hatte Shiva, der für sein ungezügeltes Temperament bekannt ist, dem Gott der Opfergaben Yajna kurzerhand den Kopf abgeschlagen. Darauf baten die Götter das Ärzte-Zwillingspaar, die Ashwinis, Yajna den Kopf mit Hilfe chirurgischer Maßnahmen wieder aufzusetzen. Diese Kopfimplantation gelang. Ein weiterer Vorteil der Chirurgie ist, daß sie unmittelbar Resultate erzeugt. Ayurveda beschreibt das mit Bewußtsein durchdrungene organische Individuum als ein Produkt der Kombination der fünf Protoelemente und der Seele. Alle medizinischen Manipulationen beziehen sich auf dieses Lebewesen allein.« Und so fuhr Dhanvantari weiter in der Unterweisung von Sushruta und den anderen Anwesenden.

Bhavaprakash 1. Buch, Kapitel 1, Verse 2 bis 85: Bhavaprakash wartet gleich mit drei verschiedenen Geschichten auf. Zum einen bezieht er sich auf die beiden Erzählungen von Caraka und Sushruta, dann erzählt er aber eine völlig neue Legende. Adisesha, die hundertköpfige Schlange, auf die Vishnu sich jeweils zur Ruhe legt, erfuhr Ayurveda während dessen Inkarnation als Matsya Avatar. Matsya oder die Fisch-Inkarnation von Vishnu übernahm einst die Aufgabe, Spezies aller Lebewesen und die Veden vor der Sintflut zu retten. Viele Zeitalter später, betroffen vom menschlichen Leiden, entschloß sich Adisesha, als wandernder Mediziner (Cara) auf unsere Erde zu kommen und sein ayurvedisches Wissen weiterzuvermitteln.

Historische Entwicklung

Leider herrscht auch heute noch ziemliche Verwirrung, und der Wille fehlt, die indische Kulturgeschichte in die richtige Perspektive zu rücken. Die ersten Kultur-Wissenschaftler wurden von den europäischen Kolonialmächten mit einer klar vorgezeichneten Mission nach Indien geschickt. Sie sollten an Hand der vorliegenden antiken Manuskripte und archäologischen Funden beweisen, daß indische Philosophie jünger und unbedeutender war als die der griechischen Vorväter, auf welche man die europäische Zivilisation in jener Zeit gerne zurückführte. Eine minderwertige Lebensart konnte von der höheren, sie ausbeutenden Kultur ja auch profitieren. Das lieferte die moralische Erklärung für die schrecklichen Geschehnisse, die mit der Kolonisation einhergingen. Gängige Geschichtsbücher liefern uns deshalb einen schlechten Dienst, wenn es um ein korrektes Verständnis anderer Kulturen geht. Leider sind die meisten Historiker in Ost und West noch von dieser kolonialen Distorsion der Geschichte geprägt und es wird wenig getan, um dieses Bild zu korrigieren.

Da ich selbst kein Historiker bin, mich aber keinesfalls auf kulturpolitisch gefärbtes Material stützen möchte, werde ich erstmals die vedische Sicht und anschließend neueste Forschungen von neutralen bis indienfreundlichen Experten aufzeigen.

Prähistorie wird üblicherweise definiert als die Zeit, bevor der Mensch zu schreiben lernte. Die Veden stellen bereits diese Hypothese auf den Kopf und sagen aus, daß der Mensch zu schreiben begann, als seine intellektuellen Fähigkeiten nachließen. Davor konnte er, wenn er jemals etwas hörte, sich sein Leben lang daran erinnern. Das bedeutet, daß wenn wir zum Einkaufen nicht erst mühsam eine Liste zusammenstellen müssen, damit wir ja nichts vergessen, wir in der Prähistorie leben.

Die Führer der damaligen Zivilisation konnten den Verlust dieser außerordentlichen Fähigkeiten voraussehen und begannen deshalb Veda oder Wissen aufzuzeichnen. Dies soll zu Beginn des jetzigen Zeitalters namens Kali Yuga vor rund fünftausend Jahren geschehen sein. Seither geht es ständig mit unserer Intelligenz, Gedächtnis, Immunität, Fruchtbarkeit und Lebenserwartung bergab.

Caraka sagt, daß es keine Zeit gab, da Medizin nicht in irgendeiner Form praktiziert wurde. Die vedischen Schriften dienten den Menschen als Kompendien, in denen alle erdenklichen sozialen, politischen, philosophischen, religiösen oder wissenschaftlichen Themen behandelt wurden.

Dr. David Frawley, Prof. S. P. Gupta und andere eminente Experten haben mit ihren wissenschaftlich fundierten Arbeiten ein Umdenken, was die Datierung der Rigveda und Definitionen der Arier betrifft, angeregt. Hier sind einige ihrer herausragenden Beurteilungen.[5]

- Anhand astronomischer Tatsachen und textlicher Überlieferungen muß die frühe rigvedische Zeit auf 6000 bis 10500 Jahre vor unserer Zeitrechnung datiert werden.

[5] Dr. David Frawley, God, Sages and Kings, verlegt von Motilal Banarsidass, Delhi 1994

- Die Veden gehören nicht zu einem bestimmten Stamm, Rasse oder Kaste, sondern vedische Kultur beschreibt Menschen, die einer bestimmten spirituellen Kultur folgen, und jeder, der diese Ideale praktisch lebt, kann als Arier bezeichnet werden.
- Die oft zitierte arische Invasion und arische Rasse wurde von K. A. R. Kennedy ein für allemal widerlegt. Es gab zu jeder Zeit Invasionen und Konflikte auf Grund sozialer Reformen, die immer stattfanden, wenn die alten Leitbilder nicht mehr befolgt wurden.
- Ausgrabungen in Mehrgarh am Bolan-Fluß in Baluchistan von J. F. Jarrige (1974) zeigen eine konsistente indische Kultur über 10 Jahrtausende.
- Weitere Ausgrabungen von Rafique Mughal in der Bikaner Wüste, wo sich das Bassin des Saraswati-Flusses befindet, bestätigen, daß nicht der Indus, sondern der Saraswati, an dessen Ufern die größte Anzahl von Stätten der Harappa-Periode gefunden wurden, das Zentrum der sogenannten Industal-Kultur war, in der Einflüsse von West und zentralasiatischen Zivilisationen nur eine marginale Rolle spielen.[6]
- Es scheint, daß die Hochkonjunktur der frühen vedischen Zivilisation zu einer Zeit erfolgte, als der Saraswati-Fluß vom Himalaja im Norden durch die heutige Wüste in Rajasthan und im Süden, bei der Bucht von Kutch, ins Meer floß. Später änderte dieser Fluß seinen Lauf nach Osten, wahrscheinlich bedingt durch Erdbewegungen. Dies konnte auch an Hand von Satelliten-Fotografien und geologischen Strukturen bestätigt werden.
- Mohenjo-daro, Harappa sowie andere Stätten, der sogenannten Industal Kultur sind nicht Zeugen der vorvedischen Zeit, sondern entstanden lange nach der Hochblüte der vedischen Kultur entlang des Saraswati-Flusses.

Die historische Entwicklung der Ayurveda kann wie folgt unterteilt werden:

• Die frühe (Rig) vedische Zeit	etwa von 6000 v. Chr. bis 3000 v. Chr.
• Die spätere vedische Zeit	etwa von 3000 v. Chr. bis 600 v. Chr.
• Die buddhistische Zeit	etwa von 600 v. Chr. bis 1000
• Die neue Blütezeit	etwa von 1100 bis 1600 n. Chr.
• Die Neuzeit	etwa ab 1800

Die frühe (Rig) vedische Zeit

In der Rigveda finden wir das erste Verzeichnis medizinischer Heilpflanzen. Sie spiegelt die Wissenschaft der Ayurveda wider, insbesondere deren subtile, spirituelle Seite. Die höchste Form der Therapie (Brahma Rasayana) wird als die Evolution bezeichnet, die die Bioenergien (Dosha) zu reinster physiologischer Essenz (Ojas) und wei-

[6] Prof. S. P. Gupta, The Indus-Saraswati Civilisation, Prathibha Prakashan, Delhi 1996

[7] Rigveda, VIII, 48, 3, 11

[8] Rigveda, X, 60, 12

[9] Rigveda, I, 23, 19-20

Gottheit	Element	Bioenergie	Energie	Eigenschaft
Indra	Wind	Vata	Lebenskraft (Prana)	Unvergänglichkeit (Sat)
Agni	Feuer	Pitta	Intellekt (Tejas)	Quelle der Weisheit (Cit)
Soma	Wasser	Kapha	Lebenselixier (Ojas)	Grenzenlose Freude (Ananda)

ter in spirituelles kosmisches Bewußtsein umwandeln soll. Dies wurde durch verschiedene Methoden, einschließlich der Anwendung von Heilpflanzen, Edelsteinen, Handauflegen, Hydrotherapie, Ritualen, Mantra und Meditation, bewirkt. Die drei kosmischen Kräfte werden durch drei Gottheiten, deren entsprechenden Elemente, Energien und Qualitäten symbolisiert. Damit ist ein indirekter Hinweis auf die drei Bioenergien, Vata, Pitta und Kapha, gegeben.

Die Rigveda besteht aus 1028 Hymnen oder sogenannten Samhitas, die weiter in Mandalas unterteilt sind. Sie ist hauptsächlich ein Buch der Rituale und Meditation. Beschreibungen der damaligen Lebensart werden nur am Rande und in einer generalisierten Form erwähnt. Ja, man hat sogar das Gefühl, daß dies bewußt vermieden wurde, um dieses Werk vor dem Alltäglichen rein zu halten. Man würde ja auch nicht von einem modernen Buch über Meditation erwarten, daß es Einzelheiten über den eher materiellen Aspekt des Lebens enthält. Entsprechend sind die meisten Interpretationen der damaligen Kultur spekulativer Natur. Für uns sind die Heilpraktiken dieser Epoche von Interesse. Wie wir aus der obigen Tabelle ersehen können, bestand eine Art der Humoralpathologie sowie eine differenzierte Phytomedizin schon zu dieser frühen Zeit. Daneben existieren zwei Arten von Ambrosia, eine irdische, von verschiedenen Pflanzen stammende und eine himmlische oder nicht materielle. Der Effekt dieser Präparate war, das Leben zu verlängern. Rechts ein Vers aus der Rigveda, der diese Funktion illustriert:

»Wir haben Ambrosia getrunken und sind unsterblich geworden. Wir haben das Licht erreicht und zu den Göttern gefunden. Wir sind dort angelangt, wo unser Leben verlängert ist.«[7]

Handauflegen, Edelstein- und Hydrotherapie spielten auch in der damaligen Zeit eine wichtige Rolle. Auch dazu zwei Verse aus der Rigveda:

»Für mich gibt deine Hand mir Gesundheit, für mich gibt sie die beste Gesundheit, für mich ist sie die universelle Medizin.«[8]

»Im Wasser liegt Unsterblichkeit, im Wasser liegt Medizin, im Wasser liegt Ambrosia, im Wasser liegt das Feuer, welches allen Frieden bringt, im Wasser liegt die universelle Medizin.«[9]

Die spätere vedische Zeit

Während dieser Epoche entstanden die drei anderen wichtigen Vedas sowie zahlreiche andere Schriften. In der Atharvaveda werden die ayurvedischen Therapien ausführlich behandelt und in zwei Hauptgruppen unterteilt – (1) Palliative und (2) Rituale. Die drei Veden setzen sich wie folgt zusammen:

Samaveda besteht aus 1810 Hymnen (Samhitas), den Gebeten von Brahmanen (Brahmanas) sowie den Chandogya und Jaiminia Upanishaden.

Yajurveda besteht aus 5 Schulen von Hymnen (Samhitas) und Prosa. Man unterteilt sie in schwarze und weiße Yajurveda. Dazu zählen weiter die Aranyakas und einzelne Upanishaden.

Das Zwillingspaar Ashwini Kumara, die beiden göttlichen Chirurgen, die schon in der vedischen Zeit Organtransplantationen vorgenommen haben.

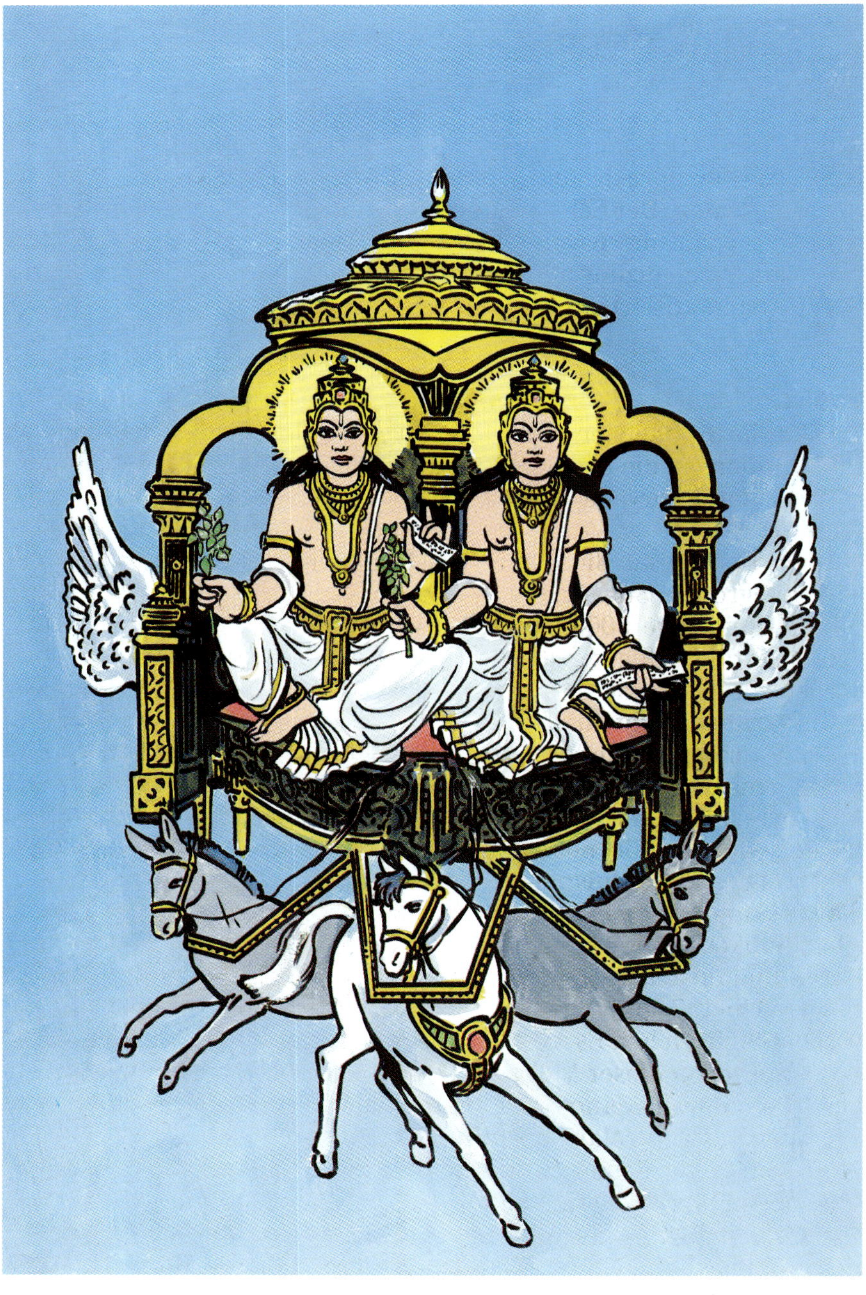

Atharvaveda besteht aus 731 Hymnen (Samhitas) sowie den Mundaka, Prasna und Mandukya Upanishaden.

Die berühmten medizinischen Textbücher der Ayurveda, wie Caraka, Bhela und Sushruta Samhitas, fallen klar in die Zeit nach der Kompilation der Atharvaveda, sind jedoch lange vor Erscheinen Buddhas entstanden. Hier möchte ich einige Verse aus der Atharvaveda zitieren, die auch eine bei uns bekannte Heilpflanze, die Alpenscharte (Saussurea lappa) lobpreisen (Seitenrand rechts).

In dieser Zeit wurden große Fortschritte in der klinischen Medizin, insbesondere in der Chirurgie und Inneren Medizin, erzielt. Ein riesiger Schatz von Formeln für pharmazeutische Präparate ist in diesen Werken aufgezeichnet. Viele dieser Medikamente werden dank ihrer Wirksamkeit auch heute noch hergestellt, wie zum Beispiel das bekannte Chyavanprash, und haben den Weg in die moderne Phamakopöe gefunden. Der Schwerpunkt ayurvedischer Behandlungen verlagerte sich auf die psychosomatische Ebene. Der eigentliche Arzt sowie andere medizinische Berufe entstanden, und deren Ausbildung wurde systematisiert.

Die buddhistische Zeit

Obwohl die Buddhisten die vedischen Schriften nicht akzeptierten, übernahmen sie die ayurvedische Medizin. Dies belegt schon zu dieser Zeit, daß Ayurveda mit keinem unumstößlichen Dogma verbunden war.

Diese Epoche sah die Einführung des öffentlichen Gesundheitswesens im großen Stil. Kaiser Asoka stellte sicher, daß im ganzen Maurya-Reich pro 500 Einwohner, ein Arzt, ein Veterinär und eine Apotheke zur Verfügung standen. Der Anbau von Heilpflanzen wurde behördlich verordnet. Erstmals wurden bei fragwürdigen Todesfällen Obduktionen durchgeführt.

Nach Untergang des Maurya-Reiches wurden die Buddhisten von den Sungas verfolgt und praktisch aus Indien vertrieben. Doch unter dem späteren Kushan Kaiser Kaniskta (1. Jahrhundert), der Buddhist wurde, entstand die neue Schule des Mahayana-Buddhismus, der sich mehr am Hinduismus anlehnte, während im Süden die alte Hinaya-Schule noch für einige Zeit überlebte, bis auch sie vom indischen Subkontinent verschwand.

Die Buddhisten trugen zur Verbreitung der Ayurveda nach China (1. Jh.), Tibet (7. Jh.), Shri Lanka, Indochina, Afghanistan, Mongolei, Nordost-Sibirien bei. Es existieren Übersetzungen von Sanskrittexten in die Sprachen dieser Völker, die in Indien selbst verlorengegangen sind. Das Bower-Manuskript, das Generalmajor Bower 1890 von Händlern aus Zentralasien kaufte, geht auf diese Zeit zurück.

Viel Beifall erhielten zwei neue medizinische Werke, die in dieser Zeit von Vagbhata, einem buddhistischen Mönch verfaßt wurden. Die Titel lauten Ashtangasamgraha und Ashtangahridaya, die noch in diesem Kapitel eingehend diskutiert werden. Entsprechend den Aussagen des Autors sind diese Bücher eine Zusammenfassung der Caraka und Sushruta Samhitas, die auf den neuesten Wissensstand gebracht wurden.

Zwei Faktoren hatten aber auch negative Auswirkungen auf die Ayurveda während dieser Periode. Einerseits wurde durch die staatliche Bürokratie der Fortschritt abgebremst. Andererseits wurde die Chirurgie wegen angeblichen Konflikten mit dem Prinzip der Gewaltlosigkeit vernachlässigt.

»Oh du, die in der Bergwelt geboren, mächtigste aller Heilpflanzen, komme oh Alpenscharte und vertreibe das Fieber.
Oh du, geboren in den großartigen Bergen voller Adlerhorste, in den schneebedeckten Gipfeln, weil sie von deiner Heilkraft bei Fieber gehört haben, kommen sie mit Reichtum beladen zu dir.
Im unvergänglichen Sitz der Götter, im dritten Himmel von hier, dort entdeckten dich die Götter, durch deine Ansicht erlangten sie Unsterblichkeit.
Während sie in einem goldenen Luftschiff mit goldenen Bändern reisten, entdeckten sie dich, oh Blume der Unsterblichkeit.
Sie brachten dich auf goldenen Straßen, in goldenen Schiffen mit goldenen Naben herab zu uns.
Mit deiner göttlichen Potenz zerstörst du Krankheiten der Kopforgane, vor allem der Augen sowie Hauterkrankungen und Fieber.«[10]

[10] Atharvaveda, Buch 5, Kapitel 4, Verse 1 bis 10

Die neue Blütezeit

Herausgefordert von den neuen diagnostischen Methoden der persisch/arabischen Medizin der türkischen Eroberer sowie dem Vormarsch der am Tantra orientierten Rasashastra im 11. und 12. Jahrhundert, reagierte Ayurveda mit einem Sprung nach vorne. Sharangadhara schloß Ende des 12. Jahrhunderts wichtige Neuerungen in sein Werk ein und beendete damit die lang anhaltende Stagnation der Ayurveda. Es folgte eine Annäherung der verschiedenen Strömungen der traditionellen indischen Medizinsysteme.

Ashtanga Ayurveda beinhaltet die traditionellen acht Fachrichtungen der Ayurveda, wie sie von Caraka, Sushruta und Vagbhata beschrieben und vertreten.

Rasashastra beinhaltet die Mutation von Metallen sowie deren therapeutische Anwendung. Die auf solche Weise hergestellten Medikamente sind hochwirksam aber nicht unbedingt nebenwirkungsarm. Sie können mit der Anwendung von Kortison in der modernen Medizin verglichen werden.

Siddha ist ursprünglich das tantrische System der Anhänger von Shiva und wird heute noch in Tamil Nadu und anderen südindischen Bundesstaaten praktiziert. Hier werden sowohl metallische, mineralische wie auch Kräuterpräparate eingesetzt.

Unani ist ein Amalgam der persisch-arabischen Medizin mit Elementen der Ayurveda und wird auch heute noch in Indien praktiziert und gelehrt. Interessant ist, daß diese Medizin von Galen und Avicenna gerade in Indien überlebt hat, obwohl sie im Ursprungsland nicht mehr existiert.

Aber schon bald kam die weitere Entwicklung von Ayurveda zu einem Stillstand, da die neuen englischen Kolonialherren Indien mit eiserner Faust regierten. Der Staat förderte die ayurvedischen Institutionen nicht mehr, und so überlebte Ayurveda nur dank der Familientraditionen sowie an gewissen Fürstenhöfen.

Die Neuzeit

Interesse und Faszination für orientalische Wissenschaften breiteten sich in der ersten Hälfte des neunzehnten Jahrhunderts unter den Intellektuellen Europas aus. Die erste Doktorarbeit über Ayurveda schrieb Gustave Liétard 1858 an der Universität von Straßburg. Sie trug den Titel »Essay über die Geschichte der indischen Medizin« und basierte auf einer lateinischen Übersetzung der Sushruta Samhita durch F. Hessler von 1846–1850. Liétard analysiert in seiner Arbeit Lehre und Praxis von Ayurveda entsprechend den gängigen Kategorien der damaligen Medizin. Er weist ausdrücklich darauf hin, daß es falsch sei, nur im antiken Rom oder Griechenland nach Historie zu suchen. Rund ein Dutzend anderer Arbeiten folgten, die letzte rund fünfzig Jahre später in einem Buch des deutschen Indologen, J. Jolly, mit dem Titel »Indian Medicine« (1903).

Gustave Liétard förderte einen jungen Arzt namens Palmyr Cordier, der die Arbeit von Liétard weiterführte. Cordier schrieb seine

Doktorarbeit mit dem Titel »Studie über indische Medizin« und reichte sie 1894 an der Universität von Bordeaux ein. Er erlernte Sanskrit, Bengali, Pali und Tibetisch und begab sich auf ausgedehnte Reisen in Indien und Nepal. Dabei sammelte er 330 medizinische Originalmanuskripte, von denen er Übersetzungen und Kommentare anfertigte. Cordier hat auch in der französischen Kolonie Pondicherry als Arzt gearbeitet. Seine Arbeiten und Manuskripte sind 1932 von der Biblioteque Nationale de Paris übernommen worden. Leider hat man seinen großartigen Bemühungen nie wirklich Aufmerksamkeit geschenkt. So verstauben seine Werke sowie die vieler anderer in Privatsammlungen oder Bibliotheken. Die moderne Medizin, geblendet von ihrem Erfolg, hat es nicht als notwendig befunden, Arbeiten von seriösen Wissenschaftlern wie Liétard, Cordier, Hessler, Jolly, Hilgenberg, Kirfel, Meulenbeld und vielen anderen zur Kenntnis zu nehmen. Nur auf Druck von gut informierten und organisierten Patienten, die natürliche, ökologische und nebenwirkungsarme Therapien fordern, hat die Naturheilkunde einschließlich der Ayurveda ihren Platz in der modernen Gesellschaft wieder erobert. Aus Angst, daß ihnen die Patienten davonlaufen, macht nun die moderne Ärzteschaft, ohne wirkliche Überzeugung, eine Kehrtwende. Die Geschichte hat ihren eigenen Sinn von Humor.

Ausbildungsmöglichkeiten

Die moderne Ayurveda-Ausbildung in Indien ist gesetzlich geregelt. Für das Staatsexamen muß ein junger Student neun Semester an einer Hochschule studieren und anschließend ein Jahr als Assistenzarzt in einem Universitätsspital arbeiten. Danach besteht die Möglichkeit, sich in verschiedenen Spezialgebieten wie Innere Medizin, Chirurgie oder Pharmakologie weiterzubilden. Es besteht aber auch

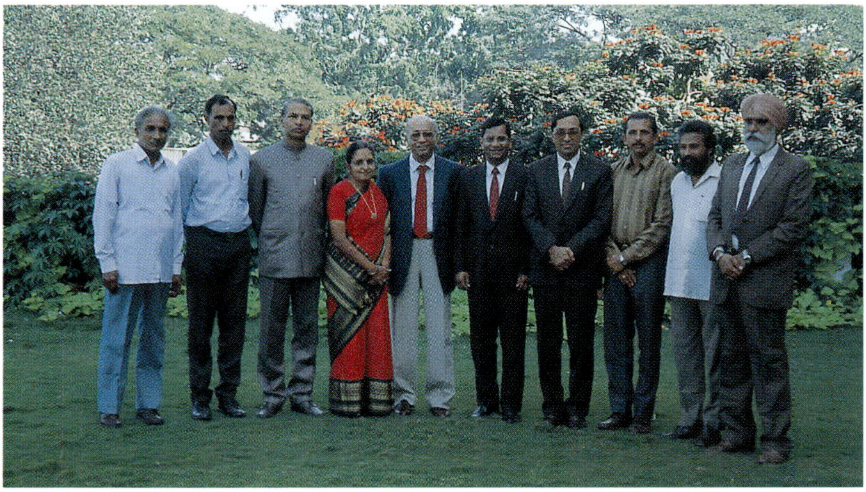

Treffen des Intern. Council for Ayurveda & Allied Medical Systems (ICAAMS) in Bangalore im Januar 1993; von links nach rechts: Prof. Shankara Nair, Prof. Shankara Kutty, Prof. R. H. Singh, Prof. R. Seethalakshmi, Dr. med. Vishwanath Rai, Dr. Jayaprakash Narayana, Dr. Rangesh Paramesh, Dr. Vinod Kumar, Prof. Agnivesha, Prof. Gurdip Singh.

die Möglichkeit, der nicht akademischen Ausbildung. Diese ist eigentlich nur für solche Kandidaten gedacht, die in bekannten Familien von traditionellen Ayurveda-Ärzten aufgewachsen sind, und die Heilkunst in diesem Rahmen erlernt haben. Seit jeher bestand die Möglichkeit der Ausbildung an Universitäten, im Kreis von Schülern, die mit einem Meister lebten und die familiäre Ausbildung.

Antike Bildungsstätten waren Taxila, die Überreste dieser Stadt, die schon Alexander der Große (356–323 a. Chr.) erobert hatte, liegen nahe dem heutigen Rawalpindi in Pakistan. Diese medizinische Fakultät war aber schon lange vor der Zeit Alexanders berühmt. Berühmte Gelehrte wie Panini, Jivaka, Bikshu, Vyadi, Nagararjuna, Deva, Brahmadutta und Junaha sollen dort unterrichtet haben.

Nalanda, im jetzigen Bihar, war die größte Lernstätte während der Blütezeit des Maurya-Reiches bis ins zwölfte Jahrhundert hinein. Pilger aus der ganzen damaligen buddhistischen Welt wurden dort ausgebildet. So kamen die Chinesen I Tsing und Hiuent Sung, die in ihren Schilderungen von einem großartigen Universitäts-Campus von beinahe zwei Quadratkilometern, 300 Hörsälen, 1500 Professoren und weit über 10000 Studenten berichteten. Die Bibliothek war in mehreren, zum Teil sechsgeschossigen Gebäuden untergebracht. Studium, Unterkunft, Mahlzeiten sowie Bekleidung wurden vom Staat oder von wohlhabenden Bürgern bezahlt. Die Stadt wurde 1193 von türkischen Plünderern dem Erdboden gleichgemacht und verschwand für immer aus der Geschichte.

Kashi, die Engländer nannten diese Stadt Banares, heute heißt sie Varanasi, liegt an den Ufern des mächtigen Ganges. Sie war einst das Zentrum für Chirurgie, eine Rolle, die sie dank der Professoren Deshpande und Udupa im 20. Jahrhundert wieder zurückeroberte, die an der Banares-Hindu-Universität die Chirurgie der Ayurveda wiederbelebten.

Im gegenwärtigen Madhya Pradesh, dem Land der Mitte, lag Vidaha, wo unter dem Experten Nimi die Hals-, Nasen- und Ohrenheilkunde Berühmtheit erlangte.

Andere Universitäten in Südindien spezialisierten sich in Toxikologie und Alchimie, der Herstellung von Mineralien und Metallen zu medizinischen Zwecken.

Heute hat Indien zirka 55 staatliche und 80 private ayurvedische Hochschulen. Südafrika, Nepal, Mauritius, Shri Lanka, Malaysia und Westindien anerkennen mittlerweile die Ayurvedische Medizin. Der amerikanische Bundesstaat Florida hat kürzlich die zweijährige Ausbildung zum Masterís Degree und das vierjährige Ayurveda-Doktorat des Florida Vedic College anerkannt. In Deutschland läuft seit 1994 ein sehr erfolgreiches Ausbildungsprogramm zum »klinischen Ayurveda-Spezialisten« (CAS) und »klinischen Ayurveda Therapeuten« (CAT) der SEVA Akademie, München. Diese Ausbildung wird sowohl vom »International Council for Ayurveda & Allied Medical Sciences« (ICAAMS), Bangalore, Indien wie auch vom Florida Vedic College in Coral Springs, USA zur Weiterbildung anerkannt. Jedes Jahr nehmen mehr und mehr Ärzte, Heilpraktiker, Psychologen, Ernährungsbera-

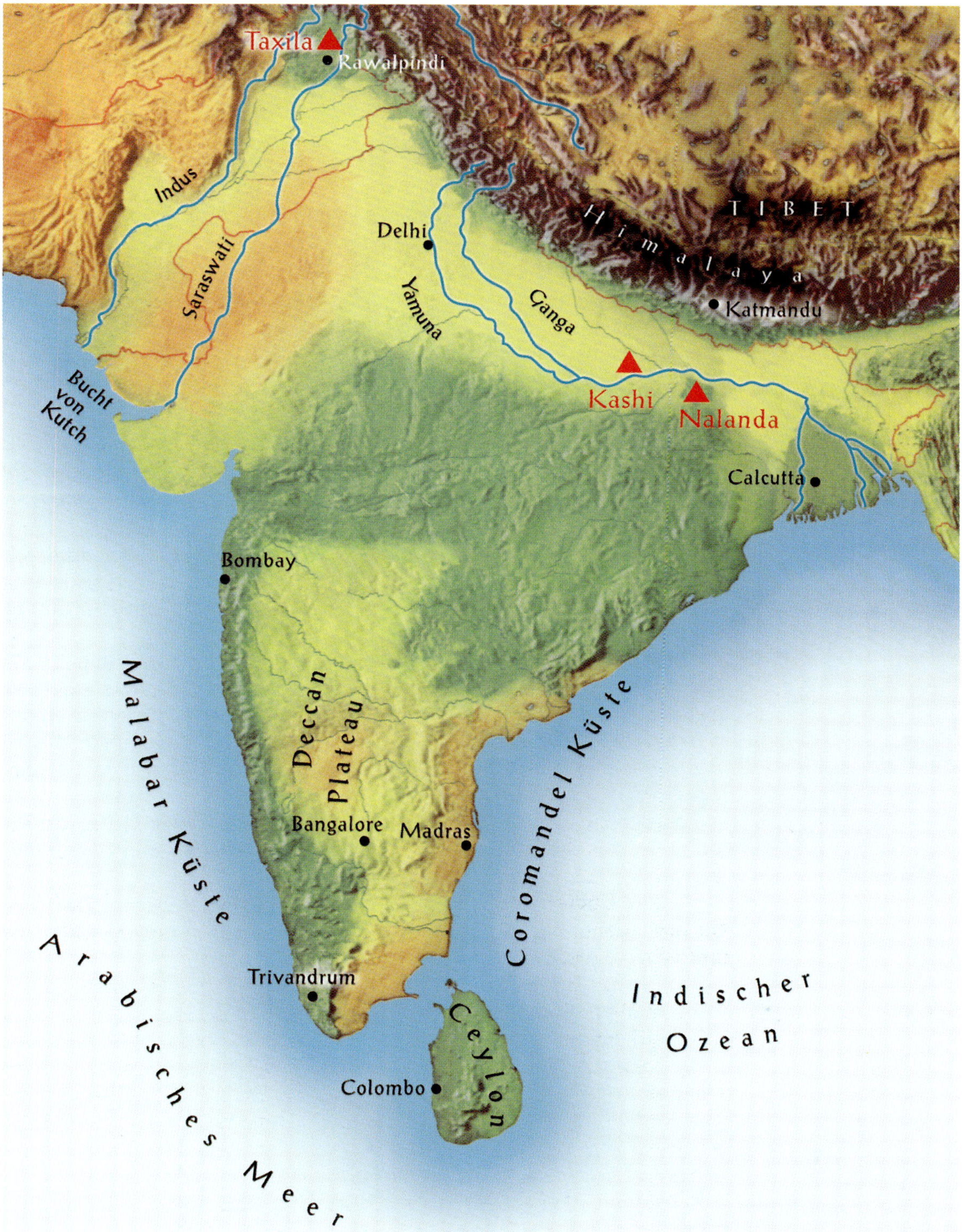

Landkarte des antiken Indiens mit den Ayurveda Bildungsstätten und dem heute nicht mehr existierenden Saraswati Fluß

ter, Masseure, Physiotherapeuten, Krankenschwestern und andere Berufsgruppen an diesen Ausbildungsprogrammen teil.

Zeitlose ayurvedische Literatur

Mit Stolz kann Ayurveda auf eine reiche, zum Teil über 3500 Jahre alte, traditionelle Literatur zurückblicken. Erstaunlicherweise dienen noch heute viele dieser Werke als Standard-Textbücher an den ayurvedischen Hochschulen. Eigentlich möchte man seine Bedenken anbringen, wenn heutige Medizinstudenten solche Bücher lesen sollen. Doch auf den zweiten Blick können wir leicht feststellen, daß unsere menschliche Anatomie und Physiologie in dieser Zeit auch keine Veränderungen durchgemacht hat. Wenn wir einen Apfel essen, dann leiten wir die gleichen physiologischen Prozesse ein, wie ein Homo sapiens vor 5000 Jahren. Es gibt deshalb keinen Grund, die medizinischen Grundlagenwerke der Ayurveda zu modernisieren.

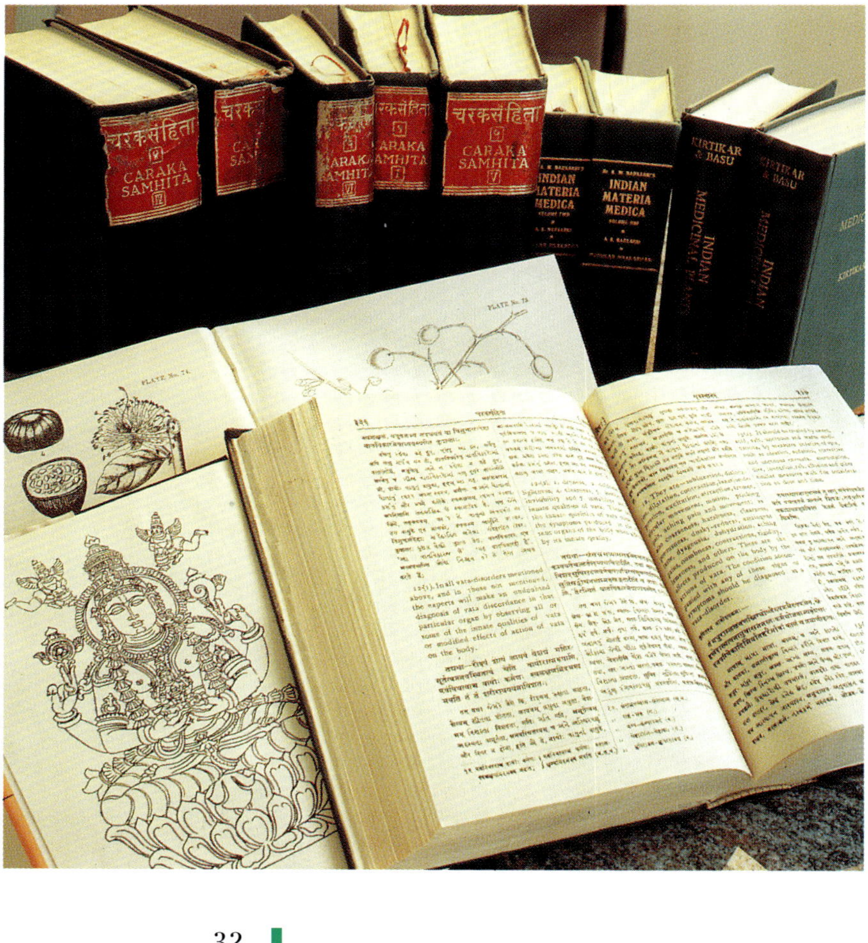

Klassische Ayurveda-Lehrbücher

Die große Trilogie (Brihat-Trayi)

Sie wird groß genannt, weil sie die drei bedeutendsten Werke der drei Autoren der klassischen ayurvedischen Tradition enthält, welche das Fundament des Wissens vom Leben bildet. Jeder Student der Ayurveda muß sich mit diesen Klassikern intensiv auseinandersetzen.

Die Caraka Samhita

Diese Werk ist der älteste, bis heute erhaltene medizinische Text. Obwohl das ursprüngliche Manuskript seit langer Zeit verschollen ist, sind praktisch alle Kapitel noch vollständig erhalten. Diesen Umstand verdanken wir der alten Tradition, jeweils Abschriften mit Kommentaren von klassischen Werken herzustellen. Mindestens vier Autoren waren am Verfassen der Caraka Samhita beteiligt. Der Name Caraka deutet nicht auf den Namen eines bestimmten Autors hin, sondern bezeichnet den damaligen populären wandernden Mediziner. Als erster Autor wird Atreya Muni anerkannt. Sein Schüler Agnivesha soll die Manuskripte angefertigt haben. 43 Kommentare werden aufgelistet, von denen heute nur noch die folgenden als Ganzes oder in Fragmenten vorhanden sind.

- Caraka-nyasa von Bhattara Haricandra aus dem vierten Jahrhundert
- Caraka-panjika von Swami Kumara auch aus dem vierten Jahrhundert
- Nirantara-pada-vyakhya von Jejata aus dem sechsten Jahrhundert
- Ayurveda-dipika von Cakrapani aus dem elften Jahrhundert
- Tattvacandrika von Sivadasa Sena aus dem sechzehnten Jahrhundert

Die oben genannten Kommentare sind alle in Sanskrit verfaßt. Daneben gibt es noch zahlreiche Auslegungen in Regionalsprachen. Cakrapani's Kommentar gilt als der beste und wird heute am meisten referiert. Die Caraka Samhita wird allgemein um 1500 n. Chr. datiert, was richtigerweise in die spätere vedische Zeit fällt.

Inhaltsübersicht

Die Caraka Samhita wird in acht Bücher, den sogenannten »Sthana« unterteilt, die wiederum in Kapitel gegliedert sind. Titel und Inhalt der acht Bücher lauten:

1. *Sutra Sthana:* Ursprung und Verbreitung der Ayurveda werden in 30 Kapiteln und 1670 Versen behandelt, wobei alle wichtigen Themen kurz angesprochen werden. Die Protoelemente, Bausteine des Universums sowie deren Beziehung zu den Geweben des menschlichen Körpers und die Zusammensetzung von Drogen und ihr Wirkungsmechanismus werden hier aufgezeigt. Hinzu kommen die Zusammensetzung, die Zubereitung und der Effekt von Nahrung auf den menschlichen Organismus.

2. *Nidana Sthana* behandelt in 8 Kapiteln und 103 Versen Ätiologie, Pathologie und Diagnose von acht wichtigen Krankheiten. Einige Therapiemöglichkeiten werden auch aufgezeigt.
3. *Vimana Sthana* zeigt in 8 Kapiteln und 88 Versen die Prinzipien, welche im menschlichen Körper Krankheiten und wie Drogen und Therapien Heilung bewirken können. Zudem wird die Ätiologie von Epidemien beschrieben.
4. *Sharira Sthana* behandelt in 8 Kapiteln und 236 Versen die universelle und menschliche Entstehungsgeschichte, Embryologie sowie Anatomie.
5. *Indriya Sthana* schildert in 12 Kapiteln und 381 Versen Prognostik, Omen und Symptomatologie.
6. *Cikitsa Sthana* beschreibt in 30 Kapiteln und in 4961 Versen in praktischer Art und Weise die Behandlung von Krankheiten aber auch präventive Maßnahmen.
7. *Kalpa Sthana* behandelt in 12 Kapiteln und 330 Versen die pharmazeutischen Aspekte bestimmter Medikamente sowie deren Anwendung bei therapeutischem Vomitus, Abführen, Darmeinlauf, und Inhalation.
8. *Siddhi Sthana* berichtet in 12 Kapiteln und 649 1/3 Versen ausschließlich über Anwendung und Ausführung von Pancakarma.

Die Caraka Samhita enthält 341 pflanzliche, 177 tierische und 64 mineralische Medikamente. Sie ist teils in Prosa und teils in Versen niedergeschrieben. Sie eignet sich zum Studium durch Studenten, die sich vor allem in Innerer Medizin und Pancakarma ausbilden möchten.

Übersetzungen

Dieses Werk wurde schon sehr früh ins Arabische und im achten Jahrhundert von Ali-Ibn-Zain ins Persische übersetzt. Rhazes (841–926) fertigte eine lateinische Version mit dem Titel »Sharaca indianus« an, die auch von Avicenna (980–1027) benutzt wurde. Es gibt eine tibetanische und eine mongolische Übersetzung.

Von den verschiedenen englischen Übersetzungen empfehle ich die von Dr. Ram Karan Sharma und Vaidya Bhagavan Dash, herausgebracht in vier Bänden von Chowkhamba Sanskrit Series, Varanasi. Diese Ausgabe enthält auch die wichtigen Kommentare von Cakrapani Dattaís Ayurveda Dipika.

Die Sushruta Samhita

Dieses Buch beschreibt die ayurvedische Chirurgie. Sein Autor ist Sushruta. Er soll vor über dreitausend Jahren gelebt haben, und sein Name wird unter anderem auch in der Mahabharata und der Garuda Purana erwähnt. Es gilt allgemein als das älteste uns erhaltene Werk über Chirurgie. Wie bereits besprochen, erfuhr Sushruta dieses Wissen direkt von Dhanvantari, der als Schutzpatron der Medizin gilt und

Chirurgische Instrumente aus einer alten Ausgabe der Sushruta Samhita

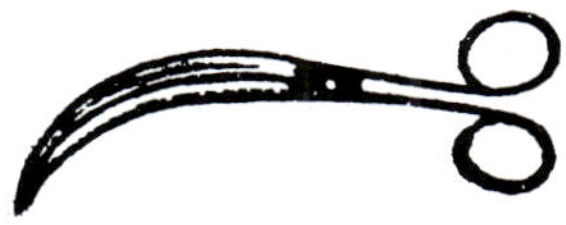

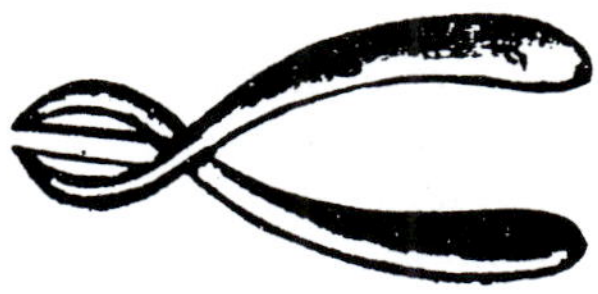

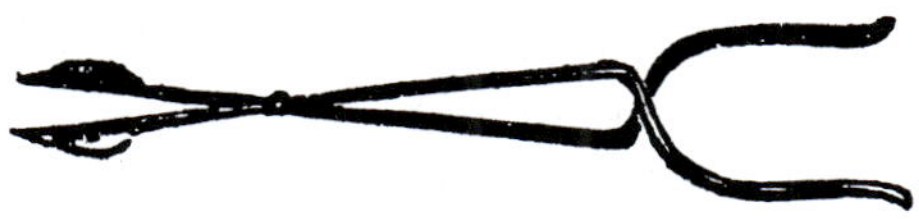

नखशस्त्रम् ।

वक्रर्जुधारं द्विमुखं नखशस्त्रं नवाङ्गुलम् ।
सूक्ष्मशल्योद्धृतिच्छेदभेदप्रच्छानलेखने ॥

दन्तलेखनम् ।

एकधारं चतुष्कोणं प्रबद्धग्राकृति चैकतः ।
दन्तलेखनकं तेन शोधयेद्दन्तशर्करान् ॥

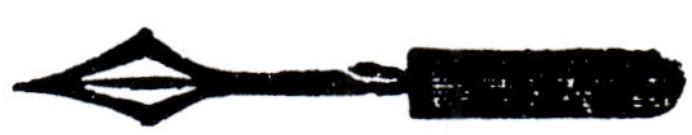

सूची ।

वृत्ता गूढदृढाः पाशे तिस्रः सूच्योऽत्र सीवने ।
मांसलानां प्रदेशानां त्र्यस्रा त्र्यङ्गुलमायता ॥
अल्पमांसास्थिसन्धिस्थव्रणानां द्व्यङ्गुलायता ।
व्रीहिवक्त्रा धनुर्वक्रा पक्वामाशयमर्म्मसु ॥
सा सार्द्धद्व्यङ्गुला सर्व्वा वृत्तास्ताः सूचयः स्मृताः ॥

eine direkte Inkarnation von Vishnu sein soll. Nagarjuna hat im vierten Jahrhundert vor unsrer Zeitrechnung eine neue Zusammenfassung dieses Buches erstellt, die uns bis heute überliefert ist.

Inhaltsübersicht

Dieses Werk besteht aus sechs Büchern mit 184 Kapiteln. Sushruta behandelt darin 1120 Krankheiten, 700 Heilpflanzen, 57 tierische und 64 mineralische Medikamente.

1. *Sutra Sthana* bildet mit 48 Kapiteln das umfangreichste Buch und gibt eine Übersicht über die ganze Thematik, die in den folgenden Büchern ausführlich behandelt werden soll.
2. *Nidana Sthana* mit 16 Kapiteln behandelt Ätiologie, Pathologie und Diagnostik der wichtigsten Krankheitsbilder seiner Zeitepoche.
3. *Sharira Sthana* behandelt in 10 Kapiteln Anatomie sowie Embryologie, beides sehr wichtige Themen für einen angehenden Chirurgen.
4. *Cikitsa Sthana* hat 40 Kapitel und beschreibt im Detail die Behandlungsweisen, insbesondere die chirurgischen Maßnahmen.
5. *Kalpa Sthana* mit nur 8 Kapiteln handelt von Toxikologie, die Themen wie Nahrungsmittelvergiftung, Schlangen- und Insektenbisse beinhaltet.
6. *Uttara Tantra* ist eine spätere Hinzufügung und besteht aus 66 Kapiteln, davon sind 19 Kapitel der Behandlung verschiedener Augenerkrankungen gewidmet. Darauf folgen Therapien für Hals, Nase, Ohren und innere Erkrankungen. Zum Schluß werden auch noch Therapien für psychische Krankheiten aufgezeigt.

Zusätzlich zu den relativ einfachen chirurgischen Maßnahmen wurden auch komplexe Eingriffe unternommen, wie Rhinoplastik, Hauttransplantation, Amputationen und Schädelöffnungen zur Entfernung von Tumoren. Dank einem raffinierten Autopsieverfahren waren sie in der Lage, den menschlichen Körper auch ohne die Hilfe von Mikroskopen genau zu erforschen. So fand Sushruta heraus, daß die menschliche Haut aus sieben differenzierten Schichten besteht. Interessant waren auch die damaligen Anästhesie-Verfahren.

Ein Buch mit dem Titel Bhoja-Prabhanda erzählt verschiedene Anekdoten aus der Zeit von König Bhoja. Dort wird ein interessanter chirurgischer Eingriff geschildert. Demzufolge litt der König unter extremen Kopfschmerzen. Alle medizinischen Behandlungen brachten keine Besserung seines Zustandes. Zwei Brüder, beide Ärzte, kamen zufällig an diesen Hof. Sie untersuchten den König aufs genaueste und kamen zum Schluß, daß ohne operativen Eingriff die Ursache nicht behoben werden konnte. Der königliche Patient stimmte diesem zu, und so verabreichten ihm die beiden Ärzte ein Anästhetikum (Sammohini). Nach einer Weile war er völlig unempfindlich. Dann unternahmen sie eine Trepanation, das heißt, sie bohrten ein Loch in den Schädel und beseitigten den von ihnen diagnostizierten Gehirntumor. Abschließend wurde die Wunde verschlossen und mit aseptischen Pasten aus Heilkräutern abgedeckt. Als sie fertig waren, verabreichten sie dem König ein wiederbelebendes Elixier (Sanjivani), und sofort erwachte dieser aus der Narkose. König Bhoja fühlte sich sogleich erleichtert und schmerzfrei.

Übersetzungen

Im achten Jahrhundert wurde die Sushruta Samhita von Ibn Abillsaibial unter dem Titel Kitabshah-shundal-hindi ins Arabische übersetzt. Der Deutsche F. Hessler fertigte zwischen 1846 und 1850 eine lateinische Ausgabe an. Hoernle und Kunte übersetzten sie 1876 erstmals in die englische Sprache. Heute ist die englische Übersetzung von Kaviraja Kunjalal Bhishagratna, herausgebracht von Chowkhamba Sanskrit Series in Varanasi, am meisten in Gebrauch. Eine kurze Zusammenfassung mit dem Titel »Synopsis of Ayurveda based on a translation of Sushruta Samhita« von G. D. Singhal und T. J. S. Patterson, herausgebracht von der Oxford University Press in Delhi, gibt einen guten Überblick über das großartige Werk von Sushruta.

Die Ashtangasamgraha von Vagbhata

Dies ist das jüngste der Werke der großen Trilogie. Der chinesische Pilger I-Tsing schrieb im fünften Jahrhundert, daß die beiden früheren Werke über indische Medizin von Vagbhata zusammengefaßt und aktualisiert worden sind. Vagbhata wurde in Sindh, einer Provinz im heutigen Pakistan geboren, und lernte Ayurveda von seinem Vater und einem buddhistischen Mönch namens Avaloka. Das Datum der Entstehung variiert je nach Quelle zwischen 200 v. Chr. und 500 v. Chr. Man nimmt an, daß auch Vagbhata Buddhist war. Seine Arbeiten waren nicht nur in Indien populär, sondern fanden ihren Weg auch nach Tibet, China und Japan. Der gleiche Autor hat auch ein anderes Buch mit dem Titel Ashtangahridaya geschrieben, das wegen seiner Klarheit und Versform sich bis heute größerer Popularität erfreut als die umfangreichere, in Prosa und Versen geschriebene Ashtangasamgraha. Diese Prosa ist in einem sehr archaischen Stil mit schwierigen Worten und langen Sätzen geschrieben.

Inhaltsübersicht

Die Ashtangasamgraha besteht aus sechs Büchern, 150 Kapiteln und 9241 Versen oder Prosapassagen. Vagbhata erwähnt als erster der drei Autoren die Funktion der medizinischen Astrologie. »Ashtanga« bedeutet achtfaltig. Somit zeigt der Titel an, daß sich dieses Werk mit den acht Fachrichtungen der Ayurveda befaßt.

1. *Sutra Sthana* mit 40 Kapiteln befaßt sich mit Gesundheit, persönlicher Hygiene, wie man ein langes und gesundes Leben führt, dem Einfluß der Jahreszeiten auf den menschlichen Organismus, richtiger Ernährungsweise, Einteilung der Medikamente und Pancakarma.
2. *Sharira Sthana* hat 12 Kapitel. »Sharira« bedeutet Körper. Somit behandelt dieses Buch Anatomie, Konstitution, Embryologie, Marma (Vitalpunkte) sowie Prognostik.
3. *Nidana Sthana* ist der Abschnitt mit 16 Kapiteln, der Ätiologie, Symptome, Pathologie und Diagnostik wiedergibt. Behandlungen werden in diesem Kapitel nicht angegeben.
4. *Cikitsa Sthana* zählt 24 Kapitel und informiert über die Behandlungsmöglichkeiten der im letzten Buch beschriebenen Krankheiten.
5. *Kalpa Sthana* gibt in 8 Kapiteln die notwendigen pharmazeutischen Formeln und Herstellungsweisen wieder, die zur Behandlung notwendig sind.
6. *Uttara Sthana* hat 50 Kapitel und beschreibt ausführlich weitere Behandlungsmethoden, die bisher nicht besprochen wurden.

Heute sind noch 37 Kommentare der Ashtangasamgraha bekannt. Bisher gibt es noch keine komplette Übersetzung in eine nicht indische Sprache.

Übersetzungen

Die Ashtangahridaya wurde schon früh ins Tibetische und Arabische übersetzt. 1937 haben L. Hilgenberg und W. Kirfel sogar eine deutsche Übersetzung hergestellt, die in Leiden erschien. Die populäre englische Version von Prof. Shrikantha Murthy ist in drei Bänden bei Chowkhamba Sanskrit Series, Varanasi, erschienen.

Mittlerweile hat Prof. Shrikantha Murthy bereits in zwei Bänden die ersten fünf Bücher der Ashtangasamgraha übersetzt und kommentiert. Dieses interessante Werk ist bei Chowkhamba Orientalia in Varanasi erschienen.

Die leichte Trilogie (Laghu-Trayi)

Von den beinahe unzähligen weiteren Manuskripten über Ayurveda gelten die Werke von Madhava, Sharangadhara und Bhavamishra als die kleine oder leichte Trilogie. Sie alle wurden während der neuen Blütezeit der Ayurveda vom elften bis ins sechzehnte Jahrhundert verfaßt.

Die Madhava Nidana oder Roga Viniscaya

Besser bekannt als Madhava Nidana wurde die Roga Viniscaya im achten Jahrhundert von Madhava verfaßt. Sie ist ein äußerst populäres Werk, weil hier zum erstenmal in der Geschichte der Medizin eine genaue nosologische Auflistung entstand. Sie dient noch heute den Ayurveda-Ärzten als Handbuch. Die Universität Pune hat sogar eine Software, die auf der Madhavaís Nosologie basiert, herausgebracht. Wenn man einzelne Symptome eingibt, schlägt das Programm mögliche Krankheiten vor. Es war ja auch die Idee von Madhava, den Ärzten die Praxis etwas einfacher zu gestalten. Er hat sich in seiner Auflistung so kurz wie möglich gehalten und eine Gruppierung der Krankheitsbilder angegeben, die von sämtlichen späteren Autoren übernommen wurde.

Inhaltsübersicht

Das Werk besteht aus 70 Kapiteln, die den Namen der im Kapitel beschriebenen Krankheitsgruppe hat. Diese Auflistung ist für uns sehr wichtig, daher gebe ich kapitelweise die Sanskritnamen sowie die heutig gebräuchlichen Krankheitsnamen in der nachfolgenden Liste bekannt.

Nummer und Name des Kapitels	Übersetzung
1. Panca Nidana Lakshana	Die fünf Arten der Krankheitsbilder werden im ersten Kapitel als (1) Ätiologie, (2) prämonitorische Symptome, (3) Symptome, (4) diagnostische Tests und (5) Pathogenese bezeichnet
2. Jwara Nidana	Fieber
3. Atisara Nidana	Diarrhö
4. Grahani Nidana	Erkrankungen des Duodenums (Zwölffingerdarm)
5. Arsha Nidana	Hämorrhoiden
6. Agnimandya, ajima, visucika, alasaka, vilambika Nidana	Verdauungsbeschwerden
7. Krimiroga Nidana	Helminthiasis (Wurmbefall)
8. Panduroga, Kamala, Kumbhakamala, Halmika Nidana	Anämie, Ikterus (Gelbsucht), Hepatitis
9. Raktapitta Nidana	Hämorrhagie (Blutung)
10. Rajayakshma, Kshatakshina Nidana	Pulmonale (Lungen-) Tuberkulose
11. Kasa Nidana	Husten
12. Hikka, Swasa Nidana	Singultus (Schluckauf), Dyspnoe (Atemnot)
13. Swara Bheda Nidana	Heiserkeit

Nummer und Name des Kapitels	Übersetzung
14. Arocaka Nidana	Anorexie (Magersucht)
15. Cardi Nidana	Erbrechen
16. Trishna Nidana	Wassermangel
17. Murcabhrama, Nidra, Tandra, Sannyasa Nidana	Ohnmachtsanfall, Schwindelgefühl, Mutismus, Stupor
18. Panatyaya, Paramada, Panajima, Panavibhrama Nidana	Alkoholismus
19. Daha Nidana	Ardor (Brennen), Glossodynie (Brennen)
20. Unmada Nidana	Psychose, Geisteskrankheiten
21. Apasmara Nidana	Epilepsie
22. Vatavyadi Nidana	Krankheiten des Nervensystems
23. Vatarakta Nidana	Gicht
24. Urusthamba Nidana	Steifigkeit der Beine
25. Amavata Nidana	Polyarthritis
26. Shula, Parinamashula, Anndravashula Nidana	Kolik, Ulcus duodeni (Zwölffingerdarmgeschwür)
27. Udavarta, Anaha Nidana	Retroperistaltik, Flatus
28. Gulma Nidana	Abdominaler Tumor
29. Hridroga Nidana	Herzerkrankungen
30. Mutrakricra Nidana	Dysurie, Strangurie
31. Mutraghata Nidana	Harnverhaltung
32. Ashmari Nidana	Blasensteine
33. Prameha, Prameha Pidaka Nidana	Diabetes, Karbunkel
34. Medoroga Nidana	Adipositas (Fettleibigkeit)
35. Udararoga Nidana	Schwellung des Bauches
36. Shotaroga Nidana	Ödem, Anasarka (Hautwassersucht)
37. Vriddhiroga Nidana	Schwellung des Skrotum
38. Galaganda, Gandamala, Apaci, Granthi, Arbuda Nidana	Zervikale Lymphadenitis, Skrofulose, Kropf, Tumor, Krebs
39. Shilpada Nidana	Filariose (Befall durch Fadenwürmer)
40. Vidradhi Nidana	Abszeß

Nummer und Name des Kapitels	Übersetzung
41. Vranashota Nidana	Entzündliche Schwellungen
42. Shariravrana Nidana	Endogene Geschwüre
43. Sadyovrana Nidana	Traumatische Geschwüre
44. Bhagna Nidana	Knochenbruch
45. Nadivrana Nidana	Sinus-Geschwür
46. Bhagandara Nidana	Fistula in ano
47. Upadamsha Nidana	Geschlechtskrankheiten
48. Shukadosha Nidana	Erkrankungen des Penis
49. Kushta Nidana	Lepra, chronische Hauterkrankungen
50. Shitapita, Udarda, Kotha Nidana	Urtikaria, Juckreiz, Hautallergien
51. Amlapitta Nidana	Gastritis (Magenschleimhautentzündung)
52. Visarpa Nidana	Erysipel (Wundrose)
53. Vishpota Nidana	Pocken
54. Masurika Nidana	Masern
55. Kshudraroga Nidana	Weniger wichtige Krankheiten
56. Mukharoga Nidana	Erkrankungen der Mundorgane
57. Karnaroga Nidana	Erkrankungen der Ohren
58. Nasaroga Nidana	Erkrankungen der Nase
59. Netraroga Nidana	Erkrankungen der Augen
60. Shiroroga Nidana	Erkrankungen des Kopfes
61. Asrigdara Nidana	Menorrhagie
62. Yonivyapat Nidana	Erkrankungen der Vagina
63. Yonikanda Nidana	Vaginaler Tumor
64. Mudhgarbha Nidana	Abnormale Schwangerschaft
65. Sutikaroga Nidana	Wochenbett-Erkrankungen
66. Stanaroga Nidana	Erkrankungen der weiblichen Brust
67. Stanyaroga Nidana	Erkrankungen der Milchdrüsen
68. Balaroga Nidana	Kinderkrankheiten
69. Visharoga Nidana	Vergiftungen
70. Vishayanukramanika	Inhaltsverzeichnis

Übersetzungen

Bereits fünfzig Jahre nachdem die Roga Viniscaya von Madhava geschrieben worden war, wurde sie auf Anweisung des Kalifen Harrun-al-Rashid ins Arabische übersetzt.

1914 übersetzte Mario Valludri die ersten fünf Kapitel unter dem Titel »Saggio de Versione del Madhava Nidana« in die italienische Sprache. Dieses Manuskript wurde im Giornale della Societa Asiatica Italiana in Florenz veröffentlicht.

Eine Neuauflage der englischen Übersetzung von K. R. L. Gupta aus dem Jahre 1892 ist von Satguru Publications des Indian Book Centre, Delhi, erschienen. G. J. Meulenbeld hat 1974 eine englische Übersetzung angefertigt, die von der Orientalo-Rheno-Traiectina, Leiden herausgegeben wurde. Eine empfehlenswerte Ausgabe mit Original-Sanskrit-Texten und englischer Übersetzung wurde von Prof. Shrikantha Murthy geschrieben und ist von Chowkhamba Sanskrit Series, Varanasi, verlegt worden.

Die Sharangadhara Samhita

Der Autor Sharangadhara hat dieses Handbuch für Ärzte um 1226 geschrieben. Es scheint, daß schon damals die Ärzte wenig Zeit und viele Patienten hatten und sehr froh über einen Ratgeber waren, der sie in der täglichen Praxis unterstützen konnte.

Die klare Terminologie der pharmazeutischen Ausdrücke und Formeln sowie die Herstellung waren sehr fortschrittlich. Verschiedene Praktiken wie die Pulsdiagnose oder intravenöse Abgabe von Medikamenten, Funktionen wie der Sauerstoffaustausch, neue Heilpflanzen wie Opium und die Behandlungsweise bei Guinea-Wurm finden in diesem Werk erstmals Erwähnung. Die Namen der fünf Untergruppen von Kapha variieren leicht von den bisherigen. Zudem bezeichnet der Autor Zähne, Haare und Ojas (Essenz der Körpergewebe) als Upadhatu oder sekundäres Gewebe.

Inhaltsübersicht

Das Kompendium ist in drei Sektionen aufgeteilt mit zusammen 32 Kapiteln und 2548 Versen. Die erste Sektion enthält 7 Kapitel mit 585 Versen, die mittlere Sektion 12 Kapitel mit 1261 Versen und die letzte Sektion 13 Kapitel mit 682 Versen.

Erste Sektion – Pradhana Khanda

1. Definitionen, Maße und Gewichte
2. Pharmazie
3. Pulsdiagnose
4. Pharmakologie
5. Anatomie und Physiologie
6. Metabolismus
7. Aufzählung der Krankheiten

Mittlere Sektion – Madhyama Khanda

1. Frischer Saft aus Heilpflanzen
2. Dekokt
3. Heißer Aufguß
4. Kalter Aufguß
5. Feuchte Pillen und Wickel
6. Pulver
7. Pillen
8. Konfektion
9. Medizinische Butter und Öle
10. Galenik, fermentierte Getränke
11. Reinigen von Mineralien
12. Reinigen von Quecksilber

Letzte Sektion – Uttara Khanda

1. Ölbehandlungen
2. Schwitzbehandlungen
3. Therapeutischer Vomitus
4. Purgieren
5. Öleinlauf
6. Einlauf mit Dekokten
7. Einlauf in Blase, vaginale Dusche
8. Nasenschleimhaut Therapie
9. Inhalation und Aromatherapie
10. Gurgeln
11. Örtliche Anwendung auf Kopf, Ohren, usw.
12. Aderlaß
13. Okulare Therapien

Übersetzungen

1984 wurde eine erste englische Übersetzung von Prof. Shrikantha Murthy gefertigt und bei Chowkhamba Sanskrit Series, Varanasi, veröffentlicht.

Bhava Prakasha

Das jüngste Werk der leichten Trilogie wurde 1558 von Bhava Mishra verfaßt und trägt seinen Namen. Es fand weite Akzeptanz als Textbuch für Ätiologie, Symptomatik und Therapeutik. Verschiedene neue Erkrankungen, die früher nicht beschrieben worden waren, wie zum Beispiel die Syphilis, die von den portugiesischen Seefahrern nach Indien gebracht wurde, sind angegeben. Bisher existiert noch keine englische Übersetzung dieses Buches.

Weitere wichtige klassische Literatur

Andere Bücher, von denen englische Übersetzungen existieren, sind auch erwähnenswert und finden heute eine weite Anwendung.

Cakradatta

Die Cakradatta oder auch Cikitsasamgraha von Cakrapani Datta, dem Autor des bekanntesten Kommentars der Caraka Samhita, wurde von diesem 1060 verfaßt. In diesem Werk finden sich zum erstenmal Quecksilber- sowie andere metallische Präparate. Tantrische Praktiken werden bei gewissen Indikationen wie Epilepsie beschrieben. Hinzu kommen viele neue Techniken für medizinisch-chirurgische Fälle. Zum Beispiel wird die Anwendung von Ksharasutra (einem mit Alkali behandelten Faden) aufgezeigt. In 79 Kapiteln beschreibt der Autor die Behandlungsweisen bei den am häufigsten auftretenden Erkrankungen.

Übersetzung

Prof. Priyat Vrat Sharma hat eine interessante Übersetzung dieses Klassikers angefertigt, die von Chowkhamba Sanskrit Series, Varanasi, herausgebracht wurde.

Die Madanpala Nighantu

König Madana Pala, der ein kleines Königreich im Norden von Delhi an den Ufern des Yamuna-Flusses hatte, war bekannt als Förderer vedischer Kultur. Er ließ verschiedene Bücher über Philosophie, Soziologie und Medizin unter seinem Namen schreiben. Die Madanpala Nighantu wurde 1374 verfaßt und beschreibt im Detail über 500 Heilpflanzen, Mineralien und tierische Produkte. Der Autor hat auch neue Pflanzen mit berücksichtigt, die aus anderen Ländern nach Indien importiert wurden.

Übersetzung

Der Titel der englischen Übersetzung von Vaidya Bhagavan Dash lautet »Materia Medica of Ayurveda« und wurde von B. Jain Publishers, Neu Delhi publiziert.

Literatur der Tamil Siddhars

Neben der klassischen Literatur, die in Sanskrit verfaßt wurde, existieren unzählige medizinische Manuskripte in Südindien, die in alter Tamil-Sprache verfaßt wurden. Solche Manuskripte wurden auf speziell behandelte Palmblätter geritzt und eingefärbt. Diese Herstellungsweise machte die Blätter immun gegen Termiten, Ameisen oder Pilzbefall.

Obwohl heute noch verschiedene Palmblatt-Bibliotheken existieren, wurden diese bis heute nicht übersetzt. Das ist sehr schade, denn diese enthalten sehr wertvolle medizinische Informationen, zum Beispiel über Pulsdiagnose, bisher unbekannte Heilpflanzen und wichtige therapeutische Instruktionen. Mein Freund Omprakash besitzt eine ganze Sammlung solcher Manuskripte, und wir sind dabei, einige medizinische Texte zu übersetzen.

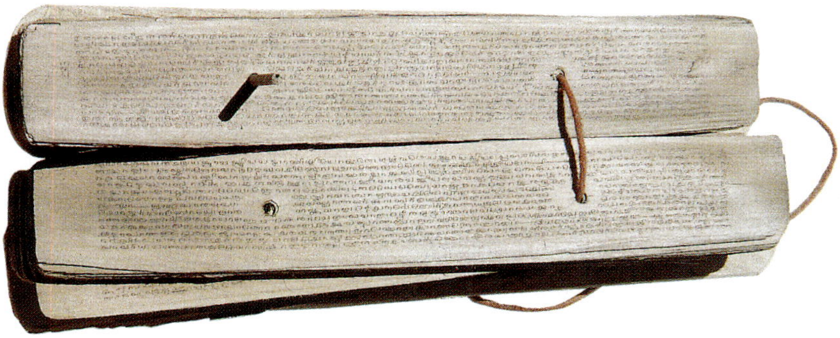

Ein antikes Palmblatt-Manuskript aus Tamil Nadu

Moderne Literatur

Seit Ende des letzten Jahrhunderts hat man damit begonnen, neue Sachbücher über Ayurveda zu verfassen. Nach der Vereinheitlichung der ayurvedischen Ausbildung in Indien Ende der sechziger Jahre wurde die Nachfrage nach neuen Lehrbüchern sehr viel größer. Ein Großteil dieser Fachliteratur wurde jedoch in verschiedenen Regionalsprachen verfaßt. Trotzdem gibt es eine ganze Reihe empfehlenswerter Literatur in englischer und zum Teil auch in deutscher Sprache, die ich für das Studium von Ayurveda empfehlen kann. Im folgenden sind die Titel entsprechend ihrem Fachgebiet angeordnet.

Philosophie: (1) »The Essentials of Indian Philosophy« von M. Hiriyanna, verlegt von Motilal Banarsidaß, Delhi. (2 bis 6) »The Wisdom of India Series« von K. P. Bahadur, verlegt von Sterling Publishing, Neu Delhi. (7) »Ayurveda Darshanam, Philsophy of Ayurveda« von Prof. P. V. Sharma, verlegt von Chaukhambha Bharati Academy, Varanasi.

Geschichte: (1) »God, Sages & Kings« von Dr. David Frawley, verlegt von Motilal Banarsidaß, Delhi. (2) »The Development of Indian Medicine, Sharangadhara Contribution« von Prof. C. Dwarakanath, verlegt von Central Council for Research in Ayurveda and Siddha, Ministry of Health, New Delhi. (3) »The Indus-Saraswati Civilisation« von S. P. Gupta, verlegt von Prathibha Prakashan, Delhi. (4) »Encyclopaedia of Indian Medicine, Volume One, Historical Perspective« von Prof. S.K.R. Rao, verlegt von Popular Prakashan, Bombay.

Medizin: (1) »Introduction to Kayachikitsa« von Prof. C. Dwarakanath, verlegt von Chaukhambha Orientalia, Varanasi. (2) »Doctrines of Pathology in Ayurveda« von Prof. Shrikantha Murthy, verlegt von Chaukhambha Orientalia, Varanasi. (3) »Synopsis of Ayurveda, based on Sushruta Samhita« von G. D. Singhal und T. J. S. Patterson, verlegt von Oxford University Press, Delhi. (4) Encyclopaedia of Indian Medicine, Volume Three, Clinical Examination and Diagnostic Methods, von Prof. S.K.R. Rao, verlegt von Popular Prakashan, Bombay. (5) »Nadi Vijnana, Ancient Pulse Science« von Dr. S.D. Upadhyay, verlegt von Chaukhamba Sanskrit Pratishthan, Delhi.

Pharmakologie: (1) » Introduction to Dravyaguna« von Prof. P. V. Sharma, Chaukhambha Orientalia, Varanasi. (2) »Rasa – Jala – Nidhi,

Ocean of Indian Chemistry, Medicine & Alchemy« von B. Mookerjee, verlegt von Chaukhambha Orientalia, Varanasi.

Kräuterheilkunde

»Heilpflanzen der Ayurvedischen Medizin« von Andrea Zoller und Hellmuth Nordwig, Karl F. Haug Verlag Heidelberg.

»Indian Materia Medica« von K. M. Nadkarni (2 Bände), verlegt von Popular Prakashan, Bombay.

»Ayurvedic Drugs and their Plant Sources« von V. V. Sivarajan und Indira Balachandran, verlegt von Oxford & IBH Publishing, Delhi.

»Selected Medicinal Plants of India« von Chemexcil, Bombay.

»Indian Medicinal Plants« von Arya Vaidya Sala (5 Bände), verlegt von Orient Longman, Hyderabad.

»Materia Medica of Ayurveda« von Vaidya Bhagavan Dash, verlegt von B. Jain Publishers, Delhi.

»Classical Use of Medicinal Plants« von Prof. P. V. Sharma, verlegt von Chaukhambha Bharati Academy, Varanasi.

Spezialgebiete

»Secrets of Ayurvedic Acupuncture« von Dr. Frank Ross, herausgegeben von Motilal Banarsidaß, New Delhi

»Panca Karma Therapy« von Prof. R. H. Singh, verlegt von Chowkhamba Sanskrit Series, Varanasi.

»Child Health Care in Ayurveda« von Abhimanyu Kumar, verlegt von Sri Satguru Publications, Delhi.

»Vrikshayurveda of Parashara, a Treatise on Plant Science« von N. N. und Roma Sarkar, verlegt von Shri Satguru Publications, Delhi.

Journale

Aryavaidyan, vierteljährlich erscheinendes Journal des Arya Vaidya Sala, Kottakkal 676 503, Kerala, Indien.

Ancient Science of Life, vierteljährlich erscheinendes Journal der A. V. R. Educational Foundation of Ayurveda, Coimbatore 641 018, Tamil Nadu, Indien.

Ayurveda und moderne Medizin

Auch in unseren modernen Zeit bietet Ayurveda viele Anwendungsmöglichkeiten. Obwohl die moderne Medizin großen Fortschritt gebracht hat, bleiben die Behandlungen von vielen Erkrankungen, wie systemische (den ganzen Organismus betreffende), psychosomatische, metabolische und neuropsychiatrische nicht zufriedenstellend. Ayurveda sieht und behandelt den Patienten als ganzes, aber spezifisches und unverwechselbares Individuum, einschließlich seiner soziokulturellen Umgebung. Deshalb kann Ayurveda überall und jederzeit angewendet werden. Skepsis, daß ayurvedische Behandlungen in westlichen Ländern fehl am Platz sind oder nicht wirken, können beiseite geräumt werden.

Andererseits macht es keinen Sinn, die moderne Medizin vollständig durch Ayurveda ersetzen zu wollen, sondern sie soll dort eingesetzt werden, wo die Resultate mit konventioneller Medizin unbefriedigend sind. Dies trifft auf viele chronische Erkrankungen zu. In vielen Fällen können ayurvedische Therapien und Medikamente problemlos mit konventionellen Therapien und Medikamenten kombiniert werden. Auch bei Kombinationen mit homöopathischen Medikamenten haben sich keine unerwünschten Nebenwirkungen gezeigt.

Referenzen in der klassischen ayurvedischen Literatur bezeichnen die menschliche Lebenserwartung im gegenwärtigen Zeitalter mit hundert Jahren. Ayurveda gibt uns die entsprechenden Instrumente, um diese hundert Jahre gesund und im Vollbesitz aller unserer geistigen Fähigkeiten zu erleben. Mit anderen Worten, Ayurveda schenkt uns Lebensqualität. Dazu ist es notwendig, das ganzheitliche ayurvedische Verständnis von Körper, Geist und Seele zu übernehmen. Des weiteren zeigt uns Ayurveda, wie wichtig Disziplin im täglichen Leben ist, wie wir die metabolischen Prozesse unseres Körpers durch konstitutionsspezifische Ernährung positiv beeinflussen und wie wir die in uns schlummernden Heilkräfte stimulieren können.

Heute schließt eine ayurvedische Untersuchung auch moderne klinische Methoden ein. Es wäre nicht im Sinne des Patienten, wenn wir diese weglassen würden. Zudem ist es notwendig, mit den zuweisenden Ärzten kommunizieren zu können. Dazu ist es notwendig, die ayurvedische Terminologie verständlich und in moderner Terminologie ausdrücken zu können.

Ayurveda empfiehlt auf keinen Fall, reguläre und über längere Zeit eingenommene Medikamente abrupt abzusetzen oder auch Lebensgewohnheiten zu ändern. Bei Krankheiten wie Epilepsie, Bluthochdruck oder bei längerer Einnahme von kortisonhaltigen Präparaten wäre dies geradezu unverantwortlich.

Die Stärke der Ayurveda liegt in der Schwäche der modernen Medizin, d.h. bei:

1. Chronischen somatischen Erkrankungen
2. Chronischen Erkrankungen ohne klare Diagnose
3. Psychosomatisch unklare Zustände
4. Krankheitssyndrome ohne klare Ätiologie
5. Krankheiten ohne Behandlungsmöglichkeiten
6. Zur Rehabilitation
7. Zur postoperativen Behandlung

Auf Grund der These von den Bioenergien oder pathophysiologischen Faktoren kann Ayurveda auch bei unklaren Diagnosen, Ätiologie oder ohne Behandlungsmöglichkeiten erfolgreich eingesetzt werden und verschafft dem leidenden Patienten eine klare Verbesserung der Lebensqualität.

Auf ähnliche Art und Weise offeriert die moderne Medizin viele Lösungen, wo Ayurveda mit weniger oder keinem Erfolg angewendet werden kann.

1. Lebenserhaltende Massnahmen
2. Notfallmedizin
3. Chirurgie
4. Akute Infektionskrankheiten
5. Trauma
6. Diagnostik

Diese Aufstellung zeigt klar auf, daß beide System nur voneinander profitieren können. Meine eigene Erfahrung basiert auf zehnjähriger Ayurveda Praxis in Europa und seit meiner Rückkehr nach Indien auch auf meiner Praxis hier in Bangalore. Während Ayurveda außerhalb Indiens eine Nischentherapie darstellt, dient sie in weiten Teilen Indiens auch als medizinische Grundversorgung der Bevölkerung. Aber auch hier in Indien findet eine Symbiose der modernen Medizin mit Ayurveda statt. Große Verdienste kommen den ehemaligen Professoren Udupa, Deshpande und Dwarakanath zu, die einen integrierten Lehrplan von moderner Medizin und Ayurveda formuliert und über Jahre an der Banares-Hindu-Universität sowie an verschiedenen anderen medizinischen Hochschulen durchgeführt hatten. Viele Absolventen dieser Kurse sind heute in führenden medizinischen Positionen weltweit engagiert und anerkannt. Leider haben engstirnige, politisch motivierte Rangeleien, diesem fortschrittlichen System Mitte der siebziger Jahre ein Ende bereitet. Damit war eine großartige Chance, diese beiden sich ergänzenden medizinischen Systeme zusammenzubringen, vertan.

Das »International Council for Ayurveda & Allied Medical Sciences« hat es sich zur Aufgabe gemacht, Ayurveda und moderne Medizin näher zusammenzubringen. Aus diesem Grunde wurde ein Ausbildungsprogramm für medizinisch tätige Personen zusammengestellt.

[11] Caraka Samhita, Sutra Sthana, Kapitel 26, Vers 11

2 Arbeitshypothese – Adisthana Tattva

Philosophie und Naturwissenschaft sind zwei Seiten derselben Münze. Ayurveda hat nicht, wie die moderne Medizin eine strikte Trennung dieser beiden Gebiete vollzogen. Von der Philosophie geht es fließend über in die Kosmologie und physikalische Chemie, und dann wieder von den mikrophysikalischen Erscheinungen in die Biologie. Diese Prinzipien sind sehr wichtig, um die Evolution der Elementarteilchen, die Pharmakodynamik und Pharmakokinetik sowie Diagnose und Therapie genau verstehen zu können. Ayurveda ist in dieser Hinsicht äußerst exakt und konsequent. Dabei stützt sie sich nicht auf eine bestimmte philosophische Richtung, sondern macht sich verschiedene Thesen der unterschiedlichsten System zu nutzen. Zum Beispiel benutzt Ayurveda das Sankhya-Konzept, daß sich Materie aus unabänderlicher Quantität, aber veränderlicher Qualität zusammensetzt. Von Nyaya-Vaisheshika übernimmt sie die Vorstellung der Partikel, deren Kontinuität und Bewegung. Purva-Mimamsa stellt die These, daß jede Handlung eine genau zu bestimmende Reaktion auslöst und Vedanta bringt die Idee, daß die unveränderliche Seele identisch mit dem Absoluten ist. Im Verlauf der Zeit hat Ayurveda auch Prinzipien aus anderen philosophischen und religiösen Systemen wie Buddhismus, Tantra oder Jainismus übernommen. Diese fortschrittliche Weltanschauung hat Ayurveda nicht nur Freunde gebracht. Aber es kommt die Zeit, wo auch der ärgste Fanatiker die Dienste eines guten Arztes in Anspruch nehmen muß, und so hat sich die nicht dogmatische Auffassung von Ayurveda letztlich durchsetzen können.

Die wichtigste Quelle für indische Philosophie bilden ohne Zweifel die vedischen Schriften. Diese Literatur wird gewöhnlich als aus zwei Bestandteilen zusammengesetzt betrachtet, den Mantras und den Brahmanas. Verschiedene frühe Upanischaden sind in den Brahmanas enthalten. Auf Grund ihrer Wichtigkeit sollten die Upanischaden aber als eigenständiger Bestandteil der Veden Beachtung finden. Diese drei Teile markieren sukzessive Stadien des Wachstums der vedischen Literatur und stehen für Lehrauffassungen, die sich deutlich voneinander unterscheiden. Eine chronologische Zuordnung der drei Perioden ist aber nicht möglich.

Mantra kann mit Gebet oder Hymne übersetzt werden. Später wurden diese gesammelt und in verschiedenen Samhitas (Sammlungen), wie der Rig, Yajur, Sama und Atharva Veden zusammengefaßt. Entsprechend diesen frühen Mantras, ist weder das physikalische

»Materie, die schwer, viskos, hart, stumpf, stabil, nicht schleimig, dicht, grob ist und bei der der Geruch überwiegt, wird vom Erde-Element beherrscht. Sie fördert Rundlichkeit, Kompaktheit, Gewicht und Stabilität.
Materie, die flüssig, ölig, kalt, träge, weich, schleimig ist und bei der der Geschmack überwiegt, wird vom Wasser-Element beherrscht. Sie fördert Klebrigkeit, Schmierung, Kompaktheit, Feuchtigkeit, Weichheit und Glück.
Materie, die heiß, scharf, subtil, leicht, nicht schleimig, trocken ist und bei der die Sicht überwiegt, wird vom Feuer-Element beherrscht. Sie fördert Verbrennung, Stoffwechsel, Ausstrahlung, Reflexionsvermögen und Farbe.
Materie, die leicht, kalt, nicht ölig, rauh, nicht schleimig, fein ist und bei der der Tastsinn überwiegt, wird vom Wind-Element beherrscht. Sie fördert Bewegung, Rauheit, Widerwille, Leichtigkeit und Trockenheit.
Materie, die leicht, weich, fein, glatt ist und bei der der Schall vorwiegt, wird vom Raum-Element beherrscht. Sie fördert Leichtigkeit, Weichheit und Porosität.«[11]

Universum noch irgendein Teil davon irreal. Die Welt wird von Göttern, den Personifizierungen verschiedener Energieaspekte, erschaffen und regiert. Sie besteht aus drei Teilen, den höheren Planetensystemen oder dem Himmel, den unteren Planetensystemen oder dem Ort der Sterblichen und den dazwischenliegenden Planetensystemen.

Brahmanas werden so genannt, weil sie Gebete der Brahmanen beinhalten. Hier entwickelt sich das philosophische Verständnis in drei bestimmte Richtungen, nämlich Monotheismus (Glaube an einen einzigen Gott), Monismus (Lehre, die jede Erscheinung auf ein bestimmtes Prinzip zurückführt) und Ritualismus. Der Höhepunkt der Rigveda ist die Stelle, wo das göttliche Prinzip als »Tat Ekam« oder als unergründliche Einheit bezeichnet wird. Damit wird die frühere antromorphologische Mythologie durch spekulatives Denken ersetzt.

Upanischaden bedeutet wörtlich »Geheimlehre«, sie sind in metrischer und rhythmischer Prosa geschrieben. Sie werden als die Blume vedischen Denkens bezeichnet und besitzen eine musikalische Qualität. Inhaltlich geben sie sich antagonistisch zum ausgeprägten Ritualismus der Brahmanas, obwohl sie diesen nicht vollständig beseitigen wollen. In diesem Sinne bilden die Upanischaden eine ausgewogene Repräsentation der vedischen Lehren. Damit wird eine typische Charakteristik der vedischen Kultur aufgezeigt. Wenn Fortschritte erreicht werden, wird nicht einfach alles Alte über Bord geworfen, sondern dieses in die neue Lehre aufgenommen. Der Grundgedanke der Upanischaden ist in dem Sinne idealistisch, als Brahman oder die singuläre Realität spirituell aufgefaßt wird und daß alles andere als in dieser und durch diese existiert. Das heißt aber nicht, daß Konzepte wie der Pluralismus oder daß Materie so reell wie Geist ist, nicht auch befürwortet werden. Es geht in den Upanischaden aber nicht nur um das kosmische Prinzip sondern auch um das psychische Prinzip, die innere Essenz des Menschen. Der Begriff »Atman« oder das wirkliche Selbst ist von äußerster Wichtigkeit und wird manchmal beschrieben als das wahre Subjekt, das wohl weiß, aber niemals verstanden werden kann. Zusammengefaßt können wir sagen, daß Brahman als ewiges Prinzip des Kosmos in seiner Gesamtheit und Atman als die innerste Essenz des Selbst betrachtet werden.

Aus dem reichen Schatz philosophischen Materials der umfangreichen vedischen Literatur entwickelten sich sechs Systeme, die allgemein als Nyaya, Vaisheshika, Sankhya, Yoga, Purva-Mimamsa und Uttarami-Mamsa oder Vedanta bezeichnet werden. Hiervon bildeten sich drei Paare – Nyaya-Vaisheshika, Sankhya-Yoga, wobei Purva-Mimamsa und Vedanta auf Grund ihrer Differenzen separat behandelt werden. Purva-Mimamsa und Vedanta basieren direkt auf den Veden, während die anderen vier Systeme sich auf die Veden beziehen, aber ihrer eigene Interpretation der Veden liefern. Diese werden insgesamt als die orthodoxen Systeme bezeichnet. Zu diesen müssen wir noch drei weitere Systeme zählen, nämlich Materialismus oder Naturalismus, Buddhismus und Jainismus. Ihnen allen ist gemeinsam, daß sie die Veden nicht akzeptieren und sie werden deshalb als die heterodoxen oder nicht vedischen Systeme bezeichnet. Bevor wir sie aber im einzelnen behandeln, möchte ich auf zwei Gemeinsamkeiten hinweisen, die alle mit Ausnahme des Naturalismus haben, nämlich (1) die Karma-Doktrin und das Ideal der spirituellen Emanzipation (Moksha).

Die vedischen Schulen

Als erstes wollen wir die Aspekte der vedischen Schulen behandeln. Diese sind Nyaya-Vaisheshika, Sankhya-Yoga, Purva-Mimamsa und Vedanta. Sie entstanden zuerst, mit Ausnahme der naturalistischen Schule, die zumindest so alt wie die vedischen Schulen ist, wenn nicht sogar älter. Den Großteil der ayurvedischen Arbeitshypothesen stellen die vedischen Schulen.

Die Partikelthese – Nyaya-Vaisheshika

Diese beiden Systeme sind recht früh eine Symbiose eingegangen. Die literarischen Hauptquellen für Vaisheshika sind die Vaisheshika Sutra von Kannada, der gängige Kommentar ist von Prashasta Pada sowie die Nyaya Sutra von Gautama, der bekannte Kommentar stammt von Vatsyayana. Im Verlauf der Zeit überwog der logische Charakter dieses kombinierten Systems auf Kosten des eher metaphysischen und dialektischen Teils von Vaisheshika.

Alle werden zustimmen, daß die Welt um uns nur durch unsere Psyche wahrgenommen werden kann, die von den Sinnen unterstützt wird. Dieser Fakt führt zu der großen Kontroverse zwischen den verschiedenen Philosophien, ob wir über die Existenz externer Dinge ohne Referenz auf die Psyche sprechen können. Nyaya-Vaisheshika stellt sich auf den Standpunkt, daß die Existenz der objektiven Welt, obwohl diese durch die Psyche wahrgenommen wird, auch ohne diese bestehen kann. Der Glaube an die unabhängige Existenz der äußeren Welt macht Nyaya-Vaisheshika zu einem realistischen Denksystem im Gegensatz zu den idealistischen Systemen, die anderer Auffassung sind.

Bei der zweiten grundsätzlichen philosophischen Divergenz geht es darum, ob die absolute Realität monistisch oder pluralistisch ist. Nyaya-Vaisheshika ist klar pluralistisch, denn nach ihrer Ansicht besteht die Realität aus unzähligen, unteilbaren Partikeln. Die pluralistische Weltanschauung von Nyaya-Vaisheshika kann grob in zwei Sektionen eingeteilt werden – Natur und Geist.

Materie (Dravya), Zeit (Kala) und Raum (Dik) werden als unabhängige Existenzen akzeptiert. Von diesen wird die Materie (Dravya) weiter in fünf Untergruppen, den Grundelementen, aufgeteilt. Diese Elemente werden als Partikel aufgefaßt, die nicht weiter aufgeteilt werden können und ewig bestehen. Hier wird klar ersichtlich, daß die

Die Instrumente der Logik in Nyaya

Definition von Nyaya
Eine konsequente, effektive Methode, die Realität zu definieren und zu verstehen mittels subtrahierender Argumentation
"Wie wir wissen"

AUSSAGE
Pratijna

ARGUMENTATION
Hetu

BEISPIELE AUFZEIGEN
Udaharana

PRAKTISCHE ANWENDUNG
Upanaya

SCHLUSSFOLGERUNG
Nigamana

Elementarlehre der Ayurveda nicht eine primitive Auffassung darstellt, sondern daß diese weit fortschrittlicher ist als die moderne Lehrauffassung der Elemente, die heute noch an öffentlichen Schulen gelehrt wird, obwohl wir alle wissen, daß dieser im Licht der Quantenphysik gar keine Bedeutung mehr zukommt. Spätestens hier muß der kritische Leser zugestehen, daß die ayurvedische Auffassung der subatomaren Partikel, aus welchen letztlich jede Substanz besteht, äußerst fortschrittlich ist. Da zu der Zeit, als diese These entstanden ist, weder Elektronenmikroskope noch Teilchenbeschleuniger zur

7 Wahrnehmungsgegenstände von Vaisheshika, 5 Bewegungsarten (Karma), 9 Substanzen oder Partikel (Dravya)

Vaisheshika als kritische, materialistische Analyse der Realität: **"Was wir wissen"**

7 Wahrnehmungsgegenstände (Padarthas)

SUBSTANZ	Dravya
QUALITÄT	Guna
BEWEGUNG	Karma
DIFFERENZIERUNG	Vishesha
GEMEINSAMKEIT	Samanya
INHÄRENTE BEZIEHUNG	Samavaya
NICHT-EXISTENZ	Abhava

5 Arten von Bewegung (Karma)

Aufwärts - Utkshepana
Abwärts - Apakshepana
Einwärts - Akuncana
Auswärts - Prasarana
Chaotisch - Gamana-Agamana

9 Substanzen (Dravya)

Erde	Prithivi
Wasser	Ap
Feuer	Tejas
Luft	Vayu
Äther	Akasha
Raum	Dik
Zeit	Kala
Psyche	Manas
Seele	Atma

Verfügung standen, muß man sich fragen, wie diese überhaupt entstehen konnte. Die Antwort lautet: einerseits durch philosophische Spekulation und andererseits durch tiefe Introspektion. Um diese komplexen Thesen in einfacher Sprache ausdrücken zu können, hat man sich der aus der Natur bekannten Bilder wie Erde, Wind, Wasser, usw. bedient. Deshalb möchte ich hier noch einmal mit Nachdruck betonen, daß, wenn wir in der Ayurveda vom Element Erde sprechen, nicht eine Handvoll Erde damit gemeint ist, sondern eine bestimmte Art subatomarer Partikel, aus denen eine Substanz mehrheitlich aufgebaut ist. Eine weitere fortschrittliche These von Nyaya-Vaisheshika, die Ayurveda aufgenommen hat, ist, daß diese Elemente nie in reiner Form existieren, sondern immer auch Partikel der anderen Elemente enthalten. Wenn wir sagen, daß eine bestimmte Materie aus dem Wasserelement besteht, so lautet die genaue Definition: Es besteht maximal zur Hälfte aus Partikeln des Wasserelementes und zu je einem Achtel aus Partikeln von Äther, Wind, Feuer und Erde.

Eine geringe Abweichung von anderen Schulen ist die etwas seltsame Auffassung vom Ätherelement als nicht aus Partikeln bestehend sondern als Substrat der Qualität von Schall. In der Ayurveda wird diesem Phänomen keine weitere Beachtung geschenkt, und Äther wird wie alle anderen Elemente behandelt. Deshalb habe ich in der Tabelle Äther unter die Partikel (Paramanus) gereiht.

Jedes der fünf Elemente besitzt eine ganz eigene Qualität (Vishesha-Guna) sowie die Qualitäten des feineren Elementes. Später, in der Sankhya-Philosophie, kommt dieser bestimmten Reihenfolge noch eine weitere Rolle zu, nämlich die der Evolution, die es hier in der Nyaya-Vaisheshika-Schule nicht gibt. Nyaya-Vaisheshika postuliert die Existenz Gottes als das allwissende Wesen, der die Elementarpartikel nicht erschafft, da diese ja auch ewig sind wie Gott selbst, sondern als effiziente Ursache voller Intelligenz und Wille. Gott ist hier nicht nur Erschaffer, sondern Architekt des Universums. Nun zurück zu den fünf Elementen und ihren eigenen sowie weiteren Qualitäten (Guna).

Element	Besondere Eigenschaft	Weitere Eigenschaften
Äther (Akasha)	Schall	—
Wind (Vayu)	Tastsinn	Schall
Feuer (Tejas)	Farbe	Schall, Tastsinn
Wasser (Ap)	Geschmack	Schall, Tastsinn, Farbe
Erde (Prithivi)	Geruch	Schall, Tastsinn, Farbe, Geschmack

Entsprechend diesen gemeinsamen Eigenschaften (Samanya) können die Elementarpartikel leicht voneinander unterschieden werden. Aber auch Partikel der gleichen Gruppe werden entsprechend ihrer Quantität aufgeteilt. Diese Differenzierung (Vishesha) wird auf Grund einer bestimmten Individualität angenommen, die jeder dieser Kombinationen innewohnt. Alle Elementarteilchen bewegen sich in fünf unterschiedlichen Richtungen und Weisen (siehe in der Tabelle die

5 Bewegungsarten). Wie entstehen nun die Objekte, die wir kennen, aus diesen fünf Elementen? Durch zufällige Aggregation oder Kreativität? Nyaya-Vaisheshika befürwortet Kreativität. Wenn ein Objekt produziert wird, das vorher nicht bestand, können auch neue Merkmale entstehen. Diese Theorie wird als nicht vorher zu bestimmender Effekt (Asatkarya-Vada) bezeichnet und sagt aus, daß wenn eine Kugel aus zwei Hemisphären hergestellt wird, wir eigentlich drei Dinge haben – die Kugel und die beiden Hemisphären, welche vor der Schaffung der Kugel existierten und auch weiterhin existieren. Dies stimmt völlig überein mit der gemeinen Auffassung, daß das Ganze einen eigenen Charakter besitzt, der verschieden von seinen Bestandteilen ist. Dieser radikale Pluralismus macht eine weitere, intimere Bezeichnung als Gemeinsamkeit (Samanya) notwendig, nämlich die inhärente Beziehung (Samavaya), die wir in keinem anderen philosophischen System finden können. Als Beispiel wird die Beziehung zwischen dem Pult und dem darauf liegenden Stück Papier aufgeführt. Hier existiert eine Gemeinsamkeit (Samanya), die aber jederzeit aufgelöst werden kann, indem ich das Papier vom Pult wegnehme. Im Gegensatz dazu steht ein Tuch, das aus einzelnen Fäden gewoben ist. Wenn ich die Fäden trenne, so hört das Tuch auf zu bestehen. Diese intimere Art der Beziehung ist Samavaya.

Das System akzeptiert, außer den bisher beschriebenen sechs positiven Wahrnehmungsgegenständen auch einen siebten, negativen – die Nichtexistenz (Abhava). Damit ist aber nicht eine Verneinung im absoluten Sinne gemeint. Wenn wir aussagen, daß eine Rose nicht blau ist, so würde dies im absoluten Sinne bedeuten, daß sie keine Farbe hat. Da aber alle Partikel Eigenschaften besitzen, stellt sich Nyaya-Vaisheshika auf den Standpunkt, daß diese Aussage bedeutet, daß die Rose eine andere Farbe besitzt als blau.

Faszinierend an Nyaya-Vaisheshika ist die pluralistische und trotzdem klar monotheistische Weltanschauung. Haben Sie sich je Gedanken darüber gemacht, ob Gott einen Felsbrocken schaffen kann, der so schwer ist, daß Er ihn nicht heben kann? Wenn Er ihn nicht erschaffen kann, dann ist Er nicht Gott. Wenn Er es schafft, dann ist Er nicht Gott, weil er den Brocken nicht heben kann.

Wie anfangs aufgezeigt, haben wir eine grobe Aufteilung in Natur und Geist vorgenommen, wobei wir bisher vor allem über Natur gesprochen haben. Unter Geist versteht Nyaya-Vaisheshika die beiden Substanzen Seele (Atma) und Psyche (Manas) (siehe Tabelle). Die Seele wird als ewig und alles durchdringend verstanden. Aber in Nyaya-Vaisheshika gelten auch die materiellen Partikel als ewig. Es gibt hier kein Verständnis von »spirituell« im üblichen Sinn. Die Seele kann im Gegensatz zu den anderen Substanzen Wissen, Gefühle und Willenskraft entwickeln. Aber diese Qualität ist nicht inhärent, sondern kommt nur in Verbindung der Seele mit der Psyche zustande. Normalerweise wird auch die Kombination von Seele und Psyche als Selbst oder Geist empfunden. Aber hier, wie auch in den anderen Systemen, wird die Psyche allein als materiell empfunden, und wie wir später sehen werden, ist diese Unterscheidung von äußerster Wichtigkeit. Es gibt viele Seelen, und obwohl diese ewig sind, manifestiert sich ihre Kapazität im Denken, Fühlen und Wollen durch den psychosomatischen Organismus, mit dem sie für bestimmte Zeit verbunden sind. Die Psyche begleitet die Seele, bis diese endgültig frei wird. Sie wird auch als Partikel anerkannt, der aber im Unterschied zu den anderen Elementen keine weiteren Substanzen hervorbringt. Die inhärente Individualität sorgt dafür, daß die Seele auch nach ihrer Befreiung trotz dem Wegfall aller unterschiedlichen Merkmale differenziert (Vishesha) von allen anderen Seelen bleibt, so wie auch die Elementarpartikel ihre Unabhängigkeit beibehalten. Im an die Materie gebundenen Stadium des Selbst (Samsara) operiert die Psyche durch Kontakt der Sinnesorgane mit den Sinnesobjekten und entwickelt die sechs Qualitäten

(1) Wissen, (2) Liebe, (3) Haß, (4) Freude, (5) Schmerz und (6) Wollen.

Diese sechs Eigenschaften gehören zum Selbst wie die Farbe zum Feuerelement, können aber nur von der Psyche wahrgenommen werden. Hierzu werden üblicherweise noch zwei weitere Eigenschaften gezählt – (1) moralische Werte (Dharma) und das Gegenteil davon, (2) verwerfliche Werte (Adharma).

Was das letztendliche Lebensziel anbetrifft, so finden wir in den indischen Systemen zwei Gruppen. Die einen betrachten es lediglich als absolute Freiheit von Leiden, die anderen postulieren dazu noch das Konzept von spiritueller Freude. Nyaya-Vaisheshika gehört zur ersten Gruppe, da es sich auf den Standpunkt setzt, daß Absenz von Leiden nicht das gleiche ist wie die Präsenz von absoluter Freude. Es betrachtet das Böse genauso als Tatsache wie das Gute. Solange wir im Materiellen verhaftet sind (Samsara), werden wir Schmerz und Leid empfinden. Deshalb müssen wir den intensiven Wunsch entwickeln, jenseits von Gut und Böse zu gelangen oder spirituelle Emanzipation zu erlangen. Auf keinen Fall liegt die Lösung im Versuch, die Leiden durch materielle Manipulationen zu mindern.

Die metaphysische Evolutionsthese – Sankhyayoga

Dieses Denksystem ist eines der ältesten überhaupt und steht in seiner Wichtigkeit kaum hinter Vedanta zurück. Als ursprüngliche Lehrmeister für Sankhya gelten Kapila und Patanjali für Yoga. Auch aus diesen beiden Systemen ist im Laufe der Zeit eine Symbiose entstanden, deren Ursprung wir nicht genau datieren können. Sie werden oft als Methoden zum Erreichen der letzten Realität bezeichnet, wobei »Sankhya« wörtlich »widerspiegeln« bedeutet und das Ziel durch Wissensaneignung erreichen will, während Yoga eher als Kontemplation bezeichnet werden kann, die das gleiche Ziel durch persistente Meditation erreichen will. Die meisten indischen Denksysteme empfehlen beide Wege. Aus diesem Grund ist wohl dieses Zusammengehen entstanden.

Sankhyayoga betrachtet wie auch Nyaya-Vaisheshika sowohl die

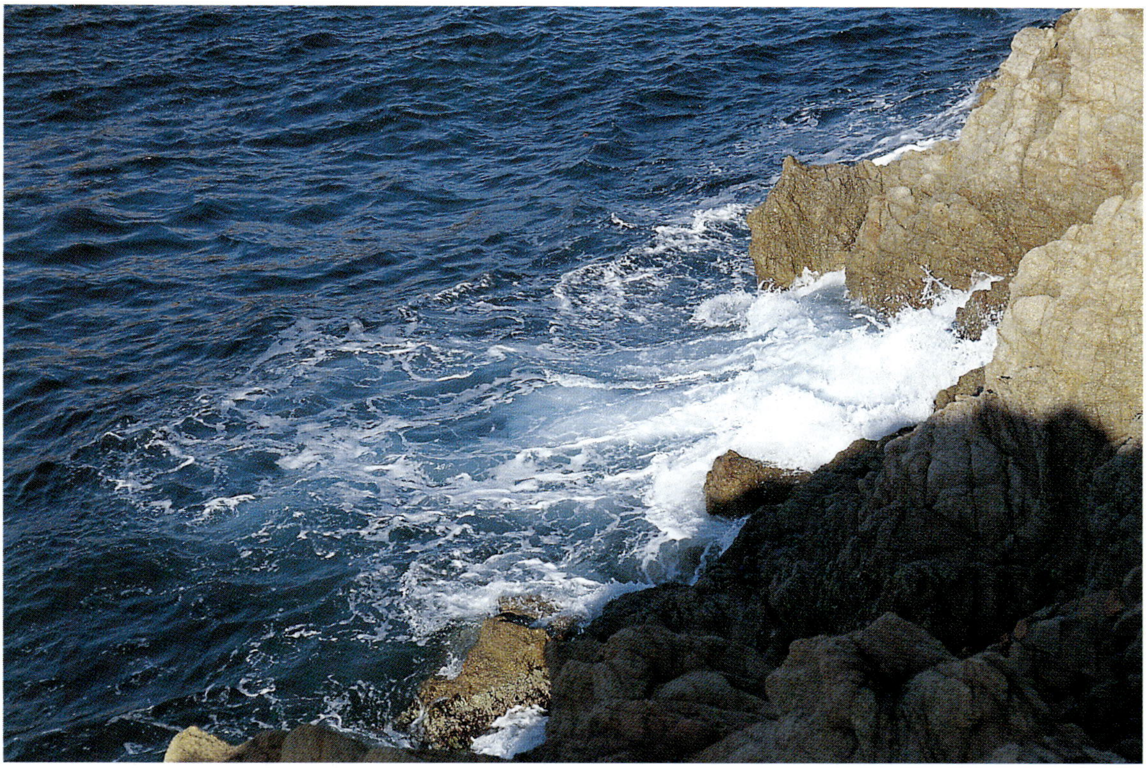

Materie wie auch den Geist als real und sieht die Pluralität der Seelen. Im Unterschied zum vorher besprochenen System führt Sankhyayoga das ganze physische Universum auf ein Prinzip, die Urnatur (Prakriti) zurück. Dabei kommt ein wichtiger Grundsatz zum Tragen, daß der Effekt latent in der Ursache präexistiert und daß die Evolution ein Prozeß ist, bei dem der latente Effekt ans Licht gebracht wird. Hier gibt es keine Vorstellung von einer vollkommenen Zerstörung. Obwohl der Effekt bereits in der Ursache existiert, ist es notwendig, diesen zu befreien, was durch einen äußeren Einfluß herbeigeführt wird. Öl ist bereits in Sesamsamen enthalten. Doch man benötigt eine Ölpresse, um das Öl herauszuholen. Da nun die ganze Welt von einer nicht abbrechenden Kette von Wechseln, verursacht durch Ursache und Effekt, durchdrungen wird, muß es auch etwas geben, das keine Ursache hat, von dem alle Veränderungen ausgehen. Sankhyayoga bezeichnet dieses Prinzip oder Wesen als Urnatur (Prakriti) und damit die Welt nicht, wie Nyaya-Vaisheshika als neue Schöpfung; sondern als Evolution aus einer immer schon bestehenden Urnatur. Die Urnatur (Prakriti) wird als ewig, dynamisch und veränderlich bezeichnet. Daneben existiert eine zweite Kraft, der ewige, passive und unveränderliche Urgeist (Purusha). Die unfassbare Spannung zwischen diesen gegensätzlichen Kräften kann den ganzen evolutionären Ablauf der Urnatur auslösen. Das bedeutet, daß es zwei völlig unterschiedliche Stadien der Urnatur (Prakriti) gibt, eine unmanifestierte und eine manifestierte. Die Urnatur und ihre Komplexität resultiert

Das Spiel von Wasser, Wind, Erde, Feuer (Sonne) und Äther (Raum).

aus ihrer untereinander abhängigen Dreierkomponente (Trigunas), wovon jede der drei Komponenten einen bestimmten Aspekt der physikalischen Realität darstellt.

(1) Sattva ist rein und fein,
(2) Rajas ist aktiv und
(3) Tamas bietet Widerstand.

Alles was aus der Urnatur heraus geschaffen wird, enthält auch diese Dreierkomponente (Trigunas).

Urnatur (Prakriti)	Urgeist (Purusha)
Ohne Bewußtsein	Mit Bewußtsein
Aktiv	Passiv
Wechselbar aber konstant	Unwechselbar und konstant
Charakterisiert durch die Dreierkomponente (Trigunas)	Nicht beeinflußt durch die Dreierkomponente (Trigunas)
Weibliches Prinzip	Männliches Prinzip
Singulär	Pluralistisch
• Hat eine unerschaffene, unveränderliche Quantität, die nur in Qualität verändert werden kann. Dieses Prinzip wird Satkaryavada genannt. • **Kausalitätsprinzip** (Karana-Karya-Nyana): Es gibt keine Wirkung ohne Ursache. • **Evolutionsthese** (Parimana-Krana-Nyana): Es gibt ein Gesetz aufeinanderfolgender Umwandlungen.	

Während des unmanifestierten Stadiums der Urnatur befindet sich die Dreierkomponente in perfekter Harmonie. Durch das Einwirken des Urgeistes beginnt die Dreierkomponente irgendwann aus dem Gleichgewicht zu geraten und sich zu differenzieren und der evolutionäre Prozeß nimmt seinen genau bestimmten Verlauf, von subtiler Materie bis zu den festen Elementen, in einer Gruppe von 25 Klassen, einschließlich des Urgeistes.

Urgeist, Urnatur und die Produkte der primären Evolution

(1) Urgeist (Purusha)

(2) Urnatur (Prakriti)
(3) Intellekt (Mahat)
(4) Egoismus (Ahankara)
(5) Psyche (Manas)

(6) bis (10) Sensorische Organe (Jnanendriya) wie Nase, Ohren, Augen, Zunge und Haut
(11) bis (15) Motorische Organe (Karmendriya) wie Sprache, Fortbewegung, Handbewegung, Ausscheiden und Reproduzieren
(12) bis (20) Feine Elemente (Tanmatras) wie Schall, Tastsinn, Farbe, Geschmack und Geruch
(21) bis (25) Grobe Elemente (Mahabhuta) wie Äther, Wind, Feuer, Wasser und Erde

Die Produkte der primären Evolution bilden 23 Kategorien, die bis zum Ende der Evolution, dem sich Zurückziehen der manifestierten Urnatur in das unmanifestierte Stadium, erhalten bleiben. Im Gegensatz dazu können die Produkte der sekundären Evolution, wobei nur die Anteile der groben Elemente unterschiedlich angeordnet werden, jederzeit auch wieder rückgängig gemacht werden, vergleichbar einem Baum, der abstirbt und wieder in seine Ausgangsmaterialien aufgelöst wird. Es ist wie ein Spiel mit immer den gleichen Würfeln, denen wir, je nachdem wie sie fallen, verschiedene Bedeutungen zuordnen. Alles in der Natur ist aus primären und sekundären Produkten der Evolution zusammengesetzt. Dieser Tatsache kommt in der Ayurveda größte Bedeutung zu, denn sie bildet die Grundlage für Diagnose, Pharmakologie und Therapie.

Die Funktion der Dreierkomponente (Trigunas) stellt in der Ayurveda und vedischen Philosophie eine sehr wichtige These dar. Da wir in den europäischen Sprachen kein vergleichbares Konzept besitzen, das sich sowohl auf feine als auch grobe Materie bezieht, das heißt, in der Physiologie wie Psychiatrie angewendet wird, müssen wir die in der Tabelle aufgeführten Sanskritbegriffe verwenden. Es ist daher sehr wichtig, daß Sie sich mit dieser Ausdrucksweise bekannt machen.

(Tabelle S. 60)

Die Anteile von Sattva, Rajas und Tamas bestimmen die Qualität der einzelnen Produkte der Evolution. Sattva ist die feinste, Tamas die gröbste und Rajas liegt in der Mitte. Dementsprechend sind die sogenannten feinstofflicheren Evolutionsprodukte wie Intellekt und Geist eher aus Sattva und die groben Elemente wie Erde, Wasser, usw. aus Tamas zusammengesetzt. Dementsprechend variieren die Eigenschaften aller Produkte, ob primär oder sekundär.

Für Ayurveda als Lebensphilosophie sowie für die ayurvedische Psychotherapie ist das Prinzip des Urgeistes (Purusha) ebenso wichtig. Wir werden aber vorerst die fünf grobstofflichen Elemente, ihre Eigenschaften und Wirkungsweisen im menschlichen Organismus genauer anschauen.

(Tabelle S. 60)

Dreierkomponente (Trigunas)	Eigenschaften und Funktionen
Sattva – Makellosigkeit sattvik – makellos	Sattva ist das Prinzip der Reinheit, Erhaltung, Konstanz, die keinerlei pathologische Auswirkung – weder im psychischen noch physiologischen Bereich – hat. »Sattva illuminiert den Körper, entwickelt Wissen, befreit von negativem Karma und bewirkt ein Glücksgefühl.«[12]
Rajas – Passion rajasik – leidenschaftlich, aktiv	Rajas ist Leidenschaft, ständige Aktivität, Kreativität, Aufbauen, Herausforderung, die im somatischen wie im psychischen Bereich zu Hyperaktivitä führen. »Geboren aus unzählbaren Wünschen und Sehnen bindet Rajas an fruchtbringende Handlungen.«[13]
Tamas – Passivität tamasik – passiv, ignorant	Tamas ist das Prinzip von Untätigkeit, Unbeteiligtheit, Ignoranz, Widerstand, die im somatischen wie im psychischen Bereich zu Lethargie führen. »Tamas führt zur Delusion (Glauben an etwas, das konträr zu Realität und Fakten ist) aller Lebewesen und bindet durch Schlaf, Indolenz und Demenz (Schwachsinn).«[14]

Elemente (Mahabhutas)	Eigenschaften (Gunas)	Wirkung im Organismus
Äther (Akasha)	Leicht, weich, minutiös, glatt	Leichtigkeit, Durchdringung, Weichheit
Wind (Vayu)	Leicht, minutiös, kalt, trocken, rauh	Leichtigkeit, Bewegung, Aktivität, Rauheit, Trockenheit
Feuer (Tejas)	Leicht, minutiös, trocken, klar, heiß, geschärft	Hitze, Verdauung, Leuchtkraft
Wasser (Ap)	Kalt, weich, mobil, flüssig, ölig, schleimig	Feuchtigkeit, Schmierung, Auflösung, Klebrigkeit
Erde (Prithivi)	Schwer, hart, grob, solide, kompakt	Stabilität, Kraft, Wachstum, Kompaktheit

Im Gegensatz zu der These von Nyaya-Vaisheshika, sind hier die Elemente nicht aus ewigen Partikeln zusammengesetzt, sondern sind Produkte der Evolution der Urnatur (Prakriti). Sie sind durch die Einwirkung der Dreierkomponente (Trigunas) entstanden und werden am Ende des manifestierten Stadiums der Urnatur wieder in diese zurückgehen. Auch die Eigenschaften der Elemente entstehen bei

[12] Bhagavad-Gita, Kapitel 14, Vers 6

[13] Bhagavad-Gita, Kapitel 14, Vers 7

[14] Bhagavad-Gita, Kapitel 14, Vers 8

Sankhyayoga durch die Wirkung der Dreierkomponente (Trigunas) während sie bei Nyaya-Vaisheshika einen inhärenten Bestandteil bilden.

Nun aber zum Urgeist, der Seite an Seite mit der Urnatur existiert. Er ist die Substanz, dank der wir die körperliche Welt um uns überhaupt wahrnehmen können und füllt diese mit Bewußtsein aus. Sankhyayoga kann aber trotzdem nicht als idealistisches Denksystem bezeichnet werden, denn es erhält bis zum Ende die Dualität von Urnatur und Urgeist. Solange wir nicht die gleichberechtigte Stellung von Urmaterie und Urgeist akzeptieren, ist keine befriedigende Erklärung für unsere Erfahrung gegeben. Die Existenz von Urgeist (Purusha) wird, wie auch vorher bei der Urnatur (Prakriti), durch Schlußfolgerung belegt. Dort haben wir argumentiert, daß die Wirkung eine immanente, materielle Ursache voraussetzt. Hier wird das Prinzip postuliert, welches besagt, daß Gefüge, die Muster zeigen, immer eine transzendente Referenz oder übergeordnete Bedeutung besitzen. Mit anderen Worten, Urgeist ist das Prinzip, dem zu Liebe der ganze Schöpfungsablauf stattfindet. Das Zusammenkommen von Urnatur und Urgeist ist absolut notwendig, denn der Geist ohne Körper ist nicht funktionstüchtig, und der Körper ohne Geist ist ohne Sehvermögen. Die Defekte beider Prinzipien werden durch ihre Kombination wettgemacht, wie wenn ein Blinder einen an beiden Beinen Gelähmten auf seinen Schultern trägt. Materie ist das Medium, in dem sich der Geist manifestiert und nicht seine Quelle.

Diese These vom intimen Zusammenspiel von Materie und Geist sowie das Konzept von Intellekt (Mahat), Psyche (Manas) und Ich-Wertigkeit (Ahankara) als differenzierte, subtile Elemente, macht aus Sankhyayoga ein ideales Instrument in der Psychotherapie und Lebensberatung. Die realistische Natur von Sankhyayoga macht sie leicht verständlich. Der einzige Wert ist Wahrheit in einer unsektiererischen Art, die deshalb von Menschen aller Religionen akzeptiert werden kann. Extreme werden vermieden, und es wird gleichviel Nachdruck auf die subjektive wie objektive Wahrnehmung gelegt. Unser eigenes Wissen ist limitiert und wird vom Spiegel unseres Charakters verzerrt. Das ist der Hauptdefekt menschlichen Auffassungsvermögens. Die Überbewertung jenes Teils von Wissen, das wir verstehen können, führt zu Lebenskonflikten und den Ungereimtheiten unserer Auffassung vom Dasein, die im ungünstigsten Fall zu psychischen oder psychosomatischen Störungen führen können. Die reine Wahrheit kann durch philosophische Kontemplation und meditative Praktiken des Sankhyayoga erreicht werden. Dieses Wissen ist, wie Patanjali sagt, nicht einfach ein Zusammenkommen aller möglichen Sichtweisen der physikalischen Welt, sondern beruht eher auf intuitiver Erfahrung. Es transzendiert die Idiosynkrasie individueller Attitüde wobei alle Dinge ihrer wirklichen Natur entsprechend gesehen werden, und derjenige, der diese Sicht erreicht, wird Zeuge aller Zeit und Existenz. Sobald diese desinteressierte Sichtweise unsere Psyche erfaßt, sieht man durch die Urnatur und realisiert ihre absolute Distinktion vom Urgeist.

Ethik und Ritual – Purva Mimamsa

Purva Mimamsa legt den Schwerpunkt auf Ritual und Ethik. Es besitzt die umfangreichste Literatur, die Brahmanas und Upanishaden. Mimamsa kann mit systematischer Nachforschung übersetzt werden, was eine wirkliche Besonderheit ist, denn andererseits akzeptiert Purva Mimamsa die Veden als (1) ewig und selbst existierend, (2) befaßt sie sich mit außersinnlicher Wahrnehmung und (3) besteht aus Teilen, die nicht wörtlich, sondern liberal interpretiert werden sollen, das heißt, diese These ist wohl rational in der Praxis, aber nicht in Theorie. Der glückliche Effekt dieser Auffassungsweise ist, daß der orthodoxe Denker nicht davon abgehalten wird, dorthin zu schweifen, wo ihn sein Argument führt.

Die These besagt, daß Wissen vier Bestandteile hat – (1) derjenige, der weiß, (2) das Wissensobjekt, (3) die Instrumente von Wissen und (4) das Resultat von Wissen. Wissen besitzt immer Wertigkeit. Deshalb ist Mimamsa der Auffassung, daß wenn wir im Dunkeln ein Stück Seil für eine Schlange halten, diese Kognition trotzdem korrekt ist. Wenn wir bei Tageslicht diese falsche Annahme korrigieren, so bleibt die vorhergegangene Auffassung trotzdem gültig. Wie wir anschließend sehen werden, ist die Vedanta-Philosophie hier gegenteiliger Auffassung und sagt, daß die Wahrnehmung des Seils als Schlange nichts als Illusion sei und daß das Seil für den Observierenden nicht existiert, bis die Illusion beseitigt ist.

Die Feststellung von Mimamsa, daß es keinen allmächtigen Gott geben kann, weil die Welt voller Leiden ist, birgt Ähnlichkeit mit vielen westlichen materialistischen Thesen. Dieser Umstand wird von anderen Philosophien mit der Existenz von Karma erklärt. Mimamsa gibt sich damit nicht zufrieden und postuliert, daß, wenn die Existenz Gottes mit der Existenz von Karma erklärt werden muß, man auch gleich Gott weglassen und Karma zur einzigen Erklärung machen kann. Deshalb wird die Welt als in sich selbst existierend, ohne Anfang und Ende aufgefaßt. Das heißt nun aber wiederum nicht, daß alle höheren Ideale als null und nichtig erklärt werden, wie im normalen Materialismus. Mimamsa setzt mehr Nachdruck auf Ethik und Ritual als die meisten theistischen Doktrinen, weil es an das Überleben der Seele und an Karma glaubt. Der Begründer dieser Schule, Jaimini, hält Ethik als das höchste erstrebenswerte Prinzip in dieser Welt.

Persönlich ist mir diese Philosophie nicht sympathisch, denn sie kommt mir so vor wie das Dogma der ewigen Bessermacher. Tatsächlich wird sie von allen anderen Denksystemen mittels philosophischer Argumentation leicht entkräftet. Für uns in der Ayurveda ist ein neu eingeführtes Instrument der Logik wichtig, nämlich die Annahme (Arthapatti). Diese ergibt sich als Resultat zweier etablierter Tatsachen, die anscheinend in Diskrepanz zueinander stehen. Wenn ich zum Beispiel weiß, daß Frau Moser lebt, aber in ihrer Wohnung nicht auffindbar ist, kann ich folgern, daß sie sich woanders aufhält. Ich konstruiere eine neue Hypothese aus zwei Tatsachen. Diese Art von Argumentation ist in der Medizin sehr wichtig und findet täglich Anwendung in der Diagnose.

Die nicht dualistischen (unpersönlichen) und dualistischen (persönlichen) Schulen – Vedanta (Uttara Mimamsa)

Vedanta kombiniert in harmonischer und ganzheitlicher Art und Weise die Essenz der vedischen Schriften, insbesondere der Upanischaden und repräsentiert den perfektesten Ausdruck indischen Gedankenguts. Hier haben wir eine Philosophie, die sowohl Intellekt wie auch Emotionen befriedigt. So weit es die praktischen Lehren betrifft, ist die Divergenz der einzelnen Schulen kaum ersichtlich, um so mehr aber finden wir diese in den theoretischen Aspekten. Die Argumente betreffend der Individualität des Selbst und seiner Beziehung zum Absoluten sind äußerst differenziert und bilden die Expression, für einen im Materiellen verhafteten Menschen kaum verständlicher, unglaublich faszinierender philosophischer Nuancen, die sehr emotionell sind und die unzähligen Facetten liebevoller Beziehung widerspiegeln.

Die verschiedenen philosophischen Richtungen von Vedanta können in zwei Lager geteilt werden, (1) das nicht dualistische (Advaita) und (2) das dualistische (Dvaita).

Die These der Nicht-Dualisten (Advaita) stellt sich auf den Standpunkt, daß das Selbst und die absolute Wahrheit (Brahman) letztlich identisch sind und das Gefühl, von dieser verschieden zu sein, auf Illusion (Maya) beruht. Sie argumentieren, daß das Selbst nicht verschieden von Brahman sein kann, weil nichts außerhalb Brahman existieren kann. Das Selbst kann weder eine Transformation von Brahman sein, weil dieses nicht unwandelbar ist, noch kann es ein Teil von Brahman sein, weil dieses unteilbar ist. Das absolute Sein (Brahman) ist Ursache und Wirkung, Schöpfer und Schöpfung, Subjekt und Objekt und weicht damit klar von Sankhyayoga und anderen Systemen ab. Wie wir sehen können, beruht diese Lehre auf einem allmächtigen, aber unpersönlichen Gott, die Gestalt und Form ist als illusorisch zu betrachten. Shankara ist der berühmte Lehrmeister dieser These, die viele Anhänger unter Brahmanen und Intellektuellen hat. Für den Menschen mit seinen Gefühlen, bietet dieser unpersönliche Gott aber keine befriedigende Lösung. Deshalb kann man den Großteil der hinduististischen Bevölkerung, die regelmäßig verschiedene Tempel aufsucht, zur Gruppe der Anhänger der persönlichen Auffassung von Gott zählen. Das war natürlich schon immer ein Dorn im Auge der Protagonisten von Advaita, die dazu führte, daß auch diese Tempel mit Bildgestalten zu schmücken begannen und dem Volk klarmachten, daß die Verehrung eines persönlichen Gottes lediglich die untere Stufe von wirklicher Gottesverehrung darstelle und letztlich aufgegeben werden müssen. Das ist natürlich Mumpitz und Seelenfängerei, aber ich wollte damit aufzeigen, daß ein unpersönliches göttliches Wesen nicht unserem Gefühlszustand entspricht. Trotzdem hat diese Interpretation im Westen, der sowieso schon zu kopflastig ist, viele Anhänger gefunden, was natürlicherweise nur zur weiteren Verbreitung von neurotischen und anderen unerwünschten Zuständen führen kann.

Es gibt vier bekannte Dvaita- oder Vaishnava-Schulen (Dualisten), die durch Vishnu Swami, Nimbarka, Ramanuja und Madhava vertreten werden. Die Vaishnava-Philosophie steht der Lehre von einem persönlichen Gott wie Jesus Christus sehr nahe und propagiert, wie diese, daß alle Lebewesen Diener Gottes sind und nur Erfüllung finden, wenn sie entsprechend dieser Auffassung leben und Liebe zu Gott und seiner Schöpfung entwickeln. Diese Lehre, obwohl offiziell sehr verbreitet, muß heute mehr denn je auch gelebt werden, ansonsten ist es um diesen Planeten und seine Geschöpfe schlecht bestellt.

Die Aufgabe von Philosophie und Religion in der Gesundheit und Medizin darf nicht unterschätzt werden. Oft überlappen sich die Rollen von Arzt und Priester. Ohne ein Studium der Philosophie können beide ihre Funktion nicht richtig erfüllen. In Indien muß deshalb ein Student der Ayurveda vier Semester lang auch Philosophie studieren.

Die nicht vedischen Schulen

Wie schon erwähnt, bezieht Ayurveda ihre Thesen nicht nur aus dem vedischen Schrifttum sondern auch aus anderen Quellen, die antagonistisch zu den Veden stehen. Erwähnenswert, weil auf die geschichtliche Entwicklung bezogen, sind der Naturalismus, Buddhismus und Jainismus. Einige Experten rechnen auch Tantra zu den nicht vedischen Schulen, obwohl ihre Anlehnung an Yoga und Vedanta eigentlich das Gegenteil aufzeigen. Auch von Tantra borgt sich Ayurveda einige Elemente. Wir können im Rahmen dieses Buches nicht weiter auf diese Thesen eingehen, da sie nur von marginaler Wichtigkeit für uns sind und das Volumen dieses Buches überschreiten würden. Der interessierte Leser kann im vorangegangenen Kapitel einige Titel finden, die entsprechende Informationen enthalten.

3 Anatomie – Racnasharira

»Wenn dieser Körper mit seinen verschiedenen Komponenten als eins verstanden wird, so führt das zu materieller Abhängigkeit. Wenn aber die Komponenten als verschieden voneinander betrachtet werden, so führt dies zu Befreiung.«[15]

In seiner Einführung zur Anatomie benutzt Caraka diese als Werkzeug zur Selbstverwirklichung. Das ist sicher einzigartig in einem medizinischen Textbuch. Der Hintergrund seiner Aussage ist so zu verstehen, daß, wenn wir uns nur mit dem Körper identifizieren, wir in dieser materiellen Sichtweise gebunden sind. Wenn wir aber fragen – Bin ich mein Bein? Bin ich mein Herz? Bin ich meine Leber? Bin ich mein Gehirn? – wir zu dem Schluß kommen, daß unser Selbst nicht mit dem Körper identisch ist, was letztlich zur Selbstverwirklichung führt.

Caraka sagt weiter, daß so wie das Universum aus unzähligen Teilen besteht, auch der menschliche Körper aus unzähligen Teilen besteht.

Wir wollen uns bei unserem Studium der Anatomie auf jene Gebiete beschränken, die für die Pathogenese sowie die Therapien von Wichtigkeit sind. Aus medizinhistorischen Gründen ist es sicher auch interessant zu erfahren, wie viele Knochen, Muskeln, Sehnen, Arterien usw. die alten Ayurveda Ärzte gekannt haben. Für die Pancakarma-Anwendungen müssen wir uns auch mit den Marma oder Vitalpunkten befassen, denn ohne dieses Wissen sollten wir keine Patienten behandeln. Zudem werde ich in diesem Kapitel auch die Chakras besprechen. Sie stehen im Zusammenhang mit feinstofflicheren Vorgängen, beeinflussen aber auch direkt die Psychosomatik. Dieses Wissen kann uns bei Diagnostik und Therapie sehr behilflich sein.

Anguli – die persönliche Maßeinheit

Die in der ayurvedischen Anatomie verwendete Maßeinheit heißt Anguli. Sie ist nicht ein starres, normiertes Maß, sondern ist auf einen bestimmten Menschen bezogen und variiert von Fall zu Fall. Anguli heißt wörtlich »Fingerbreite«. Mit Hilfe eine Schublehre kann ein Anguli leicht bestimmt werden. Man bestimmt die Breite von der Wurzel des Zeigefingers bis zur Wurzel des kleinen Fingers bei beiden Händen, zählt zusammen und teilt durch acht. Diese Maßeinheit ist sehr wichtig zur genauen Bestimmung der Marmapunkte, in der Chirurgie und in der Prognose, im Sinne der allgemeinen Lebenserwartung.

Caraka und andere Autoren geben in der Anatomie die Idealmaße jedes Körperteiles sowie des ganzen Körpers auf Grund der indivi-

[15] Caraka Samhita, Sharira Sthana, Kapitel 7, Vers 18

duellen Maßeinheit an. Zum Beispiel sollten die Größe sowie die horizontal gemessene Distanz zwischen den beiden Fingerspitzen der seitlich ausgestreckten Arme 84 Anguli betragen.[16] Dies kann leicht überprüft werden, indem man zuerst die persönliche Maßeinheit bestimmt, dann diese mit 84 multipliziert und anschließend die Maße nachmißt und vergleicht. Erstaunlicherweise wird man nur in sehr seltenen Fällen größere Abweichungen von diesem Idealmaß beobachten können. Solche Abweichungen können sowohl die Lebenserwartung, Selbstheilungskräfte und Lebensqualität beeinträchtigen.

Auflistung der Bestandteile des menschlichen Körpers

Sushruta beschreibt auf eindrückliche Art und Weise, aus welchen und wieviel einzelnen Bestandteilen der menschliche Körper zusammengesetzt ist.[17] Im folgenden finden Sie eine Auflistung, die ich aus Sushruta Samhita zusammengestellt habe.

- 7 Hautschichten (Twak), die den Untergruppen von Epidermis und Korium sowie der Subkutis weitgehend entsprechen.
- 7 Epithel oder Deckgewebe (Kala), die wir anschließend im Detail besprechen werden.
- 7 Körpergewebe (Dhatu)
- 3 Abfallprodukte, Stuhl, Urin, Schweiß (Mala)
- 3 Bioenergien, Vata, Pitta und Kapha
- Milz
- Leber
- Lunge
- Kolon
- Caecum (Blinddarm)
- Herz
- 7 Arten von Viszera, die in den großen Körperhöhlen (Schädel, Brust, Bauch, Beckenhöhle) gelegenen Organe (Ashaya)
- Eingeweide
- Nieren
- 9 innere Passagen (Shrota)
- 16 spezielle Sehnen (Kandara)
- 4 Arten von Plexus, d.h. Gefäß- und Nervengeflecht (Jala)
- Ligamente (Kurcha)
- 4 große Muskelstränge der Rückenmuskulatur (Rajja)
- 7 (Knochen-) Nähte, wovon 5 am Schädel und je eine an Zungen und Genital sein sollen (Sevani)
- 14 Facetten, die Kontakt mit den Knochen herstellen (Sanghata)
- 14 nahe den Facetten gelegene Knochen (Simanta)
- 300 Knochen (Asthi), wobei Zähne und gewisse Knorpelgewebe mitgezählt werden.

[16] Caraka Samhita, Vimana Sthana, Kapitel 8, Vers 117

[17] Sushruta Samhita, Sharira Sthana, Kapitel 5, Vers 4

- 210 Gelenke (Sandhi)
- 900 Sehnen (Snayu)
- 500 Muskeln (Peshi)
- 107 Marmapunkte
- 700 wichtige Kapillargefäße (Siras)
- 24 Arterien (Dhamani)
- Nervenkanäle (Yogavahini Shrotas)

Die Auflistung der verschiedenen Körperteile von Caraka stimmt nicht mit der von Sushruta überein, außer daß beide 107 Marmapunkte angeben. Caraka kommt auf 360 knochenartige Strukturen, 200 Arterien, 200 Gelenke und 6 Hautschichten.[18]

Die Namen der einzelnen Körperbestandteile stimmen in vielen Fällen nicht mit den modernen Bezeichnungen überein. Die verschiedenen Sichtweisen und Einteilungen machen dies unmöglich. Deshalb soll die oben aufgeführte Tabelle nur als Übersicht dienen, sie erhebt keinen Anspruch auf Vollständigkeit.

Das Epithel oder Deckgewebe (Kala)

Die Definition und Funktion der sieben Kalas so, wie sie Sushruta beschreibt, entspricht weitgehend dem Epithel – oder Deckgewebe. Insbesondere die Beschreibung von Pittadhara und Purishadhara trifft auf das Deckgewebe des Dünn- und Dickdarms zu. Wir können deshalb davon ausgehen, daß Epithelgewebe und Kala identisch sind. Sushruta sagt weiter, daß Kala sieben differenzierte Strukturen sind, welche die sieben Arten der Körpergewebe (Saptadhatu) von ihrem Behältnis trennt. So wie das Innere eines Baumstammes sichtbar wird, wenn wir diesen aufschneiden, so können wir auch die Grundbestandteile der Körpergewebe offenlegen, wenn wir die verschiedenen Lagen von Deckgewebe entfernen. Dieses Deckgewebe besteht aus dichten Fasern, ist getränkt von schleimigen Absonderungen und von Membranen bedeckt.[19]

1. Mamsadharakala trennt und unterstützt das Muskelgewebe (Mamsa) von den Gefäßen und Organen, die dieses durchdringen
2. Raktadharakala trennt und unterstützt das Blutgewebe (Rakta) von den Geweben, die es durchströmt, das heißt es besteht aus dem Gewebe, aus denen die Gefäße und Organe wie Leber und Milz aufgebaut sind.
3. Medadharakala trennt und unterstützt das Fettgewebe (Meda). Es befindet sich hauptsächlich in der Bauchgegend und in den Hohlräumen der kleinen Knochen.
4. Sleshmadharakala schützt die Gelenke durch das Einbehalten der Gelenkflüssigkeit.
5. Purishadharakala erstreckt sich von der Leber, Teilen des Dünndarms bis zum Dickdarm. Aber auch andere Deckgewebe des Bauches gehören dazu.

[18] Caraka Samhita, Sharira Sthana, Kapitel 7, Verse 6 bis 14

[19] Sushruta Samhita, Sharira Sthana, Kapitel 4, Verse bis 20

6. Pittadharakala bedeckt den Zwölffingerdarm und die daran anschließenden Teile des Dünndarms sowie die Gefäße, die in diese münden.
7. Shukradharakala trennt und unterstützt das Fortpflanzungsgewebe (Shukra), das sich überall im Körper befindet. So wie Sahne in der Milch oder Zucker im Zuckerrohrsaft vorhanden sind, so ist auch das Fortpflanzungsgewebe überall im Körper vorhanden. Während des geschlechtlichen Aktes, wenn beide Partner sich im Zustand höchster sexueller Erregung befinden, sammeln sich diese Flüssigkeiten in den Geschlechtsorganen.[20]

Die Kreislaufsysteme – Shrotas

Der menschliche Körper besteht aus einem Netzwerk von Kreislaufsystemen verschiedenster Strukturen. Laut Caraka gibt es ebenso viele Kreislaufgefäße wie strukturelle Bestandteile unseres Körpers, die auf einen Kreislauf angewiesen sind.[21] Shrota bedeutet Herausströmen oder Durchdringen. Jede Zelle unseres Körpers ist vom Austausch der verschiedensten Substanzen, wie Nährstoffe, Hormone, Neurotransmitter, Abfallprodukte, usw., abhängig, welche die Kreislaufsysteme besorgen. Auch die gestörten Bioenergien (Dosha) breiten sich durch diese Gefäße im ganzen Körper aus. Deshalb kommt diesen sowohl in der Pathologie wie auch in der Therapie äußerste Wichtigkeit zu. Wir werden in den entsprechenden Kapiteln wieder auf diese Funktionen zurückkommen. In dieser Sektion wollen wir erst einmal die von Caraka als wichtig eingestuften, 13 Kreislaufsysteme (Shrotas) kennenlernen.[22] (siehe Tabelle S. 69)

Faktoren, die von unseren sensorischen Fakultäten nicht wahrgenommen werden können, wie die Psyche und andere feinstofflichen Energien bewegen sich in ihren eigenen Kreislaufgefäßen (Meridiane) durch den organischen Teil unseres Körpers. Solange die Kreislaufgefäße ihre normale Aufgabe ungestört ausüben können, ist der Körper frei von Erkrankungen.

Die Vitalpunkte – Marma

Die Vitalpunkte spielen eine zentrale Rolle in der ayurvedischen Anatomie. Eine Verletzung durch chirurgische Instrumente oder traumatische Einwirkung führt in jedem Fall zu lebensgefährlichen Situationen oder Tod. An diesen Stellen sind verschiedene vitale Organe aber auch subtile Kräfte konzentriert. Das Wissen von diesen Vitalpunkten (Marma) wurde von den Kriegern und Chirurgen mit unterschiedlichen Bestrebungen eingesetzt. Die einen brauchten es zur Selbstverteidigung sowie um ihre Feinde effektiv zu eliminieren, während die andere Gruppe bestrebt war, den Verletzten und Kranken zu helfen.

[20] Sushruta Samhita, Sharira Sthana, Kapitel 4, Verse 21 bis 33

[21] Caraka Samhita, Vimana Sthana, Kapitel 5, Vers 3

[22] Caraka Samhita, Vimana Sthana, Kapitel 5, Vers 6

Sanskritname der Kreislaufgefäße und Organe, die Kontrolle ausüben	Funktion
Pranavaha Shrotamsi Herz, Magen und Dünndarm	Sauerstoffaustausch; Prana bedeutet aber im höheren Sinn auch Lebensatem, Vitalität
Udakavaha Shrotamsi Gaumen und Pankreas	Wasserhaushalt
Annavaha Shrotamsi Magen	Versorgung mit Nährstoffen
Rasavaha Shrotamsi Herz und zehn Gefäße (?)	Versorgung von Plasma (Lymphe und Serum)
Raktavaha Shrotamsi Leber und Milz	Vaskuläres System (Blutversorgung)
Mamsavaha Shrotamsi Ligamente und Haut	Versorgung des Muskelgewebes
Medovaha Shrotamsi Nieren und Omentum (Darmnetz)	Versorgung des Fettgewebes
Asthivaha Shrotamsi Fettgewebe	Versorgung des Knochengewebes
Majjavaha Shrotamsi Knochen und Gelenke	Versorgung des Knochenmarks, Gehirns und Nervengewebes
Shukravaha Shrotamsi Pudendum und Hoden	Versorgung des Fortpflanzungsgewebes
Mutravaha Shrotamsi Blase und Nieren	Entsorgung von Urin
Purishavaha Shrotamsi Kolon und Rektum	Entsorgung von Fäkalien
Swedavaha Shrotamsi Fettgewebe und Haarfollikel	Entsorgung von Schweiß

Kreislaufsysteme – Shrotas

Marma und die indische Kampfkunst – Kalarippayatt

Schon sehr früh fand man heraus, daß bestimmte Massagen die Vitalpunkte (Marma) stärken. Auch hier waren die Lehrmeister der Kampfkunst führend. Diese traditionelle Kampfkunst wird Kalarippayatt genannt und noch heute an wenigen Orten in Kerala, Südindien, ausgeübt. Jedes Jahr wird das normale Training für einen Monat unterbrochen. Statt dessen erhalten die Schüler spezielle Ölmassagen und andere physikalische Therapien.[23]

[23] Kurup K. K. N. & Vijaykumar in Aryavaidyan, Vol. 9, No. 3, Seite 169

Gewisse Quellen behaupten, daß von Indien aus diese Kampfkunst zur Zeit des Buddhismus ihren Weg nach China, Korea und Japan fand und zu den lokalen Kampfstilen weiterentwickelt wurde. Das System der Vitalpunkte (Marma) bildet die Grundlage einer speziellen Angriffstechnik und der Verteidigungskunst, dem Kampf mit leeren Händen (Prayogam). Die Meister wählten dazu 64 wichtige Marmapunkte aus, die sich von Schule zu Schule ändern können. Einige lehren diese Marmas zusammen mit der Handhabung des Speeres. Andere lehren sie separat zum Abschluß des Unterrichts. Wieder andere lehren sie mit Hilfe von in Öl getauchten Federn, mit denen die Vitalpunkte markiert werden. Dann gibt es noch solche, welche die Vitalpunkte auf Holzpuppen aufzeichnen. Zu Anfang werden kleine Holzstücke dazu benutzt, die Marmas zu attackieren. Dann lernen die Studenten mit Fingern, Faust, Fingerknöcheln, Ellbogen, großer Zehe oder Stirn anzugreifen. Bei der Auswahl dieser Körperteile spielen die Natur, die Größe und Plazierung des anzugreifenden Vitalpunktes eine entscheidende Rolle. Die präzise Verletzung eines Vitalpunktes kann tödliche Folgen haben und deshalb sind die Meister in der Auswahl ihrer Schüler sehr vorsichtig.

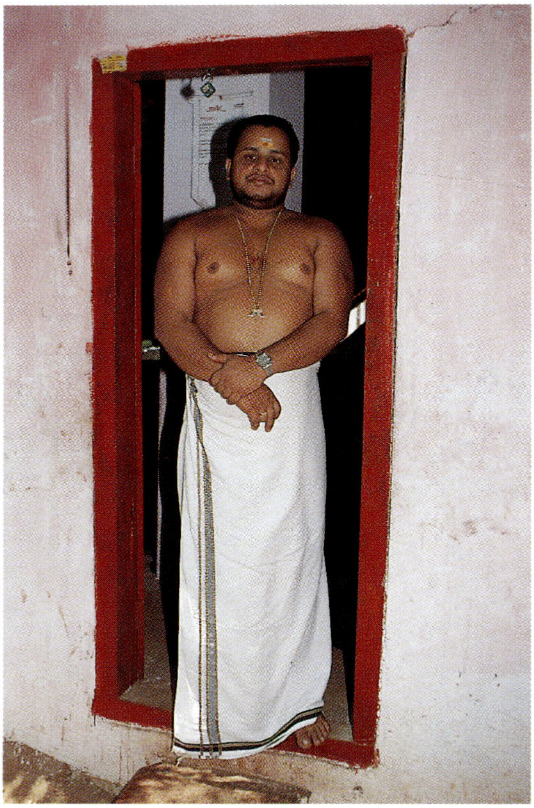

Meister der indischen Kampfkunst vor seinem Kalari, wie die Kampfarena genannt wird

Die Effizienz dieser Kampfkunst bewies ein alter Meister während der britischen Kolonialzeit einer Gruppe von englischen Offizieren. Sie hatten schon Witze über den unscheinbaren, dunklen Mann im einfachen weißen Beinkleid gemacht. Der Meister besprühte sein Rollmesser mit Kreide, machte dann eine einzige kurze Bewegung und zog sich zurück. Darauf protestierten die Offiziere und wollten wissen, was nun aus der Demonstration geworden sei. Der Meister erwiderte: »Schaut Euch alle mal Eure Hälse an. Ihr werdet dort am Hals Marma (Sira-Matrika) eine Kreidemarkierung finden« und wirklich hatten alle 18 anwesenden Offiziere eine weiße Linie an ihrem Hals. »Mit ganz wenig mehr Druck hätte ich Euch alle töten können« meinte der Meister und zog sich zurück. Die Herren Offiziere machten künftig einen großen Bogen um den alten Meister.

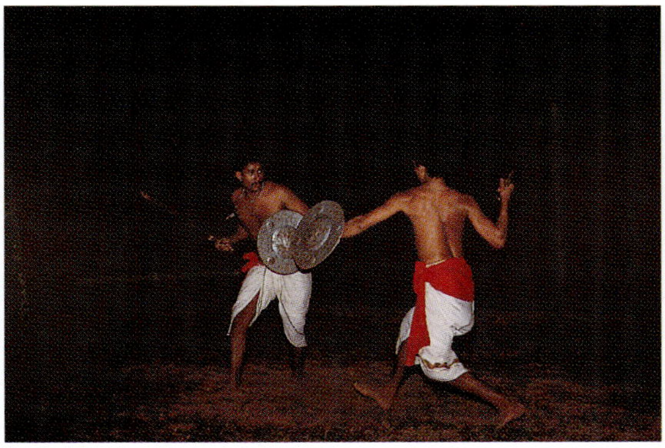 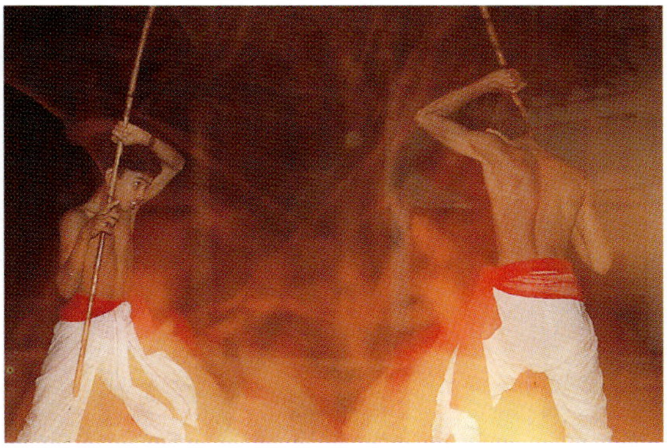

Demonstration indischer Kampfkunst

Eine ähnliche Erfahrung habe auch ich gemacht. Nach einer Demonstration einer Schülergruppe in Kappad mit Schwertern, Speeren, Messern, kurzen Stöcken und Rollmessern, die tief beeindruckend war, staunte ich noch mehr, als sich die Kämpfer umgezogen hatten und in ihrer normalen Kleidung dastanden. Da war auch nicht ein Anzeichen, das auf ihre Kampffertigkeit hingewiesen hätte, keine Catcher-Staturen oder protzige Muskeln.

Marma und die Siddhayoga-Tradition von Tamil Nadu

Die Siddhayoga-Tradition in Tamil Nadu, insbesondere die Palmblätter-Texte von Agasthya Muni behandeln ausführlich 108 Vitalpunkte. Es existieren Hunderte von Texten in Tamil und Malayalam-Sprachen, die bis jetzt nie untersucht oder übersetzt wurden. Diese Texte behandeln das Thema der Marmas nicht als medizinisches, sondern als technisches Wissen. Anzahl, Plazierung und Nomenklatur variieren von Manuskript zu Manuskript und unterscheiden sich klar von der ayurvedischen Auffassung. Die südindischen Schulen haben auch das Konzept von Amrita-Nila oder Nektarplazierung entwickelt, das besagt, daß Effizienz beziehungsweise die Verwundbarkeit eines Vitalpunktes vom Mondstand abhängen. Ein weiteres Konzept stellen die Erste-Hilfe-Marmas dar, das heißt Vitalpunkte, die zur Wiederbelebung eingesetzt werden können.[24]

Die hohe Schule der Ayurveda-Massage

Die Kombination von medizinischen Ölen, traditioneller Kampfkunst, Akupressur und synchroner Massage mit dem Marma-Konzept führte zur Entstehung der hohen Schule der ayurvedischen Physiotherapie.

Vitalpunkte werden in Anguli, der persönlichen Maßeinheit der Ayurveda, gemessen. Sie sind deshalb bei jedem Menschen von unterschiedlicher Dimension. Da ihre Plazierung untereinander auch in Anguli festgelegt ist, können wir nicht einfach sagen, daß der Kurcca Marma 4 cm über dem Kshipra Marma liegt. Ich behalte deshalb die ayurvedische Körper-Maßeinheit (Anguli) bei.

[24] Kurup & Vijakumar, Ayryavaidyam, Vol. 9, Nr. 3, Seite 169

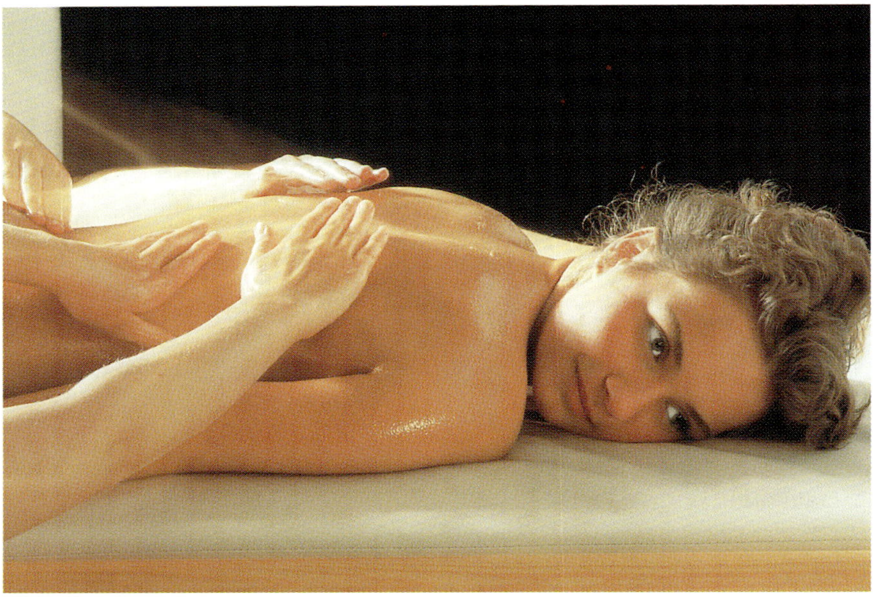

Massage

Plazierung der Vitalpunkte (Marma)[25]
22 in den oberen Extremitäten
22 in den unteren Extremitäten
3 am Bauch
9 an der Brust
14 am Rücken
37 an Hals und Kopf

Gewebe und Körperstrukturen aus denen sich die Marmas zusammensetzen
41 aus Blutgefäßen
11 aus Muskeln
27 aus Sehnen und Bändern
20 aus Gelenken
8 aus Knochen

Effekt bei Verletzung des Vitalpunktes (Marma)
19 verursachen den sofortigen Tod
33 verursachen lebensgefährliche Situationen
3 verursachen den Tod, wenn der Fremdkörper, der den Marma durchdrungen hat, beseitigt wird[26]
44 verursachen Invalidität
8 verursachen extreme Schmerzen

Die 107 Vitalpunkte der klassischen Ayurveda werden entsprechend ihrer Plazierung (Tabelle), dem Gewebe oder den Körperstrukturen, aus denen sie sich zusammensetzen (Tabelle), und dem Effekt bei ihrer Verletzung (Tabelle) eingeteilt.

Vagbhata sagt, daß die Marmas Orte sind, die, wenn sie berührt werden, ungewöhnlich pulsieren und schmerzempfindlich sind. Es scheint, als ob das ganze Leben in diesen Marmas residiere. Jede noch so geringe Verletzung dieser Punkte kann zu lebensgefährlichen Zuständen führen, während eine noch so schlimm erscheinende Verletzung, die keinen Marmapunkt betrifft, ohne weitere Folgen sein kann und leicht zu kurieren ist. Betreffend der Größe der Vitalpunkte herrscht unter den Autoren eine große Divergenz.

In der anschließenden Tabelle (S. 74–79) habe ich alle Marmas, Anzahl, Größe, Gewebe, aus dem sie bestehen, Verletzungseffekt sowie die Wirkung, die durch leichte Massage (im Uhrzeigersinn) mit ayurvedischen Heilölen erreicht werden kann, aufgezeigt. Mittels klinischer Untersuchungen am Ashtanga Ayurveda College in Pune hat man ganz beachtliche Heilwirkung bei Marmabehandlungen nachweisen können. Dieses Gebiet benötigt aber nach wie vor intensive Forschung literarischer und klinischer Art, denn das praktische Wissen ist zu einem großen Teil verlorengegangen. Es sollten auch unbedingt Marmaspezialisten, von denen auch heute noch vereinzelte Praxen in Südindien bestehen, zu Rate gezogen werden. Auch Yoga-Experten, wie Prof. Lobo in München, bemühen sich, dieses Wissen zum Nutzen aller wiederzubeleben.

[25] Ashtangahridaya, Sharira Sthana, Kapitel 4, Vers 1

[26] Ashtangahridaya, Sharira Sthana, Kapitel 4, Vers 56-57

Wichtige Marma-Punkte und ihre Beschreibung:

TALAHRIDAYA
(hridaya = Herz)

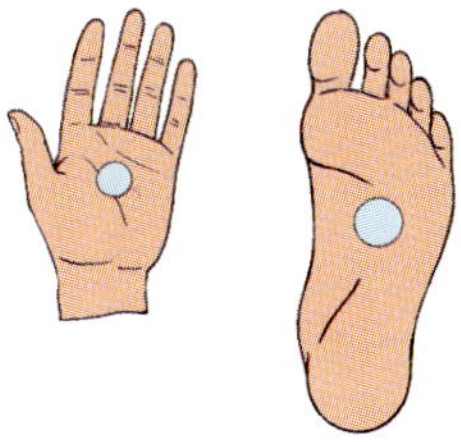

Lage:	in der Mitte beider Handflächen / Fußsohlen
Zusammensetzung:	Muskeln
Wirkung bei Verletzung:	langsamer Tod
Behandlungseffekt:	Stimulation der Lunge
Massage:	im Uhrzeigersinn, mit Narayan-Öl, 10-15 min, 2 x täglich

KURCA

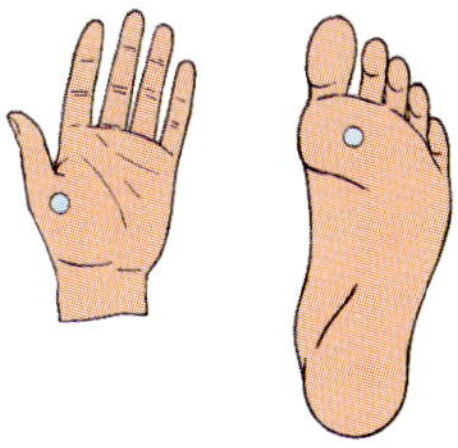

Lage:	an beiden Handflächen / Fußsohlen; 2 A über Kishpra-marma
Zusammensetzung:	Sehne
Wirkung bei Verletzung:	Behinderung, Schmerz, Zittern
Behandlungseffekt:	keine Stimulation eines Organs bekannt

KSHIPRA
(kshipra = schnell)

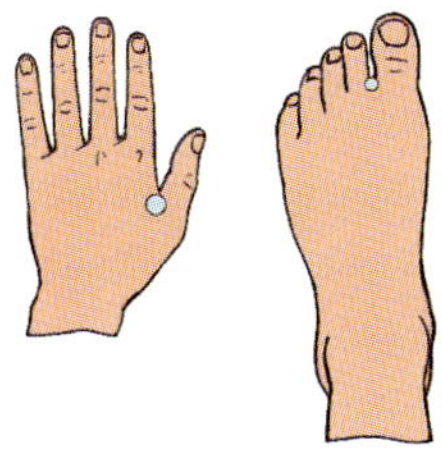

Lage:	an beiden Händen / Füßen; zwischen Daumen und Zeigefinger / großer Zehe und erster Zehe
Zusammensetzung:	Sehne
Wirkung bei Verletzung:	langsamer Tod
Behandlungseffekt:	Stimulation der Lunge; Stimulation des Herzen
Massage:	im Uhrzeigersinn, mit Narayan-Öl

INDRAVASTI

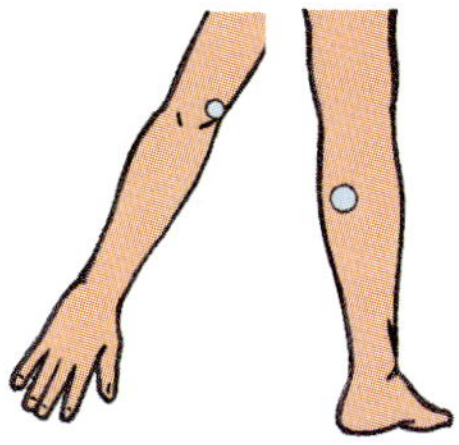

Lage:	in der Mitte beider Unterarme / Waden
Zusammensetzung:	Muskeln
Wirkung bei Verletzung:	Anämie, langsamer Tod
Behandlungseffekt:	Stimulation von Agni und Dünndarm; gut zum Abnehmen
Massage:	mit Mahamasha Öl

Lage:	an beiden Ellbogen / Kniegelenken	KURPARA /JANU (kurpara = Ellbogen) (janu = Kniegelenk)
Zusammensetzung:	Ellbogen- / Kniegelenk	
Wirkung bei Verletzung:	Behinderung	
Behandlungseffekt:	Stimulation von Leber und Milz	

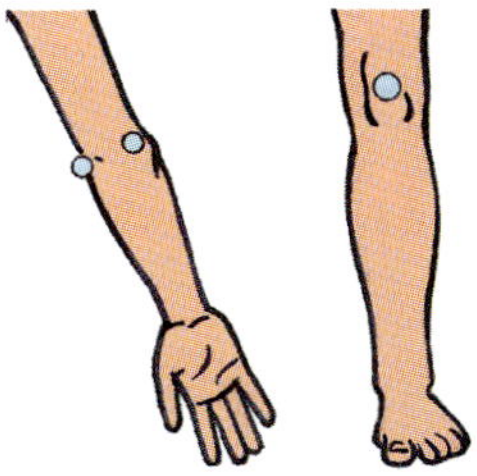

Lage:	an beiden Oberarmen / Oberschenkeln; in der Mitte von Oberarm / Oberschenkel	URVI
Zusammensetzung:	Blutgefäße; Armknochen / Oberschenkelknochen	
Wirkung bei Verletzung:	Behinderung, Atrophie des Oberschenkels, Anämie	
Behandlungseffekt:	Udakavahashrota (Gaumen und Pankreas) und damit den Wasserhaushalt	

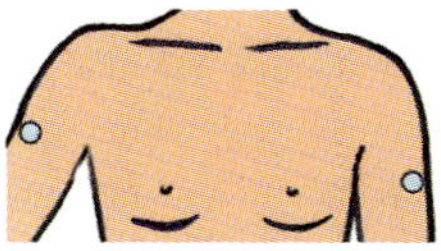

Lage:	Kopf; über dem Shanka-marma	UTKSHEPA
Zusammensetzung:	Bänder, Sehnen	
Wirkung bei Verletzung:	Vishalyaghna (Tod, der beim Entfernen eines Fremdkörpers eintritt)	
Behandlungseffekt:	Kontrolle des Dickdarms: Kontrolle des Vata-Dosha	

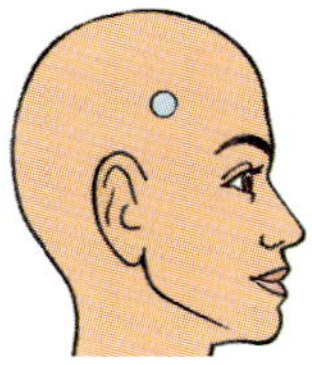

Lage:	Gaumensegel	SHRINGATAKA
Zusammensetzung:	Blut (Venen)	
Wirkung bei Verletzung:	sofortiger Tod	
Behandlungseffekt:	Kontrolle der Nerven	

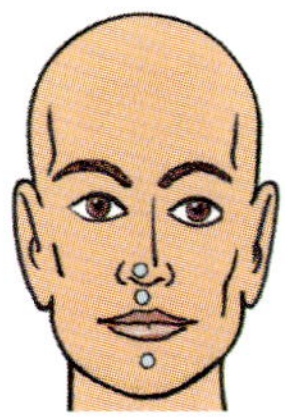

Lage:	hinter dem Kehlkopf	MANYA (manya = Hals)
Zusammensetzung:	Blutgefäße, Kehlkopf	
Wirkung bei Verletzung:	Behinderung	
Behandlungseffekt:	Kontrolle des Blutes	

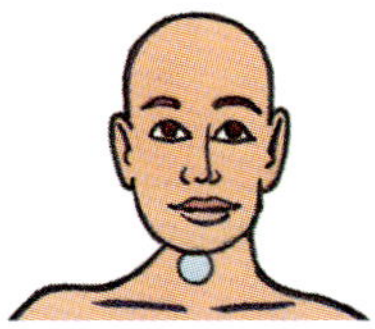

SHANKA

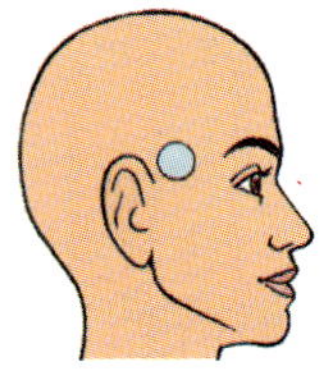

Lage:	in der Mitte zwischen Augenbrauen und Ohr
Zusammensetzung:	Knochen und Schläfengefäße
Wirkung bei Verletzung:	sofortiger Tod
Behandlungseffekt:	Kontrolle des Dickdarms

ADHIPATI
(adhipati = Götterkönig)

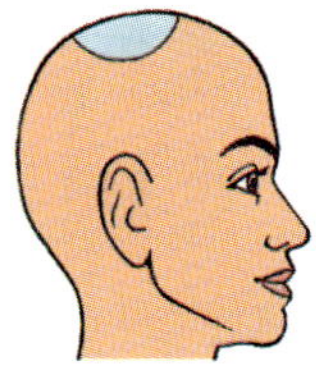

Lage:	Scheitelpunkt des Kopfes
Zusammensetzung:	Glieder des venösen Blutkreislaufs des Gehirns
Wirkung bei Verletzung:	sofortiger Tod
Behandlungseffekt:	Kontrolle des Verstandes und der Nerven
Behandlung:	mit Brahmi Öl

GUDA

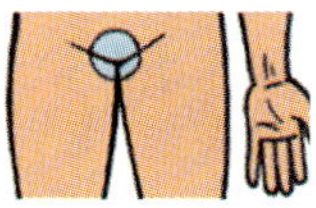

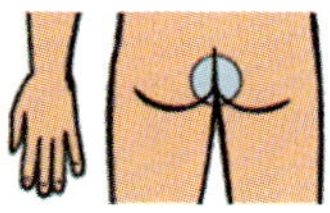

Lage:	um den Anus
Zusammensetzung:	Muskeln
Wirkung bei Verletzung:	sofortiger Tod
Behandlungseffekt:	Stimulierung des ersten Chakras, des Ausscheidungssystems, des menstrualen Systems
Massage:	mit Bala Öl oder Kshirabala Öl

VASTI
(vasti = Blase)

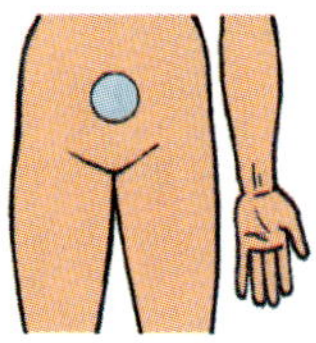

Lage:	Unterleib, unterhalb des Nabels
Zusammensetzung:	Bänder und Blase
Wirkung bei Verletzung:	sofortiger Tod
Behandlungseffekt:	Kontrolle des Kapha-dosha
Massage:	mit Vata- oder Dhanvantara-Öl

HRIDAYA
(hridaya = Herz)

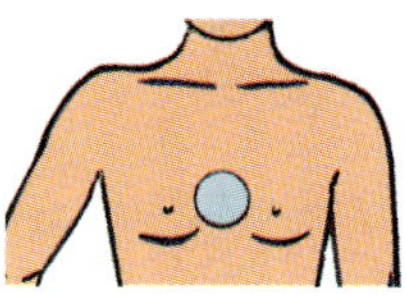

Lage:	in der Mitte des Brustbeins
Zusammensetzung:	Blutgefäße, Aortabogen
Wirkung bei Verletzung:	sofortiger Tod
Behandlungseffekt:	Kontrolle von Sadhaka, Pitta, Vyana Vayu

KATIKA TARUNA

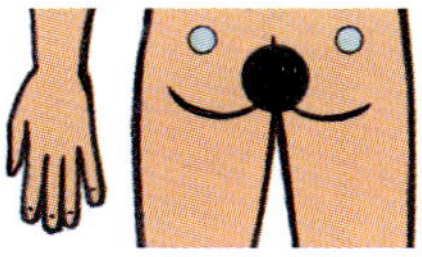

Lage:	am Gesäß
Zusammensetzung:	Knochen
Wirkung bei Verletzung:	langsamer Tod
Behandlungseffekt:	Kontrolle des Fettgewebes

AMSA

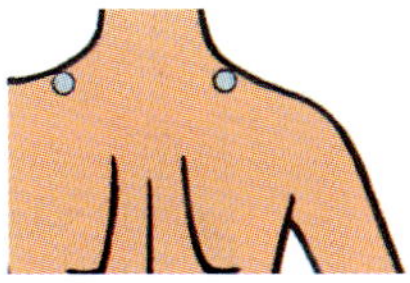

Lage:	auf den Schultern
Zusammensetzung:	Bänder, die Schulterblatt und Schlüsselbein verbinden
Wirkung bei Verletzung:	Behinderung, Schultersteife
Behandlungseffekt:	stimuliert s. Chakra

AMSAPHALAKA

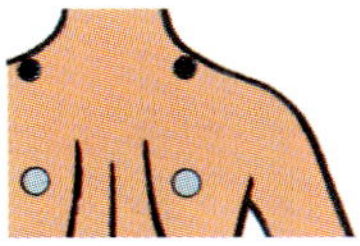

Lage:	an beiden Schulterblättern
Zusammensetzung:	Knochen
Wirkung bei Verletzung:	Behinderung, Atrophie der Schultermuskulatur
Behandlungseffekt:	Kontrolle des vierten Chakras

BRIHATI

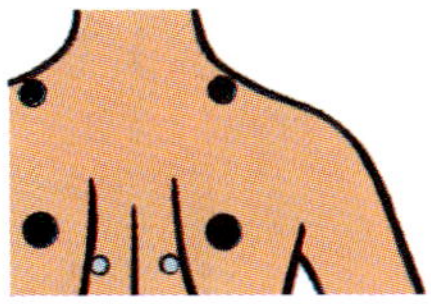

Lage:	am Rücken, 2 Anguli unter der lateralen Lage der Wirbelsäule, in der Nähe des Randes der Schulterblätter
Zusammensetzung:	Blutgefäße
Wirkung bei Verletzung:	langsamer Tod
Behandlungseffekt:	Kontrolle des dritten Chakras, Stärkung und Stimulation des Solarplexus

KUKUNDARA

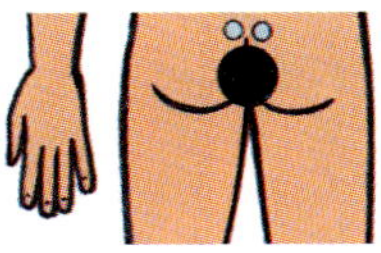

Lage:	am Rücken, an der lateralen Lage der Wirbelsäule
Zusammensetzung:	Gelenke
Wirkung bei Verletzung:	Behinderung
Behandlungseffekt:	Kontrolle des zweiten Chakras

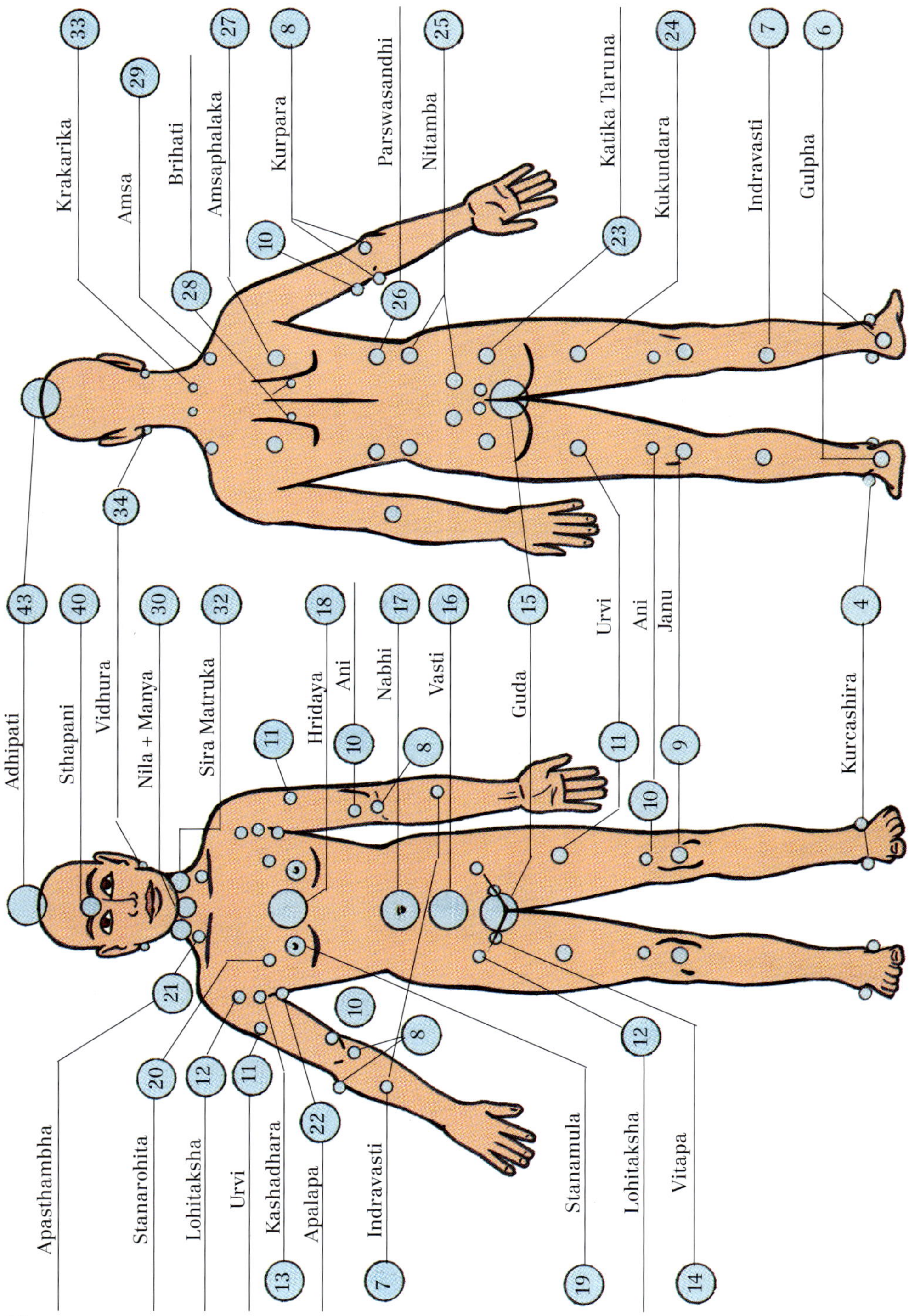

Vitalpunkte
am Körper

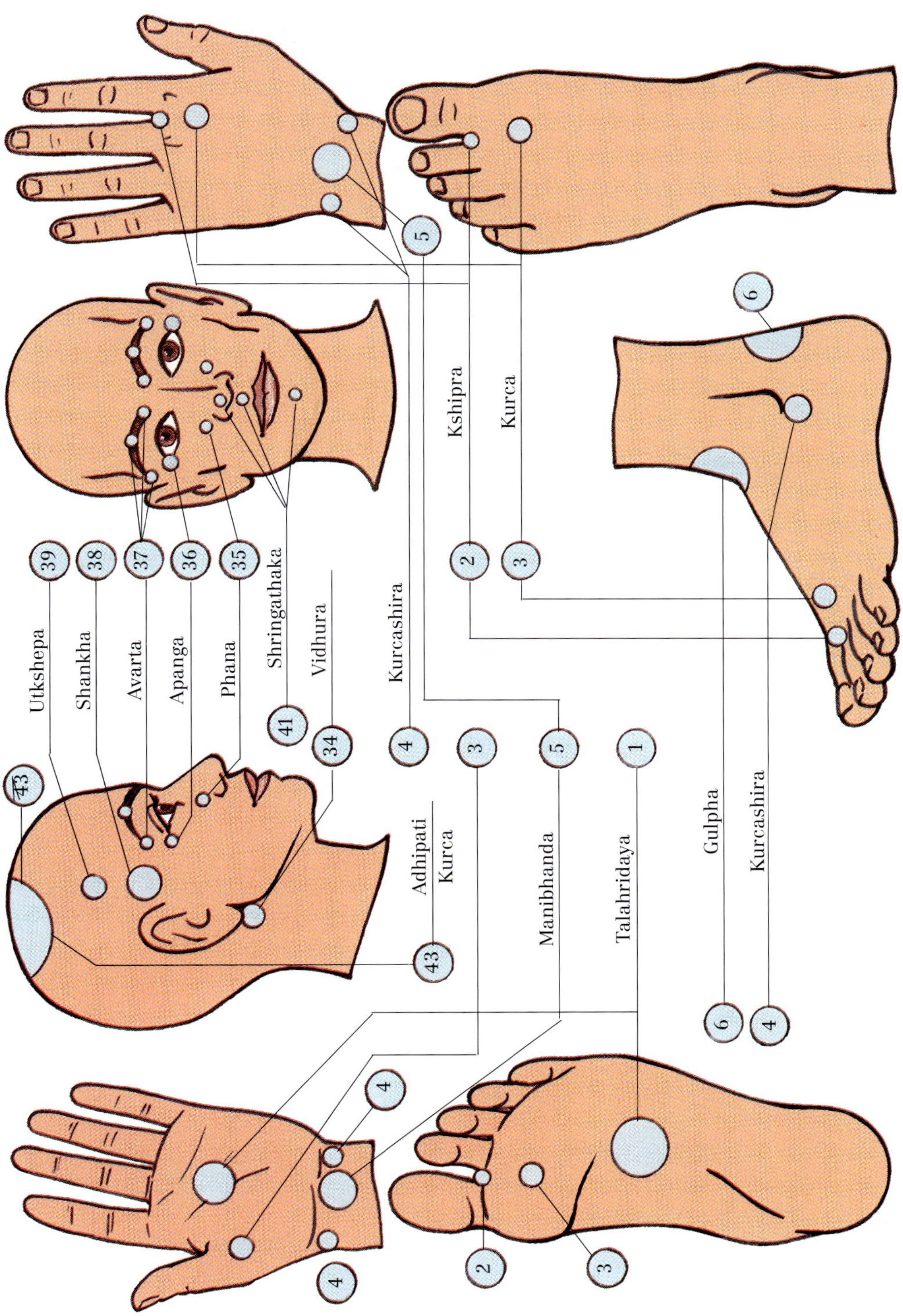

Lage der Marmapunkte

Die subtilen Energiezentren des Körpers – Chakra

Hier kommen wir zur praktischen Anwendung der Lektion, die wir im letzten Kapitel gelernt haben, daß nämlich Ayurveda ihr Wissen auch aus der Tradition von Tantra und Yoga schöpft. Tantrayoga ist die Wissenschaft der Umwandlung von physischer und psychischer Energie in reines, nicht materielles Bewußtsein. Es gibt zwei Arten von Bewußtsein – das individuelle oder Selbstbewußtsein, das von unserer Psyche auf unsere Erfahrungen und unseren Körper zurechtgeschnitten wurde, und das universelle Bewußtsein als nicht reduzierbare, infinite Realität. Der Hauptsitz des menschlichen Bewußtseins liegt im zerebrospinalen System, wobei das Zerebellum (Kleinhirn) der Sitz des Unterbewußtseins, Koordinationszentrum für Bewegung, Muskeltonus und Gleichgewicht ist und die unteren fünf Chakras kontrolliert. Das Zerebrum (Großhirn) kontrolliert das sechste und siebte Chakra sowie die höheren Gehirnfunktionen. Die Dichotomie (Zweiteilung) des Gehirns in zwei Sphären, nämlich in Groß- und Kleinhirn, scheint die Zwiespältigkeit des menschlichen Denkens zu fördern. Ein plausibler Weg aus dieser Dualität scheint die Verbindung dieser »Hälften« durch den konstanten Einsatz aller Komponenten zu sein. Yoga bedeutet Verbindung, und vielleicht ist mit dieser Verbindung nicht nur das Zusammenschmelzen der anatomischen Dichotomie gemeint, sondern auch die Union des menschlichen mit dem universellen Bewußtsein. Deshalb möchte ich in diesem Kapitel, obwohl sicher sehr unüblich, die Lage und Funktion der Chakras kurz beschreiben.

Das Erde Chakra – Muladhara

Muladhara bedeutet der Festhalter der Wurzel, und damit wird eigentlich schon sein Bedeutung klar. Er ist der Sitz des Erde-Elements in unserem Körper und wird symbolisiert durch ein gelbes Quadrat und die Silbe »Lam«.

Er liegt in der Region zwischen Anus und Genitalien, etwa zwei Finger breit im Innern des Körpers, am Ende der Wirbelsäule.

Das Erde-Cakra kontrolliert den Geruchssinn, die Nase und den Urogenitaltrakt. Hier in diesem Cakra liegt das wesentliche Sexzentrum, denn die endokrinen Funktionen der Eierstöcke und Hoden werden von hier aus gesteuert.

Auf der psychischen Ebene beeinflußt dieses Energiezentrum das falsche Ich (Ahankara). Der Sitz von Apana Vayu, dem energetischen Faktor, der für Ejakulation, Geburtswehen, Urin und Stuhlabgang sorgt, liegt hier.

Von den sieben Körpergeweben steht er in Beziehung mit dem Knochengewebe (Asthidathu).

Kinder von ein bis sieben Jahren handeln auf der Ebene des ersten Cakra. Die Erde ist eine neue Erfahrung, die es zu erforschen gilt. Dementsprechend sind Kinder sehr selbstzentriert und um ihr phy-

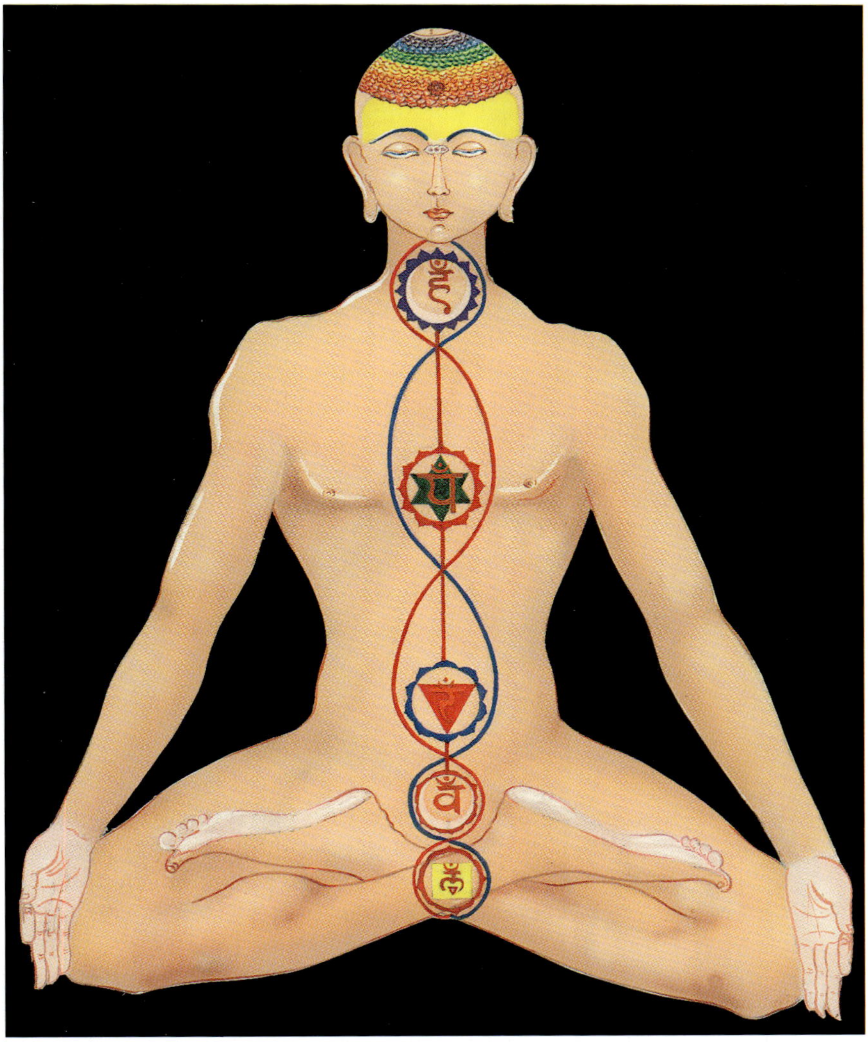

Die sieben Chakra im menschlichen Körper

Chakra
Krone
Saharsrara

Chakra
Drittes Auge
Ajua

Chakra
Äther Element
Vishuddha

Chakra
Luft Element
Anahata

Chakra
Feuer Element
Manipura

Chakra
Wasser Element
Swadhisthana

Chakra
Erde Element
Muladhara

sisches Wohlergehen besorgt. Ein wesentliches Symbol von Kindern und Erwachsenen, die auf dieser Ebene stehen, ist ihr gewalttätiges Verhalten aus einer inneren Unsicherheit heraus.

Der Muladhara ist aber auch der Ort, wo die Kundalini-Kraft wie eine zusammengerollte Schlange um die Wirbelsäulenbasis liegt. Sie gilt als die Grundkraft für die Bewußtseinsentfaltung des göttlichen im Menschen.

Das Wasser-Cakra – Swadhishthana

Der physikalische Teil dieses Cakra steht auch im Zusammenhang mit sexueller Energie, da es in unmittelbarer Nachbarschaft zu diesen Organen liegt, steht aber ausdrücklich für das Wasser Element in unserem Körper und wird symbolisiert durch einen weißen Halbmond und die Silbe »Vam«. Die Farbe des Cakra selbst ist hellblau.

Er liegt etwa eine Handbreite unter dem Nabel und kontrolliert den Geschmacksinn, die Zunge, die Eliminationsorgane und die endokrine Funktion der Nebennieren.

Im emotionellen Bereich steht er im Zusammenhang mit dem sinnlichen und emotionellen Prinzip der Psyche (Manas). Apana Vayu ist auch in dieser Region aktiv und von den sieben Körpergeweben (Saptadhatu) steht er mit dem Fettgewebe (Medodhatu) in direkter Beziehung.

Normalerweise wird ein Kind im Alter von acht bis vierzehn Jahren unter dem Einfluß dieses Cakra stehen. Das Kind freut sich am Kontakt mit Freunden und Eltern und seine Aufmerksamkeit ist damit nicht mehr ausschließlich auf sich selbst gerichtet. Vorstellungskraft und Kreativität nehmen zu.

Die Bedeutung von Swadhishthana ist der Aufenthaltsort des Selbst. Konzentration auf diesen Cakra erlaubt dem Geist die Welt zu reflektieren, so wie der Mond das Sonnenlicht reflektiert. Das Heraufsteigen vom ersten zum zweiten Cakra schenkt uns kreative und erhaltende Energie sowie die Fassungskraft zu einer reinen Beziehung mit anderen Menschen.

Das Feuer-Chakra – Manipura

Die Stadt der Juwelen ist die wörtliche Übersetzung von Manipura, denn dieses Chakra leuchtet wie eine Stadt voller Juwelen und liegt im Bauchbereich, hinter dem Nabel. Das Feuer-Element beherrscht dieses Energiezentrum, das durch ein invertiertes Dreieck von leuchtend roter Farbe und der Silbe »Ram« symbolisiert wird.

Das Muskelgewebe (Mamsadhatu) steht in Beziehung mit diesem Chakra, der auch die Sehkraft, Augen, Bewegung der Füsse und Beine, die Funktion des Pankreas, bestimmte Verdauungsorgane, wie den Dünndarm und die Leber, überwacht.

Auf der geistigen Ebene steht das Feuer-Chakra in Zusammenhang mit den intellektuellen Fähigkeiten.

Apana Vayu, die Unterart von Vata, welche die Verdauungsfunktionen unterstützt, hat auch ihren Sitz in direkter Nachbarschaft mit dem Feuer-Cakra.

Konzentration auf das Feuer-Chakra kann verschiedene Verdauungs- und emotionale Stauungen beseitigen helfen. Nicht umsonst gibt es die Redewendung »ich fresse meine Wut in mich hinein«. Solche Wutansammlungen sind nur schwer oder unmöglich zu verdauen und müssen mit meditativer Hilfe beseitigt werden.

Zwischen dem vierzehnten und fünfundzwanzigsten Lebensalter ist das Manipura-Chakra sehr einflußreich und hilft uns, unsere Identität in dieser Welt zu finden. Eine zu starke Fixierung auf dieses Chakra führt dazu, daß man für seine Ambitionen über Leichen geht.

Das Luft-Chakra – Anahata

Anahata bedeutet der unberührte Ton, denn von hier beginnt die verbale und geistige Artikulation. Er ist der Sitz des form- und geschmacklosen Luft-Elementes. Er liegt auf der Höhe des Herzens entlang der Wirbelsäule und wird durch einen sechseckigen, rauchfarbigen Stern (Hexagramm) und der Silbe »Yam« symbolisiert.

Das Blutgewebe (Raktadhatu) steht in Beziehung mit dem Luft-Chakra, der auch Tastsinn, Haut, Hände, Kreislauf und Thymusdrüse beherrscht.

Im feinstofflichen Bereich besteht ein Zusammenhang mit dem noch befangenen Bewußtsein (Citta).

Die Vata-Untergruppe Prana Vayu liegt im Bereich des Anahata Chakra. Sie wird im nächsten Kapitel ausführlich beschrieben.

Während man dieses vierte Chakra passiert, eignet man sich sprachliche Fähigkeiten sowie Kontrolle über seine Sinne an. Man wird sich seiner Handlungen bewußt. Die Kontrolle über Gedanken, Sinne und Aktivitäten ist aber kein leichtes Unterfangen, denn Luft ist ein leichtes Element und rennt wie ein junger Hirsch mit schnellen Sprüngen einmal hier und einmal dorthin. Liebe zu Mensch, Natur und Gott bildet die Motivation zur Erlangung höchster Harmonie.

Das Äther-Chakra- Vishuddha

Dieses Energiezentrum gilt als sehr subtil und rein, was auch sein Name Vishuddha ausdrückt. Hier ist der Sitz des Äther-Elementes. Es liegt am Hals beim Karotisgeflecht (Plexus carotis) und wird durch einen silberfarbenen liegenden Halbmond und einem weißen Kreis sowie der Silbe Ham symbolisiert.

Von den sieben Körpergeweben (Saptadhatu) steht das Ätherchakra für das Plasma (Rasa); von den sensorischen Organen (Jnanendriya) für die Ohren, von den motorischen Organen (Karmendriya) für den Sprachapparat; von den feinen Elementen (Tanmatras) für den Schall; von den endokrinen Organen für die Schilddrüse sowie die Kontrolle der Atmungsorgane.

Der Jivatma oder die individuelle Seele soll ihre Sitz in diesem Chakra haben. Sie ist die Quelle aller Inspiration.

Udanavata, d.h. derjenige Aspekt von Vata, der für die Kommunikation nach Außen verantwortlich ist, hat sein Zentrum im Vishuddha Chakra.

Innere Reinigung ist ein wichtiger Aspekt des fünften Chakra. Menschen, deren Bewußtsein in diesem Chakra ruht, können auf nicht verbale Art und Weise kommunizieren, sind hellsichtig und werden Meister ihrer selbst. Alle groben Elemente lösen sich hier in ihre subtile Form (Tanmatras) auf. Personen, die geübt sind im Erwecken der Kundalinikraft, sind in der Lage, die Evolution der Materie in diesem Chakra quasi rückgängig zu machen. Erde löst sich in Wasser auf und bleibt im zweiten Chakra als feine Essenz (Tanmatra) des Geruchs; Wasser verdunstet im feurigen, dritten Chakra und bleibt dort als feine Essenz (Tanmatra) des Geschmacks; das Feuer löst sich im vierten Chakra auf und verbleibt dort nur als feine Essenz (Tanmatra) der Form, und das Wind-Element löst sich im fünften Chakra auf und bleibt dort als feine Essenz (Tanmatra) und wird zu reinem Schall. Der Vishuddha Chakra enthält deshalb alle Elemente in feinster Form.

Das dritte Auge – Ajna-Chakra

Ajna bedeutet Kontrolle und ist das Kommandozentrum, von wo aus die anderen Chakras kontrolliert werden. Das dritte Auge ist der Sitz der feinen Essenz (Tanmatra) vom Äther Element und liegt zwischen den Augenbrauen im Innern des Kopfes. Einige Autoren nennen die Medulla oblongata (verlängerte Mark) und das Zerebellum (Kleinhirn) als Sitz des Ajna Cakra. Er wird durch einen silberfarbenen Punkt sowie der Silbe »Ksham«, die Geduld, Friede und Stärke bedeutet, symbolisiert.

Das Nervengewebe (Majjadhatu) und die Hypophyse (Hirnanhangdrüse) stehen in direkter Beziehung mit diesem Chakra. Die Psyche als Sinnes- und Handlungsorgan kontrolliert auch alle anderen sensorischen und motorischen Organe von hier aus.

Hier ruht das erweiterte Selbst und bildet das Zentrum, von wo aus wir direkten Kontakt mit dem Herrn der Schöpfung schaffen können.

Wenn wir unsere meditativen Bemühungen im Ajna-Chakra sammeln können, dann werden wir von allem Makel befreit und sind in der Lage, das siebte und letzte Tor zu passieren.

Das Kronen-Chakra – Sahasrara

Tausend regenbogenfarbene Lotusblätter bilden den Schirm des Kronen- oder Sahasrara-Chakra. Er liegt zuoberst auf der Schädeldecke und bildet das Zentrum des reinen Bewußtseins. Das Kronen-Chakra ist ohne Symbol. Der Kreis im Innern der Lotusblätter soll seine Formlosigkeit unterstreichen. Seine Samen-Silbe ist »Aum«.

Eine Beziehung besteht zwischen dem Reproduktionsgewebe (Shukradhatu) und dem siebten Chakra, wobei dieses Gewebe einen Reinigungsprozeß durchläuft, während es die verschiedenen Chakras passiert. Die Funktion der Zirbeldrüse (Epiphysis) kann vom Kronen Chakra beeinflußt werden.

Paramatma oder die Überseele leitet von hier aus die individuelle Seele und stellt die Quelle aller Energien im menschlichen Körper dar.

Wenn das Bewußtsein eines Meditierenden im Kronen Chakra ruht, dann verliert sich das dualistische Weltbild von Gut und Böse, von Wertvorstellungen und ich.

4 Physiologie – Kriyasharira

»Es gibt drei pathophysiologische Faktoren (Dosha), nämlich Vata, Pitta und Kapha. In ihrem normalen Entwicklungsstand unterstützen sie die physiologischen Vorgänge des Körpers. Im abnormalen Zustand führen sie zu verschiedenen pathologischen Abläufen im menschlichen Organismus.«[27]

Alle Lebensvorgänge bilden eine fortschreitende Entwicklung. In der Ayurveda durchläuft diese Entwicklung aber sehr klare und charakteristische Stufen. Die fünf grobstofflichen Elemente (Pancamahabhuta), Äther, Wind, Feuer, Wasser und Erde, beeinflußt von den pathophysiologischen Faktoren (Dosha), bilden der Reihe nach die sieben Körpergewebe (Saptadhatu), Plasma, Blut, Muskel, Fett, Knochen, Knochenmark und Fortpflanzungsgewebe. Der Umwandlungsprozeß schafft verschiedene Abfallprodukte, die ihrerseits auch physiologische Funktionen ausüben. Daneben werden wir in diesem Kapitel auch das biologische Feuer (Agni), ohne das kein metabolischer Prozeß denkbar ist und die toxischen Substanzen (Ama), die durch die Malfunktion von Agni entstehen können, besprechen. Traditionell wird die Behandlung dieser Themen als Dosha-Dhatu-Mala-Vijnana bezeichnet, was wiederum auf die genau bestimmte Reihenfolge der physiologischen Entwicklung hindeutet. Deshalb meine Bezeichnung »Evolutionäre Physiologie«.

Die drei pathophysiologischen Faktoren – Tridosha

Wie werden anorganische Substanzen zu einem lebendigen Organismus? Die Upanischaden und Ayurveda teilen eine interessante gemeinsame Auffassung von der Entstehung der Urzelle (Adibija). Diese besagt, daß sich zuerst das Wasserelement zu einer geleeartigen Substanz (Kalalam) verdickt hat, in der sich eine organische Urmasse (Pindasthanukam) oder Protoplasma formierte. Durch regulierte metabolische Prozesse, die durch die anderen Elemente verursacht wurden, entstand eine erste Keimzelle (Adibija).[28]

Sushruta sagt, daß die Integrität jedes Organismus von den drei pathophysiologischen Faktoren (Tridosha) unterstützt und erhalten wird und daß es kein Leben ohne Vata, Pitta und Kapha geben kann.[29]

Der menschliche Körper wird von den pathophysiologischen Faktoren (Dosha) gestützt, wie ein Haus von seinen Ecksäulen getragen wird. Deshalb finden wir in der klassischen Literatur den Ausdruck »der von drei Säulen Getragene« für unseren Körper (Trishuntam). Das Ungleichgewicht einer oder mehrerer dieser Faktoren kann dagegen Krankheit und Tod bedeuten. Sie bewirken die Integrität der

[27] Caraka Samhita, Vimana Sthana, Kapitel 1, Vers 5

[28] Vrikshayurveda of Parashara, Bijopatti Kanda, Vers 1 bis 6

[29] Sushruta Samhita, Sutra Sthana, Kapitel 20, Vers 3

Organismen durch Schaffung, Assimilation und Abgabe von Energie, wie Mond, Sonne und Wind die Erde erhalten. Ihre physiologische Wirkungsweise zeigt sich durch Entwicklung eines gesunden Körpers mit attraktiver Ausstrahlung und agiler Beweglichkeit.

Aus den bisher zitierten Referenzen können wir klar ersehen, daß die pathophysiologischen Faktoren entweder pathologische oder physiologische Auswirkungen auf jeden Organismus haben. Deshalb trifft die Bezeichnung »pathophysiologische Faktoren« genau zu. Besser und genauer ist aber die Sanskrit-Bezeichnung Dosha oder Tridosha. In anderen Wissenschaften müssen wir auch sehr viele Fremdwörter lernen, meist griechische oder lateinische. Wenn wir Ayurveda studieren möchten, sollten wir uns die Mühe machen, die wichtigsten Sanskrit Begriffe zu erlernen und zu verstehen, insbesondere diejenigen, die kaum treffend übersetzt werden können. Die Wurzel des Wortes Dosha bedeutet Störung oder Verderben. Damit ist die Wirkung klar umschrieben. Auf gar keinen Fall sollte Dosha mit Humor (Körperflüssigkeit) übersetzt werden, denn das Tridosha-Konzept der Ayurveda hat nichts mit der antiken Lehre der Körpersäfte als Ausgangspunkt der Krankheiten zu tun.

Wir wollen uns vorerst mit dem zugrundeliegenden Konzept der physiologischen Zustände und den wichtigen Funktionen der einzelnen Doshas befassen.

Vata	Pitta	Kapha
Prinzip der Bewegung: Korrelative und kommunikative Wirkkraft, mittels derer ein Körperteil Einfluß auf einen anderen ausübt und die den Körper als Teil oder Ganzes bewegt.	**Prinzip der Umwandlung:** Substantielle und metabolische Wirkkraft, welche biochemische Veränderungen verursacht.	**Prinzip der Struktur:** Aufbauende und erhaltende Wirkkraft, welche der Erhaltung und Reproduktion dient.
Funktionen: Enthusiasmus, Einatmen, Ausatmen, Bewegungen wie Laufen, Sprechen, Kreislauf aller Elemente und Substanzen im Organismus, Entsorgung von Abfallprodukten, Wehen.	**Funktionen:** Sicht, Verdauung, Hitzeproduktion, Hunger, Durst, Weichheit, Geschmeidigkeit, körperliche Ausstrahlung, Fröhlichkeit, Intelligenz.	**Funktionen:** Üppigkeit, gut funktionierende Gelenke, Stabilität, Ausdauer, Mut, Selbstzufriedenheit, Widerstandsfähigkeit.

Die drei pathophysiologischen Faktoren (Tridosha) können nicht als völlig unabhängige Einheiten betrachtet werden, sondern stehen immer in Beziehung zueinander und sind unzertrennlich. Alle drei Faktoren müssen in einem Organismus vorhanden sein, damit dieser funktionieren kann. Ihr Zusammenwirken ist mit den beiden Schalen einer Waage zu vergleichen. Wenn wir auf der einen Seite etwas wegnehmen, gerät die Waage aus dem Gleichgewicht. In diesem Fall haben wir aber drei Waagschalen, was die Sache auf den ersten Blick etwas komplexer erscheinen läßt. Die Dosha-Waage, um bei diesem Beispiel zu bleiben, reagiert eben nicht nur auf eine Veränderung des Gewichtes einer Substanz, sondern auch auf die Veränderung anderer Qualitäten. Die folgende Tabelle soll dies verdeutlichen, insbesondere, daß die Doshas sich sowohl im Zustand einer Über- wie auch einer Unterfunktion befinden können. Beides bedeutet einen abnormalen Zustand, der zu krankhaften Veränderungen führen kann.

Vata	Pitta	Kapha
Unterfunktion	Unterfunktion	Unterfunktion
Normal	Normal	Normal
Überfunktion	Überfunktion	Überfunktion

Sie sehen, daß die Bandbreite für den Normalzustand sehr eng ist. Hinzu kommt, daß, wenn einer der Doshas abnormal wird, dies auch meist negative Auswirkungen auf die beiden anderen Doshas hat, die sich eigentlich im Gleichgewicht befinden. Der Begriff von Krankheit ist, wie wir in der Pathologie noch sehen werden, äußerst exakt und tritt lange vor der Äußerung irgendwelcher Symptome ein.

Da die Doshas in ihrem physiologischen Zustand zur Bildung gesunder Körpergewebe führen, werden sie in dieser Funktion in der klassischen Literatur manchmal auch als Dhatu (die Substanz, die den Körper unterstützt) bezeichnet. Andererseits, wenn die Doshas durch ihr extremes Ungleichgewicht zur Produktion von toxischen Substanzen führen, werden sie auch Mala (die Substanz, die aus dem Körper eliminiert werden muß) genannt. Dieser Wirrwarr macht es für den Außenseiter nicht leicht, sich in den ayurvedischen Texten zurechtzufinden. Ich werde in meinem Buch nur die deutsche Bezeichnung »pathophysiologische Faktoren« oder das Sanskritwort *Dosha« benutzen. Wenn alle drei pathophysiologischen Faktoren gemeint sind, gebrauche ich auch das Wort »Tridosha«, da »Tri« drei bedeutet. In keinem Fall werden die Doshas völlig aus dem Körper eliminiert oder in Körpergewebe umgewandelt.

Die Doshas sind aus den fünf Elementen, Äther. Wind, Feuer, Wasser und Erde entstanden. Das oder die vorherrschenden Elemente geben dem einzelnen Dosha seinen Charakter. So bildet Vata eine Kombination von Äther und Wind, Pitta hauptsächlich von Feuer mit einem geringen Anteil von Wasser und Kapha von Wasser und Erde.

Elemente (Mahabhutas)	Pathophysiologische Faktoren (Dosha)	Eigenschaften, die Doshas von den Elementen übernehmen
Äther (Akasha) Wind (Vayu)	Vata	Kalt, trocken, mobil, leicht, penetrierend, klar, rauh
Feuer (Tejas) Wasser (Ap)	Pitta	Heiß, leicht ölig, mobil, flüssig, penetrierend, sauer, scharf
Wasser (Ap) Erde (Prithivi)	Kapha	Kalt, feucht, schwer, unbeweglich, weich, süß, schleimig

In der Gesundheitsvorsorge kann jede Person leicht mit Hilfe der oben genannten Eigenschaften den Zustand seiner Doshas feststellen. Eine trockene Haut zeigt zum Beispiel auf die Überfunktion von Vata hin. Großer Appetit bedeutet, Pitta ist vorherrschend. Ein Schweregefühl oder ein süßer Geschmack im Mund beim Aufstehen weist auf die Dominanz von Kapha. Entsprechende Maßnahmen, die antagonistisch zu den auftretenden Merkmalen der Doshas sind, stellen das physiologische Gleichgewicht schnell und einfach wieder her, lang bevor irgendwelche ernsthafteren Zustände auftreten können. Damit bildet das Wissen von den Eigenschaften der Doshas eine leicht anzuwendende Art der Gesundheitsvorsorge für jeden.

Bei akuten oder chronischen Krankheiten wird die Sache aber um einiges komplizierter, da oft zwei oder alle Doshas unterschiedlich stark involviert sind. Daher spricht man in solchen Fällen von mäßigen, ausgeprägten oder extremen Über- oder Unterfunktionen der Doshas. Die folgende Tabelle soll dies verdeutlichen.

	Vata	Pitta	Kapha
Mäßige Vata-Überfunktion, wobei die anderen Doshas noch nicht betroffen sind = leicht (mit nicht therapeutischen Maßnahmen) zu korrigieren	+	=	=
Ausgeprägte Vata-Überfunktion, die eine Unterfunktion von Pitta und Kapha mit sich zieht = relativ leicht zu therapieren	++	–	–
Extreme Vata-Überfunktion mit einer Überfunktion von Pitta (entzündliche Veränderungen) und Unterfunktion von Kapha (Atrophie), z. B. Polyarthritis = schwierig zu therapieren	++	+	–

Die nächste Tabelle zeigt, wie ein Glas Wasser, das einmal heiß oder kalt ist, Auswirkungen auf die einzelnen Doshas ausübt. Das bedeutet, ein Glas Wasser kann jemanden mit entsprechender Disposition krank machen, eine andere Person aber kurieren. Dieses Beispiel sollte ein für alle Male den Mythos, daß eine Substanz oder eine Therapie alle Personen mit der gleichen Erkrankung heilen kann, aus dem Weg räumen und zu einer differenzierteren Betrachtungsweise der Dinge und Abläufe in dieser Welt führen.

	Vata	Pitta	Kapha
Ein Glas heißes Wasser wird auf Grund seiner vorherrschenden Eigenschaften wie heiß, flüssig und feucht den stärksten reduzierenden Einfluß auf Vata ausüben, da es völlig antagonistisch zu allen Eigenschaften von Vata ist. Der reduzierende Einfluß auf Kapha ist weniger stark, da nur heiß, eine antagonistische Eigenschaft ist. Wenn in kleinen Mengen getrunken wird, kann heißes Wasser Kapha reduzieren. In zu großen Mengen führt es aber längerfristig zu einer Zunahme. Im Fall von Pitta führt die Einnahme von heißem Wasser zu einer Zunahme, denn Hitze ist die bedeutendste Eigenschaft auch von Pitta.	– –	+	–
Die Einnahme von eiskaltem Wasser wird wegen seiner Kälte zu einer Zunahme von Vata führen. Kapha, das feucht, kalt und schwer ist, wird stärker als Vata betroffen und nimmt stark zu. Wegen den mehrheitlich antagonistischen Eigenschaften des kalten Wassers wird Pitta deutlich reduziert.	+	–	++

Vata

Das Wort Vata enthält die Wurzel »Va«, was sich bewegen, Enthusiasmus generieren, bekannt machen, bewußt machen, sich Mühe geben bedeutet. Seine charakteristischen Eigenschaften übernimmt es von den Elementen Äther und Wind. Da Vata in Verbindung mit jenen psychischen und somatischen Prozessen steht, die in ihrer Natur hauptsächlich dynamisch sind, ist seine Funktion hauptsächlich rajasiker Natur. Deshalb kann die Präsenz von Vata bei mentalen Funktionen wie Auffassungsgabe, Sinneswahrnehmung, Begreifen, Konzentration und Enthusiasmus entdeckt werden. Es stimuliert die Sinne und trägt die Sinneseindrücke zur Psyche und von dort zu den Organen. Vata schafft die Voraussetzungen zum Sprechen, Hören und für den Tastsinn, stimuliert Agni (metabolische Prozesse), besorgt die Peristaltik, wie auch jede andere Bewegung im Körper. Vata besitzt einen besonderen Status unter den Doshas. Pitta und Kapha werden als statisch bezeichnet, den beide besitzen keine bewegungsinduzierende Kapazität. Nur Vata kann toxische Substanzen wirksam aus dem Körper entfernen, Wunden trocknen oder neues Wachstum in den Geweben stimulieren. Deshalb spielt Vata bei praktisch allen Therapieformen eine hervorragende Rolle.

Vata kontrolliert die Zellteilung, die Differenzierung von Organen, die Aktivität von Herz. Lunge, Magen und Darm. Es führt die Nervenimpulse von den Organen zum Gehirn und zurück, entsorgt Abfallprodukte wie Stuhl, Urin und Schweiß, aber auch Samen, Menstruation und den Fötus. Vata ist die treibende Kraft im Organismus.

Von Interesse ist die Differenzierung, die in der klassischen Literatur gemacht wird, zwischen Sharira-Vata oder biologischem Vata und Loka-Vata oder planetarischem Vata, daß die Position, Bewegung und den Orbit von Planeten regelt und wahrscheinlich auch die gleiche Funktion auf der atomaren Ebene ausübt.

Obwohl alle drei Doshas im ganzen Körper existieren, spricht man generell davon, daß Kapha eher im oberen Teil (Kopf und Lungen), Pitta in der Mitte (Magen und Dünndarm) und Vata im unteren Teil (Dickdarm und Extremitäten) residieren. Caraka beschreibt die speziellen Stellen, in denen normales Vata lokalisiert ist, als Blase, Rektum, Becken, Oberschenkel, Füße, Knochen und Dickdarm. Vagbhata erwähnt dazu noch Haut, Ohren und Nervensystem. Vata wird, wie auch Pitta und Kapha, in fünf Untergruppen aufgeteilt, die alle sehr spezifische Funktionen aufweisen.

Sensorische (zentripetala) Nerven	ZNS (Zentralnervensystem)	Motorik
Informationsaufnahme Pranavata	**Informationsverarbeitung** Prana & Udanavata	**Informationsabgabe** **Sympathikus** Vyanavata **Parasympathikus** Samanavata **Nach unten wirkende Kraft (im Bauchbereich)** Apanavata

Pranavayu oder Pranavata

Prana bedeutet »Essenz des Lebens«, und hat seinen Sitz vor allem im Kopf und ist auch im Hals und Thorax aktiv. Pranavata unterstützt vitale Lebensfunktionen wie die Psyche, Herz, Sinnesorgane und Intelligenz. Pranavata ist vor allem für die Informationsaufnahme verantwortlich und wird deshalb mit dem sensorischen System in Zusammenhang gebracht. Es ist verantwortlich dafür, daß wir Luft, Nahrung, Wasser, Wissen und Sinneseindrücke aufnehmen können. Daneben besorgt es das Husten, Niesen, Rülpsen und Schlucken der Nahrung.[30] Bei Störungen kann es zu Gefühlslosigkeit bestimmter Körperstellen, Hypersensibilität oder geistiger Verwirrung kommen.

Udanavayu oder Udanavata

Die Bewegung von Udana ist der von Pranavata genau entgegengesetzt, nämlich von innen nach außen und schließt folgende Funktionen mit ein: verbale Ausdruckskraft, Begeisterungsfähigkeit, Vitalität, Kraft, Gedächtnis, Gesichts und Körperfarbe und Bemühen im physischen wie im psychischen Bereich. Der Sitz von Udanavata ist im Thorax und auch im Hals, Nase und Nabel.[31] Sich erinnern bedeutet, Wissen nach außen zu tragen, welches zuvor mittels Pranavata aufgenommen wurde. Bei Störungen kann es zu Verlust von Lebensfreude und Lebenskraft kommen.

Vyanavayu oder Vyanavata

Vyanavata ist die Antriebskraft vom Zentrum zur Peripherie und steuert als solches die willkürlichen Bewegungen (Sympathikus). Sein Sitz liegt im Herzen, von wo es mit großer Geschwindigkeit im ganzen Körper zirkuliert.[32] Sushruta gibt als seine Funktion die fünf Bewegungsarten an, (1) Ausbreiten, (2) Zusammenziehen, (3) nach oben, (4) nach unten und (5) lateral verlaufender Schub. Kreislaufstörungen sowie Hemmungen der Bewegungsabläufe entstehen auf Grund nicht richtig funktionierendem Vyanavata.

Samanavayu oder Samanavata

Die Hauptaufgaben von Samanavata, das seinen Sitz nahe der Verdauungswirkkraft (Pacakapitta) hat, sind (1) die neurale Kontrolle der Sekretion der verschiedenen Enzyme, die zur Verdauung notwendig sind, (2) die Bewegung im Verdauungskanal, denn die Nahrung muß solange zurückbehalten werden, bis sie eine bestimmte Stufe der Verdauung abgeschlossen hat und (3) die Trennung der Essenz der Nahrung von ihren Abfallprodukten sowie (4) deren Entsorgung. Bei Störungen erfolgt eine mangelnde oder exzessive Magensaftproduktion.

Apanavayu oder Apanavata

Apana bedeutet »der untere Teil«, wie auch der Dickdarm bezeichnet wird. Apana bewegt sich auch in der Blase, Taille, in den Genitalien und Oberschenkeln.[33] Es sorgt für die Trennung von Festem und Flüssigem im Dickdarm wie auch für die Ausfuhr von Wasser (Urinieren),

[30] Ashtangahridaya, Sutrasthana, Kapitel 12, Vers 4

[31] Ashtangahridaya, Sutrasthana, Kapitel 12, Vers 5

[32] Ashtangahridaya, Sutrasthana, Kapitel 12, Vers 6-7

[33] Ashtangahridaya, Sutrasthana, Kapitel 12, Vers 9

die Erektion des Penis, die Ejakulation des Samens, den freien Fluß der Menstruationsflüssigkeit sowie die Wehen bei der Geburt. Störungen führen zu Impotenz, Unfruchtbarkeit, Fehlgeburten, Blähungen oder Verstopfung.

Normale und abnormale Zustände von Vata

Wir unterscheiden zwischen Sharira-Vata (biologischem Vata) und Manasika-Vata (psychischem Vata). Eine Unterfunktion von Vata zeigt immer die gleichen Symptome wie eine Überfunktion des entgegengesetzten Dosha, in diesem Fall von Kapha. Deshalb wird generell mehr Wert auf die Überfunktion gelegt, d. h. die jeweilige Unterfunktion wird mit der Überfunktion des oppositionellen Doshas bezeichnet. Die Überfunktion ist genau genommen eine Zunahme eines oder mehrerer Doshas, die, wie Sie im Kapitel Pathologie erfahren werden, einen genau bestimmten Ablauf von sechs Stadien (Kriyakalas) durchläuft. Die folgende Tabelle zeigt eine Zusammenfassung der wichtigsten Funktionen von Vata sowie die Folgen des abnormalen Stadiums.

Biologisches Vata		Psychisches Vata	
Normal	Abnormal	Normal	Abnormal
Optimale Funktion der Sinnesorgane, Motorik, Sauerstoffaustausch, Kreislauf, Produktion der für die Verdauung notwendigen Enzyme, Ausscheidung, Potenz, Fruchtbarkeit, Ejakulation, Geburtswehen, Regulierung der körperlichen Funktionen.	Gestörte Funktion der Sinneswahrnehmung und Motorik, Dehydration, Rauhheit, Dunkelfärbung der Haut, Lähmungen, Blähungen, Verstopfung, Kältegefühl, Gewichtsverlust, frühzeitige Alterserscheinungen.	Enthusiasmus, verbale und emotionelle Ausdrucksfähigkeit, Erhaltung des Gleichgewichtes von Körper und Geist, schnelle Auffassungsgabe.	Depressive Verstimmungen, Sprachstörungen, überhöhte Sensibilisierung, Psychosen, Verlust von Konzentration und Unterscheidungsvermögen, Schlaflosigkeit.

Situationen von natürlichem Vata-Überschuß

Die nächste Aufstellung ist nicht nur für das Verständnis des Funktionierens von Vata, sondern später auch für die Diagnose sehr wichtig, denn sie zeigt verschiedene Situationen, in denen eine Zunahme von Vata stattfindet.

- Am frühen Morgen um 4 Uhr
- Am späten Nachmittag um 4 Uhr

- nach dem 70 Lebensjahr
- nach der Verdauung, d.h. ca. zwei Stunden nach dem Essen
- nach der Einnahme von Nahrungsmitteln, die leicht, trocken, kalt, von geringem Nährwert oder von geringer Quantität sind
- bei kalter, windiger und trockener Witterung
- bei Erschöpfung wie nach sportlicher Betätigung, Überanstrengung, intensivem Studium, Sex, Arbeit, usw.
- nach einem kalten Bad
- nach Verletzungen
- nach Unfall
- nach Verlust von Körpergewebe
- bei und nach Reisen
- bei Trauer
- bei Angst
- nachdem man erschreckt wurde
- bei Sorgen
- bei Streß
- bei intensiver Lust
- bei Schlafmangel

Pitta

Verglichen mit dem schwer faßbaren Vata, ist das Phänomen Pitta leichter zu erklären. Es steht für klar definierbare physikalische und mentale Strukturen. Das Wort bedeutet Erhitzen, Erwärmen oder Verbrennen.

Pitta und seine fünf Aspekte gibt die Farbe, insbesondere beim Plasma in seiner Umwandlung zu Blutgewebe, es fördert die Verdauungs- und metabolischen Prozesse, erzeugt Ojas (die Essenz aller Gewebe), entfaltet die Sehkraft, unterstützt den Intellekt und ist verantwortlich für die Körpertemperatur.[34] Und hier die entsprechend Definition von Vagbhata: Pitta ist für die Hitze im Körper verantwortlich, es entfaltet die Sehkraft, verursacht Appetit und Durst, gibt dem Körper Leuchtkraft, unterstützt Intelligenz, Mut und macht den Körper geschmeidig.[35]

Hiermit haben wir einen Überblick über die funktionellen Aspekte von Pitta. Es besteht hauptsächlich aus dem Feuer-Element. Einige Autoritäten betrachten aber auch das Wasser-Element als einen wichtigen Bestandteil und erklären damit die flüssige Natur von Pitta. Die physikalischen Eigenschaften von Pitta werden von Sushruta, Caraka, Vagbhata, Kashyapa und Sharangadhara wie folgt aufgelistet:

[34] Sushruta Samhita, Sutra Sthana, Kapitel 21, Vers 9

[35] Ashtangahridaya, Sutra Sthana, Kapitel 11, Vers 2

Farbe	Rot, Blau, Gelb (andere als Weiß)
Konsistenz	flüssig, leicht klebrig
Dichte	leicht
Geschmack	bitter, sauer
Geruch	von Fleisch, faul, unangenehm
Andere Qualitäten	heiß, durchdringend, scharf, intensiv

Die Erwähnung von Pitta als Nebenprodukt von Raktadhatu (Blutgewebe) hat große Bedeutung. »Pitta ist das Abfallprodukt von Rakta, einerseits wegen seiner intimen Verbindung mit Rakta und andererseits wegen seiner Fähigkeit, Rakta zu schwächen. Daneben besitzt Pitta praktisch identische Eigenschaften wie Rakta, und beide haben ihren Sitz in der Leber und Milz.«[36] Die Folgerung aus diesen Äußerungen und der Aussage von Caraka (entsprechend welcher Pitta ein Abfallprodukt von Blutgewebe sei)[37] ist, daß Pitta aus einer Kombination von Lebergalle und Pankreassaft besteht. Die Pigmente der Galle, Bilirubin und Biliverdin, bilden Teile des Hämoglobin-Komplexes. In diesem Zusammenhang können wir sagen, daß Pitta seinen Sitz im Blut hat. Diese Blutpigmente sind aber auch Abfallprodukte des Blutes, d. h. Pitta ist dementsprechend auch das Abfallprodukt von Blut. In beiden Fällen werden also die Aussagen der ayurvedischen Autoren bestätigt. Hinzu kommt noch die Feststellung von Vagbhata, daß bei einer Überfunktion von Pitta sich Urin, Stuhl, Augen und Haut gelblich verfärben, Appetit, Durst, Brennen und Schlaflosigkeit zunehmen.[38] Man führt heute diese Verfärbung auf ein erhöhtes Vorkommen von Gallepigmenten zurück.

Pitta ist vor allem in der Region zwischen Brustwarzen und Nabel lokalisiert. Auch Pitta hat fünf Untergruppen, die entsprechend moderner Formulierung wie folgt eingeteilt werden können.

Primärer Metabolismus	Formation von roten Blutkörperchen	Formation von Neurotransmittern	Formation von retinalen Pigmenten	Formation von Hauptpigmenten
Pacakapitta	Ranjakapitta	Sadhakapitta	Alocakapitta	Bhrajakapitta

[36] Ashtangahridaya, Nidana Sthana, Kapitel 3, Vers 3

[37] Caraka Samhita, Cikitsa Sthana, Kapitel 15, Vers 11

[38] Ashtangahridaya, Sutra Sthana, Kapitel 11, Vers 6

Pacakapitta

Die primäre Umwandlung der Nahrung untersteht Pacakapitta. Ihre Funktion wird von Samanavata unterstützt, das die neurale Kontrolle der Sekretion der Verdauungsenzyme besorgt. Alle weiteren Aufgaben von Pitta hängen vom Zustand von Pacakapitta ab. Es findet sich im Magen, Dünndarm und Dickdarm. Eine Behinderung von Pacakapitta führt zu Verdauungsstörungen und beeinträchtigt alle anderen Untergruppen von Pitta sowie von Agni (biologisches Feuer).

Ranjakapitta

Ranja bedeutet rot. Dies deutet auf seine Aufgabe hin, nämlich die Umwandlung von Rasa (Plasma) in Blutgewebe, insbesondere in dessen hämoglobinem Anteil. Ranjakapitta ist für die sekundäre Verdauung verantwortlich und hat seinen Sitz in Leber und Milz. Eine Störung führt zu einem Mangel an Hämoglobin und Blut.

Sadhakapitta

Hinweise in der klassischen Literatur besagen, daß Sadhakapitta mit den höheren mentalen Fähigkeiten wie Wissen, Selbstbewußtsein und Intelligenz in Zusammenhang gebracht wird, und deshalb als psychologische Funktion verstanden werden kann die ihrerseits mit der Synthese von neurohormonaler Substanzen aufs engste verbunden ist. Bei einer Störung kommt es zu geistiger Unbeweglichkeit, mangelnder Intelligenz und Mutlosigkeit.

Alocakapitta

Die Funktion von Alocakapitta ist die Formation retinaler Pigmente. Sein Sitz liegt im Auge (Drishti Mandala = Netzhaut). Eine Störung führt zu vermindertem Sehvermögen.

Bhrajakapitta

Die Formation einer normalen oder abnormalen Hautfarbe hängt von Bhrajakapitta ab, ebenso die körperliche Ausstrahlung sowie die Aufnahme und Umwandlung von auf die Haut aufgetragener Substanzen. Schließlich kontrolliert es auch die Körpertemperatur. Da Bhrajakapitta, wie alle anderen Formen von Pitta, eine Stoffwechselfunktion darstellt, können wir sagen, daß der Zustand unserer Haut direkt von unserer Nahrung und dem Zustand von Pitta abhängig sind. Deshalb ist es sehr wichtig, vor dem Auftragen von medizinischen Ölen darauf zu achten, daß Pitta optimal funktioniert, ansonsten können die aufgetragenen Substanzen nicht absorbiert werden.

Normale und abnormale Zustände von Pitta

Eine Unterfunktion von Pitta führt zu Kältegefühl, Angstzuständen und bleicher Haut. Sie ähnelt den Überfunktionen von Vata und Kapha. Typische Merkmale von Pitta-Überfunktionen sind die gelbliche Verfärbung der Haut, Augen, Urin und Stuhlgang. Haut und Augen brennen, die Körpertemperatur beginnt zu steigen, Ekzeme und entzündliche Veränderungen entstehen. Im emotionalen Bereich führt eine Zunahme von Pitta zu Ausbrüchen von Wut, Haß und Eifersucht.

Nachfolgend eine Zusammenstellung der normalen und abnormalen Stadien, welche Unter- und Überfunktionen mit einschließen.

Biologisches Pitta		Psychisches Pitta	
Normal	Abnormal	Normal	Abnormal
Guter Appetit, Durst, Verdauung, Sehkraft, optimale Bildung der roten Blutkörperchen und der Blutmenge, normale Körpertemperatur, Körperfarbe, Ausstrahlung, gesunde und widerstandsfähige Haut, Bildung von Ojas (Essenz aller Gewebe).	Störungen des Appetits, Verdauung, Durstes, Verminderung des Sehvermögens, überempfindliche Augen, Mangel an roten Blutkörperchen, Blutplättchen und Blut, zu niedrige oder zu hohe Körpertemperatur, Hautkrankheiten, keine körperliche Ausstrahlung, kein Ojas wird gebildet.	Courage, Fröhlichkeit, beweglicher Geist, gute Auffassung und ausgeprägte Intelligenz.	Angstzustände, Wutanfälle, Konfusion, geistige Behinderung, Mutlosigkeit.

Situationen von natürlichem Pitta-Überschuß

Hier sind typische Situationen aufgelistet, in denen Pitta durch natürliche Umstände immer zunimmt. Entsprechend sollten sie von Menschen mit Pitta-Konstitutionen oder -Krankheiten besonders beachtet werden.

- am Mittag
- um Mitternacht
- im mittleren Lebensabschnitt (19 bis 69)
- während der Verdauung, d.h. ca. eine halbe Stunde nach dem Essen
- nach der Einnahme von Nahrungsmitteln, die ölig, trocken, heiß, scharf, sauer, salzig sind
- bei heißer und schwüler Witterung
- bei starker Sonneneinwirkung
- nach einem heißem Bad
- während des Fastens
- wenn Hunger und Durst unterdrückt werden
- bei Wut, Eifersucht, Haß
- bei intensiver intellektueller Anstrengung

Kapha

Kapha ist auch bekannt unter dem Synonym »Sleshma« und birgt Ähnlichkeit mit konkreten, stabilen Substanzen. Diese Stabilität beruht auf der Präsenz der Elemente Wasser und Erde, die für die strukturelle Integrität des Körpers verantwortlich sind. Die Eigenschaften von Kapha sind schwer, kalt, weich, stabil, schleimig und süß. Tamas dominiert Kapha, wie auch seine Bestandteile Erde und Wasser und bestimmt die Qualität der somatischen und psychischen Funktionen.

Der Ausdruck Kapha kann als Produkt aus dem Wasserelement definiert werden, und Sleshma bedeutet Zusammenkleben oder Zusammenhalten. Die Körpergewebe, die als Sitz von Kapha bezeichnet werden, haben alle nahezu die gleiche elementare Zusammensetzung, wie auch aus der Tabelle im nächsten Abschnitt »Relative Dominanz der elementaren Bestandteile in den Doshas und Dhatus (Körpergewebe)« hervorgeht. Caraka bezeichnet Kapha in seinem normalen Stadium als verantwortlich für Körperkraft, Widerstandskraft gegen Krankheiten und Zerfall. Kapha erhält die Funktion der Schmierung, des Zusammenhaltes der verschiedenen Körperstrukturen, insbesondere der Gelenke, der Förderung der Maße, der sexuellen Potenz und Fruchtbarkeit. Hinzu kommen mentale Fähigkeiten wie Geduld, Ausdauer, Seelenstärke, Begierdelosigkeit, Harmonie. Die enorme Hitze, welche durch die biochemische Funktion von Pitta generiert wird, und die Abnutzungserscheinungen, verursacht durch Vata, müssen von Kapha wieder normalisiert werden. In diesem Sinne funktioniert Kapha wie die Kühlflüssigkeit und das Öl in einem Motor, während Pitta für die Umwandlung von Kraftstoff in Energie verantwortlich ist und Vata die daraus resultierende Kinetik darstellt. Zudem ist Kapha durch Zirkulation wässriger Substanzen im ganzen Körper für die Versorgung mit Nährstoffen verantwortlich. Der obere Körperteil wird als Sitz von Kapha bezeichnet. Dort bewegt sich Kapha vor allem im Kopfbereich, im oberen Brustraum, in den Gelenken, im Oberbauch und im Fettgewebe. Auch Kapha wird weiter in fünf Untergruppen aufgeteilt, von denen jede ganz bestimmte Funktionen ausübt.

Bildung der außerzellulären Flüssigkeit im generellen und perikardialen im besonderen	Bildung des Magenschleimes	Bildung der zerebrospinalen Flüssigkeit	Bildung von Speichel	Bildung von Synovia (Gelenkflüssigkeit) und Kollagen
Avalambaka-Kapha	Kledaka-Kapha	Tarpaka-Kapha	Bodhaka-Kapha	Sleshaka-Kapha

Avalambakakapha
Durch wiederholtes Zusammenspiel und Entspannen der Lungen, des Herzens und des Darmes werden diese Organe einer Abnutzung ausgesetzt. Die feinen, schleimigen interstitiellen Sekretionen (Gewebeflüssigkeiten), die von Avalambaka Kapha kontrolliert werden, bieten einen wirksamen Schutz. Eine Störung führt zu Herzklopfen, Herz- und Lungenschwäche.

Kledakakapha
Kledakakapha sorgt dafür, daß der Magen und andere innere Organe durch die starken Verdauungssäfte von Pitta nicht gleich mitverdaut werden. Sie schützt diese Organe auch vor zu heißer oder zu kalter Nahrung. Der Magenschleim befeuchtet die Nahrung und löst ihre Moleküle. Gastrische und Duodenumgeschwüre können durch die Schwächung von Kledakakapha entstehen.

Tarpakakapha
Sushruta beschreibt, daß Tarpakakapha im Gehirn seinen Sitz hat und von da aus die Sinnesorgane nährt. Es kann in moderner Terminologie mit der zerebrospinalen Flüssigkeit verglichen werden.

Bodhakakapha
Bodhakakapha dient der Geschmackswahrnehmung. Schädigende Substanzen werden mittels dieser Funktion sofort ausgespuckt oder zurückgewiesen. Die Geschmacksrezeptoren reagieren nur auf Stoffe, die in der oralen Flüssigkeit aufgelöst sind. Der Speichel hilft beim Sprechen, weist eine Verdauungsfunktion auf und hat eine antibakterielle Wirkung. Bei einer Störung geht der Geschmackssinn verloren.

Sleshakakapha
Sleshakakapha hat seinen Sitz in den Gelenken und seine Funktion ist deren Schmierung. Die Folgen einer Störung sind instabile Haltung oder Abnutzung der Gelenke.

Normale und abnormale Zustände von Kapha
Wenn eine Unterfunktion von Kapha besteht, entsteht ein Gefühl der Leere und Herzklopfen, die Gelenke werden locker und die Widerstandskraft und Stabilität des Gewebes wird reduziert. Dieser Zustand ähnelt der Überfunktion von Vata. Bei einer Überfunktion von Kapha kommt es zu Appetitverlust, Erbrechen, Schweregefühl, Wasseransammlungen im Gewebe, Husten mit starkem Schleimauswurf, übermäßigem Schlaf, Blutleere, Lethargie und Faulheit.

Biologisches Kapha		Psychisches Kapha	
Normal	Abnormal	Normal	Abnormal
Verleiht Geschmeidigkeit, Zusammenhalt und Schmierung der Gelenke, Stabilität und Kraft der Arme und Beine, Gewicht und Volumen, sexuelle Kraft und Fruchtbarkeit, Widerstandskraft und Immunität gegen Krankheiten und Zerfall, Dauerhaftigkeit, Heilvermögen und Aufbau neuen Gewebes.	Appetitverlust, Gewebeschwäche oder Bildung von zuviel Gewebe, insbesondere des Fettgewebes, Impotenz, Unfruchtbarkeit, Fettleibigkeit, Verlust der körpereigenen Immunität, Abmagerung, zuviel Schlaf.	Durchhaltevermögen, Halt, Intelligenz, Seelenstärke, Geduld, Begierdelosigkeit, Gedächtnis.	Antriebslosigkeit, Lethargie, Ignoranz, Konfusion, Verständnislosigkeit, geistige Unbeweglichkeit.

Situationen von natürlichem Kapha-Überschuß

In den folgenden Situationen herrscht eine natürliche Überfunktion von Kapha:

- am Vormittag um 8 Uhr
- am Abend um 8 Uhr
- im Kindesalter
- unmittelbar nach dem Essen
- nach Einnahme von Nahrungsmitteln, die süß, ölig, fett und kalt sind
- nach Einnahme von zuviel Wasser
- bei körperlicher Inaktivität
- nach einem Mittagsschlaf
- generell nach Schlaf, insbesondere nach zuviel Schlaf
- bei kalter und feuchter Witterung
- bei Habgier, Geiz und starker materieller Verhaftung

Der psychophysiologische Faktor – Sattva

Sattva oder Makellosigkeit gilt nicht als Mansadosha oder psychopathologischer Faktor, denn es hat keinerlei pathologische Wirkungsweise. Der Geist folgt dem Körper, aber auch das Umgekehrte trifft zu. Ein reiner Geist kann gesundheitsfördernde Auswirkungen auf den Körper haben und im Heilungsprozess unermeßliche Hilfe leisten. Andererseits kann insbesondere eine chronische Krankheit die Psyche negativ belasten.

Sattva wird als rein (shuddha), illuminierend (prakashaka) und hilfreich (hita) beschrieben und deshalb wird die Psyche, welche unter diesem Einfluß steht, als ruhig, wohlwollend und in der Lage bezeichnet, korrektes Wissen durch die Sinnesorgane zu erlangen und entsprechend korrekt zu reagieren. Darum spielt Sattva in der Gesundheitserhaltung sowie bei der Behandlung eine ideale Rolle. Yoga, Meditation und eine ethische Lebensweise fördern den psychophysiologischen Faktor Sattva. Ein Arzt sollte keine Hemmung haben, seinen Patienten Tips für eine ethische Lebensweise zu erteilen, denn hier geht es nicht um moralische Dogmas. Er sollte sich jedoch in acht nehmen, die religiöse und emotionelle Struktur der Patienten zu verletzen.

Ein äußerst wichtiger Faktor zur Förderung von Sattva ist die Ernährungsweise. Dies wird im entsprechenden Kapitel ausführlich behandelt. Hier nur ein wichtiger Hinweis: Eine Vermehrung von Sattva ist unmöglich, solange jemand Fleisch verzehrt.

Die zwei psychopathologischen Faktoren – Mansadosha

Caraka sagt, daß neben den drei pathophysiologischen Faktoren, die zu krankhaften Veränderungen des Körper führen können, auch zwei psychopathologische Faktoren bestehen, welche die Psyche pathologisch beeinflussen können. Diese Faktoren sind Rajas (Passion) und Tamas (Passivität). Es existiert keine Krankheit, die nicht von diesen fünf Faktoren verursacht wurde.[39]

Rajas

Rajas wird als instabil (cancala), ständig in Bewegung (gatishila), schnell handelnd (shighra) und kräftig (balavan) beschrieben. Entsprechend übernimmt auch die Psyche unter diesem Einfluß ähnliche Eigenschaften. Eine Person wird schnell irritiert, unbeständig, ängstlich, eifersüchtig, stolz, leidenschaftlich und unfähig nicht in der Lage, auf Situationen richtig zu reagieren.

Es ist leicht verständlich, daß ein Individuum unter dem Einfluss von Rajas, oft nicht im Interesse seiner Gesundheit handelt. Bedingt durch Fehlverhalten betreffend Lebensweise und Ernährung entstehen Krankheiten.

Der psychopathologische Faktor Rajas kann aber auch direkten negativen Einfluß auf die Dosha, Körpergewebe (Dhatu) und Agni (biologisches Feuer) ausüben.

[39] Caraka Samhita, Sharira Sthana, Kapitel 4, Vers 34

Tamas

Dieser pathologischer Faktor wird als unbeweglich (sthira), langsam (manda), repressiv (avasadaka) und behindernd (avarodhaka) bezeichnet. Eine von Tamas beeinflußte Psyche wird sehr träge, ignorant, wahnhaft und ist nicht in der Lage ihre Situation zu verstehen.

In solchen Zuständen ist es unbedingt notwendig, die Psyche des Patienten zu beeinflussen. Ansonsten ist die Behandlung rein symptomatisch und wird nach Abbrechen der Behandlung wieder aufkeimen.

Die beiden psychopathologischen sowie die psychophysiologischen Faktoren können im Sinne einer Beeinflussung des Immunsystems via des Nerven- und endokrinen Systems verstanden werden, ähnlich dem Vorgehen in der modernen Psychoneuroimmunologie.

Die sieben Körpergewebe – Saptadhatu

Mit Dhatu werden Grundsubstanzen des Körpers bezeichnet, die diesen unterstützen und erhalten. Im Normalzustand werden diese Substanzen, ausser bei Geschlechtsverkehr und Geburt, niemals vollständig aus dem Körper entfernt, denn der Organismus kann es sich nicht leisten, diese wertvollen Gewebe zu verlieren. Falls doch eine Eliminierung stattfinden sollte, handelt es sich um eine lebensbedrohliche Situationen. Während des Stoffwechsels werden die brauchbaren Stoffe von den Abfallprodukten abgesondert. Die sogenannte »verdaute Nahrung« bildet die Ausgangsbasis der sieben Körpergewebe (Saptadhatu), die nacheinander sieben verschieden Evolutionsstufen durchlaufen, in deren Verlauf eine Art Potenzierung stattfindet. Im Gegensatz zu den Doshas, welche Krankheiten verursachen können, sind die sieben Körpergewebe der Ort, wo diese Krankheiten sich manifestieren.

Gewebe	Art	Funktion
Plasma (Rasa)	zirkulierende Nährstoffe	Nahrungszufuhr
Blut (Rakta)	hämoglobiner Teil des Bluts	Sauerstoffaustausch
Muskel (Mamsa)	Muskelgewebe	Bewegung
Fett (Meda)	Fettgewebe	Schmierung
Knochen (Asthi)	Knochengewebe	Stützung
Nerven, Knochenmark (Majja)	Knochenmark und Nervengewebe	Informationsfluß
Fortpflanzung (Shukra)	Fortpflanzungsgewebe	Reproduktion

Die Dhatus, so wie auch die Doshas, bestehen aus den fünf elementaren Bestandteilen (Pancamahabhuta). Entsprechend den Anteilen dieser Elemente übernehmen sie auch deren Eigenschaften. Daraus ist ersichtlich, daß Kapha mehrheitlich in den Dhatus vorherrscht, z. B. in Plasma, Muskel, Fett, Knochen, Knochenmark und Reproduktionsgewebe.

Dosha & Dhatu	Erde (Prithivi)	Wasser (Ap)	Feuer (Tejas)	Wind (Vayu)	Äther (Akasha)
Vata				++	+
Pitta		+	++		
Kapha	+	++			
Plasma (Rasa)		++			
Blut (Rakta)		++	+		
Muskel (Mamsa)	++	+			
Fett (Meda)	+	+			
Knochen (Asthi)	++				
Nerven (Majja)		+			
Reproduktion (Shukra)		+			

Im Verlauf seiner Entwicklung durchläuft jedes Gewebe verschiedene Veränderungen. Auf Grund der Wirkung eines gewebeeigenen Stoffwechsels (Dhatwagni) kommt es vorerst zur Bildung von Gewebematerial (Poshaka-Dhatu oder Ashtayi-Dhatu), das zur Unterstützung der stabilen Gewebe (Sthayi-Dhatu) dient. Entsprechend der Physiologie der Ayurveda bestehen einerseits die sieben bereits formierten Gewebearten (Sthayi-Dhatu), die den Körper unterstützen, und andererseits sieben gewebespezifische Stoffwechselprodukte, welche die einzelnen Gewebe unterstützen. Die Bezeichnung Körpergewebe (Dhatu) wird für beide Arten benutzt.

Der Verdauungsprozeß besteht aus zwei Stufen: (1) Prasada-Paka oder wörtlich »der Stoffwechsel, welcher brauchbare Substanzen hervorbringt« stellt die Bestandteile her, die für die Wiederherstellung der vom Gewebe verbrauchten Substanz notwendig sind, und (2) Kitta-Paka oder Abfallprodukte, die aus dem Körper ausgeschieden

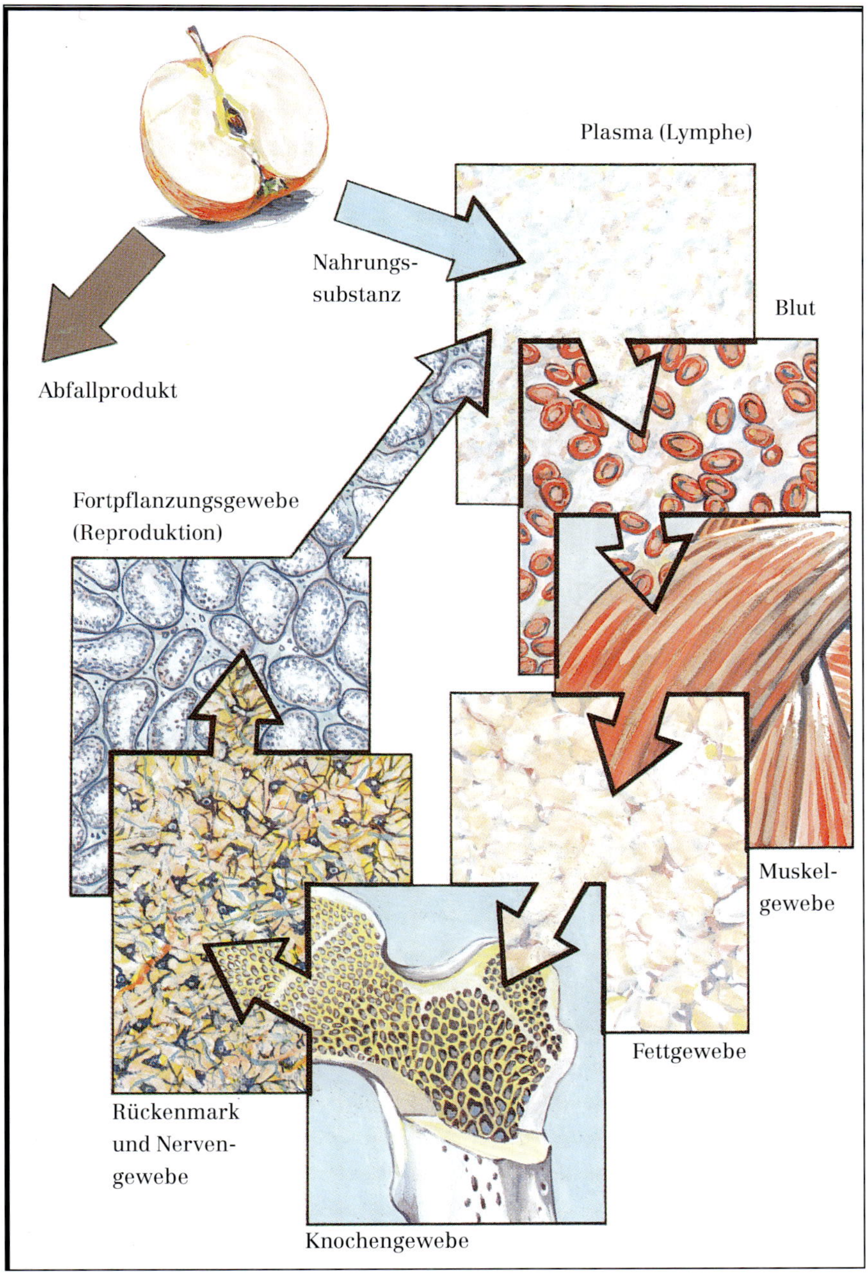

Die fortschreitende Entstehung der sieben Körpergewebe (Dhatu) aus der Nahrung

werden oder zum Aufbau solcher Strukturen wie Haare, Nägel, usw. dienen. Im Verlauf dieser Digestion entstehen auch die sekundären Gewebe (Upadhatu).

Falls der Gewebestoffwechsel zu gering ausgebildet ist, wird zuviel Gewebe produziert, daß von geringer Qualität ist. Falls der Gewebestoffwechsel zu hoch ist, wird zu wenig Gewebe produziert, es verbrennt förmlich. Dies wird klar ersichtlich, wenn wir die verschiedenen Arten von biologischem Feuer (Agni) später in diesem Kapitel behandeln werden.

Die »potenzierten« Gewebearten dienen den weniger »potenzierten« als Energiespeicher. So ist Blutgewebe (Rakta) konzentriertes Plasma (Rasa), Muskelgewebe (Mamsa) konzentriertes Blutgewebe (Rakta), usw. »Potenziertes« Gewebe ist von geringerer Quantität aber von höherer Qualität als die weniger »potenzierten«, wie Sahne von geringerem Volumen aber höherer Qualität als Milch ist. Butter wiederum ist von weniger Quantität als Sahne aber von höherer Qualität. Während Plasma (Rasa) mit der Nahrungsaufnahme täglich gebildet wird, stellt die Bildung der anderen Dhatu einen langwierigen Prozeß dar. So werden etwa 35 Tage benötigt, bis aus Plasma (Rasa) Reproduktionsgewebe (Shukra) entsteht. So wie jedes Gewebe das nachfolgende unterstützt, so unterstützt auch das potenzierte Fortpflanzungsgewebe (Shukra), und insbesondere Ojas, die anderen und bildet somit einen geschlossenen Kreislauf.

Plasma (Rasadhatu)

Rasadhatu ist die Grundsubstanz der Körpergewebe und am ehesten mit der Lymphe und dem Blutserum vergleichbar. Diese eiweißhaltige Flüssigkeit zirkuliert im ganzen Körper, und führt allen Gewebearten, insbesondere dem Blutgewebe (Raktadhatu) Nährstoffe zu. Rasadhatu besorgt den Wasserhaushalt im Organismus und erhält das Gleichgewicht der Elektrolyse. Es ist im ganzen Körper verteilt, aber seine Hauptsitze sind das Herz, die Blutgefäße, das Lymphsystem, Haut und Schleimhäute. Wenn es in ausreichender Menge vorhanden ist, trägt es zur Vitalität und Aktivität bei. Rasa kann mit Lebensfreude übersetzt werden. In diesem Sinn fördert Rasadhatu auch den Sinn für Schönheit und Lebensfreude.

- Bei einem Mangel von Rasadhatu werden Haut und Lippen rauh und trocken. Müdigkeit, Muskelzittern, Lärmempfindlichkeit, beschleunigter Puls, Schmerzen sowie ein Gefühl der Leere in der Herzgegend sind weitere Mangelerscheinungen.
- Bei einem Überschuß von Rasadhatu vermehren sich Schleim und Speichel; die Körperkanäle (Shrotas) werden blockiert, Schwindel und Appetitlosigkeit entstehen und Kapha nimmt im ganzen Körper zu.
- Das sekundäre Gewebe (Upadhatu) von Rasadhatu ist die Muttermilch.
- Kapha wird als Abfallprodukt (Mala) von Rasadhatu betrachtet.

Blut (Raktadhatu)

Rote Blutkörperchen sorgen für den Sauerstoffaustausch des Organismus und dieser Teil des Blutes, das heißt Blut weniger Plasma, ist mit Raktadhatu gemeint. Rasadhatu koexistiert mit Raktadhatu auf der Ebene der Blutgefäße und des Herzens. Ein Teil des Rasadhatu trennt sich vom Blut in den Kapillaren und kehrt via Lymphsystem zum Herzen zurück. Wird dem Körper ausreichend Sauerstoff zugeführt, so zeigt sich dies unter anderem auch in der Körper- und Gesichtsfarbe. Raktadhatu soll auch für den Tastsinn verantwortlich sein, nährt das Muskelgewebe (Mamsadhatu) und sorgt für Leben (Jivanam). Wenn der Mensch genügend Raktadhatu besitzt, strahlt er förmlich vor Lebensenergie und verfügt über Liebe sowie Vertrauen.

- Mangelerscheinung sind blasse Haut, niedriger Blutdruck, Verlangen nach sauren und scharfen Nahrungsmitteln, Schock, Gefühl der Trockenheit im Kopf, Verlust der körperlichen Ausstrahlung sowie trockene, rissige Haut.
- Bei einem Überschuß von Raktadhatu entstehen Hautkrankheiten, Abszesse, Vergrößerung der Leber und Milz, Hypertonie, Tumore, Gelbsucht, Delirium, Hautbrennen, Rötung der Haut, der Augen und des Urins.
- Das sekundäre Gewebe (Upadhatu) von Raktadhatu ist die menstruale Flüssigkeit.
- Das Abfallprodukt (Mala) von Raktadhatu ist Pitta.

Muskelgewebe (Mamsadhatu)

Mamsa heißt eigentlich Fleisch. Das Muskelgewebe ermöglicht jede Art von Bewegung wie auch Fortbewegung und hält den Körper zusammen. Es nährt das nächste Gewebe, Meda und verschiedene Abfallprodukte. Wenn dieses Gewebe gut ausgebildet ist, verleiht es dem Körper nicht nur Kraft und Schutz sondern auch Selbstbewußtsein und Mut. Es ist interessant, wie Ayurveda auch immer die psychologische Auswirkung der Gewebe aufzeigt. Das ausgeprägte, wenn nicht schon abstoßende Selbstvertrauen von sogenannten Muskelprotzen ist auch bei uns sprichwörtlich. Wir können deshalb diese Aussage nachvollziehen.

- Mangelerscheinungen sind Abmagerung, im besonderen von Hüften, Bauch und Nacken und im allgemeinen die Muskelatrophie. Es entstehen Müdigkeit, Schlaffheit der Glieder, Koordinationsstörungen und Unsicherheit.
- Anzeichen von einem Überschuß von Mamsadhatu sind Schwellungen und Tumore im Muskelgewebe, Anschwellen der Drüsen, Fettsucht, Vergrößerung der Leber, Irritierbarkeit, aggressives Verhalten. Bei Frauen kann eine fibröse Beschaffenheit der Gebärmutter zu Fehlgeburten, Unfruchtbarkeit und Zysten führen.

- Das sekundäre Gewebe (Upadhatu) von Mamsadhatu sind gewisse Sehnen (Kandaras)
- Spezielle Abfallprodukte (Mala) von Mamsadhatu sind die Exkremente der verschiedenen Körperöffnungen (Kha Mala).

Fettgewebe (Medodhatu)

Die Aufgabe des Fettgewebes ist die Schmierung der Muskeln, Bänder, Gelenke und anderer Gewebe. Es verleiht eine gute Stimme. Psychologisch gibt es das Gefühl, umsorgt zu sein. Deshalb nehmen viele Menschen an Gewicht zu, um dem Gefühl, nicht geliebt zu werden, etwas entgegenzusetzen. Das gleiche gilt für depressiven Störungen.

- Eine Mangelerscheinung bewirkt Schwächung und knackende Geräusche der Gelenke, Müdigkeit, Ermüden der Augen, Vergrößerung der Milz, Abmagerung, schwache Knochen, brüchige Nägel, Haare und schlechte Zähne.
- Überfunktionen sind Fettsucht, Lethargie, Müdigkeit, Bewegungseinschränkung, Asthma, sexuelle Schwäche, Durst, Hypertonie, Diabetes, Hängebusen, Hängebauch. Im emotionellen Bereich führt es zu Abhängigkeit von materiellen Dingen und Angst.
- Medodhatu bildet verschieden sekundäre Gewebearten (Upadhatu), wie die Blutgefäße (Siras), Muskelfett (Vasa), die sechs (oder sieben) Hautschichten (Sat Tvaka) und Sehnen (Snayu)
- Abfallprodukt (Mala) ist der Schweiß (Sweda).

Knochengewebe (Asthidhatu)

Asthidhatu stützt alle Körpergewebe, insbesondere das Muskelgewebe und nährt das Nervengewebe (Majjadhatu). Auch im psychischen Bereich verleiht ein gesundes Knochengewebe Sicherheit, Stabilität und Ausdauer.

- Mangelerscheinungen von Knochengewebe sind Übermüdung, lockere Gelenke, brüchige Nägel, Haarausfall sowie schlechte Zähne.
- Ein Überschuß von Asthidhatu führt zu Knochenauswüchsen, Spornen, extra Zähnen, übergroßem Körperbau, Gelenkschmerzen, Arthritis, Knochenkrebs.
- Sekundärgewebe (Upadhatu) sind die Zähne.
- Als Abfallprodukte (Mala) werden Haare und Nägel angegeben.

Knochenmark und Nervengewebe (Majjadhatu)

Die Aufgabe von Majjadhatu ist es, die Hohlräume der Knochen auszufüllen und den ganzen Organismus ölig zu halten. Dabei befeuchtet es die Augen, Haut und Stuhl. Es nährt das Fortpflanzungsgewebe (Shukradhatu). Wenn in ausreichender Quantität vorhanden, verleiht Majjadhatu ein Gefühl der Erfüllung. Im gegenteiligen Fall entstehen Lebensängste und Leere.

- Ein Mangel an Majjadhatu kann folgende Störungen verursachen: Schwächung und Porosität der Knochen, Gelenkschmerzen, Schwindel, dunkle Augenränder, sexuelle Schwäche, Gefühle der Leere und Ängste. Vata Erkrankungen führen oft zu einem Defizit von Nervengewebe.
- Eine Überfunktion führt zu einem Schweregefühl der Glieder und Gelenke, tiefen schwer zu heilenden Wunden, Trübung und Infektionen der Augen.
- Das Sekundärgewebe (Upadhatu) von Majjadhatu ist das Kammerwasser der Augäpfel.
- Abfallprodukte (Mala) sind Tränen und Sekretionen der Augen.

Fortpflanzungsgewebe (Shukradhatu)

Die Aufgabe von Shukradhatu ist die Fähigkeit, neues Leben zu erzeugen. Shukra bedeutet wörtlich Samen, steht aber auch für das Ovum und generative Flüssigkeiten im allgemeinen. Aus Shukradhatu entsteht in einer weiteren Verfeinerung Ojas oder die Essenz aller Gewebe, dessen Präsenz und Quantität in direktem Zusammenhang mit der Autoimmunität steht. Deshalb garantiert eine ausreichende Quantität von Shukradhatu Immunschutz. Übermäßige sexuelle Aktivität führt zu einem Verlust des Fortpflanzungsgewebes und deshalb besteht laut ayurvedischer Auffassung ein Nexus zu Immunschwäche. Ich habe anfangs darauf hingewiesen, daß jedes Gewebe aus einer Potenzierung des vorangegangenen Dhatu resultiert. Konsequenterweise dauert es am längsten, bis Shukradhatu entwickelt wird und deshalb ist es auch das wertvollste von den sieben Gewebearten.

- Ein Defizit von Shukradhatu führt zu Kraftlosigkeit, Behinderung oder Verlangsamung der Ejakulation, Impotenz, Immunschwäche, Rückenschmerzen im Lendenwirbelbereich, Austrocknen der Schleimhäute, Unsicherheit und Mangel an Liebesfähigkeit.
- Ein Überschuß führt zu übermässigem Sexualtrieb, Wutanfällen, Steinbildung in der Samenflüssigkeit und Anschwellen der Prostata.
- Sekundärgewebe (Upadhatu) von Shukradhatu ist Ojas.
- Abfallprodukt (Mala) von Shukradhatu ist Smegma und andere Exkretionen der Genitalien.

Immunkraft (Ojas)

Einige Autoren beschreiben zwei Arten von Ojas. 1. Ojas par Excellence (Para-Ojas), das lediglich aus acht Tropfen bestehen soll und seinen Sitz im Herzen hat. 2. generelles Ojas (Apara-Ojas), dessen Sitz zehn Gefäße sind, die im Herzen münden und das sich von dort aus im Organismus verteilt. Wegen ihrem Pulsieren werden einige dieser Gefäße als Arterien (Dhamani) bezeichnet; wegen ihrer Durchläßigkeit nennt man andere Kreislaufgefäße (Shrotas) und wiederum andere Kapillaren (Siras) wegen ihrer Transportfunktion.[40] Ojas ist kein Dhatu, da es den Körper nicht nährt und auch keine Art von Fortpflanzungsgewebe, da es nicht zur mentalen Freude beiträgt wie Shukradhatu.. Deshalb wird es als Upadhatu von Shukra bezeichnet. »Ojas wird aus der Essenz aller Körpergewebe gebildet so wie Honig die Essenz der Blumen ist, welche die Bienen sammeln.«[41] Ohne Ojas gibt es kein Leben. Es markiert den Beginn der Bildung des Embryo, wenn es in dessen Herz dringt und spielt eine wichtige Rolle in der Erhaltung der Gesundheit wobei es mit der Widerstandskraft gegen Krankheit und Zerfall, der Immunität verglichen werden kann.

Die körperlichen Abfallprodukte – Mala

Der Ausdruck Mala bedeutet klären oder reinigen. Als Abfallprodukte (Mala) gelten eine ganze Reihe von Substanzen, die vom Körper produziert werden, einschließlich der Tridosha und Saptadhatu in ihrem anormalen Stadium. Es werden zwei Arten von Abfallprodukten unterschieden:

1. Abfallprodukte im allgemeinen von denen einige vom Körper für funktionelle oder strukturelle Aufgaben benutzt werden, während andere einfach eliminiert werden. Die Bezeichnung für diese Gruppe ist Mala.
2. Dieser Gruppe gehören die spezifischen Abfallprodukte der einzelnen Dhatus an. Sie werden auch mit Kitta bezeichnet.

Gesundheit kann nur erreicht werden, wenn die Mala rechtzeitig aus dem Körper ausgeschieden werden. Ein Akkumulieren führt automatisch zu Störungen der Tridosha und konsequenterweise zu krankhaften Zuständen. Abfallprodukte (Mala) bestehen aus zwei Komponenten:

1. Unverdaute oder unverdauliche Nahrungsrückstände, die vom Magen und Dünndarm weiter in den Dickdarm gelangen und somit von exogener Natur sind.
2. Fettige Exkremente und anorganische Substanzen, die von den Saptadhatu ausgeschieden werden und als endogen bezeichnet werden können.

[40] Caraka Samhita, Sutra Sthana, Kapitel 30, Verse 8 bis 12

[41] Cakrapani in der Caraka Samhita, Sutra Sthana, Kapitel 30, Vers 7

Diese Einteilung ist für die anschließend zu behandelnden Pancakarma Therapien sehr wichtig, denn der übermäßige Verlust von endogenen Abfallprodukten muß unbedingt vermieden werden, denn sonst werden die Körpergewebe rapide abgebaut. Deshalb schützt man das Gewebe durch vorherige Einnahme oder externe Applikation von öligen Substanzen (Snehakarma) und anschließenden Schwitztherapien, bevor die Abfallprodukte (Mala) mittels Purgieren oder anderen Methoden eliminiert werden. Weiter erklärt sich so auch der Umstand, daß auch bei einer Fastenkur weiterhin Fäkalien ausgeschieden werden.

Folgende Abfallprodukte (Mala und Kitta) werden von den klassischen Autoren erwähnt:

- Fäkalien (Mala, Vit, Purisha)
- Fäkales Fett (Vit Sneha)
- Urin (Mutra)
- Schweiß (Sweda)
- Verschiedene Gase (Vata)
- Galle (Pitta)
- Exkrete verschiedener Körperöffnungen (Kha Malas)
- Exkrete der Ohren (Karna Mala)
- Ohrenwachs (Karna Sneha)
- Ölige Exkrete der Haut (Twak Sneha)
- Exkrete der Nase (Nasika Mala)
- Exkrete, die durch den Mund ausgeworfen werden (Asya Mala)
- Smegma, Exkrete der Genitalien (Prajanam Mala)
- Exkrete, die durch die Follikel ausgeschieden werden (Lomakupa Mala)
- Haupthaar (Kesha)
- Gesichtshaar (Loma)
- Körperhaar (Smashru)
- Nägel (Nakha)
- Tränen, Exkrete der Augen (Akshi Vit)

Die körperlichen Abfallprodukte (Mala) können als Index der Funktionstüchtigkeit von Jatharagni (primäres biologisches Feuer) und Dhatwagni (sekundäres biologische Feuere der einzelnen Gewebearten) dienen. Die körperlichen Abfallprodukte (Mala) entstehen bei der Synthese der gewebespezifischen Stoffwechselprodukte (Poshaka oder Sthayi Dhatus). Es ist auch interessant, daß selbst Abfallprodukten wie Stuhl noch eine gewisse physiologische Funktion zugerechnet wird. Die Empfehlung geht klar dahin, daß auch körperliche Abfallprodukte (Malas) nicht vollständig aus dem Körper eliminiert werden sollen.

Normale und abnormale Stadien von Mala

Die Funktion der körperlichen Abfallprodukte (Mala), läßt, wie zuvor erwähnt, einerseits auf den Zustand der verschiedenen biologischen Feuer (Agni) als auch auf den Zustand der Gewebe schließen, aus denen sie entstanden sind. Diese Zusammenhänge gilt es bei der Diagnose und Behandlung zu beachten.

Name	Normal	Überschuß	Mangel
Fäkalien (Purisha)	Erhält physische Kraft	Vergrößern des Abdomens, gurgelnde Geräusche und Schweregefühl im Bauch	Luftansammlungen und Blähungen im Abdomen, Druck nach oben, auf Herz und andere Organe mit starken Schmerzen verbunden
Urin (Mutra)	Eliminieren der Feuchtigkeit	Blasenschmerzen, nicht völlige Entleerung der Blase	Dysurie, Verfärbung des Urin, Blut im Urin
Schweiß (Sweda)	Zurückhalten der Feuchtigkeit	Übermäßiges Schwitzen, unangenehmer Körpergeruch und Jucken	Haarausfall, Hautrisse, trockene, spröde Haare
Andere	Normal	Zunahme ihrer Quantität, Schweregefühl an ihrem Sitz und andere örtliche Symptome	Trockenheit, stechender Schmerz, Leeregefühl und Zusammenziehen an ihrem Sitz

Zusammenfassend können wir sagen, daß der Ausdruck Dhatu zwei Aspekte hat, nämlich Poshaka oder Asthayi, d. h. intermediäre Stoffwechselprodukte und Poshya oder Sthayi, d. h. bereits bestehende Körpergewebe. Sekundäre Gewebe (Upadhatu) sind Bindegewebe oder andere Substanzen, welche den Körper nicht nähren und aus überschüssigen Proteinen der Körpergewebe entstehen. Rasadhatu, das mit dem Blutplasma Ähnlichkeiten aufweist, spielt die Rolle des gemeinsamen Nährstoffreservoirs und transportiert die intermediären Stoffwechselprodukte (Poshaka Dhatu) sowie auch körperliche Abfallprodukte (Mala).

Das biologische Feuer – Agni

Es besteht kein grundlegender Unterschied zwischen physikalischem Feuer und biologischem Feuer (Agni), außer daß das letztere nur in lebenden Organismen stattfindet. Seine Hauptfunktion dort ist die Aufspaltung von Nahrung in ihre einfachsten Komponenten, die bereit zur Aufnahme für den Körper sind.

Das Konzept des biologischen Feuers in der Ayurveda ist Zwiegestalt.

1. Agni, das in 13 Arten aufgeteilt wird, nämlich 1 primärer Stoffwechsel (Jatharagni), 5 elementspezifische Stoffwechsel (Bhutagni) und 7 gewebespezifische Stoffwechsel.
2. Pitta, das in 5 Arten aufgeteilt wird, nämlich Pacakapitta, Ranjakapitta, Sadhakapitta, Alocakapitta und Bhrajakapitta.

Die anatomische Lage sowie die physiologische Funktion der oben genannten Prozesse sind außer beim Jatharagni und Pacakapitta, wo ein Überlappen stattfindet, völlig verschieden. Agni deckt einen weiteren Bereich als Pitta ab – den physikalischen, chemischen und biologischen. Jede Zelle enthält Vata, Pitta, Kapha und Agni.

Der primäre Stoffwechsel (Jatharagni)

Von den 13 Arten des Agni gilt der primäre Stoffwechsel (Jatharagni) als der wichtigste. Es bestehen eine ganze Reihe von Synonymen wie Kayagni, Pacakagni, Koshtagni, Antaragni und Audarya Tejas, um nur die wichtigsten zu nennen. Kayagni ist erwähnenswert, weil es die Rolle des primären Stoffwechsels in der Pathogenese und Behandlung aufzeigt. Praktisch alle Krankheiten können auf ein Defizit von Kayagni zurückgeführt werden und so weit heilbar, können sie durch Korrektur von Kayagni behoben werden. Deshalb finden wir den Namen Kaya wieder bei der Bezeichnung der Inneren Medizin. Kayachikitsa hat zur Aufgabe, Krankheiten endogener Natur, die durch Malfunktion von Kayagni sowie falsche Ernährungsweise entstanden sind, zu therapieren. Caraka sagt, daß der Körper ein Produkt der Nahrung ist, die er aufgenommen hat und Krankheit entsteht auf Grund von falscher Ernährungsweise. Der Unterschied zwischen Freude oder Gesundheit und Schmerz oder Krankheit entsteht durch die Differenz zwischen gesunder und ungesunder Ernährung.[42]

Weil das biologische Feuer (Agni) zuständig ist für die Umwandlung von Nahrung in Dosha, Dhatu und Mala, verdient es eine detaillierte Betrachtung.

Als anatomische Lage des primären Stoffwechsels (Jatharagni) wird der gastrointestinale Trakt vom Magen (Amashaya) bis zum Ende des Dünndarms (Grahani) angegeben. Sechs wichtige Funktionen werden von Jatharagni ausgeführt:

[42] Caraka Samhita, Sutra Sthanā, Kapitel 25, Vers 29

1. Die Verdauung aller Arten von Nahrung. Sie wird in zwei Aspekte unterteilt, nämlich a) die primäre gastrointestinale Verdauung (Awastha Paka) und b) die weitere Verdauung (Vipaka). Wir können annehmen, daß das Ptyalin des Speichels, die saure Pepsin Mischung des Magens, die Galle und Bauchspeichel sowie der Magensaft alle Bestandteile von Jatharagni sind.

2. Die Trennung von Nährstoffen und Abfallprodukten. Diese Trennung wird Sara-Kitta-Vibhajana genannt. Die Lage dieser Funktion ist einerseits im Dünndarm, wo die meisten Nährstoffe absorbiert werden und im Dickdarm, wo Wasser und Mineralstoffe absorbiert werden.

3. Kontrolle der Sekretion. Jatharagni besitzt einen bestimmten regionalen Einfluß durch chemische oder hormonelle Faktoren oder einem Komplex von solchen Faktoren über Produktion und Ausscheidung von Verdauungssäften.

4. Systemische Kontrolle über andere Arten von biologischem Feuer (Agni). Jatharagni verfügt über einen generellen systemischen Einfluß, der die verschiedenen Gewebestoffwechsel direkt oder indirekt reguliert. Auf Grund ihrer Beobachtungen sind Prof. Dwarakanath und andere Wissenschaftler überzeugt, daß eine Komponente von Jatharagni Einfluß über die regulierende Funktion der Schilddrüse ausübt und weiter, daß Schilddrüsenüberfunktion (Hyperthyreose) sowie Schilddrüsenunterfunktion mit (Hypothyreose) und Agni-Dipti auf der Ebene der Dhatus vergleichbar sind.

5. Kontrolle über alle Pitta Arten. Die meisten Hormone und Enzyme, die in den Geweben Wirkungen erzeugen sind Proteine. Da Verdauung und Absorption von Proteinen beides Funktionen von Jatharagni sind, können wir davon ausgehen, daß solange sich Jatharagni im Gleichgewicht befindet, auch die verschiedenen Pitta Arten im Gleichgewicht befinden.

6. Regulation von Quantität und Qualität der Körpergewebe (Dhatu). Vagbhata hat beobachtet, daß nicht zu bestimmende Partikel von Jatharagni, die sogenannten Pacaka Ansas oder Kayagneya Ansas, im Gewebe vorhanden sind. Die Aufgabe dieser Partikel ist es, die Quantität und Qualität der Gewebe zu regulieren. Diese Funktion ähnelt der von proteolytischen (eiweißverdauenden) Enzyme, die in allen Gewebearten vorhanden sind.

Der funktionelle Zustand von Jatharagni ist entweder physiologischer (Prakriti) oder pathologischer (Vikriti) Natur. So lange Jatharagni normal oder innerhalb physiologischer Limiten funktioniert, wird auch die physiologische Norm von Verdauung und Stoffwechsel erhalten. Jatharagni kann durch den Einfluß der Doshas gestört werden. Wenn Jatharagni gestört ist, so werden alle drei Doshas gestört. Dies führt zu einem pathologischen Zustand, welcher toxische Substanzen (Ama) produziert, was wiederum die bereits bestehende Störung von Jatharagni verstärkt. Auf diese Art und Weise entsteht ein Teufelskreis.

Störung der Tridosha > > > > > > > > > > > > > > > > > >

↑

Störung von Jatharagni | Entstehen von Krankheiten

↑

Entstehen von AMA < < < < < < < < < < < < < < < < < < < <

Entsprechend der Beteiligung der einzelnen Doshas werden verschiedene Arten der Funktionsstörungen von Jatharagni unterschieden.

1. Mandagni oder ein Zustand gehemmter Funktion verursacht durch Kapha
2. Tikshagni oder ein Zustand angeheizter Funktion verursacht durch Pitta
3. Vishmagani oder ein Zustand unregelmässiger Funktion verursacht durch Vata
4. Samagni oder der normale Zustand

Das auf die einzelnen Elemente bezogene biologische Feuer (Bhutagni)

Das Konzept, daß genau bestimmte metabolische Prozeße für die Verdauung der elementaren Bestandteile verantwortlich sind, ist nicht nur interessant sondern sollte im Licht der modernen Ernährungswissenschaft, insbesondere der Mikronährstoffe, genau untersucht werden. Ayurveda unterscheidet gemäß der Anzahl der Elemente auch fünf Bhutagni:

1. Parthiva – biologisches Feuer für die Verdauung des Erde Elements
2. Apya – biologisches Feuer für die Verdauung des Wasser Elements
3. Agneya – biologisches Feuer für die Verdauung des Feuer Elements
4. Vayavya – biologisches Feuer für die Verdauung des Luft Elements
5. Nabhas – biologisches Feuer für die Verdauung des Äther Elements

Hier möchte ich noch einmal darauf hinweisen, daß mit den Elementen Partikel, mit gemeinsamen Eigenschaften gemeint sind. Die Wirkung der Bhutagni setzt erst nach der Verdauung der Nahrung durch Jatharagni ein und ist nicht auf den gastrointestinalen Trakt beschränkt, sondern erstreckt sich bis in die Gewebe. Die von Jatharagni bearbeiteten Stoffwechselprodukte werden durch die Bhutagni weiter in prähomologe Substanzen verarbeitet, damit die gewebespezifischen Stoffwechselprozesse diese ohne weiteres absorbieren können.

Die gewebespezifischen Stoffwechselprozesse (Dhatwagni)

Die Funktion der gewebespezifischen Stoffwechselprozesse (Dhatwagni) besteht darin, die Qualität und Quantität der Gewebe zu erhalten, indem sie diesen die dazu notwendigen Stoffwechselprodukte zur Verfügung stellen. Die von den Bhutagni zur Verfügung gestellten Stoffwechselprodukte werden von jedem Gewebe durch ein gewebespezifisches biologisches Feuer (Dhatwagni) in die Substanzen umgewandelt, die es gerade braucht. Es werden deshalb sieben Arten von Dhatwagni unterschieden.

1. Rasagni – das biologische Feuer des Plasma
2. Raktagni – das biologische Feuer des Blutes
3. Mamsagni – das biologische Feuer des Muskelgewebes
4. Medogni – das biologische Feuer des Fettgewebes
5. Asthyagni – das biologische Feuer des Knochengewebes
6. Majjagni – das biologische Feuer des Nerven- und Knochenmarkgewebes
7. Shukragni – das biologische Feuer des Fortpflanzungsgewebes

Zuvor haben wir festgestellt, daß es zwei Arten von Gewebe gibt, das Gewebematerial (Ashtayi-Dhatu) und die stabilen, bereits geformten Gewebe (Sthayi-Dhatu). Eine genau Betrachtung der vorhanden Literatur zeigt, daß es deshalb auch zwei Arten von Dhatwagni geben muß.

1. Diese Gruppe bezieht sich auf die sieben, oben besprochenen Dhatwagni. Ihre Funktion ist die Umwandlung der Nährstoffe in Gewebematerial (Ashtayi-Dhatu). Sie besorgen anabole oder regenerierende Aufgaben.
2. Diese Gruppe wird als Pacaka-Ansha oder Kayagneyansha bezeichnet. Ihre Funktion ist ähnlich der von Jatharagni. Wenn zuwenig oder kein Gewebematerial (Ashtayi-Dhatu) vorhanden ist, wird es aktiviert und baut die geformten Gewebe (Sthayi-Dhatu) ab. Somit hat Pacaka-Ansha eine katabole Funktion.

Der Unterschied zwischen diesen beiden Gewebefeuer wird klar ersichtlich, wenn wir ihre Wirkungsweisen in der folgenden Tabelle vergleichen:

Rasagni, Raktagni, Mamsagni, Medogni, Asthyagni, Majjagni, Shukragni
Hyperfunktion führt zur Regeneration (Vriddhi) der Gewebe
Hypofunktion führt zu Degeneration (Kshaya) der Gewebe
Bewirkt Umwandlung von Gewebematerial (Ashtayi-Dhatu) in stabile Gewebe (Sthayi-Dhatu)
Der Funktionszustand ist von Jatharagni abhängig

Pacaka-Ansha
Hyperfunktion führt zu Degeneration (Kshaya) der Gewebe
Hypofunktion führt zu Regeneration (Vriddhi) der Gewebe
Bewirkt Umwandlung stabiler Gewebe (Sthayi-Dhatu)
Ist ein Bestandteil von Jatharagni

Das unverdaute Material – Ama

Eigentlich bedeutet Ama ungekocht, unreif oder unverdaut. In der Physiologie steht es für Vorgänge oder Faktoren, die auf Grund eines nicht richtig arbeitenden primären Stoffwechsels (Jatharagni) stattfinden. Vagbhata gibt eine genaue Beschreibung wie Ama entsteht, sich mit den Doshas vermischt und wie es aus dem Körper entfernt werden soll. Das erste Körpergewebe, Plasma (Rasadhatu), das wegen geschwächtem Stoffwechsel (Jatharagni) nicht richtig umgewandelt werden kann, wird abnormal und sammelt sich im Magen sowie Dünndarm und wird Ama genannt. Andere Autoritäten meinen, daß Ama durch Vermischen stark gestörter Doshas entsteht, wie Gift durch Mischung verschiedener ungiftiger Substanzen hergestellt werden kann. Die Tridosha, Gewebe (Dhatu) und Abfallprodukte (Mala), welche sich mit Ama vermischen sowie die daraus resultierenden Krankheiten werden als Sama bezeichnet. Sama Dosha, das sich im ganzen Körper ausbreitet und sich nicht von den Orten seiner Ansammlung wegbewegt, soll nicht einfach mittels reinigender Therapien (Pancakarma) wie Vomitus (Vamana) oder Purgieren (Virecana) entfernt werden. Denn wie der Versuch, Saft aus einer unreifen Frucht zu pressen, diese zerstören wird, so wird auch der Versuch Sama aus dem Körper zu entfernen, das Gewebe mit dem es sich verbunden hat, ruinieren. Deshalb muß Sama Dosha zuerst mit verdauungsfördernden Medikamenten, dann mit Öl- und Schwitzkuren behandelt werden, bevor es mittels eliminierenden Maßnahmen, die auf Konstitution und Zustand des Patienten genau abgestimmt werden müssen, sicher entfernt werden kann.[43]

Wir können davon ausgehen, daß mit Ama toxische Substanzen gemeint sind, deren verantwortlicher Auslöser Mandagni ist, d.h. eine durch Kapha Dosha verursachte Unterfunktion von Jatharagni. Mandagni wiederum entsteht durch Fehler in der Ernährungsweise, emotionellem Streß und weiteren Faktoren, die hier aufgelistet sind:

1. Nahrungsartikel, die miteinander nicht kompatibel sind
2. Schwere oder unverdaubare Nahrung
3. Überessen
4. Nahrung, gegen die man eine starke Abneigung empfindet
5. Nahrung, die Blähungen verursacht
6. Rohe und nicht richtig gekochte Nahrung
7. Nahrung, welche Magen und Darm irritiert oder Entzündungen verursachen kann
8. Sehr kalte Nahrung und Getränke
9. Unsaubere, kontaminierte Nahrung
10. Trockene, dehydrierte Nahrung
11. Nahrung, die zu lange in Wasser aufgeweicht wurde
12. Intensive Emotionen
13. Streß
14. Fasten
15. Unregelmäßige Essenszeiten
16. Nahrungsallergien
17. Nebenwirkungen von Pancakarma Therapien
18. Während der Rekonvaleszenz
19. Ortswechsel
20. Klimawechsel
21. Wechsel der Jahreszeit
22. Unterdrücken der natürlichen körperlichen Bedürfnisse.

Folgende akute Erkrankungen können durch Ama verursacht werden:

- Kaphaja – akute Gastroenteritis
- Pittaja – gastrointestinale Stase (Stillstand)
- Vataja – Meteorismus (Blähsucht)
- Weitere – Fieber, Diarrhö, Durchfall, verschiedene Erkrankungen der Leber, Aszites (Bauchwassersucht), Ödeme, Anämie, Polyurie, Diabetes (übermässige Harnausscheidung), Rheuma, histotoxische Anoxie (gewebeschädigende, völlig unzureichende Sauerstoffzufuhr), Verstopfung. Im Allgemeinen ist Ama bei allen als Innere Krankheiten bezeichneten Störungen zumindest beteiligt, wenn nicht der Haupverursacher.

An dieser Stelle sollten wir die Rolle von Ama und Mikroben beleuchten. Der menschliche Körper wird von einer Vielzahl von Mikroben bewohnt, die eine enge Symbiose mit ihrem Gastgeber eingegangen

[43] Ashtangahridaya, Sutra Sthana, Kapitel 13, Verse 25 bis 29

sind. Das biologische Gleichgewicht bewegt sich in einer engen Bandbreite. Dies trifft insbesondere auf die Mikroben der Darmflora zu. Ama, das dieses Gleichgewicht durcheinander bringt, trägt dazu bei, daß bisher unschädliche Mikroben sich aggressiv verhalten oder daß virulente Mikroben, die durch die Nahrung in den menschlichen Körper gelangen, sich ausbreiten können. Ayurveda sieht deshalb Mikroben nicht als Verursacher einer Krankheit sondern eher als Symptome und empfiehlt dementsprechend Therapien, die darauf ausgerichtet sind, Ama aus dem Körper zu entfernen und die Gewebe aufzubauen anstatt Therapien, welche die Mikroben vernichten sollen. So wird zum Beispiel auch eine akute Infektionskrankheit wie Tuberkulose zuerst mit milden, eliminierenden und anschließend mit gewebeaufbauenden Therapien behandelt. Dabei kann die Behandlung grob in zwei Bereiche gruppiert werden, (1) Behandlung der verschiedenen Krankheiten die mit Tuberkulose assoziiert sind und (2) der Behandlung von Tuberkulose an sich.[44]

[44] Caraka Samhita, Cikitsa Sthana, Cakrapani's Kommentar zu Kapitel 8, Verse 63 bis 64

5 Konstitution – Prakriti

»Entsprechend dem vorherrschenden Dosha in Sperma und Eizelle zur Zeit der Befruchtung sowie Nahrung, Jahreszeit, Zustand der Gebärmutter und den Aktivitäten der werdenden Mutter entstehen sieben Arten von menschlichen Konstitutionen: (1) Vataja, (2) Pittaja, (3) Kaphaja, (4) Vata-Pittaja, (5) Vata-Kaphaja, (6) Kapha-Pittaja und (7) Tridoshaja.«[45]

Das Individuum ist ein Spiegelbild des Universums. Sämtliche materiellen und spirituellen Phänomene des Universum sind auch präsent im Individuum und alle Phänomene im Individuum sind auch präsent im Universum. Man kann behaupten, daß ein Tropfen Wasser des Ozeans die gleiche Qualität aufweist wie der Ozean. Wenn wir aber jeden Tropfen genau analysieren, finden wir unzählige Varianten seiner Bestandteile. So haben auch alle Menschen viele gemeinsame Eigenschaften. Bei genauerem Hinsehen wird sich aber jeder als einmaliges Individuum mit einer ganz bestimmten Konstitution entpuppen. Diese Konstitution ist nicht nur verantwortlich für unsere Gesundheit sondern bestimmt auch, wie wir uns in unserem sozialen Umfeld bewegen und benehmen. Der Sanskritbegriff für diese Konstitution ist Prakriti. Den gleichen Ausdruck haben wir bereits im Zusammenhang mit der Urmaterie kennengelernt. Da unser psychosomatisches Selbst, wie oben im Abschnitt erwähnt, ein Spiegelbild der materiellen Welt ist, kommt es nicht von ungefähr, daß Ayurveda das gleiche Wort benutzt. Die Konstitution wird zur Zeit der Befruchtung der Eizelle hauptsächlich durch genetische Faktoren bestimmt. Eine sekundäre aber nicht weniger wichtige Rolle spielen andere Besonderheiten wie Ernährung und Verhalten während der Schwangerschaft, der Zustand von Jahreszeit, Dosha, Psyche und Bewußtsein beider Partner während des Geschlechtsaktes, die Nahrung unmittelbar vor dem Akt, die Atmosphäre des Ortes, wo die Union stattfindet und karmische Einflüsse.

Die Konstitution ist die Summe aller angeborenen Eigenschaften und aller Dispositionen. Sie ist die Reaktionsbereitschaft des Individuums, die seine Leistungs- und Auffassungsfähigkeit bestimmt. Sushruta und Vagbhata unterscheiden sieben verschiedene somatische Konstitutionen (Deha Prakriti). Diese sind:

1. Vataja Prakriti	eine Person mit vorherrschendem Vata-Dosha
2. Pittaja Prakriti	eine Person mit vorherrschendem Pitta-Dosha
3. Kaphaja Prakriti	eine Person mit vorherrschendem Kapha-Dosha
4. Vata-Pittaja Prakriti	eine Person mit vorherrschenden Vata und Pitta-Dosha
5. Vata-Kaphaja Prakriti	eine Person mit vorherrschenden Vata und Kapha-Dosha

[45] Ashtangahridaya, Sharira Sthana, Kapitel 3, Vers 83

6. Kapha-Pittaja Prakriti	eine Person mit vorherrschenden Kapha und Pitta-Dosha
7. Tridoshaja Prakriti	eine Person mit völlig ausgeglichenem Dosha

Die Eigenschaften der vorherrschenden Dosha bestimmen die Anfälligkeit einer Person auf Krankheiten. Von den sieben Konstitutionstypen besitzt der Tridoshaja-Typ die höchste Immunität, ist aber sehr selten. Die meisten Menschen gehören zu den Mischgruppen von je zwei Dosha (Vata-Pittaja, Vata-Kaphaja und Kapha-Pittaja). Sie haben eine mittelmässige Immunität. Personen, die zu den ausgeprägten Dosha-Typen gehören (Vataja, Pittaja und Kaphaja Prakriti) besitzen eine geringere Immunität. Aus dieser Gruppe sind die Kapha-Typen widerstandsfähiger, die Pitta-Typen weniger widerstandsfähig und die Vata Typen am ehesten anfällig.

Eine Vataja-Person, die sonst völlig gesund ist, zeigt Anfälligkeit für kalte Hände und Füße sowie knackende Geräusche der Gelenke. Solche Menschen können als gesund bezeichnet werden, nicht weil die körperliche Kondition absolut normal ist, sondern weil diese geringen Beschwerden ein Teil ihrer Natur ist. Wenn ein Tridoshaja-Typ und ein Vata-Typ an einer Vata-Erkrankung wie zum Beispiel Rheuma leiden, so verstärkt sich Vata bei beiden. Wenn die Vataja-Person an einer Pitta-Erkrankung leidet, dann wird die Vata-Natur in einen von Pitta dominierten Zustand transformiert. Das heißt nun aber nicht, daß sich die Konstitution dieses Menschen geändert hat. Der Dosha verantwortlich für unsere Konstitution nimmt weder zu, noch ab, noch ändert er sich. Wir können nicht in eine scheinbar besser erscheinende Kategorie hochrücken. Ein solcher Wechsel ist nicht erstrebenswert, denn die eigene Konstitution offeriert uns eine beschränkte Immunität gegen den vorherrschenden Dosha. Sushruta statuiert in diesem Zusammenhang, daß sich die Konstitution eines Menschen niemals verändert. Falls trotzdem eine Veränderung in der Konstitution stattfindet, so ist dies ein untrügliches Zeichen von schwerster Krankheit und bevorstehenden Todes. So wie ein Wurm, der in giftigen Substanzen großgezogen wurde, immun gegen diese Gifte geworden ist, so schützt der vorherrschende Doshas unsere eigenen Konstitution, obwohl er für andere schädlich ist.[46]

Auf Grund der unterschiedlichen Konstitutionen reagiert jeder Mensch verschieden auf Umwelteinflüsse, Ernährung, Medikamente, Therapien und schicksalhafte Ereignisse. Deshalb können fließbandmäßige medizinische Behandlungen und Massenproduktion von pharmazeutischen Produkten unsere Gesundheit nicht garantieren. Das gleiche gilt aber auch für Gesundheitsparolen wie, Fasten oder Rohkost sei gesund für alle. Solche Dogmas werden von Ayurveda nicht unterstützt. Behandlung wie auch Gesundheitsvorsorge basieren auf dem Prinzip der individuellen Konstitution. Keine Therapie kann ausgeführt werden und keine Ratschläge für ein gesundes Leben können abgegeben werden, bevor die Konstitution einer Person nicht genau bestimmt ist.

[46] Sushruta Samhita, Sharira Sthana, Kapitel 4, Vers 69

Auch in Europa hat man früher Medikamente für jeden Patienten individuell hergestellt. Der Arzt oder Apotheker kannte das sozio-kulturelle Umfeld seiner Kunden und hatte sicher schon andere Familienmitglieder behandelt. All diese Erwägungen wurden in die Diagnose und Therapie miteinbezogen. Es bestanden auch verschiedene Thesen von Konstitutionen, wie die anthropologische und kretschmersche Lehre. Diese wurden zwar teilweise in der Diagnose berücksichtigt, die Behandlung oder Ernährungsweise wurde aber kaum darauf eingestellt. Der Hintergrund wie in der ayurvedischen Elementenlehre und der Physiologie fehlte. Bei der anthropologischen Aufstellung bestehen gewisse Ähnlichkeiten zwischen dem Ektomorph und Vata-Prakriti, dem Mesomorph und Pitta-Prakriti sowie dem Endomorph und Kapha-Prakriti. Bei Kretschmer sind Parallelen zwischen dem Leptosomen und Vata-Menschen, dem Pykniker und Pitta-Menschen sowie dem Athletiker und Kapha-Menschen vorhanden.

Faktoren, welche die Konstitution beeinflussen können

Wir haben soeben gehört, daß sich die ursprüngliche Konstitution niemals verändert. Aber sie kann von verschiedenen äußeren Faktoren während unseres Lebens beeinflußt werden. Wir können annehmen, daß diese Einflüsse unsere Konstitution nicht ändern sondern überdecken. Um im nachfolgenden Test oder während der täglichen Diagnose von Patienten die richtige Konstitution ermitteln zu können, müssen wir diese Faktoren genau kennenlernen. Es geht darum, die wirkliche Konstitution von einer angenommenen Konstitution unterscheiden zu können. Dies ist von äußerster Wichtigkeit sowohl in der Diagnose wie auch in der Behandlung. Die maßgebenden Faktoren, welche die Konstitution beeinflussen können sind:

1. Lebensalter
2. Jahreszeit
3. Tageszeit
4. Nahrungsaufnahme
5. Medikamente
6. Gewohnheiten
7. Berufstätigkeit
8. Umwelteinflüsse

Es gibt daneben noch verschiedene weitere Faktoren, die im Verlauf der detaillierten Anamnese ermittelt werden müssen. Hier befassen wir uns mit den generellen Faktoren im Detail.

Lebensalter

Die Periode bis zum sechzehnten Lebensjahr, in der eine Zunahme von Körpergewebe (Dhatu), Sinnesempfindung (Indriva) und Ojas stattfindet, wird Kindheit (Balya) genannt. Die Periode vom sechzehnten bis zum siebzigsten Lebensjahr, in der keine Zunahme von Körpergewebe (Dhatu), Sinnesempfindung (Indriva) oder Ojas stattfindet wird das mittlere Leben (Madhya) genannt und die letzte Periode des Lebens ab dem siebzigsten Lebensjahr, in der eine Abnahme von Körpergewebe (Dhatus), Sinnesempfindung (Indriva) und Ojas stattfindet, wird das Alter (Jara) genannt.[47] Sushruta unterteilt jede dieser Lebensphasen weiter in verschiedene Abschnitte.

Die Kindheit – Balya

Kapha ist der vorherrschende Dosha während der Kindheit und so entstehen Kapha-Krankheiten wie Erkältung, Husten und Sinusitis leicht bei Kindern. Das Körpergewebe (Dhatu) ist im Aufbau begriffen und deshalb nicht sehr widerstandsfähig. Deshalb ist es nicht empfehlenswert, wenn Kinder schwere Arbeit leisten, Leistungssport treiben oder sexuell aktiv sind, denn all diese Tätigkeiten bauen das Körpergewebe (Dhatu) ab. Bei vielen meiner Patienten konnte ich einen klaren Zusammenhang zwischen schwerer körperlicher Arbeit, zum Beispiel während und direkt nach dem zweiten Weltkrieg, mit chronischen Erkrankungen sowie früher, intensiver sexueller Verkehr mit Verlust von Immunkraft oder mangelnder körperlicher wie mentaler Entwicklung feststellen.

Die Kindheit wird in drei Zeitphasen eingeteilt:

(1) Die erste Phase von der Geburt bis zum vollendeten ersten Lebensjahr wird Kshirapa genannt, weil das Kind mit Milch, und ab dem sechsten Monat auch mit frischen Fruchtsäften (Milch enthält kaum Vitamin C) ernährt werden sollte.

(2) Bei der Annaprashana Zeremonie erhält das Kind zum ersten mal eine Getreidespeise und tritt damit in die nächste Lebensphase, der Kshira-Annada, der Milch und Getreidephase. Im ersten Lebensjahr werden auch andere Samskaras, d. h. Zeremonien, welche die Entwicklung des Kindes fördern sollen, durchgeführt. Zum Beispiel werden beim Karnavedhana beide Ohren durchlöchert. Der medizinische Hintergrund dafür ist eine Art Immunisierung, die dabei stattfindet. Beim Cudakarana werden die Kopfhaare abrasiert. Das hat einerseits zur Folge, daß das Haar dichter und kräftiger wächst und andererseits wird dabei überprüft, ob die Fontanella richtig zusammengewachsen ist. Wir werden diese höchst interessanten Aspekte der ayurvedischen Kinderheilkunde in Kapitel 13 eingehend besprechen.

(3) Die letzte Phase wird Annada genannt und dauert vom Ende des zweiten Lebensjahres bis zum sechzehnten Lebensjahr.

[47] Ashtangahridaya, Sharira Sthana, Kapitel 3, Vers 105

Der mittlere Lebensabschnitt (Madhya)

Pitta ist der vorherrschende Dosha in dieser mittleren Lebensphase. Alle Gewebearten (Saptadhatu) sollten nun optimal ausgebildet sein und in der Lage Krankheit und schwerer Arbeit zu widerstehen. Trotzdem können in dieser Phase Pitta-Erkrankungen wie Hypertonie, verschiedene Hautkrankheiten oder entzündliche Veränderungen entstehen.

Der mittlere Lebensabschnitt wird in vier Phasen eingeteilt:

(1) Der erste Teil wird Vriddhi oder Adoleszenz genannt und dauert vom sechzehnten bis zum zwanzigsten Lebensjahr.
(2) Yauvana oder Jugend dauert nach ayurvedischer Auffassung vom zwanzigsten bis zum dreißigsten Lebensjahr.
(3) Sampurnara ist das reife Alter und dauert bis zum vierzigsten Lebensjahr.
(4) Der vierte Teil ist Parihani und markiert das Alter, in dem die Funktionen und das Gewebe allmählich leicht reduziert werden. Er dauert bis zum siebzigsten Lebensjahr. Diese langsame Degeneration findet entsprechend den vedischen Experten in einer bestimmten Folge statt. Im vierten Lebensjahrzehnt nimmt die Spannkraft und Schönheit der Haut ab, im fünften Jahrzehnt verlieren wir an Sehkraft, im sechsten Jahrzehnt reduziert sich das Sperma, im siebten Jahrzehnt wird das Gehör beeinträchtigt und im achten Jahrzehnt verlieren wir an Gedächtnis.

Das Alter – Jara

Vata ist der vorherrschende Dosha in diesem Lebensabschnitt. Alle Körpergewebe nehmen nun sichtbar ab, verlieren an Kraft und Widerstandsfähigkeit. Vata-Erkrankungen wie Osteoarthritis, Osteoporose und neurologische Beschwerden entstehen.

Jahreszeit

Die Jahreszeiten mit ihren wechselnden klimatischen Einflüssen beeinflussen die einzelnen Dosha. Wir werden dies im Kapitel 11 ausführlich besprechen. In Ländern mit extremem Klima ist es besonders wichtig, dies bei der Bestimmung der Konstitution in Erwägung zu ziehen. Zum Beispiel wird kaltes und feuchtes Wetter Kapha-Dosha erhöhen, heißes oder heißes und feuchtes Wetter wird Pitta erhöhen und kaltes oder kalt und trockenes Klima wird zu einer Zunahme von Vata führen. Auch kommt es bei einem Klima mit extremen Schwankungen zu einer Vermehrung von Vata-Dosha. Die Konstitution der Menschen, die in einer extremen Klimazone leben, paßt sich dieser allmählich an, indem sie antagonistische Eigenschaften zum bestehenden Klima annimmt. Ich hatte eine Schweizer Patientin, die seit 25 Jahren in Südamerika auf 4 000 Meter Höhe lebte und deren Konstitution sich deshalb zu ändern begann, was eine lebensgefährliche gesundheitliche Störung auslöste.

Tageszeit

Kala oder die Zeit kann entsprechend der vorherrschenden Doshas in drei Zonen eingeteilt werden. Wenn die Sonne im Zenit steht und um Mitternacht dominiert Pitta. Nun können wir den Rest des Tages aufteilen und kommen zu folgendem Schluß:

Spitzenzeiten	Vorherrschende Doshas
Mittag Mitternacht	Pitta Pitta
4 Uhr morgens 4 Uhr nachmittags	Vata Vata
8 Uhr morgens 8 Uhr abends	Kapha Kapha

Jede der Perioden dauert vier Stunden; zwei Stunden vor den Spitzenzeiten sowie zwei Stunden danach. In den Übergangszeiten vermischen sich die Dosha.

Perioden	Vorherrschende Doshas
2 Uhr morgens bis 6 Uhr morgens	Vata
6 Uhr morgens bis 10 Uhr morgens	Kapha
10 Uhr morgens bis 2 Uhr nachmittags	Pitta
2 Uhr nachmittags bis 6 Uhr abends	Vata
6 Uhr abends bis 10 Uhr nachts	Kapha
10 Uhr nachts bis 2 Uhr morgens	Pitta

Damit können wir einige bekannte Phänomene erklären. Die alte Volksweisheit, daß man vor 10 Uhr nachts zu Bett gehen und vor 6 Uhr morgens aufstehen soll, wird hiermit bestätigt. Da Pitta nach zehn Uhr nachts ständig zunimmt, wird es zunehmend schwieriger einzuschlafen. Deshalb sollten Menschen mit Schlafproblemen diese einfache Regel befolgen. Andererseits werden die meisten von uns bemerkt haben, daß es einfacher ist vor 6 Uhr aufzustehen, als um

8 oder 9 Uhr. Da Kapha morgens um 8 Uhr unsere Glieder schwer wie Eisen und unseren Geist lethargisch macht, bleiben wir besser gleich bis nach zehn Uhr liegen, wenn Pitta uns automatisch aus dem Bett treibt. Am frühen Morgen hingegen, wenn Vata vorherrscht, fühlen wir uns leicht, beweglich und aktiv. Am Mittag sowie um Mitternacht wird durch die Zunahme von Pitta auch unser Appetit angefeuert. Das äußert sich in unzähligen Kühlschränken, die mitten in der Nacht ausgeräumt werden. Die Hauptmahlzeit sollte deshalb in der von Pitta regierten Zeit, d.h. zwischen 10 Uhr morgens und 2 Uhr nachmittags eingenommen werden.

Bei der Pulsdiagnose und der Konstitutionsbestimmung ist es daher unbedingt notwendig, die Tageszeit genau zu berücksichtigen.

Nahrungsaufnahme

Wenn wir uns hungrig fühlen ist das ein untrügliches Zeichen, daß Pitta und bis zu einem gewissen Grad auch Vata zugenommen haben. Wenn wir unseren Hunger befriedigt haben, unmittelbar nach der Nahrungsaufnahme, herrscht Kapha und wir fühlen uns etwas schwer und voll. Auch der Blutzuckerspiegel sackt unmittelbar nach dem Essen ab. Daher kommt auch die Idee vom süßen Nachtisch. Wenn die Verdauung so richtig einsetzt und wir ein warmes Gefühl im Magen und Bauch empfinden, ist Pitta wieder an der Reihe, die Führung zu übernehmen. Wenn schließlich der Verdauungsprozeß abgeschlossen ist, setzt die Peristaltik ein, was wiederum ein Zeichen dafür ist, daß Vata vorherrscht. Dieser Vorgang kann mit einem Feuer verglichen werden. Sobald wir neues Holz hineinlegen, scheinen die Flammen für einige Zeit beinahe zu ersticken, brennen aber nach einiger Zeit um so intensiver. Wenn wir aber zuviel Nahrung ins Feuer wie in unseren Magen geben, so erstickt das Feuer gänzlich.

Deshalb müssen wir den Patienten genau fragen, wann und was er gegessen hat, um unsere Diagnose entsprechend korrigieren zu können.

Medikamente

Langzeitmedikamente bei chronisch Erkrankten können nicht nur die Dosha sondern auch den Charakter des Patienten beeinflussen und müssen deshalb bei der Konstitutionsbestimmung unbedingt beachtet werden. Kortison, Betablocker oder Antiepileptika sind nur einige Beispiele von Medikamenten, die über längere Zeitspannen eingenommen werden müssen. Kortison kann zu massiver Gewichtszunahme auch bei Vata Konstitutionen führen. Deshalb sollte man nicht nur auf Grund vom Körpervolumen voreilig eine Diagnose stellen.

Gewohnheiten

Rauchen, Alkoholkonsum, einseitige Diät, regelmäßige exzessive sportliche Betätigung und andere Gewohnheiten können die Dosha stark beeinflussen. Der Effekt, den eine bestimmte Gewohnheit auf die Dosha ausübt muß genau untersucht werden. Zum Beispiel erhöht Rauchen Vata und reduziert Kapha; zu viel Schlaf oder Tagesschlaf vermehrt Kapha; körperliche Überanstrengung führt zur Erhöhung von Vata und Alkoholkonsum führt zur Zunahme von Pitta.

Berufstätigkeit

Wenn eine sehr dynamische Pitta-Konstitution sein professionelles Leben hinter einem Schreibtisch und ohne Herausforderungen verbringen muß, so wird dies seine Dosha sicher beeinflussen. Oder, wenn eine Vata Konstitution, die von Natur aus kälteempfindlich ist, in kalter Umgebung arbeiten muß, so wird Vata Dosha noch weiter gestört und ausgeprägt. Wir werden die geeigneten Berufe für die einzelnen Konstitutionen später in diesem Kapitel behandeln. Hier geht es eigentlich um den diagnostischen Aspekt.

Umwelteinflüsse

Unter dieser Rubrik möchte ich vor allem den Einfluß des sozialen Umfeldes beleuchten, denn die klimatischen Aspekte haben wir bereits unter dem Titel »Jahreszeiten« besprochen. Wenn eine Frau mit Kapha-Konstitution von ihrem Lebenspartner auf extreme Art und Weise unterdrückt und dominiert wird, so wird es als Folge davon zu einer starken Zunahme von Vata-Dosha kommen. Dies kann nicht nur zu Krankheitsbildern wie depressiven Stimmungen oder Anämie führen, sondern auch die ursprüngliche Konstitution überdecken.

Der große Konstitutionstest

Alle Maßnahmen zur Gesundheitsvorsorge oder Therapie basieren in der Ayurveda auf der Konstitution einer Person. Diese bestimmt nicht nur die Krankheitsanfälligkeit, den Krankheitsverlauf und die Prognose sondern auch die Reaktion auf jede Therapie. Deshalb ist die genaue Bestimmung der Konstitution unablässig. Wir sollten keine voreiligen Schlußfolgerungen ziehen wie zum Beispiel, daß eine sehr schlanke Person eine Vata-Konstitution besitzt oder das alle übergewichtigen Menschen Kapha-Typen sind. Oftmals kommt es vor, daß eine von der körperlichen Beschaffenheit her als Vata-Typ erscheinende Person, sehr ruhig und gelassen ist. Das zeigt uns, daß es sich hier nicht um einen reinen Vata-Typ handeln kann. Der psychische

Aspekt ist bei der Beurteilung genau so wichtig wie der somatische und die Resultate der Beurteilung müssen gegeneinander abgewogen werden. Bei diesem Test kommt noch hinzu, daß Sie einerseits all die vorher besprochenen Faktoren berücksichtigen müssen und andererseits auch bestehende krankhafte Zustände, die das Bild verfälschen können. In anderen Worten, dieser Test ergibt ein Bild vom Status quo des psychosomatischen Zustandes eines Menschen. Bei völlig gesunden Personen ergibt sich ein klares Bild der Konstitution. Bei kranken Menschen kann dieser Eindruck beträchtlich verfälscht werden.

Dieser Unterschied spielt keine überragende Rolle, wenn Sie den Test für sich selbst benutzen. Um zum Beispiel herauszufinden, welche Ernährung für Sie ideal ist. Eventuell gestörte Dosha werden dabei automatisch korrigiert. Sie sollten dann aber den Test, für mindestens drei bis vier Monate, einmal pro Monat wiederholen. Wenn sich die Resultate in dieser Zeit ändern und nach einiger Zeit stabil bleiben, heißt dies, daß Sie dank der Anpassung der Ernährungsweise zu Ihrer Grundkonstitution zurückgefunden haben. Die Ernährung und Lebensdisziplin kann nun auf Ihren Grundtyp eingestellt werden.

Wenn Patienten diagnostiziert und behandelt werden sollen, muß man von Anfang an genau wissen, um welche Konstitution es sich bei dem Patienten handelt.

Der folgende Test (S. 128-130) besteht aus fünf Sektoren. In jedem Abschnitt werden verschiedene Eigenschaften angegeben, die sich jeweils auf ein Studiensubjekt beziehen können. Sie sollten möglichst wahrheitsgetreu beantworten, welche Eigenschaften auf Sie am ehesten zutreffen. Wenn möglich, sollten Sie nur eine Spalte per Studiensubjekt ankreuzen. Wo dies völlig unmöglich ist, können Sie höchstens zwei Spalten markieren. Zählen Sie zum Schluß die Markierungen in den einzelnen Spalten zusammen und vergleichen Sie das Resultat mit der Bewertung.

Körperliche Merkmale

Studiensubjekt	Eigenschaften 1	Eigenschaften 2	Eigenschaften 3
Körperbau	schlank, mit gut sichtbaren Venen	mittel, mit feinen Konturen	gut entwickelt und gut geformt
Haut	trocken, kalt	fein, warm	weich, feucht, kühl
Haare	dünn, trocken, nicht sehr dicht	seidig, leicht fettig	dick, weich, dicht
Nägel	dünn, brüchig, länglich	dünn, fein, länglich	dick, fein, regelmäßig
Augen	unstetig, trocken, schmal	unstetig, feucht, mittelgroß	stetig, feucht, groß
Zähne	unregelmäßig, von unterschiedlicher Größe	regelmäßig, von mittlerer Größe	regelmäßig, groß

Physiologische Merkmale

Studiensubjekt	Eigenschaften 1	Eigenschaften 2	Eigenschaften 3
Appetit	schwankend	stark	regelmäßig aber mäßig
Nahrungsaufnahme	unregelmäßig, viel	unregelmäßig, maximal	regelmäßig, weniger
Bevorzugte Nahrung	leicht, warm, süß	reichhaltig	heiß, bitter, sauer
Verdauung	schwach	schnell	langsam
Durst	am wenigsten	maximal	wenig
Stuhlgang	trocken, hart, verstopft	weich, gelblich, lose bis wässrig	regelmäßig, gut geformt, fettig
Urinabgang	wenig	mehr	am wenigsten
Schweiß	wenig	viel, mit unangenehmen Geruch	mittel
Sprache	leise, schwatzt gerne	hoch, selbstbewußt	moderat, eloquent

Studiensubjekt	Eigenschaften 1	Eigenschaften 2	Eigenschaften 3
Schlaf	gestört	leicht bis mittel	tief, lang
Sexualität	zwischen sehr entsagt bis extrem aktiv schwankend	moderat	stark
Gewicht	minimal	mittel	maximal
Größe	maximal	mittel	minimal

Psychologische Merkmale

Studiensubjekt	Eigenschaften 1	Eigenschaften 2	Eigenschaften 3
Gedächtnis	kurz	gut	maximal
Auffassungsgabe	schnell	gut	langsam
Willenskraft	gering	gut	maximal
Mentale Stabilität	instabil	mittel	maximal
Selbstbewußtsein	gering	mittel	maximal
Toleranz	minimal	gering	maximal

Biochemische Merkmale

Studiensubjekt	Eigenschaften 1	Eigenschaften 2	Eigenschaften 3
Körperflüssigkeit	gering	mittel	hoch
Elektrolyten	gering	mittel	hoch
Solide Masse	gering	mittel	hoch

Merkmale des Pulses

Studiensubjekt	Eigenschaften 1	Eigenschaften 2	Eigenschaften 3
Rate	hoch	mittel	langsam
Volumen	gering	mittel	hoch
Zacke	klein	lang	mittel
Druck	niedrig	hoch	mittel
Tiervergleich	bewegt sich wie eine Schlange	springt wie ein Frosch	bewegt sich wie ein Schwan

Resultat

	Eigenschaften 1	Eigenschaften 2	Eigenschaften 3
Total angekreuzt			

1. Wenn Sie in der Spalte »Eigenschaften 1« am meisten Punkte haben, dann haben Sie eine Vataja-Konstitution.
2. Wenn Sie in der Spalte »Eigenschaften 2« am meisten Punkte haben, dann haben Sie eine Pittaja-Konstitution.
3. Wenn Sie in der Spalte »Eigenschaften 3« am meisten Punkte haben, dann haben Sie eine Kaphaja-Konstitution.
4. Wenn Sie in den beiden Spalten »Eigenschaften 1« und »Eigenschaften 2« gleichviel und am meisten Punkte haben, dann haben Sie eine Vata-Pittaja-Konstitution.
5. Wenn Sie in den beiden Spalten »Eigenschaften 1« und »Eigenschaften 3« gleichviel und am meisten Punkte haben, dann haben Sie eine Vata-Kaphaja-Konstitution.
6. Wenn Sie in den beiden Spalten »Eigenschaften 2« und »Eigenschaften 3« gleichviel und am meisten Punkte haben, dann haben Sie eine Kapha-Pittaja-Konstitution.
7. Wenn Sie in allen Spalten gleichviel Punkte haben, dann haben Sie eine Tridoshaja-Konstitution.

Abschließend möchte ich hier bekräftigen, daß in keinem Fall gesagt werden kann oder gesagt werden soll, daß zum Beispiel Kaphaja eine bessere Konstitution sei als Vataja. Es geht hier nicht um die Feststellung, ob irgend jemand mehr Wert habe als jemand anderes. Ähnlich wie bei der Bestimmung der Blutgruppe, auf Grund derer man klinische Aussagen machen kann, kann man auch der Konstitution eine klare Bedeutung zuordnen, welche aber vom Individuum subjektiv nicht direkt empfunden wird und somit keinen Einfluß auf die Lebensqualität ausübt.

Physiognomie der drei Hauptkonstitutionstypen (1) Vataja, (2) Pittaja, (3) Kaphaja

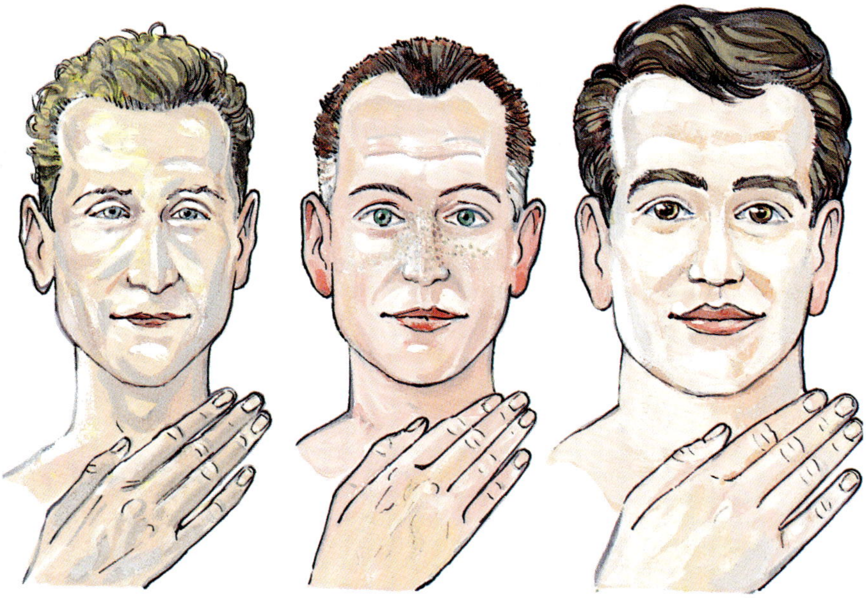

(1) (2) (3)

Die Vataja-Konstitution

Vataja-Konstitutionen sind hoch sensible, eher schüchterne Menschen, schnell von Begriff, schnell begeistert und schnell im handeln. Deshalb sind sie sehr kreativ, intuitiv und feingeistig. Sie haben ein großes Talent für die Kunst, geistiges Heilen und Esoterik. Sie können ein sehr asketisches aber auch sinnbetontes Leben führen oder zwischen den beiden Extremen hin und her schwanken. Ihre Körperstrukur ist leicht, sie sind schlank, hochgewachsen oder seltener, extrem kleingewachsen. Lange, schmale Hände, markante Gesichtszüge und ein gut sichtbarer Adamsapfel sind weitere typische Merkmale. Ihr Haar ist eher spröde und oft stark gekräuselt. In Träumen fliegen sie durch die Lüfte, steigen auf Berge und Bäume. Am liebsten reisen sie auch in der realen Welt so viel und oft wie möglich. Auch in Partnerschaften verharren sie nicht allzu lange, sondern suchen neue Freundschaften und Liebe. Angst- und Schuldgefühle plagen den konfliktscheuen und unsicheren Vata-Menschen oft. Dies kann in extremen Fällen zu depressiven Störungen und Selbstmordgedanken führen. In der Ausbildung, im Beruf oder beim Wohnort kommt es oft zu Wechsel. Sie haßen die Kälte und halten sich am liebsten den ganzen Tag in der warmen Sonne auf. Ihre Extremitäten, insbesondere Hände und Füße fühlen sich kalt an. Sie sind in der glücklichen Lage, daß sie soviel essen und trinken können wie ihr Herz begehrt, ohne

»Vata-Dosha ist trocken, leicht, mobil, reichlich, agil, kalt, rauh und nicht schmierig. Deshalb weist ein Mensch mit Vata-Konstitution auf Grund dieser Eigenschaften folgende Attribute auf:
Trocken – Magerkeit oder Zwergwuchs des Körpers, heisere, tiefe Stimme, immer wach.
Leicht – leichter, unschlüssiger Gang, Handlungen, Bewegungen und Ernährungsgewohnheiten.
Mobil – instabile Gelenke, Augen, Augenbrauen, Kiefer, Lippen, Zunge, Kopf,

Schulter, Hände und Beine.
Reichlich – redet gerne und viel, viele Bänder und Blutadern sind sichtbar
Agil – schnell handelnd, irritiert, ängstlich, begeistert, desillusioniert, von Begriff und vergeßlich.
Kalt – kann kalte Sachen nicht vertragen, kälteempfindlich, Schüttelfrost und Steifigkeit.
Rauh – rauhe Kopf- und Körperbehaarung, Nägel, Zähne, Gesicht, Hände und Füße.
Nicht schmierig – Gelenkgeräusche bei Bewegung.«[48]

jemals maßgeblich an Gewicht zuzunehmen. Sie sollten auf jeden Fall täglich drei warme Mahlzeiten zu sich nehmen und dies zu sehr geregelten Essenszeiten. Vata-Menschen sollten nicht alleine leben und unbedingt den Kontakt mit anderen Konstitutionstypen suchen.

Ihre Feinfühligkeit macht sie zu idealen Lehrern, da sie sich in ihre Schüler hineinfühlen können. Körperlich anstrengende oder monotone Berufe sind sehr ungeeignet. Viel Abwechslung und ein warmer, geschützter Arbeitsplatz sind unbedingt notwendig. Wechselnde Schicht- oder Nachtarbeit kann nicht toleriert werden und führt zu gesundheitlichen Störungen. Ein Arbeitsklima voller Konkurrenzdenken, Ehrgeiz und Erfolgsdruck kann der konfliktscheue Vata-Typ nicht tolerieren. Seine Motivation und Fähigkeiten werden dadurch geradezu gelähmt. Hingegen wird er unter guter und kollegialen Führung unermüdlich und mit großer Aufmerksamkeit arbeiten und jede Menge kreativer Impulse liefern.

Obwohl eine gewisse Immunität gegenüber leichten Vata-Störungen wie trockene Haut, wechselnder Appetit, unregelmäßiger Menstruation oder Blähungen besteht, sind Vataja-Konstitutionen natürlicherweise anfälliger auf Krankheiten mit einem Vata Hintergrund. Diese sind zum Beispiel Rheuma, Nervosität, Schlaflosigkeit, Verstopfung, Zahnfleischschwund, Empfindungsstörungen, Anämie, Parkinson-Syndrom, Multiple Sklerose und andere im nächsten Kapitel beschriebene Krankheiten.

Wenn eine Person mit Vataja-Konstitution hingegen Sachen zu sich nimmt oder tut, die Kapha- und Pitta-Dosha vermehren, führt dies nicht zu einer sofortigen Störung wie bei Vata, weil dadurch erst einmal das überschüssige Vata abgebaut wird. Caraka empfiehlt eine Reihe von Maßnahmen, welche Vata-Dosha normalisieren können und von Menschen mit dieser Konstitution dringend beachtet und ausgeführt werden sollten.

- Regelmäßige Anwendung von Ölen auf den Körper mit anschließendem Schwitzbad.
- Milde, abführende Mittel, die mit Öl und warmen Substanzen mit süßem, sauren und salzigem Geschmack vermischt werden sollen.
- Nahrungsmittel, die warm, süß, sauer und salzig sind und in regelmäßigen Intervallen eingenommen werden.
- Verwenden von Parfüms, die süß, mild und schwer sind und eine beruhigende Wirkung haben.
- Tragen von Edelsteinen wie Topas oder gelbem Saphir und Goldornamenten, wobei die Edelsteine und das Edelmetall die Haut berühren müssen.
- Warme Kleidung mit erdigen, warmen aber nicht stimulierenden Farben wie Gelb, Ocker und Grün.
- Massagen, warme Wickel, warmer Ölguß, warme Bäder, Sonnenbad.
- Verdauungsfördernde und blähungsverhindernde Gewürze oder Tees.

[48] Caraka Samhita, Vimana Sthana, Kapitel 8, Verse 98 und 99

- Reinigungskur (Pancakarma) mit Darmeinläufen mit Öl und Kräuterabkochungen (Vasti).

Die Pittaja-Konstitution

Pittaja-Konstitutionen sind kritische, leistungswillige Menschen von methodischer, erfinderischer und eher wissenschaftlicher Kreativität. Deshalb fällt es ihnen leicht, ihre Ziele zu erreichen. Sie scheuen sich nicht vor Konfliktsituationen und Herausforderungen und wenn es mal gar zu ruhig wird, kann es vorkommen, daß sie sogar solche Situationen provozieren, denn der Pittaja Typ ist eine Kämpfernatur. Sie sind gute Redner mit einer Tendenz, die Konversation zu monopolisieren. Diese Konstitution stellt den Mitteltypus zwischen Vataja und Kaphaja dar. Das zeigt sich in ihrer körperlichen Struktur, die Dank dem ausgeprägten Stoffwechsel und Bewegungsdrang gut ausgebildete Muskulatur aufzeigt. Pittaja Menschen sind nicht so hochgewachsen wie Vataja Typen aber auch nicht untersetzt wie Kaphaja Typen. Körperglieder, Gesichtszüge sowie andere körperlichen Merkmale sind sehr harmonisch proportioniert. Dieser Konstitutionstyp neigt zu frühzeitigem Ergrauen und Glatzenbildung. In ihren Träumen erscheinen oft Blumen, grelles Licht, Blitze, Meteoriten und Feuer. Sie sind immer die ersten, die ein Fenster öffnen, um frische, kühle Luft hereinzulassen. Sie müssen unbedingt regelmäßig und genügend Nahrung sowie Getränke zu sich nehmen, ansonsten können sie sehr reizbar werden. Ihr Hauptproblem bei Partnerschaften ist, daß sie wohl gerne andere kritisieren, selbst aber keine Kritik vertragen. Sie lieben Luxus, Schönheit und Musik. Ihre Reizbarkeit, Ungeduld, Luxussucht und Unfähigkeit auch einmal nichts zu tun oder zur Ruhe zu kommen, kann krankhafte Störungen wie Schlaflosigkeit, Hypertonie oder Magengeschwüre verursachen. Pitta Menschen vertragen keine Hitze oder grelles Sonnenlicht. Ihr Teint reagiert sehr empfindlich. Hände und Haut fühlen sich immer warm an und haben eine leuchtend, eher rötlich oder gelbliche Ausstrahlung. Beim Essen müssen sie aufpassen, wenig Fett und Alkohol zu konsumieren, denn wenn man Fett oder Alkohol ins Feuer gießt, werden die Flammen umso intensiver.

Ihre forsche Zielstrebigkeit hilft Pittaja Konstitutionen in Berufen der Forschung und Entwicklung, der Exekutive oder im Verkauf. Der Kontakt mit Chemikalien sollte unbedingt vermieden werden. Ein gut belüfteter Arbeitsplatz ohne intensive Hitzequellen ist vorzuziehen. Ein Pitta Mensch braucht Herausforderungen in seinem Beruf.

Diese Konstitution besitzt die Tendenz, ein Workaholic zu werden und zu Hause oder in den Ferien nicht »abstellen« zu können. Das birgt natürlich ein erhebliches Potential von gefährlichen gesundheitlichen Störungen wie Hypertonie, Erkrankungen der Herzkranzgefäße, Magen- oder Duodenumgeschwüre und sogar Krebs. Das prominente Feuerelement fördert Infektions- und Hautkrankheiten so-

»Pitta-Dosha ist heiß, akut, flüssig, von fleischigem Geruch, sauer und scharf. Deshalb weist ein Mensch mit Pitta-Konstitution auf Grund dieser Eigenschaften folgende Attribute auf:
Heiß – kann heiße Nahrung, Wetter, etc. nicht ertragen; besitzt ein heißes Gesicht, weichen Körper mit kleinen Muttermalen, Sommersprossen und Molen; hat starken Hunger und Durst; bekommt früh Fältchen und graue Haare; Tendenz zur Glatzenbildung; hat weiche, feine Haare.
Akut – demonstriert gerne seine Macht; hat starke Verdauung; konsumiert große Quantitäten Nahrung und Getränke; hat großen Appetit auf Wohlstand, Luxus, Karriere und scharfen Intellekt.
Flüssig – hat weiche Muskeln und Gelenke; schwitzt stark; hat Urin und Stuhl in großer Menge.
Fleischiger Geruch – schlechter Geruch des Schweißes, von Mund, Kopf und Körper.
Sauer und scharfer Geschmack – Defizit

an Samen, Potenz und Sexualität.«[49]

wie Kontakt- und andere Ekzeme. Die gute Verdauung kann auch zum Verhängnis werden, wenn schwere ungeeignete Nahrung scheinbar ohne Komplikationen verdaut wird. Dies führt zu erhöhten Blutfettwerten, überfordert Leber, Milz und Bauchspeicheldrüse und äußert sich oft in Form von chronischen Hautkrankheiten. Frauen mit dieser Konstitution haben starke Monatsblutungen. Die Empfehlungen von Caraka hören sich schon beinahe poetisch an, wenn er sagt, daß Pitta-Menschen in Gärten voller Blumen lustwandeln sollen, in denen eine süß duftende kühle Brise weht.[50] Pitta wird durch folgende Maßnahmen reduziert:

- Einnahme sowie äußere Anwendung von Ghee.
- Reinigungstherapie (Pancakarma) mit Abführkur (Virecana).
- Nahrungsmittel, die nicht zu heiß und von süßem, bitteren oder herbem Geschmack sind und den Körper kühlen.
- Verwenden von milden, süßen, kühlenden Parfüms.
- Tragen von Perlen, Silberschmuck und Blumengirlanden, die zuvor in kaltes Wasser getaucht wurden.
- Hören von angenehmer Musik, guten Nachrichten.
- Mit guten Freunden zusammensitzen.
- Die Zeit mit wunderschönen Menschen des anderen Geschlechtes verbringen, die mit frischen Blumengirlanden und Sandelholzpaste geschmückt sind.
- Leichte, frische, Kleidung in beruhigenden Farbtönen wie blau, smaragdgrün oder weiß tragen.
- Aufenthalt in Räumen, die von den Mondstrahlen gekühlt und dessen Seiten dem Wind ausgesetzt sind.
- Aufenthalt in den Bergen, an Flußläufen sowie in wunderschönen Parkanlagen mit vielen Blumen und Teichen mit Lotosblumen.
- Regelmäßiges trinken von kühlenden, bittersüßen und kalten Tees.

»Kapha-Dosha ist üppig, sanft, weich, süß, fest, dicht, langsam, stabil, schwer, kalt, klebrig und klar. Deshalb weist ein Mensch mit Kaphaja-Konstitution

Die Kaphaja-Konstitution

Kaphaja-Konstitutionen sind kaum aus der Ruhe zu bringende, geduldige Menschen von anziehender Herzlichkeit. Sie arbeiten nach dem Motto »langsam aber sicher« und fahren damit recht gut im Erreichen von einem gewissen Wohlstand und einer sicheren Position. Ihr Denken ist konservativ und auf die Erhaltung und Ausbau des Bestehenden ausgerichtet. Kein Schritt erfolgt ohne genaue Überlegung und erst wenn der Erfolg sicher steht, wie eine Raupe, die sich von einem Blatt zum anderen bewegt und ihr Hinterteil erst vom bisherigen Blatt wegnimmt, wenn das Vorderteil sicheren Halt in der neuen Umgebung gefunden hat. Ihre Köperstruktur ist kompakt, stämmig und kräftig. Sie haben lange Arme, breite Schultern und Hände, eine stark ausgeprägte Brust, eine breite Stirn und buschige Augenbrauen.

[49] Caraka Samhita, Vimana Sthana, Kapitel 8, Vers 97

[50] Caraka Samhita, Vimana Sthana, Kapitel 6, Vers 17

Wimpern und große Augen, dichtes, kräftiges Haar, schöne regelmäßige Zähne und eine gute Stimme lassen diese Menschen attraktiv erscheinen obwohl sie alles andere als graziös sind. Sie träumen von Seen, Vögeln, Lotosblumen und Wolken. Sie halten sich am liebsten in gewohnter Umgebung auf. In Partnerschaften sind sie treue Seelen und lassen sich kaum auf Abenteuer ein. Hunger, Durst, Streß und Unglück können sie besser verkraften als Vataja- und Kaphaja-Konstitutionen. Ein Mangel an körperlicher und geistiger Bewegung, sowie ihr Hang zu viel zu schlafen, können ernsthafte gesundheitliche Störungen verursachen und sie zu sehr inflexiblen Partnern machen. Sie haben geringen Appetit aber große Lust aufs Essen und müssen sich vor fettiger, kalter und süßer Nahrung sehr zurückhalten. Dieser Typ sollte nur heiße Getränke und Speisen in mäßiger Quantität zu sich nehmen.

Der Kapha-Mensch kann auch schwere körperliche Arbeit gut vertragen. Auf keinen Fall sollte er sein Leben hinter einem Schreibtisch verbringen müssen. Am Arbeitsplatz sollten weder Kälte noch Feuchtigkeit herrschen. Kaphaja-Menschen eignen sich gut als Politiker und in öffentlichen Ämtern, wo sie eine dicke Haut und geschickte Diplomatie weiterbringen als ein hitziges Temperament. Sie sind auch gute Unternehmer und sehr geschickt darin, andere für sich arbeiten zu lassen.

Kaphaja-Prakriti tendiert zu Übergewicht und schwachem Agni (biologische Feuer). Im emotionellen Bereich kann ein Kapha-Überschuß materielle Abhängigkeit, Gier und Passivität verursachen. Typische Kapha Erkrankungen sind Appetitlosigkeit, Verdauungsschwäche, Fettleibigkeit, Erbrechen, Bronchitis, Husten, Erkältungen, schwache Blutzirkulation, Asthma, Nierensteine, angeschwollen Lymphknoten, gutmütige Tumore, Kropf, Verhärtung der Gefäße, Urtikaria und andere. Caraka empfiehlt eine Reihe wichtiger Maßnahmen, die von Menschen mit Kaphaja-Konstitutionen zur Reduzierung des Kapha-Dosha regelmäßig durchgeführt werden können:[52]

- Reinigungstherapie (Pancakarma) mit therapeutischen Erbrechen (Vamana), Purgieren (Virecana) und Nasenschleimhauttherapien (Nasya).
- Ölmassage mit stimulierenden Ölen, Schwitztherapien (Swedana), Pulvermassage (Udvartana), heiße Bäder.
- Nahrungsmittel, die eher trocken und von bitterem, herbem und scharfen Geschmack sind und möglichst heiß konsumiert werden.
- Verwenden von stimulierenden Parfüms
- Tragen von Edelsteinen wie Rubin, Koralle und Achat sowie Goldschmuck
- Warme, atmungsaktive Kleidung in leichten, stimulierenden Farbtönen wir orange, rot und rosa.
- Intensive körperliche Betätigung wie laufen, hüpfen, schwimmen, ringen, werfen und Geschlechtsverkehr
- Nachts lange Wachbleiben

auf Grund dieser Eigenschaften folgende Attribute auf:
Üppig – Üppigkeit der Organe
Sanft – die Organe fühlen sich sanft an
Weich – angenehme Erscheinung, weicher Teint
Süß – Zunahme von Sperma, Fruchtbarkeit, Sexualtrieb und Nachwuchs
Fest – der Körper ist fest und kompakt
Dicht – die Organe sind rund und mollig
Langsam – langsam beim Handeln, Essen und Bewegen
Stabil – wenig Unternehmungsgeist, schwer irritierbar, große Widerstandskraft gegen Krankheiten
Schwer – schwere Gangart, die ganze Fußsohle berührt den Boden
Kalt – Mangel an Intensität von Hunger, Durst, Körperwärme und Schwitzen
Klebrig – Zusammenhalt und Kompaktheit der Gelenke
Klar – glücklicher Gesichtsausdruck, klare, ruhige Stimme, hell leuchtende Hautfarbe.«[51]

[51] Caraka Samhita, Vimana Sthana, Kapitel 8, Vers 96

[52] Caraka Samhita, Vimana Sthana, Kapitel 6, Vers 18

- Trinken von altem Wein oder Kräuterwein
- Alle gewebemindernden Therapien (Langhana oder Apatarpanam)
- Aufgeben von komfortablen Situationen, mit dem Ziel, das Leben längerfristig genießen zu können

Die gemischten Konstitutionen

Bisher habe ich Eigenschaften und Empfehlungen der drei ausgeprägten Dosha-Typen aufgezeigt. Die Mehrzahl der Menschen besitzen aber Aspekte von zwei oder auch allen drei Konstitutionen. Wie mit drei Grundfarben unzählige Farbtöne komponiert werden können, so entstehen aus der Kombination der Doshas zahllose Nuancen. Bitte stellen Sie fest, in welcher Spalte Sie eventuell mehr Punkte erreicht haben und schauen Sie sich zuerst die entsprechenden Beschreibungen der bisher besprochenen einzelnen Dosha-Typen an. Aus den vier gemischten Konstitutionen ergeben sich recht interessante Kombinationen, deren Besonderheiten hier im einzelnen besprochen werden.

Vata-Kaphaja-Konstitution

Hier haben sich die beiden Extreme zu einer homogenen Konstitution zusammengefunden. Solche Menschen sind sehr groß und haben einen athletischen Körperbau. Entsprechend finden wir sie sehr erfolgreich im Spitzensport. Der lethargische Aspekt von Kapha wird durch die Hyperaktivität von Vata aufgehoben. Manchmal aber haben diese sensiblen Menschen Mühe, mit ihrer groß erscheinenden Körperstruktur zurechtzukommen. Die einzige gemeinsame Eigenschaft von Kapha und Vata ist kalt, was dazu führen kann, daß Vata-Kaphaja Konstitutionen viel Wärme brauchen und manchmal zur Gefühlskälte neigen. Warme Mahlzeiten und Getränke, die von ihren Zutaten her Kapha nicht zu sehr vermehren sollten, sind deshalb unbedingt notwendig. Regelmäßige Ölmassagen sorgen dafür, daß das Gewebefeuer funktioniert. Wenn dafür Sorge getragen wird, daß unterstützende Maßnahmen getroffen werden, um das fehlende Feuer-Element zu ersetzen, dann kann eigentlich kaum etwas passieren.

Vata-Pittaja-Konstitution

Wenn Sie mit einem Blasebalg Luft ins Feuer blasen, so brennt dieses umso schneller und intensiver, und genau das passiert bei dieser Konstitution. Hier haben wir sehr intensive, intelligente und aktive Menschen, die Gefahr laufen, sich selber aufzubrauchen oder sich aufzuopfern. Sie kommen nicht zur Ruhe und müssen irgendwie gebremst werden. Da hilft eine gute Kapha fördernde Diät, welche die fehlenden Elemente Erde und Wasser ersetzen, d.h. sie dürfen so viel Süßes essen, wie ihr Herz begehrt und müssen während des ganzen Tages viel trinken. Sie laufen Gefahr, daß sie mit ihrer Ruhelosigkeit und ihrem Drängen anderen Menschen oft auf den Wecker gehen und müssen sich daher Mühe geben, sich in der Partnerschaft oder im Beruf zurückzuhalten. Schlaflosigkeit, Schilddrüsenüberfunktion und manisch-depressive Phasen sind typische Krankheitsbilder dieser Konstitution. Ölmassagen mit beruhigenden Ölen wirken stark ausgleichend und sollten zweimal pro Woche ausgeführt werden.

Kapha-Pittaja-Konstitution

Die Kapha-Pittaja Person besitzt rundliche Formen, einen runden Kopf und ist eher klein. Sie sind feurige, soziale und lebensfreudige Menschen. Weil das bewegliche Vata-Element fehlt, kann es vorkommen, daß sie ihr Ziel zu verbissen verfolgen oder in ihrer Position verharren. Im Allgemeinen sind sie aber liebevolle Partner und Eltern und man kommt mit ihnen gut zu Gange. Beim Essen müssen sie sich jedoch vor fettiger und öliger Nahrung sowie vor zuviel Alkohol hüten sonst geraten die Blutfettwerte und das Gewicht außer Kontrolle. Wenn sie beim Essen acht geben und täglich Sport treiben oder genügend andere Bewegung haben, dann verhilft ihnen diese Struktur zu Robustheit, Widerstandsfähigkeit und einem gesunden Leben. Im emotionellen Bereich sind sie sehr ausgeglichen. Die Lethargie von Kapha wird dank dem Feuer von Pitta ausgewogen. Sie machen sich durch ihre Herzlichkeit viele Freunde. Kräftige Massagen mit eher leichten Ölen und Schwitzbäder mit milden Temperaturen entschlacken das Gewebe.

Tridoshaja-Konstitution

In eher seltenen Fällen, wo gleich viele Punkte in allen Spalten erreicht werden, zeigen sich die Eigenschaften aller drei Typen in einer Person. Natürlicherweise sind solche Menschen sehr ausgeglichen und besitzen maximale Widerstandskraft gegen gesundheitliche Störungen. Aber auch hier können durch äußere Einflüsse gesundheitliche Störungen entstehen. Deshalb gilt auch für diese Menschen Vorsorge zu tragen. Eine ausgeglichene, auf die Jahreszeiten eingestellte Diät und regelmäßige Ölbehandlungen sorgen dafür, daß dieser Idealzustand auch in Zukunft erhalten bleibt.

Psychische Konstitution – Manasa-Prakriti

In der im Westen erhältlichen, modernen ayurvedischen Literatur wird die psychische Konstitution kaum erwähnt, obwohl die Altmeister Caraka und Sushruta ausführlich darüber schreiben. Es bestehen wichtige Unterschiede zwischen der psychischen Konstitution (Manasa Prakriti) und der Dosha-Konstitution, die, wie wir eben ausführlich besprochen haben, auch einen bestimmenden Einfluß auf das emotionelle Leben eines Menschen ausübt.

Da der psychische Zustand jedes Menschen variiert, wird jemand, der regelmässigerweise die Qualität von Sattva (Makellosigkeit) aufzeigt, als Sattvika Konstitution bezeichnet, obwohl er seltener Qualitäten von Rajas (Passion) und Tamas (Passivität) offenbart. Es gibt drei psychische Konstitutionen:

1. Sattvika
2. Rajasika
3. Tamasika

Im Kapitel über Sankhya haben wir die Dreierkomponente (Trigunas), die aus Sattva, Rajas und Tamas besteht, kennengelernt. Genauso, wie diese Komponenten die Urmaterie beeinflussen, können sie auch auf unsere psychosomatische Einheit einwirken. Die Sattvika-Disposition ist makellos und glücksbringend, während Rajasika durch seine leidenschaftliche und Tamasika durch seine träge Natur Defekte birgt.

Jede der drei psychischen Konstitutionen hat auf Grund ihrer Möglichkeiten zu Permutation und Kombination, die Beziehung zum Körper, der Spezies und der Umwelt, unzählige Variationen. Manchmal folgt der Körper dem Geist und manchmal folgt der Geist dem Körper.[53] Interessant ist, daß Caraka und Sushruta die psychische und Dosha-Konstitution in der Embryologie behandeln. Beide Autoren unterteilen die Sattvika-Konstitution in sieben, die Rajasika in sechs und die Tamasika in drei Untergruppen.

Die psychischen Konstitutionen bergen sehr wichtige Merkmale, die in der Psychopathologie praktische Anwendung finden. Caraka sagt, daß er diese Angaben macht, um eine generelle Idee für die Behandlung dieser Konstitutionen zu besitzen.

Aber auch für den nicht-medizinisch Tätigen zeigen diese Konstitutionen den progressiven Weg unserer geistigen Entwicklung. Wir haben vorhin erwähnt, daß die Sattvika-Konstitution keine psychopathogenen Faktoren enthält. Das bedeutet, daß wenn wir unseren Geist trainieren, mehrheitlich unter Einfluß von Sattvaguna zu denken und zu handeln, sich uns phantastische Möglichkeiten eröffnen, unsere Gesundheit mittels unseres Geistes zu beeinflussen. Hier haben wir eine solide Grundlage und ein Modus operandi, wie gutes Denken und Handeln unsere Lebensqualität beeinflussen kann. Diese Einteilung beinhaltet sozusagen die Evolution des menschlichen Geistes.

[53] Caraka Samhita, Sharira Sthana, Kapitel 4, Vers 36

Hier nimmt das Konzept vom geistigen Heilen Strukturen an. Eine Person von Sattvika-Konstitution kann ihre positive Energie auch auf Andere übertragen. Vorausgesetzt ist aber immer, daß sich dieser Mensch auch wirklich im Zustand von Sattva befindet. Wenn dies nicht der Fall ist, dann heilt die Person nicht mit Sattva-Energie sondern mit schwarzer Magie. Die anschließenden Beschreibungen der Charaktereigenschaften der verschiedenen Sattvika-Typen, gibt jedem Leser die Möglichkeit, darüber zu urteilen, ob der sogenannte Heiler oder die Heilerin mit schwarzer Magie oder mit Sattvika-Energie arbeitet. Die dritte Möglichkeit ist natürlich, daß es sich um einen Dilettanten handelt, der die leidenden Menschen über den Tisch zieht. Im letzten Fall hätte diese Person eine Rajasika-Konstitution, auf gar keinen Fall eine Sattvika-Konstitution.

Heute interessieren sich mehr und mehr Psychologen und Mediziner für das für sie neue Gebiet der Psychoneuroimmunologie. Der Einfluß, den Verhalten via neurale und endokrine Systeme auf das Immunsystem ausüben, kann heute klar belegt werden. Studien bei chronischen Hauterkrankungen wie Psoriasis[54], bei AIDS[55] oder bei Infektionskrankheiten[56] zeigen, daß meßbare Verbesserungen der Immunabwehr durch psychologische Beeinflussung möglich sind.

Im Gegensatz zur Dosha-Konstitution, die weder verändert werden sollte und kaum verändert werden kann, ist die psychische Konstitution in einem größeren Maß beeinflußbar. Dies ergibt sich daraus, daß die Psyche feinstofflich, beweglich und veränderlich ist. Das erstrebenswerte Ziel sowohl in der Therapie wie auch in unserem persönlichen Leben ist es, durch unser Benehmen, und der Kontrolle negativer Emotionen mittels Yoga, Meditation, Gebeten, Autosuggestion oder psychotherapeutische Maßnahmen das Immunsystem zu stärken. Dies führt dazu, daß wir unsere Gesundheit erhalten, den Alterungsprozeß verlangsamen, den Heilungsprozeß bestehender Krankheiten beschleunigen, die Lebensqualität verbessern können und der wirklichen Mission des menschlichen Daseins, die Evolution unseres Bewusstseins, letztlich verwirklichen können.

Sattvika und seine sieben Untergruppen

Die Namen, welche den einzelnen Untergruppen zugeteilt werden, sind allesamt Namen von bekannten Halbgöttern mit den ihnen zugeordneten bekannten Qualitäten. Innerhalb dieser Gruppe existiert eine Gliederung, wobei Brahma als die reinste und am höchsten entwickelte Konstitution gilt, während die Gandharva bereits als leicht weltlich aber immer noch als Sattvika-Konstitution gilt.

[54] Zachariae, Helle, Bijeming & Kragballe, Effects of Psychological Intervention in Psoriasis, Published in the Journal of the American Academy of Dermatology, 1996, 34: 1008-1015

[55] Lederer Bob, DeLeon Kathy, The Newest AIDS Treatment is not a Drug, POZ (12/95-01/96) No. 11, P 62

[56] Psychoneuroimmunology, Stress & Infection, Department of Medical Microbiology & Immunology, University of South Florida, College of Medicine, Tampa, October 1995

Psychische Konstitution	Eigenschaften
Brahma	• Rein, wahrheitsliebend, Selbstkontrolle • Unterscheidungskraft, materielles und spirituelles Wissen • Ausdruckskraft, Argumentationsvermögen, gutes Gedächtnis • Frei von Leidenschaft, Wut, Gier, Ego, Ignoranz, Eifersucht, Niedergeschlagenheit und Engstirnigkeit • Liebt und sorgt sich um alle Lebewesen
Rishi	• Hingabe zu heiligen Handlungen • Gastfreundschaft • Frei von Stolz, Ego, Abhängigkeit, Haß, Ignoranz, Gier und Wut • Großartige intellektuelle Fähigkeiten • Verständnis und Aufnahmevermögen
Indra	• Königliches Auftreten, autoritäres Sprechen • Durchführung von heiligen Handlungen • Mut, Stärke, Ausstrahlung • Frei von Hinterhältigkeit • Voraussicht • Hingabe zu tugendhaften Handlungen, Erreichen von Wohlstand und Befriedigung der Sinne auf ethische Art und Weise
Yama	• Striktes Einhalten korrekter Handlungsweise • Rechtzeitiges Handeln • Nicht Verletzen • Bereitschaft für sofortiges Handeln • Erinnerungsvermögen und Kapazität Verantwortung zu übernehmen • Frei von Abhängigkeit, Neid, Haß und Ignoranz
Varuna	• Mut, Geduld, Makellosigkeit und Abneigung gegen Unreinlichkeit • Einhalten religiöser Rituale • Freude an Wasser und Wassersport • Abneigung gegen gemeine Handlungen • Manifestiert Freude und Wut zur richtigen Zeit und im richtigen Maß
Kubera	• Freude an Grundbesitz, Ehre, Luxus und Bedienstete • Starke Zuneigung zu ethischer Handlungsweise, Reichtum und Zufriedenstellung der Sinne • Reinheit des Körpers und Geistes • Freude an Freizeitvergnügen
Gandharva	• Vorliebe für Musik, Tanz, Singen und Lobpreisungen • Ist Experte in Poesie, im Erzählen von Geschichten und Sagen • Liebt Parfums, Blumen, Duftsalben, Kleider und die Gesellschaft des anderen Geschlechtes

Rajasika und seine 6 Untergruppen

Die Rajasika-Konstitution wird in sechs Untergruppen aufgeteilt, die keine Namen von Halbgöttern tragen, sondern die Namen von ihren Gegnern. Dies birgt natürlich eine entsprechende Symbolik. So wie die Halbgötter ständig in Konflikt mit den Dämonen sind, so findet auch in unserem Geist dieser andauernde Kampf zwischen den dunklen und hellen Kräften statt.

Psychische Konstitution	Eigenschaften
Asura	• Tapferkeit, Grausamkeit, Neid, sich verkleiden, will andere kontrollieren, schreckeinflößendes Aussehen, rücksichtslos • Voller Lob für sich selbst
Rakshas	• Nicht tolerant, immer voller Wut, gewalttätig, grausam, ißt übermäßig, Vorliebe für Fleisch • Schläft zu viel und ist faul • Neid
Paisaca	• Völlerei • Vorliebe für das andere Geschlecht • Unsaubere Gewohnheiten, haßt Sauberkeit • Feige, furchteinflößender Charakter • Perverse Lebens- und Eßgewohnheiten
Sarpa	• Mutig – wenn wütend; feige – wenn nicht wütend • Schnelles Reaktionsvermögen • Faul • Ißt, bewegt sich und handelt unter Angst
Preta	• Übermäßiger Wunsch nach Nahrung • Wird in seinen Handlungen von innerem Schmerz getrieben • Neid • Handelt ohne zu diskriminieren, mit ausgeprägter Gier und Unentschlossenheit
Sakuna	• Extrem leidenschaftlich, extremer Lebensstil und Ernährungsgewohnheiten, instabil, rücksichtslos und nicht in der Lage für sich zu sorgen

Tamasika und seine drei Untergruppen

Die Tamasika-Konstitution wird nur in drei Untergruppen geteilt. Pashava bedeutet Tier und Matsya Fisch. Bedeutend ist die Bezeichnung für die letzte Konstitution, die ohne irgendwelche intellektuelle Fähigkeiten ist. Sie wird verglichen mit pflanzlichem Leben. Auch im englischen Sprachgebrauch wird eine sehr passive Person mit »vegetable« bezeichnet.

Psychische Konstitution	Eigenschaften
Pashava	• Gefährliches Temperament • Mangel an Intelligenz • Abstoßendes Verhalten und Eßgewohnheiten • Exzessive sexuelle Aktivität und Schlaf
Matsya	• Feigheit, Mangel an Intelligenz, Gier nach Nahrung, instabil, ständig leidenschaftlich und aufgebracht • Ständig in Bewegung und Wunsch für Wasser
Vanaspatya	• Absenz von intellektuellen Fähigkeiten, Faulheit, übermäßige Nahrungsaufnahme

6 Pathologie und Diagnostik – Nidana

»Ein vorzüglicher Heilkundiger sollte Krankheit mittels literarischer Referenz, klinischer Untersuchung und ausgewogener Schlußfolgerung zu verstehen versuchen. Wenn ein in der Pathologie und Therapeutik kundiger Arzt nicht versucht, mit dem Licht seines Wissens ins Innerste des Patienten vorzudringen, dann ist er nicht in der Lage, die Krankheit zu heilen.«[57]

Pathologie und Diagnostik sind aufs engste miteinander verbunden. Ohne Kenntnisse über die Lehre der Krankheiten ist keine Krankheitserkennung möglich. Aus diesem Grunde habe ich mich entschieden, die beiden im gleichen Kapitel zu behandeln. Wegen der verwirrenden Vielfalt und Ähnlichkeit der medizinischen Fachausdrücke, sollten wir uns zuerst einmal die Bedeutung von einem Dutzend, der in diesem Kapitel wiederholt zitierten Fachbegriffe, anschauen:

Fachausdruck	Bedeutung
Anamnese	Vorgeschichte einer Krankheit
Ätiologie	Lehre von den Krankheitsursachen
Diagnose	Krankheitserkennung
Diagnostik	Lehre von der Krankheitserkennung
endogen	von innen kommend
exogen	von außen wirkend, umweltbedingt (Psychologie)
pathogen	krankheitserregend
Pathogenese	Entwicklung von Krankheiten
Pathogenität	Fähigkeit, Krankheiten hervorzurufen
pathognomonisch	für eine Krankheit kennzeichnend
Pathologie	Lehre von den Krankheiten
Prognose	Vorhersage des Krankheitsverlaufes

Definition von Krankheit – Roga

Dosha, Dhatu und Mala bilden die physikalischen Bestandteile des Körpers. Zusammen mit Atma (Seele) und dem feinstofflichen Körper, der aus Intellekt, Ego und Psyche besteht, ergeben sich Entstehung, Erhaltung und Zerfall des Lebewesens. Der normale Zustand dieser Faktoren sorgt für Gesundheit (Swasthya) während der abnormale Zustand Krankheit (Awasthya) bedeutet. Physiologie oder den normalen Zustand haben wir bereits besprochen. In diesem Kapitel behandeln wir den abnormalen Zustand oder Krankheit (Roga). Definitionen von Krankheit sind:

1. Ruja	der Kontakt des Lebewesens mit Schmerz
2. Roga	Fehler, Defekt
3. Dosha Vaishamya	Ungleichgewicht der Dosha
4. Dosha Dushya Samurchana	Zusammenwirken der gestörten Dosha mit Dhatu
5. Vyadhi	Leid
6. Vikriti	Abnormalität
7. Amaya	Toxizität
8. Atanka	miserables Leben
9. Vikara	Schmerz
10. Dukha	Unglück, Leiden

Damit eine Krankheit überhaupt entstehen kann, benötigt es eine ganze Serie von Abnormitäten (Vikriti) in verschiedenen Stadien, die wiederum durch das Zusammenwirken von gestörten Dosha und Dhatu entstanden sind. Dabei spielt natürlich auch der Zustand des Immunsystems eine wichtige Rolle. Alle diese Faktoren sind Symptome und Anzeichen von Krankheiten und sollten nicht als die Krankheit betrachtet werden. Wenn sich die gestörten Dosha nicht mit den Geweben verbinden, entsteht keine Krankheit, wenn die Verbindung schwach ist, entsteht eine milde Krankheit mit wenigen Symptomen, wenn sich alle Faktoren miteinander verbinden, dann wird sich die Krankheit rapide entwickeln und schwere Symptome manifestieren.

Jede Erkrankung beginnt in minutiöser Form und wächst graduell bis sie große und sichtbare Proportionen angenommen hat. Genauso dauert es lange Zeit, bis eine tief verwurzelte Krankheit geheilt werden kann.

Klassifizierung von Krankheiten

Eigentlich kann man sämtliche Krankheiten wegen ihrem gemeinsamen Faktor, dem Leiden für die Betroffenen, in einer einzigen Klassifizierung zusammenbringen.[58] Ansonsten können sie in beliebig viele

[58] Caraka Samhita, Vimana Sthana, Kapitel 6, Vers 4

Gruppen und Untergruppen eingeteilt werden. Zuerst wollen wir die Aufteilung von Caraka betrachten, der Krankheiten nach fünf Kriterien beurteilt.

Kriterien der Klassifizierung	Klassifizierung
Prognose	1. Heilbar (Sadhya) – wird weiter in (a) leicht heilbar (Sukha Sadhya) und (b) schwer heilbar (Kichra Sadhya) unterteilt 2. Unheilbar (Asadhya) 3. Nur Linderung der Symptome möglich – wird in zwei Gruppen unterteilt: in (a) leicht möglich und (b) nur mit Schwierigkeiten
Intensität	1. Mild 2. Schwer
Standort	1. Körper 2. Psyche
Verursachende Faktoren	1. Endogen (Adhyatmika) 2. Exogen (Adibhautika) 3. Natürlich (Adidaivika), d. h. außerhalb jeglichen menschlichen Einflusses
Ursprungsort	1. *Dickdarm*, Blase, Rektum, Hüften, Extremitäten und Knochen als Ort der Vata Erkrankungen 2. *Dünndarm*, Schweiß, Plasma (Rasa) und Blut (Rakta) als Ort von Pitta 3. *Magen*, Thorax, Kopf, Nacken und Gelenke als Ort von Kapha 4. Psyche als Ort des psychopathologischen Faktors Rajasika 5. Psyche als Ort des psychopathologischen Faktors Tamasika

Die drei verursachenden Faktoren, endogen, exogen und natürlich, können sich letztlich in einem der sieben Krankheitstypen transformieren.[59]

1. Vererbliche Krankheiten (Adibala Pravritta) entstehen durch Defekte im Samen oder Ovum der Eltern.
2. Kongenitale Krankheiten (Janmabala Pravritta) kommen während der Schwangerschaft durch Fehlverhalten der Mutter auf.
3. Idiopathische Krankheiten (Doshabala Pravritta) bilden sich durch Störungen der Doshas verursacht durch falsche Ernährungsweise oder unter Einfluß der pathopsychologischen Faktoren, Tamas und Rajas. Die ersten drei Krankheitstypen gehören zur Klasse der endogenen Beschwerden (Adhyatmika).
4. Traumatische Krankheiten (Samghartabala Pravritta) gehören zur Klasse der exogenen Beschwerden (Adibhautika).
5. Periodische Krankheiten (Kalabala Pravritta) entstehen durch

[59] Sushruta Samhita, Sutra Sthana, Kapitel 24, Verse 5 bis 11

umweltbedingte Einflüsse, wie Wechsel der Jahreszeiten und andere Klimaschwankungen.
6. Übernatürliche Krankheiten (Daivabala) Pravritta können durch Naturkatastrophen, Epidemien oder negative Energien, wie schwarze Magie, entstehen.
7. Natürliche Krankheiten (Svabhavabala Pravritta) ergeben sich bedingt durch den natürlichen Alterungsprozess, Tod, Vergeßlichkeit, Hunger, Durst, Schlaf und anderer Gegebenheiten, die in der menschlichen Natur liegen. Die letzten drei Krankheitsgruppen gehören zur Klasse der natürlichen Faktoren (Adidaivika).

Krankheitsursachen

Ayurveda macht sich das Konzept von Ursache und Wirkung der Nyaya-Vaisheshika Philosophie zu Nutzen, wobei die Ursache als das was die Wirkung produziert definiert wird und die Wirkung ohne Ursache nicht existieren kann. Die Ursache kann vier verschiedene Aspekte annehmen:

Krankheitsursachen

Samavayi Karana **inhärente Ursache** Die Körpergewebe (Dhatu)	Asamavayi Karana **nicht inhärente Ursache** Die Union von abnormalen Dosha und Körpergwebe (Dosha-Dushya-Samurcana)	Nimitta Karana **instrumentale Ursache** Die drei pathophysiologischen Faktoren (Tridosha)

Sahakara Karana oder Mithyahara Vihara
zusätzliche Ursache
Die Korrelation jeder der folgenden zusätzlichen Ursachen kann eine von 3 Formen annehmen:
1. Atiyoga - zu starke Korrelation
2. Hinayoga oder Ayoga - zu schwache oder abwesende Korrelation
3. Mithyaoga - perverse Korrelation

Asatmyendria Samyoga od. Artha Heterogene Korreltation der Sinne mit den Sinnesobjekten	Prajnaparadha oder Karma Fehlverhalten	Parinama oder Kala Klimatische Anomalien
Hören	Mental	Jahreszeiten
Berühren	Verbal	
Sehen	Körperlich	
Schmecken		
Riechen		

Die inhärenten Ursachen (Samavayi Karana) sind unveränderliche, materielle Ursachen der Wirkung. Die Zerstörung dieser Ursache führt auch zur Zerstörung des Effektes sowie die Zerstörung des Goldes im Schmuckstück, des Holzes im Tisch oder des Fadens im Tuch Ursache und Wirkung nichtig machen. In der Ayurveda werden die Körpergewebe (Dhatu) als die inhärente Ursache betrachtet, denn ohne sie kann weder der Körper noch die Krankheit bestehen.

Die nicht inhärenten Ursachen (Asamavayi Karana) können Teil der Wirkung sein, sie können zeitweilig aber auch separat von dieser existieren. Die Zerstörung der nicht inhärenten Ursache führt nicht notwendigerweise zur Zerstörung des Effektes, kann aber Veränderungen in diesem verursachen. Die Union der einzelnen Bestandteile eines Objektes und seine Eigenschaften sind Beispiele von nicht inhärenten Ursachen. In der Ayurveda wird die Union der abnormalen Dosha, Körpergewebe und der Abfallprodukte (Dosha-Dushya-Samurcana) als nicht inhärente Ursache bezeichnet. Die Dosha sind nicht stabil und ihre abnormalen Stadien wechseln ständig. Ihr abnormaler Zustand führt auch zur Anomalie der Körpergewebe und Abfallprodukte. Ihre Verbindung verursacht Krankheiten, ist aber nicht stabil und durchläuft verschieden Krankheitsstadien, d.h. die vorhergegangene Entwicklungsstufe hört auf zu existieren, wenn sich der nächste Zustand entwickelt. Die nicht-inhärenten Ursachen können zudem durch therapeutische Intervention verändert oder beseitigt werden.

Die instrumentale Ursache (Nimitta Karana) wird als die Ursache definiert, die auch neben dem Effekt existieren kann und deren Zerstörung nicht zur Zerstörung der Wirkung führt. Der Goldschmied, Tischler und Weber sowie die Instrumente, welche sie benutzen, sind alles Beispiele von instrumentalen Ursachen. Die Drei pathophysiologischen Faktoren (Tridosha) gelten in der Ayurveda als die instrumentalen Verursacher.

Zusätzliche Ursachen (Sahakara Karana) sind Lebensgewohnheiten und Ernährungsweise, welche dazu führen, daß die Dosha abnormal werden. Ayurveda legt besonderen Nachdruck auf die Sahakara Karana, weil sie einerseits die ersten Faktoren sind, die Störungen in den Dosha verursachen und andererseits leicht vermieden werden können, und damit für die Krankheitsvorbeugung sorgen. Es gibt drei Arten von Sahakara Karana oder externen Ursachen, nämlich (1) die heterogene Korrelation der Sinne mit den Sinnesobjekten (Asatmyendria Samyoga oder Artha), (2) Fehlverhalten (Parjnaparadha oder Karma und) (3) die klimatische Anomalie (Parinama oder Kala). Der pathogene Zustand der eben genannten zusätzlichen oder externen Ursachen (Sahakara Karana) nimmt drei ganz bestimmte Formen an. (a) Atiyoga ist die zu starke oder Hyperkorrelation, (b) Hinayoga und Ayoga sind die zu schwache oder Hypokorrelation und Inaktivität und (c) Mithyayoga ist die perverse oder falsche Korrelation.

Heterogene Sinneskorrelation – Asatmyendria Samyoga

Die heterogene Korrelation der Sinne mit den Sinnesobjekten (Asatmyendria Samyoga oder Artha), d.h. die Art und Weise, wie der Organismus auf Sinneseindrücke reagiert, beeinträchtigt unsere Gesundheit. Sie kann in den folgenden drei Situationen entstehen:

1. Zu starke Stimuli (Atiyoga) entspringt dem Betrachten sehr heller Objekte oder dem konzentrierten Betrachten für lange Zeit; dem Hören extrem lauter Geräusche; dem Riechen scharfer, irritierender, starker oder berauschender Substanzen; exzessivem Schmecken aller sechs Geschmacksrichtungen und Körperkontakt mit sehr heißen oder sehr kalten Substanzen, zu langem und intensivem Baden, Massagen und Ölbehandlungen.
2. Ein Mangel an Stimuli (Hinayoga) entsteht, wenn wir in schlechtem Licht oder im Dunkeln sind; wenn wir beinahe unhörbare Geräusche oder gar nicht hören; wenn wir den Geruchssinn kaum oder nicht benutzen; wenn wir die Nahrung kaum oder nicht schmecken und wenn uns niemand berührt oder ein Mangel an Körperkontakt herrscht.
3. Unpassende Stimuli (Mithyayoga) breitet sich aus beim anhaltenden Betrachten von sehr nahen oder sehr weit entfernten Objekten, beim Anblick von furchteinflössenden, verhaßten, irritierenden und unnatürlichen Objekten; beim Anhören von verletzenden oder beängstigenden Worten, schlimmen Nachrichten, wie Tod, Beraubung oder Verletzung von geliebten Menschen, Katastrophenmeldungen oder großer materieller Verlust; beim Riechen von verwesenden, giftigen, verhaßten, unangenehmen Gerüchen; beim Überessen, Fasten, gegensätzlicher und ungesunder Nahrung und beim Tragen von zu enger Kleidung, bei Berührung durch Personen, gegen die man eine Aversion hat, bei traumatischen Einflüssen, durch Infektion, Insekten oder negative Energien.

Fehlverhalten – Prajnaparadha

Fehlverhalten (Parjnaparadha oder Karma), das zu ungeeigneten mentalen, verbalen und körperlichen Aktivitäten führt, bezieht sich auf die Handlungsweise eines Individuums in Zusammenhang mit seiner Lebenserhaltung und seiner Umwelt. Prajna bedeutet korrektes Wissen und Aparadha bedeutet ein Vergehen. Deshalb kann Prajnaparadha als »Handeln entgegen besserem Wissen« verstanden werden. Das passiert wenn die folgenden drei Funktionen der Psyche nicht mehr richtig funktionieren:

- Bei Verlust des Unterscheidungsvermögen (Dhi Bhramsa) wobei das Ewige für das Vergängliche sowie Recht für Unrecht gehalten werden.
- Bei Verlust der Willenskraft (Dhriti Bhramsa) wobei es unmöglich wird, den Geist von unerwünschten Objekten fernzuhalten.
- Bei Verlust des Erinnerungsvermögens (Smriti Bhramsa) wobei es nicht mehr möglich ist, Entscheidungen auf Grund vergangener Erfahrungen zu treffen.

Die Psyche wird von der Dreierkomponente (Triguna) beeinflußt. Wenn Rajas und Tamas vorherrschend den Einfluß ausüben, so führt dies zu teilweisem oder ganzem Verlust der mentalen Fähigkeiten, vom Unterscheidungsvermögen, Willenskraft und Erinnerungsvermögen. Als Konsequenz davon reagiert die Psyche auf Situationen falsch, die Dosha werden abnormal und Krankheit entsteht. Man kann deshalb davon ausgehen, daß Krankheiten, die unter die Gruppe von Fehlverhalten (Prajnaparadha) fallen, vor allem psychische und psychosomatische Krankheiten verursachen, obwohl man andere Gruppen nicht ausschließen kann. Krankhafte Zustände können in folgenden Situationen entstehen:

1. Zu starke Stimuli (Atiyoga) entstehen bei extremer intellektueller Arbeit oder intensivem Nachdenken über eine längere Zeitdauer; durch zuviel Sprechen und Schwatzen während langer Zeit und übermäßiger physischer Anstrengung, Sport, Spiel oder Geschlechtsverkehr.
2. Ein Mangel an Stimuli (Hinayoga) kommt auf, wenn Intelligenz und Psyche kaum oder zu wenig gebraucht werden; wenn kaum gesprochen oder für lange Zeit nicht gesprochen wird, und falls keine körperliche Arbeit geleistet wird.
3. Unpassende Stimuli (Mithyayoga) ergibt sich bei negativen Emotionen wie Angst, Trauer, Wut, Gier, Neid, Lust und ständigem Fehlerfinden bei anderen; wenn man dauernd schlecht über andere spricht, lügt, flucht, streitet, zu falscher Zeit etwas sagt oder wenn man unfreundliche, unbedeutende, verleumdende Worte spricht; bei Unterdrücken oder frühzeitigem Lösen der natürlichen körperlichen Bedürfnisse wie Urin, Stuhl, Luftlassen, etc., falscher körperlicher Betätigung und Haltung, falschem Üben von Yoga, inkorrekter Anwendung von Pancakarma, Massagen, intensivem Kratzen, lebensgefährlichen Aktivitäten, Handlungen, die den Körper schwächen wie Alkoholismus, Drogen, exzessives Sonnenbaden und Aussetzen des Körpers von schädlichen und giftigen Substanzen.

Klimatische Anomalien – Parinama

Parinama heißt wörtlich Wechsel oder Transformation. Entsprechend diesem ständigen und regulären Wechsel des Klimas, teilt man überall auf der Welt das Jahr in Jahreszeiten auf. In einer bestimmten geographischen Zone erscheinen die Besonderheiten einer Jahreszeit regelmässig jedes Jahr. Pflanzen, Tiere und Menschen passen sich dem normalen klimatischen Wechsel an und bleiben so gesund und vital. Bildlich gesprochen kann man sagen, daß das Klima Veränderungen in den Körpern der Lebewesen verursacht wie es auch Wechsel in der Atmosphäre verursacht. Die entsprechend der Jahreszeit normalen klimatischen Verhältnisse einer bestimmten geographischen Zone werden als normal (Samyag Yoga) bezeichnet. Aber auch das Klima kann drei Arten von Anomalien annehmen, welche pathologische Auswirkung auf einen Organismus haben.

1. Atiyoga oder exzessive Korrelation entsteht, wenn eine Jahreszeit, gemessen an ihren normalen klimatischen Eigenschaften, zu stark ausgeprägt ist, zum Beispiel ein zu kalter Winter oder ein zu heißer Sommer.
2. Hinayoga oder schwache Korrelation bedeutet, daß eine Jahreszeit, gemessen an ihren normalen klimatischen Eigenschaften, zu wenig ausgeprägt ist, zum Beispiel ein warmer Winter oder ein kühler Sommer.
3. Mithyayoga oder falsche Korrelation tritt ein, wenn eine Jahreszeit die klimatischen Eigenheiten einer anderen Jahreszeit annimmt.

Die Wurzel allen Übels – Adharma

In der Ayurveda werden sowohl die abnormalen Korrelationen als auch die verschiedenen Krankheitsursachen auf negatives individuelles sowie kollektives Karma zurückgeführt. Dieses negative Karma ist kein Produkt des Zufalls sondern entsteht durch Adharma, dem nicht-befolgen unserer konstitutionellen Natur. Ein aktuelles Beispiel von negativem kollektiven Karma ist die Zerstörung der Umwelt, die wir seit Generationen verursachen, und die wiederum direkte gesundheitliche Schädigung für alle Lebewesen auf diesem Planeten zur Folge hat. Ein einfaches Beispiel für individuelles, negatives Karma ist regelmäßiges Überessen, daß einen hohen Cholesterinspiegel bewirkt, zu Arteriosklerose, Herzinfarkt und Tod führen kann.

Dharma und Adharma sind nicht Begriffe aus dem Hinduismus. Dharma bedeutet, entsprechend den inhärenten menschlichen Eigenschaften zu leben und Adharma bedeutet das Gegenteil davon. Das Dharma von Zucker ist seine Süße. Wenn wir die Süße vom Zucker entfernen, so hört dieser auf zu existieren. Das Dharma des Menschen ist, daß er seine Verantwortung als Gottes Geschöpf wahrnimmt und in Harmonie und Einklang mit der Schöpfung lebt. Ich glaube nicht, daß dies eine sektiererische Definition ist, sondern auf alle Menschen und ihre Religionen zutrifft. Eine Abweichung davon führt zum nicht-Akzeptieren anderer Menschen sowie dem großen Rest der Schöpfung, zu Fanatismus, Adharma, Krankheit und frühem Tod.

Zusammenfassend können wir sagen, daß jede Krankheit drei hauptsächliche Ursachen hat, (1) inhärente (Samavayi) – die Körpergewebe (Dhatus), (2) nicht inhärente (Asamavayi) – die Verbindung von abnormalen Dosha und Körpergewebe (Dosha-Dushya-Samurcana) und (3) instrumentale (Nimitta) die Tridosha. Zu den letzteren werden auch die zusätzlichen Ursachen (Sahakara) gezählt. Exzessive (Atiyoga), mangelnde (Hinayoga) und unpassende (Mythyayoga) Korrelation der heterogenen Sinneskorrelation (Asatmyendria Samyoga), Fehlverhalten (Prajnaparada) und klimatische Anomalien (Parinama) sind die wichtigsten zusätzlichen Ursachen von Krankheiten.

Krankheitsverlauf

Eine Störung der Dosha (Dosha-Vaishamya) kann zwei verschiedene Formen annehmen: (1) eine Zunahme über den normalen Pegel, sie wird Dosha-Vriddhi genannt oder (2) eine Abnehmen unter den normalen Stand, sie wird als Dosha-Kshaya bezeichnet. In der Regel wird aber nur die Zunahme eines Dosha als Dosha-Vaishamya bezeichnet, denn der pathologische Prozeß wird ausschließlich von einer Zunahme der Dosha (Dosha-Vriddhi) ausgelöst.

Normalerweise akkumulieren die Dosha an ihrem typischen Sitz, vermischen sich allmählich mit Samarasa (pathogener Lymphe und Plasma) und verbreiten sich dadurch im ganzen Körper. Das biologische Feuer (Agni), beeinflußt von den gestörten Dosha, verbindet sich mit diesen und bildet pathogenes Agni (Agni-Vaishamya). Die untereinander abhängigen Körpergewebe (Dhatu), provoziert durch die gestörten Dosha und Agni, funktionieren nicht mehr richtig. Hinzu kommt, daß auch die Abfallprodukte (Mala) sowie die Kreislaufsysteme (Shrotas), welche die pathogenen Substanzen transportieren, betroffen werden.

Die Abnormitäten in Dosha, Dushya, Agni und Shrota beginnen kaum bemerkt und in minutiöser Form, durchlaufen während ihres Entwicklungsprozesses verschiedene Stadien und bilden schließlich eine Krankheit. Diese Serie von abnormalen Aktivitäten, die nacheinander entstehen, werden in der Ayurveda als Kriyakala oder Pathogenese bezeichnet. Generell unterscheidet man zwei Arten von Pathogenese: (1) die natürliche Pathogenese (Ritu-Kriyakala) und die unnatürliche Pathogenese (Vyadhi-Kriyakala).

Stadien der Pathogenese – Kriyakala

Die natürliche Pathogenese (Ritu-Kriyakala) findet, bedingt durch die Instabilität der Dosha, durch die Veränderungen von Tageszeit und Jahreszeit statt. Die Wechsel bewirken eine Folge von Einflüssen, die als milde Zunahme (Caya), starke Zunahme (Prakopa) und Abnahme bis zum normalen Zustand (Prashama) bezeichnet werden.[60] Da diese Veränderungen natürlich und in bestimmten Zyklen stattfinden, gewöhnt sich der Organismus daran, wird nicht überfordert und benötigt auch keine drastischen therapeutischen Maßnahmen.

Die unnatürliche Pathogenese (Vyadhi-Kriyakala) wird von Sushruta in sechs sukzessiven Stadien beschrieben.[61] Die Veränderungen der Dosha sind nun massiv und bewirken eine Belastung für den Organismus. In der Regel pendeln sich dabei die Dosha nicht ohne

[60] Ashtangahridaya, Sutra Sthana, Kapitel 12, Vers 24

[61] Sushruta Samhita, Sutra Sthana, Kapitel 21, Vers 46

äußere Hilfe ein. Wenn der Zustand unbehandelt bleibt, führt er zu schwerwiegenden gesundheitlichen Störungen.

Akkumulation – Sancaya

Eine milde Zunahme der Dosha an ihrem Hauptsitz führt zu leichtem Unwohlsein, das aber vom Betroffenen kaum bemerkt wird. Die Akkumulation von Vata findet im Dickdarm, die von Pitta im Magen und Dünndarm und die von Kapha in den Atmungsorganen statt.

- Milde Symptome (Sancaya-Lakshana) für eine Akkumulation (Sancaya) von Vata sind ein Gefühl der Ansammlung von Materialien im Nahrungskanal und die Absenz von Bewegung im Nahrungskanal.
- Milde Symptome für eine Akkumulation von Pitta sind eine leichte, gelbliche Verfärbung der Haut sowie Erhöhung der Körpertemperatur.
- Milde Symptome für eine Akkumulation von Kapha sind ein Gefühl der Schwere und Lethargie.

Der Organismus versucht diese Störungen auszugleichen und reagiert mit einem defensiven Instinktmechanismus, der zwei Formen annimmt: (1) der Entwicklung von Abneigung gegen die Ursache und (2) dem Wunsch nach Substanzen oder Situationen mit Eigenschaften, die denen der gestörten Dosha entgegengesetzt sind. Das bedeutet, daß es sich lohnt, unsere Instinkte zu beachten. Sie helfen uns, solch unklare Situationen zu meistern.

Provokation – Prakopa

Wenn die milden Symptome von Akkumulation (Sancaya) übersehen werden, entsteht die Tendenz zu einer starken Zunahme der Dosha (Prakopa). Der Reifungsprozess der Krankheit hat damit begonnen.

- Symptome für provoziertes Vata (Vata-Prakopa-Lakshana) sind milde stechende Schmerzen im gastrointestinalen Trakt und eine Zunahme der Peristaltik.
- Symptome für provoziertes Pitta sind Zunahme von Säure im Magen, Durst und ein brennendes Gefühl im gastrointestinalen Trakt aber auch in anderen Körperteilen.
- Symptome für provoziertes Kapha sind Aversion gegen Essen, Blockaden im Brustbereich und Schwindelgefühl.

In diesem Stadium kann der oder die Betroffene die Störungen leicht erkennen und verstehen, daß der Organismus krankhafte Veränderungen durchmacht. Nun ist es aber auch höchste Zeit zu handeln, damit die provozierten Faktoren wieder ausgeglichen werden. Jeder weitere Aufschub kann irreversible Folgen haben.

Ausweitung – Prasara

Wenn die provozierten Dosha nicht besänftigt werden, sammeln sie sich weiter an ihrem Standort bis sie schließlich »überfließen« und sich im Aufenthaltsort der anderen Dosha breitmachen: Vata verbreitet sich am Standort von Pitta und Kapha; Pitta am Standort von Vata und Kapha; Kapha am Standort von Vata und Pitta. Auch dieses Stadium produziert sehr typische Symptome, mit deren Hilfe man leicht herausfinden kann, welche der Bioenergien (Dosha) involviert sind.

- Symptome von sich ausweitendem Vata (Vata-Prasara-Lakshana) sind: Strömung in die falsche Richtung und gurgelnde Geräusche im gastrointestinalen Trakt.
- Symptome von sich ausweitendem Pitta sind: eine starke brennende Empfindung und ein Gefühl des inneren Zusammenziehens.
- Symptome von sich ausweitendem Kapha sind: Appetitverlust, Verdauungsstörung, Schwäche sowie Müdigkeit der Körperglieder und Erbrechen.

Wir haben früher gelernt, daß sich die Doshas mittels dem Plasma (Rasadhatu) im ganzen Körper ausbreiten. Das trifft natürlich auch auf die provozierten Dosha zu. In diesem Stadium demonstrieren die Dosha ihre sehr spezifischen Symptome der Überfunktion, die wir bereits im vorletzten Kapitel besprochen haben.

Festsetzten – Sthana Samshraya

Bisher zirkulierten die gestörten Dosha mittels der Lymphe und Plasma (Rasadhatu) und Sama (Kombination von Rasa mit Ama) im ganzen Körper. Dies geschah ausschließlich in den Hohlräumen (Koshta) wie gastrointestinalem Trakt aber auch in allen anderen Gefäßsystemen. Im Stadium von Sthana Samshraya verlassen die gestörten Dosha die Hohlräume (Koshta) und setzen sich im Gewebe fest und verbinden sich mit diesem. Die abnormalen Dosha (Dosha-Vaishamya) verbinden sich nun mit dem abnormalen Gewebe und somit entsteht Dosha-Dushya-Sammurcana. Die dabei entstehenden Symptome werden als Präsymptome (Purva-Rupa) der entstehenden Krankheit bezeichnet. Auch diese Symptome sind noch mild und vage, können aber bereits in der Bestimmung der involvierten Krankheit mithelfen.

Diese Definitionen führen zu sehr wichtigen Konsequenzen für die Diagnostik wie für die Behandlung und überhaupt für das Verständnis von Krankheit in der Ayurveda: In den ersten drei Stadien, Akkumulation, Provokation und Ausweitung war nur ein Bezug der milden Symptome auf die gestörten Symptome zu erkennen. In diesem vierten Stadium aber setzen sich die gestörten Dosha fest und infizieren Gewebe, Agni und Shrotas. Wo genau sich die gestörten Dosha festsetzten ist keine zufällige Angelegenheit. Sie werden sich genau dort festsetzen, wo unser Organismus Schwachstellen aufzeigt. Das ist eine äußerst radikale Auffassung und zeigt wie wichtig konstitutionelle Prädisposition, Lebensstil, Ernährungsweise und Umwelteinflüsse sind. Durch gesundheitsfördernde Maßnahmen verringern wir die Chancen, daß sich die gestörten Dosha an einer Schwachstelle absetzen können.

Dieses Konzept erklärt auch, wie wichtig bei Pancakarma die vorbereiteten Maßnahmen sind, deren Ziel es ist, die gestörten Dosha wieder von den Geweben zu lösen und sie zurück in die Hohlräume (Koshta) zu holen, von wo sie dann mittels eliminierender Therapien beseitigt werden können.

Manifestation – Viyakti

Wenn im vorangegangenen Stadium immer noch keine Behandlung erfolgte, dann entwickelt sich die Krankheit bis zur völligen Manifestation weiter. Die klinischen Symptome sind klar sichtbar und in der Lage große Schmerzen oder Unbehaglichkeit zu verursachen. Jedes der Symptome kann einem bestimmten Dosha, Dushya, etc. zugeordnet werden und man unterscheidet zwei Gruppen, die wiederum von zwei verschiedenen Typen gestörter Dosha verursacht werden:

1. Generelle Symptome (Samanya-Lakshana), die eher auf die provozierten Dosha hinweisen und sich in verschiedenen Krankheiten ähneln. Sie werden durch anormale Dosha verursacht, sind durch falsche Ernährungs- und Lebensstil entstanden und werden als Agantu-Dosha bezeichnet.
2. spezifische Symptome (Pratyatma-Lakshana), die charakteristisch für eine Krankheit sind und nicht nur von den gestörten Dosha sondern auch von den Abnormitäten von Dhatu, Agni und Shrota verursacht werden. Sie werden durch die zweite Gruppe von anormalen Dosha (Sthanika-Dosha) verursacht und sind auf Grund der Korrelation von Dosha und Dushya entstanden.

Folgendes Beispiel wird den Zusammenhang beleuchten. Falsche Ernährung kann zu einer Zunahme von Vata führen, die wiederum zu Fieber führen kann. Die Zunahme von Vata wird im Organismus verschieden Symptome wie Trockenheit verursachen. Das sind die generellen Symptome (Samanya-Lakshana), die durch Vata, dem Agantu-Dosha, entstehen. Die Erhöhung der Körpertemperatur ist ein Symptom von Fieber und bildet damit das spezifische Symptom (Pratyatma-Lakshana). Wir wissen, daß bei einer Erhöhung der Körpertemperatur Pitta involviert sein muß. In diesem Fall ist deshalb Pitta der Sthanika-Dosha. In diesem Fall sind Agantu Dosha und Sthanika Dosha verschieden. Sie können aber auch ein und derselbe sein.

Differenzierung – Bheda

Bheda bedeutet Unterschiedlichkeit. Die zahlreichen Abnormitäten machen aus dem Patienten eine unterschiedliche Person. Daher diese Bezeichnung des sechsten und letzten Stadiums der Pathogenese.

Hier wird eine Krankheit entweder chronisch, unheilbar oder klingt ab. In vielen Fällen kann die Krankheit selbst mit den besten Behandlungsmethoden auf Grund irreversibler struktureller Veränderungen, die auf Grund von Vernachlässigung einer frühen Diagnose und prompter Behandlung entstanden sind, nicht mehr geheilt werden.

Die Erkennung dieses Stadiums ist nicht nur wegen möglicher Prognosen wichtig, sondern vor allem bedingt durch die Tatsache, daß hier die Voraussetzungen und Prädispositionen für sekundäre Erkrankungen geschaffen werden oder sie können die genetischen Faktoren für eine Weitervererbung der Krankheit schaffen.

Von den sechs Entwicklungsstufen der Pathogenese (Kriyakala) bilden die ersten drei, Akkumulation (Caya), Provokation (Prakopa) und Ausweitung (Prasara) mit ihren milden Abnormitäten die präklinische Phase. Festsetzen (Sthana-Samshraya), Manifestation (Viyakti) und Differenzierung (Bheda) mit ihren frühen, generellen und typischen Symptomen bilden die klinische Phase. Wenn sich im vierten Stadium (Sthana-Samshraya) die gestörten Dosha mit den Dushya verbinden, kann die entstehende Krankheit nicht mehr verhindert werden. Prävention ist deshalb nur in den ersten drei Entwicklungsstufen möglich.

5 Methoden, Krankheit zu studieren – Panca Nidana

Krankheiten können mittels dem Studium von Ätiologie (Nidana), präklinischen Symptomen (Purvarupa), klinischen Symptomen (Rupa), therapeutischen Maßnahmen zu diagnostischen Zwecken (Upashaya) und Pathogenese (Samprapti) erforscht werden.

Ätiologie – Nidana

Ätiologie (Nidana) bedeutet Lehre von den Krankheitsursachen. Sie besteht aus den direkten Verursachern, den gestörten Dosha und den indirekten Ursachen, welche die Dosha aus dem Gleichgewicht gebracht haben, wie zum Beispiel falsche Ernährung.

Präklinische Symptome -Purvarupa

Präklinische Symptome (Purvarupa) sind einerseits jene unklaren präklinischen Symptome, welche die Krankheit sowie die Dominanz eines bestimmten Dosha anzeigen können und andere, unklare präklinischen Symptome, welche weder die Krankheit noch die Dominanz eines bestimmten Dosha anzeigen können.

Klinische Symptome – Rupa

Klinische Symptome (Rupa) sind unvermeidbare Symptome einer Krankheit, wie die Erhöhung der Körpertemperatur bei Fieber; Symptome für ein bestimmtes Stadium der Krankheit, wie primäre, sekundäre oder chronische; Symptome, die als Komplikation der Erkrankung entstehen; Symptome, die durch die gestörten Dosha verursacht werden und frühe Anzeichen des bevorstehenden Todes.

Therapeutische Maßnahmen zu diagnostischen Zwecken – Upashaya

Therapeutische Maßnahmen zu diagnostischen Zwecken (Upashaya) werden eingesetzt, wenn die Krankheitsursachen nicht klar zu erkennen sind. Der findige Arzt macht eine Probetherapie mit Medikamenten, Diät und Verhaltensweisen. Wenn die Symptome dadurch abnehmen ist klar, daß die angewendete Therapie antagonistisch zu den Krankheitsursachen oder der Krankheit wirkt. Im umgekehrten Fall nehmen die Symptome zu.

Pathogenese – Samprapti

Die Pathogenese (Samprapti) beschreibt die Entstehung und Entwicklung einer Krankheit. Cakrapani kommentiert, daß es für die Diagnose wichtiger ist, zuerst einmal die Symptome zu studieren und deshalb die Pathogenese (Samprapti) erst zum Schluß erwähnt wird.[62] Sie wird weiter klassifiziert entsprechend

1. Anzahl der Krankheitstypen, die für verschiedene Variationen sorgen, wie zum Beispiel den acht Arten von Fieber (Jwara), den fünf Arten von abdominalen Tumoren (Gulma) oder den sieben Typen von chronischen Hautkrankheiten (Kushta).
2. Stärke des oder der gestörten Dosha. Wenn zwei oder sogar alle drei Dosha provoziert sind, wird die Krankheit um so schwerere Symptome aufzeigen.
3. Art der Krankheit, wie exogen oder endogen, leicht heilbar, chronisch, etc.
4. Vorherrschen eines ganz bestimmten Aspektes der Dosha. Vata gilt als leicht, kalt und rauh. Eine Vata Störung kann nur eine dieser Eigenschaften vorherrschend erscheinen lassen.
5. Zeit der Manifestation einer Krankheit. Bei der Beurteilung einer Erkrankung soll auch die Jahreszeit oder Tageszeit mit in Betracht gezogen werden.

Ein guter Arzt sollte die Krankheit auf der Basis der oben genannten fünf Faktoren, mit einem ausgeglichenen Geist und vollen intellektuellen Fähigkeiten zu verstehen versuchen.[63]

[62] Caraka Samhita, Nidana Sthana, Kapitel 1, Vers 11

[63] Caraka Samhita, Nidana Sthana, Kapitel 1, Vers 13

Diagnostik – Roga Pariksha

Die wichtigsten Instrumente, um die Eigenheiten einer Krankheit zu erkennen sind (1) Fachwissen, (2) klinische Untersuchung und (3) richtige Schlußfolgerung. Diese werden in der vedischen Philosophie als die Instrumente des Wissens bezeichnet[64] und sind auch heute noch die wichtigsten Instrumente der Heilkunst.

Verschiedene klassische Autoren zitieren zahlreiche Vorgehensweisen. Ich möchte drei verschiedene Gruppen in einer kurzen Übersicht erwähnen und diejenigen Diagnosemethoden, die sich in unserer täglichen Praxis besonders bewährt haben, ausführlich beschreiben. Die moderne Medizin hat in der Diagnostik phantastische Fortschritte erzielen können. Es wäre nicht im Sinne des Patienten, diese zu ignorieren, wo ihr Einsatz gerechtfertigt ist. Deshalb sind wir dazu übergegangen, daß wir generell eine Diagnose nach ayurvedischen sowie modernen Gesichtspunkten erstellen. Wo nötig, setzen auch Laboruntersuchungen mit ein. Das hat den Vorteil, daß wir unsere Befunde mit anderen Medizinern austauschen und diese auch mit uns kommunizieren können. Es ist in der besten Tradition von Ayurveda, daß man neue Impulse immer aufgenommen hat, ohne dabei aber die bewährten Werte über Bord zu werfen.

Drei Punkte Diagnose – Trividhya Pariksha

Vagbhata und Bhava Mishra beschreiben diese Methoden in ihren Werken. Sie bedeutet: Erkennen durch drei Kenntnisse.

1. Observation (Darshana), womit das genaue Betrachten des Patienten gemeint ist.
2. klinische Untersuchung (Sparshana), wobei der Patient berührt und abgehorcht wird.
3. Anamnese (Preshna) bedeutet, dem Patienten Fragen zu stellen.

Acht Punkte Diagnose – Ashtavidhya Pariksha

Hier haben wir acht Kenntnisse, mittels derer die Krankheit erkannt werden soll, wobei die Pulsdiagnose erst im zwölften Jahrhundert in die klassische Ayurveda eingeführt wurde. Es empfiehlt sich immer, die Diagnose auf möglichst breiter Basis abzustützen, was mit der hier gebotenen Vielfalt der Untersuchungsmethoden versucht wird. Die beschriebenen Symptome beziehen sich in der Regel auf die Störung der Dosha. Nur in einigen nicht klassischen Schulen der Pulsdiagnose, wird auch der spezifische Puls einer bestimmten Krankheit angedeutet. Dies steht im Gegensatz zu anderen Systemen der Komplementärmedizin, die von ihren Beobachtungen direkt auf Störungen einzelner Organe schließen. Die acht Diagnosemethoden sind:

[64] Caraka Samhita, Vimana Sthana, Kapitel 4, Verse 1 bis 8

1. Pulsdiagnose (Nadi Pariksha)
2. Zungendiagnose (Jihwa Pariksha)
3. Augendiagnose (Drik Pariksha)
4. Urinuntersuchung (Mutra Pariksha)
5. Stuhluntersuchung (Mala Pariksha)
6. Auskultation (Shabda Pariksha)
7. Palpitation (Sparsha Pariksha)
8. Allgemeiner Eindruck (Akriti Pariksha)

Zehn Punkte Diagnose – Dasavidhya Pariksha

Die letzte der drei Serien von klassischen Untersuchungsmethoden ist die Zehn-Punkte-Diagnose und spricht weitere wichtige Punkte an, die unbedingt berücksichtigt werden sollten. Sie werden anschließend im Rahmen meiner neuen Aufteilung im einzelnen besprochen. Vorerst aber die Übersicht:

1. Konstitution (Prakriti)
2. Krankheitsentwicklung (Vikriti)
3. Widerstandskraft der Körpergewebe (Sara)
4. Kompaktheit der Körpergewebe (Samahanana)
5. Proportionen der Körperteile (Pramana)
6. Gewohnheiten (Satmya)
7. Zustand der Psyche (Satwa)
8. Appetit und Verdauungskraft (Ahara Shakti)
9. Körperliche Kraft (Vyayama Shakti)
10. Alter (Vaya)

Wenn wir die eben besprochenen Aufzählungen summieren, kommen wir insgesamt auf 21 Punkte, die bei einer ayurvedischen Diagnose berücksichtigt werden sollten. Im folgenden habe ich, entsprechend dem üblichen Verlauf bei einer ersten Arztsitzung und Untersuchung, die einzelnen Punkte unter verschiedenen Titeln und Reihenfolgen eingeordnet. Sie entsprechen unserer klinischen Erfahrung und dem Ansinnen, die Prozedur so einfach wie möglich für den Patienten zu machen. Um nicht wichtige Punkte zu vergessen oder zu überspringen, empfiehlt sich der Gebrauch eines Schemas, das wie folgt aussehen kann.

Patientendaten, Anamnese, Diagnostik und Therapeutik

1. Patienten Daten
Name

Vorname

Adresse

Geburtsdatum

Körpergröße

Gewicht

Gewichtsvariationen

2. Familien Anamnese
Alter der Eltern

Geschwister des Patienten

Krankheiten in der Familie

Weitere Einzelheiten

3. Patienten Anamnese
Geburt (Einzelheiten)

Frühkindliche Entwicklung (Milestones)

Frühkindliche Krankheiten

Schulische Entwicklung

Stellung in der Familie

Allergien

4. Krankheits Anamnese
Beginn der Krankheit

Symptome (Beschwerden)

Art des Auftretens

Häufigkeit der Beschwerden

Dauer der Beschwerden

Provokationsbeschwerden

Tageszeitliche Verbindung Schlaf-Wach-Rhythmus

Verbindung zu Mahlzeiten

Verbindung zu Menstruation

Remission der Beschwerden

Frühere Medikamente (Pille?)

Jetzige Medikamente

Besserung, Verschlechterung

Jetzige Situation

5. Psychosoziale Anamnese
Ledig, verheiratet, geschieden, verwitwet, allein lebend, mit Freund/Freundin lebend

Familienleben: Kinder, Familiensituation, Sexualität, Haushalt, Ferien

Berufsleben: Stellung im Beruf, Berufssituation, Streß, finanzielle Situation, Arbeitsstunden, Beschaffenheit des Arbeitsplatzes

Stimmungslage: Stabil, schwankend, depressiv, ängstlich, nervös, neidisch, leicht irritierbar, ruhig, kritisch, aggressiv, Phobien

Weltanschauung: Religion, Philosophie, Hobby, Vorlieben, Bewegung

Genußmittel: Tabak, Alkohol, Medikamente, Drogen

Ernährungsweise

6. Besondere Anamnese
Menstruation

Libido

Stuhlgang

Urinabgang

Appetit

Durst

Bevorzugte Geschmacksrichtung

Bevorzugte Jahreszeit

Immunität

7. Klinische Untersuchung
Pulsrate

Blutdruck

Nadi pathologisch

Nadi konstitutionell

Eigenschaften von Haut und Gewebe

Körperliche Untersuchung

Labor und andere Befunde

8. Diagnose
Physiologische Konstitution

Psychische Konstitution

Dosha

Krankheiten

Prognose

9. Therapeutische Maßnahmen
Verhaltensmaßnahmen

Diät

Psychotherapeutische Maßnahmen

Medikamente

Therapien

10. Abschluß Visite
Subjektive Besserung

Objektive Besserung

Anamnese – Rogi Pariksha

Die Anamnese entspricht dem dritten Punkt (Preshna) der drei Punkte Diagnose (Trividhya Pariksha). Hier geht es darum, die Vorgeschichte des Patienten zu erkunden. Es ist dem Geschick des Arztes überlassen, alle wichtigen, in der Tabelle angegebenen Punkte in seinem Gespräch zu berühren, ohne daß der Patient das Gefühl bekommt, verhört zu werden. Für eine gründliche Anamnese und klinische Untersuchung benötigen wir in der Regel zwischen 60 bis 75 Minuten. Dieser Zeitaufwand ist gerechtfertigt, da er uns genügend Zeit gibt, die korrekte Konstitution zu bestimmen, eine Diagnose zu stellen, einen Therapie- und Maßnahmeplan zu formulieren, jeden dieser Punkte dem Patienten zu erklären und mit ihm so ausführlich wie möglich zu besprechen. Weil Pancakarma Kuren aufwendig und teuer sind, sollten wir mit dem Patienten im voraus genau abklären, was er von einer solchen Behandlung erwarten kann und ob andere Alternativen, wie zum Beispiel eine rein medikamentöse Behandlung mit diätetischen Maßnahmen, die der Patient selber ausführen kann, ähnliche Resultate bringen können.

Eine Faustregel ist, daß Sie den Klienten hauptsächlich sprechen lassen sollten und nur die Richtung des Gespräches lenken. Oft fragen die Patienten gleich, was bin ich denn nun für ein Konstitutionstyp? Mit der Antwort dieser Frage sollten Sie aber unbedingt bis nach der körperlichen Untersuchung warten. Erst dann ist eine objektive Beurteilung gewährleistet.

Die Anamnese kann in sechs Abschnitte aufgeteilt werden, die nun im einzelnen angesprochen werden sollen:

Patientendaten

Hier müssen Sie vorerst einmal die wichtigsten Daten über ihren Patienten wie Name, Adresse, Beruf, Körpergröße, momentanes Gewicht und Veränderungen des Körpergewichtes notieren. Diese Daten können bereits während der Wartezeit von der Arztgehilfin aufgenommen werden und die so gesparte Zeit kommt dem Patienten zu gute. Wenn nötig kann der Arzt nach dem Durchlesen dieser Daten gezielte Fragen stellen.

Familien-Anamnese

Krankheiten von Eltern, Großeltern, Geschwistern und anderen Verwandten können bei vielen Beschwerden wichtige Hinweise auf ätiologische Faktoren abgeben. Hier kann man auch nach der Anzahl, Geschlecht und Alter der Geschwister fragen, was Anhaltspunkte für psychosoziales Verhalten liefern kann.

Patienten-Anamnese

Kinderkrankheiten, traumatische Ereignisse, Krankengeschichten von früheren und seit längerem bestehenden Leiden, Einzelheiten über die Geburt, frühkindliche und schulische Entwicklung und die Stellung des Patienten in der Familie sollen hier festgehalten werden.

Krankheits-Ananmnese

Hier fragt man gezielt nach dem Beginn der Krankheit, der Natur der Beschwerden und eventuellen Zusammenhängen, die auf eine Ätiologie hinweisen können. Die Einnahme von früheren sowie den jetzigen Medikamenten sollte genau bestimmt werden. Auch ob die Pille über längere Zeit eingenommen wurde, muß festgestellt werden. Schließlich geht man auf die jetzige Situation genau ein.

Psychosoziale Anamnese

Die psychosoziale Anamnese gibt Auskunft über die individuelle Lebenssituation eines Menschen und wie er mit seiner Umwelt kommuniziert. Ob jemand seit vielen Jahren alleine oder in einer harmonischen Partnerschaft lebt, kann sowohl Einfluß auf den Krankheits- wie Therapieverlauf ausüben. Die Familiensituation, das Berufsleben, die Stimmungslage, Weltanschauung, Einnahme von Genußmitteln und die Ernährungsweise sollen unbedingt abgeklärt werden.

Besondere Anamnese

Hier kommen eine Reihe von Fragen, die für die ayurvedische Betrachtungsweise wichtig sind und zu diesem Zeitpunkt nur durch eine gezielte Befragung beantwortet werden können. Überraschend ist wie wenig Menschen sich über die täglichen physiologischen Phänomene überhaupt Gedanken machen und was manchmal als normal empfunden wird. Im folgenden zeige ich Symptome von Vata, Pitta und Kapha in bezug zu den einzelnen Punkten. Sie können entweder auf Grund der Konstitution des Patienten oder auf Grund einer pathologische Funktion der Bioenergien entstanden sein. Sie sind deshalb in einem größeren Zusammenhang zu betrachten, um die beiden Aspekte klar voneinander trennen zu können.

Funktion/Tendenz	Vata	Pitta	Kapha
Menstruation	eher geringe Blutung mit Krämpfen verbunden, unregelmäßig	starke Blutung, regelmäßig	mäßige Blutung, länger dauernd, regelmäßig
Libido	stark schwankend	stark, heftig, nicht anhaltend	stark, weniger temperamentvoll, ausdauernd
Stuhlgang	dunkel, trocken, hart, Neigung zu Verstopfung	gelblich, feucht, weich, Neigung zu Durchfall	hell, fettig, solide, langsame Entleerung
Urinabgang	wenig, dunkel, Drang zu häufiger Entleerung	mittel, gelblich, Tendenz zu Reizen und Empfindlichkeit	viel, hell, trübe
Appetit	schwankend, große Mengen	stark	milde
Durst	gering	ausgeprägt	mild
Gewicht	gering	mittel, schwankend	hoch, zunehmend
Bevorzugte Geschmacksrichtung	süß, sauer, salzig	süß, bitter	scharf
Bevorzugte Jahreszeit	warme	kühle	milde
Allergien	Dickdarm, Haut	Magen, Dünndarm, Augen	Atemorgane, Schwellungen

Klinische Untersuchung

Nach der Anamnese, die ungefähr eine halbe Stunde dauert, folgt die klinische Untersuchung. Sie dauert in der Regel weniger lang als die Anamnese. Noch während der Patient bei Ihnen am Tisch sitzt, können Sie als erstes die Pulsdiagnose durchführen. Da Sie bereits eine halbe Stunde zusammen mit dem Klienten verbracht haben, besteht eine gewisse Vertrautheit. Somit sollten die Werte der Pulsdiagnose wie auch des Blutdruckes weniger verfälscht sein. Dann sollte sich der Patient zur körperlichen Untersuchung entkleiden. Auch hier hilft die entstandene Vertrautheit mit dem Arzt und der neuen Umgebung.

Pulsdiagnose – Nadi Pariksha

Die ayurvedische Pulsdiagnose verschafft dem Arzt Gewißheit über den Zustand der Dosha. Sie ist nicht wie in der chinesischen oder tibetanischen Medizin organ- oder krankheitsbezogen. Es gibt zwar Ayurveda-Ärzte, die auf Grund der Pulsdiagnose Krankheiten erkennen können. Dies beruht jedoch auf ihrer eigenen Erfahrung oder Überlieferungen, die wahrscheinlich von der tibetanischen Pulsdiagnose herrühren. Ich muß hier mit aller Deutlichkeit feststellen, daß die Pulsdiagnose auf Grund ihrer Subjektivität nicht Bestandteil des staatlich anerkannten Lehrplans für Ayurveda-Hochschulen in Indien ist. Eine deutsche Klientin von mir verurteilte deshalb einen indischen Ayurveda-Arzt zu Unrecht als sie sagte, daß der Arzt nicht einmal eine Pulsdiagnose ausführen konnte. Gewisse Kreise und sogenannte Ayurveda-Therapeuten in Europa haben die Pulsdiagnose fälschlicherweise zum wichtigsten Bestandteil der Ayurveda-Diagnostik erklärt. Ein solches Vorgehen grenzt an Scharlatanerie, insbesondere wenn sie dazu noch mystifiziert wird und nicht von anderen Ärzten nachvollzogen werden kann.

Nadi bedeutet röhrenartige Struktur, durch die eine Substanz fließt. Die Anatomie spricht über 3.5 Millionen solcher Nadi in unserem Körper. Der Zustand der Nadi gibt uns Auskunft über unsere Verfassung, so wie die Saite eines Instrumentes einen entsprechenden Ton abgibt. Die Pulsdiagnose erfordert höchste Konzentration und ständige Übung um die richtigen Schlüsse zu ziehen.

Sharangadhara war im zwölften Jahrhundert der erste Autor, der die Pulsdiagnose erwähnte und in die klassische Ayurveda einführte. Lange zuvor, nämlich 700 Jahre vor unserer Zeitrechnung und entsprechend anderen Quellen 3500 Jahre vor unserer Zeitrechnung, soll in Südindien die Pulsdiagnose eingeführt worden sein. Es wird erwähnt, daß der große Heilige Tirmular, einer der Tamil Siddhars, die Pulsdiagnose beherrschte. Die beiden exklusiven Werke über Pulsdiagnose von Ravana und Kannada stammen auch aus dem Süden. Wir wissen aber nichts über deren Datierung. In meiner Aufstellung stütze ich mich auf die Aussagen von Sharangadhara, Ravana, Kannada sowie auf vergleichende Studien mit modernen Methoden. Generell kann folgendes festgestellt werden:

1. Das Volumen oder die Quantität des Pulses steht im Zusammenhang mit Kapha
2. Das Tempo und die Frequenz hängen von Pitta ab
3. Der Rhythmus und die Regelmäßigkeit werden von Vata beeinflußt.

Das Ziel der Diagnose ist, den oder die vorherrschend Dosha zu bestimmen. Dabei ähneln die Bewegungen des Pulses bestimmten Tierbildern:

1. Bei vorherrschendem Kapha bewegt sich der Puls gleichmäßig und kräftig wie ein Schwan oder Pfau.
2. Bei vorherrschendem Pitta bewegt sich der Puls hüpfend wie ein Spatz oder Frosch.
3. Bei vorherrschendem Vata bewegt sich der Puls schleichend wie eine Schlange oder ein Blutegel.

Diese Bewegungen können sehr ausgeprägt oder aber miteinander vermischt sein. Es gibt auch Autoren, welche die Untergruppen der Dosha sowie den Zustand der Körpergewebe (Dhatu) mit Hilfe der Pulsdiagnose bestimmen können. Mittlerweile gibt es auch moderne Wissenschaftler, die sich mit der Ayurveda-Puldiagnose befassen. Zum Beispiel hat Dr. Kazuo Uebaba am Bioiastric Centre des Kitasato Instituts in Tokio ein Instrument entwickelt, das den Zustand sowohl der Dosha wie auch der Dosha-Untergruppen aufzeichnet. Dazu hat er einen Handschuh mit Sensoren versehen und eine entsprechende Software geschrieben. Sein Ziel war die Wirkung von Medikamenten mit dieser Methode zu messen.

Sharangadhara's Beitrag

Sharangadhara verdient spezielle Erwähnung, da er der erste klassische Autor ist, der die Pulsdiagnose in seinem Werk beschreibt. Seine Beschreibung ist zwar sehr kurz aber sehr präzise. Spätere Werke wie Bhavaprakash und Yogaratnakara machen ähnliche Angaben wie Sharangadhara. Dabei vereinfachte Bhavamishra die Pulsdiagnose weiter, indem er die Beschreibungen der Tierbilder wegläßt und sich nur auf das Lokalisieren des Pulses auf einen bestimmten Finger verläßt. In diesen beiden späteren Werken wird auch darauf hingewiesen, daß der Puls bei Frauen am linken Handgelenk und bei Männern am rechten Handgelenk abgenommen werden sollte. Beide nennen auch die Arten des Pulses in physiologischen, mentalen und pathologischen Situationen sowie in der Prognose. Zunächst aber folgt eine Zusammenfassung der Beschreibung der Pulsdiagnose in der Sharangadhara Samhita.[65]

1. Der Puls am Handgelenk (Arteria radialis) bedeutet Leben. Ein Arzt sollte Gesundheit und krankhafte Zustände daran ablesen können.
2. Bei einer Zunahme von Vata (Prakopa) bewegt sich der Puls schleichend wie ein Blutegel oder eine Schlange.
3. Während der Zunahme von Pitta (Prakopa) bewegt sich der Puls hüpfend wie ein Frosch, eine Krähe oder ein Spatz.
4. Bei Kapha Prakopa bewegt sich der Puls gleichmäßig und kräftig wie ein Schwan oder eine Taube.
5. Wenn alle drei Dosha gestört sind (Sannipata), bewegt sich der Puls sehr unregelmäßig (schnell, kreuz und quer) wie eine Wachtel.

[65] Sharangadhara Samhita, Kapitel 3, Verse 1 bis 8

6. Falls zwei Dosha gestört sind, dann wird der Puls abwechselnd sehr schnell oder auch sehr langsam.
7. Ein Puls, der sich von seinem normalen Ort weg bewegt, der aussetzt und wieder einsetzt, der sehr schwach ist und sich kalt anfühlt, bedeutet, daß der Patient nicht lange überleben wird.
8. Der Puls schlägt schneller und fühlt sich warm an, in Fällen von Fieber oder bei Emotionen wie intensiver Lust und Wut.
9. Die Pulsrate nimmt bei Angst und Sorgen ab.
10. Bei Zuständen wie Mandagni (schwaches Verdauungsfeuer wegen einer Zunahme von Kapha) oder Verlust von Körpergewebe ist der Puls sehr schwach und langsam.
11. Falls genügend Blutgewebe (Raktadhatu) vorhanden ist, fühlt sich der Puls warm an.
12. Bei der Ansammlung von Toxinen (Ama) im Körper wird der Puls als hart und angespannt wahrgenommen.
13. Der Puls ist leicht und rasch, wenn Agni (Verdauungsfeuer) kräftig ist.
14. Bei Hunger wird der Puls instabil, wird aber nach der Nahrungsaufnahme wieder stabil.
15. Bei gesunden Menschen ist der Puls kräftig und stabil.

Die Beschreibung der Pulsdiagnose von Kannada und Ravana

Die beiden oben genannten Autoren gehören der Schule von Tantra an. Ihre Periode liegt im Dunkeln. Ravana erwähnt in seinem Werk den Namen Nandin, der einem der frühesten Tamil Siddhars zugerechnet wird. Dieser Nandin soll ein Experte der Pulsdiagnose gewesen sein, was auf den sehr frühen Gebrauch der Pulsdiagnose in Südindien hinweist und auf Grund dieser frühen Datierung kann sie weder von den Buddhisten noch von den Chinesen beeinflußt worden sein. Im Werk von Ravana ist die Thematik der Pulsdiagnose in 96 Versen zusammengefaßt und wie folgt unterteilt:

1. Die anatomische Lage des Pulses
2. Der physiologische Puls
3. Der Puls bei bestimmten psychischen Zuständen
4. Der Einfluß bestimmter Nahrungsmittel auf die Pulsdiagnose
5. Der Puls bei generellen pathologischen Zuständen und bei bestimmten Erkrankungen
6. Der Puls in der Prognose
7. Konstitutionsbestimmung mittels Pulsdiagnose

Die nachfolgenden Beschreibungen beruhen hauptsächlich auf den Erklärungen von Ravana sowie meinen persönlichen Erfahrungen mit der Pulsdiagnose. Ravana meinte sehr poetisch, daß so wie das Licht einer Kerze Objekte im Dunkeln erkennen läßt, die Pulsdiagnose Auskunft über den Zustand der Dosha und ihrer Kombinationen ab-

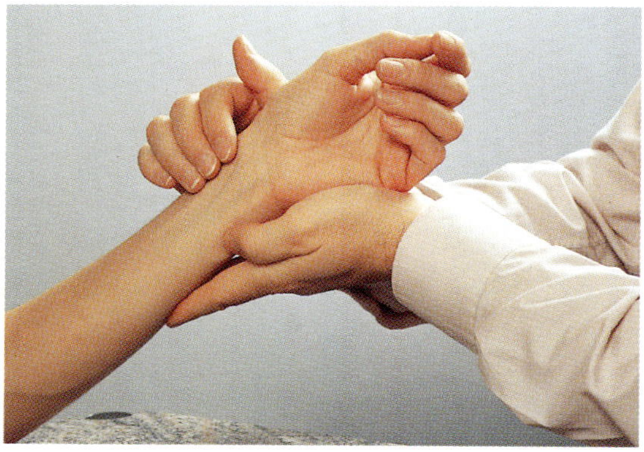

Pulsdiagnose

gibt. Und selbst ein Experte wie Ravana stellte klar fest, daß ein Arzt eine Diagnose niemals einzig auf Grund der Pulsdiagnose erstellen sollte. Selbst wenn Sie der größte Experte der Pulsdiagnose sind und damit einen klaren Befund abgeben können, rate ich Ihnen davon ab. Ein Klient kommt nicht nur zum Arzt für eine Diagnose. Er möchte angehört werden, wünscht sich Sympathie und daß Sie sich mit ihm ernsthaft befassen, denn eine Krankheit ist auch immer ein existentielles Problem. Eine vielschichtige Anamnese und die körperliche Untersuchung gewährleisten, daß eventuelle Fehlerquellen bei der Diagnosenstellung beseitigt werden.

Anatomische Lage des Pulses

Ravana beschreibt die Lage des Pulses als einen fingerbreit unter der Daumenwurzel an der Arterie (A. radialis) liegend. Dort setzt der untersuchende Arzt seinen Zeigefinger, direkt anschließend Mittel- und Ringfinger mit leichtem Druck an. Es hilft, wenn Sie davor das Handgelenk des Patienten kurz und ohne Druck massieren und den Unterarm anschließend leicht nach innen abdrehen. Bei Frauen wird ausschließlich am linken, bei Männern am rechten Handgelenk gemessen. Stellen Sie sicher, daß weder der Klient noch Sie eine Uhr tragen. Stellen Sie beide Füsse auf den Boden und halten Sie die Wirbelsäule aufrecht und entspannt. Atmen Sie bewußt, regelmäßig und ohne sich zu verkrampfen. Es braucht einige Übung, bis Sie in der Lage sind gleichmäßigen Druck mit allen drei Fingern auszuüben. Je leichter der Druck ist desto klarer können Sie erkennen, unter welchem der drei Finger der Pulsschlag am stärksten ist.

1. Falls Sie den Puls deutlich am besten unter Ihrem Zeigefinger spüren, zeigt dies die Vorherrschaft des Vata-Dosha an.
2. Unter dem Mittelfinger spüren Sie den Pitta-Puls.
3. Unter dem Ringfinger fühlen Sie den Kapha-Puls.
4. Bei Vata-Pitta-Konditionen fühlen Sie den Puls unter dem Zeige- und Mittelfinger.
5. Bei Vata-Kapha-Konditionen unter dem Zeige- und Ringfinger.
6. Bei Kapha-Pitta-Konditionen unter dem Mittel- und Ringfinger.
7. Bei Konditionen wo alle Dosha betroffen sind unter allen drei Fingern.

Ja, so einfach und für jeden nachvollziehbar ist die Ayurveda-Pulsdiagnose.

Puls in physiologischen Konditionen

Wichtig ist, daß Sie so viel wie möglich bei gesunden Menschen und sich selbst üben, damit Sie lernen, wie sich der normale Puls anfühlt. Anschließend finden Sie eine Auflistung der verschiedenen physiologischen oder gesunden Arten des Pulses, die Sie dann mit Ihren Ergebnissen vergleichen sollten.

Situation	Charakter des Pulses
Vata	leicht zitternd
Pitta	stark, nicht abweichend und zitternd
Kapha	schwach aber ausgeprägt, kalt zu berühren
Vata und Pitta kombiniert	ein wenig zitternd, hart
Vata und Kapha kombiniert	dick, zitternd, langsam, kühl zu berühren
Pitta und Kapha kombiniert	schwach, kalt zu berühren und regelmäßig
Gesunder Puls im allgemeinen	regelmäßig und stark
Bei Hunger	leicht und schnell
Nach Befriedigung des Hungers	stetig
Schwangerschaft	Schwerer Vata-Puls
Fortgeschrittene Schwangerschaft	Leichter und schwerer Charakter von Vata und Pitta-Puls
Während dem Schlaf	stark, ausgeprägt und langsam
Nach körperlicher Anstrengung	die Ausprägung nimmt ab, die Rate nimmt zu
In der kalten Jahreszeit	wie ein Blutegel (Vata-Puls)
Starkes sexuelles Verlangen und nach dem Geschlechtsverkehr	Vata-Puls
Unterdrücken von Wasserlösen	Pitta-Puls
Bei Kindern	Pitta-Puls
Übergewicht	langsamer Kapha-Puls
Direkt nach der Mahlzeit	Kapha-Puls

Puls bei psychischen Zuständen

Der psychische Zustand des Patienten kann die Qualität des Pulses beeinflussen und die Diagnose verfälschen. Schon bei der vorangegangenen Anamnese sollten Sie dies festgestellt haben. Nun gilt es, diesen Einfluß zu erkennen und bei Ihrer Beurteilung zu berücksichtigen. Anschließend sehen Sie einige Beispiele von mentalen Zuständen und ihrer Wirkung auf den Puls:

Psychischer Zustand	Charakter des Pulses
Starktes sexuelles Verlangen	Heiß und schnell
Aufgestaute Wut	Heiß und schnell
Angst	Schwach
Beklemmung	Schwach

Der Effekt bestimmter Nahrungsmittel auf den Puls

Idealerweise sollte die Pulsdiagnose immer morgens mit nüchternen Magen vorgenommen werden, denn sonst können sich die Resultate beträchtlich verfälschen. Ist das nicht möglich, dann gibt folgende Tabelle Auskunft über den Einfluß, den bestimmte Nahrungsmittel auf die Pulsqualität haben können.

Art der Nahrung	Charakter des Pulses
Fleisch	Schwer, gleichmäßig, hart wie eine Eisenstange
Nahrung mit scharfem Geschmack	Hüpft wie ein Spatz (Pitta)
Nahrung mit bitterem Geschmack	Bewegt sich wie ein Regenwurm
Nahrung mit herbem Geschmack	Hart und straff
Nahrung mit süßem Geschmack	Gleichmäßig und langsam
Nahrung mit saurem Geschmack	Leicht warm und hüpfend
Nahrung mit salzigem Geschmack	Gerade und schnell
Trockene Nahrung	Rauh und schlängelnd (Vata)

Puls bei allgemeinen pathologischen Zuständen

Im folgenden geht es um die Bestimmung des abnormalen Pulses. Mehrheitlich geht es dabei um die Abnormitäten betreffend der Dosha. In einigen Fällen beschreiben Autoren wie Ravana, Kannada und Yogaratnakara auch bestimmte Krankheitsbilder, wovon einige in der folgenden Tabelle aufgelistet sind.

Pathologische Zustände	Charakter des Pulses
Vata	Nimmt die Form einer gebogenen Linie an, wie die Bewegung einer Schlange oder eines Blutegels
Pitta	Zitternd und hüpfend wie ein Frosch, Spatz oder Krähe
Kapha	Gleichmäßig und langsam, gerade, fein wie ein Faden, kühl zu berühren, bewegt sich wie ein Schwan, Pfau oder eine Taube
Vata-paittika, vata-kahaja, pitta-kaphaja	Manchmal schnell – manchmal langsam
Sannipatika (sämtliche Dosha sind gestört)	Nimmt die Charakteristika von allen drei Dosha an
Unterfunktion von Kapha	Wie Vata-Puls
Reduziertes Vata oder Pitta sowie ein Überschuß von Kapha	Schlägt und pausiert
Vata-paittika, nach Einnahme leichter Nahrung	Langsam
Starker Überschuß von Kapha	Fein
Schwacher Appetit	Sehr langsam
Berauschung	Schwer
Verdauungsstörung	Hart und straff
Abmagerung, Schwäche	Sehr langsam
Vata-Fieber	Vata Puls, relativ kalt zu berühren
Pitta-Fieber	Schnell, gerade, lang
Kapha-Fieber	Langsam, regelmäßig, kalt zu berühren
Inneres Fieber	Puls fühlt sich sehr warm an während der Körper kühl ist

Pathologische Zustände	Charakter des Pulses
Diabetes und zuviel Gewebematerial (Ashtayi-Dhatu)	Schneller Puls
Hämorrhoiden	Regelmäßig, langsam, manchmal bogenförmig und manchmal gerade
Malabsorption (ungenügende Aufnahme von Nahrungsbestandteilen aus dem Verdauungstrakt)	Langsam und schwach
Rakta-Pitta (hämorrhagische Diathese)	Langsam, hart und gerade
Kapha-Husten	Regelmäßig und langsam
Asthma	Schnell
Erkrankungen des Blutes	Der Puls in beiden Händen ist hart und heiß
Anämie	Schnell, manchmal sichtbar

Puls bei der Prognose

In der klassischen Literatur finden sich sehr viele Hinweise wie eine Prognose mittels Pulsdiagnose erstellt werden kann. Auch in der modernen Medizin können akute, lebensbedrohende Zustände mittels des Pulses festgestellt werden. In den Fällen, die in der nachfolgenden Tabelle als mit einer schlechten Prognose beschrieben werden, sind notfallärztliche Maßnahmen unbedingt notwendig. Die Auflistung soll hier eher der medizinhistorischen Betrachtung und zur vollständigen Beschreibung der Ayurveda-Pulsdiagnose, aber nicht als ein Diagnoseinstrument dienen.

Art der Prognose	Charakter des Pulses
Schlecht	• Manchmal langsam, manchmal schnell, hüpfend oder fein • Wenn der Puls sichtbar und schnell ist • Manchmal kalt, heiß, schwach und schnell • Extrem schwach und kalt • Oberflächenpuls fein und langsam; Tiefenpuls eine gekrümmte Linie • Hart, dick, langsam, schwach und kurvenlinear • Zitternd, fein wie ein Faden und schwach

Art der Prognose	Charakter des Pulses
Unmittelbar lebensbedrohend	• Die Kraft des Pulses ist kaum noch spürbar • Der Puls ist nicht spürbar unter dem Zeigefinger und setzt aus • Wenn der Patient am Vortag unter hohem Fieber gelitten hat und sein Puls sehr heiß und nur unter dem Mittelfinger spürbar ist • Wenn der Puls sehr schnell unter dem Zeigefinger schlägt, manchmal kalt wird und der Patient schwitzt
Gut	• Wenn der Puls dreißig mal an seinem normalen Ort schlägt • Der Puls ist fein wie ein Faden, schlägt aber an seinem normalen Ort

Konstitutionsbestimmung mittels Pulsdiagnose

Es ist auch möglich, die Konstitution eines Klienten mittels Pulsdiagnose zu bestimmen. Dies ist ein sehr nützliches Instrument zum Vergleich mit der Konstitutionsbestimmung, die mittels Anamnese erstellt wurde. Bei stark abweichenden Resultaten müssen Sie Ihr Vorgehen nochmals intensiv überprüfen.

Zur Bestimmung der Konstitution stellen wir den Tiefenpuls fest. Wie zuvor benutzen wir dabei den Zeige-, Mittel- und Ringfinger, die einen Fingerbreit unter der Daumenwurzel angesetzt werden. Bei Frauen wird am linken und bei Männern am rechten Handgelenk gemessen. Im Gegensatz zur Pulsdiagnose, wo Sie möglichst wenig Druck auf die Arterie ausüben, drücken Sie nun mit allen drei Fingern fest und gleichmäßig. Stellen Sie fest, unter welchem Finger der Puls vorherrschend schlägt. Vermindern Sie den Druck langsam und wiederholen Sie den Vorgang zweimal.

1. Der Tiefenpuls unter dem Zeigefinger zeigt eine Vataja-Konstitution
2. Der Tiefenpuls unter dem Mittelfinger zeigt eine Pittaja-Konstitution
3. Der Tiefenpuls unter dem Ringfinger zeigt eine Kaphaja-Konstitution
4. Der Tiefenpuls unter dem Zeige- und Mittelfinger zeigt eine Vata-Pittaja-Konstitution
5. Der Tiefenpuls unter dem Zeige- und Ringfinger zeigt eine Vata-Kaphaja-Konstitutiion
6. Der Tiefenpuls unter dem Mittel- und Ringfinger zeigt eine Kapha-Pittaja-Konstitution
7. Der Tiefenpuls unter allen drei Fingern zeigt eine Tridoshaja-Konstitution

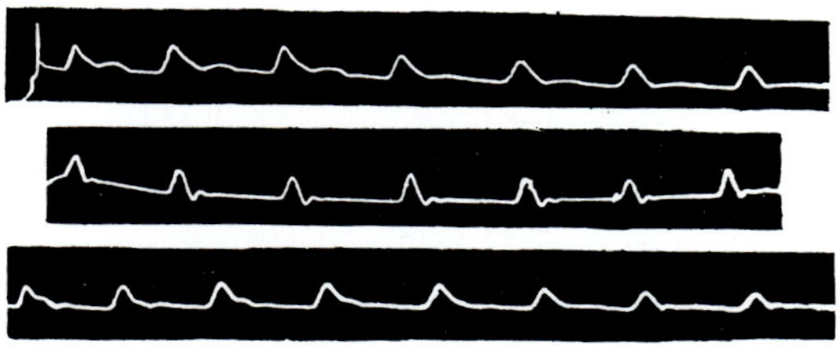

Vata-Puls

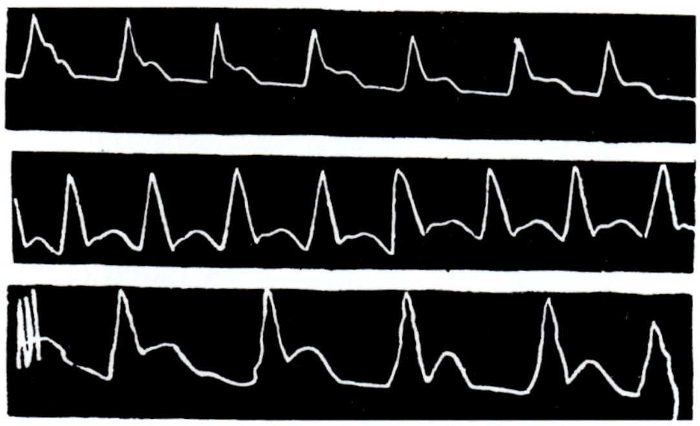

Pitta-Puls

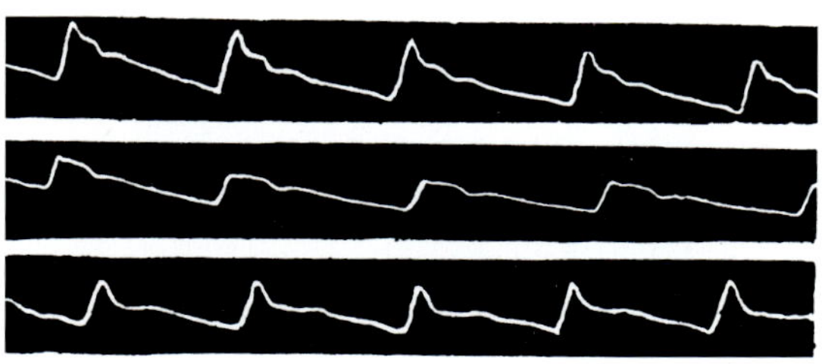

Kapha-Puls

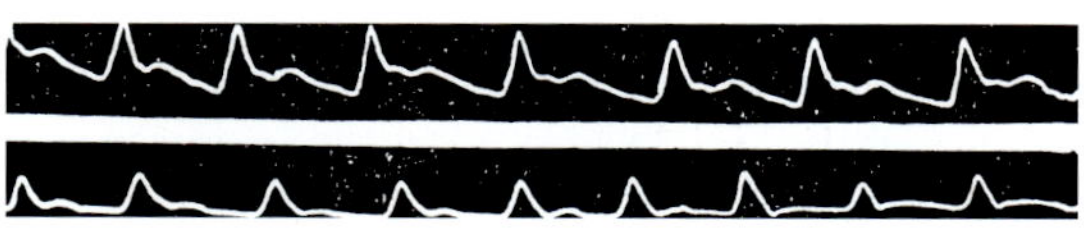

Morgenpuls (oben), Abendpuls (unten)

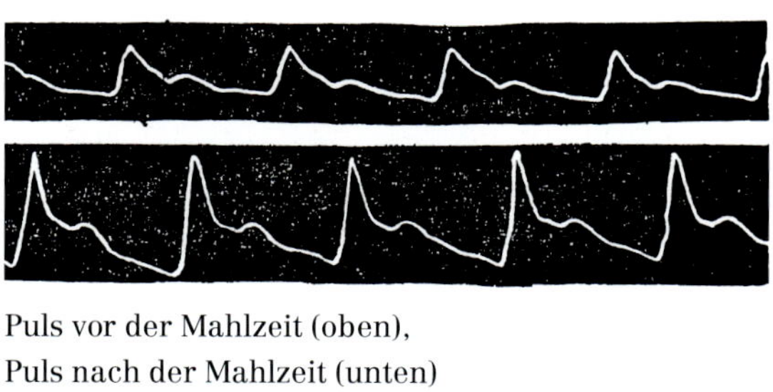

Puls vor der Mahlzeit (oben),
Puls nach der Mahlzeit (unten)

Abbildungen vom Puls[67+68]

Ayurveda-Pulsdiagnose im Vergleich mit modernen Konzepten

Eine interessante Studie, die von Prof. S.D. Upadhyay an der Banares Hindu Universität durchgeführt wurde, gibt Aufschluß über den Zusammenhang der Ayurveda-Pulsdiagnose mit modernen Konzepten.[66] Eine Gruppe gesunder und eine Gruppe kranker Patienten, insgesamt 160 Personen, wurde mittels Ayurveda Pulsdiagnose untersucht. Anschließend wurden die Resultate mit Hilfe eines Sphygmographen, einem Pulsschreiber zur Aufzeichnung von Rate, Stärke und Variationen, überprüft.

Die Abbildungen, die der Pulsschreiber von den drei Arten von normalen Puls aufgezeichnet hat, sind in meinen Augen einfach phänomenal und entsprechen den Tierbildern der Ayurveda aufs genaueste. Die schnelle Bewegung der Schlange trifft auf die kleinen Kurven in der grafischen Aufzeichnung zu. Wir können auch das hohe Hüpfen des Frosches im Pitta-Puls sowie die kräftige anhaltende Bewegung des Schwanes erkennen.

Die klassischen Texte beschreiben, daß Morgenpuls eher von Kapha vorherrscht, während am frühen Abend der Einfluß von Vata gestärkt ist. Umgekehrt ist der Puls leicht und eher von Vata-Qualität, während direkt nach dem Essen Kapha vorherrscht. Diese Fakten spiegeln die Aufzeichnungen klar wieder.

Eine statistische Analyse wurde auch betreffend anderer Werte vorgenommen. Dabei zeigt es sich, daß die Pulsrate des normalen Vata-Pulses statistisch klar über der von Pitta und Kapha liegt. Beim Messen des Druckes an der Arteria radialis zeigte der Vata-Puls die niedrigsten und der Pitta-Puls die höchsten Werte. Das Volumen und die Kraft scheint niedriger beim Vata-Puls als bei den anderen beiden und die Spannung kürzer und weniger tragend. Die folgende Tabelle ist eine Zusammenfassung der statistischen Werte und Resultate.

	Vata-Puls	Pitta-Puls	Kapha-Puls
Rate	hoch 84 Herzschläge pro Minute	mittel 74 Herzschläge pro Minute	langsam 65 Herzschläge pro Minute
Blutdruck am Handgelenk	niedrig 39	hoch 49	mittel 42
Volumen	klein	hoch	hoch
Kraft	niedrig	hoch	mittel
Spannung	kurz	anhaltend	anhaltend
Charakter	kurvenlineare Bewegung wie eine Schlange	hüpfende Bewegung wie ein Spatz	langsame, anhaltende Bewegung wie ein Schwan

Diese Aufstellungen zeigen klar, daß die Ayurveda-Pulsdiagnose auch heute noch relevant und akkurat ist. Im Gegensatz zu den Methoden in anderen alternativen Heilverfahren, ist die Ayurveda-Pulsdiagnose leicht zu erlernen und objektiv nachvollziehbar. Sie wird nie unabhängig von einer Anamnese ausgeführt und bildet Bestandteil der klinischen Untersuchung.

Eigenschaften von Haut und Gewebe – Sparsha Pariksha

Schon während der Pulsdiagnose haben Sie die Möglichkeit, die Beschaffenheit von Haut und Gewebe sowie die Körpertemperatur festzustellen. Sie sind wichtige Faktoren der klinischen Untersuchung und können Auskunft über den Status quo der Dosha, sowie über die Konstitution des Klienten geben. Wenn mal die Zeit wirklich nicht reicht oder die Umstände es nicht erlauben, eine ausführliche körperliche Untersuchung durchzuführen, dann sollten Sie auf jeden Fall eine Pulsdiagnose durchführen, die Eigenschaften von Haut und Gewebe feststellen sowie Augen- und Zunge genau anschauen.

Im Normalfall müssen Sie aber unbedingt auch andere Körperteile abtasten. Dazu gehören Schilddrüse, Lymphknoten, Gelenke, Muskeln, Fettgewebe, Blutgefäße und die Reflexe der Nerven. Hinzu käme auch eine krankheitsbezogene Untersuchung. Bei dieser Untersuchungsart erhalten Sie natürlich nicht nur Hinweise auf die Provokation bestimmter Dosha sondern auch typische Krankheitssymptome. In der nachfolgenden Beschreibung möchte ich mich aber auf die Dosha spezifischen Merkmale beschränken.

[66] Nadi Vijnana (Ancient Pulse Science) von Prof. S. D. Upadhayay, herausgegeben von Chaukhamba Sanskrit Pratishthan, Delhi 1986

[67] Quelle: Nadi Vijnana (Ancient Pulse Science) von Prof. S. D. Upadhayay, herausgegeben von Chaukhamba Sanskrit Pratishthan, Delhi 1986

[68] Quelle: Nadi Vijnana (Ancient Pulse Science) von Prof. S. D. Upadhayhay, herausgegeben von Chaukhamba Sanskrit Pratishthan, Delhi 1986

1. Eine Zunahme von Vata wird ersichtlich durch folgende Zustände: Trockene, rissige, schuppige, kalte Haut, schwaches, abnehmendes Muskelgewebe, lockere Gelenke, wenig Fettgewebe, angespannte, verkrampfte Haltung, gut sichtbare Blutgefäße und ausgeprägte Reflexe.
2. Eine Zunahme von Pitta wird ersichtlich durch gerötete, warme, straffe, empfindliche Haut, mittelmäßig ausgeprägtes Muskel- und Fettgewebe, schmerzhafte Gelenke, Blutergüsse, empfindliche Lymphknoten, angespannte Haltung und gute Reflexe.
3. Eine Zunahme von Kapha wird ersichtlich durch blasse, kalte, nasse Haut, Ödeme, mäßig ausgeprägte, weiche Muskeln, Überschuß an Fettgewebe, kaum sichtbare Blutgefäße, angeschwollene Gelenke, Lymphknoten und Beine und schwache Reflexe.

Wichtigste Voraussetzung dieser Diagnose ist, daß die Hände des untersuchenden Arztes normal sind. Wenn dies nicht der Fall ist, wird geraten, daß jemand mit normalen Händen den Patienten untersucht.

Augendiagnose – Drik Pariksha

In der Yogaratnakara wird die Augendiagnose beschrieben. Auch hier geht es nur darum, den vorherrschenden Dosha zu erkennen. Eine organspezifische Diagnose wird nicht gestellt.

1. Wenn die Augen des Klienten trocken, wie von Rauch beschlagen, ängstlich, unruhig sind oder im Innern zu brennen scheinen, dann ist Vata provoziert.
2. Bei starker Lichtempfindlichkeit, Augenbrennen und gelblicher Verfärbung liegt eine Pitta-Provokation vor.
3. Wäßrige Augen mit einem Mangel an Glanz sind typische Merkmale einer Kapha-Überfunktion.

Augendiagnose

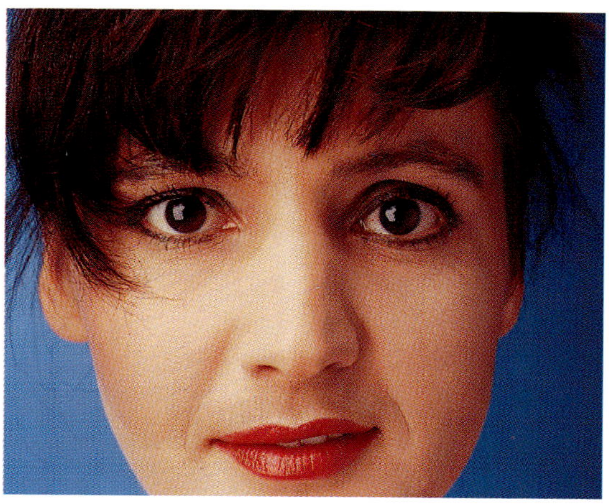

Wenn zwei Dosha provoziert sind, dann sind auch die Symptome vermischt und die Augen sind sehr unruhig, sie bewegen sich ständig und schnell. Falls alle drei Dosha provoziert sind, verfärben sich die Augen dunkel, sind ungleichmäßig, sinken ein, schauen furchteinflößend aus und werden rot.

Weiter finden sich auch Beschreibungen betreffend Prognosen im Endstadium einer Erkrankung, die für uns heute weniger Bedeutung haben.

Zungendiagnose – Jihva Pariksha

Nach der Pulsdiagnose wird die Zungenuntersuchung als wichtigste Methode betrachtet. Dabei wird Farbe, Beschlag, Trockenheit oder Feuchtigkeit und der Geschmacksinn evaluiert. Eine gesunde Zunge ist rötlich, glatt und ohne Belag.

1. Bei einer Vata-Überfunktion ist die Zunge trocken, rauh, kühl bei Berührung, mit rötlichem bis bräunlichem Belag und sie zittert. Der vorherrschende Geschmack ist herb oder süß.
2. Eine Pitta-Störung liegt vor, wenn die Zunge sich sehr weich anfühlt, sehr glatt aussieht, dunkelrot (im Falle akuter Entzündungen) oder gelblich gefärbt ist. Es herrscht ein bitterer und scharfer Geschmack im Mund.
3. Bei einer Kapha-Störung ist die Zunge klebrig, feucht, rauh, und sie hat einen weißlichen Belag. Es besteht eine übermäßige Speichelabsonderung und der vorherrschende Geschmack ist süß und salzig.
4. Wenn sämtliche Dosha gestört sind, dann wird die Zunge dunkel, trocken, rauh, wie mit Dornen übersät und hat einen dicken gelben Belag.

Bei Verdauungsstörungen erscheint die Zunge glänzend, wie mit Ghee überzogen. Bei Erkrankungen der Atmungsorgane kann die Zunge eine bläuliche Verfärbung annehmen. Bei Pitta-Fieber oder Fieber auf Grund einer Störung aller Dosha wird sie leuchtend rot und die Funktion des Geschmackssinnes nimmt ab. Bei sterbenden Menschen wird die Zunge schwarz, extrem rauh und schrumpft.

Zungendiagnose

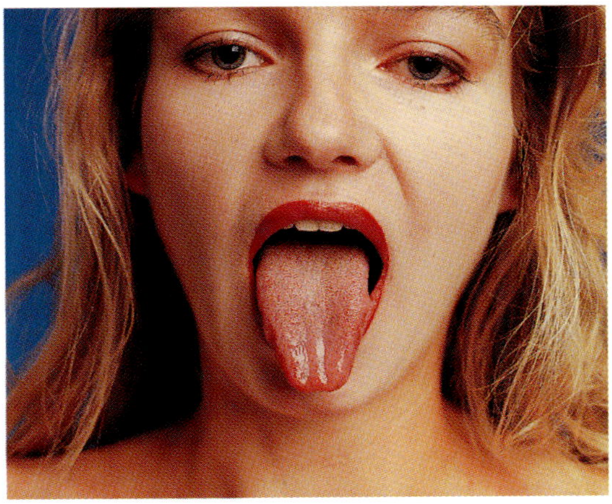

Auskultation – Shabda Pariksha

Damit ist eigentlich ursprünglich die Stimme des Klienten gemeint. Anhand dieser wurde eine Diagnose gestellt. Caraka sagt, daß die Stimme von Personen entsprechend ihrer Konstitution unterschiedliche Merkmale aufzeigen.[69] Später wurden auch andere Geräusche des Körpers miteinbezogen. Heute benutzen praktisch alle Ayurveda-Ärzte ein Stethoskop, um Schallphänomene der Organtätigkeiten zu untersuchen.

1. Durch Austrocknen der Atemwege wird eine Person mit einer Vata-Konstitution oder Vata-Störung eine heisere, eher leise und zitternde Stimme haben.

[69] Caraka Samhita, Vimana Sthana, Kapitel 8, Vers 119

2. Bei einer Pitta-Störung oder Konstitution wird der Klient eher laut, klar und in hoher Tonlage sprechen.
3. Bei Kapha-Konstitutionen und Störungen spricht die Person mit tiefer, maskierter Stimme.

Körperlicher Zustand – Bala

Bala oder die physische Widerstandskraft einer Person wird untersucht, um die Fähigkeit, die Krankheit zu überstehen, das positive Ansprechen auf eine bestimmte Behandlung und die Selbstheilkräfte zu evaluieren. Sie kann nicht durch Beobachten der äußeren Merkmale bestimmt werden. Ein korpulenter Mann ist nicht automatisch stark. Auch ein schlanker Mann kann ausgeprägte Widerstandskraft besitzen. Deshalb wird der Zustand der acht wesentlichen Bestandteile (Sara) festgestellt.[70] Diese bestehen aus den sieben Körpergeweben (Saptadhatu) und der Psyche. Sind alle diese Bestandteile gut ausgebildet, dann kann der Patient allen Krankheiten widerstehen, ist glücklich, ausgeglichen und optimistisch. Ist aber einer oder sind verschiedene Anteile beeinträchtigt, so muß eine Therapie zuerst einmal darauf abzielen, Immunität und Körpergewebe zu stärken und die Psyche zu unterstützen.

Körperhaltung, Proportionen, eventuelle Anomalien, Ausstrahlung, Erscheinung in Bezug auf das Alter sowie Fitneß sollten bei dieser Untersuchung berücksichtigt werden.

Krankheitsbezogene Untersuchung

Die bei der Anamnese festgestellten Krankheiten und Symptome müssen am Körper des Klienten untersucht und beurteilt werden.

Laborbefunde

Blut-, Urin-, Stuhl- und andere Untersuchungen werden heute mit modernen diagnostischen Mitteln gemacht. Es gehört zum klinischen Alltag, daß ein Patient seine Laborbefunde mitbringt und daß Sie diese in Ihre Diagnose mit einbeziehen müssen. Gewisse Werte, wie zum Beispiel die von Cholesterin, sollten mit Zurückhaltung und in Bezug zur Konstitution beurteilt werden. Es sollte kein Übergewicht auf diese maschinelle Medizin gesetzt werden.

Diagnose

Nach einer ausführlichen Anamnese und gründlicher klinischer Untersuchung müssen Sie nun eine Diagnose erstellen können. Diese Diagnose soll sowohl nach modernen Gesichtspunkten wie auch nach

[70] Caraka Samhita, Vimana Sthana, Kapitel 8, Vers 115

Ayurveda-Grundsätzen erstellt werden. Sie muß krankheitsbezogen und patientenbezogen sein, d.h. Sie müssen die physiologische sowie die psychische Konstitution feststellen, herausfinden, welcher oder welche Dosha, Dhatu und Mala betroffen sind und wie die Prognosen bei einer Behandlung sind.

Vorschläge für Therapie, Diät und Lebensführung

Zum Schluß folgt ein ausführliches Gespräch mit dem Klienten. Dabei kommen die verschiedenen Therapiemöglichkeiten und ihre Auswirkungen zur Sprache. Daneben soll der Klient ermuntert werden, einen möglichst großen Beitrag mittels Anpassung oder Optimierung seiner Essensgewohnheiten, sowie seiner Lebensführung beizusteuern. Auch die Kosten der verschiedenen Therapien sollten diskutiert werden.

Teil II

7 Heilmittelkunde – Dravyaguna

Behandle den Menschen als Ganzes – gib die Pflanze als Ganzes

Ayurveda behandelt den Menschen als Kombinat von Körper, Geist und Seele, als Spiritus psychosomaticus. Ein Vernachlässigen des seelisch-geistigen Aspektes wird sich auf die somatische Ebene auswirken und umgekehrt. Ayurveda behandelt den Patienten während andere medizinischen Systeme die Krankheit behandeln. Die verursachenden Organismen bilden nicht Teil des Patienten. Dieser ist ein Mensch, dessen seelische, emotionale und somatische Funktionen auf Grund eines Ungleichgewichtes zeitweilig gestört sind. Diese Störung soll behoben werden, während gleichzeitig auch die Immunität des Patienten gestärkt wird. Für uns bedeutet Gesundheit eine positive Leistung und nicht nur das Fehlen von Krankheit. Wenn wir sagen, daß wir einen Patienten behandeln, so meinen wir, daß wir sein Gleichgewicht von Körper, Geist und Seele wiederherstellen. Die Behandlung des Patienten schließt unumgänglich auch die Behandlung der Krankheit mit ein, während die Behandlung von Krankheit die Behandlung des Patienten nicht automatisch mit einschließt. Wir implizieren, daß ein gemeinsamer Faktor zwischen Gesundheit und Krankheit existiert und dieser Faktor ist die Immunkraft. Solange die Immunität intakt ist, bleibt der Mensch gesund. Wenn sie abnimmt, nehmen die verursachenden Faktoren über Hand. Die klassischen Ayurveda-Lehrbücher behandeln die Immunologie aufs ausführlichste. Deshalb kann Ayurveda als Immuntherapie bezeichnet werden. Der Unterschied zwischen Immuntherapie und konventioneller Behandlung ist, daß bei der einen die Gesundheit durch Förderung der eignen Abwehrkräfte wiederhergestellt wird bei der anderen werden lediglich die verursachenden Faktoren abgetötet, gebremst oder unschädlich gemacht, während die ursprüngliche Suszeptibilität zur Krankheit, die Gefahr eines Rückfalls oder Komplikationen weiterhin bestehen bleiben.

Wir können deshalb von Ayurveda ein ähnlich umfassendes Konzept in der Pharmakologie erwarten. Dieser Tatsache entspricht der Fakt, daß die Ayurveda-Experten davon absahen, lediglich die aktiven Substanzen einer Droge einzusetzen. Natürlich gab es Bemühungen, mittels pharmakologischen Prozessen die Wirkung der Drogen zu verstärken und erhalten. Das Hauptziel war dabei aber hauptsächlich, unerwünschte Nebenwirkungen auszuschalten. Denn Vagbhata sagt, daß diejenige Droge die vorzüglichste sei, welche die

»Arzneimittel, insbesondere Dekokte, werden generell morgens verabreicht. Sonnenaufgang, Mittag, Abend, vor dem Schlafengehen und in regelmäßigen Abständen sind die fünf wichtigen Zeitpunkte zur Einnahme von Medikamenten. Bei Kapha und Pitta-Erkrankungen sowie zur Einleitung von Vomitus (Vamana), Purgieren (Virecana) und Skarifikation (therapeutische Hautritzung) sollten Arzneien am Morgen eingenommen werden; bei Beeinträchtigung von Apanavayu vor der Mittagsmahlzeit; bei Anorexie vermischt mit kleinen Portionen der Mahlzeit; bei Störungen von Samanavayu und zur Förderung des Appetits in der Mitte der Mahlzeit; bei Beeinträchtigung von Vyanavayu am Ende der Mahlzeit; bei Schluckauf, Krämpfen und Muskelzittern vor und nach der Mahlzeit; bei Störungen von Udanavayu und Heiserkeit zwischen den einzelnen Bissen der Abendmahlzeit; bei Malfunktion von Pranavayu nach der Mahlzeit; bei Durst, Erbrechen, Schluckauf, Dyspnoe (Atembeschwerden) und Vergiftung in regelmäßigen Abständen während des ganzen

Tages oder mit der Nahrung; bei Erkrankungen der Kopforgane, chirurgischen Auskratzungen, zur gewebevermehrenden Wirkung (brimhana), um die Verdauung zu fördern und als Linderungsmittel auf nüchternen Magen vor dem Schlafengehen.«[1]

Krankheit heilt ohne unerwünschte Nebenwirkungen oder Komplikationen zu erzeugen. Ein Heilmittel besitzt nicht nur therapeutisch aktive Bestandteile, sondern auch weitere gesundheitsfördernde Komponenten. Verallgemeinert kann gesagt werden, daß pharmakologische Studien durchgeführt werden, um die pharmakodynamische, pharmakokinetische, pharmakotherapeutische und chemotherapeutische Wirkungsmechanismen zu bestimmen. Die pharmakodynamische Wirkung behandelt Effekt und Reaktion auf gesunde Gewebe und Organe, die pharmakokinetische Wirkung behandelt Aufnahmefähigkeit, Verteilung und Ausscheidung, die pharmakotherapeutische Wirkung behandelt Effekt und Reaktion auf kranke Gewebe und Organe, und die chemotherapeutische Wirkung behandelt Effekt und Reaktion auf pathogene Faktoren. Die Schlußfolgerung ist, daß Arzneien, die auf gesundes Gewebe und Organe sowie auf pathogene Faktoren wie Bakterien wirken, unerwünschte Nebenwirkungen haben müssen. Das Ziel von ayurvedischen Medikamenten ist aber eine nebenwirkungsfreie Behandlung. Deshalb besitzen ayurvedische Heilmittel sehr geringe pharmakodynamische und chemotherapeutische Auswirkungen. Sie zeigen hauptsächlich pharmakotherapeutische Effekte. Um diesen Punkt zu illustrieren möchte ich hier einige Beispiele aufzeigen, die aus der klinischen Forschung stammen:[2]

- Clitoria ternatea (Shankapushpi) reduziert Hypertonie aber produziert keine Hypotonie bei gesunden Menschen
- Godanti Mishra, ein Präparat, das hydratisiertes Kalziumsulfat enthält, bringt erhöhte Körpertemperatur zurück auf normale Werte und bewirkt selbst bei Langzeitanwendung oder hoher Dosierung keine sub-normale Temperatur.
- Ayurvedische Antazida (Magensäure bindende Mittel) wie Shankabhasma (gereinigter Muschelkalk) oder Emblica officinalis (Amla) stören bei gesunden Menschen weder das Säure-Basen-Gleichgewicht noch wirken sie als Säureblocker.
- Boerhaavia diffusa (Punarnava) und Tribulus terrestris (Gokshura) sind bekannte ayurvedische Diuretika. Sie fördern das Ausschwemmen von extrazellulärer Flüssigkeit bei Ödemen, haben aber keine ausgeprägte diuretische Wirkung bei gesunden Menschen.
- Holarrhena antidysenterica (Kutaja) stoppt Diarrhö. Langzeitanwendungen bei gesunden Freiwilligen haben aber keinerlei Verstopfung bewirkt.
- Salacia chinensis (Saptarangi) hat bei einer kritischen Analyse gezeigt, daß ein Teil blutzuckersenkende Wirkung besitzt während ein anderer Teil blutzuckererhöhende Wirkung aufweist. Wenn nun diese Heilpflanze Patienten mit Diabete mellitus abgegeben wird, zeigt sich aber nur eine milde blutzuckersenkende Wirkung.
- Neuere Versuche mit Semecarpus anarcadium (Bhallataka) zeigen nur gute Resultate bei Malignität, sofern die Droge als Ganzes verabreicht wird.

[1] Sharangadhara Samhita, 1. Teil, Kapitel 2, Verse 1 bis 12

[2] »Rasa-Panchaka« (Ayurvedic Principles of Drug-Action), Dr. S. C. Dhyani, herausgegeben von Krishnadas Academy, Varanasi.

Dies zeigt klar, daß ayurvedische Arzneien hauptsächlich pharmakotherapeutische Wirkung besitzen. Aus diesem Grund entwickeln Mikroorganismen keine Resistenz gegen sie und sie können über längere Zeit ohne Nebenwirkungen eingenommen werden. Der Nachteil ist, daß die sozioökonomischen Implikationen schnelle Linderungen bei Krankheiten fordern, die viele ayurvedische Medikamente nicht erbringen können. Verschiedene Vorstöße der modernen Ayurveda-Forschung versuchen, durch Erhöhen der Potenz auch die Wirkung zu erhöhen. Aber dies wird kaum möglich sein, ohne Gefahr zu laufen, die Nebenwirkungen zu vermehren.

Einige ayurvedische Heilmittel weisen aber auch pharmakodynamische Wirkung. Interessanterweise fallen diese in der Ayurveda in die Gruppe von Giften. Zum Beispiel wirken die Samen von Croton tiglium (Jayapala) abführend sowohl bei kranken wie bei gesunden Personen. Deshalb erscheint Jayapala in der Liste der Gifte.

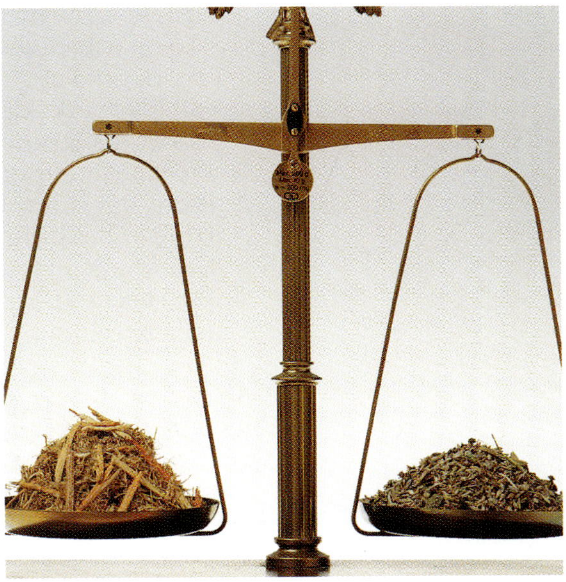

Auch die Forschungslabors von multinationalen pharmazeutischen Herstellern mußten diese Erfahrung machen. Einer von ihnen hat zum Beispiel jahrelang in Bombay Forschung betrieben, um die Wirksamkeit von ayurvedischen Arzneien bei Epilepsie zu testen. Withania somnifera (Ashwagandha) zeigte als ganze Droge vielversprechende Wirkung. Die isolierten aktiven Substanzen dieser Pflanze hatten hingegen keinerlei Auswirkung. Das Forschungsprojekt wurde aufgegeben, da es für die Industrie keinen Sinn macht, eine Pflanze, die jeder im Garten oder in der Stube wachsen lassen kann, auf den Markt zu bringen. Ein Patentschutz besteht für solche Präparate nicht. So habe ich wenigstens gedacht, bis in den USA eine Firma Azadirachta indica (Nimba) als Pflanzenschutzmittel und eine andere Curcuma longa (Kurkuma) als antiseptisches Mittel patentiert bekommen hat. Dies ist nicht nur eine ungeheuerliche Frechheit, die zeigt, wie weit eine Regierung bereit ist, gegen das Recht von anderen Menschen zu verstoßen, wenn dies für sie zweckdienlich ist sondern hat auch weltweit einen Aufschrei von Protest ausgelöst. Das Positive dabei ist, daß man damit die Heilkraft der Pflanze als Ganzes anerkennt.

Umfassende Heilmittelkunde – Dravyaguna

Dravyaguna ist eine umfassende und faszinierende Disziplin, wobei verschiedene Aspekte wie Einsammeln, Identifikation und Klassifizierung der Drogen behandelt werden sowie physikalische und chemische Eigenschaften, Biotransformation, metabolische Aktivitäten,

Indikationen, Dosierung, Kompatibilität, Synergien, Vehikel, Toxizität, pharmazeutische Prozesse und Haltbarkeit. Der Fachausdruck, der all dies mit einschließt heisst »Dravyaguna-Vijnanaì oder das Wissen von den Qualitäten der Substanzen. Um etwas Ordnung in die komplexe Thematik zu bringen, sind die eben beschriebenen Aspekte nachfolgend unter vier Hauptgruppen gegliedert.

1. Pharmakognostik (Nama-Rupa-Vijanana) ist die pharmazeutische Biologie und behandelt die morphologische Charakteristika, Namen und Synonyme der Arzneien.
2. Pharmakologie (Guna-Karma-Vijnana) ist die Lehre der Eigenschaften und Wirkungen der Arzneien und wird weiter in zwei Gruppen geteilt.
   A) Pharmakodynamik ist der Effekt, den eine Droge auf den Organismus ausübt
   B) Pharmakokinetik ist der Effekt, den der Organismus auf die Droge ausübt
3. Pharmakotherapeutik (Praroga-Vijnana) behandelt auf Grund ihrer Wirkungsweise und Eigenschaften die Anwendung der Drogen bei bestimmten Indikationen sowie Darreichungsform, Dosierung und Anpassung der Ernährung.
4. Pharmazie (Bhesaja-Kalpana) ist die Lehre von der Arzneimittelzubereitung

Das Fundament der ayurvedischen Heilmittelkunde bilden die fünf Elemente (Pancamahabhuta). Daraus hervorgehend entsteht ihre Wirkung auf die drei pathophysiologischen Faktoren (Tridosha). Pflanzen, tierische Produkte und Mineralien setzen sich aus den Partikeln der fünf Elemente zusammen und bestimmen ihren Charakter oder ihre Konstitution. Die Ähnlichkeit oder der Gegensatz des Charakters der Droge mit dem Charakter des Gewebes bestimmt ihre Wirkung. Dieser Effekt ist entweder gewebefördernd (Brimhana) wenn die Charakter sich ähneln, oder gewebemindernd (Langhana), wenn die Charakter antagonistisch sind.

Während die fünf Elemente die physische Basis jeder Funktion des Körpers bilden, sind die Tridosha ihr biologisches Gegenstück. Sie sind verantwortlich für die physiologischen Funktionen, wenn sie sich im Gleichgewicht befinden, und für die pathologischen Auswirkungen, wenn sie aus dem Gleichgewicht geraten. Die Zusammensetzung von Heilmitteln und ihre Eigenschaften werden auf der Basis der fünf Elemente beschrieben, während ihre Wirkung auf Grund der Tridosha definiert wird.

Um eine Behandlung erfolgreich durchführen zu können, sind vier wesentliche Konstellationen von Bedeutung: Arzt, Arznei, medizinisches Hilfspersonal und Patient.[3] Ein Arzt muß deshalb umfassende Kenntnisse der Heilmittel und ihrer Wirkungsweise auf seine Patienten besitzen und das medizinische Hilfspersonal sollte in der Lage sein, den Arzt bei der Herstellung und Verabreichung der Medikamente sowie der Pflege des Patienten zu unterstützen.

[3] Ashtangahridaya, Sutra Sthana, Kapitel 1, Vers 27

Unsere Erfahrung hat gezeigt, daß wir in Europa bei über 70 % unserer Patienten ayurvedische Medikamente verschreiben können. Bei den übrigen 30 % kommen physikalische Maßnahmen (natürlich auch Medikamente) und Gesprächstherapien zum Einsatz. In allen Fällen gehört eine Gesundheitsberatung, die auch Ernährungsratschläge beinhaltet, dazu. In Indien, außer Kerala, ist der Anteil der rein medikamentösen Therapien um einiges höher. Dies zeigt, was für eine wichtige Rolle Medikamente in der Ayurveda spielen. Die populistische Auffassung, daß Ayurveda nur eine Art von Massage sei, entspricht nicht unserer klinischen Erfahrung. Ayurvedische Behandlungen ohne Medikamente sind sehr limitiert und unvollständig. Der Umstand, daß es sehr schwierig ist, ayurvedische Medikamente in Europa oder Amerika zu registrieren, macht unser Anliegen nicht leichter. Das Langzeit-Ziel muß sicher sein, genügend klinisches Material zu sammeln, damit die Heilmittel irgendwann einmal zugelassen werden. Wir sind deshalb dazu übergegangen, hauptsächlich Monopräparate für den oralen Gebrauch zu verschreiben. Sie sind im Abschnitt »Die kleine Ayurveda-Materia-Medica« beschrieben. Eine sehr lobenswerte Ausnahme bildet der Schweizer Kanton Appenzell-Außer-Rhoden, der eine lange Tradition der Therapiefreiheit kennt und lebt. Dort konnten wir 63 ayurvedische Heilmittel offiziell registrieren lassen.

Atreya sagte, daß keine Substanz existiert, die nicht therapeutisch eingesetzt werden könnte. Die Ayurveda-Materia-Medica enthält daher unzählige Arzneien pflanzlichen, tierischen und mineralischen Ursprungs. In der Caraka Samhita werden 1100 Heilpflanzen, in der Sushruta Samhita 1270 und in der Ashtangahridaya 1150 erwähnt.[4] Die Beschreibungen der Eigenschaften und der Wirkungsweise sind sehr präzise und wissenschaftlich, obwohl den Experten zu jener Zeit keine modernen Instrumente oder Labors zur Verfügung standen. Die Werte mußten mittels klinischer Anwendung über Jahrhunderte erarbeitet werden. Eine weitere Möglichkeit der Aneignung von Wissen ist eine tiefe, meditative Kontemplation, in die sich Menschen zu allen Zeiten und auf allen Kontinenten versenken konnten. Hier werden sicher einige Augenbrauen gehoben oder Zweifel angemeldet. Tatsache ist, daß es nun einmal Menschen gibt, die einfach wissen. Im Nomadenvolk der Soligas, die noch heute in den Bergwäldern von Karnataka und Tamilnadu leben, gibt es eine weise Frau. Sie geht in den Urwald, schließt ihre Augen und riecht die Heilpflanze, die ihr Patient braucht. Hildegard von Bingen hat beispiellose Rezepte zusammengestellt, die auch heute noch Anwendung finden und so könnte man beliebig viele Beispiele anführen, um diese These zu untermauern. Ich finde, daß ein Ayurveda-Arzt keine Berührungsängste vor dem mystischen Aspekt der Existenz haben sollte. Seine Sinne und sein Geist müssen offen bleiben. Die Autoritäten der Ayurveda geben deshalb vier Arten von Parameter an, mit deren Hilfe organische oder anorganische Substanzen (Dravya) beurteilt werden können: (1) Beobachtung, (2) Folgerung, (3) Ähnlichkeit und (4) Selbstbeobachtung.

[4] »Glossary of Vegetable Drugs in Brihat Trayi« von Singh und Chunebar

Substanzen (Dravya) werden an Hand von fünf pharmakologischen Bewertungsprinzipien eingeordnet, die jeder Arzt kennen muß, um die Wirkung einer Droge genau beurteilen zu können.

1. Geschmack – Rasa
2. Eigenschaft – Guna
3. Umwandlung – Vipaka
4. Potenz – Virya
5. Wirkung der Abwandlungsprodukte (Metaboliten) – Prabhava

Bevor wir irgend eine Substanz (Dravya) in der Klinik anwenden können, muß sie nach diesen fünf Prinzipien bewertet werden können. Den Geschmack (Rasa) zu bestimmen ist relativ leicht und der Prozeß wird in der entsprechenden Rubrik beschrieben. Die Umwandlung (Vipaka) ergibt sich aus dem Geschmack einer Substanz. Die anderen drei Prinzipien (Guna, Virya und Prabhava) können nur an Hand klinischer Fakten festgestellt werden. Ayurveda empfiehlt den Gebrauch von lokal erhältlichen Heilmitteln. Deshalb ist es sehr wichtig, daß wir Bemühungen unternehmen, einheimische Pflanzen nach diese Kriterien zu beurteilen. Dies erfordert viel Zeit und Aufwand und die enge Zusammenarbeit aller Therapeuten, die weltweit mit Ayurveda arbeiten. Die Verwendung aus Indien stammender Heilmittel ist wegen der umfangreichen, vorhandenen klinischen Daten zur Zeit noch unumgänglich. Gleichzeitig aber müssen wir bestrebt sein, möglichst viel Material über die lokalen Substanzen (Dravya) zu sammeln.

Im Normalfall wirken kaum alle fünf pharmakologischen Prinzipien in einer bestimmten Arznei.[5] In den meisten Fällen bestimmen ein oder zwei vorherrschenden Prinzipien die Wirkung. Alle pharmakologischen Prinzipien besitzen entweder biochemische oder biophysikalische Wirkungsmechanismen.[6]

Geschmack – Rasa	biochemisch
Eigenschaft – Guna	*biophysikalisch*
Umwandlung – Vipaka	biochemisch
Potenz – Virya	*biophysikalisch*
Wirkung der Stoffwechselsubstanzen – Prabhava	biochemisch

Alle Substanzen (Dravya) können therapeutisch eingesetzt werden. Im Gegensatz zur modernen Medizin besteht grundsätzlich kein Unterschied zwischen Nahrung und Heilmitteln. Beide gelten als Substanzen (Dravya). Was die pharmakologischen Prinzipien anbetrifft, so sind bei der Nahrung vor allem der Geschmack (Rasa) und bei Arzneien Umwandlung, Potenz und Wirkung der Stoffwechselsubstanzen von Wichtigkeit. Die Eigenschaft (Guna) wird bei beiden in Betracht gezogen.

[5] Ashtangahridaya, Sutra Sthana, Kapitel 9, Vers 22

[6] »Cultivation and Utilization of Medicinal Plants« von Atal und Kapur

Geschmack – Rasa

Zwanzig verschiedene Bedeutungen und vierzehn verschiedene Definitionen sind vom Sanskritwort Rasa bekannt. In diesem Zusammenhang geht es um die Definition im Zusammenhang mit der Funktion des Geschmackssinnes. Die moderne Wissenschaft unterscheidet vier Grundqualitäten des Geschmackes: süß, salzig, bitter und sauer. Die Rezeptoren dafür sind auf der Zunge unterschiedlich verteilt. Im Gegensatz dazu unterscheidet Ayurveda sechs Geschmacksrichtungen: süß, sauer, salzig, scharf, bitter und herb. Der Geschmack einer Substanz (Dravya) entsteht nicht zufällig. Er steht in direkter Beziehung zu seiner elementaren Zusammensetzung. Es sind immer zwei Elemente, die in einer Geschmacksrichtung vorherrschen. Auf Grund dieser Tatsachen können wir daher problemlos die elementare Zusammensetzung jeder Substanz ermitteln.

Geschmack – Rasa	Charakter und Wirkung	Elementare Zusammensetzung
süß – Madhura Rasa	angenehm, weich machend, salbend, verändert die Beschaffenheit des Speichels, vermehrt Körpergewebe, belebt, stärkt, abführend, harntreibend, besitzt die Eigenschaften (Guna) schwer, kalt und ölig	Prithivi (Erde) und Ap (Wasser)
sauer – Amla Rasa	appetitanregend, mundreinigend, regt die Speichelabsonderung an, fördert Schwitzen, verursacht Brennen in Mund und Hals, verdauungsfördernd, beseitig Blähungen, besitzt die Eigenschaften (Guna) heiß, leicht und ölig	Prithivi (Erde) und Tejas (Feuer)
salzig – Lavana Rasa	leicht löslich, wasserzurückhaltend, weich machend, verändert die Beschaffenheit des Speichels, verursacht Brennen in Mund und Hals, befeuchtend, verdauungsfördernd, auswurffördernd, besitzt die Eigenschaft (Guna) weder sehr schwer noch sehr ölig, heiß	Ap (Wasser) und Tejas (Feuer)

Geschmack – Rasa	Charakter und Wirkung	Elementare Zusammensetzung
scharf – Katu Rasa	verursacht Speichelabsonderung und Tränenfluß, prickelt auf der Zunge, reduziert Gewebe, verdauungsfördernd, ist ein Wurmmittel, besitzt die Eigenschaft (Guna) heiß, leicht und trocken	Vayu (Wind) und Tejas (Feuer)
bitter – Tikta Rasa	überschattet alle anderen Geschmacksrichtungen, appetitanregend, mundreinigend, vermindert Speichelabsonderung, verdauungsfördernd, fiebersenkend, Gegenmittel bei Vergiftung, ist ein Wurmmittel, besitzt die Eigenschaften (Guna) trocken, kalt und leicht	Vayu (Wind) und Akasha (Äther)
herb – Kashaya Rasa	produziert Klarheit, Steifigkeit und Ziehen auf der Zunge und Trockenheit im Mund, beruhigend, blutstillend, adstringierend, absorbierend, heilend, besitzt die Eigenschaften (Guna) trocken, kalt und nicht leicht	Vayu (Wind) und Prithivi (Erde)

Es ist praktisch unmöglich, eine Substanz zu finden, die nur eine Geschmacksrichtung besitzt. Meistens sind zwei oder mehr Geschmacksrichtungen vorherrschend. Der zuerst feststellbare Geschmack wird der primäre Geschmack (Pradhana Rasa) genannt und die anderen als sekundäre Geschmacksrichtungen (Anu Rasa) bezeichnet. Zum Beispiel besitzt Terminalia chebula (Haritaki) fünf Geschmacksrichtungen (alle außer salzig). Davon ist herb (Kashaya Rasa) der primäre Geschmack. Knoblauch hat auch die gleichen fünf Geschmacksrichtungen. Aber der primäre Geschmack ist scharf (Katu Rasa). Amalaki (Emblica officinalis) hat wiederum die gleichen fünf Geschmacksrichtungen wovon sauer (Amla Rasa) primär ist.

Geschmacksrichtungen sind infolge Faktoren wie Zeit (Reifungsprozeß), Behältnis, Kombination, Hitze, Kontamination, etc. veränderlich.

Der Effekt der Geschmacksrichtungen (Rasa) auf die Tridosha

Auf Grund ihrer elementaren Zusammensetzung übt jede Geschmacksrichtung einen bestimmten Einfluß auf die pathophysiologischen Faktoren (Dosha) aus, der in der folgenden Tabelle aufgezeigt ist.

Geschmacksrichtung (Rasa)	Wirkung auf Vata	Wirkung auf Pitta	Wirkung auf Kapha
süß – Madhura Rasa	reduzierend	reduzierend	*vermehrend*
sauer – Amla Rasa	reduzierend	*vermehrend*	*vermehrend*
salzig – Lavana Rasa	reduzierend	*vermehrend*	*vermehrend*
scharf – Katu Rasa	*vermehrend*	*vermehrend*	reduzierend
bitter – Tikta Rasa	*vermehrend*	reduzierend	reduzierend
herb – Kashaya Rasa	*vermehrend*	reduzierend	reduzierend

Bestimmung der Geschmacksrichtung (Rasa)

Jede Art von Klassifizierung ist rigide und hat manchmal wenig zu tun mit dem der Natur eigenen, unbefangenen Chaos. Meistens lohnt sich ein eher pragmatisches Vorgehen, als daß man sich auf Tabellen versteift. Hinzu kommt, daß scheinbar unüberwindbare Widersprüche in den Angaben aus verschiedenen klassischen Quellen herrscht. Diese beruhen auf dem Umstand, daß (1) verschiedene Pflanzen unter einem Namen gebraucht wurden, (2) verschiedene Pflanzenteile damit gemeint sind, (3) die Pflanzen aus verschiedenen Zonen und zu unterschiedlichen Zeiten gesammelt wurden, (4) ein Unterschied in der Geschmacksrichtung zwischen frischen und getrockneten Pflanzen bestehen kann, (5) der Geschmack mittels Folgerung und nicht mittels Schmecken festgestellt wurde, (6) unterschiedliche Voraussetzungen bei der Lagerung herrschten, (7) einige Texte die Geschmacksrichtungen ohne Bestimmung des primären Geschmackes angeben und (8) der Intensitätsgrad einer Geschmacksrichtung nicht erwähnt wird.

Idealerweise sollten wir uns die Zeit und den Aufwand leisten, die Geschmacksrichtung lokal erhältlicher Heilpflanzen selbst zu bestimmen. Jeder kann mittels seinem Geschmacksinn die Geschmacksrichtung einer Substanz selbst bestimmen. Besser ist es, wenn sich eine Gruppe von Prüfern zusammenfindet und gemeinsam und systematisch den Geschmack aller Dinge bestimmt. Auch dies ist ein Beispiel der universalen Anwendbarkeit von Ayurveda. Angaben über Toxizität und Indikationen der lokalen Traditionen sollten dabei unbedingt berücksichtigt werden. Im nachfolgenden beschreibe ich eine einfache und sichere Methode zur Bestimmung der Geschmacksrichtung.[7]

Vorbereitung

Die Pflanze, deren Geschmack bestimmt werden soll, muß besorgt und richtig identifiziert werden. Die zu verwendenden Teile sollen getrocknet und anschließend zu einem feinen Pulver zermahlen werden.

Auswahl der Testpersonen

Wählen Sie 25 gesunde Personen aus, die Bescheid wissen über die einzelnen Geschmacksrichtungen (Rasa) der Ayurveda. Bitten Sie die Teilnehmer, ihren Mund mit Wasser zu spülen, wonach sie fünf Minuten warten sollten, bevor sie die Drogen schmecken. Geben Sie jedem Teilnehmer 5 g feines Pulver der gleichen Substanz. Nun sollen sie die primären (Pradhana Rasa) sowie die sekundären Geschmacksrichtungen (Anu Rasa) feststellen. Die Testpersonen sollten auf keinen Fall wissen, um welche Substanzen es sich handelt (blinde Studie).

Ergebnisse

Wo immer, alle oder eine klare Mehrheit der Testpersonen, die gleichen Ergebnisse für primäre und sekundäre Geschmacksrichtungen festgestellt haben, können Sie die Resultate übernehmen.

Damit können bestehende Kontroversen für immer aus dem Weg geräumt werden. Zum Beispiel schreibt Caraka der Boerhaavia diffusa (Punarnava) süßen Geschmack (Madhura Rasa) zu, während Sushruta ihr bitteren Geschmack (Tikta Rasa) und Madanpala bitteren und herben Geschmack zuweisen. Der Geschmack von Punarnava wurde 50 Studenten zur Überprüfung vorgelegt. Alle waren sich darüber einig, daß der süße Geschmack vorherrscht. 36 Studenten konnten aber auch einen bitteren Geschmack feststellen. Daraus ergibt sich, daß der primäre Geschmack süß ist und der sekundäre Geschmack bitter.

Bestimmung der Geschmacksschwelle

Sicher bestehen physiologische Unterschiede in der Geschmacksbestimmung verschiedener Menschen. Wenn die Geschmacksrichtung sehr ausgeprägt ist, gibt es keine Probleme bei ihrer Bestimmung. Wenn aber zwei Geschmacksrichtungen ähnlich ausgebildet sind, wird es schwierig, den primären Geschmack zu identifizieren. Dieses Problem kann gelöst werden, indem wir die Geschmacksschwelle bestimmen. Damit können wir auch die Intensität eines Geschmackes feststellen.

[7] »Rasa-Panchaka« (Ayurvedic Principles of Drug-Action), Dr. S. C. Dhyani, herausgegeben von Krishnadas Academy, Varanasi.

Nehmen Sie dazu 5 g Pulver, setzen Sie dieses mit 100 ml Wasser an, rühren Sie die Lösung für 30 Minuten und filtern Sie diese anschließend. Nehmen Sie 1 ml der Lösung und vermischen Sie diese nach und nach mit destilliertem Wasser. Der Punkt, an dem Sie den Geschmack nicht mehr wahrnehmen können, ist die Geschmacksschwelle.

Mit dieser Methode konnte festgestellt werden, daß die Wurzeln der Baumwollpflanze eine Geschmacksschwelle von 2240 haben, Süßholz 1320 und indische Malve (Sida cordifolia) 1160.[8]

Wenn die Teilnahme solcher Versuche zu unterschiedlichen Resultaten führt oder zwei ähnlich starke Geschmacksrichtungen aufweist, dann wird derjenigen Geschmack, der eine höhere Geschmacksschwelle hat, als primärer Geschmack und die anderen Geschmacksrichtungen als sekundär betrachtet. Zum Beispiel beschreibt Caraka Ashwagandha (Withania somnifera) als von süßem Geschmack während andere Autoren einen primär bitteren Geschmack festzustellen glauben. Von fünfzig Testpersonen gaben 27 einen süßen Geschmack an und 23 einen bitteren. Alle Beteiligten erkannten beide Geschmacksrichtungen, waren sich aber uneinig darüber, welcher primär und welcher sekundär ist. Als die Geschmacksschwelle bestimmt wurde, erreichte der bittere Geschmack eine höhere Geschmacksschwelle, d.h. er konnte in einer höheren Verdünnung noch wahrgenommen werden. Deshalb wurde entschieden, daß der primäre Geschmack von Ashwagandha bitter ist und der sekundäre süß.

Ein weiteres Experiment wurde angestellt, indem das Pulver für sechs Stunden in Wasser abgekocht wurde. Anschließend wurde die Geschmacksschwelle bestimmt. Resultate von der Abkochung, sowie der kalten Infusion wurden miteinander verglichen. Die Empfehlung lautet, daß je nachdem bei welcher Methode die Droge höhere Geschmackswerte zeigte, diese Darreichungsform gewählt werden sollte.

Mit wenigen Ausnahmen, haben alle getesteten Drogen den gleichen Geschmack in frischer wie in getrockneter Form aufgezeigt. Abgesehen von anderen Empfehlungen, kann auch hier gesagt werden, daß die Darreichungsform mit höherer Geschmacksschwelle ausgewählt werden sollte.

Eigenschaft – Guna

Die Eigenschaft bezeichnet die Fähigkeit einer Substanz, bestimmte biophysikalische Veränderungen in einem Organismus zu verursachen. Substanzen (Dravya) und Eigenschaft (Guna) sind unzertrennlich miteinander verbunden. Substanzen ohne Eigenschaft sowie Eigenschaft ohne Substanz sind nicht denkbar (Nyaya-Vaisheshika-These). Die fünf Elemente (Pancamahabhuta) besitzen ihre ganz bestimmten Eigenschaften (Guna) und ihre Verbindungen kreieren daraus neue Gruppierungen von Eigenschaften. Grundsätzlich existieren

[8] D. K. Murthy, P. U. Vaishnav & S. C. Dhyani, Gujerat Ayurveda Universität, Jamnagar, 1977

unzählige Eigenschaften, die in eine Gruppe von zwanzig sogenannten Gurvadi Guna, von zehn gegensätzlichen Paaren zusammengefaßt werden. Weil bei krankhaften Zuständen das Gewebe entweder reduziert oder vermehrt wird, können Substanzen entsprechend dieser Einteilung in der Therapie angewendet werden. Zum Beispiel wird eine Droge mit der Eigenschaft (Guna) »schwer« (Guru), die Vermehrung des Gewebes fördern, während eine Substanz mit der gegenteiligen Eigenschaft »leicht« (Laghu) gewebereduzierend wirkt. Jede Behandlung verringert entweder oder stimuliert organische Aktivität. Eine dezimierende Therapie wird Apatarpana genannt und eine stimulierende Therapie Santarpana. Sie bilden die beiden Hauptgruppen ayurvedischer Behandlung. Die zehn Paare der Eigenschaften (Guna) können entsprechend eingeordnet werden.

Stimulierend – Santarpana	Dezimierend – Apatarpana
schwer – Guru	*leicht – Laghu*
kühlend – Shita	*erhitzend – Ushna*
ölig – Snigdha	*trocken – Ruksha*
mild – Manda	*scharf – Tikshna*
glatt – Shlakshna	rauh – Kara
fest – Sandra	flüssig – Drava
hart – Kathina	weich – Mridu
kompakt – Sthira	mobil – Sara
grob – Sthula	winzig – Sukshma
schleimig – Pichila	klar – Vishida

Von diesen zwanzig Eigenschaften sind die ersten acht von besonderer Bedeutung. Sie werden von Sushruta auch als Virya (Potenz) bezeichnet. Wir wollen deshalb diese acht Eigenschaften ausführlich betrachten.

	schwer – Guru	leicht – Laghu
Elemente – Mahabhuta	Prithivi (Erde) & Ap (Wasser)	Tejas (Feuer) & Vayu (Wind)
Geschmack – Rasa	süß, herb, salzig	bitter, scharf, sauer
Physikalische Eigenschaft	Schwere	Leichtigkeit
Umwandlung – Vipaka	süß	scharf, sauer
Wirkung auf Dosha	Kapha +, Vata –	Vata +, Kapha –
Wirkung auf Dhatu	zunehmend	abnehmend
Wirkung auf Mala	zunehmend	abnehmend
Wirkung auf Agni	abnehmend	zunehmend
Therapeutische Klassifizierung	Snehana (Öltherapie) Brimhana (gewebevermehde Therapie)	Rukshana (austrocknende Therapie Langhana (gewebemindernde Therapie)

	kühlend – Shita	erhitzend – Ushna
Elemente – Mahabhuta	Vayu (Wind) & Ap (Wasser)	Tejas (Feuer)
Geschmack – Rasa	süß, herb, bitter	salzig, sauer, scharf
Physikalische Eigenschaft	kalt	heiß
Umwandlung – Vipaka	süß	scharf
Wirkung auf Dosha	Kapha und Vata +, Pitta –	Pitta +, Vata und Kapha –
Wirkung auf Dhatu	zunehmend	abnehmend
Wirkung auf Mala	zunehmend	abnehmend
Wirkung auf Agni	abnehmend	zunehmend
Therapeutische Klassifizierung	Brimhana (gewebefördernde Therapie) Snehana (Öltherapie) Sthambhana (drosselnde Therapie)	Langhana (gewebemindernde Therapie) Rukshana (austrocknende Therapie) Swedana (Schwitztherapie)

	ölig – Snighda	trocken – Ruksha
Elemente – Mahabhuta	Prithivi (Erde) & Ap (Wasser)	Tejas (Feuer) & Vayu (Wind)
Geschmack – Rasa	süß, sauer, salzig	herb, scharf, bitter
Physikalische Eigenschaft	ölig, fettig, befeuchtend	austrocknend
Umwandlung – Vipaka	süß	scharf
Wirkung auf Dosha	Kapha & Pitta +, Vata –	Vata +, Kapha & Pitta –
Wirkung auf Dhatu	zunehmend	abnehmend
Wirkung auf Mala	zunehmend	abnehmend
Wirkung auf Agni	zunehmend	abnehmend
Therapeutische	Snehana, Brimhana, Swedana	Langhana, Rukshana, Stammbaum

	mild – Mandana	scharf – Tikshna
Elemente – Mahabhuta	Ap (Wasser) & Akasha (Äther)	Tejas (Feuer) & Vayu (Wind)
Geschmack – Rasa	süß, bitter, herb	scharf, sauer, salzig
Physikalische Eigenschaft	Weichheit	Schärfe
Umwandlung – Vipaka	süß	sauer
Wirkung auf Dosha	Kapha +, Vata –	Pitta +, Vata und Kapha –
Wirkung auf Dhatu	zunehmend	abnehmend
Wirkung auf Mala	zunehmend	abnehmend
Wirkung auf Agni	zunehmend	abnehmend
Therapeutische Klassifizierung	Snehana, Brimhana, Sthambhana	Rukshana, Langhana, Swedana

Die soeben genannten Beispiele zeigen klar, daß die acht Eigenschaften (Guna) zwei Gruppen bilden: Santarpana (stimulierend) und Apatarpana (dezimierend). Auf den ersten Blick besitzen die vier Eigenschaften jeder Gruppe sehr ähnliche Wirkungsweise. Der Unterschied liegt in ihrer Intensität. Diese kann anhand ihrer Beziehung zu den Geschmacksrichtungen (Rasa) aufgezeigt und erklärt werden.

Qualität – Guna	ausgeprägt	mittelmäßig	mild
schwer – Guru	süß	herb	salzig
leicht – Laghu	bitter	scharf	sauer
kühlend – Shita	süß	herb	bitter
erhitzend – Ushna	salzig	sauer	scharf
ölig – Snigdha	süß	sauer	salzig
trocken – Ruksha	herb	scharf	bitter
mild – Manda	süß	bitter	herb
scharf – Tikshna	scharf	sauer	salzig

Zur weiteren Erläuterung dieser Fakten dient die Tabelle, in der die elementare Zusammensetzung der verschiedenen Geschmacksrichtungen (Rasa) erklärt sind.

Umwandlung – Vipaka

Jede Umwandlung eingenommener Substanzen, die in einem Organismus stattfindet, wird Vipaka genannt. Paka bedeutet kochen, wie wir später noch sehen werden und das geschieht auch mit Nahrung oder Medikamenten, die wir einnehmen. Der ganze gastrointestinale Trakt kann grob in drei Sektionen aufgeteilt werden: Magen (Amashaya), Duodenum und Dünndarm (Grahani) und Dickdarm (Pakwashaya). Die erste Phase der Verdauung findet im Magen statt, einem Ort, wo Kapha vorherrscht. Hier wird der Teil der Nahrung mit den Geschmacksrichtungen süß und salzig verdaut und Kapha wird produziert. Die teilverdaute Nahrung passiert dann Duodenum und den Dünndarm, dem Sitz von Pitta, wo der Teil der Nahrung mit saurem Geschmack verdaut wird und Pitta produziert wird. Schließlich gelangt die Nahrung in den Dickdarm, dem Sitz von Vata, wo die Teile der Nahrung mit scharfem, bitterem und herbem Geschmack verdaut werden und Vata produziert wird. Das soll aber nicht bedeuten, daß alle Nahrung mit süßem Geschmack vollständig im Magen verdaut wird. Substanzen mit süßem Geschmack (Madhura Rasa) haben drei Eigenschaften: ölig, kühlend und schwer. Von diesen drei ist »ölig« auch eine Eigenschaft von Pitta. Deshalb wird ein Teil der süßen Nahrung, das heißt der ölige Teil (Fett), weiter im Duodenum und Dünndarm verdaut. Ähnlicherweise besitzt der saure Geschmack (Amla Rasa) die drei Eigenschaften ölig, heiß und leicht. Darum wird der Teil von Amla Rasa, mit öliger Eigenschaft bereits im Magen vorverdaut und die Teile von Amla Rasa mit erhitzendem und leichten Eigenschaften zum Teil auch im Dickdarm verdaut. Dies ist eine sehr weitreichende aber einfache Erklärung des Verdauungsvorganges, die weitgehend mit der modernen Ansicht übereinstimmt.

Die Endprodukte dieser drei Arten von Verdauung nennt Caraka Trividha Vipaka oder die dreiartige Umwandlung. Folglich gibt es drei Arten von Umwandlung oder Vipaka.

Geschmack – Rasa	Umwandlung – Vipaka (oder Geschmack nach der Verdauung)
süß und salzig	süß
sauer	sauer
scharf, bitter und herb	scharf

Das ist das normale Verhaltensmuster, wobei es natürlich auch einige Ausnahmen gibt. Die Auswirkungen der drei Arten von Umwandlung (Vipaka) gleichen denen der Geschmacksrichtungen (Rasa). Das bedeutet, daß süße Umwandlung (Madhura Vipaka) Kapha, saure Umwandlung (Amla Vipaka) Pitta und scharfe Umwandlung (Katu Vipaka) Vata verstärken. Während der Geschmack mittels der Zunge festgestellt werden kann, ist das nicht möglich für die Umwandlung. Sie muß mittels ihrer Auswirkungen auf den Organismus festgestellt werden. Die anschließende Tabelle zeigt die Wirkung der drei Umwandlungsarten (Vipaka) auf Dosha, Dhatu und Mala.

Umwandlung – Vipaka	Dosha	Dhatu	Stuhl und Urin
süß	vermehrt Kapha	vermehrt Fortpflanzungsgewebe	glatte Ausscheidung
sauer	vermehrt Pitta	mindert Fortpflanzungsgewebe	glatte Ausscheidung
scharf	vermehrt Vata	mindert Fortpflanzungsgewebe	schwierige Ausscheidung

Potenz – Virya

Die Potenz (Virya) ist das Hauptprinzip hinter dem Wirkungsmechanismus einer Droge auf den Körper. Eigentlich gibt es nur zwei, allgemein akzeptierte Arten von Potenz (Virya). Diese sind heiß (Ushna Virya) und kalt (Shita Virya). Alle Substanzen gehören zu einer dieser beiden Kategorien.[9] Die heiße Potenz steht in direkter Beziehung zu Pitta und die kalte Potenz zu Kapha und Vata.

Sushruta hat eine andere Meinung und listet acht Arten von Potenz auf. Aber genau gesehen besteht keine Kontroverse zwischen den beiden Auffassungen. Caraka setzt seinen Schwerpunkt auf den Wirkungsort sowie die spezielle Affinität der Potenz zu den einzelnen Dosha, Dushya (Gewebe, Abfallprodukte) oder Shrotas (Kreislaufsysteme), während Sushruta einen Rückblick auf die gesamte Pharmakotherapeutik und Pharmakokinetik anstellt. Die beiden Arten von Potenz (Virya) entsprechend Caraka und Vagbhata und ihre Wirkung sind im Folgenden dargestellt:

Potenz – Virya	Wirkung auf Dosha
heiß – Ushna Virya	vermehrt Pitta, mindert Vata und Kapha
kalt – Shita Virya	vermehrt Vata und Kapha, mindert Pitta

Obwohl Pitta und Kapha zu völlig entgegengesetzten Potenzen (Virya) gehören, kann sich Vata dank seiner speziellen Eigenschaft in einem Krankheitsprozeß mit beiden verbinden. Diese spezielle Eigenschaft wird Yogavahi genannt und erlaubt Vata die Eigenschaften von Pitta und Kapha zu erhöhen, wenn es in Kontakt mit diesen kommt.

Anhand bestimmter körperlicher Symptome kann die Wirkungsweise der heißen und kalten Potenz (Ushna und Shita Virya) beobachtet werden. Die heiße Potenz (Ushna Virya) produziert übermäßigen Durst, Schwindel, Schwitzen, Erschöpfung, Hitzestauungen und ist verantwortlich für schnelle destruktive Veränderungen im Gewebe. Kalte Potenz (Shita Virya) verursacht große psychosomatische Zufriedenheit, fruchtbare anabolische Veränderungen, verstopft die Kreislaufsysteme, reinigt Blut und Pitta.[10]

Caraka meint, daß die Potenz (Virya) einer Droge bestimmt werden soll durch ihre Auswirkungen, die sie im Körper verursacht, vom Moment an, wo sie in Kontakt mit der Zunge kommt bis sie vom Körper ausgeschieden wird. So können praktisch alle pharmakologischen Wirkungen einer Arznei mittels der Potenz (Virya) erklärt werden.

Zwei Doktoranden von Prof. S. C. Dhyani an der Gujerat-Ayurveda-Universität haben ein generelles Format zur Bestimmung der Potenz (Virya) erarbeitet und führen damit umfangreiche Experimente durch. Sie haben ausgeprägte Unterschiede in der Wirkungsweise von kalter Potenz (Shita Virya) und heißer Potenz (Ushna Virya) herausgefunden und damit die ayurvedische These der Wirkungsweise von Virya belegt. Die folgende Tabelle ist eine Aufstellung ihrer Feststellungen:

[9] Ashtangahridaya, Sutra Sthana, Kapitel 9, Vers 17

[10] Ashtangahridaya, Sutra Sthana, Kapitel 9, Verse 18 bis 19

Versuchsobjekt	heiße Potenz – Ushna Virya	kalte Potenz – Shita Virya
Reaktion mit destilliertem Wasser	exotherm (mit Freiwerden von Hitze verbunden)	endotherm (Wärme bindend)
Reaktion mit künstlichem Magensaft	exotherm	endotherm
Appetit	zunehmend	abnehmend
Schlaf	abnehmend	zunehmend
Blutdruck	zunehmend	abnehmend
Stuhlgang	hart oder schwierig	weich
Urin	abnehmend	zunehmend
Grundstoffwechsel	zunehmend	abnehmend

Wirkung der Abwandlungsprodukte (Metaboliten) – Prabhava

Die Wirkung von Metaboliten (Prabhava) kann nicht von anderen pharmakologischen Prinzipien abgeleitet werden. Sie steht in Beziehung zum modernen Konzept der Metabolisierung von Arzneistoffen oder der Biotransformation. Diese sind einerseits ein physiologischer Prozeß, wobei durch chemische Veränderungen von Stoffen Abwandlungsprodukte (Metaboliten) mit neuer Wirkungsweise entstehen oder andererseits eine in der Leber ablaufende enzymatische Umwandlung zu besser ausscheidbaren Substanzen.

Vagbhata hat folgende Definition aufgestellt. Wenn die ersten vier pharmakologischen Prinzipien gleichartig in zwei Substanzen vorhanden sind aber eine Substanz zusätzliche Wirkungen aufweist, dann kann diese zusätzliche Qualität als Wirkung der Abwandlungsprodukte (Prabhava) bezeichnet werden.[11] Zum Beispiel besitzen sowohl Milch als auch Ghee süßen Geschmack (Madhura Rasa), schwere Eigenschaft (Guru Guna), kühlende Potenz (Shita Virya) und süße Umwandlung (Madhura Vipaka). Aber Ghee ist verdauungsfördernd und Milch nicht. Oder Süßholz und Trauben haben auch die gleichen pharmakologischen Prinzipien aber Trauben besitzen zusätzlich eine laxative Wirkung.

Die Wirkung der Abwandlungsprodukte (Prabhava) spielt eine führende Rolle in der Wirkungsweise einer Arznei. Caraka sagte deshalb, daß Prabhava an erster Stelle der pharmakologischen Prinzipien steht, vorausgesetzt natürlich, daß eine Droge solche Wirkungen (Prabhava) aufweist.

[11] Ashtangahridaya, Sutra Sthana, Kapitel 9, Vers 26

Wirksamkeit – Karma

Karma bewirkt, ungeachtet anderer Faktoren, eine Verbindung (Samyoga) oder Trennung (Vibhaga) und ist ein innewohnender Bestandteil jeder Arznei. Karma wirkt auf Organe, Systeme, Dosha, Dhatu und Mala. Anders herum betrachtet ist Karma die Reaktion eines Organismus auf eine Substanz (Dravya). Man kann die Wirksamkeit (Karma) in zwei primäre Gruppen einordnen, nämlich reinigende (Samshodana) und beruhigende (Samshamana). In den klassischen Texten finden wir eine große Anzahl von Wirksamkeiten (Karma), die Caraka entsprechend den Körpersystemen einordnet. Er nennt dabei je zehn Arzneien für jede der von ihm erwähnten Wirksamkeiten. In der folgenden Aufstellung habe ich nur je eine dieser Substanzen (Dravya) angegeben:[12]

[12] Caraka Samhita, Sutra Sthana, Kapitel 4

Sanskritname der Wirksamkeit (Karma)	Übersetzung der Wirksamkeit (Karma)	System	Sanskritname der Arznei (Dravya)	Deutscher und botanischer Name der Arznei
Medhya	fördert den Intellekt	Nerven	Shankapushpi	Evolvulus alsinoides (ein Hülsenfrüchtler)
Madakari	Betäubungsmittel	Nerven	Aphukam	Opium
Samjna-Sthapana	wiederbelebend	Nerven	Vaca	Kalmus
Nidra-Janana	hypnotisch	Nerven	Sarpagandha	Rauwolfia
Vedana-Sthapana	schmerz-lindernd	Nerven	Guggulu	Myrre
Cakshushya	die Sehkraft fördernd	Sinnesorgane	Triphala	Kombination von Amla, Strandmandel (Terminalia chebula & Terminalia belerica
Nasya	die Schleimhäute der Nase reinigend	Sinnesorgane	Katphala	Myrica nagi
Swedana	schweißtreibend	Sinnesorgane	Vatasanabha	Aconitum ferox
Snehana	ölend	Sinnesorgane	Taila	Sesamöl
Rukshana	fettlösend	Sinnesorgane	Yava	Gerste

Sanskritname der Wirksamkeit (Karma)	Übersetzung der Wirksamkeit (Karma)	System	Sanskritname der Arznei (Dravya)	Deutscher und botanischer Name der Arznei
Varnya	den Teint fördernd	Sinnesorgane	Sariva	Sarsaparille
Kandughna	gegen Hautjucken	Sinnesorgane	Nimba	Nim
Kusthagna	gegen alle Arten von Hauterkrankungen	Sinnesorgane	Khadira	Katechu
Udarda-Prashamana	gegen Hautallergien	Sinnesorgane	Tinduka	Diospyros tomentosa
Roma-Sanjanana	den Haarwuchs fördernd	Sinnesorgane	Bhringaraj	Eclipta alba
Roma-Sthatana	entfernt Haare	Sinnesorgane		Arseni trisulphidi
Hridaya	Herzstärkungsmittel	Herz / Kreislauf	Arjuna	Terminalia arjuna
Shotahara	entzündungshemmend	Herz / Kreislauf	Dasamula	Kombination von zehn Wurzeln
Kashahara	Hustenmittel	Atmungsapparat	Draksha	Weinbeeren
Swasahara	Asthmamittel	Atmungsapparat	Shati	Hedychium spicatum
Chedana	Auswurf fördernd	Atmungsapparat	Yavakshara	Hordeum vulgare
Hikka-Nigraha	gegen Schluckauf	Atmungsapparat	Mayurpiccha	Asche von Pfauenfedern
Kanthya	gegen Heiserkeit und andere Halserkrankungen	Atmungsapparat	Malayvaca	Eine spezielle Art von Kalmus
Asyaravana	speichelfördernd	Verdauung	Tumburu	Zanthoxylum alatum
Trishna-Nigrahana	gegen Dyspepsie	Verdauung	Hribera	Coleus vetiveroides
Triptighna	gegen Übersättigung	Verdauung	Ardraka	frischer Ingwer

Sanskritname der Wirksamkeit (Karma)	Übersetzung der Wirksamkeit (Karma)	System	Sanskritname der Arznei (Dravya)	Deutscher und botanischer Name der Arznei
Rocana	würzend	Verdauung		Zitrusfrüchte
Dipana	appetitanregend	Verdauung	Hingu	Stink-Asant
Pacana	verdaungs-fördernd	Verdauung	Citraka	Plumbago zeylanica
Agnisadana	Appetit unterdrückend	Verdauung	Apamarga Bija	Achyrantes aspera
Vidahi	gastrisches Reizmittel	Verdauung		Cayennepfeffer
Visthambi	Blähungen fördernd	Verdauung		Jackfrucht
Anulomana	Blähungen beseitigend	Verdauung	Yavani	Hordeum vulgare
Vamana	Brechmittel	Verdauung	Madanaphala	Randia dumoterum
Chardi-Nigrahana	gegen Erbrechen	Verdauung	Ela	Kardamone
Recana	Abführmittel	Verdauung	Trivrit	Ipomea turpetum
Purisha-Sangrahaniya	gegen Durchfall	Verdauung	Kutaja	Holarrhena antidysenterica
Purisha-Virajaniya	adstringierend	Verdauung	Jambu	Jambulbaum
Shula-Prashamana	intestinales krampflösendes Mittel	Verdauung	Shunti	getrockneter Ingwer
Asthapana	korrigierendes Darmeinlauf-mittel	Verdauung	Patala	Stereospermum suaveolens
Anuvasana	öliges Darmein-mittel	Verdauung	Taila	Sesamöl
Krimighna	Vermifug	Verdauung	Vidanga	Embelia ribes

Sanskritname der Wirksamkeit (Karma)	Übersetzung der Wirksamkeit (Karma)	System	Sanskritname der Arznei (Dravya)	Deutscher und botanischer Name der Arznei
Praja-Sthapana	verhindert Fehlgeburt	Reproduktion	Durva	Bermudagras
Artava-Janana	stimuliert Menstruationsfluß	Reproduktion	Kumari	Aloe
Stanya-Janana	stimuliert Milchabsonderung	Reproduktion	Shatavari	Aspargus racemosus
Stanya-Shodana	reinigt Muttermilch	Reproduktion	Devadaru	Himalajazeder
Vajikarana	aphrodisisch	Reproduktion	Atmagupta	Mucuna pruriens
Shukra-Shodana	reinigt Samen	Reproduktion	Kushta	Saussurea lappa
Mutra-Virecaniya	harntreibend	Urologisch	Gokshura	Burzeldorn
Mutra-Virajaniya	reduziert Harnpigmentierung	Urologisch	Kamala	Lotus
Mutra-Sangrahaniya	harnreduzierend	Urologisch	Udumbara	Ficus racemosa
Ashman-Bhedana	Blasensteinauflösend	Urologisch	Kulatha	Dolichos biflorus
Mutra-Vishodana	Harn-Antiseptikum	Urologisch	Kakkoli	Roscoea procera
Jwaraghna	fiebersenkend	Stoffwechsel	Kiratatikta	Tarant
Daha-Prashamana	Kühlmittel	Stoffwechsel	Candana	Sandelholz
Shita-Prashamana	Erhitzungsmittel	Stoffwechsel	Aguru	Aloenholz
Jivaniya	Belebungsmittel	Stoffwechsel	Ashtavarga	Kombination von acht Drogen
Balya	Tonikum	Stoffwechsel	Bala	indische Malve
Sandhaniya	heilungsfördernd	Stoffwechsel	Yastimadhu	Süßholz

Sanskritname der Wirksamkeit (Karma)	Übersetzung der Wirksamkeit (Karma)	System	Sanskritname der Arznei (Dravya)	Deutscher und botanischer Name der Arznei
Rasaniya	Verjüngungsmittel	Stoffwechsel	Amalaki	Amla
Vishaghna	Entgiftungsmittel	Stoffwechsel	Shirisha	Albizzia lebbeck
Brimhana	gewebefördernd	Stoffwechsel	Mamsa	Muskelfleisch
Langhana	gewebemindernd	Stoffwechsel	Yava	Hordeum vulgare
Shramhara	Energieersatz	Stoffwechsel		Alkohol
Angamardana-Prashamana	gegen Körperschmerzen	Stoffwechsel	Laghu Pancamula	Kombination von fünf Wurzeln
Shonita-Sthapana	blutstillend	Gewebe	Nagakeshara	Nagasbaum
Rakta-Prasadana	blutreinigend	Gewebe	Manjista	Färberwurz
Medohara	lipidsenkend	Gewebe	Guggulu	Myrre
Vata-Sthamana	Vata senkend	Dosha	Rasna	Galgant
Vata-Kopana	Vata erhöhend	Dosha	Kalaya	Pisum arvense
Pitta-Sthamana	Pitta senkend	Dosha	Ushira	Vetiver
Pitta-Kopana	Pitta erhöhend	Dosha	Sarshapa	Brassica campestris
Kapha-Sthamana	Kapha senkend	Dosha	Trikatu	Schwarzer Pfeffer, langer Pfeffer, Ingwer
Kapha-Kopana	Kapha erhöhend	Dosha		Zucker
Pramathi	reinigt Kreislaufsysteme	Shrota	Marica	Schwarzer Pfeffer
Abhishyandi	behindert Kreislaufsysteme	Shrota		Yogurt

In der nächsten Tabelle sind die Wirksamkeit (Karma) alphabetisch entsprechend ihres Sanskritnamens aufgelistet. Dies ist eine große Hilfe beim Studium der klassischen Literatur sowie der offiziellen Phamakopöe und Formelsammlungen, denn auch in der englischsprachigen Literatur sind keine Übersetzungen dieser Ausdrücke angegeben. Man nimmt an, daß jemand, der sich mit Ayurveda befaßt, auch die Sanskritsprache beherrscht.

Sanskritname der Wirksamkeit (Karma)	Übersetzung der Wirksamkeit (Karma)
Abhishyandi	behindert Kreislaufsysteme
Agnisadana	Appetit unterdrückend
Angamardana-Prashamana	gegen Körperschmerzen
Anulomana	Blähungen beseitigend
Anuvasana	öliges Darmeinlaufmittel
Artava-Janana	stimuliert Menstruationsfluß
Ashman-Bhedana	Blasenstein-auflösend
Asthapana	korrigierendes Darmeinlaufmittel
Asyaravana	speichelfördernd
Balya	Tonikum
Brimhana	gewebefördernd
Cakshushya	die Sehkraft fördernd
Chardi-Nigrahana	gegen Erbrechen
Chedana	Auswurf fördernd
Daha-Prashamana	Kühlmittel
Dipana	appetitanregend
Hikka-Nigraha	gegen Schluckauf
Hridaya	Herzstärkungsmittel
Jivaniya	Belebungsmittel
Jwaraghna	fiebersenkend
Kandughna	gegen Hautjucken

Sanskritname der Wirksamkeit (Karma)	Übersetzung der Wirksamkeit (Karma)
Kanthya	gegen Heiserkeit & andere Halserkrankungen
Kapha-Kopana	Kapha erhöhend
Kapha-Sthamana	Kapha senkend
Kashahara	Hustenmittel
Krimighna	Vermifug
Kusthagna	gegen alle Arten von Hauterkrankungen
Langhana	gewebemindernd
Madakari	Betäubungsmittel
Medhya	fördert den Intellekt
Medohara	lipidsenkend
Mutra-Sangrahaniya	harnreduzierend
Mutra-Virajaniya	reduziert Harnpigmentierung
Mutra-Virecaniya	harntreibend
Mutra-Vishodana	Harn-Antiseptikum
Nasya	die Schleimhäute der Nase reinigend
Nidra-Janana	hypnotisch
Pacana	verdauungsfördernd
Pitta-Kopana	Pitta erhöhend
Pitta-Sthamana	Pitta senkend
Praja-Sthapana	verhindert Fehlgeburt
Pramathi	reinigt Kreislaufsysteme
Purisha-Sangrahaniya	gegen Durchfall
Purisha-Virajaniya	adstringierend
Rakta-Prasadana	blutreinigend
Rasaniya	Verjüngungsmittel
Recana	Abführmittel

Sanskritname der Wirksamkeit (Karma)	Übersetzung der Wirksamkeit (Karma)
Rocana	würzend
Roma-Sanjanana	den Haarwuchs fördernd
Roma-Sthatana	entfernt Haare
Rukshana	fettlösend
Samjna-Sthapana	wiederbelebend
Sandhaniya	heilungsfördernd
Shita-Prashamana	Erhitzungsmittel
Shonita-Sthapana	blutstillend
Shotahara	entzündungshemmend
Shramhara	Energieersatz
Shukra-Shodana	reinigt Samen
Shula-Prashamana	intestinales krampflösendes Mittel
Snehana	ölend
Stanya-Janana	stimuliert Milchabsonderung
Stanya-Shodana	reinigt Muttermilch
Swasahara	Asthmamittel
Swedana	schweißtreibend
Triptighna	gegen Übersättigung
Trishna-Nigrahana	gegen Dyspepsie
Udarda-Prashamana	gegen Hautallergien
Vajikarana	aphrodisisch
Vamana	Brechmittel
Varnya	den Teint fördernd
Vata-Kopana	Vata fördernd
Vata-Sthamana	Vata senkend
Vedana-Sthapana	schmerzlindernd

Sanskritname der Wirksamkeit (Karma)	Übersetzung der Wirksamkeit (Karma)
Vidahi	gastrisches Reizmittel
Vishaghna	Entgiftungsmittel
Visthambi	Blähungen fördernd

Vademekum wichtiger Ayurveda-Heilmittel

Die Ayurveda-Fachbücher beschreiben eine große Zahl von Heilpflanzen, Mineralien und tierische Substanzen. Um die bis jetzt besprochenen theoretischen Prinzipien besser verstehen zu können werden wir im folgenden 14 wichtige Heilpflanzen, 2 pflanzliche Kombinationspräparate, 3 mineralische und 2 tierische Substanzen aufführen. Diese Stoffe bilden nicht nur wichtige Ingredenzien der gebräuchlichsten Medikamente sondern können auch als Monopräparate eingesetzt werden. Die beiden Kombinations- sowie die Monopräparate setze ich in meiner Praxis seit vielen Jahren erfolgreich ein. Im Hinblick auf zukünftige Anerkennung der Ayurveda außerhalb Indiens, ist die klinische Erfahrung, die wir mit solchen Mitteln sammeln können äußerst wichtig. In den meisten Fällen kommt ein wässriger oder öliger Extrakt des zu verwendenden Pflanzenteils zum Einsatz, in anderen Fällen aber auch das fein gemahlene Pulver oder eine Kombination von verschiedenen Extrakten. Jede Person, die Ayurveda praktiziert sollte die in diesem Vademekum genannten Substanzen zur Hand haben.

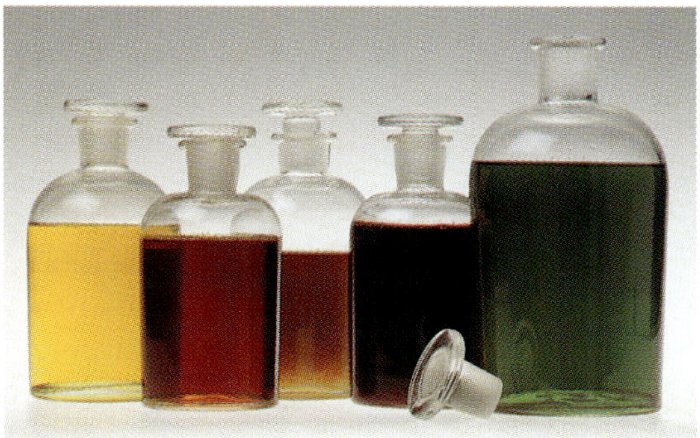

Sicher gibt es Tausende von Pflanzen auf der ganzen Welt, die in den Textbücher der Ayurveda nicht namentlich aufgelistet sind. Caraka und andere Autoren empfehlen den Gebrauch von lokal erhältlichen Substanzen. Wir werden deshalb nicht darum herum kommen, lokale Heilpflanzen entsprechend den pharmakologischen Prinzipien der Ayurveda studieren zu müssen. Dabei können die über die Jahrhunderte zusammengetragenen Daten Ihrer landesüblichen, traditionellen Phytotherapie große Dienste leisten. Es wäre falsch, einfach die indische Phamakopöe im Westen zu übernehmen. Dies ist auch nicht die Tradition der Ayurveda. In den verschiedenen Regionen Indiens werden völlig unterschiedliche Heilpflanzen bei ähnlichen Indikationen eingesetzt. Die anschließend aufgeführten Heilpflanzen haben einen äußerst spezifischen Wirkungsmechanismus auf bestimmte Organe und Systeme und liefern eine große Hilfe in der Therapie. Zum Beispiel wirkt Ashoka direkt auf das Endometrium und Arjuna auf die Herzgefäße. Deshalb kann ihr Einsatz auch außerhalb

Indiens gerechtfertigt werden. Sie könnten zum Teil, genauso wie die Römer Kalmus und Basilikum oder die Spanier Kartoffeln, Mais und Tomaten in Mitteleuropa eingeführt haben, bei uns allmählich heimisch werden.

Da Ayurveda Nachdruck auf die pharmakotherapeutische Wirkung legt, habe ich mit wenigen Ausnahmen davon abgesehen, die Wirkstoffe der Substanzen anzugeben. Wer an den pharmakodynamischen Aspekten interessiert ist, kann dazu die einschlägige Fachliteratur zu Rate ziehen, die ich unter der Rubrik »Bibliographie« angegeben habe.

Pflanzliche Monopräparate

Zur Übersicht zuerst eine namentliche Aufzählung der 14 pflanzlichen Monopräparate, die wir in diesem Abschnitt besprechen werden: Diese kommen nicht nur als Monopräparate zum Einsatz sondern bilden wichtige Bestandteile der gebräuchlichsten klassischen Medikamente, wie Öl Kräuterwein, arzneilichem Ghee, Konfekt, Pillen, etc., die wir im Anschluß auch noch besprechen werden.

1. Adhatoda vasica – Vasaka
2. Aspargus racemosus – Shatavari
3. Azadirachta indica – Nimba
4. Bacopa monniera – Brahmi
5. Boswellia serrata – Shallaki
6. Curcuma longa – Haridra
7. Eclipta alba – Bhringaraja
8. Mucuna pruriens – Atmagupta
9. Saraca asoca – Ashoka
10. Sida cordifolia – Bala
11. Terminalia arjuna – Arjuna
12. Tinospora cordifolia – Amrita (Guduci)
13. Tribulus terrestris – Gokshura
14. Withania somnifera – Ashwagandha

Adhatoda vasica (Acanthaceae) – Vasaka

Vasaka ist auch in einem deutschen Heilpflanzenlexikon[13] als Malabar-Nuß (Justicia adhatoda) aufgeführt. Der milde expektorierende und spasmolytische Effekt war schon den Chinesen bekannt. Da keinerlei Nebenwirkungen bekannt sind, kann Vasaka auch Kindern verabreicht werden. Wegen der tonischen Wirkung auf die Gebärmutter und einer abortiven Wirkung, darf Vasaka in der Schwangerschaft nicht eingenommen werden. Als Pflanzenteil werden die getrockneten Blätter verwendet.

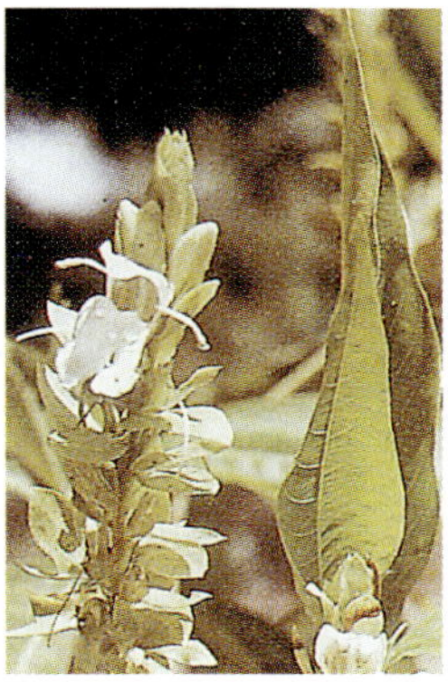

Vasaka

- **Rasa** bitter, herb
- **Virya** kalt
- **Vipaka** scharf
- **Guna** leicht, trocken
- **Dosha** senkt Kapha und Pitta
- **Karma** hilft bei Husten, Asthma, Grippe, TB, Fieber, Gelbsucht, Blutungen, Erbrechen, stärkt Intellekt, ist wundheilend
- **Rezepte/ Dosierung** als Pulver bis 3 g, dreimal täglich; bei Husten, Grippe, Asthma: 2 g Vasaka, 2 g Trikatu und 5 ml Honig, dreimal täglich; bei Tuberkulose, Bluterbrechen: 4 g Vasaka, 10 g Zucker, 20 g Rosinen und eine 2,5 cm lange Kurkumawurzel; Lumbago (Hexenschuß): Darmeinlauf mit einer Mischung von 70 ml Dekokt von Vasaka, Guduci und Ashwagandha, 70 ml Sesamöl, 70 ml frische abgekochte Milch; Vasa Ghee – ein Präparat aus Butterfett und Vasaka; Vasarishta – ein Kräuterwein mit Vasaka; Vasa-Awaleha – ein Konfekt mit Vasaka.
- **Bibliographie** »Selected Medicinal Plants of India« – Bharatiya Vidya Bhavan's Swami Prakashananda Ayurveda Research Centre Bombay for CHEMEXCIL (1992). »Ayurvedic Drugs and their Plant Sources« – V.V. Sivarajan & I. Balachandran; Oxford & IBH Publishing Co. P. Ltd. New Delhi (1994). Materia Medica of Ayurveda, Vaidya Bhagavan Dash, B. Jain Publishers, New Delhi (1994). Heilpflanzen Lexikon für Ärzte und Apotheker, H. Braun, Dietrich Frohne, Gustav Fischer Verlag, Stuttgart (1987).

Aspargus racemosus (Liliaceae) – Shatavari

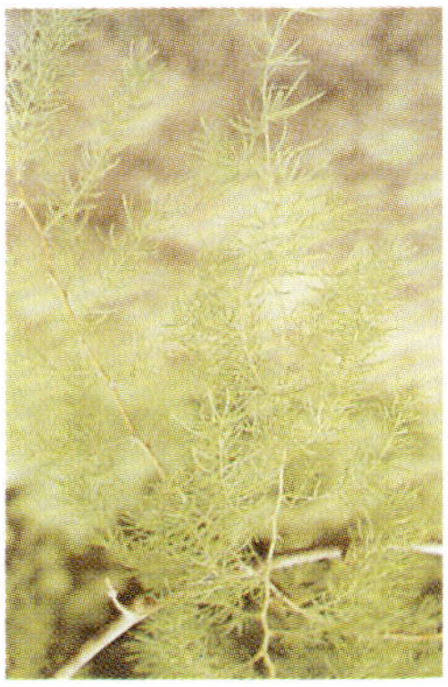

Shatavari

Alte Texte, wie die Rigveda und Atharvaveda erwähnen Shatavari als wirksames Regenerationsmittel, das in der Lage ist, Gedächtnis, Intelligenz, Immunkraft und Jugendlichkeit zu fördern. Shatavari ist das Ginseng für Frauen. Der Name Shatavari kann mit hundert Wurzeln oder hundert Männern übersetzt werden. Klinische Studien haben gezeigt, daß nach Einnahme von Shatavari das Gewicht der Gebärmutter deutlich zunimmt. Als Pflanzenteil werden die Rhizome verwendet. Nebenwirkungen sind nicht bekannt. Bei hohem Ama und Kaphaüberschuß sollte Shatavari nicht verabreicht werden.

- **Rasa** süß, bitter
- **Virya** kalt
- **Vipaka** süß
- **Guna** schwer, ölig, weich
- **Dosha** senkt Vata und Pitta
- **Karma** hilft bei Erschöpfung, Unfruchtbarkeit, Impotenz, vorzeitiges Altern, Übersäuerung, Magengeschwüren, Anämie, PMS, Koliken, vaginaler Ausfluß, Menopausebeschwerden, ist regenerierend, immunostimulierend, aphrodisierend, stärkt Intellekt, fördert Sehkraft.
- **Rezepte/ Dosierung** 10 bis 20 g Pulver pro Tag; Milchabkochung; Shatavari Ghee – ein Präparat von Butterfett mit Shatavari; Shatavari Gulam – ein Konfekt mit Shatavari; Narayana Thaila – ein Öl zur externen Anwendung.
- **Bibliographie** »Selected Medicinal Plants of India« – Bharatiya Vidya Bhavan's Swami Prakashananda Ayurveda Research Centre Bombay for CHEMEXCIL (1992) »Ayurvedic Drugs and their Plant Sources« – V.V. Sivarajan & I. Balachandran; Oxford & IBH Publishing Co. P. Ltd. New Delhi (1994).

Azadirachta indica (Meliaceae) – Nimba

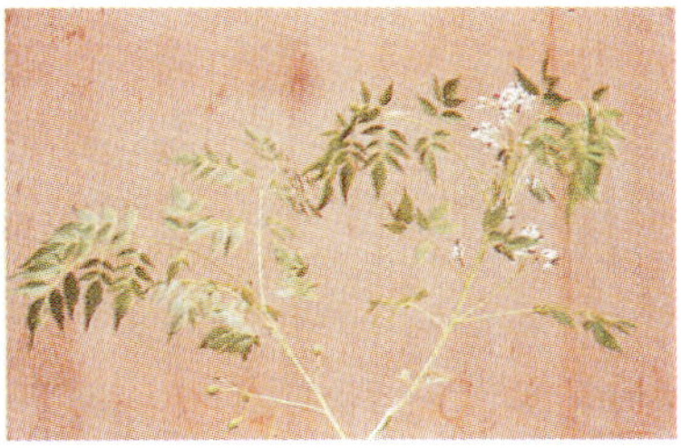

Nimba

Der Nimbaum konnte auf Siegeln der Indus-Saraswati-Zivilisation identifiziert werden, was seine wichtige Funktion seit über 5000 Jahren unterstreicht. Nim ist das wichtigste Blutreinigungs – und Entgiftungsmittel in der Ayurveda. Ein Haus, vor dem ein Nimbaum wächst, wird von seinen antiseptischen Qualitäten beschützt. Operationsräume und die Kammern, wo die Mütter ihre Kinder zur Welt bringen, werden mit Nimblättern geräuchert. Alle Teile dieses außergewöhnlichen Baumes, wie Rinde, Früchte oder Blätter, können therapeutisch verwertet werden. Nim ist sicher, sollte jedoch nicht bei starken Vata-Zuständen verwendet werden.

Nimba zeigt Wirkung als Fungizid, Antibiotikum wie zum Beispiel bei Staphylococcus aureus, Salmonella typhosa oder Malaria und als Verhütungsmittel.Es wird auch in der Veterinärmedizin und als Pestizid eingesetzt.

• **Rasa**	bitter, herb
• **Virya**	kalt
• **Vipaka**	scharf
• **Guna**	leicht, trocken
• **Dosha**	senkt Pitta und Kapha
• **Karma**	stark blutreinigend, eliminiert Toxine, heilt Geschwüre, bindet den Stuhl, fiebersenkend, hilft bei Hautkrankheiten, Parasiten, Schwindel, Erbrechen, Fettleibigkeit, Arthritis, Malaria, Urtikaria, Diabetes, Gelbsucht, ein ausgezeichnetes Wundwaschmittel, reduziert exzessives Gewebe
• **Rezepte/ Dosierung**	3 g Pulver oder Dekokt dreimal täglich; bei hohem Fieber: Dekokt von Nimba mit Triphala und Weintrauben; SEVA Reinigungspulver für das Haar; SEVA Reinigungspulver für die Haut
• **Bibliographie**	»Ayurvedic Drugs and their Plant Sources« – V.V. Sivarajan & I. Balachandran; Oxford & IBH Publishing Co. P. Ltd. New Delhi (1994). Global-Herb V 2.0 (1995). Materia Medica of Ayurveda, Vaidya Bhagavan Dash, B. Jain Publishers, New Delhi (1994)

Bacopa monniera (Scrophulariaceae) – Brahmi

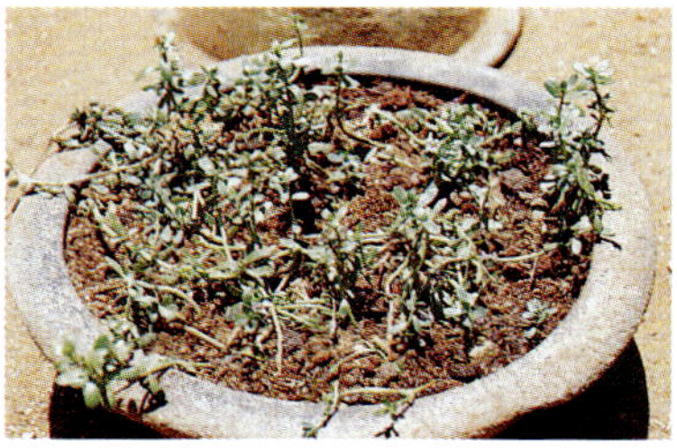

Brahmi

Brahmi ist ein wichtiges Mittel zur Revitalisierung aller Gehirnfunktionen, insbesondere von Gedächtnis, Intellekt und Sinnesorgane. Es klärt die Stimme, stärkt das Herz und ist milde abführend. Im Gegensatz zum asiatischen Wassernabel (Centella asiatica), das ähnliche Wirkung auf das Gehirn aber entgegengesetzte Wirkung auf die Gebärmutter besitzt (Bacopa ist anti-abortiv und Centella ist abortiv), wird im Süden Indiens nur Bacopa als Brahmi benutzt. Die überirdisch wachsenden Teile von Brahmi werden verabreicht.

- **Rasa** süß, bitter
- **Virya** kalt
- **Vipaka** süß
- **Guna** leicht
- **Dosha** senkt Vata und Kapha
- **Karma** stärkt Intellekt, blutreinigend, diuretisch, beseitigt Schwellungen, fiebersenkend, milde abführend, beruhigend, schmerzstillend, regt Appetit an, beseitigt Toxine, hilft bei Anorexie, Gallenstörungen, Epilepsie, Angstneurosen, Nervosität, Hysterie, depressiven Störungen, Vergeßlichkeit, Alzheimer, mentaler Behinderung und Schlaflosigkeit
- **Rezepte/ Dosierung** 3 g Pulver oder Dekokt dreimal pro Tag; Milchabkochung, Brahmi Ghee – Butterfett mit Brahmi; Brahmi Rasayana – Konfekt mit Brahmi; Saraswatharishta – Kräuterwein; SEVA Haaröl
- **Bibliographie** »Ayurvedic Drugs and their Plant Sources« – V.V. Sivarajan & I. Balachandran; Oxford & IBH Publishing Co. P. Ltd. New Delhi (1994). Materia Medica of Ayurveda, Vaidya Bhagavan Dash, B. Jain Publishers, New Delhi (1994)

Boswellia serrata (Burseraceae) – Shallaki

Das Harz des Weihrauchbaumes besitzt ähnliche Wirkungsweise wie die Myrre (Commiphora mukul), das heute nicht mehr für den Export aus Indien zugelassen ist. Alle in dieser Rubrik erwähnten Pflanzen sind heute noch in genügenden Mengen in Indien vorhanden und ihr Export ist gestattet. Ich habe ausdrücklich darauf verzichtet, bedrohte Pflanzenarten zu erwähnen.

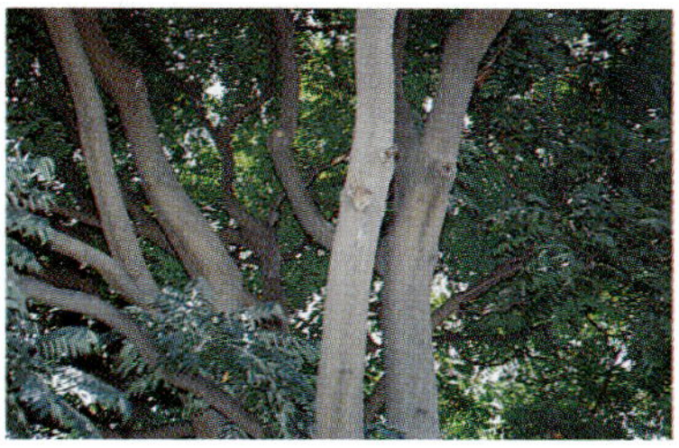

Shallaki

Bei normaler Dosierung entstehen keine Nebenwirkungen. Patienten können sich über warme Hände und Füße oder Herzbrennen beklagen. Es können auch Allergien auftreten. Bei Pitta – Konstitutionen und in der heißen Jahreszeit sollte daher die Dosierung reduziert werden. Das zu verwendete Harz wird in Gaze gebunden und in einem Triphala-Sud erhitzt. Dabei verbleiben die Unreinheiten im Tuch während das verflüssigte Harz an die Oberfläche des Kochtopfes kommt, abgeschöpft und getrocknet wird.

• **Rasa**	süß, bitter, herb
• **Virya**	kalt
• **Vipaka**	scharf
• **Guna**	schwer, ölig
• **Dosha**	senkt Kapha und Vata
• **Karma**	entzündungshemmend, antibakteriell, Fungizid, sedativ, karminativ, schmerzlindernd, hilft bei Durchfall, rheumatischen Beschwerden, Bronchialasthma und Konjunktivitis
• **Rezepte/ Dosierung**	1 bis 2 g gereinigtes Harz dreimal täglich; der Rauch von Weihrauch vermischt mit Ghee hilft bei Bronchialasthma; vermischt mit Honig als Augentropfen bei Konjunktivitis.
• **Bibliographie**	»Selected Medicinal Plants of India« – Vidya Bhavan's Swami Prakashananda Ayurveda Research Centre Bombay for CHEMEXCIL (1992). Heilpflanzen Lexikon für Ärzte und Apotheker, H. Braun, Dietrich Frohne, Gustav Fischer Verlag, Stuttgart (1987). »Classical Uses of Medicinal Plants« von P. V. Sharma, Chaukhambha Visvabharati.

Curcuma longa (Zingiberaceae) – Haridra

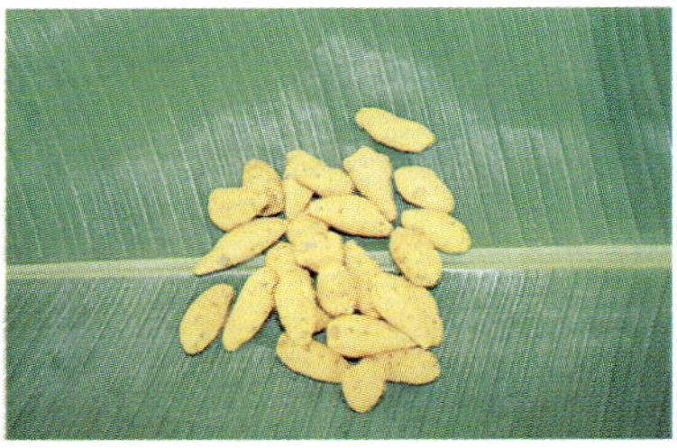

Haridra

Kurkuma findet in jedem indischen Haushalt täglich Verwendung, zum Beispiel für religiöse Rituale, als Gesichtsmaske, Haarentfernungsmittel, Pestizid, Antiseptikum oder einfach nur zum Würzen der Speisen. Der verwendete Pflanzenteil sind die Rhizome. Nebenwirkungen bei normaler Dosierung sind nicht bekannt. Bei sehr hohen Dosen können Trockenheit in Mund und Hals auftreten. In der klassischen Literatur sind über zwanzig Krankheiten angegeben, die mit Kurkuma behandelt werden.

- **Rasa** bitter, herb
- **Virya** heiß
- **Vipaka** scharf
- **Guna** trocken, leicht
- **Dosha** senkt Kapha und Pitta
- **Karma** karminativ, appetitanregend, aromatisch, Anthelmintika, antiperiodisch (verhindert periodische Attacken wie Fieber, speziell Malaria), hilft bei Ödem, Hautkrankheiten, Jet Lag, Hämorrhoiden, Anämie, Husten, Bronchalasthma, Gelbsucht, Diabetes, Kolik, Pocken, Erysipel (Wundrose), Filariose (Befall durch Fadenwürmer), Nierensteine, Ekzem und Vergiftungen.
- **Rezepte/ Dosierung** 3 g Pulver dreimal täglich; Haridrakhanda – ein klassisches Pulverpräparat für chronische Hauterkrankungen; Haridradi Thaila – ein Öl zur Wundbehandlung, Ekzem und Urtikaria; SEVA Reinigungspulver für die Haut; eine Paste aus frischer Kurkuma und fermentiertem Reiswasser bei Jet Lag; bei Anämie Kurkuma mit Honig und Ghee; Haridra Ghee bei Gelbsucht; Kurkuma – und Vasakapulver mit einem Löffel frischer Sahne bei trockenem Husten; Kurkumawurzel in Metallfolie ins Feuer geben, die Asche mit Honig vermischen und bei Bronchialasthma verabreichen; Kurkuma mit Kuhurin und Melasse zerstört Würmer; Kurkuma und Melasse zu gleichen Teilen vermischt mit saurem, dünnflüssigem Getreidemus; eine Paste aus Kurkuma, rotem Sandelholz (Pterocarpus santalinus) und Büffelmilch beseitigt dunkle Hautflecken.
- **Bibliographie** »Selected Medicinal Plants of India« – Vidya Bhavan's Swami Prakashananda Ayurveda Research Centre Bombay for CHEMEXCIL (1992). Heilpflanzen Lexikon für Ärzte und Apotheker, H. Braun, Dietrich Frohne, Gustav Fischer Verlag, Stuttgart (1987). »Classical Uses of Medicinal Plants« von P. V. Sharma, Chaukhambha Visvabharati.

Eclipta alba (Compositae) – Bhringaraja

Bhringaraja hat den Ruf, ein wirksames Verjüngungsmittel für Haut und Haar zu sein. Die unscheinbare Pflanze hilft aber auch, die Leber zu regenerieren und gehört zur Gruppe der zehn glückverheißenden Blumen. Sie enthält das Alkaloid Ecliptine, Schwefel enthaltende Peptide und zeigt antivirale Wirkung. Sie kommt auch in der chinesischen Medizin zur intensiven Anwendung bei Keuchhusten, Marasmus, Enteritis. Lumbago, Vertigo, neurotischen Symptomen und Tinnitus. Zur Anwendung kommen die überirdisch wachsenden Teile. Nebeneffekte sind sehr rar. Sehr hohe Dosierungen können kardiodepressive Wirkung, leichten Durchfall oder Übersäuerung verursachen.

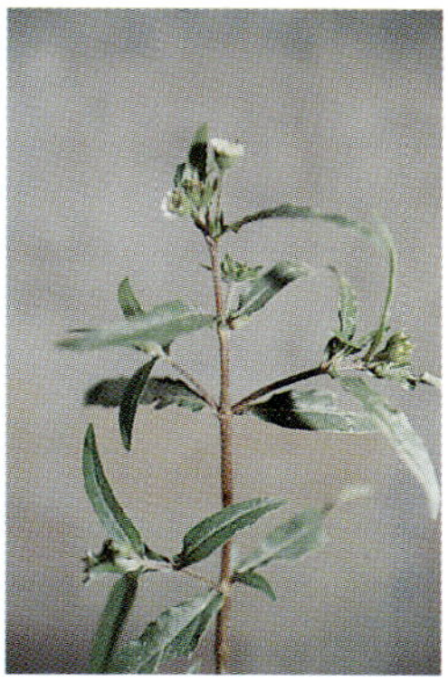

Bhringaraja

• **Rasa**	scharf, bitter
• **Virya**	heiß
• **Vipaka**	scharf
• **Guna**	trocken, leicht
• **Dosha**	senkt Kapha und Vata
• **Karma**	regenerierend, für gesundes Haar und Haut, Lebertonikum, fördert Gallenfluß, gut für Augen und bei exzessiver mentaler Tätigkeit, Anthelmintika, hilft bei Anämie, Ödem, Nachtblindheit, Hauterkrankungen, Fieber, viraler Hepatitis, Leberzirrhose
• **Rezepte/ Dosierung**	3 g Pulver oder heißer Abguß dreimal täglich; frischer Saft bei Hepatitis und Wurmbefall; Bhringarajasava – ein Kräuterwein; Bhringaraja Thaila – ein Öl für den Kopfbereich; SEVA Haaröl für kalte und warme Witterung; Ayuroma Haaröl.
• **Bibliographie**	»Selected Medicinal Plants of India« – Bharatiya Vidya Bhavan's Swami Prakashananda Ayurveda Research Centre Bombay for CHEMEXCIL (1992). »Ayurvedic Drugs and their Plant Sources« – V.V. Sivarajan & I. Balachandran; Oxford & IBH Publishing Co. P. Ltd. New Delhi (1994). GlobalHerb V 2.0 (1995). Materia Medica of Ayurveda, Vaidya Bhagavan Dash, B. Jain Publishers, New Delhi (1994)

Mucuna pruriens (Papilionaceae) Atmagupta

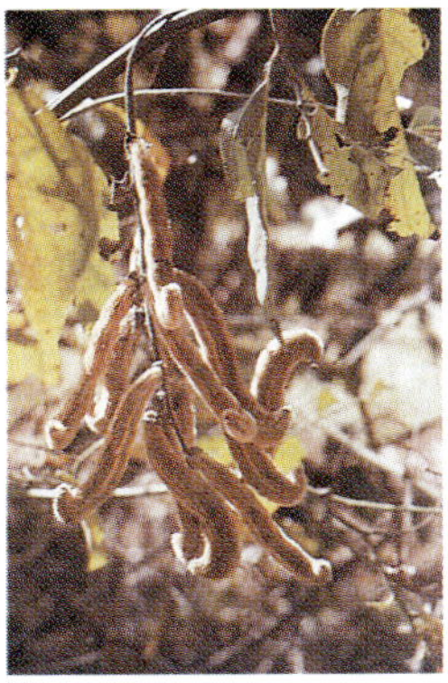

Atmagupta

Sushruta nennt sie die wichtigste Vajikarana (aphrodisierende) Pflanze. Ihre Wirkung soll so stark sein, daß Priester und andere Menschen, die im Zölibat leben, nicht mal ihren Namen aussprechen dürfen. Eine deutliche Erhöhung der Spermazahl kann schon nach kurzer Einnahmezeit beobachtet werden. Die Samenbanken können wieder aufatmen, denn Atmagupta kann helfen solange noch Sperma produziert wird. Dr. Rai und ich haben auch sehr gute Erfahrung bei Parkinson Patienten mit dieser Droge gemacht. Dies ist auf ihren Gehalt von Dopamin, einem wichtigen Neurotransmitter zurückzuführen. Ein sehr erwünschter Nebeneffekt wurde an der Banares Hindu Universität in klinischen Studien belegt, nämlich eine deutlich antidepressive Wirkung. In der Homöopathie werden die Haare der Bohne verwendet, die starke Hautreizungen verursachen können. Wir verwenden aber nur die geschälten Bohnen, die zuvor in einem Milch/Wassersud gekocht werden müssen. Hier sind keine Nebenwirkungen zu erwarten. Die gekochten Bohnen werden kurz in Ghee angebraten, mit Honig vermischt und als Süßspeise angeboten.

- **Rasa** süß, bitter
- **Virya** heiß
- **Vipaka** süß
- **Guna** schwer, ölig
- **Dosha** kräftigt alle Dosha
- **Karma** aphrodisierend, tonisch, Anthelmintika, immunostimulierend, Nerventonikum, diuretisch, hilft bei Tremor, Parkinson-Syndrom, Oligozoospermie, Spermatorrhoe, Impotenz, Bell Lähmung (periphere, idiopathische Gesichtslähmung), Leukorrhoe
- **Rezepte/ Dosierung** 3 g Pulver oder Milchdekokt dreimal täglich; bei Wurmbefall – 5 g Pulver mit 10 ml Honig und 20 g Melasse mit anschließender Einnahme von Rizinusöl zum Purgieren; 3 g Atmagupta mit 3 g Gokshura, Zucker und Milch als Aphrodisiakum; Konfekt – 100 g Pulver in einem Liter Milch kochen bis eine dicke Paste entsteht, in Ghee anbraten und mit der doppelten Quantität von Kandiszucker vermischen, kleine Bälle rollen und in Honig einlegen; Ashwagandhadi Leham – ein Konfekt mit Ashwagandha und Atmagupta.
- **Bibliographie** »Selected Medicinal Plants of India« – Bharatiya Vidya Bhavan's Swami Prakashananda Ayurveda Research Centre Bombay for CHEMEXCIL (1992). »Ayurvedic Drugs and their Plant Sources« – V.V. Sivarajan & I. Balachandran; Oxford & IBH Publishing Co. P. Ltd. New Delhi (1994). »Classical Uses of Medicinal Plants« von P. V. Sharma, Chaukhambha Visvabharati.

Saraca indica (Caesialpiniaceae) Ashoka

Der Name »Ashoka« bedeutet »Entfernen von Leid«. Unter diesem Baum wurde Buddha geboren. Die Blüten sind leuchtend rot, wie der Punkt, den indische Frauen auf der Stirne tragen. Der Ashokabaum ist in der indischen Mythologie aufs intimste mit dem Frauentum verbunden. Die Rinde dieses Baumes übt direkten stimulierenden Einfluß auf das Endometrium aus. Ashokarishta, ein Kräuterwein, der aus dem Rindenpulver hergestellt wird, wird auch von modernen Gynäkologen in Indien bei Blutungen verschrieben. Damit bleibt jährlich vielen Frauen eine Hysterektomie erspart. Auch in der Schweiz setzten wir Ashokapräparate mit großem Erfolg bei starken Monatsblutungen, PMS, Menopause Beschwerden, Vergrößerung des Gebärmutterhalses, Drüsen und hormonell bedingten depressiven Störungen ein. Verwendet wird die Rinde der Pflanze. Sie enthält organisches Kalzium und Eisenverbindungen. Eine hohe Dosierung kann Verstopfung verursachen. Wegen einer sehr geringen oxytoxischen Wirkung, die nur im Laborversuchen beobachtet werden konnte, soll Ashoka nicht an Schwangere abgegeben werden.

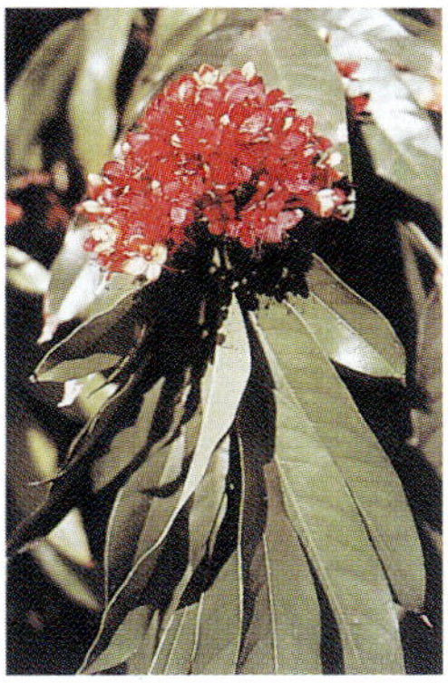
Ashoka

- **Rasa** herb, bitter
- **Virya** kalt
- **Vipaka** scharf
- **Guna** leicht, trocken
- **Dosha** senkt Pitta und Kapha
- **Karma** schmerzstillend, beruhigend, für schöne Haut, blutstillend, stuhlbindend, hilft bei Dysmenorrhoe, Menorrhagie, Durchfall und Menopause Beschwerden
- **Rezepte/ Dosierung** 3 g Pulver dreimal täglich; 50 bis 100 ml Dekokt; Milchabkochung; Ashokarishta – Kräuterwein: 15 bis 30 ml zweimal täglich; Ashoka Ghee.
- **Bibliographie** »Selected Medicinal Plants of India« – Bharatiya Vidya Bhavan's Swami Prakashananda Ayurveda Research Centre Bombay for CHEMEXCIL (1992). »Ayurvedic Drugs and their Plant Sources« – V.V. Sivarajan & I. Balachandran; Oxford & IBH Publishing Co. P. Ltd. New Delhi (1994). »Classical Uses of Medicinal Plants« von P. V. Sharma, Chaukhambha Visvabharati.

Sida cordifolia (Malvaceae) – Bala

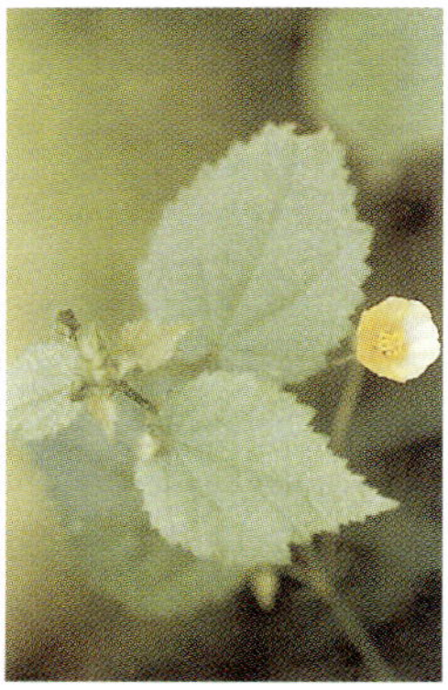

Bala

Bala ist eine der wertvollsten Heilpflanzen der Ayurveda und kommt vor allem in Kerala in einer großen Anzahl von Präparaten zur Anwendung. Es sind fünf Sida – Arten bekannt. Davon enthält aber nur Sida cordifolia das Alkaloid Ephedrin und gilt daher als Bala. Dieses indische Malvengewächs ist eine unscheinbare Pflanze mit kleinen gelblichen Blüten und wächst an feuchten Orten. Die indische Malve ist das ideale Stärkungsmittel für alle Arten von Vata – Störungen und wird deshalb vor allem bei neurologischen und rheumatischen Erkrankungen eingesetzt. Laborversuche haben zytostatische Wirkung bei bestimmten Krebsarten aufgezeigt. Die indische Malve besitzt antibakterielle, antivirale und fungizide Wirkung und wird deshalb bei Herpes und Candida eingesetzt. Verwendet werden die Wurzeln der Pflanze. Nebenwirkungen sind keine bekannt.

- **Rasa** süß
- **Virya** kalt
- **Vipaka** süß
- **Guna** schwer, ölig
- **Dosha** senkt Vata und Pitta
- **Karma** immunostimulierend, vermehrt Fortpflanzungsgewebe, verzögert Alterungsprozeß, Herz – Stärkungsmittel, vermehrt Gewebe, antiviral, fungizid, antikonvulsiv, antipyretisch, antibakteriell, milde abführend, hilft bei Ödem, Diathese, Auszehrung, Hemiplegie, Paralyse. Parese, Rheuma, Neuralgie, Herpes genitales, Zystitis (Entzündung der Harnblasenschleimhaut und Candida.
- **Rezepte/ Dosierung** 3 g Pulver dreimal täglich; Milch Dekokt; wässeriges Dekokt mit Ghee und Zucker; Darmeinlauf mit 50 % Bala Dekokt und 50 % abgekochter Milch; Dekokt mit Milch und Reis oder andere Getreidearten für Wickel; Balarishta – Kräuterwein; Bala Ghee; Kshirabala Thaila; Dhanvantaram Thaila; SEVA Vata Massageöl; SEVA Baby Massageöl; SEVA Sport Massageöl
- **Bibliographie** »Selected Medicinal Plants of India« – Bharatiya Vidya Bhavan's Swami Prakashananda Ayurveda Research Centre Bombay for CHEMEXCIL (1992). »Ayurvedic Drugs and their Plant Sources« – V.V. Sivarajan & I. Balachandran; Oxford & IBH Publishing Co. P. Ltd. New Delhi (1994). »Classical Uses of Medicinal Plants« von P. V. Sharma, Chaukhambha Visvabharati.

Terminalia arjuna (Combretaceae) Arjuna

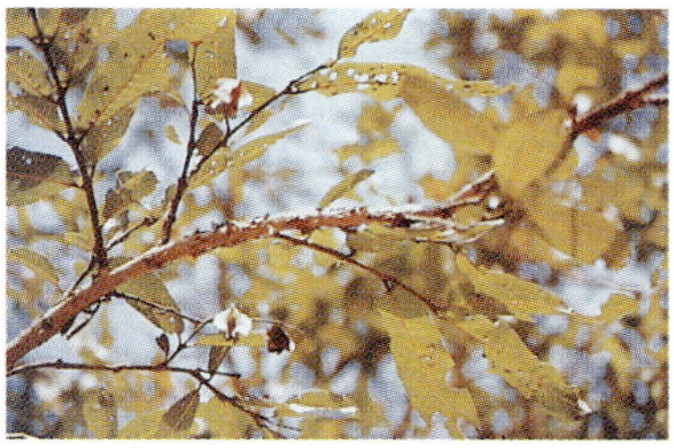

Arjuna

Arjuna ist ein robuster, hoher Baum, dessen silbergraue Rinde ein bekanntes Herzstärkungsmittel ist. In klinischen Untersuchungen konnte man eine deutliche Verstärkung der Herzkontraktion, einen blutdrucksenkenden Effekt sowie Bradykardie (eine Verlangsamung der Herzschlagfolge) beobachten. Prof. Udupa an der Banares-Hindu-Universität hat über 15 Jahre lang intensive Forschungen in der Anwendung von Arjuna bei verschiedenen Herzerkrankungen vorgenommen und gilt als Pionier auf diesem Gebiet. Die besten Resultate bei der Blockierung der Herzkranzgefäße konnte er erzielen, wenn er die verlängerte Einnahme von Arjuna mit Pranayama verbunden hat. Nebenwirkungen sind keine bekannt

- **Rasa** herb
- **Virya** kalt
- **Vipaka** scharf
- **Guna** leicht, trocken
- **Dosha** senkt Pitta und Kapha
- **Karma** herzstärkend, verbessert den Teint, antidiabetisch, adstringierend, blutstillend, verbindend, heilt Geschwüre, hilft bei Hypertonie, Angina pectoris, Perikarditis, Endokarditis, Regurgitation auf Grund von Mitralklappenfehler, Herzpalpitation, Knochenbrüchen, Quetschungen, Blutungen, Diarrhöe, Hämoptyse (Bluthusten), Blasensteinen und dunkler Verfärbung der Haut.
- **Rezepte/ Dosierung** generell: 3 bis 6 g Pulver dreimal täglich; Arjuna – Pulver mit Ghee, Milch oder Melasse bei Herzerkrankungen und nach Knochenbrüchen; Milchdekokt bei Hypertonie; Milchdekokt mit Vasaka und Arjuna bei Anwendung der Atmungsorgane; Arjuna Ghee; Arjunarsihta oder Parthadi-Arishta – Kräuterwein; eine Paste mit Arjuna – Pulver und Honig kann äußerlich auf dunkle Hautflecken aufgetragen werden; kalte Infusion bei inneren Blutungen; Dekokt von Arjuna, Vasaka und Nimba kann als Sitzbad bei Hämorrhoiden benutzt werden; Dekokt kann bei Hautkrankheiten äußerlich wie innerlich angewendet werden;
- **Bibliographie** »Selected Medicinal Plants of India« – Bharatiya Vidya Bhavanís Swami Prakashananda Ayurveda Research Centre Bombay for CHEMEXCIL (1992). »Classical Uses of Medicinal Plants« von P. V. Sharma, Chaukhambha Visvabharati.

Tinospora cordifolia (Menispermaceae) – Amrita (Guduci)

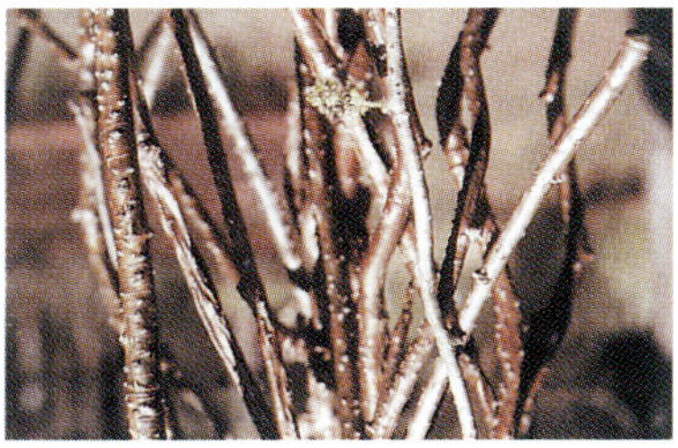

Amrita/Guduci

Amrita bedeutet Ambrosia, der Nektar der Unsterblichkeit oder der Jungbrunnen. Seit unvorstellbar langer Zeit streben alle verkörperten Lebewesen nach Unsterblichkeit, welche das Vakuum zwischen dem Fakt der Unvergänglichkeit der Seele, mentalen Eindrücken, die den Körper überleben und der allmählichen Desintegration der körperlichen Hülle füllen sollte. Auch diese Heilpflanze, die Dank ihrem außerordentlichen Regenerationspotential diesen Namen sicher verdient, kann unsere Körper nicht unsterblich machen. Der wächserne, weiche Stengel dieser Kletterpflanze bildet den Grundstoff und findet Anwendung in vielen entzündlichen Erkrankungen wie Rheuma, Gicht, Fieber, Hepatitis oder Nahrungsmittelallergien. Die entzündungshemmende und fiebersenkende Wirkungen von Amrita sind eingehend untersucht worden und zeigen Ähnlichkeit mit modernen nicht – Kortison – enthaltenden Mitteln. Amrita entspannt die glatte Muskulatur der Eingeweide und der Gebärmutter, hemmt die zusammenziehende Wirkung von Histaminen und bestimmter Neurotransmitter (Acetylencholin) und bewirkt einen zeitweiligen aber deutlichen Blutdruckabfall. Amrita zeigt keinerlei toxische Nebenwirkungen.

• **Rasa**	bitter, herb
• **Virya**	heiß
• **Vipaka**	süß!
• **Guna**	schwer, ölig
• **Dosha**	senkt Pitta (senkt Vata, wenn zusammen mit Ghee eingenommen)
• **Karma**	verdauungsfördernd, beseitigt Durst und Hautbrennen, vermehrt Muttermilch, verjüngend, fiebersenkend, karminativ, blutreinigend, vermehrt Blut, aphrodisierend, antidiabetisch, hilft bei Hepatitis, chronischen Hautkrankheiten, Gicht, Polyarthritis, chronischem Fieber, Erbrechen, Gastritis, Magenübersäuerung, Diarrhöe, Furunkel, Husten, Bronchitis, Hämorrhoiden, Nahrungsmittelallergien, Malaria, Nesselsucht und Filaria (Fadenwürmer).
• **Rezepte/ Dosierung**	frischer Saft 5 bis 10 ml; Dekokt 50 bis 100 ml; 2 g Pulver dreimal täglich; bei Psoriasis – 2 g Amrita, 2 g Vasaka und 2 g Nimba als Dekokt oder Ghee; bei Übersäuerung und Gastritis – Dekokt aus Amrita und Nimba mit Honig; bei Fieber – kalter Aufguß; in Polyarthritis – Amrita Ghee; bei Hämorrhoiden – Buttermilch mit Amrita; Amritadi Thaila – Öl für äußere Anwendung; SEVA Sport Massageöl

- **Bibliographie** »Selected Medicinal Plants of India« – Bharatiya Vidya Bhavan's Swami Prakashananda Ayurveda Research Centre Bombay for CHEMEXCIL (1992). »Ayurvedic Drugs and their Plant Sources« – V.V. Sivarajan & I. Balachandran; Oxford & IBH Publishing Co. P. Ltd. New Delhi (1994). »Classical Uses of Medicinal Plants« von P. V. Sharma, Chaukhambha Visvabharati.

Tribulus terrestris (Zygophyllaceae) – Gokshura

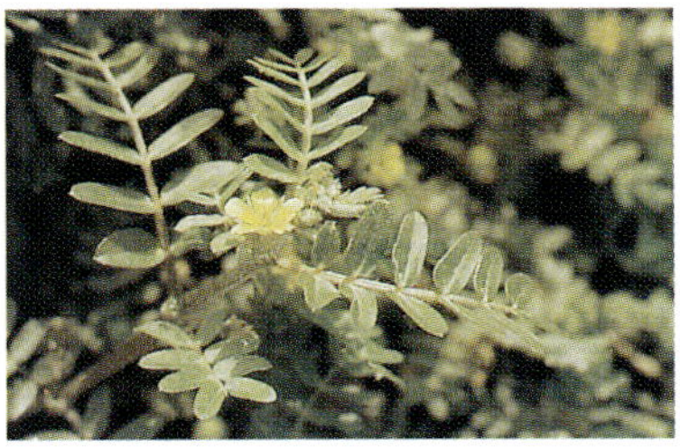

Gokshura

Caraka beschreibt Gokshara als aphrodisierend für Frauen sowie für Männer und als ideales diuretisches Mittel. Die kleinen Samen, die bei einem Spaziergang durch eine Wiese oft an den Kleidern hängenbleiben, haben die Form eines Hufes – deshalb auch der Name »Huf einer Kuh«. Die Pflanze ist auch in Europa, Nordamerika und Australien heimisch und heißt bei uns Burzeldorn, wird aber kaum medizinisch verwendet. Bei den meisten urogenitalen Erkrankungen, insbesondere bei Nieren – und Blasensteinen, kann Gokshura eingesetzt werden. Es entstehen keine der sonst für diuretische Mittel üblichen Nebenwirkungen. Gokshura vermehrt Sattva und ist milde beruhigend.

- **Rasa** süß
- **Virya** kalt
- **Vipaka** süß
- **Guna** schwer, ölig
- **Dosha** senkt Vata und Pitta
- **Karma** diuretisch, löst Blasensteine, aphrodisierend, hilft bei verschiedenen urogenitalen Erkrankungen, Auszehrung, Harnblutung, Dysurie, Polyarthritis, Asthma, Nierensteine, Zystitis, Diabetes, Vitiligo (Weißfleckenkrankheit), Neuritis, Neuralgie
- **Rezepte/ Dosierung** generell Pulver der getrockneten Früchte 1 bis 2 g dreimal täglich; Milchabkochung; Pulver mit Milch, Zucker oder dünnem Reisbrei; Nieren – und Blasensteine – Ghee gekocht mit einem Dekokt von Gokshura und achtfacher Quantität von Milch, oder Pulver vermischt mit Honig, das mit Schafsmilch eine Woche lang eingenommen werden soll; bei Unfruchtbarkeit: gleiche Teile Gokshura, Sesamsamen, Honig und Milch; bei Polyarthritis – Dekokt von Gokshura und Ingwer, frühmorgens eingenommen;

SEVA Vata Massageöl; SEVA Kapha Massageöl; Gokshuradi Leha – ein Konfekt

- **Bibliographie** »Selected Medicinal Plants of India« – Bharatiya Vidya Bhavan's Swami Prakashananda Ayurveda Research Centre Bombay for CHEMEXCIL (1992). »Ayurvedic Drugs and their Plant Sources« – V.V. Sivarajan & I. Balachandran; Oxford & IBH Publishing Co. P. Ltd. New Delhi (1994). »Classical Uses of Medicinal Plants« von P. V. Sharma, Chaukhambha Visvabharati.

Withania somnifera (Solanaceae) – Ashwagandha

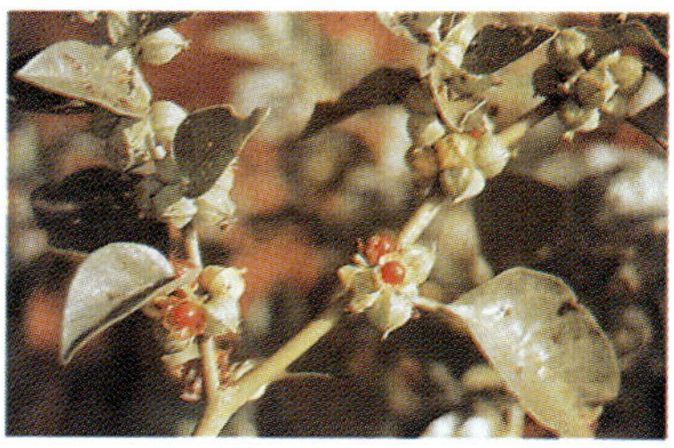

Ashwagandha

»Der Geruch des Pferdes« bedeutet Ashwagandha in unserer Sprache. Manchmal ist damit aber auch die Potenz des Pferdes gemeint. Beide Deutungen treffen für die Wurzel dieses Nachtschattengewächses zu. Die klassische Literatur beschreibt vierzehn wichtige Indikationen, ihre vielseitige Anwendung ist aber damit keineswegs beschränkt. In unserer Praxis in der Schweiz ist sie, ob als Monopräparat oder in klassischen Medikamenten wie Ashwagandharishta (Kräuterwein) oder Ashwagandhadi Leham (Konfekt) auf Grund ihres breiten Anwendungsspektrums und Verträglichkeit die am häufigsten verwendete Arznei. Sie hat einen Platz in der Ayurveda ähnlich wie Ginseng in der chinesischen Medizin, ist aber viel billiger. Sie ist vor allem ein Regenerationsmittel für Muskel-, Knochenmark-, Nerven- und Reproduktionsgewebe sowie für Vata-Konstitutionen. In der Kinderheilkunde wird Ashwagandha bei Schwächezuständen, Unterentwicklung aber auch zur Förderung des Intellekt eingesetzt. Intensive Studien belegen die Wirksamkeit von Ashwagandharishta (Kräuterwein) bei Angstneurose. Vermischt mit Ghee ist Ashwagandhapulver sofort wirksam bei Heuschnupfen. In vielen Fällen, wo Allergien von Guggulu (Myrre) aufgetreten oder zu erwarten waren, haben wir Ashwagandha auch bei rheumatischen Erkrankungen mit Erfolg verabreicht. Ashwagandha ist zwar eine mehrjährige Pflanze, die Wurzeln können aber schon nach acht bis neun Monaten geerntet werden. Wie Tomaten, Kartoffeln oder Auberginen, könnte diese Pflanze auch bei uns in Europa gezüchtet werden.

- **Rasa** bitter, herb, süß
- **Virya** heiß
- **Vipaka** süß
- **Guna** leicht, ölig
- **Dosha** senkt Vata und Kapha
- **Karma** aphrodisierend, immunostimulierend, regenerierend, beseitigt Ödeme, hilft bei Leukoderma (Pigmentverlust der Haut), Auszehrung, Impo-

tenz, Bronchialasthma, Erysipel, Paraplegie, Schlaflosigkeit, Herzstörungen (auf Grund von Vata, wie Herzrhytmußtörungen), traumatische Wunden, Unterdrücken des Urins, Sterilität, abdominale Schwellungen, Tumor, Arthritis, depressiven Störungen, Neurose, Heuschnupfen, Allergien, Candida, geschwollenen Drüsen, Anämie, Immunschwäche und Multiple Sklerose.

- **Rezepte/ Dosierung** generell 3 g Pulver dreimal täglich; Dekokt bei Unterdrücken des Urins; 3 g Pulver zweimal täglich mit Milch, Ghee, Öl oder warmem Wasser für zwei Wochen als Regenerationskur; Bronchialasthma – Asche von Ashwagandha mit Ghee und Honig; Erysipel – externe Applikation mit Paste; Ashwagandha gekocht in Ghee und viermal der Quantität von Milch bei allen Vata – Erkrankungen; Paraplegie – externe Applikation einer Paste mit Ashwagandha, Honig und Senfsamen; Schlaflosigkeit – Ashwagandha – Pulver, Zucker und Ghee; abdominale Schwellungen – Pulver vermischt mit Kuhurin; Ashwagandharishta – Kräuterwein bei Neurosen, depressiven Störungen; Ashwagandhadi Leham – Konfekt; SEVA Vata Massageöl.
- **Bibliographie** »Selected Medicinal Plants of India« – Bharatiya Vidya Bhavan's Swami Prakashananda Ayurveda Research Centre Bombay for CHEMEXCIL (1992). »Ayurvedic Drugs and their Plant Sources« – V.V. Sivarajan & I. Balachandran; Oxford & IBH Publishing Co. P. Ltd. New Delhi (1994). »Classical Uses of Medicinal Plants« von P. V. Sharma, Chaukhambha Visvabharati. »Materia Medica of Ayurveda (Based on Madanapalaís Nighantu)« von Vaidya Bhagavan Dash, B. Jain Publishers, New Delhi.

Pflanzliche Kombinationspräparate

Im Gegensatz zu den vorhin besprochenen Monopräparaten, kommen die Pflanzen, welche die Bestandteile der beiden folgenden Kombinationspräparate bilden, hauptsächlich in dieser Form zur Anwendung. Sie bilden besonders harmonische Verbindungen, die sehr verträglich sind. Zum Beispiel sollte Pippali oder Piper longum nie alleine, sondern nur in dieser Verbindung abgegeben werden.

Trikatu – die drei mit scharfem Geschmack – Pippali (Piper longum), Marica (Piper nigrum) und Shunti (Zingiber officinalis)

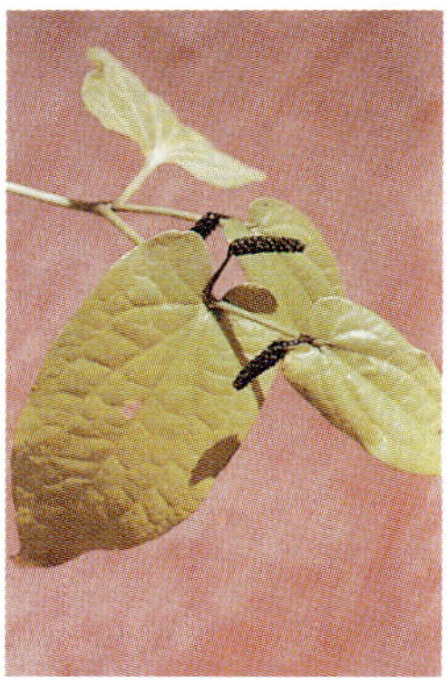

Pippali (langer Pfeffer)

Trikatu besteht aus gleichen Teilen von langem Pfeffer, schwarzem Pfeffer und getrocknetem Ingwer und wird eingesetzt wo immer Agni und Pitta verstärkt werden sollen. Fettleibigkeit kann auf natürliche Weise nur korrigiert werden, indem die Verdauung verbessert wird, d.h. der Appetit wird dabei automatisch angeregt. Appetitzügler gefährden die gesunde Kontrolle über die Nahrungsaufnahme und können daher aus ayurvedischer Sicht nicht empfohlen werden.

Trikatu kommt in der Vorbereitung (Purvakarma) von inneren sowie äußeren Ölkuren zur Anwendung, denn vor einer solchen Behandlung muß unbedingt sichergestellt werden, daß die Verdauung in Ordnung ist. Ein Trikatu-Tee, gesüßt mit etwas Honig, ist der ideale Drink für Kapha-Konstitutionen oder Störungen und kann auch in einem geringeren Maße bei Vata-Konstitutionen oder Störungen, aber auf keinen Fall bei Pitta-Konstitutionen oder Störungen eingesetzt werden. Unter diesen Gesichtspunkten zeigt Trikatu keine unerwünschten Wirkungen.

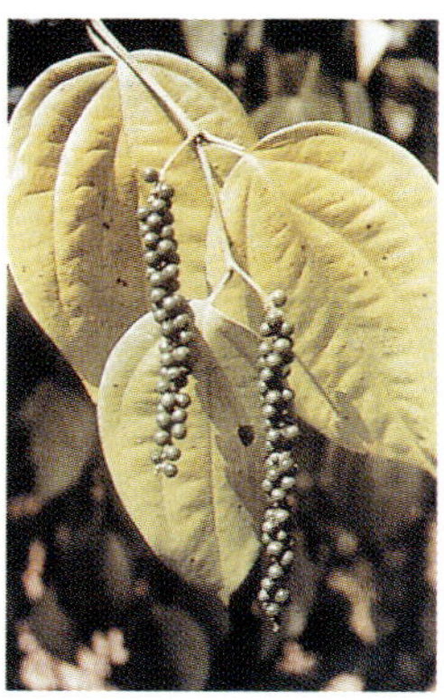

Marica (schwarzer Pfeffer)

• **Rasa**	scharf (Pippali ist scharf und süß)
• **Virya**	heiß
• **Vipaka**	scharf (Pippali ist süß)
• **Guna**	leicht, heiß, durchdringend
• **Dosha**	senkt Kapha und Vata
• **Karma**	verdauungsfördernd, karminativ, gegen Kolik, gegen Husten, Anthelmintika, beseitigt Blockaden in den Shrotas (Zirkulationskanäle), aphrodisierend, Herztonikum, gegen Erbrechen, fiebersenkend, hilft bei Atembeschwerden, Asthma, Erkältung.
• **Rezepte/ Dosierung**	1 bis 3 g dreimal täglich

• **Bibliographie**

»Selected Medicinal Plants of India« – Bharatiya Vidya Bhavan's Swami Prakashananda Ayurveda Research Centre Bombay for CHEMEXCIL (1992). »Ayurvedic Drugs and their Plant Sources« – V.V. Sivarajan & I. Balachandran; Oxford & IBH Publishing Co. P. Ltd. New Delhi (1994). »Classical Uses of Medicinal Plants« von P. V. Sharma, Chaukhambha Visvabharati. »Materia Medica of Ayurveda (Based on Madanapalaís Nighantu)« von Vaidya Bhagavan Dash, B. Jain Publishers, New Delhi.

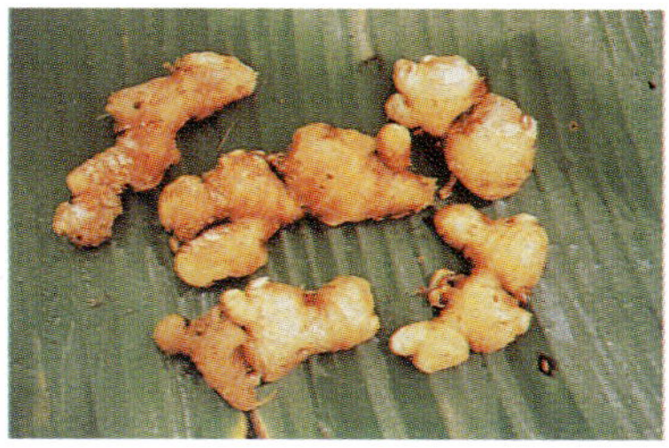

Shunti

Triphala – drei Früchte – Amalaki (Emblica officinalis), Bibitaki (Terminalia belerica) und Haritaki (Terminalia chebula)

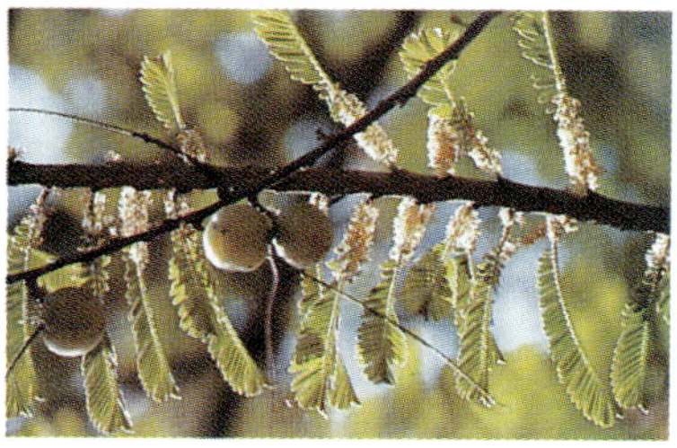

Amalaki

Triphala besteht aus gleichen Anteilen der drei Früchte (Myrobalen) Amalaki, Bibitaki und Haritaki. Diese Verbindung ist idealer als die Verabreichung der einzelnen Bestandteile und ist frei von Nebenwirkungen. Haritaki wird in der tibetanischen Medizin sehr hoch gepriesen und findet Anwendung in vielen Stärkungsmitteln. Als Monopräparat ist es aber nicht empfohlen, da es stark abführend ist und die Darmschleimhäute reizen kann. Alle drei Pflanzen sind große Bäume, die in den Urwäldern der Western Ghats noch in großer Anzahl vorhanden sind. Triphala gehört in jede Ayurveda-Praxis und findet zum Beispiel vor sowie nach Pancakarma-Kuren Anwendung. Es beseitigt Blockaden in den Shrotas (Zirkulationskanäle). Bibitaki wird vor allem bei Asthma, allen entzündlichen Veränderungen und Allergien eingesetzt. Frische Amlafrüchte enthalten bis zu 2.8 % Vitamin C. Dank der Präsenz von bestimmten Gerbstoffen ist dieses Vitamin C thermostabil, d.h. selbst im gekochten oder getrockneten Zustand verbleiben bis zu 1 %. Triphala regeneriert und reinigt alle sieben Körpergewebe (Saptadhatu).

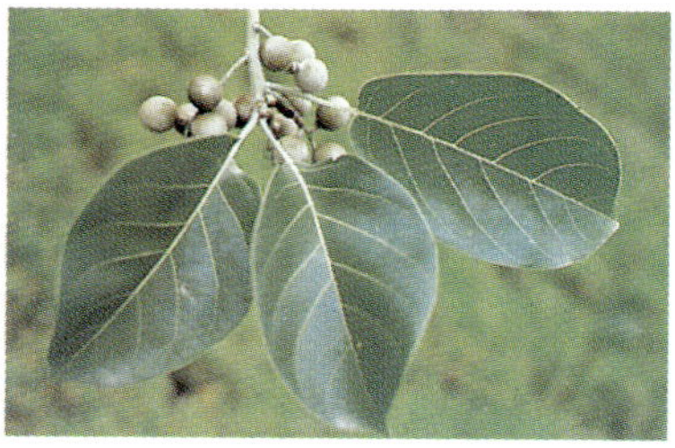

Bibitaki

- **Rasa** — herb, süß, sauer, scharf, bitter (Haritaki und Amalaki gehören zu den drei bekannten Spezies, die dritte ist Knoblauch, die fünf Geschmacksrichtungen enthalten; Bibitaki ist nur herb)
- **Virya** — heiß (Bibitaki und Haritaki), kühl (Amalaki)
- **Vipaka** — süß
- **Guna** — leicht, trocken
- **Dosha** — gleicht die drei Dosha aus
- **Karma** — regenerierend, immunostimulierend, antidiabetisch, vermehrt Sperma, verdauungsfördernd, fördert gesunden Haarwuchs, Intellekt und Sehkraft, milde abführend, karminativ, besänftigt irritierte Schleimhaut, hilft bei Ödem, Atemnot, Kurzsichtigkeit, beseitigt Ama
- **Rezepte/ Dosierung** — generell 5 g zweimal täglich; da jedes Individuum verschieden reagiert, geht man bei längeren Anwendungen wie folgt vor: man gibt eine hohe Dosis das erste mal, was einen abführenden Effekt haben wird; dann reduziert man die Dosis auf ein Maß, bei dem kein abführender Effekt mehr entsteht; als Dekokt zum inneren oder externem Gebrauch zum Beispiel für Akshitarpana (Augenbad); als Lepa (Wickel); für Udvartana (Pulvermassage); Triphala Ghri-

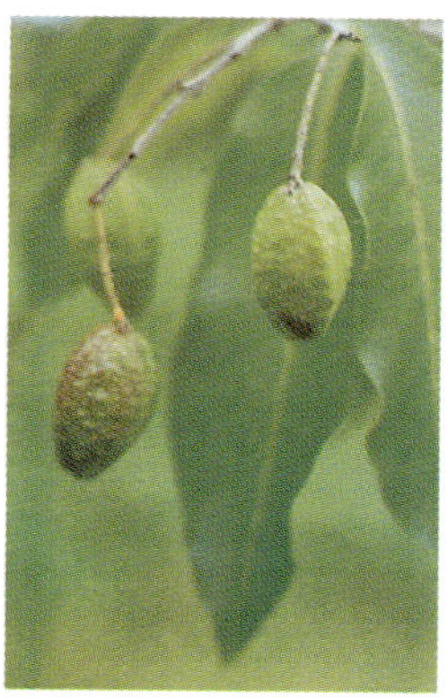

Haritaki

ta – Gheepräparat für innere Ölbehandlung und Akshitarpana (Augenbad); Triphaladi Thaila – Öl für den Kopfbereich; vor Ölbehandlungen als Purvakarma (Vorbereitende Maßnahmen), nach Pancakarma als Regenerationsmittel (Rasayana); als Peeling; zum Reinigen von anderen Substanzen wie z. B. Weihrauch, Myrre oder Schieferöl.

- **Bibliographie** »Classical Uses of Medicinal Plants« von P. V. Sharma, Chaukhambha Visvabharati. »Materia Medica of Ayurveda (Based on Madanapalaís Nighantu)« von Vaidya Bhagavan Dash, B. Jain Publishers, New Delhi.

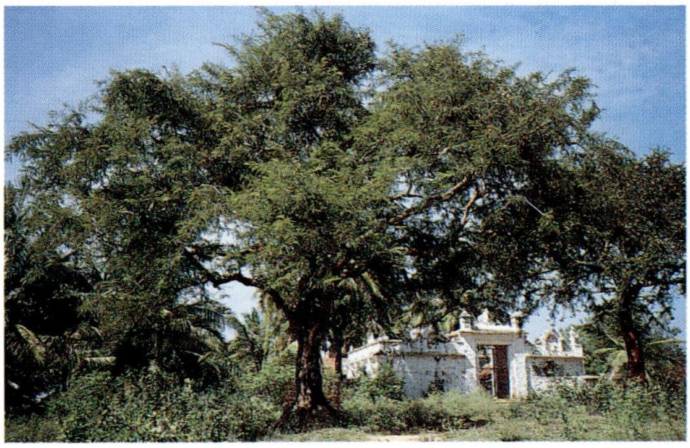

Ausgewachsener Amla-Baum

Mineralische Heilmittel

Ayurveda verwendet eine große Anzahl mineralischer Heilmittel. Insbesondere im Norden Indiens, wo mehrheitlich mit Medikamenten (Samshamana) therapiert wird, ist die schnelle Wirkungsweise von mineralischen Präparaten sehr beliebt. Sharangadhara und andere spätere Autoren erwähnen sogar Quecksilber und weitere Schwermetalle, die mittels bestimmter chemischer Prozesse verträglich gemacht werden. Die These, welche mittels Tierversuchen belegt werden konnte, ist, daß 100 % der Metalle mit dem Stuhlgang wieder ausgeschieden werden, d. h. sie gelangen nicht in den Blutkreislauf oder in vitale Organe. Kürzlich haben solche Arzneien, die dazu unter falscher Deklaration in Italien an Patienten abgegeben wurden, einen Riesenwirbel ausgelöst. Bei einer Patientin wurden Bleirückstände im Darm gefunden. Entsprechend Ayurveda sollte sich dieses Blei auch genau dort befinden und keine Vergiftungserscheinungen verursachen, wenn sicher gestellt wird, daß Mala (Fäkalien) richtig ausgeschieden werden. Millionen solcher Präparate werden jährlich in Indien verschrieben und die Bevölkerung nimmt trotzdem ständig zu. Ich kann verstehen, daß westliche Behörden unsere Ansicht nicht teilen können. Deshalb sehe ich mit Ausnahme der drei anschließend besprochenen Präparate von der Anwendung mineralischer Arzneien in Europa ab.

1. Lohabhasma – Eisenoxyde
2. Shankabhasma – Muschelkalk
3. Shilajit – Schieferöl

In Südindien, wo vor allem mit reinigende Maßnahmen (Shodana) wie Pancakarma therapiert wird, kommen außer den oben erwähnten Präparaten kaum Mineralien zum Einsatz. Wir folgen deshalb außerhalb Indiens mit Vorteil diesem unproblematischen System, das aber vom Patienten mehr Goodwill und Geduld verlangt.

Lohabhasma – Eisenoxyde

Loha bedeutet Eisen und Bhasma bedeutet Asche, was bereits auf die spezielle Art der Herstellung hinweist. Eisenpulver wird mit pflanzlichen Säuren, wie dem Saft des Granatapfels oder ein Dekokt von Triphala, in der Sonne getrocknet und anschließend großer Hitze ausgesetzt. Dieser Prozess wird solange wiederholt bis ein extrem feines rötliches Pulver entsteht, das auf der Wasseroberfläche schwimmt und nicht auf den Boden sinkt. Durch die Verbindung mit den pflanzlichen Substanzen wird das Eisen gut verträglich und optimal absorbiert, denn der menschliche Stoffwechsel ist trainiert, Eisen aus pflanzlicher und tierischer Nahrung zu absorbieren. Da Eisen eine verstopfende Wirkung hat wird es zusammen mit Triphala abgegeben. Saure und ölige Nahrung muß unbedingt vermieden werden.

- **Rasa** herb, leicht süß
- **Virya** kalt
- **Vipaka** herb
- **Guna** schwer, trocken
- **Dosha** senkt Pitta und Kapha und erhöht im Exzeß Vata
- **Karma** adstringierend, vermehrt Blutgewebe, Stärkungsmittel, gut für die Sehkraft, verstärkt die Wirkung anderer Arzneien, hilft bei Anämie, Hepatitis, Hämorrhoiden, Vergrößerung von Leber und Milz, Fettleibigkeit, Erkrankungen der Harnorgane, Haut und des Nervensystems, Blutverlust
- **Rezepte/ Dosierung** generell 250 bis 500 mg pro Tag mit Milch oder Triphala; bei Auszehrung mit Trikatu; bei Fieber mit Trikatu und Honig; sicher und verträglich ist Lohasava, ein Kräuterwein mit Eisenoxyden; Candraprabha Gutika – eine Pille mit Guggulu, Shilajit und Eisenoxyden, die sehr effektiv ist bei Prostatabeschwerden, Hautkrankheiten und Harninfekten.

- **Bibliographie** »Indian Materia Medica« Band 1, K. M. Nadkarni, herausgegeben von Popular Prakashan Bombay 1908 – 1982. »Materia Medica of Ayurveda (Based on Madanapala's Nighantu)« von Vaidya Bhagavan Dash, B. Jain Publishers, New Delhi.

Shankabhasma – Muschelkalk

Shankabhasma wird aus Muschelschalen hergestellt, indem diese wiederholt mit pflanzlichen Säuren in Kontakt gebracht werden. Dazwischen werden sie zu einem feinen Pulver zermahlen und erhitzt. Der auf diese Art gereinigte Muschelkalk ist sehr gut verträglich und wird gut absorbiert.

- **Rasa** herb, süß
- **Virya** kalt
- **Vipaka** scharf
- **Guna** leicht
- **Dosha** senkt Pitta und Kapha
- **Karma** gewebevermindernd, karminativ, verdauungsfördernd, adstringierend, fördert die Sehkraft, hilft bei Magenübersäuerung und anderen gastrischen Beschwerden, Kolik, Dyspepsie, Osteoporose, unreinem Blut, Verdauungsbeschwerden, Kalkmangel
- **Rezepte/ Dosierung** generell bis 250 mg dreimal täglich; bei Magenübersäuerung mit Triphala, getrockneten Amlafrüchten oder Amalaki Rasayana
- **Bibliographie** »Indian Materia Medica« Band 1, K. M. Nadkarni, herausgegeben von Popular Prakashan Bombay 1908–1982. »Materia Medica of Ayurveda (Based on Madanapala's Nighantu)« von Vaidya Bhagavan Dash, B. Jain Publishers, New Delhi.

Shilajit – Schieferöl

Shilajit ist eine asphaltartige Masse, die in der Sommerhitze aus bestimmten Gesteinsschichten dringt. Sie wir eingesammelt, in Gaze gewickelt, in einem Triphala-Sud ausgekocht, getrocknet und zu Pulver gemahlen. Je nach seiner Herkunft ändert sich auch die Farbe. Dem schwärzlichen Schieferöl wird die stärkste therapeutische Wirkung zugeschrieben. Idealerweise sollte Shilajit immer zusammen mit einem diuretischen Mittel abgegeben werden. Shilajit ist reich an mineralischen Substanzen wie Silikat, Eisen, Aluminium, Magnesium, Pottasche, Kalk. Caraka sagte, daß es kaum eine heilbare Krankheit gibt, die nicht mit Shilajit therapiert werden kann. Schieferöl vermehrt den Harnstoff und sollte deshalb nicht bei erhöhten Harnsäurewerten wie bei Gicht oder Leukämie nach zytostatischer oder Strahlentherapie eingenommen werden.

• **Rasa**	scharf
• **Virya**	heiß
• **Vipaka**	scharf
• **Guna**	leicht, mobil
• **Dosha**	senkt Vata und Kapha
• **Karma**	regenerierend, antidiabetisch, antiseptisch, entzündungshemmend, gegen Hauterkrankungen, Anthelmintika, gegen Aszites, verstärkt Wirkung anderer Arzneien, urogenitales Tonikum, Leberzirrhose, Dyspepsie, Hepatitis, Leukorrhoe, Dysurie, Anämie, Zystitis, Dysmenorrhoe, Ekzem, Ödem, Epilepsie, Frakturen, vergrößerte Prostata und Milz, Spondilitis, Gallensteine, Harnweginfekt, Nieren – und Blasensteinen.
• **Rezepte/ Dosierung**	generell bis 1 g dreimal täglich; bei Dyspepsie mit Amalaki Dekokt, bei Gallenkolik oder Hepatitis mit Triphala Dekokt; bei Leberzyrrhose mit frischem Saft von Andrographis paniculata; bei sexueller Schwäche mit Ashwagandha; bei Leukorrhoe mit Milch; bei Dysurie mit Gokshura; bei Hysterie mit Dekokt von Baldrian; Candraprabha Gutika – Pillen mit Shilajit, Guggulu und Eisenoxyden; SEVA Ayurveda Massageöl; SEVA Pitta Massageöl.
• **Bibliographie**	»Indian Materia Medica« Band 1, K. M. Nadkarni, herausgegeben von Popular Prakashan Bombay 1908 – 1982. »Materia Medica of Ayurveda (Based on Madanapala's Nighantu)« von Vaidya Bhagavan Dash, B. Jain Publishers, New Delhi.

Heilmittel tierischen Ursprungs

Die dritte und letzte Gruppe der Arzneien sind tierischen Ursprungs. Die am vielseitigsten und in der Medizin am meisten eingesetzten Substanzen sind Ghee (gereinigte Butter) und Honig. Andere Produkte wie Milch, Buttermilch oder Yoghurt, etc. werden wir in der Ernährungslehre besprechen.

Ghee – gereinigte Butter

Ghee ist nicht nur ein ideales Adjuvans sondern kann auch als solches intern und extern angewendet werden. Wenn vermischt mit anderen Substanzen, erhöht sich deren Wirkung und Wirkdauer. Es ist auch bekannt, daß in Fett gelöste Wirkstoffe die Hirn- und Blut-Barriere besser überwinden können.

Die im Westen übliche eingesottene Butter ist nicht Ghee und besitzt nicht die Eigenschaften, die in der Ayurveda-Literatur beschriebenen wird. In Indien wird Butter aus Yoghurt hergestellt, d. h. es findet ein bakterieller Gärungsprozeß statt, der ihre Qualitäten maßgebend beeinflußt. Zum Beispiel kann der aus solcher Butter hergestellte Ghee über Jahrzehnte aufbewahrt werden, ohne daß er ranzig wird oder verdirbt. Im Gegenteil, je älter dieser Ghee wird, desto ausgeprägter wird seine Wirksamkeit. Auch der Geruch und die Farbe unterscheiden sich. Am Besten stellen Sie ihren Ghee, den Sie für therapeutische Zwecke benutzen wollen, selbst folgendermaßen her:

Stellen Sie aus frischer Vollmilch Yoghurt her. Vermischen Sie den Yoghurt mit der gleichen Menge Wasser und quirlen Sie diese Mischung. Schöpfen Sie die Butter, die auf der Oberfläche schwimmt, ab. Geben Sie diese Butter in einen Kochtopf auf milder Hitze. Dies soll sicherstellen, daß alle Wasseranteile verdampfen und verbleibende Unreinheiten als Schaum an die Oberfläche treten und dort abgeschöpft werden können. Diese »Unreinheiten« können Sie am gleichen Tag zum Kochen gebrauchen, Sie sollten aber nicht aufbewahrt werden. Sie werden bemerken, daß der Ghee, den Sie so hergestellt haben anders schmeckt, riecht und aussieht als das, was Sie bisher als Ghee bezeichnet haben. Die übrigbleibende Buttermilch ist, wenn leicht gewürzt, ein ideales Getränk für Kapha-Konstitutionen und wenn etwas gesüßt für Vata-Konstitutionen. Der Ghee kann problemlos über Jahre in Ihrem Keller aufbewahrt werden, wo er einen Reifungsprozeß durchmacht. In einigen Teilen Deutschlands gibt es Butter aus saurer Sahne. Aus dieser könnte auch Ghee hergestellt werden. Besser ist es aber, wenn Sie den Ghee selber aus Yoghurt herstellen.

Zu viel Ghee führt zu Blockierungen der Shrotas (Zirkulationskanäle) und Gewichtszunahme, erhöht aber, entgegen der Propaganda von Ölherstellern, die Cholesterinwerte kaum.

- **Rasa** süß
- **Virya** kalt

- **Vipaka** süß
- **Guna** schwer, ölig
- **Dosha** reguliert alle drei Dosha, insbesondere Pitta
- **Karma** verdauungsfördernd, regenerierend, immunostimulierend, fördert Sehkraft, Intellekt und körperliche Ausstrahlung, hilft bei Kolik, Epilepsie, Geisteskrankheiten, Verstopfung, Erysipel, Geschwüren und Auszehrung.
- **Rezepte/ Dosierung** generell ein Eßlöffel dreimal täglich; die Dosierung für die innere Ölkur wird im Kapitel Pancakarma beschrieben; äußerlich zur Ölbehandlung bei Pitta-Erkrankungen; äußerlich auf Wunden; als Augenbad siehe im Kapitel Pancakarma; einige wichtige Gheepräparate werden im nächsten Abschnitt behandelt.
- **Bibliographie** »Indian Materia Medica« Band 1, K. M. Nadkarni, herausgegeben von Popular Prakashan Bombay 1908–1982. »Materia Medica of Ayurveda (Based on Madanapala's Nighantu)« von Vaidya Bhagavan Dash, B. Jain Publishers, New Delhi.

Honig

Honig erreicht das feinste Gewebe, fördert die intellektuellen Fähigkeiten, verstärkt die Wirkung der Substanzen, mit denen er verabreicht wird und besitzt eine große Heilkraft. Idealerweise sollte alter Honig benutzt werden. Dieser kann sogar bei Diabetikern verwendet werden, da er den Blutzuckerspiegel senkt. Auch bei Fettleibigkeit kann Honig zusammen mit heißem Wasser eingenommen werden. Sonst sollte Honig nicht erhitzt werden. Honig und Ghee sollten nie in gleicher Dosierung eingesetzt werden. Äußerlich kann Honig als Erste-Hilfe-Maßnahme bei Augenverletzungen, bei Wundbehandlungen oder nach dem Aderlaß angewendet werden. In hoher Dosierung vermehrt Honig Vata.

- **Rasa** süß, leicht herb
- **Virya** kalt
- **Vipaka** süß
- **Guna** leicht, ölig, nicht schleimig
- **Dosha** senkt Kapha
- **Karma** verdauungsfördernd, reduziert Körpergewebe, aphrodisierend, verstärkt die Wirkung anderer Substanzen, hilft bei chronischen Hautkrankheiten einschließlich Lepra, Hämorrhoiden, Geschwüren, Bronchitis, chronischen Erkrankungen der Harnorgane, mentale Müdigkeit, Parasiten, Intoxikation, Erbrechen, Schluckauf und heilt Wunden.

[13] Ashtangahridaya, Kalpa Sthana, Kapitel 6, Verse 2 bis 6

- **Rezepte/ Dosierung** ein Eßlöffel dreimal täglich nach dem Essen; äußerlich zur Wundbehandlung, speziell nach dem Schröpfen oder chirurgischen Maßnahmen.
- **Bibliographie** »Indian Materia Medica« Band 1, K. M. Nadkarni, herausgegeben von Popular Prakashan Bombay 1908–1982. »Materia Medica of Ayurveda (Based on Madanapala's Nighantu)« von Vaidya Bhagavan Dash, B. Jain Publishers, New Delhi.

Pharmazie

Rohe Drogen müssen gesammelt, gereinigt und zu vielseitig anwendbaren Medikamenten weiterverarbeitet werden. Das Wissen um diese Vorgänge ist die Arzneimittelkunde oder die Pharmazie. In diesem Abschnitt werden wir das Sammeln von Heilpflanzen, die Zubereitung von Arzneien, die wichtigsten klassischen Medikamente und die Verabreichungskriterien beleuchten.

Vagbhata beschreibt auf sehr poetische und präzise Art, unter welchen Gesichtspunkten und mit welcher Einstellung pflanzliches Material gesammelt werden soll.

»Idealerweise sollten nur Pflanzen mit folgenden Eigenschaften und unter folgenden Umständen gesammelt werden: Wenn sie ihre natürliche Farbe und Geschmack besitzen, nicht von Insekten angefressen sind, nicht von einem Waldbrand versengt sind, keine Abnormitäten aufzeigen, nicht anderswie verdorben sind, von den fünf Elementen, Schatten, Sonnenlicht und Wasser entsprechend der Jahreszeit genährt worden sind, sich gut ausbreiten konnten und größere Wurzeln in nördlicher Richtung besitzen.
Der Arzt, welcher Heilpflanzen sammeln möchte sollte am Vorabend fasten, frühmorgens glückverheißende Rituale durchführen und dann mit andächtigem Geist Heilpflanzen zur richtigen Zeit und an einem Ort mit ausgezeichneter Atmosphäre suchen, die nicht verdorben und im frischen Zustand sind. Dabei sollte er folgendes Gebet sprechen: Ihr wohlwollende Pflanzen, erleichtert das Leiden aller Lebewesen durch Eure Heilkraft und Ausstrahlung.«[13]

Pharmazeutische Zubereitungen

Pharmazeutische Zubereitungen können grob in vier Gruppen aufgeteilt werden:

1. Extrakte
2. Fettpräparate
3. Fermentierte Präparate
4. Weitere Arzneimittel

Im folgenden werde ich die Herstellung dieser Arzneigruppen beschreiben und einige Beispiele klassischer Präparate mit ihren Indikationen nennen. In Indien gilt die Galenik der klassischen Ayurveda-Literatur als Pharmakopöe. Ein Arzneihersteller mit entsprechender Herstellerlizenz kann jedes dieser Präparate herstellen. Er muß lediglich auf der Etikette erwähnen, aus welchem Werk er die Galenik entnommen hat. Diese Arzneimittel, vorausgesetzt die klassische Formel wurde wirklich befolgt und die Zutaten sind von hoher Qualität, sind in jedem Fall den sogenannten modernen, patentierten Medikamenten vorzuziehen, denn sie werden seit Jahrhunderten klinisch eingesetzt, ihre Wirkung ist bekannt und es gibt viele Anbieter, unter denen man auswählen kann. Da die Formeln allgemein bekannt sind, kann man sie auch selbst herstellen. Im Gegensatz dazu sind die klinischen Studien der Arzneimittelhersteller nicht überwältigend wissenschaftlich belegt. Wenn wir die zigtausend modernen Arzneien, die den Markt förmlich überschwemmen, genauer betrachten, können wir leicht feststellen, daß es immer die gleichen paar Dutzend Rohmaterialien sind, die da in immer neuen Kombinationen angeboten werden.

Aus den Namen aller klassischen Präparate kann der Arzt sofort ersehen, welches die wichtigsten Bestandteile des Medikamentes sind und welcher pharmazeutischen Gruppe es zugehört. Daraus können wichtige Schlüsse für die Therapeutik gezogen werden, die auf allgemeinem medizinischen Wissen beruhen. Zum Beispiel sagt der sehr lange Name »Balaguducyadi Thaila« aus, daß es sich hier um ein Präparat auf Sesamölbasis mit den Hauptzutaten Bala (Sida cordifolia) und Guduci (Tinospora cordifolia) handelt. Daraus kann ich bereits schließen, daß es sich um ein entzündungshemmendes, gewebevermehrendes Öl zur äußeren Anwendung bei Arthritis einer Person mit Vata – oder Pitta – Konstitution handeln muß. Dem entgegengesetzt sagen Namen wie R16 überhaupt nichts aus, und dienen lediglich dazu, den Arzt von einer bestimmten Arzneimittelfirma abhängig zu machen.

Ein weiterer Pluspunkt der alten Arzneien ist, daß ich sie entsprechend bestimmter Regeln, die in der Literatur festgehalten sind, mit anderen Mitteln vermischen oder ersetzen kann. Auch hier gilt die goldene Regel, daß eine Therapeut so unabhängig wie möglich bleiben sollte.

Extrakte – Kashaya

Der Name sagt schon alles – Extrakte schmecken scheußlich und tragen deshalb den Namen der unerfreulichsten Geschmacksrichtung »herb« (Kashaya). Die Literatur unterscheidet fünf Arten von Extrakten, die entsprechend der Reihenfolge ihrer Aufzählung auch in Potenz abnehmen:

1. ausgepreßter Saft – Swarasa
2. Paste (und Pulver) – Kalka (und Curna)
3. Abkochung – Kwatha
4. warmer Aufguß – Phanta
5. kalter Aufguß – Hima

Der frische Saft (Swarasa) hat daher die höchste Potenz während der kalte Aufguß (Hima) die geringste Potenz besitzt. Das heißt aber nicht, daß Sie jedem Patienten einfach nur Swarasa verordnen, weil er die größte Wirkung besitzt. Der frische Saft ist auch am schwersten zu verdauen und deshalb muß bei der Entscheidung über die Darreichungsform auch der Zustand des Patienten, neben weiteren Faktoren berücksichtigt werden.

Frischer Saft – Swarasa

Der Saft wird mittels verschiedener Methoden aus der Pflanze gezogen. Die Pflanzenteile können zerkleinert und in Gaze gebunden werden. Anschließend kann der Saft ausgepreßt werden.

Der frische Saft (Swarasa) sollte nur bei kräftigen Patienten mit gut funktionierender Verdauung und bei akuten Indikationen abgegeben werden. Er besitzt die Eigenschaft schwer (Guru).

Vagbhata gibt eine Dosis von bis zu 160 g an. In der normalen Praxis werden aber nur 20 ml verabreicht.

Paste und Pulver – Kalka und Curna

Genaugenommen gibt es zwei Arten von Kalka: Wenn getrocknetes Pflanzenmaterial mit Flüssigkeiten zu einer dicken Paste verarbeitet wird, dann wird diese Verbindung Paste (Kalka) genannt. Wenn trockenes Pflanzenmaterial lediglich zu einem Pulver gemörsert wird, dann entsteht Pulver (Curna). Die mittlere Dosierung für Paste (Kalka) ist 10 g und 5 g für Pulver (Curna).

Pulver (Curna) werden nie ohne passendes Adjuvans verabreicht. Wenn Ghee, Öl, Honig oder Rohzucker als Adjuvans dienen, sollten sie in der doppelten Menge des Pulvers (Curna) gegeben werden. Milch und Wasser müssen in der vierfachen Menge abgegeben werden. Die Ausnahme bilden Ghee und Honig, die niemals in gleichen Mengen verabreicht werden dürfen.

Die Funktion von Wasser als Adjuvans ist, daß die Arznei vor allem auf Rasadhatu (Plasma und Lymphe) wirkt. Honig verstärkt die Wirkung auf Rakta und Mamsadhatu (Blut- und Muskelgewebe), Milch und Rohzucker auf Rasa und Raktadhatu mit einem verstärkten tonischen Effekt, Alkohol auf Majjadhatu (Nerven) und Ghee auf Meda, Shukra und Ojas (Fett-, Fortpflanzungsgewebe und die Essenz der Gewebe).

Bestimmte Pulver (Curna) können auch äußerlich aufgetragen werden. Sie werden dann Lepacurna genannt.

Beispiele von arzneilichen Pulver (Curna)

Avipatti Curna
10 bis 15 g mit Rohzucker frühmorgens als Abführmittel
3 bis 5 g mit 1 g Zucker und 5 ml Honig bei Magenübersäuerung

Talisadi Curna
2 bis 3 g mit Honig bei Erkältung, Husten, Grippe, Anorexie

Jatamayadi Curna (nur zur externen Anwendung)
2 bis 5 g mit warmem Wasser oder SEVA Kapha Massageöl vermischen und auftragen hilft bei schmerzenden Gelenken und Entzündungen

Rasnadi Curna (nur zur externen Anwendung)
1 g nach Öl- und Schwitzbehandlungen auf den Scheitel massiert verhindert Allergien und Erkältungen
2 bis 3 g mit warmem Rizinusöl vermischen und auftragen hilft bei Kopfschmerzen

SEVA Reinigungspulver für das Haar
Dieses Pulver wird mit Wasser zu einem Brei vermischt und dient zum Herauswaschen des Öls aus den Haaren nach verschiedenen Ölbehandlungen. Es kann auch an Stelle von Haarwaschmitteln benutzt werden. In jedem Fall sollte vor der Anwendung Öl auf die Kopfhaut und Haare massiert werden. Da bei wochenlangen Therapien täglich die Haare intensiv gewaschen werden, eignen sich konventionelle Shampoos für diesen Zweck nicht und können Allergien und Haarausfall bewirken. Dieses Reinigungspulver verhindert solch unerwünschte Wirkungen.

SEVA Reinigungspulver für die Haut
Dient der täglichen Pflege und Reinigung der Haut ohne Seife. Auch dieses Pulver muß zuerst mit Wasser angerührt werden. Die Paste wird nach dem Benetzen der Haut aufgetragen, einmassiert und nach einiger Zeit abgeduscht und verhindert ein Austrocknen der Haut, Allergien und Jucken. Es kann auch für Pulvermassagen (Udvartana) oder als Gesichtsmaske benutzt werden.

Abkochung – Kwatha
Paste (Kalka) oder Pulver (Curna), die in irgendeiner Flüssigkeit wie Wasser oder Milch gekocht werden, sind Abkochungen (Kwatha).

Der normale Herstellungsvorgang für eine wässrige Abkochung ist, daß ein Teil der getrockneten Droge (40 g) mit der achtfachen Menge Flüssigkeit (320 g) vermischt und gekocht wird, bis die Flüssigkeit auf ein Viertel reduziert (80 ml) ist. Diese Abkochung wird normalerweise in zwei Hälften geteilt. Eine Dosis wird morgens eingenommen und die andere abends. Dies bildet die mittlere, tägliche Dosis einer Abkochung.

Bei einer Milchabkochung, die einen höheren Nährwert besitzt, nimmt man einen Teil der Droge (25 g), die vierfache Menge Milch (100 ml) und die achtfache Menge Wasser (400 ml) und reduziert auf ein Fünftel (125 ml). Morgens nimmt man die halbe Dosis auf nüchternen Magen und die andere vor dem Schlafengehen.

Es gibt sehr bekannte Kwatha-Curna. Das sind Mischungen von grob zerkleinertem pflanzlichem Material, aus dem der Arzt, Therapeut oder Patient täglich frisch ein Dekokt herstellt. Auf dem indischen Markt gibt es auch fertig zubereitete Dekokte. Sie enthalten Konservierungsmittel und sind nur bedingt zu empfehlen. Da diese Fertigpräparate selbst mit Konservierungsmittel höchstens ein paar Monate haltbar sind, lohnt sich ihr Export nach Übersee nicht. Auch das trockene Rohmaterial ist nur bedingt haltbar und daher ist ihr

Einsatz im Westen eingeschränkt, obwohl wir sehr gute Erfahrungen mit Dekokten gemacht haben. Sie werden auch für Darmeinläufe, Augenbäder und andere äußerlichen Anwendungen gebraucht.

Beispiele von Kräutermischungen für Dekokte (Kwatha Curna)

Dasamula Katutraya Kwatha Curna
40 ml zweimal täglich mit Honig bei Husten, Erkältung, Halsmandelentzündung, Kopfschmerzen

Maharasnadi Kwatha Curna
40 ml zweimal täglich mit 3 g Ingwer, 3 g Trikatu oder 5 bis 10 ml Rizinusöl bei spastischen Vata-Erkrankungen, Hemiplegie, Neuralgie, Polyarthritis, Hernie

Manjishtadi Kwatha Curna
40 ml zweimal täglich mit 2 g Trikatu bei Hautkrankheiten, Arthritis, Fettleibigkeit

Heißer Aufguß – Phanta

Ein heißer Aufguß ist bei uns ein Kräutertee. In der medizinischen Anwendung der Ayurveda ist dieser um einiges stärker. Ein Teil der Droge (40 g) wird mit der vierfachen Menge (160 ml) heißem Wasser übergossen, ziehen lassen und filtern. Der Aufguß wird sofort konsumiert.

Kalter Aufguß – Hima

Der letzte und mildeste Extrakt ist der kalte Aufguß. Einen Teil der Droge (40 g) läßt man in der sechsfachen Menge (240 ml) kaltem Wasser über Nacht ziehen. Diese Dosis kann auf einmal oder in zwei Dosierungen, eine frühmorgens und eine nachts, eingenommen werden.

Fettpräparate

Bei Fettpräparaten werden die arzneilichen Zutaten mit fettigen Substanzen wie Ghee, Öl oder seltener mit tierischen Fetten zubereitet. Dabei werden die fettlöslichen Substanzen extrahiert, so wie bei den wässerigen Extrakten die wasserlöslichen Substanzen ausgezogen wurden. In vielen Fällen wird jedoch zuerst ein wässeriger Extrakt (Kwatha) hergestellt, der dann in die fettige Substanz gegeben wird. Gleichzeitig wird aber immer ein Paste (Kalka) und manchmal frisch gepresster Saft (Swarasa) dazugegeben. Wenn nicht anders erwähnt werden Fettpräparate mit einem Teil Paste (Kalka), vier Teilen fettiger Substanz und sechzehn Teilen wässerigem Extrakt (Kwatha) hergestellt.

Öle – Thaila

Thaila sind Fettpräparate, bei denen Öle zusammen mit bestimmten wässerigen Auszügen (Kashaya), Pasten (Kalka), Säften von frischen Kräutern (Swarasa) oder anderen Zutaten, wie verschiedenen Milchprodukten, gekocht werden. Dieser Prozess gewährleistet die Absorption der aktiven therapeutischen Eigenschaften der verwendeten Inhaltsstoffe. Das Wort ›Thaila‹ kommt von ›Tila‹, was bei uns Sesamsamen bedeutet. Meistens wird in der Herstellung von Thaila Sesamöl verwendet; nur einige wenige werden mit Kokosöl, Rizinusöl oder Ghee (geklärte Butter) hergestellt.

Art der Zubereitung

Im allgemeinen werden drei wesentliche Komponenten verwendet:

1. eine Flüssigkeit (Drava), bestehend aus einem wässerigen Auszug (Kashaya), frischen Kräutersäften (Swarasa), Milch etc.,
2. eine feine Kräuterpaste (Kalka),
3. eine ölige Substanz (Snehana), wie pflanzliche Öle, Ghee etc.

Meistens wird 1 Teil Kalka mit 4 Teilen Öl und sechzehn Teilen Drava gemischt. Drava und Kalka werden miteinander vermengt; dann wird Snehana hinzugefügt und das Ganze gekocht und kontinuierlich durchgerührt, damit die Kräuter am Bottich nicht anhaften.

Sobald der Wasseranteil im Drava verdampft ist, beginnt auch die Feuchtigkeit im Kalka zu verdampfen. Zu diesem Zeitpunkt muß öfter und sorgfältig umgerührt werden. Von Zeit zu Zeit wird etwas Kalka herausgenommen und dessen Konsistenz geprüft. In der klassischen Literatur werden drei Stadien des Abkochens (Paka) beschrieben:[14]

1. Mridupaka

Ist das Stadium, wenn sich das Kalka zwischen den Fingern rollen läßt, ohne zu kleben, dabei fühlt es sich wächsern an. Kommt die Masse mit Feuer in Berührung, verbrennt es mit leicht knisterndem Geräusch, weil das Kalka noch etwas Wasser enthält. Diese Abkochung ist für den inneren Gebrauch.

2. Madhyamapaka

Hier ist das Kalka härter. Zündet man es an, brennt es ohne knisterndes Geräusch, da in diesem Stadium kein Wasser mehr enthalten ist. Diese Abkochung wird als Nasentropfen (Nasya) und zum äußeren Gebrauch verwendet.

3. Kharapaka

Ist die letzte Phase, bei der ein noch höherer Hitzegrad als bei Madhyamapaka angewendet wird. Dabei wird das Kalka sozusagen im Öl geröstet. Das so hergestellte Öl kann für äußere Anwendungen wie Massagen (Abhyanga) und Darmeinläufe (Vasti) verwendet werden.

[14] Caraka Samhita, Kalpa Sthana, Kapitel 12, Vers 101 und Sushruta Samhita, i. V. 31. 6-13

Eigenschaften
Thaila besitzen im allgemeinen die Farbe, den Geruch und den Geschmack der verwendeten Substanzen und die Konsistenz von Öl. Werden bei der Herstellung größere Mengen von Milch verwendet, wird das Öl wegen des Milchfettes etwas dickflüssiger.

Kuzhambu sind Öle, die außer Sesamöl auch Rizinusöl und Ghee enthalten. Diese Öle haben eine stark nährende Wirkung (Brimhana) und erhöhen das Gewebewachstum. Aus diesem Grund werden Kuzhambu bei Vata-Störungen verbunden mit Gewebeverlust empfohlen.

In einigen Präparaten wird Kokosöl statt Sesamöl verwendet. In diesem Fall wird das Medikament nicht ›Thaila‹, sondern ›Keram‹ oder Kokosöl genannt. Kokosöl ist in der Wirkung leicht austrocknend und kühlend.

Um eine höhere Potenz der Öle zu erreichen, kann der Herstellungsprozeß 7, 21, 40 oder 101 mal wiederholt werden. Diese Potenzen heißen ›Avartitas‹. Sie werden hauptsächlich zum inneren Gebrauch oder zur Behandlung der Nasenschleimhäute (Nasya) verwendet.

Anwendung
Von Natur aus reduzieren alle Thaila Vata, und erhöhen Pitta sowie Kapha. Sie kommen aber auch zur Behandlung von Pitta- und Kapha-Störungen zum Einsatz, da sie die Eigenschaften der beigemischten Substanzen übernehmen. Bei der Wahl eines Thaila muß man aber ebenso die Konstitution (Prakriti) des Patienten berücksichtigen.

Regelmäßige Massage mit Ölen kann stärkend wirken und verlangsamt den Alterungsprozeß.[15] Außerdem wurde in experimentellen Studien festgestellt, daß Sesamöl das widerstandsfähigste pflanzliche Öl ist, was die Oxidation betrifft.[16] Die Widerstandsfähigkeit des Sesamöles gegenüber einer Oxidation ist auf Moleküle wie Sesamol, Sesaminol, Sesamolinol, Phynoresinal etc. zurückzuführen.[17] Andere kürzlich durchgeführte Experimente haben ergeben, daß Sauerstoffradikale, Hydroxylradikale und Peroxidradikale die Hauptverursacher des Alterns sind, ebenso wie von Karzinogenese, Arteriosklerose und Katarakt (Grauer Star). Die moderne Medizin bestätigt die Möglichkeit, daß Antioxidanten solche pathologischen Prozesse verzögern können.[18] Dies könnte den verjüngenden Effekt der ayurvedischen Öltherapien erklären.

Andere Wissenschaftler haben berichtet, daß Sesamin, ein weiterer Bestandteil des Sesamöles, Plasma- und Leber-Cholesterin reduzieren kann und außerordentlich aktiv vor Leberschäden, verursacht durch Alkohol und Tetrachlorkohlenstoff, schützt.[19]

Aufbewahrung und Lagerung
Thaila sollten in farbigen Glas- oder Porzellanflaschen aufbewahrt werden. Werden sie vor Licht und Wärme geschützt, halten sie bis zu 36 Monate.

[15] Caraka Sutra 27.287

[16] Fukuda, Y. et al, JAOCS 63 (8) 1027, 1986

[17] Namiki, M. & T. Kobayskli, Science of Sesame, Askura Shoten, 155, 1989

[18] Fukusawa, K. Japanese *Journal of Clinical Medicine*, 46 (10), 159, 1988

[19] Akimoto K., Abstract of Congress of Japanese Agri. Biol. Chem., 10, 454 (1991)

SEVA VATA Massage Öl (Sesamölbasis)
Hergestellt nach einer 300 Jahre alten Rezeptur aus dem Vaidya Yogaratnavali, Taila Prakarana. Empfohlen für Körper- und Kopfmassage (Abhyanga), Ölguß (Seka), Nasentropfen (Nasya), Gurgeln, Darmeinlauf (Vasti), Vaginaldusche. Zur Prophylaxe-Behandlung und Pflege bei:

Allen Vata-Störungen insbesondere:

- Rheumatische und neurologische Beschwerden,
- Depressionen,
- Nervosität,
- Harnverhaltung
- Körperschmerzen
- Knochenschmerzen
- Orthopädische Leiden
- Erkrankungen der Gebärmutter
- Gewichtsverlust
- Während der Schwangerschaft
- Postnatale Pflege
- Kindermassagen
- Älteren Menschen

Vata-Öl fördert eine leichte Gewichtszunahme. Bei normaler Anwendung hat es keinen störenden Einfluß auf Pitta und Kapha. Es kann mit Kapha-, Baby- oder Sport-Massageöl gemischt werden. Für den Einlauf 100 ml Öl mit 100 ml abgekochter Milch mischen.

SEVA PITTA Massage Öl (Kokosölbasis)
Hergestellt nach einer 2000 Jahre alten Rezeptur aus der Ashtangahridaya, Sutrasthana Kapitel 15. Empfohlen für Körper- und Kopfmassagen (Abhyanga), Ölguß (Seka). Zur Prophylaxe-Behandlung und Pflege bei:

- Hautverfärbungen
- Ekzeme
- Hautjucken
- Geschwüre und Furunkel
- Unruhe
- Katarrh
- Rhinitis
- feuchte Schuppenflechte
- Hautallergien
- Kopfschmerzen

Reduziert Pitta- und Kapha-Störungen. Es ist sehr effektiv bei Hautkrankheiten, verbunden mit Jucken und dunklen Verfärbungen. Es hat einen leicht austrocknenden Effekt. Bei starken Pitta-Störungen kann das Pitta-Öl zusätzlich mit Ghee gemischt werden.

SEVA KAPHA Massage Öl (Sesamölbasis)
Hergestellt nach einer 2000 Jahre alten Rezeptur aus der Ashtangahridaya, Cikitsasthana, Kapitel 21. Empfohlen für Körpermassage (nicht für den Kopfbereich), Ölguß (Seka), Einlauf (Vasti). Zur Prophylaxe-Behandlung und Pflege bei:

Störungen der unteren Gliedmassen wie:

- Rheuma
- Hexenschuß
- Ischias
- Krampfadern
- Offene Beine und Venen
- Narbenbehandlung
- Nervösen Störungen
- Blockierung der Shrotas

Kapha-Öl kann mit allen Vata reduzierenden Ölen gemischt werden. Durch kräftige Massage gegen die Haarrichtung können Fettpolster und Orangenhaut abgebaut werden. Das Öl hat eine leicht erhitzende Wirkung. Für den Einlauf 100 ml Öl mit 100 ml abgekochter Milch mischen.

SEVA BABY Massage Öl (Sesamölbasis)
Hergestellt nach einer 2000 Jahre alten Rezeptur aus der Ashtangahridaya. Empfohlen für Körper- und Kopfmassage (Abhyanga) Ölguß (Seka), Darmeinlauf (Vasti), Nasenbehandlung (Nasya). Babyöl ist ein sehr wirksames Kosmetika. Über Nacht auf Gesicht und Hals aufgetragen hat es einen verjüngenden und verschönernden Effekt auf der Haut. Bei Schlaflosigkeit und Augenproblemen wird es vor dem Zubettgehen auf die Fußsohlen aufgetragen. Zur Prophylaxe-Behandlung und Pflege bei:

- Rheumatischen Beschwerden
- Nervenschwäche
- Bluthochdruck
- Schlaflosigkeit
- Hemiplegie (motorische Lähmung einer Körperseite)
- Gesichtslähmung
- Anämie
- Gewebeverlust

Babyöl reduziert Vata- und Vata-Pitta-Krankheiten, da es Vata beruhigt ohne Pitta anzuregen. Dies wird u. a. durch die enthaltene Milch erreicht. Wegen seines sensiblen und nährenden Charakters eignet es sich insbesondere für die Babymassage oder um den Organismus nach Krankheit oder Streß zu stärken. Für den Einlauf 100 ml Öl mit 100 ml abgekochter Milch mischen.

SEVA SPORT Massage Öl (Sesamölbasis)
Hergestellt nach einer 400 Jahre alten Rezeptur aus der Sahasrayoga Thaila Prakarama. Empfohlen für Körper- und Kopfmassage (Abhyanga), Ölguß (Seka). Eine Stunde vor sportlicher Betätigung einmassieren und ruhen, danach duschen. Oder nach dem Sport oder körperlicher Anstrengung anwenden. Zur Prophylaxe-Behandlung und Pflege bei:

- Vata-Pitta Störungen
- Rheuma
- Polyarthritis
- Arthritis
- Brennendes Gefühl der Haut
- Katarrh (warmes Tuch auf dem Gesicht löst Schleim bei Sinusitis)
- Kopfschmerzen

Kopf und Haar Öl für warmes Wetter (Kokosölbasis)
Hergestellt nach einem 100 Jahre alten Familienezeptur aus Kerala. Empfohlen für Kopfmassage und als Haaröl. Zur Prophylaxe-Behandlung und Pflege bei:

- Haarausfall
- Frühzeitiges Ergrauen der Haare
- Schutz vor Hitze

SEVA Kopf und Haar Öl für kaltes Wetter (Sesamölbasis)
Hergestellt nach einer 400 Jahre alten Rezeptur aus Sahasrayoga Taila Prakarana. Empfohlen zur Kopfmassage, Kopfguß (Shirodhara), Shirovasti, Nasentropfen und als Haaröl. Zur Prophylaxe-Behandlung und Pflege bei:

- Haarausfall
- Schlaflosigkeit
- Brennendes Gefühl der Kopfhaut
- Heiserkeit
- Erkältung
- Müden Augen
- Ohrenschmerzen
- Zahnschmerzen

Arzneilicher Ghee – Ghrita

Ghee hat die wundersame Eigenschaft alle Agni (Arten von biologischen Feuer) zu verstärken, ohne dabei Pitta zu erhöhen. Er ist das ideale Adjuvans für Arzneien bei Krankheiten, die das Nervensystem und die Psyche betreffen, denn es ist bekannt, daß im Fett gelöste Wirkstoffe die Hirn-Blut-Barriere leichter überwinden können. Zudem hält die Wirksamkeit von Gheepräparaten am längsten an.

Arzneiliche Ghees finden vor allem Anwendung bei inneren Ölkuren, bei Augenbädern, chronischen Hautkrankheiten, Wundbehandlung, neurologischen Erkrankungen und allgemein bei Vata- und Pittastörungen. Das Hauptproblem liegt bei der niedrigen Akzeptanz der Patienten. Es braucht einiges an Überwindung, um die tägliche Dosis dieser bitteren, fettigen Substanzen schlucken zu können. Anschließend an die Einnahme sollte heißes Wasser mit etwas Ingwer und einem Tropfen Zitrone getrunken werden.

Bei der Zubereitung wird zuerst ein wässriges Dekokt, das auf ein Sechzehntel reduziert wird hergestellt. Es kommen auch frische Säfte, Milchabkochungen und Pasten (Kalka) zur Anwendung. Sie alle werden solange im Ghee erhitzt, bis alle Wasseranteile verdampft sind.

Die mittlere Dosis liegt zwischen 5 und 25 g und wird auf nüchternen Magen eingenommen.

Ashoka Ghrita
15 bis 25 ml zweimal täglich mit warmem Wasser bei Frauenleiden wie Menorrhagie, Dysmenorrhoe, Leukorrhoe, etc.

Brahmi Ghrita
15 bis 25 ml zweimal täglich mit warmem Wasser oder warmer Milch bei Geisteskrankheiten, Hautkrankheiten, Epilepsie, Störungen von Gedächtnis, Sprache und intellektuellen Fähigkeiten.

Indukanta Ghrita
15 bis 25 ml zweimal täglich mit warmem Wasser oder Milch und mit frischem Saft (Swarasa) von Guduci bei neurologischen Krankheiten, Auszehrung, Flatus, Kolik, chronischem, intermittierendem Fieber, Appetitverlust, geschwächtem Immunsystem, Allergien, Klumpenbildung im abdominalen Bereich (Gulma),

Mahatikktaka Ghrita
15 bis 25 ml zweimal täglich mit warmem Wasser oder Milch bei allen Arten von chronischen Hauterkrankungen wie Psoriasis, Gürtelrose (Herpes zoster), Dermitis, Neuritis, Hämorrhoiden Magenübersäuerung, Anämie und zur Wundbehandlung.

Triphala Ghrita
15 bis 25 ml zweimal täglich mit warmem Wasser oder warmer Milch bei Menorrhagie, Beeinträchtigung der Sehkraft, Tumor, Erysipel. Verschiedene Augenkrankheiten wie okuläre Myopathie, Glaukom oder Konjunktivitis werden mit Augenbädern (Akshitarpana) behandelt.

Fermentierte Präparate

In dieser Gruppe gibt es zwei bekannte Präparate: Asava und Arishta, beides sind eine Art von Kräuterwein mit selbst generiertem Alkohol. Wenn die Zutaten, wie frische und getrocknete Kräuter, Mineralien,

Honig, Melasse, Zucker, etc. mit Wasser angesetzt werden, und dann zum Gären in luftdichte Gefäße gefüllt und für zirka 45 Tage bei kontrollierter Temperatur belassen werden, so entsteht Asava. Wenn der Fermentierungsprozeß abgeschlossen ist, wird die Flüssigkeit gefiltert und in Flaschen gefüllt.

Beim Arishta wird zuerst ein Dekokt zubereitet. Dieses wird dann mit Honig, Melasse oder Zucker vermischt und auf die gleiche Art weiterverarbeitet wie Asava. Die Blume der Mesua ferrea enthält natürliche Hefepilze. Sie werden mit den Flüssigkeiten angesetzt, um die Gärung zu beschleunigen.

In unserer Praxis in der Schweiz arbeiten wir seit vielen Jahren mit über zwei Dutzend Ayurveda-Kräuterweinen. Der Vorteil dieser Produkte ist, daß sich der Arzt keine Sorgen über das Verfalldatum machen muß, denn Arishta und Asava sind praktisch unbeschränkt haltbar, ohne daß sie ihre Potenz verlieren. Im Gegenteil – alter Kräuterwein wird frischem vorgezogen. Der Alkoholgehalt von Asava und Arishta variiert zwischen 6 und 9 %. Bei einer Dosis von 5 bis 10 ml bei Kindern, und 15 bis 25 ml bei Erwachsenen, ist der Effekt des Alkohols nicht spürbar. In gewissen Bundesstaaten Indiens, wo die Prohibition herrscht, sind die ayurvedischen Weine, weil Medikamente, der einzige legale Alkohol und werden in riesigen Mengen, zu anderen als gesundheitlichen Zwecken, konsumiert.

Der Vorteil der Ayurveda Kräuterweine ist ihre schnelle Wirkungsweise und unkomplizierte Anwendung. Sie werden eine halbe Stunde nach der Mahlzeit, mit der fünffachen Menge Wasser eingenommen, quasi anstelle von Kräuterbitter, Grappa, Kirsch oder Pflümli.

Sie können auch problemlos miteinander kombiniert werden. Zum Beispiel bilden Ashokarishta und Ashwagandharishta (50:50) eine ideale Mischung bei PMS, oder Shallaki oder Guggulu Pulver (Curna) oder Tabletten und Balarishta bei rheumatischen Erkrankungen. Die folgenden zehn Beispiele zeigen die in unserer Praxis am häufigsten verschriebenen Kräuterweine:

Abhayarishta
15 bis 50 ml zweimal täglich bei Hämorrhoiden, Verstopfung, Verdauungsstörungen, Aszites.

Ashokarishta
15 bis 25 ml zweimal täglich bei Menorrhagie, Metrorrhagie (länger als 7 Tage dauernde Uterusblutung außerhalb der Menstruation), Dysmenorrhoe, Leukorrhoe (Fluor albus), PMS.

Ashwagandharishta
15 bis 25 ml zweimal täglich bei nervösen Störungen, Angstneurose, Schlafstörungen, Epilepsie, Vitiligo, Auszehrung, Vata-Störungen.

Balarishta
15 bis 25 ml zweimal täglich bei Rheuma, Verdauungsstörungen, Vata-Störungen

Dasamularishta
15 bis 25 ml zweimal täglich bei Husten, Asthma, Verdauungsstörungen, Rheuma, Anämie, Lebererkrankungen, Darmkolik, Sprue (Malabsorptionssysndrom), Hämorrhoiden, Erbrechen, Tumor.

Parthadyarishta (Ashokarishta)
15 bis 25 ml zweimal täglich bei verschiedenen Herzerkrankungen, Angina pectoris, Husten, Fieber, Lungenerkrankungen.

Pippaliasava
Flatus, Husten, Asthma, Sprue, Verdauungsstörungen, Anämie, Hämorrhoiden, Appetitlosigkeit.

Punarnasava
15 bis 15 ml zweimal täglich bei Ödem, Aszites, Anämie, Magenübersäuerung, Erkrankungen der Leber, Flatus.

Saraswatharishta
15 bis 25 ml zweimal täglich bei psychischen Störungen, Sprachstörungen, Epilepsie, Gedächtnisstörungen, vermehrt das Fortpflanzungsgewebe (Shukradhatu).

Vasakasava
15 bis 25 ml zweimal täglich bei Asthma, Bronchitis, Husten, Heiserkeit, Tuberkulose, inneren Blutungen.

Andere Präparate
Es gibt eine ganze Reihe weiterer traditioneller Präparate, wie Bhasma (Asche von Mineralien, Pflanzen und tierischen Stoffen), Vartti, Netrabindu und Anjana (Pasten, Pulver, etc. die in die Augen gegeben werden), Rasa-Yoga (Präparate mit hauptsächlich mineralischen Bestandteilen). Für unsere Praxis im Westen sind aber vor allem Awaleha (Konfekt), Vati oder Gutika (Pillen) wichtig.

Awaleha – Konfekt
Diese Präparate bestehen in der Regel (1) aus einem wässrigem Dekokt, (2) Zucker, Kandiszucker, Jaggery (eingedicktem Zuckerrohrsaft), (3) Pulver (Curna) oder Pasten (Kalka) bestimmter Drogen, (4) Ghee oder Öl und (5) Honig. Die Konsistenz ist weder hart noch eine dicke Flüssigkeit, sondern eine dicke, klebrige Masse, die zwischen den Fingern gerollt werden kann. Problematisch für viele Patienten ist der hohe Zuckeranteil (48 bis 60 %) dieser Gruppe, der für die Konservierung notwendig ist. Generell werden Awaleha vor der Mahlzeit eingenommen, bei schwacher Verdauung mit der Mahlzeit.

Amla Püree oder Chyavanprash ist wohl das bekannteste Präparat dieser Gruppe und wird deshalb hier im Detail aufgezeigt. Anschließend folgen Kurzbeschreibungen anderer gebräuchlicher Konfekte.

Herstellung von Amla Konfekt

Die Amla-Früchte werden während ihrer Reifezeit (September bis Dezember) in den Wäldern, weit entfernt von Städten und Industriezentren, geerntet und sofort weiter verarbeitet. Die Früchte werden in Gaze gebunden und in einem Sud aus 34 Kräutern gekocht. Danach nimmt man sie heraus und püriert. Das Fruchtfleisch wird in einem Gemisch aus Ghee und Sesamöl leicht geröstet. Nun gibt man in das Kräuterdekokt Kandiszucker. Dann mischt man beides zusammen und rührt Kräuterpulver, Bambuszucker und Honig darunter.

Charakteristika

Der charakteristische Geschmack der Amlafrucht bleibt erhalten. Die Früchte werden zu einer breiigen Masse verarbeitet, wobei man die Samenkerne entfernt. Der Rohrzucker dient als natürliches Konservierungsmittel.

Im Ayurveda gilt Kandiszucker als Verjüngungsmittel (Rasayana) und ist deshalb nicht als schädlich anzusehen.

Bei schweren Kapha-Störungen wie Diabetes, Fettleibigkeit und einigen Hauterkrankungen ist vom Genuß des Amla-Püree abzuraten, während es bei Vata- und Pitta-Konstitutionen sehr hilfreich ist. Angemerkt sei, daß bei der max. Dosis von 20 Gramm am Tag weniger als die Hälfte aus Zucker besteht und diese Menge nicht zur Gewichtszunahme führen kann.

Die Amlafrucht enthält mehr als 1% Vitamin C in zubereitetem Zustand; frisch sind es sogar 2,8 %. Andere wichtige Komponenten sind Eisen und Kalzium sowie Magnesium, Zink und Selen. Die enthaltenen Gerbstoffe bewirken, daß die Vitamine thermostabil sind, d. h. durch Erhitzen nicht verloren gehen.

Anwendung

Amla spielt in der Präventivmedizin und bei der Zellverjüngung eine herausragende Rolle. Sie ist einzigartig, da sie den Organismus stärkt, ohne das Dosha-Gleichgewicht zu beeinträchtigen. Amlafrüchte enthalten alle Geschmacksrichtungen (Rasa) außer der salzigen, sind also süß, sauer, bitter, scharf und adstringierend. Amla sollte daher ein Teil unserer täglichen Nahrung bilden.

Aufbewahrung

Die Nahrungsmittel sollen an einem kühlen, dunkeln und trocken Ort aufbewahrt werden. Verschlossen habe sie eine Haltbarkeit von 36 Monaten, geöffnet sollten sie innerhalb von drei Monaten aufgebraucht werden.

SEVA Amla Püree

Foto: Marktstand mit Amlafrüchten

Hergestellt nach einer 3500 Jahre alten Rezeptur aus der Caraka Samhita, Cikitsa Sthana 1. 62-74.

Die Geschichte erzählt folgendes: Vor langer Zeit lebte ein alter König, der eine junge Prinzessin geheiratet hatte. Verständlicher-

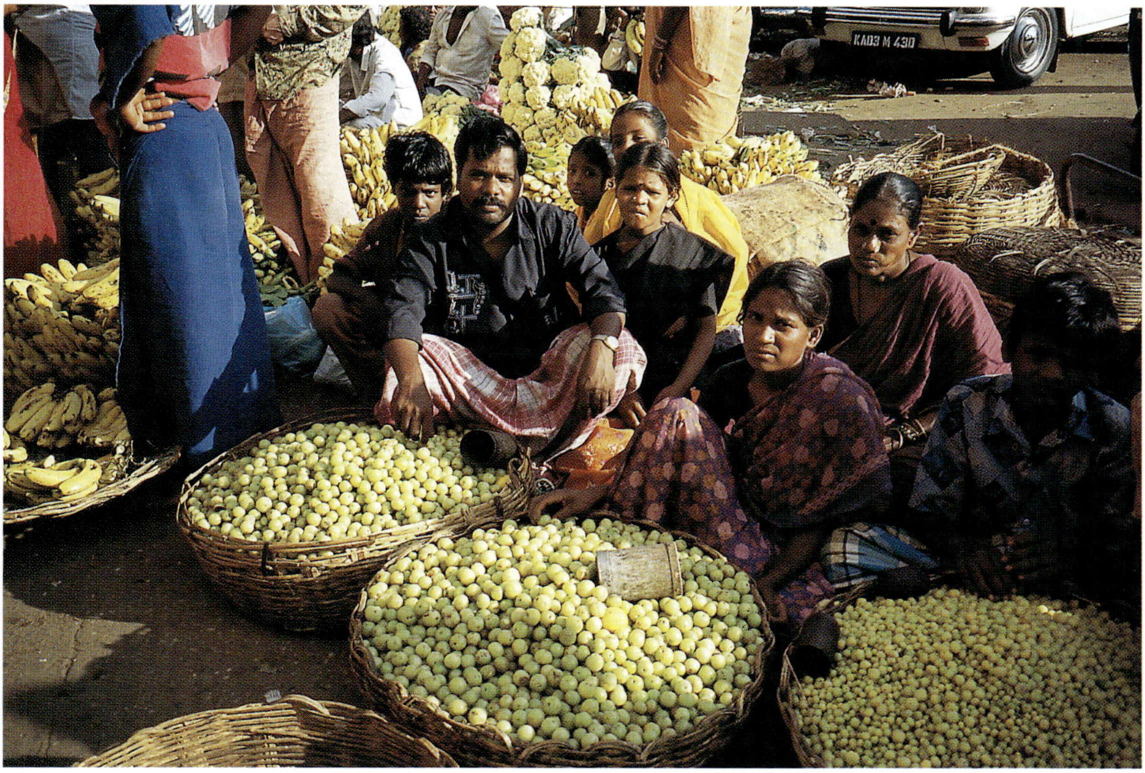

Marktstand mit Amlafrüchten

weise war das junge Mädchen gar nicht glücklich über diese Verbindung. So wandte sie sich an einen berühmten Heiligen namens Chyavana und flehte ihn an, Erbarmen mit ihr zu haben. Da er Mitleid für sie empfand, ersann er ein Verjüngungsmittel, das hauptsächlich aus der Amla Frucht bestand, und empfahl ihr, dies täglich ihrem Gemahl zu geben. Nach kurzer Zeit war der König wieder im vollem Besitz seiner jugendlichen Kräfte und lebte ein glückliches und erfülltes Leben mit seiner Königin.

SEVA Amla Püree ist ein sehr wertvolles Tonikum und Aufbaumittel, das in die tägliche Ernährung einbezogen werden sollte, insbesondere im Herbst, Winter und Frühjahr. Es kann Kindern und älteren Menschen gleichermaßen gegeben werden. Es wird zur Regenerationskur (Rasayana) nach einer Reinigungs- oder besänftigenden Therapie. Es ist sehr wichtig, daß nach solchen Therapien zellverjüngende und aufbauende Maßnahmen vorgenommen werden. Amla Püree hilft bei Erkrankungen der Atmungsorgane, Erschöpfungszuständen, Darmpilz, Magenübersäuerung und stärkt das Immunsystem.

In den folgen Fällen ist Amla Püree nicht empfehlenswert: Diabetes und Übergewicht.

Ashwagandhadi Leha
10 bis 20 g zweimal täglich mit warmer Milch bei nervösen Störungen, Schlaflosigkeit, Impotenz, allgemeinen Schwächezuständen.

Brahma Rasayana
10 bis 20 g zweimal täglich mit warmem Wasser oder Milch bei depressiven und psychosomatischen Störungen, Schlaflosigkeit, zur Verbesserung von Gedächtnis und intellektuellen Fähigkeiten, Fieber.

Shatavari Guda
10 bis 20 g zweimal täglich mit warmer Milch bei Leukorrhoe, Dysmenorrhoe, Amenorrhoe (Fehlen oder Ausbleiben der Regelblutungen), Hepatitis, Neuritis, Magenübersäuerung, Erkrankungen des Urogenitalsystems.

Sukamara Rasayana
10 bis 20 g zweimal täglich mit warmer Milch oder Wasser bei Verstopfung, Magenübersäuerung, Darmkolik, Bauch- und Rückenschmerzen, LWS.

Gutika – Pillen

Ayurvedische Pillen werden aus Pasten (Kalka) pflanzlicher, tierischer und mineralischer Stoffe handgerollt. Ihre Größe entspricht ihrer Dosierung. In jedem Fall müssen die Pillen vor der Einnahme mit Hilfe eines Mörsers zu feinem Pulver gerieben werden. Wenn ganz geschluckt, können sie vom Körper nicht richtig absorbiert werden. Viele Patienten scheuen die Mühe, diese steinharten Pillen kleinzukriegen und haben dann auch wenig Nutzen vom Medikament.

Zwei sehr wichtige Arzneien werden in dieser Form verschrieben: (1) Yograja Guggulu, ein gut verträgliches Guggulupräparat und Candraprabha, das auch Guggulu enthält. Maha-Yograja Guggulu enthält Quecksilberderivate und sollte unbedingt vermieden werden.

Pillen (Gutika) halten sich gut über einige Jahre. In vielen Fällen wird Zucker hinzugemischt, wie bei den beiden oben genannten Präparaten, was bei entsprechenden Kontraindikationen berücksichtigt werden muß.

Candraprabha Gutika
1 bis 2 Pillen zweimal täglich mit warmem Wasser, Milch oder geröstetem Sesampulver bei Blasen- und Nierensteinen, Anämie, Hepatitis, Leber- und Milzstörungen, Prostatabeschwerden, Dysurie, Blasen- und Harnleiterentzündungen, Diabetes (trotz Zuckergehalt).

Manasamitra Vataka
1 bis 2 Pillen zweimal täglich mit warmer Milch bei Depression, Epilepsie, Angstzuständen, Neurosen, Gedächtnisstörungen, zur Förderung von intellektuellen Fähigkeiten und zum Ausgleich der Emotionen. Dieses Präparat enthält verschiedene mineralische Stoffe, insgesamt 72 Zutaten und ist gut verträglich.

Yograja Guggulu
1 bis 2 Pillen zweimal täglich mit Honig, Balarishta oder Saft aus frischem Knoblauch bei Polyarthritis und anderen rheumatischen Beschwerden, Geschwüren, Vata-Störungen, Sponylitis.

Karutamarmani oder SEVA Marmatabletten
Diese Pillen müssen zuerst im Mörser zerkleinert, in einem großen Eßlöffel mit SEVA-Kapha-Massageöl vermischt und erhitzt werden, bevor die ölige Paste direkt auf die schmerzende Stelle aufgetragen wird. Man läßt sie 10 Minuten bis eine halbe Stunde einwirken und wäscht sie anschließend mit einem trockenen Tuch ab.

Die Marmatabletten kommen bei folgenden Indikationen zur Anwendung: überall dort, wo Blockaden gelöst werden sollen, dort wo Schmerzen in Muskeln, Gelenken, Gewebe, Organe, Nerven u. ä. festsitzen, zur Narbenentstörung, bei Kopfschmerzen, Migräne, Rheuma.

Wichtige Regeln für die Anwendung von Arzneien

Arzneien können sowohl zur Erhaltung der Gesundheit wie auch zur Bekämpfung von Krankheiten eingesetzt werden. Sie werden nach vier Hauptkriterien beurteilt:

1. *Verfügbarkeit:* Das erste und wichtigste Kriterium ist die Verfügbarkeit einer Arznei. Medikamente mögen noch so gut sein, nützen dem Patienten aber nicht, wenn sie von sehr weit her kommen, nur in geringer Quantität vorhanden oder extrem teuer sind. Wie schon erwähnt, der ideale Fall ist der, daß der Arzt nach seiner Diagnose hinters Haus in seinen Kräutergarten geht, die Heilpflanze pflückt, zubereitet und dem Patienten abgibt.
2. *Passende Wirksamkeit:* Eine Droge sollte möglichst starke Wirksamkeit besitzen, um eine bestimmte Krankheit zu bekämpfen. Gleichzeitig darf sie keine unerwünschten Nebenwirkungen aufzeigen.
3. In möglichst vielen *pharmazeutischen Zubereitungen* erhältlich: Wir haben vorhin die verschiedenen Präparate besprochen, Dabei konnten Sie sehen, daß Ashwagandha als Kräuterwein, Konfekt, Öl für äußere Anwendung, Ghee, Pulver (Curna) etc. angewendet werden kann. Je vielseitiger eine Droge einsetzbar ist, desto gezielter kann sie angewendet werden. Ein weiterer Vorteil dieser Vielseitigkeit ist, daß man mit einer geringeren Zahl von Arzneien möglichst viele Indikationen abdecken kann.
4. *Potenz:* Wenn eine Droge möglichst viele Eigenschaften wie Rasa, Guna, Prabhava besitzt, verstärkt sich ihre pharmakotherapeutische Potenz.

Die Autoren der klassischen medizinischen Literatur der Ayurveda haben die Arzneien in verschiedene Gruppen unterteilt. So beschreibt

Caraka 50 Gruppen mit je 10 Drogen in jeder Gruppe. Sushruta gibt 37 Gruppen an.

Der wichtigste Effekt einer Arznei ist ihr Einfluß auf die drei Dosha. Sie kann drei Formen annehmen:

1. zu einer Zunahme eines oder mehrerer Dosha führen – Dosha-Prashamana
2. zu einer Reduktion eines oder mehrerer Dosha führen – Dosha-Pradushana
3. das Gleichgewicht eines oder mehrerer Dosha erhalten – Swastha-Hita

Die Wirkung der Arzneien kann auch auf Grund der beiden Hauptgruppen ihrer therapeutischen Anwendung betrachtet werden. Wir werden diese Gruppen im nächsten Kapitel ausführlich beschreiben.

1. Eliminierende (Samshodana) Arzneien werden bei therapeutischem Erbrechen (Vamana), Abführkuren (Virecana), Darmeinläufen (Vasti) und Nasenschleimhauttherapien (Nasya) gebraucht und zielen darauf ab, den Körper von toxischen und krankheitsverusachenden Substanzen zu reinigen.
2. Beruhigende (Samshamana) Arzneien sollen das delikate Gleichgewicht der Dosha mittels Ölanwendungen (Snehana), Gewebevermehrung (Brimhana), Gewebeabbau (Langhana), Aufrauhen (Rukshana), Schwitzen (Swedana) und Förderung des Zusammenhaltes (Sthambhana) wiederherstellen.

Weitere wichtige Gesichtspunkte, die wir hier noch diskutieren sollten, sind:

- Kompatibilität – Virodha
- Dosierung
- Adjuvans – Anupana
- Einnahmezeiten
- Route

Kompatibilität – Virodha

Wenn eine oder mehrere Arzneien miteinander kombiniert werden, ist die Kompatibilität der wichtigste Faktor, den wir berücksichtigen müssen. Caraka hat sie im Detail beschrieben, auch in Beziehung zur Ernährungsweise, während Vagbhata sie nur am Rande nennt. Die folgenden drei Punkte sind erwähnenswert:

1. Quantitative Inkompatibilität – Mana-Virodha: Das populärste Beispiel ist, daß Honig und Milch niemals in der gleichen Quantität gemischt werden dürfen.
2. Physikalische und chemische Inkompatibilität: Das Kombinieren von zwei oder mehr Drogen mit gegensätzlichem Geschmack

(Rasa), Eigenschaften (Guna), Potenz (Virya) oder Transformation (Vipaka) muß vermieden werden. Beispiele solcher Inkompatibilität Milch und Salz (unverträglicher Geschmack), Fisch und Milch (unverträgliche Potenz), Rettich und Milch (unverträgliche Transformation).

3. Pharmakologische Inkompatibilität – Karma-Virodha: Zum Beispiel sollen Arzneien mit abführender Wirkung nicht mit adstringierenden Drogen vermischt werden.

Dosierung

In der Ayurveda gibt es keine starren Dosierungsvorschriften. Sie soll von Fall zu Fall auf Grund der Krankheit, des Zustandes des Verdauungstraktes, dem Alter und Widerstandskraft des Patienten, der Eigenart des Landes sowie der Jahreszeit entschieden werden.[20]

Die Dosierung ist sehr wichtig, denn eine zu hohe Dosis kann unerwünschte Nebenwirkungen verursachen, während eine zu niedrige Dosis keine Wirkung aufzeigen kann. Die Dosis muß daher so bestimmt werden, daß die Arznei möglichst effektiv aber nebenwirkungsfrei wirkt.

Manchmal werden auch ganz spezifische Dosierungen gewählt. Zum Beispiel wird die Dosis bei Regenerationsmittel (Rasayana) für eine bestimmte Periode täglich erhöht. Anschließend wird für die gleiche Periode die Dosis täglich reduziert. In anderen Fällen, wie bei Triphala, gibt man beim ersten Mal eine recht hohe Dosierung. Dies verursacht einen abführenden Effekt. Die nächste Dosis wird so gewählt, daß kein abführender Effekt mehr entsteht. Diese Dosierung wird dann über längere Zeit beibehalten.

Die im Folgenden genannten Dosierungen für verschiedene pharmazeutische Präparate sind mittlere Erfahrungswerte und sollten entsprechend dem Patienten und der Situation entsprechend angepasst werden.

• Frischer Saft (Swarasa)	20 ml
• Paste (Kalka)	10 g
• Pulver (Curna)	5 g
• Dekokt (Kwatha)	40 ml
• Heißer Aufguß (Phanta)	160 ml
• Kalter Aufguß (Hima)	240 ml
• arzneilicher Ghee	10 g
• arzneiliches Öl	10 g
• Kräuterwein	15 ml
• Konfekt (Awaleha)	10 g

Adjuvans – Anupana

Das Adjuvans ist ein wichtiger Faktor, der die Absorption, Assimilation, Effizienz einer Arznei verbessert oder sogar unerwünschte Nebenwirkungen verhindern kann. Das Adjuvans wird entsprechend

[20] Ashtangahridaya, Kalpa Sthana, Kapitel 6, Verse 11a und 12

der Konstitution des Patienten sowie dem Zustand der Dosha ausgewählt.

- bei Vata-Konstitution oder Zuständen wird eher ein fettiges Adjuvans empfohlen
- Bei Pitta-Konstitution oder Zuständen wird eher ein süßes Adjuvans gewählt
- Bei Kapha-Konstitution oder Zuständen wird eher ein trockenes Adjuvans hinzugefügt

Die wichtigsten Adjuvans sind heißes oder kaltes Wasser, Honig, Ghee, Butter, Zucker, Jaggery, Melasse, Milch, Ingwersaft, Buttermilch, dünner, wässriger Reisbrei, etc. Sie werden auch nach folgenden Gesichtspunkten ausgewählt:

- Entsprechend der Droge – meistens wird nach der Einnahme von Gheepräparaten warmes Wasser empfohlen
- Entsprechend dem Patient –

Einnahmezeiten

Die folgenden elf Einnahmezeiten werden in der Literatur erwähnt. Die am Anfang dieses Kapitels erwähnten fünf Einnahmezeiten im Zitat von Sharangadhara, sind darin eingeschlossen.

1. *Auf leeren Magen (frühmorgens):* Die Arznei hat die stärkste Wirkung, wenn sie auf leeren Magen verabreicht wird. Diese Einnahmezeit eignet sich für kräftige, widerstandsfähige Patienten und bei Kapha – Störungen
2. *Vor den Mahlzeiten:* Dies ist bei Störungen von Apanavayu, um die intestinalen Muskeln zu stärken und um Fettgewebe zu reduzieren
3. *Während den Mahlzeiten:* Diese Einnahmezeit kommt bei Störungen von Samanavayu, gastrointestinalen Erkrankungen, insbesondere von Pitta, zur Anwendung.
4. *Nach den Mahlzeiten:* Nach dem Mittagessen bei Störungen von Vyanavayu und nach dem Nachtessen bei Störungen von Udanavayu. Es scheint, daß die Einnahme nach den Mahlzeiten vor allem die Organe im oberen Teil des Körpers günstig beeinflußt. Diese Einnahmezeit wird deshalb auch bei Kapha-Erkrankungen dieser Region gewählt.
5. *Mit der Nahrung vermischt:* Diese Methode wird für Kinder, empfindliche Personen und solche, die eine tiefe Abneigung gegen Medikamente haben, empfohlen.
6. *Zwischen den Mahlzeiten (während des Tages):* Die Arznei wird am Nachmittag, nachdem die Mittagsmahlzeit verdaut ist und mit genügend Zeit bis zum Abendessen, verabreicht. Die Person sollte eine gute Verdauung besitzen. Indiziert wird dieses Vorgehen bei Störungen von Vyanavayu.

7. *Vor und nach der Mahlzeit:* Karminativa, Konfekt sowie einige Pulver (Curna) können auf diese Art eingenommen werden. Zu empfehlen bei Tremor, Konvulsion und Störungen der unteren Körperteile.
8. *In regelmäßigen Abständen während des ganzen Tages:* Hier kommt es nicht darauf an, ob der Patient einen vollen Magen hat oder nicht. Diese Methode wird bei Husten, Schluckauf, Durst, Erbrechen, Vergiftungen und Dyspnoe (Atemnot) gewählt.
9. *Mit dem ersten Biß Nahrung:* Die Arznei wird mit dem ersten Bissen Nahrung vermischt und eingenommen. Einige Pulver (Curna) Pillen und Konfekt werden so verabreicht und wirken auf diese Weise verdauungsfördernd und aphrodisierend.
10. *Zwischen den einzelnen Bissen beim Essen:* Zu empfehlen bei Störungen von Pranavayu und Herzerkrankungen im Speziellen.
11. *Vor dem Schlafengehen:* Diese Form wird bei Erkrankungen der Kopforgane wie Nase, Ohren, Mund, Augen und Hals.

Route

Die Einnahmeroute wird normalerweise entsprechend der Lage des betroffenen Dosha sowie der Wirkung auf ein bestimmtes Organ oder ein System ausgewählt. In der Ayurveda kann ein Medikament auf neun Wegen abgegeben werde:

1. Orale Verabreichung – kommt zur Anwendung bei Mundspülungen, wenn eine Wirkung auf den gastrointestinalen Trakt wie bei Mitteln zum Abführen, Verdauungsförderung oder als Karminativ erwünscht wird, bei Rauchinhalationen, die auf die Atmungsorgane wirken sollen und wenn die Wirkstoffe im ganzen Körper zirkulieren sollen.
2. Verabreichung via Nase – zeigen ihre Wirkung in den Kopforganen, auch dem Gehirn (mittels Venenrückfluss) und den Atmungsorganen.
3. Verabreichung in die Augen – kommt bei Augentropfen und Pasten, medizinischem Kajal und Augenbädern (Akshitarpana) zur Anwendung
4. Verabreichung in die Ohren – wie Waschungen, Tropfen und Beräucherung nicht nur bei Erkrankungen der Ohren sondern auch andere Indikationen wie HWS, Kopfschmerzen, etc.
5. Rektale Verabreichung – wie Darmeinlauf (Vasti) und Suppositorium.
6. Verabreichung via Urethra (Harnröhre) – wird bei bestimmten Erkrankungen im urogenitalen Bereich angewendet.
7. Vaginale Verabreichung – kommen bei Erkrankungen der Vagina und Gebärmutter zum Einsatz. Verabreicht werden vaginale Duschen, Suppositorium, Beräucherung, das Einführen von in arzneilichen Substanzen getränkter Gaze oder Watte, etc.

8. Verabreichung über die Haut – wird heute auch in der modernen Medizin mit Hormon oder Nikotinpflastern durchgeführt, obwohl man uns vor zehn Jahren noch vorgeworfen hat, daß die Substanzen der arzneilichen Öle unmöglich die Hautbarriere durchbrechen können. Diese Methode wird intensiv in Kerala betrieben. Dazu dienen Massagen mit entsprechenden Ölen oder anderen Substanzen, Pflaster, Wickel, Kopfeinlauf (Shirovasti) etc.
9. Verabreichung mittels Injektion – es existieren Hinweise in der buddhistischen Literatur (Saddharma Pundarika), daß Arzneien mittels einer Nadel direkt ins Blut injiziert wurden. Caraka bringt die Arznei in Kontakt mit dem Blut mittels Venensektion und Sharangadhara erwähnt die gleiche Methode. Er meint dazu, daß selbst ein Totgeglaubter wieder zum Leben erweckt werden kann, wenn sein Blut mit der Arznei direkt in Berührung kommt. Damit wäre eine weitere heilige Kuh der modernen Medizin geschlachtet.

8 Therapeutik – Cikitsa

Therapeutik bedeutet eigentlich »Lehre von der Behandlung von Krankheiten«. In der Ayurveda wird dieser Begriff aber erweitert und beinhaltet sowohl die Erhaltung des Gleichgewichtes der drei pathophysiologischen Faktoren (Tridosha), also der Schutz der Gesundheit, wie auch das Korrigieren der aus dem Gleichgewicht geratenen pathophysiologischen Faktoren (Dosha), also die Behandlung von Krankheiten. Ayurveda-Therapeutik schließt daher Prophylaxe und Therapie mit ein. Das geht soweit, daß man behaupten kann, Ayurveda sei in erster Linie eine Gesundheitskunde und erst in zweiter Linie eine Heilkunde. Die Aufgabe des Arztes ist es, den Klienten so zu schulen, daß er nicht krank wird. Der Vergleich wird angestellt, daß wenn ein Mensch hinfällt, der Arzt ihm lediglich dabei hilft, wieder auf die Beine zu kommen. Jeder muß sein Ziel schließlich ohne Arzt, Priester oder Polizist erreichen können.

»Die vier Grundlagen der Therapeutik sind der Arzt, die Arznei, der Pfleger und der Patient. Sie sind verantwortlich dafür, daß eine Krankheit geheilt werden kann, vorausgesetzt, jeder von ihnen besitzt vier wichtige Qualitäten: Exzellentes medizinisches Wissen, lange klinische Erfahrung, Gewandtheit und Reinlichkeit bilden die Eigenschaften des Arztes. Verfügbarkeit, passende Wirksamkeit, das Vorhandensein möglichst vieler pharmazeutischer Zubereitungen und Potenz sind die Eigenschaften, welche eine Arznei besitzen sollte. Kenntnisse über die Pflege von Patienten, Gewandtheit, Sympathie und Reinlichkeit sind die Qualitäten des Pflegers. Ein gutes Gedächtnis, Folgsamkeit,

Betrachtungsweise ayurvedischer Therapeutik

Cikitsa oder Therapeutik deckt ein riesiges Feld ab, um ihr Ziel, den Schutz der Gesundheit und die Beseitigung von Krankheit, zu erreichen. Dabei werden nicht nur Medikamente verschrieben oder physikalische Therapien durchgeführt, sondern sie beinhaltet auch Empfehlungen über Ernährung, Lebensweise und Philosophie, sowie Rituale und andere psychologischen Maßnahmen.

Grundsätzliche Übersicht der ayurvedischen Therapeutik

Erhaltung der Gesundheit und Prävention von Krankheit	Beseitung von Krankheit
Die Behandlung von gesunden Personen beinhaltet: 1. Swastha Vritta – gesunde Lebensweise, einschließlich Lebensphilosophie und Ethik 2. Richtige Ernährungsweise 3. Rasayana – Maßnahmen und Substanzen mit starker regenerierender Wirkung 4. Vajikarana – Maßnahmen und Substanzen mit aphrodisierender und psychisch aufhellender Wirkung	Die Behandlung von kranken Menschen ist die Heilkunde oder medizinische Wissenschaft, deren verschiedene Aspekte in den folgenden Tabellen aufgezeigt werden.

Angstlosigkeit und die Fähigkeit, seine Beschwerden zu formulieren, bezeichnen die Eigenschaften des Patienten.«[21]

Bei der Erhaltung der Gesundheit und Prävention von Krankheiten ist die Rolle des Arztes in erster Linie beratend, motivierend und unterstützend, während die Hauptinitiative beim Patienten liegt. Bei der Behandlung von Krankheiten sind die Rollen vertauscht und die Hauptinitiative liegt beim Arzt.

Die gleichen vier Maßnahmepakete, Lebensweise, Diät, Rasayana und Vajikarana werden aber nicht nur zur Erhaltung der Gesundheit und zur Prävention von Krankheiten eingesetzt; sie bilden einen ebenso wichtigen Teil der medizinischen Wissenschaft der Ayurveda, wie die folgende Tabelle aufzeigt:

Übersicht über die Maßnamen zur Beseitigung von Krankheiten

Übernatürliche Heilung Daiva Vyapasraya	Rationale Heilkunde Yukti Vyapasraya	Subtile Heilkunde Sattvavajaya

Übernatürliche Heilung

Ayurveda schließt Gott nicht aus dem medizinischen Prozeß aus. Wenn Gott die Welt und die Lebewesen erschaffen konnte, so kann Er sie auch heilen, wann und wie er will. Er braucht dazu weder Medizin noch Mediziner. Wenn jemand den Begriff des Schöpfers nicht mag und lieber den Begriff Schicksal oder Karma gebraucht, so ändert dies nichts an der Tatsache, daß es immer Menschen mit fatalen Diagnosen gab, die entgegen allen Prognosen überlebt haben. Zwischenzeitlich gibt es eine ganze Menge medizinischer Studien auch im Westen, die klar belegen, daß Heilgebete, Heilrituale und Heilmeditation kranken Menschen helfen können. Es ist auch bekannt, daß Patienten, die aktiv ihre Religion praktizieren, sich von einer Krankheit schneller erholen können. Sie sind auch in der Lage, mit ihrem chronischen Leiden besser umzugehen, wodurch sich ihre Lebensqualität erhöht. Damit wären wir auch wieder beim Thema Psychoneuroimmunologie angelangt, d.h. beim positiven Einfluß, den die Psyche auf das Immunsystem ausüben kann. Strikt gesprochen, muß aber die Psychoneuroimmunologie bereits in die nächste Gruppe eingeteilt werden, denn hier beeinflußt der Patient oder der Arzt die Psyche und nicht die Daiva, also die übernatürlichen oder göttlichen Kräfte.

Subtile Heilkunde

Fahren wir vorerst mit der kontroversen Frage fort, wie weit ein Gebet oder ein Ritual die eigene Psyche und damit konsequenterweise das Immunsystem positiv beeinflußt, und wie weit der Angebetete handelt. Ich bin der Meinung, daß wir Gott Seine Unabhängigkeit nicht absprechen können. Wie weit Er wählt, durch seine unzähligen Aspekte, Energien, Repräsentanten oder direkt zu wirken, müssen

[21] Caraka Samhita, Sutra Sthana, Kapitel 9, Verse 3 und 6 bis 8

wir schon Ihm überlassen. Wenn es jetzt aber um die Gruppierung der Therapeutik geht, so kann ich klar sagen, daß wenn ein Arzt oder Patient direkt auf sehr feinstoffliche Weise auf eine Krankheit einwirkt, diese als Sattvavajaya oder subtile Heilkunde verstanden werden muß.

Ayurveda-Ärzte, die nicht an Universitäten sondern von ihrem Vater oder einem Meister gelernt haben, üben oft noch traditionelle Behandlungen aus, die man als schamanisch oder eben als subtile Heilweisen bezeichnen kann. Heilrituale, bei denen Feuerzeremonien, Opfergaben, Gesänge, Tänze und dergleichen durchgeführt werden, sind nicht nur Indien sondern in weiten Teilen de Welt noch heute üblich. Auch die moderne Medizin bedient sich mit ihrer schon beinahe ritualistischen Hierarchie dieser Strukturen. Bestimmte Tempelpriester oder Palmblattleser erklären die Pathogenese einzig und alleine mittels dem Gesetz von Karma und weisen ihre Patienten an, freiwillig Entsagung (Tapasya) auf sich zu nehmen, so daß die Waagschale mit dem guten Karma wiederaufgefüllt wird und die Leiden damit beendet werden.

Unter diese Gruppe fallen auch viele andere feine Heilmethoden wie Chakrabehandlungen, Handauflegen, Farbtherapie, Auflegen von Edelsteinen und anderen Substanzen, Heilmeditation, auto suggestive Methoden und viele andere.

Das Wort Sattva im Begriff Sattvavajaya bedeutet rein und Jaya bedeutet Sieg. Damit ist der Sieg des Reinen über die dunklen Kräfte der Krankheit gemeint. Das bedeutet auch, daß schwarze Magie nicht unter die subtile Heilkunde gerechnet werden kann, denn sie basiert auf Tamas welches Sattva entgegengesetzt ist. Es ist zwar möglich, daß eine zeitweilige Verbesserung mit Hilfe schwarzer Magie erreicht werden kann. Die letztlichen Konsequenzen oder karmischen Implikationen können jedoch schrecklichere Formen annehmen als das ursprüngliche Leiden. Deshalb lehnt Ayurveda solche Methoden strikt ab.

Rationale Heilkunde

Die rationale Heilkunde bildet die medizinische Wissenschaft. Aber auch hier finden wir Ungewöhnliches. Ayurveda akzeptiert nämlich Ernährungslehre und Lebensweise als gleichrangig mit den üblichen medizinischen Maßnahmen wie Arzneimittelverabreichung, Chirurgie, Physikalische Therapie und Psychotherapie.

Die konsumorientierte Struktur unserer Gesellschaft hat dazu geführt, daß auch Medizin ein Konsumprodukt geworden ist. Die Krankheit wird als Störung empfunden, die lediglich durch ein paar Pillen oder eine medizinische Dienstleistung wieder in Ordnung gebracht werden kann. Ärzte, pharmazeutische Industrie und wenn nötig der Staat werden schon dafür sorgen, daß für jede Krankheit eine Kur gefunden wird. Diese Einstellung ist nicht nur infantil sondern auch sehr gefährlich für die Betroffenen. Irgendwann müssen wir die Verantwortung über unsere psychosomatischen Maschinen, den Orga-

Ernährungslehre	Medizin	Lebensweise
	A. Medizin mit Medikamentation 1. Medikamente für innere Anwendung 2. Medikamente für externe Anwendung 3. Chirurgie	
	B. Medizin ohne Medikamentation 1. Physikalische Maßnahmen 1. Psychotherapie	

nismus, der uns durch das Leben trägt, übernehmen. Der Prozeß des Alterns steht im direkten Zusammenhang, wie wir unseren Körper und Geist behandeln oder behandeln lassen. Es ist unsere Pflicht, uns gegen eine ungesunde Ausnutzung unserer physischen und psychischen Kräfte zur Wehr zu setzen und uns vor negativen Umwelteinflüssen zu schützen.

Wir Europäer müssen das kalvinistische und mittelalterliche Mißverständnis endlich abschütteln, daß der Körper ein Teufelswerk sei. Nein, der Körper ist Gottes Haus, indem Sein Geist lebt. Unsere wichtigste Pflicht ist, dieses Haus rein zu halten. Er ist nicht ein lästiger Ballast, den wir durchs Leben schleppen, der ständig etwas will, wie dieses lästige dreimalige Essen jeden Tag, Stuhl und Urindrang und dann noch all diese unerfüllbaren und nicht endend wollenden geschlechtlichen Dränge. – Oder hier eine andere, wirklich dumme Auffassung: Der Geist ist willig aber das Fleisch ist schwach. – Der Körper kann alleine gar nicht agieren; die Wünsche beginnen immer im Geist und gehandelt wird dann auf körperlicher Ebene; deshalb ist der Körper so unschuldig, wie das sprichwörtliche Neugeborene. Diese Einstellung zeigt nur die Unwilligkeit auf, für unsere Handlungen Verantwortung zu übernehmen. Das Resultat solchen Denkens und Handelns sehe ich jeden Tag in meiner Praxis. Diese Kopflastigkeit ist einer der häufigsten krankheitsverursachenden Faktoren, der halt eben nicht oder noch nicht in den medizinischen Lehrbüchern zu finden ist. Was verursacht Krebs, Multiple Sklerose, Alzheimer, Parkinson-Syndrom, depressive Störungen? Aus diesen Gründen ist es so wichtig, daß in der Medizin gesunde Ernährung und Lebensweise sowie Lebensphilosophie berücksichtigt werden, denn sie sind in der Lage, das Übel bei der Wurzel zu packen.

In der Praxis werden nicht nur Psychotherapie, physikalische Therapien, Chirurgie und Medikamentation oft nebeneinander durchgeführt, auch Ernährungsberatung, Anweisungen für gesunde Lebensweise einschließlich Lebensphilosophie bilden Teil einer ganzheitlichen Behandlungsweise, von der ein Patient maximalen Nutzen ziehen kann.

Klassifizierung der therapeutischen Maßnahmen

Caraka, der Spezialist für Innere Medizin, teilt die therapeutischen Maßnahmen zuerst nach ihrer Wirkung auf das Körpergewebe (Dhatu) ein. Entweder ist ihr Effekt (1) dezimierend oder (2) vermehrend. Jedem dieser Effekte können drei spezifische Arten von therapeutischen Maßnahmen zugeordnet werden. Jede somatische Therapie gehört zu einer dieser sechs Maßnahmen (Sat Upakarma):

Gewebedezimierende Therapien Apatarpana	Gewebevermehrende Therapien Santarpana

Die sechs Therapien der Inneren Medizin – Sat Upakrama

Langhana Reduzierende (leicht machende) Therapien	**Swedana** Schweißtreibende Therapien	**Rukshana** Austrocknende (Rauh machende) Therapien	**Brimhana** Nährende Therapien	**Snehana** Öl-Therapien	**Sthambhana** Adstringierende (einhaltende) Therapien

Über die verschiedenen Effekte dieser sechs Grundmaßnahmen müssen wir uns ständig bewußt sein, wenn wir nun die nächste Unterteilung, nämlich die reinigenden oder eliminierenden Therapien (Samshodana) sowie die beruhigenden oder besänftigenden Therapien (Samshamana), betrachten.

Reinigende (Samshodana) und besänftigende (Samshodana) Therapien

Die reinigenden Maßnahmen (Samshodana) eliminieren auf effektive Art und Weise die Ursachen einer Krankheit, während besänftigende Therapien (Samshamana) Symptome und Dosha zu beruhigen suchen.

Obwohl sie sehr aufwendig und für den Patienten nicht immer angenehm erscheinen, sind reinigende Therapien unbedingt notwendig, um den Organismus von angesammelten Toxinen und anderen Krankheitsverursachern zu befreien. Ayurveda-Ärzte, die ihren Patienten nur besänftigende Therapien (Samshamana) anbieten, zum Beispiel nur Medikamente verordnen, können ebensowenig wie ihre allopathischen Kollegen von sich behaupten, ganzheitlich vorzugehen.

In den nachfolgenden Tabellen sind die fünf besänftigenden (Samshamana) sowie die reinigenden (Samshodana) Therapiearten aufgeführt.

Besänftigende Therapien (Samshamana)

Karminativa **Pacana**	Förderung der Verdauung **Dipana**	Fasten von Nahrung oder Flüssigkeit **Kshudha** oder **Trisha**	Gymnastik & Sport **Vyayama**	Aufenthalt im Freien **Marutha**	mittels Medikamenten, physikalischen und anderen Therapien, die besänftigend wirken

Reinigende Therapien (Samshodana)

Vamana therapeutisches Erbrechen	**Virecana** Abführkur	**Vasti** Darmeinlauf	**Nasya** Therapie der Nasenschleimhaut	**Raktamokshana** Aderlaß

Diese Therapien sollten entsprechend ihrer Notwendigkeit eingesetzt werden. Zum Beispiel sollte bei Erkältungserscheinungen die Nahrungsaufnahme sofort gebremst werden (Kshudha), damit der provozierte Kapha – Faktor wieder ins Gleichgewicht gerät. Je früher eine Krankheit erkannt wird, desto besser sind die Chancen, das Gleichgewicht lediglich mit einer besänftigenden Maßnahme (Samshamana) wiederherstellen zu können. Bei chronischen und lange bestehenden Krankheiten benötigt es einer oder mehrerer aufwendiger reinigenden Maßnahmen (Samshodana) bis eine Genesung eintritt. In den meisten Fällen, wie beim Pancakarma, werden die beiden Therapiearten miteinander kombiniert. Zum Beispiel soll vor einer Ölmassage (Abhyanga), wenn nötig, eine verdauungsfördernde Arznei (Dipana) abgegeben werden, damit sichergestellt ist, daß die Verdauung optimal funktioniert. Die eliminierenden Maßnahmen wie Darmeinlauf oder Aderlaß sind reinigende Therapien (Samshodana) während Nachkuren mit regenerierenden Mitteln (Rasayana) wieder zur Gruppe der besänftigenden Therapien (Samshamana) gehören.

Die acht Spezialitäten der Ayurveda

Noch heute ist es an über einem Dutzend Hochschulen möglich, nach dem Staatsexamen eine dreijährige Facharztausbildung in den acht traditionellen Spezialitäten der Ayurveda zu absolvieren. Diese sind:

1. Innere Medizin (Kayacikitsa), wozu auch Pancakarma gehört
2. Pädiatrie (Balacikitsa oder Kaumarabhritya)
3. Psychiatrie (Bhutavidya)
4. HNO und Ophthalmologie (Urdhvangacikitsa)
5. Chirurgie (Shalyatantra)
6. Toxikologie (Agadhatantra)
7. Regenerativmedizin (Rasayana)
8. Sexualheilkunde (Vajikarana)

Eine weitere Fachrichtung, in der man promovieren kann ist die Pharmakologie sowie Rasashastra (Herstellung und Anwendung von mineralischen Arzneien). Sie sind aber kein Teil der traditionellen Spezialitäten.

Therapeutische Maßnahmen außerhalb der klassischen Ayurveda

Verschiedene andere populäre Heilmethoden fallen nicht unter die klassischen Therapien der Ayurveda. In Tamil Nadu und im benachbarten Kerala wird die Siddha-Medizin praktiziert. Sie beruht auf den Lehren der Siddhars, was die Perfekten bedeutet. In der Siddha-Medizin kommen vor allem mineralische Medikamente zum Einsatz, die mittels sehr komplexer chemischer Vorgänge hergestellt werden.

Daneben gibt es Experten der Marmacikitsa oder der ethnischen Orthopädie, die sich trotz Urbanisation und ohne staatliche Unterstützung weigert, auszusterben. Pro fünf Dörfer in Indien, gibt es einen Experten der ethnischen Orthopädie. Sie bilden neben den traditionellen Hebammen (Dais) die größte Gruppe der Ethnomediziner.[22]

22 »The Art that refuses to die« Balsubramaniam A. V. & Shyam Sundar K. M., in Amruth, Vol. 1, Issue 3, June 1996

Puthur, ein kleines Dorf im südlichsten Bezirk von Andra Pradesh, hat eine berühmte Klinik, wo täglich um die dreihundert Patienten behandelt werden. Die orthopädischen Experten sind so effizient, daß sie bei normalen Brüchen nicht mehr als fünf bis zehn Minuten brauchen, bis die Knochen in die richtige Stellung gebracht und ruhiggestellt sind. Die Kosten für eine Behandlung belaufen sich auf zwanzig bis vierzig Pfennige und fünfundzwanzig Pfennige für den Verband und die dazu notwendigen Medikamente.[23] Diese Zahlen sprechen für die Popularität dieser traditionellen Heilkunde.

Die Ayurveda Veterinär- und Baummedizin (Vrikshayurveda) wird heute auch nur noch in ländlichen Gegenden von Ethnomedizinern praktiziert, obwohl diese beiden Fachrichtungen in der Literatur beschrieben sind.

Moderne Autoren wie der Australier Dr. Frank Ros wollen die verschollenen Geheimnisse einer Ayurveda Akupunktur entdeckt haben.[24] Das ayurvedische Modell, das in gewissen Familientraditionen noch praktiziert werden soll, ähnelt dem chinesischen. Es ist wahrscheinlicher, daß ein buddhistischer Mönch diese Heilmethode irgendwann aus China mitgebracht hat und sein Wissen weitergab, als daß es eine eigenständige Entwicklung durchgemacht hat. Die Bedeutung von Bhedanakarma sowie Agnikarma in der klassischen Literatur der Ayurveda können, entsprechend der Meinung von Experten wie Prof. Shankar Nair, nicht mit Akupunktur und der damit verbundenen Moxibustion gleichgesetzt werden, sondern betreffen die gebräuchliche Terminologie der Chirurgie.

Die Meister der südindischen Kampfkunst haben über die Jahrhunderte ihre eigene Heilkunde entwickelt, die vor allem die Verletzungen, die beim Kampf entstehen, behandelt. Heute bilden auch Geschäftsleute ihre Klientel, die sich dabei von ihren Karriere- oder Verkaufsschlachten erholen. Die Kampfkunstmeister bestehen während der Behandlung auf ein rigoroses Training, das um vier Uhr früh beginnt.

Als letztes möchte ich Thalodal erwähnen, einer speziellen Massagetechnik, die aus einem Amalgam von Tamil Marma Cikitsa und Kerala Cikitsa entstanden ist. Sie ist auch keine traditionelle Therapieart. Da ich sie aber regelmäßig im Rahmen von Pancakarmabehandlungen anwende, werde ich sie dort ausführlich beschreiben.

23 »Puthur, a testament to the people's faith« von Vishnu Mathur & Meera Rammhoan in Amruth, Vol. 1, Issue 3, June 1996.

24 »The lost secrets of Ayurvedic Acupuncture« von Dr. Frank Ros, verlegt von Lotus Press, Twin Lakes WI, 1994 und Motilal Banarsidass, New Delhi, 1995

9 Ernährungslehre – Annavijnana

Die klare Definition »bekömmlicher Nahrung«, die Atreya vor dreieinhalbtausend Jahren seinen Schülern gegeben hat, ist auch heute noch gültig. Im Englischen sind die beiden Begriffe »Health Food« für gesunde Nahrung und »Junk Food« für ungesunde Nahrung kreiert worden. Aber entsprechend Ayurveda und der täglichen Praxis kann »Health Food« krank machen und »Junk Food« gesundheitsfördernd sein. Es gibt auch keine Nahrungsmittel oder Gerichte, die per se als ayurvedische Nahrung bezeichnet werden könnten. Ihre Suche nach »der« Ayurveda-Küche in diesem Kapitel wird zu keinem Ergebnis führen. Ich möchte es nicht gleichtun mit dem Bananenverkäufer am Strand von Kovalam, einem kleinen Fischerdorf südlich von Trivandrum, das zum Mekka für Touristen geworden ist, die dort ihren ayurvedischen Kurlaub verbringen. Dieser Bananenverkäufer hatte nämlich entdeckt, das wenn er seine Bananen den Touristen als ayurvedische Bananen anpreist, sein Umsatz in die Höhe schnellt. Ich bin nicht am Umsatz dieses Buches interessiert, sondern daran, daß Sie nach der Lektüre dieses Kapitels selbständig entscheiden können, wann welche Nahrung gesundheitsfördernd und wann sie schädlich für Sie oder Ihre Klienten ist.

Ayurveda glaubt also nicht an die eine Diät, die sämtliche Probleme lösen kann. Sie betrachtet Ernährung in äußerst differenzierter Weise. Kohlenhydrate, Fette, Proteine, Mineralstoffe und Vitamine können der Gesundheit dienen oder schaden. Was wirklich zählt, ist der Einfluß, den die Nahrung auf Dosha, Dhatu, Agni, Konstitution und Zustand eines Menschen ausübt. Des einen Nahrung ist des anderen Giftstoff. Das übergeordnete Prinzip ayurvedischer Ernährungsweise ist, daß die Qualität der Nahrung im Gegensatz zu den Eigenschaften der gestörten Dosha oder Konstitution stehen sollte. Kapha, zum Beispiel, ist schwer, kalt und süß. Ein ideales Getränk für Kapha Konstitutionen oder bei Kapha Störungen wie Erkältungen wäre deshalb eine kleine Tasse heißes Wasser, vermischt mit etwas Ingwer. Damit haben wir die Qualitäten leicht, heiß und scharf, allesamt den Eigenschaften von Kapha entgegengesetzt.

Der bekannte Meister Atreya belehrte seine Schüler wie folgt: »Bekömmliche Nahrung ist einer der Hauptgründe für das gesunde Wachstum der Lebewesen und unverträgliche Nahrung ist der Grund für das Entstehen von Krankheit.« Darauf stellte sein aufmerksamer Schüler Agnivesha diese Frage: »Wie können wir bekömmliche und unverträgliche Nahrung voneinander unterscheiden? In der Praxis sehen wir, daß entsprechend Menge, Essenszeit, Herstellungsweise, Ort, Konstitution, Alter und Krankheit sogenannte gesunde Nahrung negative und sogenannte ungesunde Nahrung positive Wirkung zeigt.« Sein Lehrer erwiderte: »Die möglichst genaue Definition ist, daß diejenige Nahrung gesundheitsfördernd ist, welche das delikate Gleichgewicht der Körpergewebe erhält und zur Eliminierung der störenden Faktoren beiträgt.«[25]

[25] Caraka Samhita, Sutra Sthana, Kapitel 25, Vers 31

Kriegserklärung an alle Ernährungsdogmas

Der blinde Glaube, daß Birchermüesli oder Rohkost gesund sind, kann besonders bei Vata Konstitutionen zu schwerwiegenden gesundheitlichen Störungen führen. Patienten sind oft schockiert, wenn ich ihnen solche Nahrungsmittel verbiete und wundern sich, wie schnell sie gesund werden, sobald sie ihre Ernährungsweise umstellen.

Rohes Gemüse mag wohl mehr Vitamine und andere Substanzen besitzen als wenn es gekocht wäre. Wenn die Verdauung konstitutionsbedingt, wie bei Kapha, oder wegen einer Krankheit geschwächt ist, dann können diese Vitamine, etc. vom Organismus nicht absorbiert werden. Besser man kocht die Nahrung in solchen Fällen, und verliert dabei einen Teil der Vitamine. Dafür kann die gekochte Nahrung besser vom Körper absorbiert werden.

Das heißt, es kann von größerer Wichtigkeit sein, wieviel Nährstoffe ein Organismus aufnehmen kann, als wieviel Nährstoffe sich in einem bestimmten Nahrungsmittel befinden.

Auch dem Kalorienwahn muß ich hier einen Riegel vorschieben. Wasser besitzt Null Kalorien. Entsprechend Ayurveda weist es die Eigenschaften (Guna) schwer, süß und kalt auf. Kapha hat die gleichen Eigenschaften und deshalb führt die vermehrte Einnahme von Wasser zu einer Zunahme von Kapha, das heißt, zu einer Gewichtszunahme und dies, obwohl gar keine Kalorien vorhanden sind. Deshalb sollten Kapha Konstitution oder Menschen mit Kapha-Störungen nicht zuviel Mineralwasser trinken. Es wird sie nicht schlank machen – im Gegenteil, es wird ihr Gewicht vermehren.

Daneben gibt es andere Menschen mit Vata-Konstitution. Sie können so viel Essen wie sie wollen und nehmen trotzdem nicht zu. Ihr Stoffwechsel ist so ausgeprägt, daß die aufgenommene Nahrung bildlich gesprochen »verbrannt« wird und nichts als ein Häufchen Asche übrigbleibt.

Wenn Sie abnehmen möchten, dann müssen Sie zuerst dafür sorgen, daß die Verdauung optimal funktioniert. Wenn die Verdauung bestens funktioniert, nimmt aber automatisch der Appetit zu. Wenn der Appetit groß ist, laufen Sie Gefahr, zu viel zu essen. Abnehmen scheint ein hoffnungsloses Unternehmen zu sein – ist es aber nicht. Wenn Sie die Empfehlungen für die Kapha reduzierende Diät befolgen, dann können Sie trotz drei Mahlzeiten pro Tag Ihr Gewicht reduzieren.

In den USA herrscht die Sitte, vor dem Essen eisgekühltes Wasser zu trinken. In jedem Restaurant bringt das Servierpersonal, kaum hat man sich gesetzt, ein Glas Wasser voller Eiswürfel. Das ist ein schrecklicher Ernährungsfehler. Die gleichen Leute weigern sich aber, einen Kübel Eiswasser auf ihre Barbecue zu schütten bevor sie mit dem Braten beginnen. Niemand löscht ein Feuer, wenn ich damit kochen will. Das Gleiche gilt für unser biologisches Feuer. Wozu brauche ich noch zu Essen, wenn schon vor dem ersten Bissen mein Verdauungsfeuer ausgelöscht wird? Die Konsequenz dieser ungesunden

Tradition ist, daß es nirgends auf der Welt mehr übergewichtige Menschen gibt und nirgendwo so viele Tabletten gegen Magenübersäuerung geschluckt werden. Die Liste könnte beliebig fortgesetzt werden. Ein kleiner, nicht eisgekühlter Aperitif mit verdauungsfördernden Ingredienzen wie Artischocke, Ingwer, Zitrone, die Gerbstoffe und Säure im Weißwein, etc. besitzt hingegen ganz andere Qualitäten, die der Gesundheit dienen.

Um die Leute aus ihren Ernährungsdogmas wachzurütteln, stelle ich an öffentlichen Vorträgen manchmal die Behauptung in den Raum, daß Rohkost tötet und Junk Food Leben verlängert. Der Effekt dieser Äußerung lässt einige auf die Barrikaden steigen. Viele Menschen versteifen sich auf ihre Diäten. Der negative Einfluß, den eine solche Haltung ausüben kann, beschränkt sich nicht nur auf die Physiologie sondern führt auch zu einer emotionalen Unflexibilität, die eine Neurose nach sich ziehen kann.

Der Ayurveda Standpunkt ist nicht schwierig in die Praxis umzusetzen. Wir haben schon im Kapitel der Pathologie gehört, daß unser Körper einen starken und aktiven Ausgleichsmechanismus besitzt, der schon bei geringsten Störungen nach Substanzen oder Zuständen strebt, die das Gleichgewicht wieder herstellen. Wir müssen eigentlich nur lernen, auf diese innere Stimme zu hören. Sie handelt nie willkürlich, sondern immer entsprechend dem Prinzip, daß Substanzen mit antagonistischen Qualitäten zu denen die Störung verursachenden Faktoren gesucht werden. Deshalb: Eine bestimmte Art der Ernährung, mag sie noch so gesund erscheinen, soll uns niemals davon abhalten, auf unseren eigenen Körper und eigenes Gefühl zu hören. Das nach meiner Ansicht Schönste bei der Ayurveda Ernährungslehre ist, daß dieses ureigenste Gefühl sowohl für den Therapeuten wie für den Klienten anhand der These der drei Dosha und der Elemente vollständig nachvollzogen werden kann. Die ayurvedische Ernährungsberatung hat deshalb eine großartige Zukunft auf individueller wie auch auf gesellschaftlicher Ebene.

Leider gibt es aber auch unter Autoren von sogenannten Ayurveda-Kochbüchern solche, die fälschlicherweise die indische Küche als ayurvedische Küche bezeichnen. Das ist natürlich völliger Unsinn! Es geht nicht darum, daß jetzt die ganze Welt damit beginnt, Chapattis (indische Fladenbrote) zu essen. Die italienische, französische, griechische, arabische oder deutsche Küche können ebensogut als ayurvedische Küche bezeichnet werden, wenn sie entsprechend den Prinzipien der Elemente und Dosha eingesetzt werden.

Ernährung und Krankheit

Falsche Ernährung bildet in den meisten Fällen die Hauptursache von Krankheit. Deshalb bezeichnet Ayurveda die Innere Medizin als Kayacikitsa, was soviel wie »Heilkunde zur Beseitigung der Störungen, die auf Grund falscher Ernährung entstanden sind« bedeutet. Ein

Wechsel zur richtigen Ernährungsweise beseitigt schon einmal den wichtigsten ätiologischen Faktor. Es gibt keine ayurvedische Behandlung, wo nicht auch die Ernährung miteinbezogen werden sollte. Wenn die Krankheit nicht schwerwiegend ist, genügt manchmal schon eine Korrektur der Ernährungsgewohnheiten. Die Ernährung sollte aber auch als Langzeittherapie und damit auch als präventive Maßnahme verstanden werden.

Viele Krankheiten entstehen oft nur nach sehr langer Zeit von falscher Ernährung, abhängig davon, wieviel Widerstandskraft ein Organismus den pathogenen Auswirkungen entgegenbringen kann. Die Absenz eindeutiger Symptome bedeutet nicht automatisch, daß jemand sich richtig ernährt. Die körpereigenen Abwehrkräfte können manchmal unbemerkt aufgebracht werden, ohne daß klare Symptome auftreten. Die Intensivstationen der Spitäler sind voll mit Menschen, die bis zu ihrem Kollaps scheinbar gesund gelebt haben. Dies trifft insbesondere auf Krankheiten wie Krebs, Herzinfarkt und degenerative neurologische Krankheiten zu.

Wenn wir durch die Sektionen über Pathologie der klassischen Ayurveda Literatur stöbern, werden wir sehen, daß als Hauptursache der Mehrzahl von chronischen Erkrankungen falsche Ernährung angegeben wird. Chronisch ist eine sanfte Ausdrucksweise für unheilbar, das heißt im Klartext, daß es äußerst schwierig wenn nicht unmöglich ist, chronische Krankheiten zu heilen. Deshalb ist es besser, chronische Krankheiten gar nicht entstehen zu lassen, indem wir eine ideale Ernährungsweise für unsere Konstitution und Situation befolgen.

Die in den folgenden Abschnitten erwähnten Empfehlungen und Erwägungen sollten zum Allgemeingut werden – Gesundheit ist für alle.

Acht Faktoren, welche die Wirkung von Nahrung bestimmen

Caraka zählt unter anderem acht wichtige Faktoren zur Verwendbarkeit von Nahrung auf, die wiederum zu verschiedenen Untergruppen führen.[26] Ein Arzt oder Ernährungsberater sollte sich mit diesen komplexen und präzisen Erwägungen genauestens auseinandersetzen, denn er muß die Fragen um das »warum« und »wieso« beantworten können. Es ist nicht schwierig, diese Thesen nachzuvollziehen, da sie konsistent und kohärent mit den theoretischen Grundlagen sind, die wir in den letzten acht Kapiteln besprochen haben, und in der Praxis nachvollzogen oder observiert werden können. Einfachere praktische Ratschläge finden Sie im Abschnitt »Ernährung für Ihre Konstitution«. Diese können Sie an Ihre Klienten oder Patienten abgeben.

Jede Menge Bücher sind über Ernährung geschrieben worden und jeder behauptet natürlich, die ideale, zeitgemäße Ernährungslehre

[26] Caraka Samhita, Vimana Sthana, Kapitel 1, Vers 21

zu präsentieren. Viele Listen, Tabellen und mehr oder wenig schmackhafte Kochrezepte füllen diese Bücher. Interessanterweise legen all diese Ratgeber ihren Schwerpunkt nur auf einen, zwei und selten nur mehr als drei der acht Faktoren von Caraka. Als Konsequenz ist auch ihre Wirkung eingeschränkt.

1. Beschaffenheit der Nahrung – Prakriti
2. Art der Zubereitung von Nahrung – Karana
3. Ungünstige Kombination von Nahrungsmitteln – Samyoga
4. Quantität der Nahrung – Rashi
5. Herkunft der Nahrung – Desha
6. Zeit in bezug auf Nahrung und Esser – Kala
7. Verschiedene Regeln zur Nahrungsaufnahme – Upayogasamstha
8. Zustand und Gewohnheiten des Essers – Upayoktrin

Es gib auch Bücher über Ayurveda-Ernährung, die nur mit Listen von Nahrungsmitteln entsprechend Ihrer Wirkung auf die Konstitutionen oder mit indischen Kochrezepten vollgestopft sind, die These für die Aufschlüsselung der Einteilungen aber nicht vermitteln. Das ist gefährlich, denn ein Apfel kann sehr süß, aber auch sauer oder herb sein. Wenn der Geschmack (Rasa) sich ändert, so ändert sich auch seine Wirkung auf die Dosha. Wenn Sie aber jemandem erklären, wie der süße Geschmack Pitta und Vata reduziert, der saure Geschmack aber Pitta und der herbe Geschmack Vata provozieren, so geben Sie diesem Menschen die Werkzeuge in die Hand, die Wirkung von Nahrung selbst bestimmen zu können.

Im Sanskrit existieren zwei Wörter für Wissen – das eine beschreibt theoretisches Wissen und das andere subjektives oder realisiertes Wissen. Die Lehre von den Geschmacksrichtungen (Rasa Jnana) ist das theoretische Wissen, während die Erfahrung, die wir machen, wenn wir den Apfel auf der Zunge schmecken, ist das subjektive oder realisierte Wissen (Rasa Vijnana) ist.

Beschaffenheit der Nahrung – Prakriti

So wie jeder Organismus eine Konstitution (Prakriti) besitzt, so hat auch die Nahrung ihre natürliche Beschaffenheit (Prakriti), basierend auf ihren Eigenschaften, wovon die beiden wichtigsten der Geschmack (Rasa) und die Qualität (Guna) sind. Wir wissen, daß diese nicht durch Zufall entstehen sondern auf Grund der elementaren Partikel, aus denen sie besteht. Die Beschaffenheit der Nahrung steht in direktem Zusammenhang mit ihrer Wirkung auf den Organismus. Da der Geschmack (Rasa) für jeden nachvollziehbar ist, repräsentiert er das wichtigste Kriterium zur Bestimmung der Beschaffenheit der Speisen.

Eigenschaften (Guna) wie schwer, leicht, austrocknend, ölig, etc. sind auch sehr wichtig, können aber nicht direkt sondern nur über ihre Wirkung bestimmt werden. In vielen Fällen gehören die Qualitäten bestimmter Nahrungsmittel aber zum Allgemeinwissen. Zum Beispiel ist Schweinefleisch sehr schwer und Hühnerfleisch leicht. Sushruta erklärt folgende einfach Regel:[27]

- Nahrung, die erhitzend und besänftigend wirkt, reduziert Vata
- Nahrung, die erhitzend und austrocknend wirkt , reduziert Kapha
- Nahrung, die kühlend und süß wirkt, reduziert Pitta

Auch die anderen pharmakologischen Prinzipien beeinflußen die Nahrung, sind aber vor allem bei medizinischer Anwendung und nicht beim täglichen Gebrauch von Wichtigkeit. Zum Beispiel, frische Trauben haben einen milden abführenden Effekt während der Granatapfel bei Durchfall hilft.

Die folgende Tabelle zeigt die Eigenschaften, die jede Geschmacksrichtung besitzt, ihre elementare Zusammensetzung und Wirkung auf die Dosha. Die Minus- und Pluszeichen deuten auf eine abnehmende oder zunehmende Wirkung hin. Zwei Zeichen bedeuten eine stärkere Auswirkung.

[27] Sushruta Samhita, Sutra Sthana, Kapitel 46, Vers 132

Geschmack – Rasa	Vorherrschende elementare Partikel (Mahabhuta)	Wirkung auf Dosha, Konstitution und Stoffwechsel	Eigenschaften
süß – Madhura Rasa	Prithivi (Erde) und Ap (Wasser)	Vata – – Pitta – Kapha + + anabolisch + +	führt zu einer Zunahme der Körpergewebe (Dhatu), Lebenserwartung, Vitalität, Teint, klärt die Sinnesorgane und mildert brennendes Gefühl
sauer – Amla Rasa	Ap (Wasser) und Tejas (Feuer)	Vata – Pitta + + Kapha + anabolisch +	stimuliert Agni (Verdauung), fördert Widerstandskraft, stabilisiert die Funktion der Sinnesorgane, reguliert Peristaltik und bewirkt Speichelabsonderung
salzig – Lavana Rasa	Prithivi (Erde) und Tejas (Feuer)	Vata – Pitta + Kapha + Anabolismus + Katabolismus +	bewirkt Diffusion, Fluß, ist verdauungsfördernd, erhöht Sekretion, macht Glieder weich, beseitigt Steifigkeit und Ansammlungen

Geschmack – Rasa	Vorherrschende elementare Partikel (Mahabhuta)	Wirkung auf Dosha, Konstitution und Stoffwechsel	Eigenschaften
scharf – Katu Rasa	Tejas (Feuer) und Vayu (Wind)	Vata + Pitta + Kapha Katabolismus +	mundreinigend, stimuliert Agni (Verdauung), beseitigt Fett, Ödem, Schweiß und Ausscheidungsprodukte, ist ein Anthelminitika, dehnt (öffnet) Körperkanäle
bitter – Tikta Rasa	Vayu (Wind) und Akasha (Raum)	Vata + + Pitta – Kapha – Katabolismus + +	appetitanregend, Anthelminitika, antitoxisch, beseitigt Vertigo, Jucken, Brennen, Hautentzündungen und Durst, fiebersenkend, macht Haut und Muskelgewebe fest, reduziert Feuchtigkeit, Fäkalien und Körpergewebe (Dhatu)
herb – Kashaya Rasa	Vayu (Wind) und Prithivi (Erde)	Vata + Pitta – Kapha – Katabolismus + Anabolismus +	beruhigend, aufbauend, verdichtend, austrocknend, blutstillend, konsumiert die Körperflüssigkeiten, fördert Heilung, Verbindung und Zusammenwachsen

Natürlich haben viele Lebensmittel mehr als nur eine Geschmacksrichtung (Rasa). Knoblauch und Amlafrüchte besitzen sogar fünf (alle außer salzig). Je mehr Geschmacksrichtungen eine Substanz hat, desto ausgeglichener ist ihre Wirkung auf die Dosha. Andererseits ist die Wirkung auf ein Dosha umso stärker, je ausgeprägter ein bestimmter Geschmack ist. Unsere eigene, subjektive Geschmackserfahrung ist gefragt. Mit ihr können wir den Effekt, den die Nahrung auf unseren Organismus ausübt, selbst bestimmen.

Art der Zubereitung von Nahrung – Karana

Karana ist die Weiterverarbeitung der inhärenten Attribute der Substanzen, was zu einer Transformation führen kann. Sie findet unter anderem statt, wenn Nahrung verdünnt, Hitze ausgesetzt, gereinigt, durcheinandergerührt, gereift, aufbewahrt, gewürzt, durchtränkt oder mit einem Behälter in Kontakt gebracht wird.[28]

Es ist allgemein bekannt, das vor allem das Kochen die Nahrungsmittel verändert. Gekochte Nahrung ist im allgemeinen roher Nahrung vorzuziehen, denn sie erleichtert das Absorbieren der Nährstoffe für den Organismus. Dieses Prinzip muß vor allem bei schwacher Verdauung und bei Kapha-Konstitution beachtet werden. Vata-Konstitutionen können zwar rohe Nahrung verdauen, aber erhitztes Essen ist kaltem vorzuziehen. Lediglich Menschen mit Pitta-Konstitution vertragen ungekochte, kalte Nahrung. Caraka sagt dazu: Essen sollte warm sein. Wenn warm, verbessert es den Geschmack; nach der Einnahme fördert es die Produktion von Verdauungsenzyme; es wird schneller verdaut; es hilft in der nach unten-Bewegung von Vata und in der Trennung von Kapha.[29]

Unerwünschte Effekte von bestimmten Speisen können mittels richtigem Würzen korrigiert werden. Zum Beispiel sind Bohnen und Linsen sowie Kartoffeln wichtige Nahrungsbestandteile für Vata-Konstitutionen. Da Vata-Menschen aber zu Blähungen neigen und sämtliche eben genannten Speisen Blähungen verursachen, muß diese schädliche Wirkung mit entsprechenden Gewürzen ausgeschaltet werden. Dabei helfen alle blähungswidrigen Gewürze wie Knoblauch, geröstete Zwiebeln, Ingwer oder Selleriesamen. Solche Kombinationen finden wir in traditionellen Speisen wie Rösti mit Zwiebeln, Pellkartoffeln mit Schnittlauch, Bohnen und Knoblauch, etc.

Reis wird leicht, nachdem er geschält, gewaschen mit Wasser vermischt und gekocht wird. Ghee, Reis und Honig werden leichter durch Lagerung. Gequirlter Yoghurt beseitigt Ödeme, während normaler Yoghurt Ödeme verursacht. Buttermilch erhöht Pitta, aber reduziert Pitta wenn sie mit Zucker vermischt ist.

Zur guten Zubereitung gehört auch das Bewußtsein, mit dem das Essen zubereitet wird. Liebe geht bekanntlich durch den Magen und deshalb sollten wir uns bei der Zubereitung Mühe geben, unseren Geist und Emotionen zu sammeln. Dabei helfen rituelle Handlungen, die auch bei uns noch zum Teil lebendig sind. Zum Beispiel findet man in bayrischen Küchen das Hergotts-Eckerl, ein kleiner Altar auf dem das Essen zuerst Gott offeriert wird. In jedem Hindu-Haushalt steht ein kleiner Altar in der Küche, wo die Speisen oder frische Ernten geopfert werden, bevor sie auf den Tisch kommen. Das sind sehr wirkungsvolle Mechanismen, um das Bewußtsein des Kochs zu heben. Hinzu kommt, daß auf diese Weise die karmischen Implikationen reduziert oder aufgehoben werden können. Diesem heilsamen Vorgehen steht die unpersönliche wenn nicht geradezu feindliche Atmosphäre in vielen Küchen entgegen, die eigentlich niemand ausstehen mag – oder können Sie Ihr Essen genießen, wenn Sie spüren, daß Ihr

[28] Caraka Samhita, Vimana Sthana, Kapitel 1, Vers 22-II

[29] Caraka Samhita, Vimana Sthana, Kapitel 1, Vers 25-I

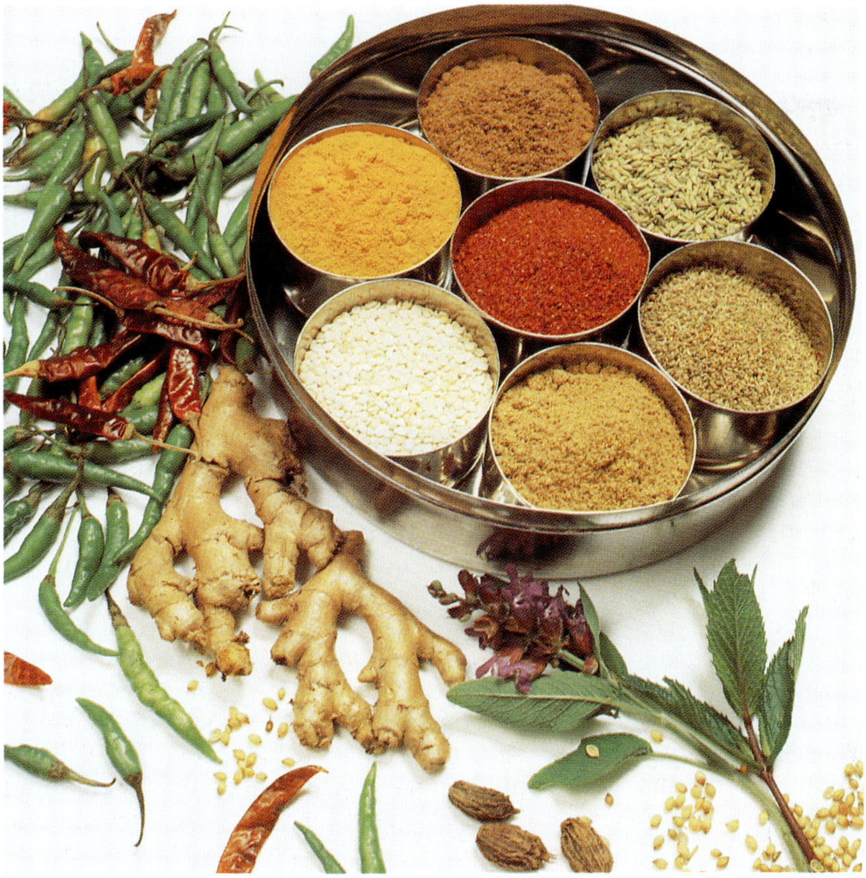

Gewürze – Mit Hilfe von Gewürzen kann die Nahrung dem Typen angepaßt werden

Gastwirt oder Koch zeigt, daß er Sie nicht riechen kann oder Sie als lästigen Gast empfindet, für den er nur widerwillig etwas zubereitet?

Nahrungsmittel sollten sofort nach ihrer Zubereitung konsumiert werden. Ob ein Mikrowellenherd gesundheitsschädlich ist oder nicht, darüber mögen sich die Gemüter teilen. Sicher ist, daß diese ewige Aufwärmgeschichte von wer weiß wie alten Speisen gemeingefährlich ist. Gleichermaßen schädlich sind die Wärmewannen der Gaststätten und Kantinen, in denen das Essen über Stunden warm gehalten wird.

Essen hat in der westlichen Kultur dermaßen an Wert verloren, das es oft nur noch als lästige Zeitverschwendung betrachtet wird. Dem entgegen steht der Respekt des Essens in Drittweltländern. Kaum jemand betet heute in den entwickelten Ländern um das tägliche Brot. Wenn schon, dann für ein neues Auto, Haus oder einen Lottogewinn. Dabei steht unsere Lebensqualität, Denkweise, Emotionen und Existenz in direkten Zusammenhang mit der Art von Nahrung, die wir konsumieren: Ohne richtiges Essen gibt es auf lange Sicht weder Karriere, Sex noch Gesundheit.

Ungünstige Kombination von Nahrungsmitteln – Samyoga

Gewisse ungünstige Nahrungskombinationen weisen negative Auswirkungen auf die Gesundheit auf. Dies geschieht hauptsächlich auf Grund ihrer entgegengesetzten Eigenschaften. Fisch und Milch besitzen beide süßen Geschmack (Madhura Rasa). Ihre Potenz (Virya) ist aber gegensätzlich (Fisch hat heiße Potenz und Milch kalte). Deshalb sollten sie auf keinen Fall miteinander kombiniert werden.[30] Cakrapani definiert Samyoga als das Zusammenkommen von zwei oder mehr dominierenden Substanzen, das Attribute entstehen läßt, die von den einzelnen Bestandteilen nicht manifestiert werden.

Ungünstig sind auch bestimmte Zusammenstellungen, Herstellungsweisen, Orte, Zeiten, Dosierungen oder Naturen.

Fleisch und Fisch sollte nicht mit Honig, Sesamsamen, Milch, Urid-Bohnen, Rettich, Lotusstengel und Getreidesprossen zusammen eingenommen werden. Keine Milch sollte nach Konsum der folgenden Nahrungsmitteln eingenommen werden: Rettich, Knoblauch, Zitrusfrüchte und andere saure Substanzen.

Trockene, scharfe Nahrung in einem Wüstenklima oder fettige, kühlende Nahrung in feuchter Umgebung sind Beispiele der ungünstigen Kombination von Ort und Körper.

Kalte und trockene Ernährung im Winter ist eine falsche Zusammenstellung entsprechend der Zeit.

Die Einnahme von schweren Speisen, wenn die Verdauung schwach ist, zeigt die ungünstige Verbindung mit der Verdauungskraft.

Gleiche Quantitäten von Honig und Ghee ist falsche Dosierung.

Eine sehr populäre aber ungünstige Kombination ist Eis mit heißen Früchten und andere heiß/kalte Zusammenstellungen von Nahrungsmitteln und Getränken.

Aus den eben genannten Beispielen können wir ersehen, daß Trennkost nicht eine Erfindung des zwanzigsten Jahrhunderts ist, sondern in viel differenzierter Form in der Ayurveda besteht.

Quantität der Nahrung – Rashi

Die Quantität bezieht sich nicht nur auf die Gesamtmenge der konsumierten Nahrung sondern auch auf die Quantitäten ihrer einzelnen Bestandteile.

Die Gesamtnahrungsmenge ist der wichtigste und einfachste Faktor, mit dem wir unsere Ernährung steuern können. Selbst wenn nur eine einzige Speise auf den Tisch kommt, kann ich ihre Wirkung auf die Dosha mittels Kontrolle über die Menge steuern. Die kleinste Portion erhält die Kapha, die mittlere die Pitta und die größte die Vata-Konstitution.

Damit erfülle ich die Regel von Caraka, die besagt daß jeder in angemessener Quantität essen sollte. Die angemessene Quantität wird

[30] Caraka Samhita, Sutra Sthana, Kapitel 26, Vers 82

als diejenige bezeichnet, die ohne das Gleichgewicht der Dosha und Dhatu zu stören in angemessener Zeit verdaut und absorbiert wird. Das bedeutet natürlich auch, daß sie in Zusammenhang mit der Qualität der Nahrung steht – schwere Nahrung wird weniger schnell verdaut als leichte. Aber auch leichte Nahrung sollte nie in exzessiver Menge eingenommen werden.[31]

Eine golden Regel ist, daß ein Drittel des Magens mit fester Nahrung, eine Drittel mit flüssiger Nahrung und ein Drittel für Vata, Pitta und Kapha frei bleiben sollte,[32] was nicht bedeutet, daß wir mit Hilfe eine Maßbechers essen müssen. Das zugrundeliegende Prinzip ist, daß der Nahrungsbrei im Magen eine eher flüssige Konsistenz haben sollte und genügend Raum für seine Bewegung übrigbleibt. So können die Verdauungsenzyme gut an die Nährstoffe gelangen. Wenn die Nahrung zu trocken oder zu flüssig ist, kann der Verdauungsprozeß nicht optimal funktionieren.

Wichtige Symptome für die korrekte Aufnahme der korrekten Nahrungsmenge sind: kein übermäßiger Druck auf Magen nach der Nahrungsaufnahme, keine Behinderung der Herzaktivität, kein Druck seitlich des Brustkastens, kein Druck auf Unterleib, die Sinnesorgane funktionieren optimal, Hunger und Durst sind befriedigt, ein Gefühl der Behaglichkeit beim Stehen, Gehen, Liegen, Einatmen, Ausatmen, Lachen und Sprechen.[33]

Dann hängt die richtige Menge auch davon ab, wieviel körperliche Arbeit ein Individuum leistet. Ein guter Appetit entsteht durch ein ideal funktionierendes Verdauungsfeuer (Agni). Wir müssen jedoch lernen, wann die grenze zwischen Hunger und Lust überschritten wird. Hunger ist die Lizenz zum Essen, während Lust unbedingt gezügelt werden muß.

Herkunft der Nahrung – Desha

Desha bedeutet Heimat. Wir sollten nur die Nahrung zu uns nehmen, die in unserer Heimat gewachsen ist. Exotische Nahrung, ja sogar Meerfische für Menschen, die sehr weit von der Küste leben, sind, wenn sie regelmäßig in größerer Menge konsumiert werden, der Gesundheit nicht förderlich. Auf keinen Fall sollten sie die Hauptnahrung ausmachen. Eskimos können extrem fettreiche Nahrung essen, ohne daß sich ihre Blutfettwerte erhöhen, während ein Europäer darunter leiden würde. Der Körper gewöhnt sich mit der Zeit an die Nahrungsmittel, die in unserer Umgebung erhältlich sind. Sie sind dem gleichen Wechsel der Jahreszeiten ausgesetzt, absorbieren das gleiche Wasser und nähren sich von der gleichen Erde, auf der wir stehen. Sie haben, wie alle organischen Substanzen, einen eingebauten Mechanismus, der die feine Balance der Dosha erhält und reichen diesen weiter an die Konsumenten als Teil der Nahrungsqualität.

31 Caraka Samhita, Sutra Sthana, Kapitel 5, Verse 3 bis 7

32 Caraka Samhita, Vimana Sthana, Kapitel 2, Vers 3

33 Caraka Samhita, Vimana Sthana, Kapitel 2, Verse 5 bis 6

Zeit in bezug auf Nahrung und Esser – Kala

Pittakala oder die Zeit, wenn Pitta ausgeprägt ist, sollte für die Hauptmahlzeit ausgewählt werden. Sie erstreckt sich von zehn Uhr morgens bis zwei Uhr nachmittags, denn dann ist unsere Verdauungskapazität am größten.

Ausgenommen im Sommer, sollte die Abendmahlzeit vor sieben Uhr eingenommen werden. Um acht Uhr abends wird Kapha verstärkt, was Appetit und Verdauung behindert. Zwischen fünf und sechs Uhr ist daher die ideale Zeit. Wenn es sehr heiß ist, tendiert man dazu, länger aufzubleiben, früher aufzustehen und am Nachmittag ein Schläfchen zu machen. Dann kann man auch nach neun Uhr abends speisen.

Um acht Uhr morgens ist Kapha am stärksten und falls wir nicht sehr früh aufgestanden sind, ist unser Körper lethargisch. Deshalb sollte das Frühstück um diese Zeit (nicht das Englische, das erst nach neun Uhr serviert wird) möglichst leicht, heiß und anregend sein.

Die wichtigste Zeitregel aber ist, niemals zu essen bevor die vorangegangene Mahlzeit nicht vollständig verdaut ist. Das bringt uns zum Thema Zwischenmahlzeiten. Sie sind nur bei starker körperlicher Beanspruchung gerechtfertigt. Getränke können je nach Konstitution zwischen den Mahlzeiten eingenommen werden.

Die Zeit bezieht sich auch auf das Alter. Die Ernährung für alte Menschen sollte eher Vata-reduzierende Elemente enthalten, Pitta-reduzierende Elemente für Menschen im mittleren Lebensabschnitt. Kinder brauchen, trotz vorherrschendem Kapha, eine nährstoffreiche Diät, wobei jedoch darauf Acht gegeben werden soll, daß Kapha, zum Beispiel durch eisgekühlte Getränke, nicht unnötig provoziert wird.

Eine spezielle Zeitregel existiert für Joghurt. Dieser sollte nie nachts oder ohne Honig oder Zucker eingenommen werden. Caraka sagt: Man sollte niemals Yoghurt nachts einnehmen. Er sollte auch nicht ohne Zugabe von Ghee, Zucker, Honig, grüne Mung Bohnen, Suppe, oder Amlafrüchte und auch nicht erhitzt verzehrt werden. Wenn jemand, der Joghurt über alles liebt (es scheint schon damals Joghurt- Manie gegeben zu haben), gegen diese Regel verstößt, kann sie oder er bald unter folgenden Krankheiten leiden: Fieber, Erysipel, Hämorrhagie, hartnäckige Hautkrankheiten, Anämie, Schwindel und Hepatitis.[34] Dies hat damit zu tun, daß Joghurt nachts die Shrotas (Körperkanäle) blockiert.

Es scheint, daß ein Becher Joghurt aus dem Kühlschrank die Abendmahlzeit vieler Menschen, die alleine leben, bildet und wir können nur schätzen wieviel gesundheitliche Probleme dadurch verursacht werden. In meiner Praxis stelle ich täglich die Joghurtfrage und sie wird praktisch jedesmal mit Ja beantwortet. Die Milchproduzenten werden keine Freude an mir haben, aber diese gefährliche Gewohnheit muß unbedingt unterbunden werden. Die Alternative ist, eine Tasse heiße Milch zu trinken. Leider ist es sehr schwierig, die nächtlichen Joghurtesser auf heiße Milch (dann sterbe ich lieber) umzustellen.

[34] Caraka Samhita, Sutra Sthana, Kapitel 7, Verse 61 und 62

Die Jahreszeit ist ein weiterer Faktor, den es zu berücksichtigen gilt. Er wird im nächsten Kapitel, im Abschnitt »Rutacarya« ausführlich besprochen. In der Regel sollte im Frühjahr eine Kapha-reduzierende Diät, in der heißen Jahreszeit eine Pitta-reduzierende und in der kalten Jahreszeit ein Vata-reduzierende Diät befolgt werden.

Verschiedene Regeln zur Nahrungsaufnahme – Upayogasamstha

In diesem Abschnitt geht es um wichtige diätetische Regeln. Sie ergeben sich hauptsächlich aus ihrer Beziehung zur individuellen Verdauung.

Küche und Koch

Als erstes hier einige Ratschläge für die ideale Küche. Sie sollte genügend Raum haben. Entsprechend Vastu, der Bau- und Wohnkultur der Ayurveda, sollte sich die Küche in der südöstlichen Ecke des Hauses oder der Wohnung befinden. Dort liegt Agni Mula oder der Ort (Wurzel) des Feuerelementes. Selbst in der Küche sollte der Herd wiederum in der südöstlichen Ecke positioniert sein und das Waschbecken in der nordöstlichen Ecke. Dann ist es natürlich wichtig, daß die Küche äußerst reinlich gehalten wird und nur vertraute Personen die Nahrung herstellen. Sowie die Könige früher große Angst hatten, vergiftet zu werden, so geht es auch uns, wenn wir als Gast (eigentlich auch ein König) ein Lokal zum Essen betreten. Woher sollen wir wissen, was da alles in unser Essen hineinkommt an Rohmaterialien, Verschmutzungen, Chemie, Emotionen? Wenn nicht eine Vertrauensperson in der Küche steht, ist unser Leben in höchster Gefahr.

Abfolge der Gerichte

Ja, Ayurveda stellt Ihren gewohnten Menüplan auf den Kopf! Sushruta beschreibt, wie einem König das Essen serviert werden soll: Der Arzt muß dafür sorgen, daß der König zuerst die süßen Speisen ißt, dann die sauren und salzigen Speisen in der Mitte der Mahlzeit und zum Abschluß Speisen mit scharfem und den anderen Geschmacksrichtungen. Zuerst oder während des ersten Teils der Mahlzeit können Früchte eingenommen werden; anschließend folgen Süßwaren, gekochter Reis und andere Speisen.[35]

Die Erklärung hierfür finden wir ein paar Verse weiter: Vata nimmt zu, nachdem die Verdauung abgeschlossen ist; Pitta ist während der Verdauung erhöht und Kapha unmittelbar nach der Nahrungsaufnahme. Deshalb muß Kapha am Ende einer Mahlzeit gebändigt werden und die Intelligenten sollten dieses Ziel anstreben, indem sie eine Frucht mit herbem, scharfem oder bitterem Geschmack zu sich nehmen, durch Kauen von Betelnuß-Stücken, die mit Kampfer, Nelken, Muskatnuß, etc. präpariert sind, mittels Rauchen von Kräu-

[35] Sushruta Samhita, Sutra Sthana, Kapitel 46, Vers 144

tern oder jede andere Methode, welche den klebrigen Mundbelag sofort beseitigt.[36]

Wenn wir zuerst die süßen Speisen einnehmen, wird Vata, welches sich im Magen befindet, reduziert. Saure und salzige Speisen in der Mitte der Mahlzeit vermehren Pitta und kurbeln damit die Verdauung an. Zum Ende der Mahlzeit verhindern Gerichte mit scharfem, bitterem und herbem Geschmack, daß Kapha zunehmen kann. Dementsprechend ist das die ideale Speisefolge, welche bei Gewichtsreduktion eine wichtige Rolle spielen kann. Ich konnte beobachten, daß bei klinischer Anwendung diese Methode speziell bei Patienten mit schwacher Verdauung sehr hilfreich war. Natürlich gibt es noch eine weitere wichtige Ayurveda Regel. Sie besagt, daß man alte Gewohnheiten nicht plötzlich aufgeben sollte. Wenn Sie also Ihren Speiseplan umkrempeln wollen, so tun Sie dies nicht abrupt sondern über einen längeren Zeitraum.

Effekt von Getränken

Jedes Getränk, das vor einer Mahlzeit eingenommen wird, tendiert dazu, das Körpergewicht zu reduzieren. Während der Mahlzeit eingenommen, schützt es vor Gewichtsabnahme wie auch Zunahme. Wenn aber das Getränk am Ende der Mahlzeit eingenommen wird, führt dies zu einer starken Zunahme des Körpergewichtes.[37]

Damit wäre diese immer wieder gestellte Frage ein für alle mal beantwortet. Der Hintergrund der Wirkung ist auch klar, denn wir haben eben gesehen, daß nach der Nahrungsaufnahme Kapha zunimmt. Wenn wir dazu beim Schluß des Essens große Mengen trinken, ist sichergestellt, daß es sehr, sehr lange dauern wird, bis die Nahrung verdaut werden kann. In den meisten Fällen wird sie überhaupt nie richtig verdaut und setzt sich im Körper an.

Der Effekt verschiedener Getränke wird im Abschnitt »Diät für Ihre Konstitution« erklärt.

Digestife

Der Konsum eines Digestife ist für alle Menschen obligatorisch, außer bei folgenden Kontraindikationen: Husten, Atemnot, Endokarditis, Aphonie (Stimmlosigkeit), Hypersalivation und HNO Erkrankungen.[38]

Die Art des Digestife wird auf Grund der Erkrankung, unter der ein Patient leidet, der Jahreszeit sowie der Eigenschaften der konsumierten Nahrung bestimmt. Reines Wasser, an das man sich schon seit Geburt gewöhnt hat. Heißes Wasser eignet sich nach öliger, reicher Nahrung, bei Kapha und Vata-Konstitution oder Zuständen. Kaltes Wasser wird bei Pitta-Konstitution oder Zuständen sowie bei Krankheiten, die das Blutgewebe betreffen, nach Alkoholgenuß, nach Einnahme von Honig oder Joghurt empfohlen. Wasser mit Zimmertemperatur sollte nach dem Genuß von Süßem getrunken werden. War da nicht einmal eine Regel unserer Mütter, daß mit Eis immer auch ein Glas Wasser getrunken werden mußte?

[36] Sushruta Samhita, Sutra Sthana, Kapitel 46, Vers 149

[37] Sushruta Samhita, Sutra Sthana, Kapitel 46, Vers 137, erster Teil

[38] Sushruta Samhita, Sutra Sthana, Kapitel 46, Vers 137, Schluß

Kräuterbitter, Ayurveda-Kräuterweine, Fruchtsaft, Milch, Buttermilch, Betelnuß, Gewürze, dünne Suppen, etc. sind nur einige Beispiele für Digestife. Der Phantasie sind keine Grenzen gesetzt. Sushruta sagt, daß Personen, die von einem saurem Geschmack im Mund geplagt werden, automatisch nach Süßigkeiten greifen und Personen, die mit einem süßen Geschmack geplagt werden, nach etwas Saurem zumute ist. Gleichermaßen sollte das Digestife für jemand, der saure Speisen zu sich genommen hat, süß sein und für jemand, der süße Nahrung eingenommen hat, sauer.

Zustand und Gewohnheiten des Essers – Upayoktrin

Der Hauptfaktor für die Verträglichkeit von Nahrung ist derjenige der ißt. Bisher haben wir hauptsächlich Eigenschaften von Nahrung und verschiedene Techniken behandelt. Wichtige Fragen in diesem Zusammenhang sind: Ist der Esser gesund? Was ist ihre oder seine Konstitution? Wie ist der Zustand von Agni? Wie ist ihr oder sein Gemütszustand?

Selbst wenn alle anderen sieben, bisher besprochenen Faktoren günstig sind, wird die Nahrung nicht korrekt verdaut, wenn ein Mensch unter dem Einfluß der folgenden Zustände steht: Trauer, Angst, Wut, Leid, exzessiver Schlaf oder exzessives Wachbleiben.[39]

Um solch negativen Zuständen entgegenzuwirken sollte der Geist voll auf die Nahrungsaufnahme konzentriert werden, eine bequeme Haltung mit gestreckter Wirbelsäule eingenommen, die Speisen mit Aufmerksamkeit gekostet, der Geschmack wahrgenommen und gut gekaut werden.

Auf jeden Fall müssen wir Rücksicht auf die Essensgewohnheiten eines Klienten nehmen und nicht abrupt alte Gewohnheiten ändern.

Wenn Agni (Verdauungsfeuer) nur ungenügend vorhanden ist, müssen wir verdauungsfördernde Maßnahmen ergreifen. Trikatu, ein Ingwertee, Ayurveda Kräuterwein, Yoga, Pranayama, körperliche Betätigung und ähnliches fördern den Appetit.

Bei kranken Menschen oder bei Pancakarma-Therapien werden oft spezielle Nahrungsmittel zubereitet, die eingesetzt werden, bis ein bestimmtes Ziel erreicht ist.

Nahrung und ihre Wirkung auf die Psyche

Wir denken und fühlen nur, weil wir essen. Die elementaren Partikel der Speisen nähren die Körpergewebe (Dhatu) und die subtilen Bestandteile der Dreierkomponente (Triguna) bestehend aus Sattva (Makellosigkeit), Rajas (Passion) und Tamas (Passivität) beeinflußen den feinstofflichen Körper, der sich aus Psyche (Manas), Intellekt (Mahat oder Buddhi) und Egoismus (Ahankara) zusammensetzt.

[39] Caraka Samhita, Vimana Sthana, Kapitel 2, Vers 9

Nahrung mit makelloser Qualität (Sattva)

Nahrung mir Sattva-Qualität, die in moderater Menge konsumiert wird, öffnet das Bewußtsein, bringt emotionale Harmonie und birgt keine pathogenen Faktoren. Solche Nahrungsmittel sind frisch, saftig, ölig, nahrhaft und von süßem Geschmack. Weizen, Reis, Roggen, Milch, Butter, Honig, Rohzucker, grünes Gemüse, Blattgemüse, Früchte und Nüsse gehören zu dieser Gruppe. Nicht mehr als acht Stunden sollten zwischen Herstellung und Zubereitung vergehen. Eine laktovegetarische Diät kommt der Sattva-Diät am nächsten und kann deshalb als die ideale Diät empfohlen werden. Sie wird, wenn nicht in exzessiver Quantität konsumiert und die anderen Faktoren beachtet werden, weder psychische noch physische Komplikationen verursachen. Dank ihrer hochstehenden Qualität, funktionieren die Sinnesorgane und Intelligenz von Personen, die eine Sattva-Diät befolgen, einwandfrei. Wenn immer möglich sollte während einer Therapie eine Sattva-Diät befolgt werden. Meine Erfahrung zeigt, daß der Heilungserfolg dadurch signifikant verbessert werden kann. Verantwortlich für diesen Effekt ist einerseits die hohe Energetik von Sattva-Nahrung und ihr positiver karmischer Einfluß.

Nahrung mit leidenschaftlicher Qualität (Rajas)

Scharf gewürzte, sehr salzige, saure, heiße und trockene Speisen gehören zur Kategorie der Rajas-Qualität. Dazu gehören Nahrungsmittel wie scharfe Gewürze, Knoblauch, Zwiebeln, alkoholische Getränke wie Wein oder Bier, Tee, Kaffee, Colas, kohlensäurehaltige Getränke, ölige und fettige Speisen, Pickel, scharfe und salzige Saucen, etc. Sie alle fördern sinnliche Zustände, wie Ehrgeiz, Aggressionen, Motivation, Sexualität, Phantasie, Eifersucht und Egoismus. Um in dieser Welt überhaupt existieren zu können, benötigen wir alle eine gesunde Portion der leidenschaftlichen Qualität. Damit unsere Leidenschaften aber nicht außer Kontrolle gerät oder manische Formen annimmt, ist es notwendig darauf zu achten, daß unsere Diät nicht nur aus einer passenden Mischung von Nahrung mit leidenschaftlicher und makelloser Qualität besteht.

Menschen, die in der geschützten Atmosphäre eines Klosters oder Aschrams leben, können und sollten davon absehen leidenschaftliche Nahrung zu konsumieren, sonst halten Politik und Sex bald Einzug in ihre Mauern.

Nahrung mit passiver Qualität (Tamas)

Essen mit passiver Qualität fördert Pessimismus, Ignoranz, Geiz, Gier, Faulheit, Zweifel, Unsicherheit und Unterscheidungsvermögen. Solche Nahrung benötigt sehr viel Energie zu ihrer Verdauung. In diese Kategorie gehören Nahrungsmittel, die sehr lange aufbewahrt werden, trocken, unrein, zu lange gekocht, verbrannt oder verdorben

[40] Caraka Samhita, Sutra Sthana, Kapitel 5, Vers 11

[41] Caraka Samhita, Sutra Sthana, Kapitel 7, Vers 41

sind, Essensreste, Konserven, Tiefgefrorenes, Fertiggerichte, hochprozentiger Alkohol und starke Medikamente.

Trotz ihres teilweise hohen Nährwertes gehören Fleisch, Fisch und Eier eher zu dieser Gruppe als in die Gruppe der leidenschaftlichen Nahrungsmittel. Das hat einerseits damit zu tun, daß Fleischprodukte monatelang in Kühlhäusern gelagert werden, bis sie genießbar sind oder konsumiert werden und andererseits mit den vielen Medikamenten, mit denen sie von Bauern und Veterinären vollgepumpt werden. Daß die fleischproduzierende Industrie keinerlei Skrupel hat und den unglaublichen Einfluß besitzt, sogar das europäische Parlament aufs Kreuz zu legen, wird in kommenden Zeiten noch vielen Menschen und Tieren, die an Kreuzfeld-Jakob Krankheit und Rinderwahnsinn erkranken werden, das Leben kosten.

Ein wichtigerer Grund, vom Fleischkonsum abzusehen, sind aber auch die karmischen Implikationen, mit denen sich ein Fleischesser früher oder später auseinandersetzten muß. Caraka sagt, daß selbst wenn ein Arzt tierische Medikamente verschreiben muß, dies den Patienten nicht von den karmischen Folgen befreit.

Das letzte Wort betreffend dem Konsum von Fleisch überlasse ich Caraka. Er stellt Fleisch- und Fischprodukte unter die Gruppe, deren regelmäßiger Konsum kontraindiziert ist.[40]

Diät für jede Konstitution

»Diejenige Nahrung, welche antagonistisch zu den verursachenden Dosha einer Konstitution steht, wird für die Erhaltung der Gesundheit empfohlen. Menschen, deren Dosha sich im Gleichgewicht befinden, sollten darauf achten, Speisen zu sich zu nehmen, welche alle sechs Geschmacksrichtungen enthalten.«[41]

Hier ist der Schlüssel für eine gesunde Ernährung entsprechend der eigenen Konstitution. In den folgenden Abschnitten gebe ich Richtlinien für die drei Hauptdiäten: (1) die Vata-reduzierende, (2) die Pitta-reduzierende und (3) die Kapha-reduzierende Diät. Natürlich gibt es mehr als drei Konstitutionen. Um die Angelegenheit aber nicht allzu kompliziert zu machen, beschränke ich mich auf drei Richtlinien. Mischtypen können auch die Diäten entsprechend aufeinander abstimmen.

Sorge sollte dazu getragen werden, daß wir die Diät für Vata-Konstitutionen nicht »Vata-Diät« sondern »Vata-reduzierende Diät nennen«, denn wir müssen uns immer daran erinnern, daß wir die Eigenschaften von Vata mit der Konstitutionsdiät reduzieren wollen. Die Tabellen und Einteilungen sollen als Leitfaden dienen. Sie sind hilfreich, eine generelle Übersicht über die Prinzipien einer bestimmten Diät zu vermitteln. Auf keinen Fall sollen sie aber die eigene Urteilsfähigkeit und Initiative entmutigen oder unterbinden.

Alle Nahrungsmittel in den folgenden Tabellen sind unter vier Gruppen aufgelistet, deren Bedeutung hier erklärt wird:

- **Ideal:** Wenn Sie unter starken Störungen eines bestimmten Dosha leiden oder eine ausgeprägte Konstitution besitzen, dann sollten Sie Ihre Speisen ausschließlich aus dieser Gruppe wählen.

- **Gut:** Wenn die Störung oder Konstitution nicht so ausgeprägt sind, dann können Sie Ihre Nahrungsmittel aus dieser sowie der ersten Gruppe wählen. Alle Substanzen in dieser Gruppe führen zu keiner Zunahme des angegebenen Dosha. Ihre Wirkung ist lediglich nicht so ausgeprägt, wie in der ersten Gruppe.
- **Nicht empfehlenswert:** Die Nahrungsmittel in dieser Gruppe besitzen Qualitäten, welche die betreffenden Dosha vermehren. In bestimmten Kombinationen, in kleinen Mengen, aber nicht regelmäßig, können sie eingenommen werden. Sie sollten aber in keinem Fall die Hauptnahrung bilden.
- **Unbedingt vermeiden:** Diese Nahrungsmittel müssen Sie kompromißlos weglassen. Sie vermehren die Dosha sehr effektiv und sind eine Gefahrenquelle für Ihre Gesundheit.

Ich habe mit Absicht darauf verzichtet, Fleisch-, Fisch- oder Eierprodukte in meinen Empfehlungen zu erwähnen, da ich persönlich deren Konsum nicht fördern möchte. Das heißt aber nicht, daß Ayurveda grundsätzlich keine Referenzen betreffend dem Fleischkonsum macht. Sie weist lediglich auf die gesundheitlichen und karmischen Konsequenzen hin.

Die Vata reduzierende Diät

Das ist die richtige Diät für Leute mit Vata -Konstitution oder wenn Sie unter einer Vata-Störung leiden. Falls Sie beides, eine Vata-Konstitution und eine Vata-Störung haben, dann müssen Sie diese Diät strikt befolgen. Wenn Sie nur unter einer Vata-Störung leiden, aber eine andere Konstitution haben, dann brauchen Sie diese Diät nur solange zu befolgen, bis die Vata-Störung behoben ist und können dann zu ihrer Konstitutionsdiät überwechseln. Um die beiden Elemente Vayu (Wind) und Akasha (Äther), aus denen sich Vata zusammensetzt, zu besänftigen, brauchen Sie Nahrung, welche die fehlenden Elemente Tejas (Feuer), Ap (Wasser) und Prithivi (Erde) enthalten. Sie soll deshalb süß, befeuchtend, wärmend, sauer, salzig und nahrhaft sein. Dagegen müssen Sie scharfe, bittere, herbe, leichte, kalte und trockene Speisen unbedingt vermeiden. Idealerweise sollten Sie drei warme Mahlzeiten zu geregelten Essenszeiten einnehmen. Das ist nicht leicht und deshalb sollten Vata-Menschen nicht alleine leben, sondern am besten mit einem Partner mit einer anderen Konstitution. Wegen ihrer Sensibilität neigen Vata-Naturen oft zu Nahrungsmittelallergien. Es kann vorkommen, daß sie selbst gegen Nahrungsmittel, wie zum Beispiel Milch, allergisch sind, die eigentlich sehr gut für sie sind. Allergien provozierende Lebensmittel müssen in jedem Fall vermieden werden. Fasten für mehr als einen Tag ist gar nicht gut für Vata Personen oder bei Vata-Störungen und kann auf keinen Fall empfohlen werden. Auch das Kurzzeitfasten mit genügender Flüssigkeitsaufnahme sollte auf einen oder zwei Tage im Monat beschränkt werden. Vata-Menschen brauchen sehr viel Flüssigkeit, um den trockenen Elementen Vayu (Wind) und Akasha (Äther) entgegenzuwirken. Wasser alleine ist aber nicht immer gut genug. Besser sind nährende Getränke wie heiße Milch, Lassi (ein Joghurtgetränk), Buttermilch, frische Frucht- und Gemüsesäfte, warme, beruhigende und karminative Kräutertees. Kaffee und heiße Schokolade sind wegen ihrer stimulierenden Wirkung sehr schlecht. Malzgetränke sind dagegen sehr gut. Keines der genannten Getränke sollte gekühlt sein. Ein Glas Rotwein mit dem Essen ist sehr gut für diese Konstitution. Ideale Nahrungsmittelergänzungen sind SEVA Amla Püree, Chyavanprash, Brahma Rasayana, Ashwagandhadi Leha, Ashwagandharishta, Balarishta, Ashwagandha Kapseln, Shatavari Kapseln und Atmagupta Kapseln. Vata-Störungen sind trockene Haut, Verstopfung, Nervosität, Schlaflosigkeit, depressive Störungen, rheumatische und neurologische Beschwerden, Krämpfe, unregelmäßige, schmerzhafte Monatsblutungen, Atrophien, chronische Müdigkeit u. a. Hierbei ist eine Vata-reduzierende Diät eine große Unterstützung.

Getreide und Hülsenfrüchte
Getreide eignen sich gut, um Vata zu reduzieren, sollten aber immer gekocht konsumiert werden. In trockener Form (Flocken) oder in Broten mit sehr viel Hefe sind sie nicht förderlich. Hülsenfrüchte sind eine ideale Proteinquelle, produzieren aber Gas im Darm. Deshalb müssen sie mit blähungswidrigen Gewürzen oder mit Zwiebeln und Knoblauch gekocht werden.
Ideal: Weizen, Dinkel, Hartweizen (Pasta)
Gut: Reis, Hafer, Mais, Buchweizen, Roggen, Hirse, Gerste, Mung Dal, Urid Dal, Kichererbsen, Tofu
Nicht empfehlenswert: Vollreis, Bohnen, Linsen
Unbedingt vermeiden: Getreideflocken, Müsli, Sojabohnen

Gemüse
Vata-Typen vertragen die meisten Gemüsearten gut. Eine lediglich aus Gemüse bestehende Diät ist aber nicht zu empfehlen, weil zu leicht. Deshalb sollten sie mit Öl, Ghee, Butter, Sahne, Frischkäse, Nüssen und Gewürzen zubereitet werden. Alle Kohlgemüse bewirken Blähungen und müssen mit blähungswidrigen Gewürzen, Zwiebel oder Knoblauch gekocht werden. Sehr bittere Gemüse sind auch nicht empfehlenswert.
Ideal: Karotten, Süßkartoffeln, gekochte Zwiebeln, Avocado, Jamswurzel, Schwarzwurzel, Rote Bete, Okra, Petersilie, frischer Koriander, Radieschen, Meeresalgen, Knoblauch
Gut: Auberginen, grüne Bohnen, Artischocken, frische Erbsen, Kürbis, Rettich, Wasserkresse, Peperoni, Gurken, Blattgemüse, reife Tomaten, Sellerie, Oliven, Sprossen, Lauch
Nicht empfehlenswert: Kartoffeln, Blumenkohl, Kohlrabi, Rosenkohl, Brokkoli, Kohl, Endivien, Spargel, Pilze
Unbedingt vermeiden: Rohe Zwiebeln

Früchte
Süße und saure Früchte sind gut für Vata, sollten aber nur in geringen Mengen konsumiert werden, da sie sehr leicht sind und Vata-Menschen nicht genug »erden«. Herbe, d. h. zusammenziehende Früchte, wie gewisse Arten von Äpfeln und Birnen, müssen vermieden werden. Gut für Vata ist der hohe Flüssigkeitsanteil von Früchten, der aber bei Trockenfrüchten wegfällt.
Ideal: Zitronen, Orangen, Limonen, Grapefruit, Ananas, Erdbeeren, Kirschen, Pflaumen, Himbeeren, Feigen, Datteln, Mango, Papaya
Gut: Bananen, Pfirsiche, Aprikosen, Melonen, Äpfel
Nicht empfehlenswert: Granatapfel, Birnen
Unbedingt vermeiden: Trockenfrüchte

Samen und Nüsse
Die meisten Samen und Nüsse, die nicht bitter, scharf oder herb sind, eignen sich für Vata. Bekömmlicher sind sie, wenn leicht geröstet und gesalzen. Sie bilden eine gute Beigabe für Salate.
Ideal: Mandeln, Pistazien, Pinienkerne, Cashew, Sesamsamen
Gut: Sonnenblumenkerne, Kürbiskerne, Kokosnuß, Walnuß
Nicht empfehlenswert: Erdnüsse, Mohnsamen
Unbedingt vermeiden: keine

Öle
Die Eigenschaften von Ölen sind völlig antagonistisch zu Vata. Daher gehören sie zu jeder Mahlzeit, ob zum Kochen oder auf den Tisch zum Würzen.
Ideal: Sesamöl
Gut: Kürbiskernöl, Olivenöl, Distelöl, Sonnenblumenöl, Rapsöl
Nicht empfehlenswert: Kokosöl, Senfsamenöl, Maisöl, Soyaöl
Unbedingt vermeiden: hoch raffinierte Öle, Erdnußöl

Gewürze
Alle appetitanregenden, blähungswidrigen Gewürze gehören in jedes Gericht. Dagegen sind scharfe und bittere Gewürze zu vermeiden. Salz ist gut für Vata-Konstitutionen und sollte nicht weggelassen werden.
Ideal: Stink-Asant (Asafötida), Knoblauch, Dill, Kardamome, Muskat, Fenchelsamen, Safran, Salbei, Kreuzkümmel, Kümmel, Nelken, Zimt, Selleriesamen (Ajwan), Meer- oder Steinsalz
Gut: Anis, Basilikum, Ingwer, Bockshornkleesamen, Senfsamen, Rosmarin, Tamarinde, Thymian, Majoran, Wacholderbeere, Fenchel, Koriander, Paprika, schwarzer Pfeffer
Nicht empfehlenswert: Kurkuma, Minze
Unbedingt vermeiden: weißer Pfeffer, Cayennepfeffer, Chili

Tierische Produkte
Fermentierte oder mit Enzymen verarbeitete Milchprodukte sind sehr gut. Milch sollte aber nie kalt getrunken werden.
Ideal: Ghee, Butter, Sahne, Milch, Joghurt, Kefir, saure Sahne, Hüttenkäse, Frischkäse, Quark
Gut: Buttermilch, Hartkäse
Nicht empfehlenswert: Speiseeis
Unbedingt vermeiden: keine

Süßstoffe
Süßes bringt die hochfliegenden Vata-Menschen wieder zur Erde zurück und soll unbedingt Bestandteil der täglichen Nahrung bilden. Der Zucker ist nicht so schlecht wie sein Ruf, sollte aber mit Vorteil in nicht raffinierter und nicht chemisch behandelter Form konsumiert werden. Schokolade ist wegen dem anregenden Kakao die falsche Süßigkeit für Vata.
Ideal: Zuckerrohrsaft, Jaggery (eingedickter Zuckerrohrsaft)
Gut: Rohzucker, Kandiszucker, Ahornsirup, Melasse, Birnendicksaft, Honig
Nicht empfehlenswert: keine
Unbedingt vermeiden: weißer Zucker, Schokolade

Die Pitta reduzierende Diät

Das ist die richtige Diät für Leute mit Pitta-Konstitution oder wenn Sie unter einer Pitta-Störung leiden. Falls Sie beides, eine Pitta-Konstitution und eine Pitta-Störung haben, dann müssen Sie diese Diät strikt befolgen. Wenn Sie nur unter einer Pitta-Störung leiden, aber eine andere Konstitution haben, dann brauchen Sie diese Diät nur solange zu befolgen, bis die Pitta-Störung behoben ist und können dann zu ihrer Konstitutionsdiät überwechseln.

Um die beiden Elemente Tejas (Feuer) und zum Teil Ap (Wasser), aus denen sich Pitta zusammensetzt, zu besänftigen, brauchen Sie Nahrung, welche die fehlenden Elemente Vayu (Wind), Akasha (Äther) und Prithivi (Erde) enthalten. Sie soll deshalb süß, befeuchtend (weil Feuer auch austrocknet), kühlend, bitter, herb und nahrhaft sein. Dagegen müssen Sie scharfe, ölige, salzige, leichte, heiße und trockene Speisen unbedingt vermeiden. Die Tendenz von Pitta-Personen ist, das Essen zu verschieben weil sie zu beschäftigt sind oder sehr spät nachts zu essen. Dem sollte unbedingt entgegengewirkt werden. Bei Tisch sollten strikt keine Geschäfte oder Politik besprochen werden, noch sollte irgend jemand zurechtgewiesen werden.

Dank ihrer starken Verdauungskraft können sie ohne unmittelbares Unwohlsein völlig ungeeignete Nahrungskombination vertragen. Dadurch entsteht aber Ama (unverdaute, toxisch gewordene Nahrung), das mit dem Blut durch den Körper zirkuliert und zu Ekzem, Abszessen, Akne, unreiner Haut aber auch zu chronischen Hautkrankheiten führen kann. Fasten ist auch für Pitta-Naturen völlig ungeeignet und kann zu schweren Nebenwirkungen führen. Saftfasten für einen Tag, höchstens ein oder zweimal pro Monat, kann dagegen empfohlen werden.

Die Pitta-Diät soll sehr viel flüssige Nahrung enthalten, um das heiße Element zu kühlen. Fette, Öle und in Öl gebratene Speisen müssen vermieden werden sowie ein Brand nicht gelöscht werden kann, wenn ständig Öl nachgeschüttet wird. Pitta-Menschen sind auch anfällig für Lebererkrankungen. Alkohol und fettige Speisen dürfen nicht regelmäßig und in großen Mengen konsumiert werden. Bier ohne oder mit wenig Alkohol ist das ideale Pitta Getränk. Rotwein mit dem Essen wird auch toleriert. Mineralwasser nur ohne Kohlensäure, Milch, Wasser, süße (nicht saure) Fruchtsäfte, Malzgetränke oder nicht zu heiße, süße oder bittere Kräutertees zeigen gute Wirkung. Kaffee kann höchsten als Milchkaffee oder Cappuccino empfohlen werden. Alle Getränke können, außer direkt nach dem Essen, auch kalt serviert werden.

Ideale Nahrungsergänzungsmittel sind SEVA Amla Püree, Chyavanprash, Ashwagandhadi Leha, Sukamara Rasayana, Shatavari Gulam und Triphala.

Viele chronische Hautkrankheiten, Leber-, Galle -, Milzstörungen, entzündliche Krankheiten, Schlaflosigkeit, Magengeschwüre, innere Blutungen, etc. werden hauptsächlich von erhöhtem Pitta verursacht und können mit einer Pitta reduzierenden Diät teilweise kontrolliert werden.

Getreide und Hülsenfrüchte
Die meisten Getreide eignen sich für diese Diät gut. So auch die Hülsenfrüchte, die ein idealer Proteinlieferant für die Pitta Konstitution sind.
Ideal: Weizen, Dinkel, Reis, Mung Dal
Gut: Kichererbsen, Bohnen, Tofu, Sojabohnen, Hafer, Gerste
Nicht empfehlenswert: Roggen, Mais, Vollreis, Linsen, Hirse
Unbedingt vermeiden: keine

Gemüse
Nur Pitta-Konstitutionen vertragen dank ihrer guten Verdauung größere Mengen rohes Gemüse oder Salate. Sonst sollten die Gemüse leicht gedämpft oder mit Ghee kurz angebraten werden. Bittere und süße Gemüsearten eignen sich bestens.
Ideal: Blumenkohl, Brokkoli, Sprossen, Blattgemüse, Süßkartoffeln, frischer Koriander, Endivien, Artischocke
Gut: Kartoffeln, Auberginen, Avocado, reife Tomaten, Gurke, Okra, Rosenkohl, Kohl, frische Erbsen, Kürbis, Yams, Schwarzwurzel, Pilz
Nicht empfehlenswert: Gekochte Zwiebeln, rote Bete, Radieschen, Rettich, Meeresalgen, Spargel, Peperoni, Petersilie, Karotten, Sellerie, Lauch
Unbedingt vermeiden: Rohe Zwiebeln, Knoblauch, unreife Tomaten

Früchte
Die meisten Früchte eignen sich für diese Diät, da sie viel Wasser enthalten. Ausgenommen sind hauptsächlich saure Früchte mit erhitzender Wirkung.
Ideal: Süße Trauben, Äpfel und Birnen, Amalaki
Gut: Melonen, Pfirsiche, Feigen, süße Kirschen, Pflaumen, Bananen, Rosinen, Himbeeren, Mango, Guava, Datteln, Papaya, Granatapfel
Nicht empfehlenswert: Ananas, Zitrone, Limone, Grapefruit, Orange, Aprikose, Erdbeere
Unbedingt vermeiden: keine

Samen und Nüsse
Gesalzene und geröstete Nüsse erzeugen Hitze, was nicht förderlich für diese Diät ist. Einige naturbelassene Nüsse eignen sich.
Ideal: keine
Gut: Sonnenblumenkerne, Kokosnuß
Nicht empfehlenswert: Sesamsamen, Pinienkerne, Kürbiskerne, Mandeln, Cashew, Walnüsse, Kürbiskerne, Mohnsamen
Unbedingt vermeiden: Senfsamen, Erdnüsse

Öle
Sie wirken generell erhitzend und sollten so weit wie möglich vermieden werden. In sehr kleinen Mengen können die Öle in der Gruppe »nicht empfehlenswert« benutzt werden.
Ideal: keine
Gut: keine
Nicht empfehlenswert: Kokosbutter, Sonnenblumenöl, Olivenöl, Kürbiskernöl
Unbedingt vermeiden: alle anderen

Gewürze
Es sollen nur Gewürze verwendet werden, die nicht scharf oder sauer sind. Salz ist für Pitta-Menschen tabu und kann höchstens in sehr geringen Mengen verwendet werden.
Ideal: Koriander, Kurkuma
Gut: Minze, Melisse, Kümmel, Kreuzkümmel, nicht raffiniertes Steinsalz oder Gemüsesalz **Nicht empfehlenswert:** Oregano, Stink-Asant, Rosmarin, Majoran, Tamarinde, Thymian, Sesamsamen, Muskatnuß, Wacholderbeeren, Basilikum, schwarzer Pfeffer, Paprika, Anis, Zimt, Nelken, Safran, Selleriesamen (Ajwan), Kardamome, Dill, Ingwer, Knoblauch, Bockshornkleesamen, Flachssamen, Salbei, Meersalz
Unbedingt vermeiden: Cayennepfeffer, Chili, Senfsamen

Tierische Produkte
Milchprodukte, die weder fermentiert, noch sauer, noch sehr fettig sind, eignen sich für Pitta Diäten. Die meisten Hartkäse sind sehr salzig und deshalb nicht zu empfehlen.
Ideal: Milch, Sahne, Ghee, Magerkäse
Gut: Hüttenkäse, Butter
Nicht empfehlenswert: Buttermilch, Joghurt, Kefir, saure Sahne, Hartkäse, Quark, Speiseeis
Unbedingt vermeiden: sehr würzige, salzige, gereifte und fettige Käsearten wie z. B. Gorgonzola

Süßstoffe
Süßigkeiten, sofern nicht fettig, sind ein Muß für Pitta-Menschen. Wenn sein Blutzuckerspiegel zu tief sinkt, wird ein Pitta-Typ äußerst reizbar.
Ideal: Zuckerrohrsaft, Jaggery (eingedickter Zuckerrohrsaft)
Gut: Rohzucker, Kandiszucker, Melasse, Birnendicksaft
Nicht empfehlenswert: Honig, Ahornsirup
Unbedingt vermeiden: weißer Zucker, Schokolade

Die Kapha reduzierende Diät

Das ist die richtige Diät für Leute mit Kapha-Konstitution oder wenn Sie unter einer Kapha-Störung leiden. Falls Sie beides, eine Kapha-Konstitution und eine Kapha-Störung haben, dann müssen Sie diese Diät strikte befolgen. Wenn Sie nur unter einer Kapha-Störung leiden, aber eine andere Konstitution haben, dann brauchen Sie diese Diät nur solange zu befolgen, bis die Kapha -Störung behoben ist und können dann zu ihrer Konstitutionsdiät überwechseln.

Um die beiden Elemente Ap (Wasser) und Prithivi (Erde), aus denen sich Kapha zusammensetzt, zu besänftigen, brauchen Sie Nahrung, welche die fehlenden Elemente Tejas (Feuer), Vayu (Wind) und Akasha (Äther) enthalten. Sie soll deshalb scharf, austrocknend, wärmend, bitter, herb und leicht sein. Dagegen müssen Sie süße, saure, salzige, schwere, kalte und befeuchtende Speisen unbedingt vermeiden. Der Gesundheit von Kapha-Menschen steht oft nur ihre eigene Trägheit im Wege. Sie brauchen jemand, der sie auch bei Tisch motiviert.

Eine Vermehrung von Schleim und Gewicht sind meistens Zeichen eines Kapha-Überschusses. Leider sind praktisch alle Hauptnahrungsmittel süß und vermehren Kapha. Aber auch eine Kapha-Person benötigt genügend Kohlehydrate, Proteine und Fette in ihrer Nahrung. Hier bildet der wichtigste Aspekt die Kontrolle der Quantitäten. Auf keinen Fall ist Kapha-Typen ein Schläfchen nach dem Essen erlaubt.

Fasten hilft sehr effizient, Kapha zu reduzieren. Extreme Fastenkuren sind wegen des Pendeleffektes auch für sie nicht von Nutzen. Schon nach kurzer Zeit wiegen sie nämlich mehr als vorher. Einmal in der Woche zu fasten ist viel besser. Während des Tages sollten Sie regelmäßig würzigen Tee oder Trikatu mit heißem Wasser und Honig trinken und nach Sonnenuntergang eine warme Mahlzeit zu sich nehmen. Das Frühstück kann mit einem heißen, anregenden Getränk ersetzt werden.

Die Speisen für diese Konstitution müssen immer heiß und scharf gewürzt sein. Eine halbe Stunde vor dem Essen sollten Sie etwas Ingwertee oder Trikatu mit Honig und heißem Wasser zu sich nehmen. Zwischen den Mahlzeiten dürfen Sie nichts essen. Heißes Wasser oder Kräutertees mit diaphoretischer, diuretischer und anregender Wirkung sind immer gut. Mineralwasser und gezuckerte Getränke sind tabu. Sie dürfen nur vor der Mahlzeit ein wenig heißes Wasser, während der Mahlzeit kleine Mengen heißes Wasser oder nicht zu kühlen Weißwein und direkt nach dem Essen überhaupt nichts trinken. Kaffee oder Schwarztee, ohne Sahne oder Zucker hat im Allgemeinen einen guten Effekt auf diese Konstitution.

Nahrungsergänzungsmittel für diese Konstitution sind Dasamularishta, Vasarishta, Pippaliasava, Punarnasava und Trikatu mit Honig.

Übergewicht, zu viel Schlaf, überhöhte Blutfettwerte, Diabetes, Sinusitis, Bronchitis, Bronchialasthma, Gallensteine, Nierensteine, Blasensteine, Erkältung und Ödeme sind alles Störungen, die hauptsächlich durch überhöhtes Kapha verursacht werden. Mit einer rigorosen Kapha reduzierenden Diät üben Sie einen starken, positiven Einfluß auf diese Beschwerden aus.

Getreide und Hülsenfrüchte
Diejenigen Getreide, die schleimlösend, erhitzend und harntreibend wirken, sind geeignet für eine Kapha-reduzierende Diät. In jedem Fall muß aber auf die Quantität geachtet werden. Hülsenfrüchte passen generell sehr gut zu dieser Diät.
Ideal: keine
Gut: Buchweizen, Gerste, Mais, Hirse, Roggen, Tofu, Linsen, Mung Dal, Bohnen
Nicht empfehlenswert: Reis, Hafer, Kichererbsen
Unbedingt vermeiden: Weizen, Dinkel, Vollreis

Gemüse
Bitteres und scharfes Gemüse, Blattgemüse, Gemüse mit harntreibender Wirkung wie Spargel, Karotten oder Sellerie, eignen sich gut für diese Diät. Vom rohen Verzehr wird aber dringend abgeraten.
Ideal: Sellerie, Spargel, Karotten, Brokkoli, Blattgemüse, Rettich, Endivien, Knoblauch, Artischocke
Gut: Rosenkohl, Blumenkohl, Kohl, Kohlrabi, rote Bete, Kartoffeln, Radieschen, Petersilie, Peperoni, gekochte Zwiebeln, Lauch, grüne Bohnen
Nicht empfehlenswert: Yams, Schwarzwurzel, Tomaten, Auberginen, Okra, Kürbis, Süßkartoffeln, Gurken, Zucchini, Meeresalgen, Oliven, Sprossen, Avocado, Pilze
Unbedingt vermeiden: keine

Früchte
Frische Früchte enthalten einen großen Wasseranteil, der für diese Diät nicht von Vorteil ist. Da sie aber leicht sind, können sie Kapha nicht nachhaltig beeinflußen. Mit Gewürzen wie Nelken, Zimt oder Ingwer gekochte Früchte sind noch besser. Auch Trockenfrüchte dürfen konsumiert werden. Kompott aus frischen und Trockenfrüchten mit viel Würze, gesüßt (nach dem Kochen) mit ein wenig Honig sind ein gut verträgliches Dessert für Kapha Konstitutionen. Saure Früchte sind wegen ihrer erhitzenden Potenz auch geeignet.
Ideal: Trockenfrüchte, gekochte Äpfel und Birnen
Gut: Papaya, Granatapfel, Zitrone, Orange, Limone, Grapefruit, Ananas **Nicht empfehlenswert:** Datteln, Melonen, Feigen, Trauben, Mango, Erdbeeren, Himbeeren, Kiwi, Kirschen, rohe Äpfel
Unbedingt vermeiden: Bananen

Samen und Nüsse
Samen und Nüsse sind wegen ihrem Ölgehalt nicht geeignet.
Ideal: keine
Gut: Mohnsamen, Sonnenblumenkerne
Nicht empfehlenswert: Mandeln, Kürbiskerne, Walnuß, Sesamsamen, Pistazien, Cashew, Pinienkerne, Kokosnuß
Unbedingt vermeiden: Erdnüsse

Öle
Grundsätzlich sollten nur kleinste Mengen von Ölen in dieser Diät gebraucht werden.
Ideal: keine
Gut: Senföl
Nicht empfehlenswert: Sonnenblumenöl, Olivenöl, Sesamöl, Maisöl
Unbedingt vermeiden: alle anderen

Gewürze
Fast alle Gewürze, speziell die scharfen, kommen bei dieser Diät zum Einsatz. Salz ist, außer in der heißen Jahreszeit, verboten. An seiner Stelle kann Gemüsesalz verwendet werden.
Ideal: Salbei, Anis, schwarzer Pfeffer, Ingwer, Knoblauch, Stink-Asant, Basilikum, Nelken, Zimt, Kardamome, Selleriesamen (Ajwan), Dill, Bockshornkleesamen, Kurkuma
Gut: Cayennepfeffer, Chili, Fenchel, Koriander, Kümmel, Kreuzkümmel, Wacholderbeeren, Majoran, Minze, Paprika, Muskatnuß, Oregano, Tamarinde, Thymian, Rosmarin, Kurkuma, Gemüsesalz
Nicht empfehlenswert: Steinsalz
Unbedingt vermeiden: Meersalz, raffiniertes Salz

Tierische Produkte
Außer Buttermilch und Molke sind Milchprodukte für eine Kapha-reduzierende Diät überhaupt nicht geeignet.
Ideal: keine
Gut: Buttermilch, Molke
Nicht empfehlenswert: Ghee, entrahmte heiße Milch, Magerkäse
Unbedingt vermeiden: alle anderen

Süßstoffe
Leider gibt es auch hier nichts Gutes zu melden. Außer Honig, der mindestens sechs Monate gereift haben sollte, sind keine Süßstoffe erlaubt. Auch die künstlichen Süßstoffe sollten unbedingt vermieden werden.
Ideal: keine
Gut: alter Honig
Nicht empfehlenswert: keine
Unbedingt vermeiden: alle anderen

Kochtips

Wie soll ein Koch den unterschiedlichen Konstitutionstypen in einer Familie oder Gruppe Rechnung tragen? Muß er für jede Mahlzeit drei unterschiedliche Menüs bereitstellen? Das sind Fragen, die mir von besorgten Müttern, Ehefrauen und professionellen Köchen täglich gestellt werden. Mit etwas Kreativität können die meisten Speisen den unterschiedlichen Anforderungen angepaßt werden. Jeder Mensch, auch die Kapha-Naturen, brauchen Kohlenhydrate, Fette und Eiweiße. Der wichtigste beeinflussende Faktor der Wirkungsweise von Nahrung ist deshalb immer die Quantität. Sie können mittels folgender Maßnahmen die Wirkung der Nahrung beeinflussen:

1. *Menge:* Kleine Mengen von Fetten und Kohlenhydrate für Kapha-Konstitutionen; kleine Mengen von Fetten für Pitta-Konstitutionen; reichliche Mengen von Fetten, Kohlenhydrate und Proteine für Vata-Konstitutionen.
2. *Würzen:* Die Speisen können ohne Gewürze und Salz gekocht werden. Mit Hilfe von Gewürzen und Ölen oder Fetten, können sie dann an die drei Konstitutionen angepasst werden. Zum Beispiel kann das Gemüse nur leicht gedämpft werden. Für die Kapha reduzierende Diät werden dann scharfe Gewürze wie schwarzer Pfeffer, Ingwer, Cayenne, etc. in einem halben Teelöffel Sesamöl angebraten und dazugegeben. Für Pitta werden verdauungsfördernde Gewürze wie Koriander, Kümmel, Kurkuma, etc. in einem Esslöffel Ghee angebraten und dazugegeben und für Vata werden blähungswidrige sowie verdauungsfördernde Gewürze in reichlich Ghee oder Sesamöl angebraten und dazugegeben. Kein oder nur sehr wenig Salz wird für Kapha hinzugefügt, wenig Steinsalz für Pitta und genügend Salz für Vata.

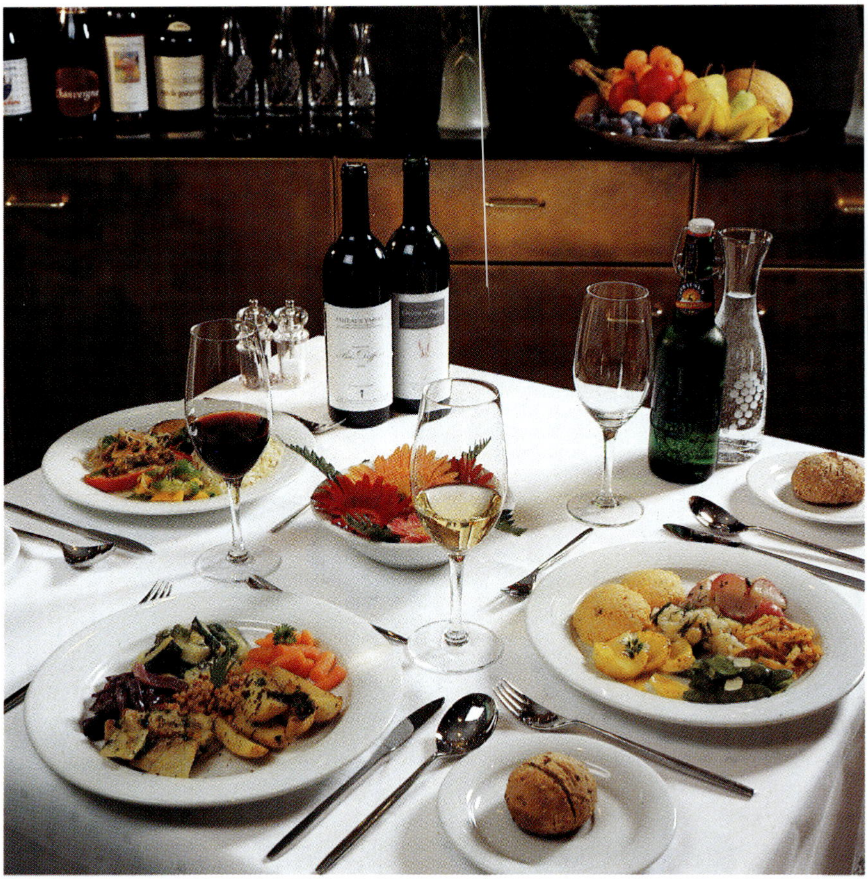

Gedeckter Tisch für Vata (Rotwein), Pitta (Bier) und Kapha (Weißwein) Diäten

3. *Roh oder gekocht:* Pitta-Naturen vertragen rohes oder nur leicht gekochtes Gemüse, während Kapha und Vata unbedingt gekochte Nahrung konsumieren sollten.
4. *Unterschiedliche Bestandteile:* Wenn Linsen oder eine Suppe gekocht wird, sollen diese zuerst einmal zur Seite gestellte werden. Dann kann der leichte, wässerige Teil abgeschöpft werden und den Kapha-Naturen serviert werden. Die Vata-Menschen erhalten den dicken Teil, der auf den Boden des Topfes sinkt und die Pitta-Menschen den mittleren oder gemischten Teil.
5. *Wärme:* Für Kapha- oder Vata-Typen sollen die Speisen möglichst heiß serviert werden, nicht so für die Pitta Naturen.

Die beiden nachfolgenden Menüs illustrieren die verschiedenen Möglichkeiten, die einem guten Koch zur Verfügung stehen, um mit den gleichen Zutaten ein Menü für alle drei Konstitutionstypen herzustellen.

MITTAGS – MENÜ

Vata	Pitta	Kapha
Kräftige Lauchsuppe mit Grieß	Lauchsuppe mit Grieß	Pikante Lauchsuppe mit wenig Grieß
3 Getreidekroketten Gemüse Sugo mit Sahne Gemüsegarnitur mild gewürzt	2 Getreidekroketten Gemüse Sugo mit Sahne Gemüsegarnitur mild gewürzt	1 Getreidekrokette Gemüse Sugo Gemüsegarnitur pikant gewürzt
Apfelkompott mit Yoghurt	Apfelkompott mit Sahne	Apfelkompott gewürzt

ABEND – MENÜ

Vata	Pitta	Kapha
Kräftige Gemüsesuppe	Normale Gemüsesuppe	Dünne, pikante Gemüsesuppe
Sesamkartoffeln mit saurer Sahne Mango Chutney	Sesamkartoffeln mit Magerfrischkäse Mango Chutney	1 Sesamkartoffel Gemüsegarnitur pikant
frische Früchte	frische (nicht saure) Früchte	Trockenfrüchte

Die Küchenapotheke

Die Küche ist der Ort in einem Haushalt, wo täglich wichtige Entscheidungen über Gesundheit und Lebensqualität getroffen werden. Wir sind uns oft nicht bewußt, daß Nahrungsmittel, die wir täglich benutzen auch potente Arzneien sind und bei vielen Beschwerden oder Notfallsituationen eingesetzt werden können. Sie sind frei erhältlich, kosten wenig und verursachen kaum Nebenwirkungen.

Wo immer möglich, habe ich Referenzen aus der klassischen Ayurveda Literatur hinzugefügt, um die Bedeutung dieser unscheinbaren Substanzen zu unterstreichen.

Irgendwann einmal kommt eine Situation, wo man mit vorhanden Mitteln Lösungen finden muß. In einem Land wie Indien ist man gewohnt, nicht zu viel Vertrauen in moderne Kommunikationsmittel, Elektrizität, Krankentransporte, etc. zu setzten. In entwickelten Ländern vertraut man dagegen blindlings in die moderne Technik und ignoriert großmütig ihre Anfälligkeiten sowie unsere Abhängigkeit. Die anschließende Tabelle soll aufzeigen, daß unsere unmittelbare Umgebung lebenswichtige Substanzen liefert und daß die einfachste mögliche Lösung auch meistens die beste ist.

V– bedeutet, daß eine Substanz Vata reduziert. Andererseits bedeutet V+, daß eine Substanz Vata vermehrt. V= bedeutet, daß eine Substanz Vata nicht aus dem Gleichgewicht bringt, wenn in normalen Mengen konsumiert. P steht für Pitta und K für Kapha.

Name (Botan. Name)	Wirkung und Einsatz
Anis	VK–, P+ Anissamen ist ein gutes schleimlösendes Mittel, blähungswidrig, antiseptisch, krampflösend und stimulierend für den Appetit. Die Anwendung als Tee ist ideal.
Apfel	VP–, K+ Süße, reife Früchte haben eine leicht abführende Wirkung, besonders wenn sie vor dem Schlafengehen eingenommen werden. Sie stimulieren auch die Leberfunktion. Die Schalen helfen bei Gicht, Rheuma und als Diuretikum bei Harnbeschwerden.
Artischocke	KP–, V= Die Artischocke ist ein bekanntes Leber-Regenerationsmittel, fördert den Gallenfluß und hilft bei den Folgen von Alkohol- und Drogenmißbrauch.
Asafötida, Stink-Asant	VK–, P+ Dieses Harz ist ein Nerven- und pulmonales Stimulierungsmittel, blähungswidrig, krampflösend, schmerzstillend, antiseptisch, aphrodisierend und ein Anthelmintika. Es ist das wichtigste Gewürz für Vata-Konstitutionen und ein »Muß« in einer Diät ohne Knoblauch oder Zwiebeln. Äußerlich kann es bei rheumatischen Schwellungen oder Bauchkrämpfen angewendet werden, sollte aber auf alle Fälle vor der Anwendung in etwas Öl oder Ghee angebraten werden. Bei Asthma Attacken kann der Rauch durch die Nase eingeatmet werden. Für Verdauungsschwäche und Flatulenz kann eine Pille, die jeweils vor der Mahlzeit eingenommen wird, wie folgt hergestellt werden: Gleiche Teile von gebratenem Asafötida, Ingwerpulver, schwarzem Pfeffer, Sellerie-, Kümmel- und Koriandersamen, Steinsalz und Zitronensaft.
Basilikum	VK–, P+ Die überirdischen Pflanzenteile wirken antiseptisch, antidepressiv, fiebersenkend, diaphoretisch, expektorierend, karminativ, stimulieren die Adrenalinproduktion, verhindern Erbrechen und sind ein Stärkungsmittel. Die Blätter können auf Insektenstiche oder Hautpilzinfektionen gerieben werden. Der frische Saft beseitigt Toxine aus dem Körper, hilft bei Husten, Erkältung, Ohrenschmerzen, Hautkrankheiten, klärt die Aura und stärkt das Immunsystem. Drei bis vier Tropfen können auch in die Nase gegeben werden bei Sinusitis, Kopfschmerzen oder Migräne. Ein Tee mit getrockneten Blättern und Honig hilft bei Depressionen, nervösen Störungen und um den Geist zu stärken.

Name (Botan. Name)	Wirkung und Einsatz
Bockshornklee	VK–, P+ Frisches Bockshornklee ist ein schmackhaftes und gesundes Gemüse. Die Samen sind ein ideales Gewürz für Vata und Kapha. Daneben ist es ein wirksames Medikament und Kosmetikum. Innerlich wirken Bockshornkleesamen gegen Dyspepsie, Durchfall (speziell beim Kindbettfieber) und Rheuma. Zur äußerlichen Anwendung werden die Samen zuerst mit etwas Kurkuma vermischt und gekocht, nach dem Abkühlen auf ca. 40 Grad mit Honig vermischt und aufgetragen. Dies ist ein ausgezeichnete Behandlung bei Kapha-Haut sowie bei Furunkel. Akne, Abszessen und zur Wundheilung.
Borretsch	PK–, V+ Blätter und Blumen können als Salat konsumiert werden und stimulieren die Adrenalin- und Milchproduktion, sind fiebersenkend, antirheumatisch, expektorierend, diaphoretisch und lindert irritierte Schleimhäute. Borretsch ist ein gutes Mittel bei Streß oder zur Regeneration nach einer Kortisonbehandlung.
Cayennepfeffer, Chili	K–, VP+ Frische oder getrockneter Chilli stimulieren Verdauung und Kreislauf, sind diaphoretisch, antiseptisch, karminativ, antibakteriell, blutstillend, auswurffördernd, heilungsfördernd und tonisch für das Nervensystem. Äußerlich kommt es als Gegen-Irritiermittel zum Einsatz. Innerlich hilft es bei Erkältungen, Blockierungen der Nebenhöhlen, Mandelentzündung, Heiserkeit, Malabsorption und hohem Ama. Frische, grüne Chilli sind vorzuziehen und besitzen einen hohen Gehalt an Vitamin C (bis 1.99 %).
Curryblätter	KP–, V+ Frische Blätter sind appetitanregend, stärkend, fiebersenkend, verhindern Erbrechen und beseitigen Durchfall. Gekocht in Milch bilden sie einen guten Umschlag bei Insektenstichen oder Tierbissen.
Datteln	VP–, K+ Datteln besänftigen irritierte Schleimhäute, sind sehr nahrhaft, auswurffördernd, diuretisch, aphrodisierend und helfen bei Asthma, Auszehrung und Gewichtsverlust. Wenn die Datteln über Nacht in Milch eingelegt werden entsteht ein aufbauendes Getränk zur Rekonvaleszenz nach Fieber, Pocken und exzessivem Alkoholkonsum. Eine Marmelade aus Datteln, Rosinen, Zucker, Piper longum, Honig und Ghee ist eine exzellente Kur für Husten.
Dill	VK–, P+ Dill ist karminativ, menstruationsfördernd, milchfördernd, spasmolytisch, kardiostimulant, auswurffördernd, antipyretisch und hilft bei Verdauungsstörungen, Kolik, Würmer, Schluckauf, Hämorrhoiden, Rheuma und anderen Gelenkschwellungen sowie angebraten in Butter gegen Durchfall.

Name (Botan. Name)	Wirkung und Einsatz
Fenchel	VP–, K= Fenchelsamen sind karminativ, hirntonisch, augentonisch, kardiotonisch, schleimbildend, auswurffördernd, blutreinigend und hilft bei Dysurie, Dysmenorrhoe, Kolik bei Kindern und Herzbrennen.
Flachs	V–, PK+ Flachssamen sind laxativ, reizlindernd, kardiotonisch, auswurffördernd, entzündungshemmend und analgetisch. Sie sind reich an Omega-3, Omega-6 Fettsäuren, Karotin (Provitamin A) und Vitamin E. Das Öl der Samen kann bei Nierenirritation, Depression, Kolitis, Verstopfung, Hämorrhoiden, Blähungen, Durchfall und Ruhr angewendet werden. Bei Gicht werden Leinsamen und Rizinussamen mit etwas Milch zermörsert und äußerlich aufgetragen.[42] Die Einnahme von 5 bis 10 ml Öl wird bei Diabetes empfohlen.[43] Bei Verbrennungen werden gleiche Teile Leinsamenöl und Zitronensaft vermischt und aufgetragen.
Gerste	PK–, V+ Ein wässeriger Gerstenbrei hilft bei Fieber, Blasenentzündung, Reizungen der Schleimhäute, er wirkt diuretisch und stärkend. Gerste bildet die ideale Nahrung bei Diabetes und chronischen Hautkrankheiten.[44] Gerstenmehl, das mit Amlafruchtpulver vermischt wird, ist die beste Medizin bei Fettleibigkeit.[45] Wenn Sie also abnehmen möchten, sollte Ihre Diät hauptsächlich aus Gerste bestehen.
Gewürznelken	KV–, P+ Sie sind stimulierend, auswurffördernd, karminativ, schmerzstillend und bewirken eine Zunahme der Durchblutung, beseitigen gastrische und intestinale Krämpfe sowie Schmerzen, stimulieren die Haut, Speicheldrüsen, Nieren, Leber und bronchialen Schleimhäute, reinigen den Mund und helfen bei Zahnschmerzen.
Ghee	VP–, K+ Ghee hilft äußerlich bei Verbrennungen, extrem trockener Haut, Augenbäder (Akshitarpana) und innerlich bei Kolik und zur Verstärkung der Substanzen mit denen es vermischt wird.

[42] Caraka Samhita, Cikitsa Sthana, Kapitel 29, Vers 140

[43] Sushruta Samhita, Cikitsa Sthana, Kapitel 31, Vers 5

[44] Caraka Samhita, Cikitsa Sthana, Kapitel 6, Vers 21

[45] Caraka Samhita, Sutra Sthana, Kapitel 21, Vers 23

Name (Botan. Name)	Wirkung und Einsatz
Granatapfel	VPK= (reife Frucht) VK–, P+ (unreife Frucht) Der Granatapfel wirkt hirntonisch, kardiotonisch, blutbildend, schleimbildend, antiemetisch, anthelmintisch, appetitanregend. Ein Dekokt der Fruchtrinde stoppt Diarrhö.[46] Eine Paste aus frischer Rinde vermischt mit etwas Ziegenmilch beseitigt braune Hautflecken.[47]
Hafer	VP–, K+ Hafer ist nerventonisch, nährend, antidepressiv, cholesterinsenkend und wird als Gegenmittel bei Alkohol oder Drogenvergiftung eingesetzt. Äußerlich kann es als Seifenersatz zur Reinigung und Nähren der Haut angewendet werden.
Himbeerblätter	PK–, V+ Himbeerblätter sind adstringierend, blutstillend und menstruationsfördernd. Sie helfen bei Fieber, Durchfall, Gicht, Geschwüren, Hauterkrankungen und Krämpfen der Gebärmutter.
Honig	K–, VP+ Honig ist sehr antiseptisch, antibakteriell, blutstillend, antiviral und ist der ideale Wundverband. Bei Geschwüren oder Furunkel hilft ein Umschlag mit Honig.
Ingwer	VK–, P+ Kapha-Konstitutionen tun gut daran, immer ein Stück Ingwer bei sich zu tragen, wenn sie auswärts essen müssen. Eine halbe Stunde vor der Mahlzeit wird ein Stück gekaut. Das stimuliert Agni und verbessert die Verdauung. Trockener Ingwer ist leichter und schärfer. Ingwer ist stomachisch, digestiv, spasmolytisch, speichelflußanregend, schleimreduzierend, auswurffördernd, antidiarrhoisch, milchreinigend, antipyretisch, erhitzend, antibakteriell, antiviral, blutreinigend und beseitigt Ama. Er ist bei Rheuma, Verstopfung, Erbrechen, Husten, Kolik, Herzschwäche, Ödem, Asthma, Erkältungen, Völlegefühl, Blähungen, Hämorrhoiden, Impotenz, Fieber (Vata und Kapha Typ), Nesselsucht und Stilleperiode indiziert. 5 bis 10 ml Ingwersaft vermischt mit Honig sind ideal bei Husten, Bronchialasthma, Coryza und Kapha-Fieber.[48] Ingwersaft mit Jaggery hilft bei Nesselsucht. Getrockneter Ingwer mit Kümmelpulver und Jaggery mit heißem Wasser, Wein oder Buttermilch vermindert Fieber. Bei Polyarthritis nimmt man täglich 10 g trockenen Ingwer mit Buttermilch.[49]

[46] Ashtangahridaya, Cikitsa Sthana, Kapitel 8, Vers 103

[47] Ashtangasamgraha, Uttara Sthana, Kapitel 37, Vers 24

[48] Bhavaprakash, Cikitsa Sthana, Kapitel 14, Vers 31

[49] Bhavaprakash, Cikitsa Sthana, Kapitel 6, Vers 48

Name (Botan. Name)	Wirkung und Einsatz
Kamille	KP–, V+ Kamille wirkt entzündungshemmend, krampflösend, karminativ, beruhigend, schmerzstillend, auswurffördernd und hilft bei Kopfschmerzen, Verdauungsstörungen, Kolik, Gelbsucht, Entzündungen, Nervenschmerzen, fördert sie Menstruation und stärkt die Sehkraft.
Kardamome	VK–, P+ Die Samen sind karminativ, expektorierend, diaphoretisch, appetitanregend und reinigen die Mundhöhle nach dem Essen. Mit Milch vermischt regulieren sie die Schleimabsonderung und helfen bei nervösen Verdauungsstörungen von Kindern, stoppt Erbrechen und saures Aufstoßen. Wenn für einen Tag in Rotwein eingelegt und eingenommen verhindern sie das Unterdrücken von Urin.[50]
Knoblauch	VK–, P+ Knoblauch wird in der ayurvedischen Literatur als Regenerationsmittel (Rasayana) gelobt und gehört in die tägliche Nahrung von Vata- und Kapha-Konstitutionen. Er wirkt analgetisch, antihypertonisch, gefäßerweiternd, anthelmintisch, kardiotonisch, antiseptisch, karminativ, spasmolytisch, leberstoffwechselanregend, menstruationsfördernd, blutzuckersenkend, aphrodisiatisch, diuretisch, umstimmend, antiseptisch, senkt den Cholesterinspiegel und beseitigt Ama. Ein spezielles Rasayana zur Regulierung von extremen Vata-Situationen, wie zum Beispiel chronische neurologische Erkrankungen, wird wie folgt hergestellt: Knoblauchzehen werden über Nacht in Rotwein eingelegt. Am nächsten Tag werden die Zehen durch eine Gaze gepresst. Ein Teelöffel dieser Paste wird mit drei Teelöffeln des Weines eingenommen und nach Notwendigkeit wiederholt. Bei Ohrenschmerzen werden drei Knoblauchzehen in zwei Esslöffel Sesamöl erhitzt. Das warme Öl wird ins Ohr geträufelt. Bei Malaria Fieber soll jeden Morgen Knoblauchpaste mit Ghee eingenommen werden.[51] Ghee mit Knoblauchpaste wird auch bei Epilepsie empfohlen.[52]
Kohl	KP–, V+ Kohl wirkt entzündungshemmend, antibakteriell, heilungsfördernd und beseitigt Blockaden in der Leber. Die Blätter können auch äußerlich als Wundverband dienen oder auf Geschwüre, Entzündungen und von Arthritis betroffene Gelenke aufgelegt werden. Bei Hautproblemen wie Akne helfen sie auch. Frischer Kohlsaft kann Magengeschwüre heilen.

Name (Botan. Name)	Wirkung und Einsatz
Koriander	P–, VK= Frische Korianderblätter oder getrocknete Samen sind das beste Gewürz für Pitta-Menschen. Sie sind aromatisch, karminativ, kühlend, verdauungsfördernd, diuretisch, aphrodisierend und vermindert Galle. Die gerösteten und anschließend gemahlene Samen sind ein schmackhafter Kaffee-Ersatz, der bei Rheuma, Kolik verursacht durch Flatulenz, Neuralgie, rauhem Hals, Verdauungsstörungen, Erbrechen, Katarrh und Problemen mit der Galle eingesetzt werden kann. Eine Abkochung der Samen hilft als Augenbad bei Konjunktivitis. Der Saft der frischen Pflanze beseitigt Allergien, Heufieber und Hautausschlag. Eine Paste von Gerste und Koriander wird auf Furunkel und Geschwüre aufgetragen. Ein kalter Aufguß von von Koriandersamen mit etwas Zucker, eingenommen vor dem Frühstück, reduziert Hautbrennen effektiv und sofort. Das gleiche Getränk kann auch bei infantilem Asthma eingesetzt werden.
Kreuzkümmel	VK–, P= Die Kreuzkümmelsamen sind karminativ, aromatisch, appetitanregend, adstringierend und stärken die Sehkraft. Sie helfen bei chronischem Durchfall, Dyspepsie, Heiserkeit und äußerlich bei Magenschmerzen. Geröstete Samen werden mit ganz wenig Ghee vermischt und in der Pfeife geraucht, was Schluckauf kurieren soll. Bei Fieber verursacht durch Vata und Kapha werden die Samen geröstet, gemahlen und mit Honig vermischt und eingenommen. Danach sollte mindestens 3 dl Buttermilch getrunken werden. Der Patient wird in warme Decken gewickelt und so belassen bis er schwitzt.
Kürbiskerne	V–, P= (in moderaten Mengen), K+ Kürbiskerne sind wichtige Lieferanten von Omega-3 und Omega-6 Fettsäuren. Sie nähren und heilen den gastrointestinalen Trakt, bekämpfen Parasiten, verbessern die Durchblutung, beseitigen Prostata Beschwerden und verhindern Karies. Sie eignen sich gut für schwangere und stillende Frauen.

[50] Ashtangahridaya, Cikitsa Sthana, Kapitel 11, Vers 10

[51] Sushruta Samhita, Uttara Sthana, Kapitel 39, Vers 213

[52] Caraka Samhita, Indriya Sthana, Kapitel 10, Vers 64

Name (Botan. Name)	Wirkung und Einsatz
Kurkuma	PK–, V+ Kurkuma ist ein natürliches septisches Mittel, das die Haut verschönert, sogar chronische Hautkrankheiten wie Lepra heilt, Krankheiten der Harnorgane einschließlich Diabetes beseitigt sowie bei vielen weiteren Beschwerden wie Ödem, unreinem Blut, Anämie und Geschwüren hilft. Kurkuma mit Buttermilch hilft bei Klimaveränderungen oder Reisen. Ein Ghee, der mit Kurkuma gekocht wurde hilft bei Gelbsucht.[53] 2 g Kurkuma, das in einem geschlossenen Tongefäß zu Asche verbrannt und anschließend mit etwas Honig vermischt wird, heilt Asthma und Husten. Laut Sushruta gibt es keine Art von Diabetes, die nicht mit Kurkuma kuriert werden könnte.[54] Kurkuma und Kandiszucker heilen chronische Hautkrankheiten.
Linde	VK–, P+ Blätter und Blüten sind schweißtreibend, stomachisch, antikonvulsiv, diuretisch, beruhigend, schmerzlindernd und nerventonisch. Sie sind hilfreich bei Erkältung, Grippe, Spasmus und als Mundspülung.
Löwenzahn	PK–, V+ Blätter und Blumen sind diuretisch, stärken Leber und Agni. Sie schützen vor Flüssigkeitsverlust, Harnstörungen, Gelbsucht, Gallensteinen, Lymphstau, Brustkrebs, Hepatitis, Diabetes, Geschwüren und werden zur Entgiftung des Körpers eingesetzt.
Majoran	VK–, P+ Die Blätter wirken stimulierend, karminativ, schleimreduzierend, schweißtreibend und können bei Blähungen, Husten, Asthma, Schluckauf, Koliken, Übelkeit, Würmern, Ohrenschmerzen, Rheuma, Zahnentzündungen und Fieber eingesetzt werden.
Mandel	V–, KP+ Mandeln besänftigen irritierte Schleimhäute, fördern die Ausscheidung und sind aphrodisierend. Ein Rasayana (Regenerationsmittel) kann hergestellt werden indem geschälte Mandeln für mindestens eine Woche in Honig eingelegt werden. Nehmen Sie täglich 3 solche Mandeln mit etwas heißer Milch vor dem Frühstück bei Schwächezuständen und Potenzstörungen.

[53] Caraka Samhita, Cikitsa Sthana, Kapitel 16, Vers 53

[54] Sushruta Samhita, Cikitsa Sthana, Kapitel 17, Vers 20

[55] Bhavaprakash, Cikitsa Sthana, Kapitel 1, Vers 383

Name (Botan. Name)	Wirkung und Einsatz
Meerrettich	VK–, P+ Der Rettich ist stimulierend, verdauungsfördernd, diuretisch, antibiotisch, karminativ, schweißtreibend und aphrodisierend. Er hilft bei Asthma, Erkältung, Kolik, Gicht, Infekten, Lumbago, Rheuma und Blockierung der Sinusse.
Melisse	KP–, V= Die Blätter der Melisse sind antiviral, karminativ, schweißtreibend, nervenstärkend und beruhigend. Sie zeigen gute Wirkung bei Herpes, Schlaflosigkeit, Nervosität, Kopfschmerzen und Zahnschmerzen. Bei Insektenstichen werden sie direkt auf die betroffene Stelle aufgetragen.
Minze	PK–, V= Die Minze ist schweißtreibend, diuretisch, karminativ, stimulierend, stomachisch, analgetisch, nervenstärkend, antiviral, fiebersenkend und gegen Erbrechen. Sie hat ein riesigen Anwendungsbereich wie Übelkeit, Koliken, Flatulenz, Krämpfe, Fieber, Nervosität, Erbrechen, Husten, Neuralgie, Fettleibigkeit, abnormale intestinale Flora und Keuchhusten. In der Kosmetik werden die Blätter in verschiedenen Peelings und Masken verwendet (siehe die Schönheitstips im Kapitel »Gesundheitskunde«).
Mohnsamen	KP–, V+ Samen sind verstopfend und verringern das Körpergewebe. Pulver der Samen vermischt mit Honig stoppen alle Arten von Diarrhö. Ein Dekokt der Samen hilft bei Fieber und Husten.[55] Ein Paste mit Samen und Milch auf die Kopfhaut aufgetragen vermindert Schuppen.
Muskatnuß	VK–, P+ Muskatnuß wirkt digestiv, analgetisch, antikonvulsiv, schleimreduzierend, auswurffördernd, kardiotonisch, karminativ, antiemetisch, leberstoffwechselanregend, choleretisch, antidiarrhoisch, menstruationsfördernd, antipyretisch, anthelmintisch, aphrodisierend und ejakulationshemmend. Bei Diarrhö wird 1 g Muskat mit 1 g Ingwer vermischt und mit kaltem Wasser eingenommen. Gleichzeitig kann auch ein Paste mit Muskatnuß auf den Nabel massiert. Die getrockneten Blüten beseitigen braune Hautflecken.[56] Eine Paste mit Muskatnuß wird auf die Hautrisse der Füße aufgetragen. Bei frühzeitiger Ejakulation wird das Öl mit Betelnußpulver vermischt und äußerlich einmassiert.

[56] Bhavaprakash, Cikitsa Sthana, Kapitel 61, Vers 42

Name (Botan. Name)	Wirkung und Einsatz
Nachtkerzenöl	VP–, K+ Nachtkerzenöl hilft bei Alkoholismus, Allergien, Arthritis, Candida, Kolitis, Depression, Ekzem, Psoriasis, Herpes, degenerierter Leber und PMS.
Olive	V–, PK= Olivenöl nährt die Leber, ist reich an ungesättigten Fettsäuren, hilft Cholesterin zu senken und kann äußerlich bei Verbrennungen, Ekzem oder Psoriasis angewendet werden.
Oregano	VK–, P+ Ist schweißtreibend, karminativ, stimulierend und kann bei Fettleibigkeit, Heufieber, Gastritis, Erkältungen und Husten angewendet werden.
Papayafrucht	VK–, P= Der Milchsaft der unreifen Früchte enthält Papain, ein Enzym, das Eiweißverbindungen spaltet. Die reifen Früchte helfen bei chronischer Verstopfung und Hämorrhoiden.
Paprika	KV–, P+ Dieses bekannte Gewürz ist stimulierend und karminativ. Es kann als Ersatz von Cayennepfeffer oder Chilli gebraucht werden weil es ähnliche, aber schwächere Wirkung besitzt.
Petersilie	KV–, P+ Das ist ein ausgezeichnetes Diuretikum, wirkt karminativ, ist menstruationsfördernd und nierensteinlösend. Es hilft bei Gallensteinen, Nierensteinen, zu wenig Adrenalin, Blaseninfektion sowie anderen Problemen der Urinorgane.
Pfeffer, schwarzer	VK–, P+ Der Sanskritname »Marici« bedeutet auch Sonne, deren Energie der schwarze Pfeffer speichert. Dies ist eines der bedeutendsten Mittel zur Stimulation der Verdauung und wirkt auswurffördernd, karminativ, fiebersenkend und antiparasitär. Es beseitigt Ama und stärkt Agni. Ein Ghee, der mit einer Pfefferabkochung hergestellt wird dient als Nasentropfen bei Blockaden der Nebenhöhlen, kann bei Kopfschmerzen auf die Stirn gerieben werden oder lokal bei rheumatischen Schwellungen, Entzündungen, Urtikaria und Erysipel (Wundrose) aufgetragen werden. Die gleiche Abkochung vermischt mit Sesamöl ergibt ein Massageöl für Kapha Konstitutionen.

Name (Botan. Name)	Wirkung und Einsatz
Rizinusöl	VK–, P+ Rizinusöl wirkt abführend, schmerzstillend und besänftigt irritierte Schleimhäute. Es ist ein sicheres Abführmittel: 3 Esslöffel mit warmer Milch und Zucker für Erwachsene und ein Eßlöffel für Kinder. Für einen Darmeinlauf nimmt man 50 ml Rizinusöl und 50 ml abgekochte Milch. Als Augentropfen hilft es bei irritierten Augen, Konjunktivitis oder wenn ein Fremdkörper ins Auge gedrungen ist, als Notfallmaßnahme bis ärztliche Hilfe eintrifft. Wenn ein Insekt ins Ohr gedrungen ist, kann man das Ohr mit möglichst warmem Rizinusöl füllen.
Rosenblätter	VPK= Rosenblätter sind bitter, leicht, süß und kühlend. Wegen dem verbreiteten Einsatz von Pestiziden bei Blumen sollte man sie nur verwenden, wenn ihre genau Herkunft geklärt ist. Sie sind herzstärkend, antidiarrhoisch, blutreinigend, fördern Samen und einen schönen Teint. Ihre Anwendung in der Kosmetik ist weitverbreitet.
Rosmarin	VK–, P+ Die Blätter und Blüten sind schweißtreibend, karminativ, stimulierend und menstruationsfördernd. Sie helfen bei niedrigem Blutdruck, chronischer Schwäche und Müdigkeit, Neuralgie und Rheuma.
Safran	VKP= Safran ist eine pigmentbildene Droge, ist nerventonisch, kardiotonisch, blutbildend, uteruskontrahierend, milchbildend, aphrodisierend, verjüngend und schleimreduzierend. Kopfschmerzen auf Grund von Rakta und Pitta werden mittels Nasentropfen aus Ghee mit Safran beseitigt.[57] Etwas Safran, das über Nacht in Honigwasser stehengelassen wird hilft bei Retention von Urin.[58] Bei Schmerzen an der Gebärmutter kann ein Tampon in einen Safranaufguß getaucht und eingeführt werden.
Salbei	VK–, P+ Salbeiblätter sind nerventonisch, schweißtreibend, auswurffördernd und adstringierend. Sie haben eine starke Wirkung auf exzessive Sekretionen, speziell das Schwitzen und kann in der Körperpflege entsprechend angewendet werden. Gurgeln mit einem Dekokt hilft bei exzessiver Speichelabsonderung.

57 Ashtangahridaya, Uttara Sthana, Kapitel 24, Vers 7

58 Sushruta Samhita, Uttara Sthana, Kapitel 58, Vers 31

Name (Botan. Name)	Wirkung und Einsatz
Selleriesamen, Ajwan	VK–, P+ In der indischen Küche werden Selleriesamen als Gewürz eingesetzt. Sie sind schweißtreibend, stimulierend, krampflösend, antirheumatisch, antiseptisch, diuretisch, reduzieren Harnsäure und werden deshalb bei Gicht und rheumatischen Schwellungen eingesetzt.
Senfsamen	VK–, P+ Senfsamen wirken stimulierend, hautreizend, schweißtreibend, analgetisch, durchblutungsfördernd, appetitanregend, karminativ, anthelmintisch, entzündungshemmend und menstruationsfördernd. Das Öl kann zur Massage von Kapha-Menschen verwendet werden, sollte aber niemals auf den Kopf aufgetragen werden. Es ist sehr effektiv bei Muskelrheuma. Wickel mit Senfsamen helfen bei Gicht, Hexenschuß, Nesselsucht, Schwellungen und Ödem. Sie sollte nicht länger als zehn Minuten auf der betroffenen Stelle belassen werden. Bei schlaffem Zahnfleisch wird etwas Senföl mit Salz vermischt und eingerieben. Bei Tinnitus kann warmes Senföl in die Ohren geträufelt und für 10 Min. belassen werden.
Sesam	V–, KP+ Sesamsamen wirken leicht verstopfend, fördern Haarwuchs, Blut und Widerstandskraft und sind gut für die Haut. Obwohl Sesamöl als bestes Öl überhaupt gepriesen wird, sollte es nicht bei chronischen Hautkrankheiten, Ödem und Diabetes verwendet werden.[59] Eine Paste aus Sesamsamen, 1/5 Zucker und Ziegenmilch stoppt Diarrhö sofort.[60] Eine Paste aus 40 g Sesamsamen und kaltem Wasser, eingenommen frühmorgens hilft bei Hämorrhoiden.[61] Sesamöl ist die beste Arznei bei Polyurie.
Spargel	KP–, V= Spargel sind diuretisch, laxative und ein Stärkungsmittel. Personen mit Ödeme sollten regelmäßig Spargeln essen.
Tamarinde	VPK= Früchte sind appetitanregend, digestiv, herztonisch, reinigen die Blase. Bei Anorexie wird Tamarindenwasser mit Zimt, Kardamome und schwarzem Pfeffer gewürzt und im Mund belassen.

[59] Caraka Samhita, Sutra Sthana, Kapitel 13, Vers 12 und 91

[60] Caraka Samhita, Cikitsa Sthana, Kapitel 15, Vers 227

[61] Sushruta Samhita, Cikitsa Sthana, Kapitel 6, Vers 13

Name (Botan. Name)	Wirkung und Einsatz
Thymian	VK–, P+ Die Pflanze ist antiseptisch, anthelmintisch, antikonvulsiv, karminativ und deodorierend. Ein Dekokt hilft bei Zahnschmerzen, Hautjucken und anderen Hautkrankheiten.
Wacholder	VK–, P+ Wacholderbeeren sind diuretisch, schweißtreibend, karminativ, schmerzstillend und kommen bei Akne, Bronchitis, Katarrh, Dermitis, Dysurie, Ekzem, fettigem Haar, Jucken, Psoriasis, Hautallergien und anderen Hautkrankheiten zum Einsatz. Ein Darmeinlauf mit einer Abkochung von Wacholderbeeren wird im Kapitel Pancakarma beschrieben.
Walnuß	V–, KP+ Die Walnuß besänftigt irritierte Schleimhäute, nährt und wirkt leicht abführend. Das Dekokt der Rinde stoppt Sekretionen der Milchdrüsen und kann zum Gurgeln bei Heiserkeit und Zahnfleischschwund eingesetzt werden. Vermischt mit Salz gibt das Rindenpulver ein ausgezeichnetes Zahnpulver. Ein Dekokt aus Blättern kann zum Waschen von Wunden, bösartigen Geschwüren, Ekzem, Pusteln und vaginalem Ausfluß verwendet werden. Ein Ghee gekocht mit Dekokt aus Blätter und Rinde, äußerlich aufgetragen, hilft bei Gicht.[62]
Weintrauben	VP–, K+ Weintrauben sind leicht laxativ, auswurffördernd, hustenreizlindernd, antipyretisch, blutreinigend blutstillend, verbessern die Sehkraft und sind nährend. Sie werden bei Fieber, Gicht, Gelbsucht, Dysurie, Alkoholismus, Herzschwäche, Brennen beim Wasserlassen, Hitzeempfindung, Blutungen, Auszehrung und Anämie verwendet. Bei Nasenbluten wird frischer Traubensaft in die Nase geträufelt.[63] Bei Zurückhalten von Urin werden getrocknete Weintrauben in Milch gekocht.[64]
Zimt	VK–, P+ Zimt ist schweißtreibend, karminativ, heilungsfördernd, diuretisch, auswurffördernd, schmerzstillend und fördert Agni. Milch mit Zimt ist ein gutes Getränk, um Vyanavayu (motorische Nervensystem) zu fördern. Zimt reduziert den Blutzuckerspiegel und stimuliert die Gebärmutter. Bei Kopfschmerzen kann feines Zimt und Zuckerpulver und direkt anschließend ein paar Tropfen Ghee geschnupft werden.[65]

[62] Caraka Samhita, Cikitsa Sthana, Kapitel 66, Vers 99

[63] Caraka Samhita, Cikitsa Sthana, Kapitel 4, Vers 100

[64] Sushruta Samhita, Uttara Sthana, Kapitel 55, Vers 24

[65] Caraka Samhita, Cikitsa Sthana, Kapitel 8, Vers 137

Name (Botan. Name)	Wirkung und Einsatz
Zitrone	VK–, P+ Wegen ihrer erhitzenden Potenz (Virya) reduziert die Zitrone trotz ihrem sauren Geschmack Kapha. Sie ist appetitanregend, speichelflußanregend und geschmacksverbessernd und kann bei Kolik, Mundgeruch, Geschmacksverlust, Angina pectoris, Appetitlosigkeit, Übelkeit, Leberkrankheiten, Schüttelfrost und Hautkrankheiten angewendet werden. Heiße Zitronenwickel helfen bei Zellulitis, schlaffer Haut, zur Beseitigung von Fettpolster. Ihre Zubereitung wird im Kapitel Pancakarma beschrieben. Ein Stück Zitrone wird Kindern beim Zahnen gegeben. 3 bis 5 ml Zitronensaft, zwischen den Mahlzeiten am Nachmittag eingenommen, hilft bei Gastritis. Jaggery, die in Zitronensaft eingelegt wurde, vermindert Ansteckung bei Pocken. Zitronensaft in die Nase geträufelt hilft bei Migräne.
Zuckerrohr	VP–, K+ Wegen seiner kühlenden Wirkung reduziert Zucker Pitta mehr als Vata. Es hilft bei Dysurie, Brennen beim Wasserlösen, Blutungen und Auszehrung. Ghee, der mit Zucker gekocht wird, beseitigt Husten verursacht durch Trauma und Pitta.[66] Bei Erysipel soll der betroffene Teil in Zuckerrohrsaft gebadet werden. Bei Gelbsucht soll jede Menge von Zuckerrohrsaft getrunken werden. Bei Dysurie soll man Rohzucker mit heißer Milch trinken. Gegen Gonorrhö und vaginalem Ausfluß hilft ein Einlauf mit Zuckerlösung.
Zwiebel	VK–, P+ Beim Essen sollten Zwiebeln nur gekocht verwendet werden. Sie sind schweißtreibend, analgetisch, antikonvulsiv, entzündungshemmend, schleimbildend, auswurffördernd, antiseptisch, karminativ, leberstoffwechselanregend, diuretisch, aphrodisierend, menstruationsfördernd, blutzuckersenkend, antidiabetisch und vermehren Rajas. Ein Umschlag mit gerösteten Zwiebeln zum Kühlen bei Wundem, Geschwüren, Blutergüssen, Insektenstiche. Bei Rheumaschmerzen und entzündlichen Schwellungen frischer Zwiebelsaft mit Senföl vermischen und auftragen. Bei Ohrenschmerzen, Nasenbluten lokale Anwendung des Saftes. Gegen Konjunktivitis Saft mit Honig vermischen und in die Augen träufeln.

[66] Sushruta Samhita, Uttara Sthana, Kapitel 52, Vers 35

Teil III

10 Gesundheitskunde – Swasthavritta

»Nur die Menschen, die sich ohne Unterbruch gesund ernähren und benehmen, die bei Allem zwischen Gutem und Schlechtem unterscheiden und weise handeln, die nicht allzusehr von Sinnesobjektev ab hängig sind, die altruistische Gewohnheiten entwickeln, die alle als gleichwertig betrachten, die nur die Wahrheit sprechen, die eine verzeihende Natur besitzen und die Gesellschaft nobler Personen suchen, werden frei von Krankheit.«[1]

Die Gesundheit wird stark durch unseren Lebensstil beeinflußt. Die Ayurveda Gesundheitskunde propagiert einen Lebensstil, der die Gesundheit positiv beeinflussen soll. Ihr geht es nicht um moralisches Zeigefingerschwenken. Sie beschäftigt sich sachlich mit dem Einfluß, den ein bestimmter Lebensstil auf das Gleichgewicht der drei Dosha ausübt. Die so entstandenen Verhaltensregeln sollen die Immunität stärken. In diesem Sinne kann man die Gesundheitskunde als persönliche und soziale Hygiene betrachten, wobei auch die psychologischen Werte beinhaltet sind. Besser noch, sie könnte als Sozio-Psychoneuroimmunologie (SPNI) bezeichnet werden.

Unser Lebensstil soll so angepaßt werden, daß die Körpergewebe (Dhatu) in einem optimalen Quantum erhalten bleiben, Streß und negative Emotionen vermieden werden und wir unsere Pflichten sowie das Ziel des Menschseins erfüllen können.

Definition von Gesundheit – Swastha

Entsprechend der Definition von Ayurveda ist ein Mensch gesund, wenn er folgende sieben Kriterien erfüllt:

1. Die Dosha befinden sich in einem Zustand der Homöostase
2. Die Agni (verschiedenen Stoffwechselarten) funktionieren optimal
3. Die Dhatu (Körpergewebe) sind stabil und gut entwickelt
4. Die Mala (Abfallprodukte) werden rechtzeitig und in bestmöglicher Quantität ausgeschieden
5. Die Sinne funktionieren uneingeschränkt
6. Die Person fühlt sich glücklich
7. Die Seele wird wahrgenommen

Diese ganzheitliche Betrachtungsweise ist typisch für Ayurveda, fehlt aber in den meisten gängigen Auffassungen von Gesundheit. Ungewöhnlich ist dementsprechend auch die Vorgehensweise, um dieses Ziel zu erreichen. Swasthavritta oder die ayurvedische Gesundheitskunde setzt sich aus folgenden Bestandteilen zusammen, die zur Regulierung der unterschiedlichen Aspekte dienen:

[1] Ashtangahridaya, Sutra Sthana, Kapitel 4, Vers 36

1. Dinacarya – Verhaltensregeln für Tag und Nacht
2. Rutacarya – Verhaltensregeln für die verschiedenen Jahreszeiten
3. Navegandharaniya – Regulierung der natürlichen körperlichen Bedürfnisse
4. Sadvritta – Ethische Verhaltensregeln
5. Moksha – Streben nach Selbstverwirklichung

Caraka liefert eine weitere Definition von Gesundheit: »Jede Störung im Gleichgewicht von Dosha und Dhatu bedeutet Krankheit und umgekehrt bedeutet ihr Gleichgewicht Gesundheit. Krankheit und Gesundheit können aber auch ganz allgemein als Schmerz und Freude definiert werden.«[2]

Cakrapani schreibt in seinem Kommentar zu diesem Vers: »Ein absolutes Gleichgewicht der Dosha und Dhatu ist eigentlich nie möglich. Zum Beispiel erhöht sich Kapha zwangsläufig in den frühen Stunden des Tages und der Nacht, unmittelbar nach einer Mahlzeit oder in der Kindheit. Unter anderen Umständen verändern sich auch Pitta und Vata. Aus dieser Betrachtungsweise ist deshalb ein Zustand absoluten Gleichgewichts nicht möglich. Deshalb wird Gesundheit auch als Glück oder Freude definiert. Doch auch Glück ist relativ und auf die Situation eines Individuums beschränkt. Kein weltliches Glück bedeutet auch Glück im universellen Sinn. Der Autor wird später (Sharira Sthana, Kapitel 1, Vers 152) die Aussage machen, daß alle weltlichen Zustände einen Anflug von Elend enthalten. Das gesunde Gleichgewicht der Dosha und Dhatu schließt daher eine gewisse Bandbreite mit ein. Ein dunkler Hautflecken im Gesicht, obwohl durch ein Ungleichgewicht von Dosha und Dhatu entstanden, scheint keine Beschwerden oder Leiden zu verursachen. Wenn dieser Flecken aber entdeckt und als Krankheit erkannt wird, verursacht er Leiden, die nicht somatischer sondern psychischer Natur sind.«[3]

Ich muß zugeben, ich bewundere diese sorgfältigen und feinfühligen Definitionen der großartigen klassischen Autoren und ihrer Kommentatoren. Es gibt keinen Grund, jetzt gleich in Depressionen zu verfallen, nur weil materielles Glück anscheinend niemals perfekt sein kann. Versuchen wir das Beste aus dieser Situation zu machen. Für den Perfektionisten in uns besteht ja immer die Möglichkeit des Strebens nach Selbstverwirklichung, wo universelles Glück erreicht werden kann. Wie und warum diese Ambition erfüllt werden sollte, berichten wir dann im letzten Abschnitt dieses Kapitels.

Maximen für den Tagesablauf – Dinacarya Adhyaya

In diesem Abschnitt möchte ich aufzeigen, was für einen Einfluß der Lebensstil auf unsere Gesundheit ausübt und was für eine herausragende Rolle er in der Prävention leisten kann. Die Maximen stammen

[2] Caraka Samhita, Sutra Sthana, Kapitel 9, Vers 4

[3] Cakrapani über Vers 4, Kapitel 9, Sutra Sthana, Caraka Samhita

hauptsächlich aus der Ashtangasamgraha, Sutra Sthana, Kapitel 3, und zwar aus der Übersetzung aus dem Sanskrit ins Englische von Prof. Mahadev Sasthry. Diese Verse, obwohl vor über 2000 Jahren geschrieben, haben so wenig an Aktualität verloren, wie auch wir heute noch irgendwann morgens aufstehen, uns entleeren, reinigen, arbeiten, essen und schlafen müssen. Den Punkt, den Vagbhata letztlich machen will, ist, daß jede Aktivität, mag sie noch so belanglos erscheinen, mit vollem Bewußtsein und Sorgfalt derart ausgeführt werden soll, damit unser gesundheitliches Gleichgewicht nicht über den Haufen geworfen wird. Es sind Leitplanken für einen gesundheitsfördernden Lebensstil, nicht das Lebensziel, noch starre Gebilde. Eine übermäßige Fixierung auf diese Prinzipien oder Selbstbestrafungsmaßnahmen bei Nichteinhaltenkönnen sind neurotische und nicht gesunde Reaktionen. Sie sind aus ayurvedischer und moderner medizinischer Sicht völlig unerwünscht.

Schlaf und Aufstehen

Ein gesunder Mensch, der sein Leben schützen möchte, sollte in den ersten drei Stunden des Tages, d.h. zwischen 3 und 6 Uhr morgens aufstehen. Falls die Nahrung vom Vorabend noch nicht vollständig verdaut ist, d.h. man spürt noch keinen Drang zur Darmentleerung, darf man spätestens bis kurz vor Sonnenaufgang liegenbleiben. Die Peristaltik wird angeregt, wenn Sie sich vor dem Aufstehen für einige Zeit auf die linke Seite legen.

Zu dieser frühen Zeit herrscht Vatakala oder die Zeit, in der Vata vorherrscht. Deshalb fühlt man sich leicht und agil. Sie haben sicher schon beobachtet, daß es weniger Mühe macht vor sechs Uhr aufzustehen als um acht Uhr, wenn Kapha dominiert und sich die Körperglieder schwer wie Blei anfühlen.

Entleerung von Darm und Blase

Wenn der Drang zum Wasserlösen und zur Stuhlentleerung natürlich eintritt, sollten die Exkremente eliminiert werden, ohne daß großer Druck ausgeübt wird. Wenn es noch dunkel ist, soll man dabei nach Süden und sonst nach Norden blicken. Man sollte dabei nicht sprechen und auf keinen Fall darf man den Drang zur Entleerung zurückhalten. Anschließend werden Anus und Geschlechtsteile mit Wasser gereinigt. Danach folgt eine rituelle Waschung mit Wasser und Mantra.

Zahnhygiene

Saubere Zweige von der Dicke des kleinen Fingers und 15 cm lang, mit bitterem, herbem oder scharfen Geschmack, deren eines Ende entweder mittels Kauen oder mittels Zerstoßen zu einer Bürste gemacht werden, eigenen sich zum Zähneputzen. In Europa benützt man eine Zahnbürste. Hernach reinigt man mit einem feinem Pulver aus Trikatu, Triphala und Honig mit Hilfe der Finger Zahnfleisch und Zähne, ohne sie zu verletzen. Die untere Zahnreihe wird zuerst gereinigt.

Der Gebrauch der beschriebenen Zahnbürste ist in folgenden Fällen kontraindiziert: Verdauungsstörungen, Erbrechen, Atemnot, Husten, Fieber, Gesichtslähmung, Mundgeschwüre, Herz-, Nasen-, Ohrenerkrankungen. In diesen Fällen sollten die Zähne nur mit Hilfe des Zahnpulvers gereinigt werden.

Anschließend wird mit Hilfe eines Zungenschabers aus Kupfer, Silber oder Stahl der Belag und Schmutz von der Zunge entfernt. Es muß immer von der Zungenwurzel in Richtung Zungenspitze geschabt werden. Die Zungenreinigung sollte nur frühmorgens auf leeren Magen ausgeführt werden, da ein Brechreiz entstehen kann. Sie hat nicht nur hygienischen Effekt sondern sie verbessert auch den Geschmacksinn und schützt vor Mund-, Zahn- und Halserkrankungen.

Augenbehandlung

Anschließend soll der Mund mit Wasser gefüllt und die Augen mit kaltem Wasser bespritzt werden. In der kalten Jahreszeit kann dazu lauwarmes Wasser verwendet werden.

Augen sind die Quelle von Licht und sind gefährdet wenn Kapha im Übermaß vorhanden ist. Deshalb sollte einmal wöchentlich das überschüssige Kapha mit Hilfe von Augenpasten entfernt werden. Eine solche, auch bei uns bekannte Paste ist Kajal.

Nasentropfen

Nach dem Auswaschen der Augen mit kaltem Wasser folgt das Reinigen der Nase. Dazu fährt man über dem Waschbecken mit dem nassen Finger in die Nase und beseitigt den Schmutz. Dann schneuzen Sie nacheinander beide Nasenlöcher und, falls nötig, wiederholen den Reinigungsprozeß. Befeuchten Sie anschließend den kleinen Finger mit Anu Thaila, SEVA Vata Massageöl, SEVA Babyöl oder Sesamöl und massieren Sie damit die Innenseite jeder Nasenseite. Dann befeuchten Sie den Finger zum zweiten Mal, halten ihn in die Nase, legen den Kopf nach hinten und schnupfen das Öl hoch. Der gleiche Vorgang wird auf der anderen Seite wiederholt.

Menschen, die auf diese Weise täglich die Nase behandeln, zeigen folgende Anzeichen: Ihre Haut, Schultern, Hals, Gesicht und Brustkasten sind fest, stark und gutaussehend. Sie haben keinen schlechten Mundgeruch, ihre Stimme hört sich gut an, die Sinnesorgane sind sauber und effizient; sie haben auch weniger Falten, graue Haare oder Hautflecken.

Gurgeln

Wen der Mund täglich für einige Zeit mit Öl gefüllt wird, so bleiben die Lippen weich und geschmeidig, der Mund trocknet nicht aus, Zähne und Zahnfleisch bleiben gesund und es können auch keine Halskrankheiten entstehen.

Zwei Arten von Gurgeln werden hier beschrieben. (1) Die eine Methode ist das herkömmliche Gurgeln, wobei der Mund nicht ganz gefüllt wird, so daß die Substanzen im Mund bewegt werden können. Sie hilft bei Appetitverlust, schlechtem Geschmack im Mund, Verschmutzung und exzessiver Speichelabsonderung. (2) Bei der anderen Methode wird der Mund mit einer Substanz vollkommen gefüllt. Es wird nicht ausgespuckt bis die Nase läuft, die Augen tränen oder andere Symptome, die eine Verflüssigung von Kapha anzeigen, erscheinen.

Beide können mit warmem Wasser, arzneilichen Ölen wie SEVA Vata Massageöl, Sesamöl, Ghee, verschiedenen Dekokten, z.B. Triphala, ausgeführt werden.

Inhalation von Rauch

Nach der Anwendung von Nasentropfen und Gurgeln sollte Rauch durch die Nase inhaliert werden, damit Kapha reduziert wird (Ölanwendungen führen zu einer Zunahme von Kapha, hinzu kommt, daß morgens nach dem Aufstehen Kapha vorherrscht). Diese Inhalation von Rauch kann man am einfachsten bewirken, indem man ein Räucherstäbchen anzündet. Dazu braucht man Räucherwerk, das völlig frei von Chemie ist. SEVA Ayurveda Räucherstäbchen eignen sich dazu vorzüglich. Sie enthalten keine synthetischen Aromen. Je nach gewünschtem Effekt, kann man dazu eine der sieben Sorten auswählen.

Das Rauchen von Tabak wird von Ayurveda nicht empfohlen. Ich werde im Abschnitt über die Nasenschleimhauttherapien im Kapitel 11, verschieden Rezepte für Inhalationstherapien bekanntgeben. Für den täglichen morgendlichen Gebrauch genügt ein Räucherstäbchen.

Bad, Ölbad, Haarwäsche und Massage

Ayurveda empfiehlt täglich für alle, außer bei Kapha-Störungen und schwacher Verdauung, eine leichte Massage mit Öl vor dem Duschen oder Baden. Ein für die Konstitution geeignetes Öl wird gut auf die Haut und im Speziellen auf Kopf, Ohren und Fußsohlen einmassiert.

Personen mit ausgeprägter Kapha-Struktur können zur Massage an Stelle von Öl auch Pulver, wie SEVA Reinigungspulver für die Haut, benutzen.

Genauere Informationen zu diesen Anwendungen finden Sie im nächsten Kapitel.

Beim Bad oder Haarewaschen sollte darauf geachtet werden, daß Sie für den Kopf oder die Haarwäsche kein heißes Wasser benutzen, denn das reduziert die Kraft der Augen und Haare, d.h. es führt zu Haarausfall, frühem Ergrauen, Sehstörungen und Augenleiden. Der Rest des Körpers sollte mit warmem Wasser gewaschen werden, was die Körperorgane stärkt.

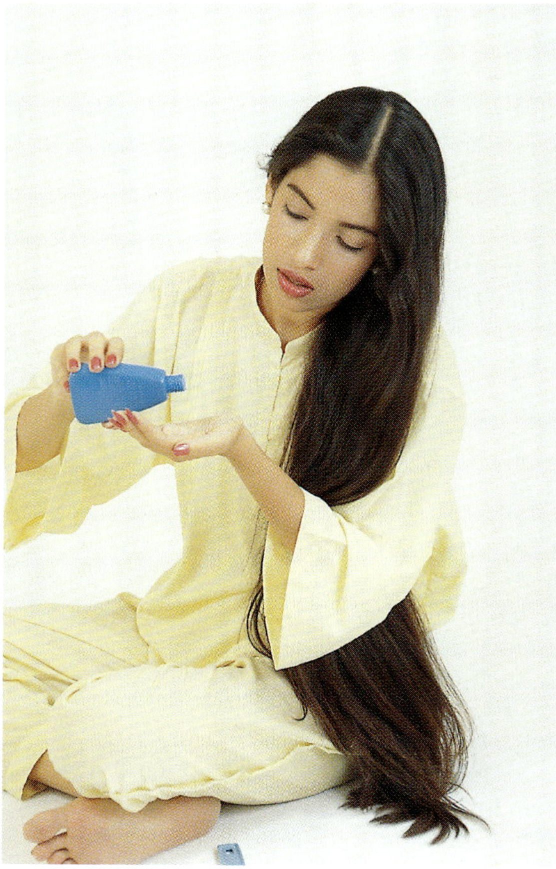

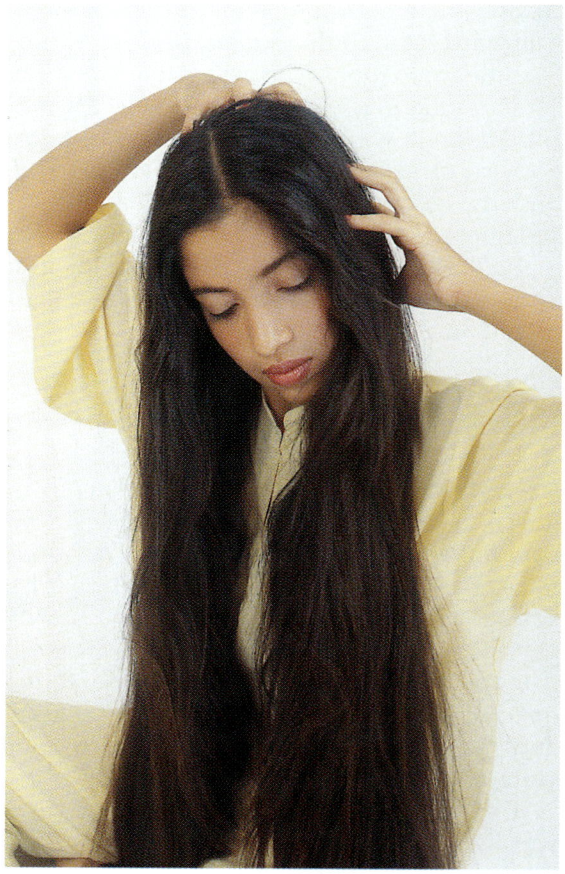

Im Wasserbad leicht erwärmtes Öl wird in die Hand gegeben.

Das Haaröl wird kräftig in die Kopfhaut einmassiert.

Die schönen langen Haare der Inderinnen kommen nicht von ungefähr sondern sind das Resultat von intensiver täglicher Pflege. Vor der Haarwäsche wird grundsätzlich immer zuerst Öl auf Kopfhaut und Haar einmassiert. Dann wir das Haar ausgekämmt und zu einem Knoten gebunden. Das Öl läßt man zirka eine Stunde einwirken. Bestens dazu geeignet sind SEVA Haaröl für die heiße oder kalte Jahreszeit, Ayuroma Haaröl, Koksöl im Sommer oder Sesamöl im Winter. Shampoos sind in Indien weder verbreitet noch beliebt. Die Inderinnen verwenden das Pulver von Shiyakai (Acacia concinna), Seifenbeere oder Mungbohnen. SEVA Reinigungspulver für das Haar enthält neben den eben genannten Zutaten auch noch das antiparasitär wirkende Nimba sowie Amla und Vetiver.

Hier noch eine Liste von Ölen, die Sie ohne weiteres für den täglichen Gebrauch empfehlen oder einsetzen können. Die Aufteilung in

Öle für den Kopf und den Körper wird deshalb vorgenommen, weil Öle für den Kopfbereich nicht stark erhitzende oder nährende Wirkung besitzen dürfen, während Öle für den Körper für Vata nährend und erwärmend, für Pitta kühlend und nährend und für Kapha wärmend und nicht nährend sein dürfen.

Konstitution (Prakriti)	Öl für die tägliche Anwendung im Kopfbereich	Öl für die tägliche Anwendung überall außer dem Kopfbereich
Vataja	• SEVA Vata Massageöl • SEVA Haaröl für die kalte Jahreszeit • Ayuroma Haaröl • SEVA Baby Massageöl • SEVA Sport Massageöl • Sesamöl	• SEVA Vata Massageöl • SEVA Baby Massageöl • SEVA Sport Massageöl • Ayuroma Vata Massageöl • Dhanvantara Kuzhambu • Sesamöl • Olivenöl • Mandelöl
Pittaja	• SEVA Baby Massageöl • SEVA Haaröl für die heiße Jahreszeit • SEVA Haaröl für die kalte Jahreszeit • Ayuroma Haaröl • Triphaladi Thaila • Manjishtadi Thalia • Kokosöl	• SEVA Pitta Massageöl • SEVA Baby Massageöl • SEVA Sport Massageöl • Ayuroma Pitta Massageöl • Candanadi Thaila • Kokosöl
Kaphaja	• SEVA Haaröl für die kalte Jahreszeit • SEVA Pitta Massageöl • Ayuroma Haaröl • Maricadi Thaila • Sesamöl mit etwas schwarzem Pfeffer erhitzt	• SEVA Kapha Massageöl • Ayuroma Kapha Massageöl • Kottamchukkadi Thaila • Senföl • Sesamöl mit schwarzem Pfeffer erhitzt

Kleidung, Schmuck, Parfüms

Das Tragen von natürlichen parfümierten Substanzen wie Blumengirlanden oder Essenzen verstärkt die körperliche Ausstrahlung und das Selbstbewußtsein. Frische, saubere, atmungsaktive Kleidung sowie Schmuck aus Edelmetallen und Edelsteine erhöhen die Lebensqualität, Immunabwehr und bieten Schutz vor negativen Schwingungen.

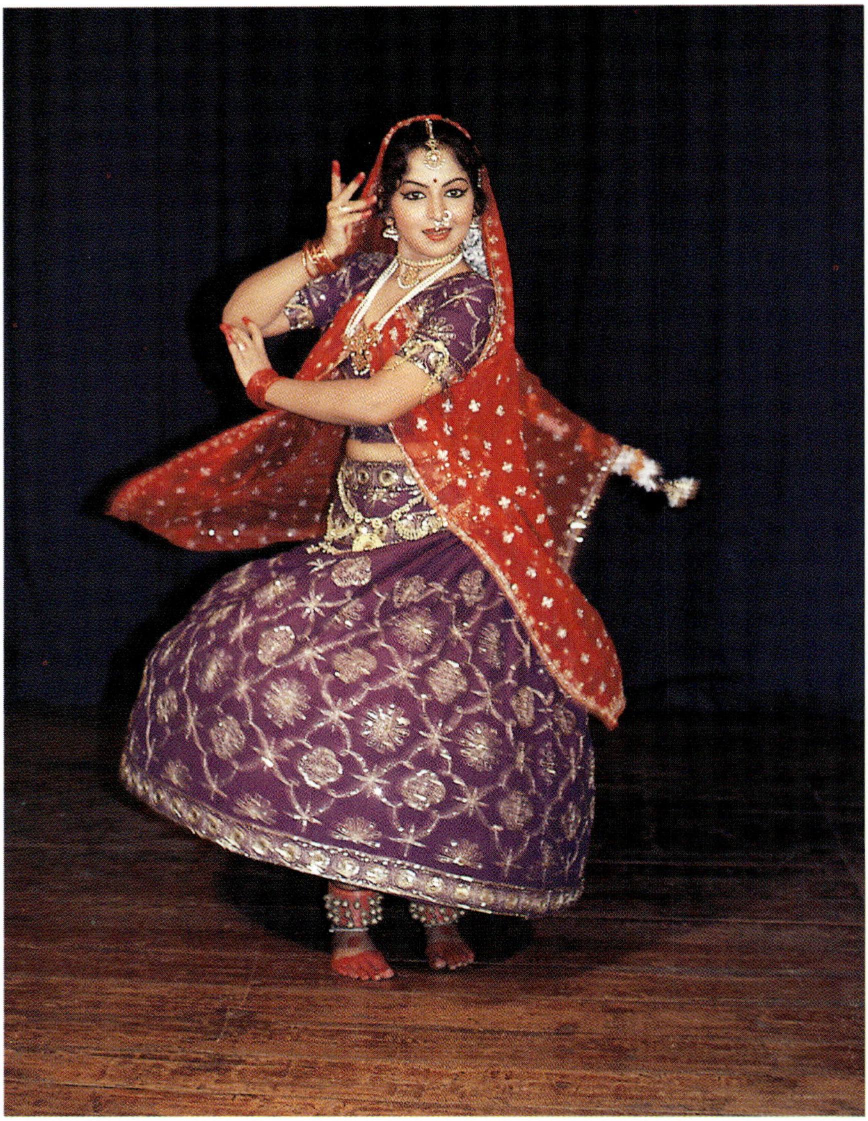

Indische Tänzerin mit traditionellem Schmuck

Gutes Schuhwerk hat die Aufgaben, die Füsse vor Verletzung zu schützen, dem Träger Sicherheit beim Gehen zu gewährleisten und langzeitig vor Haltungsschäden zu bewahren.

Gold spielt eine wichtige Rolle in der Ayurveda bei der Immunisierung. Alleine in der Bundesrepublik Deutschland leiden 1996 fünfundzwanzig Million Bürger unter verschiedenen Allergien. Vielen dieser Menschen kann mit lebenskundlichen Maßnahmen geholfen werden. Die Kleider, Wohnungseinrichtung und Ernährungsweise spielen dabei eine wichtige Rolle. In der Ayurveda wird deshalb empfohlen, vor dem Verlassen der Wohnung einen goldenen Gegenstand zu berühren und Goldwasser zu trinken. Goldwasser wird hergestellt, indem eine Goldmünze oder ein Stück Gold (beide sollten mindestens 22 Karat Gold sein) stark erhitzt und in kaltes Wasser getaucht wird.

Der Prozeß wird mindestens zwanzig Mal wiederholt. Dieses Goldwasser hatte exzellente immunisierende Eigenschaften und muß unbedingt täglich den Säuglingen gegeben werden. Es verstärkt das Immunsystem und hilft bei Allergien, ja sogar bei Krebskranken. Goldschmuck hat deshalb nicht nur optische oder ästhetische Eigenschaften sondern auch immunisierende.

Morgenandacht

Frisch gebadet und geschmückt, sollte man sich etwas Zeit nehmen, um in sich zugehen. Ob dies in Form eines Gebetes, einer Meditation, rituellen Handlung oder nur darin besteht, an etwas schönes zu denken, bleibt jedem selbst überlassen. Ayurveda macht diesbezüglich keine religionsgebundenen Vorschriften. Wichtig ist, daß dies an einem ruhigen und ungestörtem Ort geschieht. Vastu empfiehlt die Nordwestecke eines Hauses, Wohnung oder Zimmers.

Sowie Ayurveda aus den verschiedenen philosophischen Schulen seine konkrete Arbeitshypothese verfaßt hat, so soll sich jeder Mensch seine eigene Religion zusammenstellen, die seiner Natur und dem Stand seiner Selbstverwirklichung entspricht. In Indien gibt es deshalb auch nicht die Art der organisierten Religionen wie beim Christentum. Vielmehr gibt es unzählige Schulen, die aber immer miteinander vermischt werden. Die Menschen besuchen meistens nicht nur eine Art von Tempel, sondern mehrere. Strikt gesprochen ist auch ein Atheist ein Gläubiger, denn er hat bestimmte Werte, an die er glaubt auch wenn darin kein göttliches Wesen erscheint.

Eine Morgenandacht ist auf keinen Fall verlorenen Zeit. Vielmehr ist sie eine Versicherung, die uns nicht erlaubt, den Sinn unseres Daseins aus den Augen zu verlieren und sie hilft uns, aus unserer oft allzu engen Sichtweise auszubrechen. Wir können auch klar beobachten, daß die Konzentration, Selbstheilkräfte, Effizienz sowie das Durchhaltevermögen gesteigert werden, die Psyche wird gestärkt, der zu hohe Blutdruck und die Hypersensibilität werden reduziert.

Yoga, Körperübung

Yoga und mäßige sportliche Tätigkeit gehören zum täglichen Gesundheitsprogramm. Sie können aber auch abends nach der Arbeit ausgeführt werden. Yoga wird noch genauer in einem separaten Kapitel beschrieben. Die Definition für mäßige sportliche Betätigung ist, daß dies zutrifft solange durch die Nase ein- und ausgeatmet werden kann. Sobald durch den Mund geatmet wird, sollte die Ausübung verlangsamt oder angehalten werden. Ein forscher, genügend langer Spaziergang ist deshalb dem Joggen aus gesundheitlichen Gründen vorzuziehen.

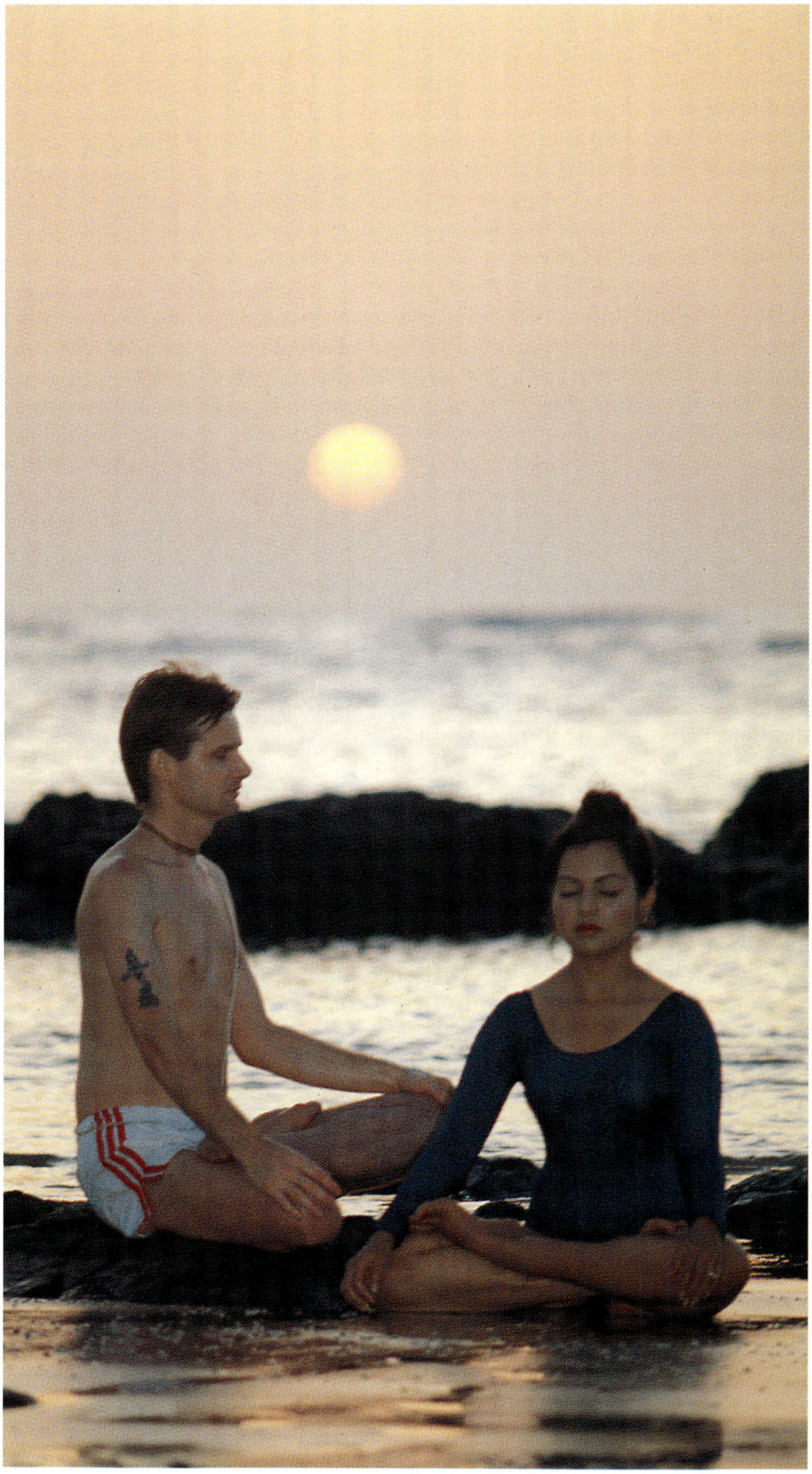

Yogaübung bei
Sonnenaufgang

Berufliche Tätigkeit

Ganze, mehr oder weniger kompetente Bücher sind über diesen Bereich von Swasthavritta schon geschrieben worden. Unternehmungsberater im personellen Bereich sind anscheinend gesuchte Fachleute. Das dahinterliegende Prinzip ist für jeden leicht nachvollziehbar. Die berufliche Tätigkeit sollte nicht die konstitutionellen Eigenschaften noch zusätzlich erhöhen, sondern diesen entgegenwirken.

Eine Vataja-Konstitution wird große gesundheitliche Risiken eingehen, wenn er in einer kalten Umgebung (zum Beispiel in gekühlten Räumen einer Molkerei) arbeiten muß. In einer Führungsposition wird er seine Meinung öfters ändern, hingegen ist er auf Grund seiner Sensibilität geradezu prädestiniert für Lehr- und Sozialberufe.

Pitta-Menschen dürfen auf keinen Fall chemischen Substanzen oder zu viel Hitze ausgesetzt werden. Auf Grund ihres Ehrgeizes und schnellen Handelns sind sie gute Führungskräfte, mögen aber selbst wenig Kritik. Wir finden sie auch in vielen technischen Berufen zu Hause.

Kapha-Typen sind robuste Naturen und jeder sucht in turbulenten Zeiten Halt bei ihnen. Sie sollten aber auf keinen Fall an den Schreibtisch gebunden werden sondern sollten sich ständig in Bewegung halten. Wie der Elefant, vergessen sie niemals, wer ihnen schon alles auf die Füße getreten ist.

Ein weiteres wichtiges Kriterium ist der moralische Aspekt unserer Arbeit. Vagbhata meint, daß wir mittels ehrlicher Arbeit unseren Lebensunterhalt verdienen sollen. Auch sollten wir nicht erwarten, daß uns andere ohne Gegenleistung unterhalten.

Schlaf

Nachts sollten wir nur eine leichte Mahlzeit in freundlicher Atmosphäre zu uns nehmen. Das Schlafzimmer darf weder zu klein noch zu überfüllt sein. Bett oder Stühle sollten nur so hoch sein, daß wenn man drauf sitzt, die Füsse auf dem Boden ruhen. Bett, Matratze, Kissen sollen sauber und von hellen oder sanften Farbtönen sein. Der Körper soll mit dem Kopf nach Süden zu ruhen kommen. Kinder und Menschen, die viel Kopfarbeit leisten müssen, können auch mit dem Kopf nach Osten schlafen. Dieser Schlaf wird aber leichter und in einem gewissen Grad anregender sein, als wenn Sie mit dem Kopf nach Süden schlafen. Das Elternschlafzimmer sollte in der Südwestecke und das Kinderschlafzimmer in der Nordwest oder Ostecke des Hauses oder der Wohnung sein.

Am Fußende des Bettes dürfen sich weder Gottesbilder oder Statuen noch Fotos von Eltern oder anderen Respektspersonen befinden. Vor dem Schlafengehen soll ein Gebet gesprochen, über den vergangenen Tag nachgedacht und meditiert werden.

Yogi oder spirituelle Personen wie Priester oder Mönche sollen maximal sechs Stunden, Berufstätige sieben Stunden, Frauen und Kinder acht Stunden schlafen. Kapha-Menschen sowie übergewichtige Personen tun gut daran, möglichst wenig zu schlafen. Ein Mittagsschlaf ist für sie völlig verboten.

Sexuelle Verhaltensregeln werde ich im Abschnitt über Ethik behandeln.

Ayurveda Schönheitstips

Das Sprichwort, daß Schönheit von Innen kommt ist in dreifacher Hinsicht korrekt:

1. Entsprechend vedischer Philosophie ist es in Wahrheit die Seele in einem Menschen, zu der wir uns hingezogen fühlen und nicht seine vergängliche Hülle. Die Begründung dafür liegt im Umstand, daß niemand einen toten Körper attraktiv findet. Schönheit existiert deshalb nur solange die Seele im Körper sitzt und ein Individuum lebt.
2. Wir sind auch von einem ausgeglichenen Geist angezogen. Die psychische Ausstrahlung hängt mit der Aura oder Lakshana einer Person zusammen.
3. Wenn sich die Dosha und Dhatu im Gleichgewicht befinden und Agni optimal funktioniert, dann leuchtet der Teint geradezu und eine Person wirkt unumstritten schön. Cakrapani drückt dies aus, wenn er sagt, daß das Gesicht wie der Mond leuchtet.

Behandlungen

Die nachfolgenden Behandlungen müssen mindestens 7 x angewendet werden, um den entsprechenden Erfolg zu zeigen. Wenn Sie ein bestimmtes Hautproblem haben, dann schauen Sie bitte im nachfolgenden Abschnitt »Behandlung und Prävention von Hautkrankheiten« nach.

1. *Nährende Maske für empfindliche Haut:*
   Mischen Sie 2 Eßlöffel Kichererbsenmehl mit 1 Eßlöffel Ghee und genügend kalte Milch, um eine dicke Paste herzustellen. Tragen Sie diese Mischung auf die Haut auf, lassen Sie die Paste 15 bis 20 Minuten einwirken und waschen Sie die Paste mit kaltem Wasser ab. Diese Maske wirkt reinigend und nährend zugleich. Die Maske eignet sich für empfindliche Haut von Pitta- und Vata-Personen als Nachtbehandlung. Bei Vata-Naturen oder wenn stark regeneriert werden soll, eignet sie sich auch tagsüber.

2. *Maske für empfindliche Haut:*
   Mischen Sie 3 Eßlöffel reife Avocado mit Rosenwasser bis eine homogene, dicke Paste entsteht. Tragen Sie diese auf die Haut auf, wo sie 15 Minuten belassen wird. Waschen Sie die Maske mit kaltem Wasser ab. Diese Maske eignet sich eher für die empfindliche

Haut einer Pitta-Person, die nicht so viel Nahrung braucht oder für die Pflege tagsüber.

3. *Maske für fettige Haut, Furunkel und eitrigen Ausfluß:*
   Mischen Sie 2 Eßlöffel Arjuna Rinde (Terminalia arjuna) mit Honig. Tragen Sie diese Paste auf die Haut auf und belassen Sie sie dort für eine halbe Stunde. Waschen Sie die Paste mit warmem Wasser ab. Die Maske entfernt nicht nur überschüssigen Talg sondern reinigt Furunkel und eitrigen Ausfluß.

4. *Maske für fettige Haut:*
   Raffeln Sie 200 g Gurke und mischen Sie einen Teelöffel Kichererbsenmehl sowie einen viertel Teelöffel Kurkumapulver darunter. Behalten Sie die Maske auf der Haut für 20 bis 30 Minuten und waschen Sie sich anschließend mit kaltem Wasser.

5. *Maske für irritierte, gerötete Haut:*
   Mischen Sie 2 Eßlöffel rotes Sandelholzpulver (Pterocarpus santalinus) oder Sandelholzpulver (Santalum album) mit einem Eßlöffel Kichererbsenmehl und genügend Rosenwasser, um eine dicke Paste anzurühren. Tragen Sie die Paste auf, wo sie 15 bis 20 Minuten einwirken soll und waschen Sie die Paste anschließend mit gekühltem Wasser ab.

6. *Beruhigende und tiefenreinigende Maske:*
   Mischen Sie je einen Teelöffel feines Pulver von Sandelholz, Süßholz, Sarsaparille mit 2 Teelöffel Mandelöl und tragen Sie diese Mischung gut auf die Haut auf. Warten Sie 15 bis 30 Minuten und waschen Sie die Maske mit lauwarmem Wasser ab.

7. *Maske gegen Falten:*
   Vermischen Sie 2 Eßlöffel saure Sahne mit je einem Teelöffel gemahlener Rosenblätter (Achtung: Nur biologisch angebaute Blumen verwenden), Sandelholz, Vetiver und Manjista (Rubia cordifolia). Tragen Sie diese Mischung auf die Haut und lassen Sie sie 15 bis 20 Minuten einwirken. Waschen Sie die Maske anschließend mit warmem Wasser ab.

8. *Reinigung am Abend für Kaphaja Konstitutionen:*
   Erhitzen Sie einen Teelöffel Muskatpulver in Senföl. Kühlen Sie das Öl auf Körpertemperatur, filtern Sie es und massieren Sie es auf die Haut auf. Öl, das nicht in die Haut eingedrungen ist sollte mit einem Papiertuch oder warmem Handtuch abgewischt werden.

9. *Reinigung am Abend für Pittaja Konstitutionen:*
   Bereiten Sie eine Paste aus 1 Eßlöffel Gerstenmehl, 1 Teelöffel Süßholzpulver und Rosen- oder destilliertem Wasser. Auftragen und nach wenigen Minuten mit kaltem Wasser abwaschen.

10. *Reinigung am Abend für Vataja-Konstitutionen:*
    Massieren Sie das Gesicht mit SEVA Baby Massageöl oder Sesamöl. Öl, das nicht in die Haut eingedrungen ist, sollte mit einem Papiertuch oder warmem Handtuch abgewischt werden.

11. *Reinigung am Abend für normale Haut:*
    Mischen Sie 1 Eßlöffel Kichererbsenmehl mit je einem halben Deziliter Milch und Wasser und reinigen Sie damit das Gesicht.

12. *Verjüngende Nachtbehandlung:*
    Tragen Sie vor dem Schlafengehen Kshirabala 101 x auf die Gesichtshaut auf. Dies ist ein 101 mal potenziertes Öl mit Extrakten von Sida cordifolia (Bala) und Milch (Kshira) und wirkt wie ein Wunder. Man riecht zwar für eine Nacht wie eine Kuh, aber der Erfolg läßt sich schon am nächsten Morgen sehen.

13. *Vitaminisierung und Belebung der Gesichtshaut*
    Bereiten Sie eine Paste aus Amlapulver, Honig und Rosenwasser. Tragen Sie diese auf die Haut auf. Nach 15 bis 20 Minuten können Sie die Maske mit warmem Wasser abwaschen.

14. *Straffen und Belebung der Gesichtshaut:*
    Mischen Sie eine Paste aus Granatapfelschale, einer Prise Muskat und Rosenwasser. Tragen Sie diese auf. Nach 15 bis 20 Minuten mit kaltem Wasser abwaschen.

15. *Antiseptische, stimulierende Maske:*
    Stellen Sie eine Paste aus pulverisierter Salbei, Rosmarin, Basilikum und Ghee her. Tragen Sie diese auf. Nach 15 bis 20 Minuten können Sie die Maske mit lauwarmem Wasser abwaschen.

16. *Maske zur Belebung der Durchblutung:*
    Bereiten Sie eine Paste aus Salbei, Minze, Wacholderbeeren, geschälten Mandeln, frischem Wasser und Milch. Tragen Sie die Mischung auf die gereinigte Haut auf. Nach 15 bis 20 Min. können Sie die Maske mit warmem Wasser abwaschen. Die gleiche Mischung können Sie auch täglich in Dosen von 1 g einnehmen.

17. *Öl für die Pflege der Brüste für Kaphaja-Konstitutionen:*
    Kochen Sie zuerst 250 g getrocknete Granatapfelschale in 2 l Wasser bis nur noch 0.5 l Flüssigkeit zurückbleibt. Filtern Sie das Dekokt und kochen Sie es nun in 0.125 l Senföl bis alles Wasser des Dekokt verdampft ist. Massieren Sie jeden Abend Ihre Brüste damit ein. Dieses Rezept eignet sich auch für die anderen Konstitutionen bei schwachem Gewebe der Brüste.

18. *Ghee für die Pflege der Brüste für Pittaja- und Vataja-Konstitutionen:*
Kochen Sie zuerst 250 g getrocknete Shatavari (Aspargus racemosus), Bala (Sida cordifolia) oder Süßholz in 2 l Wasser bis nur noch 0.5 l Flüssigkeit zurückbleibt. Filtern Sie das Dekokt und kochen Sie es nun in 0.125 l Ghee bis alles Wasser des Dekokt verdampft ist. Massieren Sie jeden Abend Ihre Brüste damit ein. Diese Creme, spezielle diejenige mit Süßholz, eignet sich vor allem bei entzündlichen Veränderungen.

19. *Ideale Pflegesubstanzen für die Vata-Haut:*
Sesamöl, Mandelöl, Olivenöl, Kichererbsenmehl, Sahne, saure Sahne, Yoghurt

20. *Ideale Pflegesubstanzen für die Pitta-Haut:*
Ghee, Mung Bohnenmehl, Milch, Rosenwasser

21. *Ideale Pflegesubstanzen für die Kapha-Haut:*
Senföl, Bockshornkleesamen, Gerstenmehl, Honig

22. *Herstellen von Körperöl für Vataja-Konstitution:*
Kochen Sie 300 g getrocknetes Basilikum, 100 g Zimt und 50 g Kardamome in 4 l Wasser bis nur noch 1 l Flüssigkeit übrigbleibt. Filtern Sie dieses Dekokt und kochen Sie es in 1 l Sesamöl bis alle Wasseranteile aus dem Dekokt verdampft sind.

23. *Herstellen von Körperöl für Pittaja-Konstituiion:*
Kochen Sie 300 g Süßholz, 100 g Sarsaparille und 50 g Sandelholz in 4 l Wasser bis nur noch 1 l Flüssigkeit übrigbleibt. Filtern Sie dieses Dekokt und kochen Sie es in 1 l Kokosöl bis alle Wasseranteile aus dem Dekokt verdampft sind.

24. *Herstellen von Körperöl für Kaphaja-Konstitution:*
Kochen Sie 300 g getrocknetes Thymian, 100 g Salbei und 50 g Rosmarin in 4 l Wasser bis nur noch 1 l Flüssigkeit übrigbleibt. Filtern Sie dieses Dekokt und kochen Sie es in 1 l Senföl bis alle Wasseranteile aus dem Dekokt verdampft sind.

25. *Ayurveda Seifenersatz:*
Jede Seife, mag sie angeblich noch so mild sein, trocknet die Haut aus und kann zu Irritationen führen. Das ist nicht der Fall, wenn Sie das Mehl von Mungbohnen, Kichererbsen oder Soja verwenden. Dazu können in kleinen Mengen Substanzen wie Kurkuma, Nimba, Granatapfelschale, Vetiver oder Sandelholz geben. Die Paste wird vor Gebrauch mit Wasser, Rosenwasser, Milch, Buttermilch, Ziegenmilch, Schafsmilch, etc. vermischt und auf die feuchte Haut aufgetragen. Nach ein paar Minuten kann die Lösung mit genügend Wasser abgewaschen werden. Ein solcher Seifenersatz ist das SEVA Reinigungspulver für die Haut, das zusätzlich zu den oben erwähnten Substanzen Seifenbeere enthält.

26. *Herstellen von Massagepulver für Udvartana zur Beseitigung von Fettpolstern:*
Mischen Sie gleiche Teile von Granatapfelschale, Haritaki (Terminalia chebula), Mangoblätter, Nimba und Lodhrinde (Symplocos racemosa): Dieses Pulver, wenn auf die Haut massiert, beseitigt exzessives Fett und fördert die Durchblutung.

27. *Herstellen von Massagepulver für Udvartana gegen übermäßiges Schwitzen:*
Mischen Sie gleiche Teile getrocknete Salbei, Thymian, Basilikum, Zimt, Minze und Melisse. Dieses Pulver, wenn auf die Haut massiert (Anweisungen finden Sie im nächsten Kapitel unter Udvartana), beseitigt exzessives Schwitzen und Körpergeruch.

28. *Gurgeln zum Straffen der Gesichtshaut:*
Stellen Sie eine Milchabkochung mit je 125 g zerstossenen Sesamsamen und Süßholz in 2 Liter Wasser her bis nur noch ein halber Liter übrigbleibt. Wenn dieses Dekokt auf 40 Grad abgekühlt ist, füllen Sie damit Ihren Mund vollkommen aus und lassen Sie es für 10 Minuten drin, ohne es zu bewegen. Spucken Sie die Flüssigkeit aus und spülen Sie den Mund mit warmem Wasser.

29. *Gurgeln gegen Gesichtsfalten:*
Füllen Sie den Mund vollständig mit warmem Sesamöl und lassen Sie es für zehn Minuten im Munde, ohne es zu bewegen. Spucken Sie aus und spülen Sie den Mund mit warmem Wasser.

30. *Gurgeln zur Kräftigung von Zahnfleisch und Schutz vor Karies:*
Kochen Sie 250 g Nussbaumrinde in 2 l Wasser bis nur noch ein halber Liter Flüssigkeit bleibt. Filtern Sie dieses Dekokt, vermischen Sie es mit 125 ml Sesamöl und erhitzen Sie diese Mischung bis alle Wasseranteile verdampfen. Wenn das Öl 40 Grad hat, massieren Sie es zuerst auf die Wangen. Dann füllen Sie den Mund ganz mit Öl, behalten es ohne Bewegung drin bis die Nase oder die Augen zu laufen beginnen. Spuken Sie das Öl aus und gurgeln Sie anschließend mit warmem Wasser. Diese Methode hilft effektiv bei Zahnfleischbluten, Zahnfleischschwund, Karies, Halserkrankungen, HWS und ist eine ideale Mundhygiene.

31. *Zahnpulver:*
Wenn Sie 1 Teil fein gemahlene Nußbaumrinde mit 3 Teilen fein gemahlenem Meersalz mischen, erhalten Sie ein ausgezeichnetes Zahnpulver. Putzen mit den Fingern damit die Zähne und auf keinen Fall mit der Zahnbürste. Sie werden sehen, was die modernen Zahnpastahersteller Ihnen mit ungeheurem Werbeaufwand verkaufen wollen, können Sie schon lange.

32. *Maske gegen braune Flecken:*
Rohe Kartoffel (ohne Schale) raffeln und direkt als Maske auftragen – oder

33. *Maske gegen braune Flecken:*
Radieschen raffeln und mit frischem Yoghurt vermischt auftragen.

34. *Roßkur gegen Warzen:*
Warze mit einem Haar von einem Pferdeschweif abbinden. Wenn die Warze abfällt, die Stelle mit einer Paste aus Kalk und Honig einreiben.

35. *Entfernung von Hautunreinheiten:*
1 Teelöffel Teeblätter und 1 Teelöffel Bockshornkleesamen mit 5 bis 6 Pfefferminzeblätter in 2 dl Wasser kochen, filtern und je ein Drittel in verschiedenen Gefäßen aufbewahren. 1 Teil geht in den Kühlschrank, 1 Teil bleibt bei Zimmertemperatur, 1 Teil muß heiß bleiben. Dann soll eine Paste mit 8 bis 10 Pfefferminzeblätter, einem Teelöffel Kichererbsenmehl und etwas Schwarztee Abkochung hergestellt werden. Diese Paste wird auf das Gesicht aufgetragen und nach 10 bis 15 Minuten abgewaschen. Dann wird ein Wattebausch in das Dekokt mit der Zimmertemperatur getaucht und damit das Gesicht gereinigt. Als nächstes wird eine Gazetuch in die heiße Lösung getaucht, ausgewunden und mit dem heißen Tuch das Gesicht betupft. Hernach können die Unreinheiten leicht entfernt werden. Abschließend wird das Tuch in die kalte Lösung getaucht und das Gesicht wird damit abgetupft. Der Prozeß wird 3 bis 4 mal wiederholt.

36. *Entfernen von dunklen Augenringen:*
Frische Rosenblätter, die zuvor in kaltes Rosenwasser eingelegt wurden, werden auf die Augen gegeben und dort belassen. Nach einiger Zeit werden sie entfernt und mit frischen, kalten Blättern ersetzt.

37. *Haarpackung für dunkles Haar:*
3 Eßlöffel Hennapulver (je nach Haarvolumen), 1 Eßlöffel Schwarzteepulver, 1 Eßlöffel Kaffeepulver, 2 Eßlöffel Kokosöl und 2 Eßlöffel Yoghurt mit Wasser mischen und auf die Haare geben. Eine halbe Stunde einwirken lassen und anschließend Haare waschen.

38. *Haarpackung für fettiges Haar:*
Je zu gleichen Teilen Bockshornkleesamen, grüne Sojabohnen und Kichererbsen zu Pulver mahlen. 8 Eßlöffel dieses Pulvers werden mit 8 Eßlöffeln Lehmpulver, einer halben Tasse Yoghurt, einer Paste aus 12 Pfefferminzeblätter und Wasser vermischt und aufgetragen. Nach 20 Minuten kann die Packung ausgewaschen werden.

39. *Haarpackung für normales Haar:*
Mischen Sie 2 Eßlöffel zermahlene Mungbohnen oder Kichererb-

sen, 1 Eßlöffel Bockshornkleesamen, 1 Eßlöffel Rosmarin und 1 Eßlöffel Minze mit Yoghurt und Wasser. Massieren Sie die Paste in das Haar und auf die Kopfhaut. Nach einer halben Stunde können Sie die Haare mit lauwarmem Wasser auswaschen.

40. *Haarpackung gegen Schuppen:*
Zermahlen Sie 3 Eßlöffel Mohnsamen und vermischen Sie das Pulver mit Milch. Massieren Sie diese Paste direkt auf die Kopfhaut. Nach einer halben Stunde können Sie die Haare mit lauwarmem Wasser auswaschen.

41. *Shampoo für normales Haar:*
Massieren Sie zuerst ein Haaröl auf die Kopfhaut und die Haare. Lassen sie es für eine Stunde einwirken. In der Zwischenzeit stellen Sie eine Paste aus drei Eßlöffel (je nach Haarvolumen) Shiyakai Pulver, je 1 Teelöffel Seifenbeere, Amalaki und Mungbohnen und warmem Wasser her. Lassen Sie diese Paste auch zirka eine Stunde stehen. Dann befeuchten Sie die Haare mit lauwarmem Wasser und massieren die Paste in die Haare. Die Paste soll nicht zu sehr an den Haaren kleben. Geben Sie daher falls nötig genug Wasser auf die Haare, so daß sich die Haare mit der Lösung gut durchtränken können und das Öl neutralisiert werden kann. Shiyakai ist die gemahlenen Frucht einer wilden Akazienart, die natürliche Säuren enthält. Geben Sie aber Acht, daß diese Paste nicht in Ihre Augen gerät, da sie starke Irritation verursachen kann. Nach einigen Minuten kann die Paste mit lauwarmem Wasser aus den Haaren gewaschen werden.

42. *Shampoo zur besonders milden Pflege:*
Legen Sie über Nacht getrocknete Amlafrüchte in kaltes Wasser ein. Benutzen Sie dieses Wasser um die Haare zu spülen.

Behandlung und Vorbeugen von Hautkrankheiten

Anschließend beschreibe ich die ayurvedischen Behandlungsweisen von häufigen Hautkrankheiten. Diäten, äußere Behandlung sowie zum Teil Medikationen können in Form einer Eigenbehandlung ausgeführt werden. Hingegen müssen Pancakarma Therapien und die meisten Medikamente von einem entsprechend ausgebildeten und lizensiertem Therapeuten durchgeführt werden.

Der Grund, wofür ich die Krankheitsbilder und Ursachen angegeben habe ist der, daß damit die auslösenden Faktoren vermieden werden können. Falls vorhanden, habe ich auch die Sanskritnamen, die in der klassischen Literatur wie Madhava Nidana, Caraka Samhita und Ashtangahridaya angegeben werden, erwähnt. Sie dienen als Unterstützung für diejenigen, welche weitere Nachforschung betreiben möchten.

Haut-krankheit	Krankheitsbild und Ursachen	Ayurvedische Therapie
Akne (Acne vulgaris) Yuvana-pidaka	Verschiedene Erkrankungen der Talgdrüsenfollikel, gekennzeichnet durch Sekretionsstörungen, Verhornungsstörungen, nachfolgende Entzündung und Vernarbung. Entsteht durch Zusammenwirken von genetischer Disposition, Seborrhoe, Bakterien, hormoneller Einflüsse, Immunreaktion auf Entzündungsreize. Ayurveda: Vata, Kapha und Blut kombinieren hier. Vata ist hier vor allem Streß, unregelmäßiger Lebensstil. Der Überschuß von Kapha rührt v. a. vom Babyspeck her, der abgebaut wird. Das Blut ist durch die Produktion von Hormonstoffen und dem zirkulierenden Kapha geschwächt.	**Diät:** Blutreinigende (bittere), warme Tees. Ölige, fette Nahrung unbedingt vermeiden. Regelmäßig und warm essen. Eine rigorose anti-Kapha-Diät ist nicht empfohlen, da sich die meisten Betroffenen noch im Wachstum befinden. **Extern:** Eine dicke Paste mit gleichen Teilen Koriandersamen und Kalmuswurzel soll mit frischer Buttermilch angerührt werden und auf die Haut gegeben werden, nachdem diese zuvor mit Sesamöl eingerieben wurde. Eine Paste mit gleichen Teilen Rapssamen, Koriandersamen, Steinsalz und etwas Wasser ansetzen und direkt auftragen. Tinktur mit dem Saft frischer Kohlblätter und einem Schuß Zitronensaft. Eine Knoblauchzehe in der Mitte durchschneiden. Mit der frischen Schnittfläche die Akne massieren. **Medikation:** Ashwagandha, Nimba, Candraprabha Pillen **Pancakarma:** Therapeutisches Erbrechen
Allergien-Kotha	Angeborene oder erworbene Änderung der Reaktionsfähigkeit des Immunsystems. Ursache sind genetische Faktoren, intensive Allergenexposition, erhöhte Permeabilität der Haut-Schleimhautbarriere durch bakterielle oder virale Infekte oder chemische Irritation und psychische Faktoren. Ayurveda: Die Eruption einer Allergie wird durch Kapha und Pitta bewirkt. Kapha ist verantwortlich für das Jucken und Pitta für die Rötung und Entzündung der Haut. Dies geschieht, wenn die Bewegungen von Kapha, Pitta und Nahrung gehemmt werden. Das Unterdrücken von Hunger und Durst spielen dabei eine wichtige Rolle. Gleichfalls auch das Unter-	**Diät:** Bittere, leicht süßliche und anregende Tees. Eine möglichst salzarme und fettfreie Diät wird empfohlen. Da Kapha und Pitta reduziert werden müssen, kommt weder eine reine Pitta-reduzierende noch eine anti-Kapha-Diät in Frage. Die Geschmacksrichtungen sauer und salzig, die Pitta und Kapha gemeinsam ist, muß unbedingt vermieden werden. Süßes (nicht fettig) ist in moderaten Mengen sogar zu empfehlen. **Extern:** Um Jucken und Brennen zu lindern kann eine Paste aus in Wasser und Milch (50:50) gekochter Gerste, Steinsalz und Senföl zubereitet und auf die Haut aufgetragen werden. Ghee in dem zuvor leicht geröstete und anschließend zermalmte Senf-

Haut-krankheit	Krankheitsbild und Ursachen	Ayurvedische Therapie
	drücken von Emotionen. Nicht richtig durchgeführte Reinigungskuren und Medikamente können auch Auslöser sein.	körner gegeben werden, kann auf den ganzen Körper aufgetragen werden (auf 50 g Ghee etwa ein halber Teelöffel Senfkörner). **Medikation:** 1 Teelöffel Saft aus frischem Koriander, 1 Teelöffel Ghee mit 1 bis 3 g Ashwagandha (bei Frühjahrsallergie), Triphala, Mahatikktaka Ghrita. **Pancakarma:** Leichte Abführkur, Saftfasten
Bindehautentzündung Abhishyanda	Ayurveda: Überbeanspruchung der Augen, Wechselwirkung von Hitze und und Kälte, Schlafmangel, Unterdrükken der natürlichen körperlichen Bedürfnisse sowie Emotionen sind einige der generellen Gründe. Es gibt 4 Arten: Symptome für die Vata-Art sind Beißen, Trockenheit, kalte Tränen, Bewegungseinschränkung, Absenz von Talg. Bei Pitta – Brennen, Herausfließen von eitriger Flüssigkeit, gelbe Verfärbung. Bei Kapha – Schwellen, starkes Jucken, Schweregefühl und erhöhter wässriger Ausfluß. Bei Blut – kupferfarbener Ausfluß, starke Rötung aber Absenz der Symptome von Pitta.	**Diät:** Generell wird bei Augenerkrankungen empfohlen, für vier bis fünf Tage zu fasten. Ansonsten ist eine Diät entsprechend den beschriebenen Arten und der Konstitution anzuraten. Blutreinigende Tees sind empfohlen. **Extern:** Waschen der Augen mit Dekokt aus Triphala oder mit frischem Amlasaft. Eine Mischung aus Rosenwasser und Milch kann auch benutzt werden. Ein Dekokt aus Bockshornkleesamen eignet sich auch. **Medikation:** Triphala, Triphala Ghrita. **Pancakarma:** Akshitarpana-Augenbad mit Ghee (max. 3 1/2 Minuten), Abführkur.
Couperose	Ayurveda: Vata verursacht das Abschlaffen der Haut und ihrer Transparenz, bedingt durch den Alterungsprozeß. Entsprechend Ayurveda ist die Haut das erste Organ, das den Alterungsprozeß sichtbar macht: Mit 40 verliert die Haut ihre Schönheit, mit 50 nimmt die Sehkraft ab, mit 60 die sexuelle Kraft, mit 70 das Gehör und mit 80 das Gedächtnis. Bedingt durch die Ansammlung von Blut (und Doshas) und reduzierter Durchblutung, können entzündliche Veränderungen sehr leicht provoziert werden. Nicht unbedingt Hitze schadet, sondern plötzliche Temperaturschwankungen.	**Diät:** Eher Vata und Pitta reduzierende Nahrung ist empfohlen sowie wärmende, kreislauffördernde Tees. **Extern:** Einerseits wollen wir Pitta nicht provozieren, aber andererseits muß die lokale Durchblutung gefördert werden. SEVA Babyöl oder eine Mischung von Sesamöl und Ghee (nicht Yoghurt, das Pitta provoziert) soll nicht einmassiert, sondern nur leicht aufgetragen werden. Während das Öl auf der Haut ist, darf kein Durchzug herrschen und ein Aufenthalt im Freien ist strikt untersagt. Nach einer Stunde mit lauwarmem Wasser abwaschen. **Medikation:** Rasayana (Aufbaumittel, wie Amla Püree, Sukamara Rasayana) Shatavari. **Pancakarma:** Abführkur mit anschließendem Öleinlauf

Haut-krankheit	Krankheitsbild und Ursachen	Ayurvedische Therapie
Ekzem Vicarcika	Juckflechte; flächenhafte, entzündliche Hautveränderung mit Juckreiz; meist symmetrische Verteilung unter Freilassung der Schleimhäute. Ursache: Exogen allergisch oder toxisch bedingtes Kontaktekzem; endogen – atopisches Ekzem (Neurodermitis atopica, Prurigo Besnier), mikrobielles Ekzem (auch Candida albicans), seborrhoisches Ekzem infolge erhöhter Talgdrüsenaktivität, hormonellen und psychischen Faktoren. Ayurveda: Inkompatible Nahrungsmittel, extreme körperliche Aktivitäten, Überessen, fettige, salzige, saure und nicht vollständig gekochte Nahrung führen zu einer Ansammlung der drei Doshas in der Haut, Blut, Lymphe und Muskelgewebe wobei bei Ekzem Kapha vorherrscht. Nylon und andere Kunstfasern können Ekzeme provozieren.	**Diät:** Eine Kapha reduzierende Diät möglichst ohne Zucker muß strikt eingehalten werden. Es dürfen nur warme, anregende Tees oder warmes Wasser getrunken werden. **Extern:** Meerrettichsamen, Senfsamen, schwarzer Pfeffer, langer Pfeffer, Ingwer und Kurkuma sollen zusammen mit Kuhurin zu einer Paste vermischt und auf das Ekzem aufgetragen werden. Anstelle des Urins kann etwas Senföl benutzt werden. Eine weitere Paste kann mit Senfsamen hergestellt werden, die nach dem Zermalmen in einem geschlossenen (Ton-)Gefäß gekocht werden sollen. Möglichst an betroffenen Stellen keine Kleidung tragen. **Medikation:** Trikatu mit Honig, Triphala mit Ghee, 3 bis 5 g Kurkumapulver, Guggulutikktaka Ghrita. **Pancakarma:** Ghee trinken, anschließend Abführkur.
Furunkel Vidradhi	Akute eitrige Entzündung als schmerzhafter, großer geröteter Knoten mit zentralem Eiterpfropf und starkem Ödem der Umgebung. Meist aus einer Follikulitis hervorgehend. Erreger sind meist Staphylococcus aureus. Ayurveda: Furunkel werden durch Nahrung hervorgerufen, die trocken und nicht frisch ist, nicht richtig verdaut wird oder die Magenbrennen verursacht. Ungenügend körperliche Betätigung sowie ein zu weiches oder unebenes Bett sind weitere Faktoren. Alle Doshas können beteiligt sein, entweder alleine, paarweise oder alle drei zusammen. Der Vata-Typ ist mit den stärksten Schmerzen verbunden, er ist schwärzlich rot, wächst langsam und hat eine eher unregelmäßige Form. Der Pitta-Typ produziert Durst, Fieber, Brennen, wächst schnell und ist kupferfarben, rot oder schwarz. Der Kapha-Typ verursacht Übelkeit, Steifheit, Kälte, Schweregefühl, wächst langsam, ist weiß und juckt stark.	**Diät:** Bei allen Arten von Furunkel wird eine leichte Nahrung empfohlen. Ölige, fette, zuckerreiche, salzige und saure Nahrungsmittel müssen unbedingt vermieden werden. Warme, blutreinigende und verdauungsfördernde, jedoch nicht scharfe Tees sind empfohlen. **Extern:** Vata – Paste aus gekochter Gerste, Weizen und grünen Sojabohnen soll warm aufgetragen werden. Pitta – Paste aus Süßholz und Sandelholz mit etwas Milch herstellen und kalt auftragen. Kapha – Eine Paste aus Weizenspreu oder Bockshornkleesamen mit einer Messerspitze Kurkuma aufkochen und so heiß wie möglich auftragen. **Medikation:** Vata – Guggulu Kapseln, Rizinusöl (50 ml Rizinusöl mit 50 ml heißer Milch mischen und einnehmen) Pitta – Triphala Kapseln. Kapha – Guggulu zusammen mit Triphala Kapseln. **Pancakarma:** Schwitzen (außer bei Pitta), milde Abführkur, Blutegel.

Hautkrankheit	Krankheitsbild und Ursachen	Ayurvedische Therapie
Fußpilz (Tinea pedis, Trichophyton) Dadrumandala	Oberflächlicher, d.h. auf die Epidermis beschränkter Pilzbefall, der durch Dermatophyten verursacht wird. Kann auch im Gesicht und anderen Körperregionen auftreten. Ayurveda: Auch Ayurveda ist der Ansicht, daß diese Krankheit durch unhygienische Lebensführung entsteht. Trockene, sauber gewaschene Bekleidung aus natürlichen Fasern sowie ein tägliches Bad sind notwendig, um diese Pilze loszuwerden. Ein feuchtes Klima in den Schuhen macht eine Abheilung praktisch unmöglich. Alle Konstitutionen können befallen werden.	**Diät:** Saure Nahrungsmittel wie Yoghurt oder Pickels müssen gemieden werden. Bitterer, ungesüßter Tee hilft auch. **Extern:** Tägliches Fußbad mit einer Abkochung aus Nimba oder warmes Badewasser mit einer Zugabe von Schwefel. Vor dem Schlafengehen sollen die Füße mit Sesamöl oder Nalpamaradi Taila einmassiert und anschließend mit einem Handtuch gut abgerieben werden. Die befallenen Stellen können mit einer Paste aus Kurkuma und destilliertem Wasser abgedeckt werden. **Medikation:** Nimba, Basilikum, Knoblauch und Kurkuma als Gewürz oder als Medikament täglich einnehmen. Pancakarma: Leichte Abführkur
Haarausfall (Alopecia) Indralupta, Khalitya	Haarverlust im Kopfhautbereich. Ursache: Erblich erhöhte Androgenempfindlichkeit der Haarfollikel bzw. erhöhtes Testosterons im Blut; während des Klimakteriums, Autoimmunerkrankungen, medikamentenbedingt (Zytostatika, Antikoagulanzien, Thyreostatika, Vitamin A, Lipidsenkern und Betarezeptorenblockern. Ayurveda: Die Haare fallen aus durch die Ansammlung von Pitta an den Haarwurzeln das sich mit Vata verbindet. Anschließend verbinden sich Blut und Kapha, die dann die Follikel verstopfen und verhindern, daß Haare nachwachsen können. Das erhöhte Pitta kann konstitutionsbedingt sein oder durch Wut und Trauer entstehen. Vata entsteht durch Stress oder Überbeanspruchung. Blut wird durch falsche Ernährung verunreinigt und Kapha durch zu reiche Speisen oder Lethargie. Erbliche oder parasitäre Faktoren können auch Auslöser sein.	**Diät:** Da Pitta und Vata auslösende Faktoren sind, ist eine nahrhafte Diät angesagt, welche die Leber keinesfalls belasten darf, d. h. Proteine, Kohlenhydrate aber keine Fette. Warme, bittersüße Tees sind gut, wie z. B. Süßholz. **Extern:** Zweimal wöchentlich die Haare mit SEVA Haaröl oder anderen Haarölen, die Bhringaraj und Amla enthalten, kräftig einmassieren, einwirken lassen und anschließend mit Shiyakai oder SEVA Haarpulver (kein Shampoo) waschen. Ideal ist, wenn man den Kopf sauber rasiert und dann mit kräftigen Ölmassagen beginnt. Die Kopfhaut muß stark stimuliert werden. Eine Paste aus Amla oder Mangosamen kann aufgetragen werden. **Medikation:** Bhringaraj Kapseln, Triphala Kapseln, Ashwagandha (gegen den Streß), Triphaladi Ghrita. **Pancakarma:** Abführkur, Klistier, Shirovasti (Hut mit Öl gefüllt), Shirodhana, Skarifikation der Kopfhaut.

Haut-krankheit	Krankheitsbild und Ursachen	Ayurvedische Therapie
Herpes simplex Kaksha	Pantrope (ohne besondere Affinität zu bestimmten Gewebe), fakultativ neurotrope (auf Nerven einwirkende) Viruserkrankung durch Primärinfektion mit Herpes-simplex-Viren oder durch Reaktivieren von in Ganglien persistierenden Viren. Es entstehen Juckreiz und Spannungsgefühl, dann gruppierte Bläschen auf gerötetem Grund, die zu Krusten eintrocknen und narbenlos abheilen. Ayurveda: Vata und Pitta sind die verursachenden Faktoren. Bei Zuständen der Erregung sowie bei Depressionen und Immunschwäche kommt es zum Ausbruch.	**Diät:** Süße, bittere Tees und eine fettfreie (wegen Pitta) Anti-Vata-Diät wird empfohlen. **Extern:** Ghee soll regelmäßig auf die befallenen Stellen aufgetragen werden. Anschließend kann eine Paste aus Kalmuswurzel und Zitronensaft aufgetragen werden. Bei Brennen und Spannungsgefühl kann eine Paste aus frischem Gras und Gurkensaft aufgetragen werden. Ayuroma Pitta Öl enthält Durva, Bermudagras, das bei Herpes zur Anwendung kommt. Eine Paste aus rotem Sandelholz (Pterocarpus santalinus) kann äußerlich aufgetragen werden sowie eingenommen werden. **Medikation:** Senna Blätter zum Abbführen, Triphala Kapseln, Mahatikktaka Ghrita. **Pancakarma:** Bei Pitta-Konstitution, Abführkur und Blutegel. Bei Vata, leichte Abführkur und Einlauf mit SEVA Vata Öl oder Dhanvantara Taila.
Juckreiz (Pruritus) Alasaka	Hautjucken mit zwanghaftem Kratzen. Beteiligt sind das Gefäßsystem der Haut, bestehende Mediatoren (Histamin, Trypsin, Kallikrein) und die Psyche. Der Juckreiz kann auch als Begleiterscheinung von Hauterkrankungen, bei Erkrankung innerer Organe (Diabetes) oder ohne nachweisbare auslösende Faktoren (50 %) auftreten. Ayurveda: Wie bei anderen chronischen Hauterkrankungen, sind alle Doshas involviert und machen eine Behandlung schwierig. Deshalb muß unbedingt auf die begleitenden Symptome geachtet werden, die das Vorherrschen eines bestimmten Doshas anzeigen, der dann behandelt werden kann. Eine Reinigung aller Dhatus (Körpergewebe) ist unbedingt notwendig.	**Diät:** Der Appetit muß unbedingt mit entsprechenden Maßnahmen wiederhergestellt werden. Dazu gehört warmes, leicht verdauliches Essen sowie appetitanregende und blutreinigende Tees. **Extern:** Die befallenen Stellen können mit einer Abkochung aus Triphala oder Nimba gereinigt werden. Anschließend werden sie mit einer Paste aus Kurkuma und Honig eingerieben. **Medikation:** Amla Püree, Khadiraleha, Khadirasrishta, Basilikum. **Pancakarma:** Therapeutisches Erbrechen (Erbrechen nach Einnahme von Salzwasser), Fasten und andere gewebereduzierende Maßnahmen.

Haut-krankheit	Krankheitsbild und Ursachen	Ayurvedische Therapie
Kontakt-allergie (Kontakt-ekzem, Kontakt-urtikaria)	Exogen ausgelöstes Ekzem durch Schädigung der Hautbarriere mittels Säuren, Basen, Mineralölen, Schmuck, Lösungsmittel, UV-Überdosierung, Austrocknen der Haut vor allem durch Wasser oder allergisch bedingt. Durch Hautkontakt ausgelöste, lokal begrenzte urtikarielle Reaktion (flüchtige, stark juckende, schubweise aufschießende Quaddeleruption, die sich ringförmig, blasig, großflächig, flächenhaft, teigig darstellen. Sie entsteht durch Freisetzung von Histaminen und ähnlichen Substanzen). Bei hohem Sensibilisierungsgrad Auftreten von Fernreaktionen wie Rhinitis, Asthma, Schock möglich. Ayurveda: Wie unter Allergien.	Wie unter Allergien – Vermeiden Sie die auslösenden Faktoren.
Krampf-adern	Ayurveda: Wenn Vata mit Kapha kombiniert, entstehen Krampfadern. Bewegungsmangel, altersbedingte Gewebeschwäche, schwere oder zu leicht verdauliche Nahrung sind weitere verantwortliche Faktoren.	**Diät:** Warme, nährende, jedoch leicht verdauliche Nahrung und warme, appetitfördernde Tees werden empfohlen. **Extern:** Regelmäßige Ölbehandlung, d. h. Auftragen (nicht einmassieren) von SEVA Kapha Öl oder Sahacaradi Taila. Anschließend mindestens eine halbe Stunde bis maximal eine Stunde einwirken lassen und warm (nicht zu heiß) abduschen. **Medikation:** Trikatu, Basilikum. **Pancakarma:** Abhyanga (Einsalbung), leichtes Schwitzen im Dampfbad bis maximal 40 Grad. Bei Blutstauungen werden Blutegel eingesetzt. Einlauf mit Sahacaradi Taila oder SEVA Kapha Öl.
Mitesser (Komedonen)	Erweiterte mit Keratin und Talg gefüllte Haarfollikel, die zur Hautoberfläche hin offen oder geschlossen sind und durch Acne vulgaris verursacht wird. Ayurveda: Wie unter Akne	Behandlung wie unter Akne

Haut-krankheit	Krankheitsbild und Ursachen	Ayurvedische Therapie
Nagelbett-erkran-kungen (Pana-	Eitrige Entzündung mit Gewebeinschmelzung infolge infizierter Bagatellverletzungen. Ayurveda: Wie unter Furunkel	Wie unter Furunkel. Dazu: Regelmäßiges Auftragen von Neemöl oder Basilikumöl bei der Maniküre. Waschen der Nägel in einer Abkochung von Nimba oder Basilikumblättern
Narben	Meist traumatischen Ursprungs.	Extern: Regelmäßige Massage mit SEVA Kapha-Öl oder Sahacaradi Taila. Ab einer Woche nach einer Operation kann Murivenna Keram oder SEVA Kapha Öl problemlos auf eine frische Wunde aufgetragen werden. **Medikation:** Amla Püree als Regenerationsmittel. **Pancakarma:** Jambira Potali Sweda: Warme Umschläge – 1 Kilo Zitronen werden in daumengroße Stücke geschnitten. In der Bratpfanne werden 1 dl Senföl erhitzt. Dann sollen 200 g Kokospulver braun gebraten werden. Zum Schluß kommen auch die Zitronenschnitz dazu und werden angebraten. Die ganze Masse wird in 4 Gazetücher gebunden. Die Pfanne wird gereinigt und etwas Senföl eingegeben. Die Wickel werden hineingestellt und warm gehalten. Der Patient muß vorher eine Ganzkörper Ölmassage bekommen. Die Wickel werden nur örtlich angewendet. Mit dieser Methode werden selbst alte Narben verschönert.
Nessel-sucht (Urtikaria) Udarda & Shitapitta	Ayurveda: Hitze, Kälte, extreme Wechselwirkungen von Temperaturen, Überreizung und seltener Wurm- oder anderer Parasitenbefall führen zu einer Zunahme von Vata und Kapha, die sich in der Haut sammeln und sich mit Pitta verbinden. Es kommt zu starkem Jucken, Ausschlag, Erbrechen, Fieber und Brennen. Bei Udarda ist eher Kapha vorherrschend während bei Shitapitta eher Vata vorherrscht.	**Diät:** Eine salzfreie Diät sollte so weit wie möglich eingehalten werden. Saure, fermentierte Nahrung muß vermieden werden. Zwiebeln sowie Knoblauch und bitteres Gemüse sollen in größeren Mengen konsumiert werden. **Extern:** Einreiben des ganzen Körpers (ohne Kopf) mit Senföl oder SEVA Kapha Öl mit einem anschließenden warmen Bad. **Medikation:** Kurkuma, Ingwer und Ajwan, einzeln oder zusammen (je 1 g bis dreimal täglich). **Pancakarma:** Therapeutisches Erbrechen, Abführkur

Haut-krankheit	Krankheitsbild und Ursachen	Ayurvedische Therapie
Neuro-dermitis Kushta	Siehe unter Ekzem wobei falsche Ernährungsgewohnheiten noch eine größere Rolle spielen.	**Diät:** Vata (Trockenheit) und Kapha (Jucken) sind meistens vorherrschend. Deshalb, vor allem bei Kindern, eine Vata reduzierende Diät empfehlen, wobei ungesättigte Fettsäuren (omega-3) unbedingt in der Diät enthalten sein müssen. Diese finden sich vor allem in Flachsöl und Nachtkerzenöl. Keine austrocknenden Tees oder Nahrungsmittel. **Extern:** Nasse Ekzeme können mit Dekokt aus Triphala oder Nimba gewaschen werden und anschließend mit SEVA Sport Öl oder Balag培ducyadi Thaila eingerieben werden. Für trockene Ekzeme sollte weder Sesam noch Kokosöl verwendet werden, da beide leicht austrocknend wirken. Ghee mit etwas Triphala Pulver eignet sich besser. **Medikation:** Mahatikktaka Ghrita für trockene Ekzeme und Guggulutikktaka Ghrita für trockene Ekzeme, Triphala. **Pancakarma:** Ghee trinken, Therapeutisches Erbrechen (nicht für Kinder), leichte Abführkur.
Schuppen-flechte (Psoriasis) Ekakushta	Ayurveda: Verunreinigtes Blut bedingt durch falsche Ernährung und eine ungesunde Lebensführung sowie psychische Faktoren sind die Auslöser.	**Diät:** Scharf, salzige und fermentierte (Yoghurt) Speisen sind unbedingt zu vermeiden. Jede Menge bitteres Gemüse soll eingenommen werden. Blutreinigende Tees sind angesagt. **Extern:** Auftragen von Ayuroma Pitta Öl, wenn immer der Patient kratzen möchte. Frischer Saft von Weizengras soll in Ghee gegeben werden, der dann erhitzt wird, bis der Wasseranteil verdampft ist. Dieser arzneiliche Ghee kann auch auf die betroffenen und unmittelbar benachbarten Stellen aufgetragen werden. **Medikation:** Triphala, Brahmi, Senna Blätter, Guggulutikktaka Ghrita. **Pancakarma:** Ghee trinken, Therapeutisches Erbrechen, Abführkur.

Haut-krankheit	Krankheitsbild und Ursachen	Ayurvedische Therapie
Schwitzen (verstärkt)	Pitta und Kapha sind überreizt.	**Extern:** Sandelholzpaste, Salbei. **Medikamente:** Lorbeere, Salbei.
Sonnen-brand		**Extern:** Kokosöl, Ghee, Kumari Asava (Wein aus Aloesaft), Zitronengrasöl, Sandelholzöl.
Talgfluß	Kommt vor allem bei Pitta Konstitutionen vor.	**Diät:** Pitta reduzierende Diät, viel und oft bitter, blutreinigende Tees. **Extern:** Regelmäßiges Abhyanga bewirkt eine Tiefenreinigung. SEVA oder Ayuroma Pitta Massageöl oder Kokosöl. **Medikation:** Bhringaraj, Sarsaparille Tee, Triphala. **Pancakarma:** Abhyanga mit Sweda, Abführkur.
Verbren-nungen, Verbrü-hungen		Wie bei Sonnenbrand
Warzen Masaka	Werden durch Vata verursacht.	**Extern:** Kalk vermischt mit etwas Rizinusöl soll regelmäßig auf die Warze aufgetragen werden. Papain (Papaya Extrakt) und Borax 2.4:1 mit Wasser vermischt.
Zellulitis		**Extern:** Jambira Pinda Sweda (Zitronenwickel) siehe unter Narben

Maximen für die Jahreszeiten

Das Jahr wird in sechs Jahreszeiten und zwei Hälften eingeteilt. In der einen Hälfte bewegt sich die Sonne in der nördlichen Hemisphäre und in der anderen in der südlichen. Die anschließenden Beschreibungen beziehen sich auf die nördliche Halbkugel, insbesondere dem subtropischen indischen Subkontinent. In Ländern südlich des Äquators kehrt sich die ganze Situation natürlich um. In einer gemäßigten Klimazone wie Mitteleuropa haben wir ausgeprägte Jahreszeiten. Die Regenzeit entfällt, da es das ganze Jahr über regnet. Während es aber dann regnet (außer in der kalten Zeit) kann ein Vergleich mit der indischen Regenzeit angestellt werden. Auch unseren europäischen Winter kann man in einen frühen, eher feuchten und den kälteren und trockenen Winter aufteilen. Der Effekt auf die Dosha ist natürlich verschieden bei beiden.

Wichtig für unser Verständnis vom Effekt des Klimas auf die Dosha ist die Aufteilung in die beiden Hälften:

Südlicher Lauf der Sonne – Dakshinaya

Am 21. Juni hat die Sonne den nördlichsten Stand erreicht und bewegt sich danach in südlicher Richtung, bis sie am 21. Dezember den südlichsten Stand erreicht. Danach bewegt sie sich wieder nordwärts. Dakshinaya ist die Zeit, in der sich die Sonne gegen Süden bewegt und die Kraft ihrer Strahlen abnimmt. Aus diesem Grund nehmen das Wasserelement sowie die kühlende Mondstrahlung zu. Sämtliche Lebewesen empfinden eine Zunahme ihrer Energie, bedingt durch den erhöhten Wasseranteil in den Zellkörpern.

Hier werden schon die ersten Protestrufe der Sonnenanbeter laut. Aber warum werden alle bei der ersten Hitze schlaff und hängen in den Biergärten herum? Warum vertragen knackige Gemüse wie Kopfsalat keine Hitze? Tatsache ist, daß starke Sonneneinwirkung uns unserer Kräfte beraubt. Umgekehrt kehren die Kräfte zurück, sobald die Tage kühler werden. Bei uns dauert die Kälte natürlich länger als im Süden. Fauna, Tiere und Menschen sind deshalb aktiver in dieser Jahreszeit.

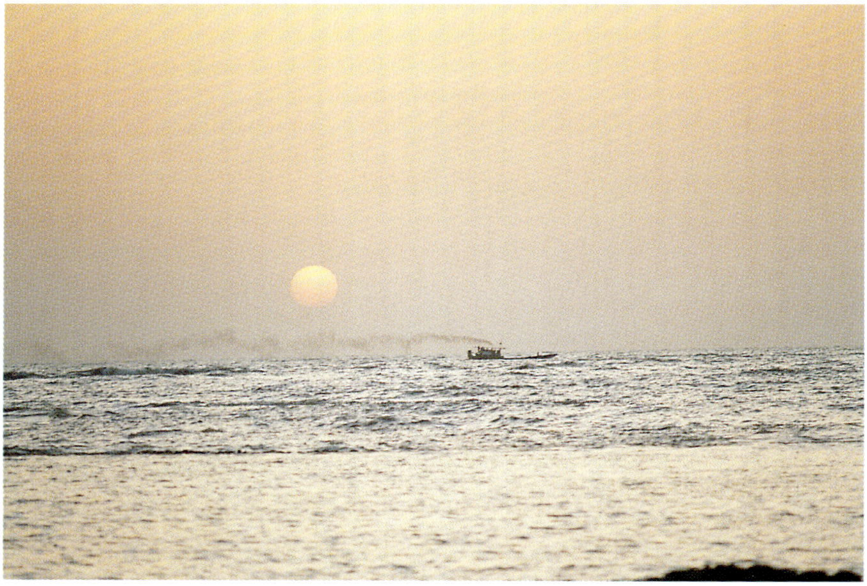

Zunahme an Energie, wenn sich die Sonne gegen Süden bewegt und die Kraft ihrer Strahlen abnimmt.
Abnahme an Energie, wenn sich die Sonne in nördliche Richtung bewegt.

Nördlicher Lauf der Sonne – Uttaryana

Die ersten warmen Tage nach dem Winter bringen bereits die Frühjahrsmüdigkeit. Die Sonneneinwirkung wird intensiver. Die trockenen Elemente herrschen vor, was allmählich zu einer Dehydration der Zellen aller Lebewesen und damit zu Energieverlust führt. Wie schon gesagt, im Norden ist die Sonnenbestrahlung weniger intensiv als im Süden. Trotzdem gilt dieses unterliegende Prinzip.

Allgemeine Regeln für die verschiedenen Jahreszeiten

Normalerweise sind die Übergänge von einer Jahreszeit zur andern gleitend und nicht abrupt, was dem Körper erlaubt, sich entsprechend anzupassen. Die Veränderung führt trotzdem zu Sancaya (Akkumulation) der Dosha und falls diese Akkumulation nicht rechtzeitig beseitigt wird, auch zu Prakopa (Provokation). Bis zu diesem Punkt ist noch keine eigentliche Krankheit entstanden, ein leichtes Unwohlsein, Müdigkeit oder Verdauungsbeschwerden machen sich höchstens bemerkbar. Doch wenn nun keine Abhilfe erfolgt, dann nehmen die Abwehrkräfte deutlich ab, eine sekundäre Infektion kann nicht abgewehrt werden oder andere Schwachstellen im Organismus machen sich bemerkbar.

Die anschließenden Ratschläge sind allgemeiner Natur und führen zu einer Normalisierung der provozierten Dosha. Während oder unmittelbar nach einer Therapie ist es unbedingt notwendig, den Einfluß der Jahreszeiten in Betracht zu ziehen. Natürlich ist es unüblich und normalerweise werden Kuren gebucht, wenn Betten belegt werden müssen und nicht mit Rücksicht auf die spezifischen Beschwerden, Konstitution oder Art der Therapie.

Das innewohnende Prinzip der Anpassung an die Jahreszeiten ist, daß eine solche Diät, Lebensführung, Medikamente eingesetzt werden sollen, die gegensätzliche Eigenschaften zu denen der Jahreszeit besitzen.

Ausgleich der Dosha mit entgiftenden Maßnahmen

Im Frühjahr sollte das exzessive Körperfett, das sich auf Grund der Wärme zum Teil verflüssigt und im Plasma und Blut als Ama zirkuliert, durch entsprechende Kapha reduzierende Maßnahmen entfernt werden. Eine Fastenkur oder das weniger beliebte therapeutische Erbrechen, das jedoch nur unter direkter Aufsicht eines Arztes ausgeführt werden darf, bieten sich dazu in idealer Weise an.

Im Sommer und frühen Herbst, wenn Pitta Sancaya (Ansammlung) oder Prakopa (Provokation) herrscht, kann eine milde Abführkur Abhilfe schaffen. Intensive Pancakarma Kuren sollten jedoch nicht bei zu großer Hitze durchgeführt werden.

Wenn es regnet, windig und kühl ist, sind Darmeinläufe angezeigt. Wie das genau ausgeführt wird, zeige ich im nächsten Kapitel. Ein Öleinlauf mit bis zu 50 ml Sesamöl nach der Hauptmahlzeit ist völlig unproblematisch und kann von den meisten Menschen selbst ausgeführt werden. Er ist jedoch kontraindiziert bei Hämorrhoiden.

Anpassen der Ernährung

Sobald die Tage kälter werden, soll die Nahrung wärmend, nahrhaft, saftig, süß und sauer sein. Dies gilt auch proportional für Pitta und Kapha reduzierende Diäten.

Hier haben wir einen scheinbaren Widerspruch zu klären. Sie werden annehmen, daß Kälte, da sie Vata und Kapha vermehrt, auch Agni reduziert. Dem ist nicht so. Agni, wie wir wissen, ist nicht gleich Pitta. Caraka gibt uns ein schönes Beispiel, warum Agni bei kalter Witterung zunimmt: »So wie in einem Ofen aus Lehm, obwohl dieser kalt ist, das Feuer noch heißer brennt als in freier Natur, so nimmt auch Agni in der kalten Jahreszeit, geschützt von der Körperhülle zu.«[4]

Die Nahrung wird in der Regel während der kalten Jahreszeit besser verdaut und wir können uns deshalb auch den Luxus leisten, mehr zu essen.

Im Frühjahr sollte die Nahrung eher bittere und scharfe Elemente enthalten. Eine eher Kapha-reduzierende Diät ist für alle Konstitutionen angesagt. Zusätzlich sollten Kapha-Konstitutionen auch eine Fastenkur vornehmen. Pitta-Konstitutionen sollten höchsten einmal pro Woche einen Tag lang nur Säfte und Wasser trinken. Vata-Konstitutionen sollten nur einmal in zwei Wochen während des Tages nichts solides Essen.

Die empfohlene Diät für den Sommer ist klar eine Anti-Pitta-Diät, mit viel Flüssigkeit, süßem Geschmack, saftig aber möglichst wenig schwerer Nahrung. Auch hier haben wir das Paradox, daß Agni bei vermehrtem Pitta abnimmt. Caraka sagt dazu, daß selbst wenn ich kochendes Wasser auf ein Feuer schütte, dieses erlöscht. Durch die flüssige Natur von Pitta kann Agni ausgelöscht werden.[5]

In der heißen Jahreszeit haben wir daher die schwierige Aufgabe, Agni zu fördern, ohne Pitta zu vermehren. Das bedeutet im Klartext, eine möglichst leichte Anti-Pitta-Diät.

Spezielle Vorsicht bei den Übergängen

Die Perioden des Übergangs sind die erste Woche der neuen sowie die letzte Woche der alten Jahreszeit. Diese Zeit muß benutzt werden, um den Organismus auf den Wechsel einzustellen. Sie sind auch die Zeit, in der unser Körper und meistens auch unser Gefühlskleid äußerst anfällig sind. Schutz, etwas mehr Schlaf, Vermeiden von Streß und starken Emotionen sind angesagt.

Sexuelle Aktivität

Ayurveda mißt der Anpassung der sexuellen Aktivität an die verschiedenen Jahreszeiten sehr große Bedeutung bei. Hier entstehen für uns

[4] Caraka Samhita, Sutra Sthana, Kapitel 6, Verse 9 bis 18

Europäer oder moderne Menschen leicht Konflikte im Verständnis dieser Auffassung. Zudem sind wir fälschlicherweise erotisiert durch die Vorstellung, daß wir an einem tropischen Sandstrand unter Palmen sexuell aktiver sein können. Nun dieses Wunschdenken entspricht wieder einmal nicht den Tatsachen. Wir haben eben gehört, daß intensive Sonneneinwirkung die Körpersäfte reduziert, die wir nun einmal so dringend für den Geschlechtsverkehr brauchen. Die klassischen Autoren geben aus diesem guten Grunde die Liebe während der kalten Jahreszeit völlig frei, während sie bei mittleren Temperaturen auf dreimal pro Woche und in der heißen Jahreszeit auf dreimal pro Monat reduziert werden soll. Die Zahlen sind wiederum nicht so wichtig wie das Prinzip. Selbstverständlich sollen auch Alter und Konstitution berücksichtigt werden. Hier empfiehlt sich so viel Sex wie möglich für Kapha-Paare und für solche, die Gewicht verlieren müssen. Pitta-Menschen liegen im mittleren Bereich, während Vata-Naturen besser auf ihre Körperflüssigkeiten acht geben sollten. Vor und nach dem Geschlechtsverkehr sollen sie unbedingt Süßspeisen und heiße Milch zu sich nehmen.

Vielleicht habe ich Sie mit meinen Ausführungen doch ein bißchen davon überzeugen können, wie wichtig die Kontrolle über den Sexualtrieb auch für unsere Gesundheit sein kann. In der Therapie, insbesondere bei Regenerationskuren, muß dieser Aspekt unbedingt beachtet werden.

Regulierung der physiologischen Bedürfnisse – Navegandharaniya

Wenn Sie die nachfolgenden Ratschläge ungeachtet Ihres sozialen Umfelds, in dem Sie Sich gerade befinden, befolgen, könnten Sie zur Persona non grata avancieren. Es ist deshalb besser, weiterhin Diskretion zu wahren und nicht Ayurveda als Entschuldigung für schlechte Manieren zu mißbrauchen. Ich sprechen von den natürlichen körperlichen Bedürfnissen, deren Unterdrückung zu gesundheitlichen Schäden führen kann.

Caraka schreibt in diesem Zusammenhang: »Eine weiser Mensch sollte die körperlichen Bedürfnisse, die er von Zeit zu Zeit verspürt, nicht unterdrücken.«[6]

Die nachfolgende Tabelle zeigt die dreizehn von Caraka erwähnten körperlichen Bedürfnisse, die Beschwerden, die durch ihr Unterdrücken entstehen können sowie ihre Behandlung.

[5] Caraka Samhita, Sutra Sthana, Kapitel 6, Verse 41 bis 48

[6] Caraka Samhita, Sutra Sthana, Kapitel 7, Vers 2

Natürliche Dränge	Krankheiten, die durch Unterdrücken entstehen können	Behandlung der entstandenen Krankheiten
Urinieren	Schmerzen im Schritt, Dysurie, Blasen- und Nierensteine, Kopfschmerzen, Inflation des Abdomens.	Sitzbad, Massage, Nasentropfen mit Ghee, Darmeinlauf, Vaginaldusche oder Harnleitereinlauf.
Stuhlgang	Kolik, Bauchschmerzen, Kopfschmerzen, Zurückhalten von Stuhl und Flatus, Krämpfe in den Wadenmuskeln, Inflation des Abdomens.	Schwitzbad, Massage, Sitzbad, Darmeinlauf, Darmzäpfchen, Einnahme von Nahrung und Getränken mit abführender Wirkung.
Ejakulation	Schmerzen im Glied und den Hoden, Schmerzen in der Herzgegend, Zurückbehalten des Urins.	Massage, Sitzbad, nicht öliger Darmeinlauf, Geschlechtsverkehr, Einnahme von Wein, Hafer(mus) oder Milch.
Flatus (Luftabgang)	Zurückbehalten von Urin, Stuhl, Flatus, Inflation des Abdomens, Schmerzen, Erschöpfung, abdominale Vata Erkrankungen.	Innere Ölkur, Schwitzbehandlaung, Darmzäpfchen, Darmeinlauf, Einnahme von Nahrung und Getränken mit karminativer Wirkung.
Vomitus (Erbrechen)	Jucken, Urtikaria, Anorexie, dunkle Pigmentierung der Gesichtshaut, Ödem, Anämie, Fieber, Hautkrankheiten, Schwindel und Erysipel.	Künstliches Auslösen des Vomitus, Rauchen, Fasten, Aderlaß, Körperübungen, Abführkur und Einnahme von Nahrung und Getränken, die nicht fettig sind.
Niesen	Torticollix, Kopfschmerzen, Gesichtslähmung, Hemikranie, Schwächung der Sinnesorgane.	Massage und Schwitzbehandlung der Kopf- und Halsregion, Nasentropfen, Rauchen, Einnahme von Vata reduzierender Nahrung und/oder einem Teelöffel Ghee nach der Mahlzeit.
Eruktation (Aufstoßen)	Schluckauf, Atemnot, Anorexie, Zittern, Behinderung der korrekten Funktion von Lunge und Herz.	Massage mit salzigen Ölen und fettige Schwitzbehandlungen, gefolgt von Vamana (therapeutisches Erbrechen), Virecana (Abführkur) sowie die Einnahme von milder Karminativa.

Natürliche Dränge	Krankheiten, die durch Unterdrücken entstehen können	Behandlung der entstandenen Krankheiten
Gähnen	Konvulsionen, Kontraktionen, Tremor, Taubheit, Schütteln.	Abhynaga (Ölmassage), Seka (Ölguß), Massage mit warmen Ölen, Einnahme von Nahrung und Medikamenten, die Vata reduzieren.
Hunger	Abmagerung, Schwäche, Veränderung des Teints, Übelkeit, Anorexie, Schwindel.	Einnahme von saftiger, warmer und leichter Nahrung.
Durst	Trockenheit in Mund und Hals, Gehörverlust, Erschöpfung, Schwäche, Schmerzen in der Herzgegend, Dehydration.	Einnahme von kühlen, schleimlösenden Getränken.
Tränen	Rhinitis, Augen- und Herzerkrankungen, Anorexie, Schwindel.	Schlaf, Einnahme von Wein, angenehme Gespräche.
Schlaf	Gähnen, Malaise, Schwindel, Kopfschmerzen, ein Gefühl der Schwere in den Augen.	Massage, Abhyanga (Ölbad), Schlaf.
Keuchen	Phantomtumor, Herzerkrankungen, Ohnmacht.	Rasten, Vata reduzierende Maßnahmen.

Ethische Maxime – Sadvritta

Während Ayurveda empfiehlt, die physiologischen Dränge nicht zu unterdrücken, müssen die mentalen Impulse unbedingt unter Kontrolle gehalten werden. Der Drang zu Stehlen, Wutausbrüchen, Gewalt, unnatürlichem Geschlechtsverkehr, etc. mögen menschliche Schwächen sein, trotzdem gehört ihre Kontrolle zur Pflicht eines jeden. Dadurch entsteht kein gesundheitlicher Schaden. Im Gegenteil, ein Mensch, der seine Gefühle beherrscht kann Großartiges erreichen. Negative Gefühle können mit einem Sattva Lebensstil leicht kontrolliert werden. Wir haben bei der Philosophie gelernt, daß wir einen untrennbaren Teil des übergeordneten Ganzen bilden und daß neben Materie auch subtile Substanzen oder Energien sowie Anti-

»Man sollte weder ungeduldig noch zu forsch an die Dinge herangehen; man sollte für einen angemessenen Unterhalt von abhängigen Personen besorgt sein; man sollte seine Freude mit anderen teilen; man sollte keinen unbequemen Charakter, Benehmen oder Erkrankung haben; man sollte weder von anderen abhängig sein noch allen mißtrauen; man sollte nicht ständig zu pedantisch sein.
Man sollte nicht die Gewohnheit entwickeln, alles zu verschieben oder sich, ohne Nachforschung, auf etwas stürzen; man sollte nicht zum Sklaven seiner Sinne werden oder seinem unstetigen Geist freien Lauf gewähren; man sollte weder Intellekt, Sinne oder Geist übermäßig belasten; man sollte nicht versuchen, zu viele Dinge auf einmal zu erledigen; man sollte nicht auf Grund von Wut oder Freude Sachen unternehmen; man sollte nicht ständig Kummer leiden; man sollte auf Grund von Erfolg nicht eingebildet noch auf Grund von Mißerfolg verzweifelt werden; man sollte sich immer an seine eigene Natur erinnern; man sollte sich immer der

materie oder reiner Geist bestehen. Negative Emotionen verdampfen deshalb nicht einfach auf Nimmerwiedersehen. Einerseits stören sie die Beziehungen zum sozialen Umfeld, was wiederum zu Streß und Konflikt führt. Andererseits, auch wenn nicht unmittelbar wahrgenommen, stören Sie den feinstofflichen Körper oder die Aura und schwächen dadurch die Immunkraft. Daneben gibt es unzählige weitere Zusammenhänge zwischen unethischer Lebensweise und Verlust von Immunität. Zusammenfassend kann ausgesagt werden, daß jede negative Handlung oder Emotion negative Auswirkung auf die Gesundheit im weitesten Sinne hat, wobei der Begriff der Gesundheit neben dem Körper auch die Psyche und Seele miteinschließt. Das Ethikverständnis der Ayurveda ist deshalb nicht primär ein soziales, religiöses oder moralisches, sondern steht im Zusammenhang mit dem Wohlergehen des Individuums.

Viele Patienten, speziell Frauen, klagen darüber, daß sie ständig Wut, Demütigungen, Ungerechtigkeiten, ja sogar Gewalt ertragen und sozusagen herunterschlucken müssen. Solche Situationen verursachen natürlich gewaltigen Streß, d. h. vor allem Vata wird extrem provoziert, und kann zu schweren chronischen Erkrankungen, ja sogar Krebsleiden, führen. Der Rat eines Therapeuten an solche Menschen kann deshalb niemals lauten: »Ertragen Sie die Situation weiter. – Es wird sich schon alles zum Guten wenden.« Wir müssen dieser Patientin beibringen, wie sie sich von ihrem Leidensdruck mit Hilfe einer meditativen Betrachtungsweise und einer Sattvik-Lebensweise loslösen kann. Es ist nicht so schwierig, jemanden zu überzeugen, daß es wohl leichter ist, seine eigene Sichtweise der Dinge zu verändern als diejenige der Anderen. Die paradoxe Auswirkung der losgelösten Betrachtungsweise ist, daß man das Leben so eher in den Griff bekommt. Ein Feldherr, der die Schlacht von einem nahegelegenen Hügel aus überschaut, kann die Taktik seines Gegners eher begreifen und entsprechende Maßnahmen ergreifen, als wenn er mitten im Schlachtgetümmel Mann gegen Mann kämpft um so den Feind zu eliminieren. Es gilt, die Schlacht zu gewinnen und nicht möglichst viele Feinde zu zerstören. Zudem kann man andere Menschen eher für sich gewinnen, wenn man mit dem guten Beispiel vorangeht – den Frieden vorlebt anstatt ihn nur zu predigen.

Bisher habe ich eher von den Opfern von unethischer Lebensweise gesprochen, aber auch die Menschen, die mit unethischer Haltung anderen Schaden zurichten, finden sich früher oder später in der Arztpraxis ein, obwohl bei näherem Hinschauen die Grenzen von Opfer und Täter meistens fließend sind. Deshalb sind auch die Prinzipien der ayurvedischen ethischen Lebensweise für alle dieselben: Meditative Praktiken wie Yoga, anderen Menschen und Lebewesen zu helfen, ohne dabei irgendwelchen Lohn zu erwarten, immer die Wahrheit zu sprechen, Einnahme von Nahrungsmittel mit Sattva-Qualitäten und den Körper sowie den Geist rein zu halten.

Natürlich gibt es unzählige weitere Regeln und es wird niemanden auch nur die geringsten Schwierigkeiten bereiten, etwas Gutes zu finden, das sie oder er tun könnte. Nebenstehend eine Passage aus der

Caraka Samhita mit Handlungsweisen, die man vor 3500 Jahren als ethische empfand und auch heute noch diese Welt zu einem schöneren Platz machen können.

Wechselbeziehung von Ursache und Wirkung bewußt sein und entsprechenden handeln; man sollte nicht von seinen eigenen Handlungen übermäßig voreingenommen sein; man sollte den Mut nie aufgeben und Beleidigungen vergessen.«[7]

Sexualität und Ethik

Unser Planet Erde leidet heute nicht an Übervölkerung sondern an ungewollter Bevölkerung. Selbst wenn nur zwei Menschen in dieser Welt leben, aber jeder den anderen bekämpft und für überflüssig hält, dann hausen schon zu viele Menschen hier. Der sexuelle Akt sollte daher dazu dienen, »gewolltes« und qualifiziertes Leben zu erschaffen, daß keine Last für diese Erde bedeutet. Ayurveda befaßt sich sehr intensiv mit dieser Thematik. Ich finde es äußerst erstaunlich, daß in unserer hoch wissenschaftlichen Welt dem Zeugungsakt, der ja die zukünftige Generation schafft, so wenig Beachtung geschenkt wird. Unser ganzes Leben ist geregelt. Trotzdem überlassen wir die Konzeption in der Mehrheit der Fälle quasi dem Zufall und richten kaum unsere Aufmerksamkeit auf wichtige Faktoren wie Ernährungszustand, emotionaler Zustand, unmittelbares Umfeld oder die Zeitqualität. Ayurveda geht in dieser Hinsicht sehr analytisch, ja geradezu klinisch vor. Das hat medizinhistorisch sicher auch damit zu tun, daß die damaligen Königshäuser von berühmten Ayurveda Experten beraten wurden. Dabei ging es schließlich um den künftigen Herrscher oder die Herrscherin, die, wenn sie nicht herausragende Eigenschaften besaßen, kaum Chancen auf eine Thronfolge hatten. Deshalb wurde der Sexualakt minutiös vom Hofarzt geplant. Der Erfolg muß überzeugend genug gewesen sein, denn sonst wäre diese Tradition nicht über Jahrtausende gefördert worden.

»Wo Frauen verehrt werden
Da unterstützen die Götter jede Handlung
Wo Frauen nicht respektiert werden
Da trägt keine Arbeit Früchte«[8]

Kinder zu zeugen und aufzuziehen bedeutet, Verantwortung zu

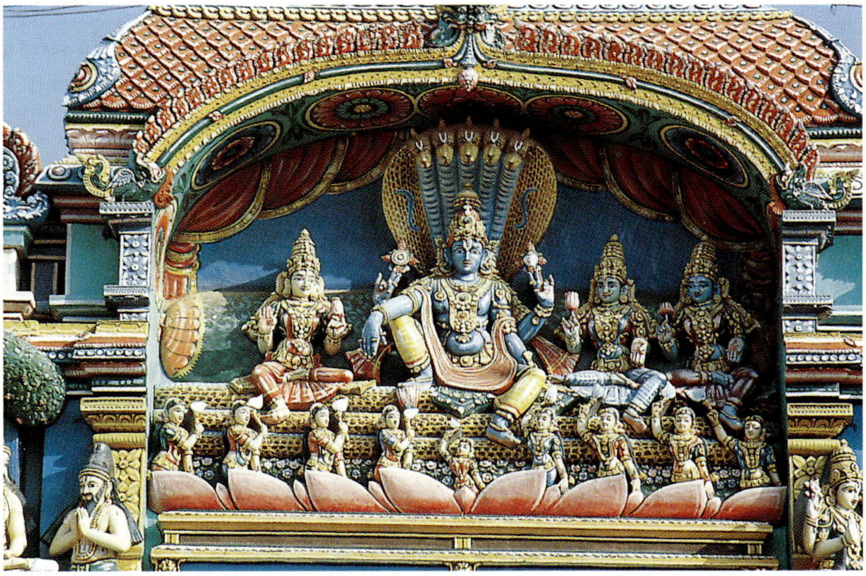

Tempel Fresko in Südindien: Vishnu mit seiner Gattin der Glücksgöttin Laxmi auf dem Schlangenbett.

[7] Caraka Samhita, Sutra Sthana, Kapitel 8, Vers 26 und 27

[8] Manu Samhita

»Man sollte weder lügen, noch einem anderen den Besitz wegnehmen, noch eines anderen Frau oder Besitz begehren. Man sollte sich nicht dem Haß oder ungerechten Aktivitäten hingeben. Man sollte sich niemals lasterhaft benehmen – auch nicht gegen die Lasterhaften. Man sollte die Fehler oder Geheimnisse anderer Menschen nicht bekanntgeben. Man sollte die Gesellschaft Untugendhafter, Verräter, Wahnsinniger, gefallener Personen, Abtreiber, Geizhälse und Unehrlicher meiden.[9]
Frauen sollte man generell nicht beleidigen. Während der Menstruation sollte man keinen Geschlechtsverkehr haben, denn sonst wird die nach unten gerichtete Bewegung von Apanavayu gestört, was zu gesundheitlichen Schäden führen kann. Man soll auch nicht mit einem Partner Sex haben, der krank ist, eine Infektion hat, unsauber ist, mit sexuellen Techniken nicht vertraut ist, der ein schlechtes Benehmen hat, der unfreundlich ist, der ohne leidenschaftlichen Wunsch und Liebe nach sexueller Vereinigung ist, der

übernehmen. Durch diese Verpflichtung befreien sich die Betroffenen von einer karmischen Schuld. Wir wissen, es gibt nichts für nichts in dieser Welt. Wenn auf einer Seite der Waagschale große Freude liegt, so muß auf der anderen Seite auch etwas ebenso schweres ruhen. In der Liebe und Sexualität liegt wohl das mächtigste Freudenpotential in der materiellen Welt und deshalb natürlich auch ein ebenso mächtiges Potential an Leid. Das mußten die meisten von uns schon einmal erfahren. Um zu verhindern, daß das Leidpotential außer Kontrolle gerät, muß die Sexualität unbedingt in einem ethischen Rahmen praktiziert werden. Eine Möglichkeit ist, wie anfangs erwähnt, daß man mit seinem Partner Kinder zeugt und diese Verantwortung auch korrekt wahrnimmt. Wenn man keine Kinder wünscht oder keine mehr wünscht, dann muß man umso vorsichtiger an die Sexualität herangehen und die ethische Verantwortung besonders beachten, d. h. keiner sollte den Partner ausnutzen und ein ausgeglichenes Geben und Nehmen sind unbedingte Pflichten. Die erotische Literatur Indiens ist voll mit Hinweisen und Empfehlungen der Rollenverteilung, Pflichten sowie des Benehmens.

In jeder Hochkultur besaßen die Frauen und Kinder eine bevorzugte Stellung. Eine Abweichung von diesem Prinzip bedeutet Dekadenz, Verfall der sozialen Strukturen und ein Entfernen vom Ziel des Menschsein. Ethik im sexuellen Bereich gehört darum zu den Pflichten jeder Gesellschaft. Dazu nebenstehend wieder ein Auszug aus der Caraka Samhita:

Medizinische Ethik

Entsprechend dem ursprünglichen Verständnis ist ein Arzt immer ein Dvija, das heißt ein Zweimalgeborener. Im indischen Sozialverständnis gibt es vier Divisionen der Gesellschaft, nämlich Intellektuelle (Brahmana), Verteidiger (Kshatriya), Produktive (Vaishya) und Unterstützende (Sudra). Ein Kastensystem ist erst viel später daraus entstanden, vor allem dank der Unterstützung imperialistischer Kräfte. Die vedischen Schriften sagen klar aus, daß jemand entsprechend seiner Qualitäten (Guna) und der Arbeit (Karma), die er verrichtet, in eine dieser Gruppen eingeteilt werden kann.[11] Nachdem bestimmte Aufnahmekriterien erfüllt sind, wurde ein Kandidat in die Brahmana-, Kshatriya- und Vaishya-Divisionen aufgenommen. Nach dieser Zeremonie werden sie als Zweimalgeborene bezeichnet, denn diese Zeremonie symbolisiert eine zweite Geburt.

Nachdem ein Kandidat seine medizinische Schulung abgeschlossen hat, wird das Ritual der zweiten Geburt oder Einweihung in den Arztberuf durchgeführt, denn danach sollte er höchste spirituelle und mentale Fähigkeiten besitzen. Erst dann wird er als Vaidya bezeichnet, was soviel wie ein Gelehrter bedeutet oder als Pranacarya, d. h. Lehrer der Wissenschaft vom Leben. In diesem Stadium muß er eine psychische Konstitution von Brahma Sattva oder Rishi Sattva erlangt haben (Siehe Kapitel 5: Konstitution).[12]

Die ethische Meßlatte für Ärzte in der Ayurveda ist sehr hoch gesteckt. Neben medizinischem Wissen wird verlangt, daß er den höchsten ethischen Standards entspricht. Dies hat Gustave Liétard bereits 1897 in seiner These mit dem Titel »Der Arzt Caraka, der Hippokratische Eid und der Eid der indischen Ärzte«. Dabei zeigt der Autor bewundernd auf, daß die von Caraka verlangten ethischen Prinzipien viel weitreichender sind als diejenigen von Hippokrates.

Dazu Caraka: Ein Arzt, der den medizinischen Beruf in erster Linie aus Anteilnahme für die leidenden Menschen und nicht mit einem Profitgedanken betreibt, ist der vorzüglichste. Andererseits läuft derjenige Arzt, der seine Arbeit wie ein Krämer betreibt, einem Haufen Asche anstatt Gold hinterdrein.

Patienten, die unter schweren Krankheiten leiden, werden an einer Schlinge von den Helfern des Todes in sein Reich gezerrt. Der Arzt zerschneidet diese Schlinge und gibt dem Patienten sein Leben zurück. Es gibt kein Geschenk auf der Welt, das diesem gleichkommt. Anteilnahme für alle Lebewesen ist die höchste Pflicht des Arztes. Mit diesem Ziel vor Augen erreicht er sein Ziel und Glück im Leben.

Ethik und Lebensqualität

Die vorangegangenen Passagen zeigen eine völlig neue Sichtweise der Ethik, nämlich als wirkungsvolles Instrument zur Verbesserung der Lebensqualität. In einer Zeit, wo die Menschen nach einer Neuorientierung ihrer ethischen Wertvorstellungen suchen, bietet Ayurveda eine völlig unsektiererische Lösung, die in keiner Weise mit den religiösen Vorstellungen des Einzelnen Konflikte entstehen lassen. Hier ist eine Ethik und Philosophie für reife, selbständig-denkende Menschen, welche die freie Entfaltung nicht behindern und keine Abhängigkeiten schaffen. Voraussetzung ist, daß wir uns hauptsächlich an den Idealen einer Sattvik-Lebensweise orientieren, weil diese völlig frei von psychopathologischen und soziopathologischen Faktoren ist. Sattva besitzt als einziger der Dreierkomponente (Triguna) keinerlei pathologischen Auswirkungen und bedeutet Makellosigkeit, Reinheit, Erhaltung und Konstanz. Die beiden anderen Komponenten Rajas (Passion, Leidenschaft, Kreativität, Ehrgeiz) und Tamas (Passivität, Widerstand, Untätigkeit, Ignoranz) manifestieren sehr schnell pathologische Konsequenzen. Auch das Prinzip der Immunologie funktioniert auf dem Prinzip des Einflußes der jeweiligen Dreierkomponente (Guna). Diese These kann eindeutig klinisch belegt werden.

Zum Beispiel bildet Rajas (Passion) im Beziehungsspiel der beiden Geschlechter die Eroberung. Es ist für beide Beteiligten relativ einfach, das Gegenüber zu faszinieren und von ihm auch fasziniert zu sein. Das Wort »Leidenschaft« enthält aber nicht umsonst bereits das Wort »Leiden«, denn dieses ist bei ihr vorprogrammiert. Wie haben wir beim ersten Verliebtsein oder beim letzten gelitten, sind in tiefste Selbstzweifel und Ängste verfallen.

Trotz aller Faszination ist es leichter, der Leidenschaft zu verfallen,

leidenschaftlich jemand anderen liebt oder verheiratet ist. Sexueller Verkehr in allen Organen außer den Geschlechtsteilen ist nicht empfehlenswert. Niemand sollte Geschlechtsverkehr haben, wenn er nicht einen leidenschaftlichen Drang dazu verspürt, wenn sein Körper oder Geist unrein sind, ohne daß man aphrodisierende Nahrungsmittel oder Substanzen zu sich genommen hat, ohne richtige Erektion des männlichen Gliedes, wenn der Magen leer oder zu voll ist, wenn die Oberfläche des Platzes, wo man sich lieben will, uneben ist, wenn man einen Drang zum Wasserlösen verspürt, nach intensiver körperlicher Anstrengung, während des Fastens oder an einem Platz ohne Privatsphäre.«[10]

[9] Caraka Samhita, Sutra Sthana, Kapitel 8, Vers 19 a

[10] Caraka Samhita, Sutra Sthana, Kapitel 8, Vers 22

[11] Bhaktivedanta Swami Prabhupada in Bhagavad-Gita – As It Is, Kapitel 4, Vers 13

[12] Caraka Samhita, Cikitsa Sthana, Kapitel 1:4, Verse 51 bis 62

als eine Beziehung kontinuierlich zu pflegen. Diese Kontinuität steht für Sattva. Aber die Pflege der Konstanz und Makellosigkeit bringt kein Leiden sondern Glück und Frieden, weil die Konflikte bei der Wurzel eliminiert werden.

Wir können auch leicht verstehen, daß Tamas oder Passivität, Faulheit, Widerstand und Lethargie Konflikte in einer Beziehung bewirken.

Diese Beispiele sollen klären, daß sich Ethik direkt in Form von verbesserter Lebensqualität auszahlt. Wir brauchen daher kein moralisches Fingerschwenken mehr. Aufwand und Nutzen können klar definiert werden und Sie müssen auch nicht warten bis Sie sterben, um in den Genuß Ihrer lebenswandlerischen Früchte zu kommen, positive wie negative. Vielleicht ist dies vielen von Ihnen zu hyper-realistisch, zu wenig Mystik oder zu wenig philosophisch. Aber keine Bange – wir sind noch nicht am Ende dieses Kapitels ...

Spirituelle Maxime – Moksha

Ich wollte hier klar eine Grenze setzen, denn Ethik hat nichts mit Spiritualität zu tun. Ethik, Moral und dergleichen wirken wohl auf Psyche und Körper, sind aber polar. Moksha befaßt sich mit der Thematik jenseits von Gut und Böse, jenseits aller Dualität, mit Antimaterie oder Purusha. Auf dieser Ebene ist es nebensächlich, ob jemand gute oder böse Taten vollbringt. Im einen Fall muß man einen neuen Körper annehmen, um die Früchte seines Tuns zu genießen, im anderen Fall um zu leiden. Ziel von Moksha ist es aber, überhaupt nicht zurückzukommen, sich endgültig zu emanzipieren. Natürlich ist der Weg zu Moksha leichter durch eine Sattvika Lebensweise zu erlangen, aber auch der Weg durch die Hölle führt letztlich dorthin.
Moksha kann auch als die Tendenz der Lebewesen nach Unsterblichkeit bezeichnet werden. Sie entsteht auf Grund der Präsenz der Seele, die ja auch einen winzigen Funken Antimaterie darstellt und drei ganz besondere Eigenschaften besitzt:

1. *Sat* – sie ist ohne Anfang und Ende, also ewig
2. *Cit* – in ihr ruht alles Wissen
3. *Ananda* – sie besitzt uneingeschränktes Freudenpotential

Es ist daher nur natürlich, daß wir uns auch im fortgeschrittenen Alter niemals alt fühlen. Der Leidensdruck entsteht durch die fälschliche Identifikation des Selbst mit dem Körper. Der wird nämlich jeden Tag älter und wir erschrecken ob unserem Bild im Spiegel. Der Prozeß, der uns von dieser kranken Mentalität heilt, ist Moksha und bildet den eigentlichen Inhalt der menschlichen Daseinsform. Tiere sowie Pflanzen haben zwar Gefühle und auch eine Seele aber nicht das fortgeschrittene Bewußtsein, um den Sinn des Lebens zu hinterfragen.

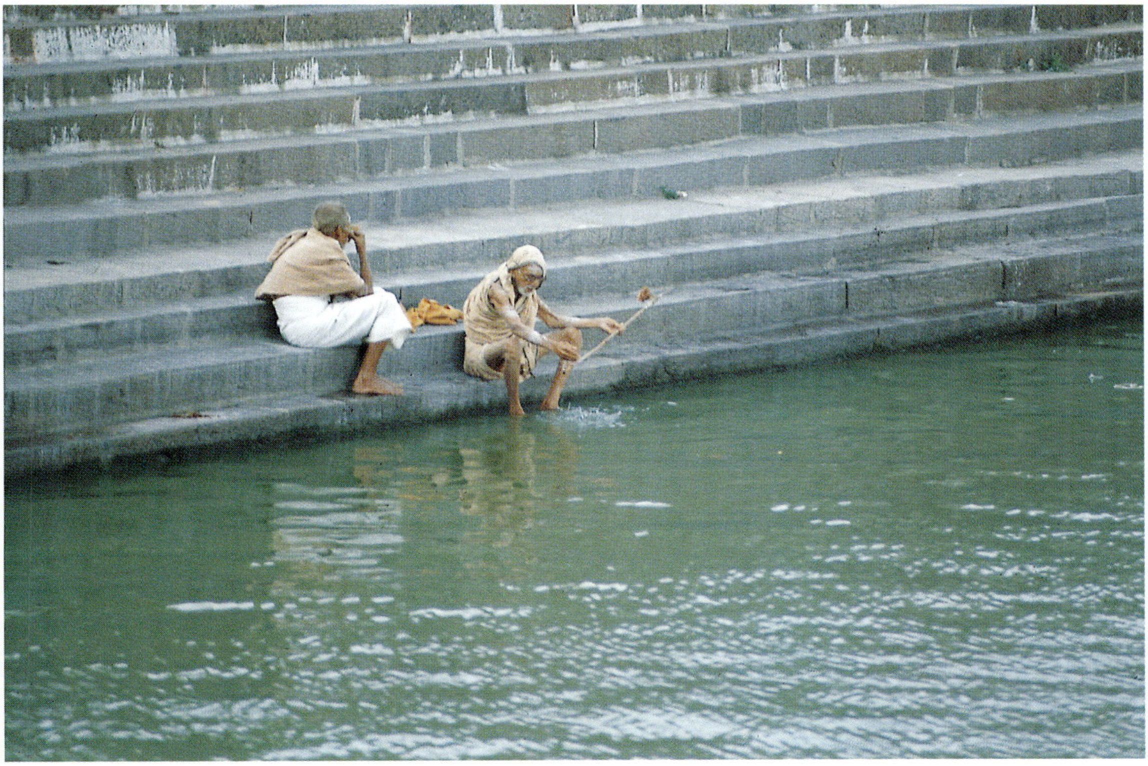

Ein Sannyasi (Mönch, der sein Leben Mokshia – spiritueller Emanzipation geweiht hat) bei seinem rituellen Bad.

Schauen wir uns die Notwendigkeit spirituelle Maxime zu befolgen noch einmal von einer anderen Seite an. Ich habe früher erwähnt, daß Caraka und andere vedische Denker sagen, daß in dieser materiellen Welt vollkommenes Glück grundsätzlich nicht möglich ist. Auch das größte Glück ist immer mit etwas Leid vermischt. Die Bhagavad-Gita bezeichnet Geburt, Tod, Alter und Krankheit als die vier großen Übel des materiellen Daseins. Das sind nun einmal einfach schlechte Karten, mit denen man kein Spiel gewinnen kann. Der Versuch nach materiellem Glück zu streben ist damit für alle Zeiten blockiert und von vornherein aussichtslos. Aber das ist kein Grund, jetzt gleich depressiv zu werden. Im Gegenteil, das bedeutet, daß Leiden ein Teil unseres Lebens darstellt und daß wir nicht blindwütig unsere ganze Lebensenergie dazu verwenden sollen, materiellem Glück nachzulaufen, sondern uns auf die spirituellen Lebensregeln besinnen, denn in uns drin tickt ja die Seele, die geradezu überquellt an Freude, Wissen und Energie.

Es gibt unzählige Wege zur Selbstfindung. Als Arzt muß ich Rücksicht auf den jeweiligen Charakter des Patienten legen, seine religiöse Überzeugung und seine Lebenserfahrung. Jemand mag den Pfad der liebevollen Hingabe zu Gott (Bhakti) befolgen. Ein anderer fühlt sich zu Ritualen (Yajna) oder Wissen (Jnana) hingezogen. Andere Menschen möchten gerne gute Taten vollbringen (Karmayoga) oder wollen lieber meditieren (Yoga). Das sind nur einige der bekannten, in den Veden beschriebenen Methoden, zur spirituellen Emanzipation.

Problematisch wird es, wenn der Therapeut sich auf eine Methode versteift und dem Patienten aufzwingt. Manchmal muß halt auch die eigene Überzeugung zum Wohle des Patienten in den Hintergrund rücken.

Jeder Mensch hat Emotionen, möchte lieben und geliebt werden. Daher eignet sich Bhakti oder liebevoller Dienst am Höchsten für einen Großteil der Menschen. Nicht umsonst hat sich die Lehre von Jesus Christus, nämlich Liebe zu Gott, über zwei Jahrtausende erhalten. Gleichermaßen hat die monotheistische hingebungsvolle Verehrung von Krishna und Rama in Indien am meisten Gläubige unter der hinduistischen Bevölkerung.

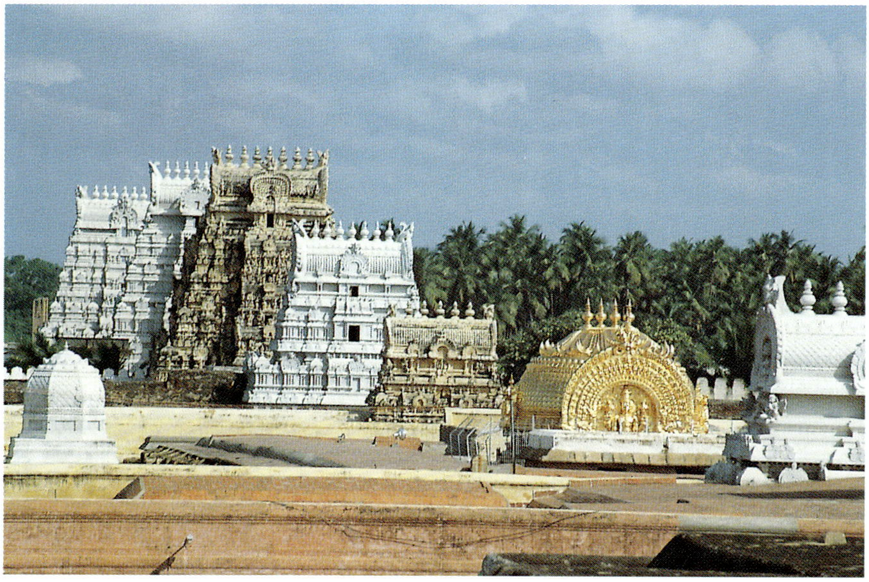

Die Dome des berühmten Vishnu-Tempels von Shri Ranganatha in Tamil Nadu, Südindien.

11 Quintett Therapeutika – Pancakarma

Klassische und zeitgenössische Pancakarma Therapie

Die gesamte Therapeutik der Inneren Medizin (Kayacikitsa) von Caraka umfaßt sechs Kategorien, die Sat Upakrama. Sie bilden eine Zusammenfassung sämtlicher möglicher Therapien, die ein Arzt unternimmt, um einen krankhaften Zustand zu behandeln.
Es sind:

1. Reduzierende Therapien
2. Nährende Therapien
3. Austrocknende Therapien
4. Öl Therapien
5. Schweißtreibende Therapien
6. Adstringierende Therapien

Diese Klassifikation umfaßt auch die Pancakarma Therapien, welche nicht nur eine wichtige Komponente der Ayurveda bilden, sondern die fundamentale Basis dieses Systems darstellen. Es scheint, daß im Verlauf der Zeit, die Ausübung von Pancakarma abgenommen hat. Möglicherweise ist das auf ihre radikale und arbeitsaufwendige Methodik zurückzuführen. Die Ayurveda-Ärzte begannen, ihre Patienten lediglich mit Medikamenten zu behandeln. Als Konsequenz verschwand Pancakarma praktisch völlig aus dem medizinischen Alltag. Im Gegensatz dazu hat Pancakarma in einem der kleinsten Bundesländer Indiens, Kerala, nicht nur überlebt sondern wurde über Jahrhunderte hinweg gezielt weiterentwickelt. Diese Therapien weisen deutliche Unterschiede zu denen des klassischen Pancakarma von Caraka auf und werden deshalb als Kerala Pancakarma, Keraliya Cikitsa oder Kerala Spezialitäten bezeichnet. Sie sind eine äußerst bemerkenswerte Fortentwicklung der Kerala Ärzte. Ihre Wirksamkeit bei neurologischen, psychosomatischen und psychiatrischen Erkrankungen ist so hervorragend, daß Pancakarma seit den Achtzigerjahren auch außerhalb Kerala, zum Beispiel an der Banares Hindu Universität und an der Gujerat Ayurveda Universität Jamnagar, wieder gelehrt wird. Den Erfolg, den Pancakarma im Westen erfährt, hat sicher auch zu dieser Entwicklung beigetragen. Doch bis anhin war es nicht leicht, an das Fachwissen der Kerala Spezialisten heranzukommen. Im März 1997 hat der erste nationale Workshop über Kerala

»Ghee, Öl, Fett und Knochenmark sind die vier fettigen Substanzen (Snehana). Für therapeutische Zwecke sollten sie gleich nach Sonnenaufgang eingenommen werden.
Es gibt zwei Quellen von fettigen Substanzen: (1) pflanzliche und (2) tierische. Sesamöl ist das Beste unter den pflanzlichen Ölen und Ghee das Beste unter den tierischen Fetten. Fettige Substanzen müssen drei, vier, fünf, sechs oder sieben Tage lang ohne Unterbrechung eingenommen werden. Nach dem siebten Tag verlieren sie ihren Effekt. Entsprechend dem Alter, Widerstandskraft, Zustand von Agni (Verdauungskraft), Jahreszeit und Zustand der Dosha, wird die Dosierung in eine minimale, mittlere und maximale aufgeteilt.«[13]

[13] Sharangadhara Samhita, Buch 3, Kapitel 1, Verse 1 bis 5

Spezialitäten, organisiert vom V. P. S. V. Ayurveda College Kottakal, so viel Interesse erweckt, daß 270 Ärzte und Professoren aus ganz Indien herbeigeeilt sind und ebenso viele abgewiesen werden mußten. Wenn Sie deshalb einem Arzt begegnen, der nicht aus Kerala stammt, aber von sich behauptet, Pancakarma Spezialist zu sein, dann trifft dies in den allermeisten Fällen nicht zu, denn die Türen in Kerala sind für Ärzte aus dem übrigen Indien offiziell erst am 12. März 1997 geöffnet worden. Hinzu kommt, daß alle drei Ayurveda Hochschulen in Kerala nur in der Regionalsprache Malayalam unterrichten.

Dank meinem Wohnsitz in Südindien, hatte ich das große Glück, schon 1987 von meinen großartigen Lehrer Prof. Vasudevan Nair persönlich in die Pancakarma Therapeutik eingeführt zu werden. Er hatte die Vision und unglaubliche Triebkraft, Pancakarma weltweit Anerkennung zu verschaffen. Dieses Kapitel schreibe ich mit Hilfe seiner Notizen, die er in monatelangen Studien der alten Kerala Fachliteratur für mich zusammengestellt und mir hinterlassen hat. Mitten in dieser selbstlosen Arbeit, auf dem Weg von Coimbatore nach Bangalore, von wo er mit mir nach Europa hätte reisen sollen, hat ihn der Tod ereilt. Mein Dank sowie die Wertschätzung der Leser dieser Zeilen sei ihm an dieser Stelle zugesichert.

In Keraliya Pancakarma werden die Arzneien für den inneren sowie für den äußeren Gebrauch entsprechend der Natur der Erkrankung, der Konstitution sowie der Widerstandskraft des Patienten ausgesucht und sind somit palliative oder besänftigende Maßnahmen (Samshamana). Andererseits führen die Pancakarma Therapien (die vorbereitenden sowie in erster Linie die Hauptbehandlung), zur Eliminierung toxischer Substanzen (Ama) und gestörter Dosha. Sie sind deshalb reinigende Maßnahmen (Samshodana).

Therapien, die im klassischen Pancakarma als vorbereitende Maßnahmen gelten, werden im Keraliya Pancakarma zur Hauptbehandlung, der eine eigene Vor- und Nachbehandlung zugehören. Als

Gujerat-Ayurveda-Universität in Jamnager, Nordwest-Indien.

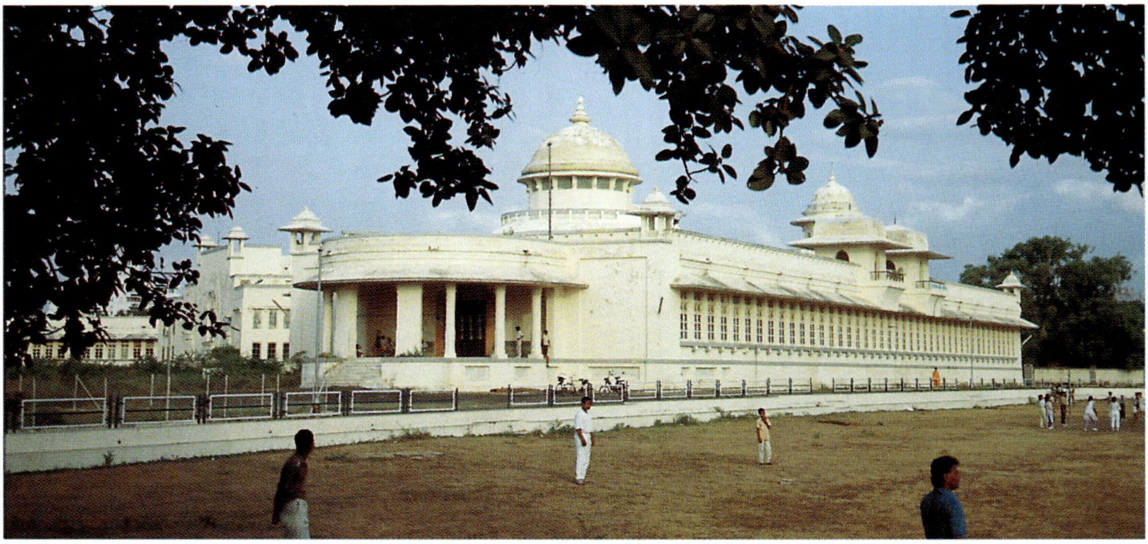

Resultat dieses pragmatischen Vorgehens können Beschwerden mit einfacheren Maßnahmen beseitigt werden, was ihren Einsatz viel günstiger als konventionelle Pancakarma Therapien macht und zu einer größeren Akzeptanz bei den Patienten führt.

Besonderen Stellenwert in Keraliya Pancakarma hat das Auftragen der öligen Substanzen auf die Haut, das im Rahmen der Purvakarma (vorbereitende Therapie) einen reinigenden Effekt (Samshodana) erzeugt und im Rahmen der Behandlung von Vata-Störungen einen ausgleichenden Effekt (Samshamana) bewirkt. Dieses Vorgehen wird extensiv bei Krankheiten des Nerven- , Gefäß- und Hormonsystems sowie bei Muskel- und Knochenerkrankungen eingesetzt.

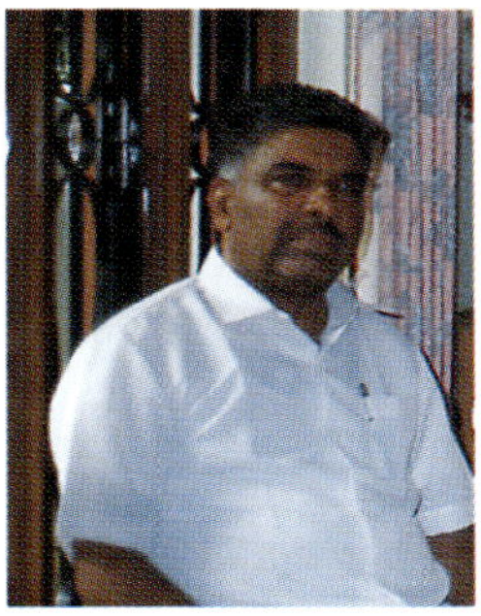

Prof. Dr. Vasudevan Nair

Während bei klassischen Pancakarma Therapien im Rahmen der Vorbehandlung (Purvakarma) ölige Substanzen vor allem oral verabreicht werden, werden sie beim Keraliya Pancakarma hauptsächlich äußerlich angewendet. Patienten, die mit der letzteren Methode behandelt werden, nehmen nicht zu; sie sind aktiver und energetischer nach der Behandlung und es kann dabei keine signifikanten Veränderungen der Blutwerte festgestellt werden. Die arzneilichen Öle dringen durch die Haut, abhängig von ihrem Molekulargewicht, Konzentration, Dosierung, Kontaktfläche, Einwirkungszeit und Hautfeuchtigkeit.[14] Die höchste Konzentration der Wirkstoffe wird dabei im subkutanen Gewebe, Muskelgewebe, Synovialis (Innenschicht der Gelenkkapsel), Synovia und im lokalen Kreislauf erzielt.

Die Ärzte Keralas waren in der Verabreichung von Medikamenten über die Haut ihren modernen Kollegen um Jahrhunderte voraus. Erst seit kurzem sind Nikotin- und Hormonpflaster auf dem Markt, während größere Moleküle, wie die des Insulins, nur mit Hilfe von Ultraschall oder leichten elektrischen Strömen durch die Hautbarriere dringen können. Die komplexen Herstellungsmethoden der arzneilichen Öle dient dazu, die Moleküle so zu bearbeiten, daß sie die Haut durchdringen können. Lediglich Kräuterauszüge mit Öl zu vermischen, bringt nicht den gewünschten Effekt. Wenn solche Öle als Ayurveda-Öle angeboten werden, dann ist dies Etikettenschwindel und der Förderung der ayurvedischen Idee im Westen nicht dienlich. Der Prozeß der Ölherstellung wurde im Kapitel über die Heilmittelkunde ausführlich beschrieben. Es genügt auch nicht, wenn Sesamöl kurz auf 110 Grad erhitzt wird. Der Prozeß kann, je nach der Natur der beigemischten Substanzen, unterschiedlich lang andauern. In der Regel dauert es zwischen sechs und zwölf Stunden.

Die externe Ölanwendung spielt eine führende Rolle bei den sogenannten Kerala Spezialitäten, die in der klassischen Ayurveda Literatur nicht erwähnt sind. Während die klassische Pancakarma Therapien klar in drei Gruppen aufgeteilt werden können, ist bei vielen Kerala Spezialitäten auf den ersten Blick nicht klar, in welche der drei Gruppen sie gehören. Der Übersicht halber entspricht der Rahmen dieses Kapitels der klassischen Aufteilung von Pancakarma. Die Kerala Spezialitäten passen aber nicht immer genau unter die verfügbaren Sektionen und wenn sie als eigenständige Therapien durchgeführt werden, wie in der Mehrheit der Fälle in Kerala, dann verselbständigen

[14] Damodaran Unni, Aryavaidyan, Vol. 9, No. 3, Seite 180

sie sich und gehörten, strikt gesprochen, nicht mehr hierher. Ich werde deshalb jeweils erwähnen, wenn eine Therapie auch auf sich selbst gestellt durchgeführt werden kann. Da aber selbst die eigenständigsten Kerala Spezialitäten immer nach dem Prinzip, zuerst Vorbehandlung (Purvakarma), dann Hauptbehandlung (Pradhanakarma) und schließlich diätetische oder Nachbehandlung (Pascatakarma), funktionieren, ist ihr Platz in diesem Kapitel doch gerechtfertigt.

Wir können ein sehr wichtiges Prinzip der Ayurveda von den Kerala Ärzten lernen. Sie haben nämlich aus der klassischen Ayurveda heraus die Therapien entsprechend ihren Bedürfnissen und den vor Ort verfügbaren Materialien weiterentwickelt. Das ist vor allem für uns, die im Westen praktizieren, von größter Wichtigkeit. Ayurveda kann und soll seiner Umgebung angepaßt und zum Nutzen der Patienten weiterentwickelt werden. Für all die Ayurveda-Ärzte aus dem Norden Indiens am vorhin erwähnten Workshop in Kerala war es eine riesige Überraschung, wie die Kerala Ärzte auf all die mineralischen und metallischen Präparate verzichten konnten, ohne die sie nicht praktizieren könnten. Auch im Westen ist es nicht möglich, metallische Arzneien einzusetzen und andererseits verstehen die Autoritäten externe Anwendungen kaum als Medikation. Wir haben diese großartige Möglichkeit beim Schopf gepackt und Keraliya Pancakarma erfolgreich in Europa eingeführt.

Nun aber zurück zu den drei aufeinanderfolgenden therapeutischen Maßnahmen von Pancakarma. Diese sind:

1. Purvakarma	vorbereitende Behandlung	Samshamana und zum Teil Samshodana
2. Pradhanakarma	eliminierende Behandlung	Samshodana
3. Pascatakarma	Nachbehandlung	Samshamana (diätetisch)

Die eliminierende Behandlungen werden normalerweise in fünf Gruppen klassifiziert. Deshalb der Name »Panca«, was »fünf« bedeutet. Auch hier gibt es wieder verschiedene Abweichungen betreffend den einzelnen Arten dieser fünf Therapien. Aber auch hier geht Keraliya Pancakarma den nicht orthodoxen Weg und gibt der Art und Anzahl lediglich symbolische Bedeutung, während in Wirklichkeit viele verschiedene Hauptbehandlungen durchgeführt werden. Das ist meiner Meinung nach die beste Auffassung. Aus praktischen Gründen werden in der Regel folgende fünf therapeutischen Maßnahmen angegeben:

1. Vamana	Therapeutisches Erbrechen
2. Virecana	Abführende Maßnahmen
3. Vasti	Darmeinlauf
4. Nasya	Nasenschleimhauttherapie
5. Raktamoksha	Aderlaß

Zunächst behandeln wir die verschiedenen vorbereitenden Therapien (Purvakarma). In diese Gruppe habe ich auch viele Kerala Spezialitäten eingereiht, obwohl diese, wie vorhin besprochen, auch als eigenständigen Behandlungen durchgeführt werden können.

Indikationen von Pancakarma-Therapien

Die Indikationen von Pancakarma-Therapien können in folgende drei Gruppen aufgeteilt werden:

1. Bei gesunden Personen im Rahmen (a) der Tagesroutine (Dinacarya), (b) der Anpassung an die Effekte der verschiedenen Jahreszeiten (Rutacarya) und (c) in Zuständen, wo der Fluß der Zirkulationskanäle behindert ist (Vegavarodha).
2. Um einen Maximalen therapeutischen Effekt bei Rasayana (regenerierenden) und Vajikarana (Potenz und Fruchtbarkeit steigernden) Therapien zu bewirken.
3. Bei Krankheiten

Vorbereitenden Behandlungen – Purvakarma

Purvakarma oder vorbereitende Maßnahmen (Purvakarma) müssen in jedem Fall vor der eliminierenden Hauptbehandlung (Pradhanakarma) durchgeführt werden. Andererseits können sich die vorbereitenden Behandlungen (Purvakarma) verselbständigen, insbesondere bei Vata Erkrankungen. In solchen Fällen werden aber immer »Vor-Vorbehandlungen« durchgeführt, d.h. die in diesem Abschnitt als vorbereitende Behandlung (Purvakarma) bezeichnete Therapie bekommt selbst auch eine Vorbehandlung. Das triff nicht nur in dem Fall zu, wenn sich eine Vorbehandlung verselbständigt. Das Prinzip der Vorbehandlung wird in der klassischen Literatur von Vagbhata wie nebenstehend hervorgehoben. Die anschließend aufgeführten vier Gruppen der Vorbehandlungen (Purvakarma) können je nach Notwendigkeit miteinander kombiniert werden. Zum Beispiel kann vor dem Abhyanga (Ölmassage) ein verdauungsförderndes Getränk oder Medikament (Pacana) verabreicht werden und nach dem Abhyanga können schweißtreibende Therapien (Swedana) durchgeführt werden.

»Wenn sich die gestörten Dosha und Dhatu mit Ama verbinden, werden sie als Sama bezeichnet. Dieses Sama, das sich im ganzen Körper und in den Geweben ausbreitet und sich nicht aus den Plätzen seiner Ansammlung bewegt, sollte nicht einfach mit eliminierenden Behandlungen (Samshodana) wie therapeutischem Erbrechen (Vamana), Abführkur (Virecana) etc. heraus gezwungen werden. Denn, wie wenn man versucht, den Saft aus einer unreifen Frucht herauszupressen, der Ort der Ansammlung des Saftes zerstört wird, so wird auch das körperliche Gewebe bei einer solchen Prozedur zerstört.

1. Pacana und Dipana	Förderung der Verdauungskraft (Agni) und Karminativa
2. Snehakarma	Ölbehandlungen
3. Swedakarma	schweißtreibende Therapien
4. Keraliya Cikitsa	Kerala Spezialitäten und andere Therapien

Deshalb muß Sama zuerst mit verdauungsfördernden Maßnahmen, dann mit Öl- und Schwitzbehandlungen vorbereitet werden, um es schließlich mittels eliminierenden Therapien zu richtigen Zeit und entsprechend der Widerstandskraft des Patienten aus dem Körper zu entfernen.«[15]

Pacana und Dipana – Beseitigen von Verdauungsstörungen vor anderen Therapien

Dipana und Pacana sind wichtige Maßnahmen, um die Verdauungskraft (Agni) zu fördern und um Blähungen zu beseitigen, welche die perfekte Eliminierung der toxischen Substanzen und überschüssigen Dosha aus dem Körper behindern könnten. Ölbehandlungen sind generell bei geschwächter Verdauung kontraindiziert. Mit Hilfe von Pacana und Dipana kann diese Kontraindikation beseitigt und grünes Licht für die Ölbehandlung gegeben werden.

Auch die einfachste Massage mit Ölen, nicht zu sprechen von der Einnahme von Ghee, darf nur durchgeführt werden, wenn Sie vorher sichergestellt haben, daß Ihr Patient nicht unter Verdauungsstörungen leidet. Wenn Sie diese Regel nicht einhalten, können die Folgen für den Patienten verheerend sein. Sie verlieren Ihre Klienten oder landen im Gefängnis. Viele in der Ayurveda nicht geschulte Kosmetikerinnen, Masseure, Laien, aber auch Ärzte und Heilpraktiker unterschätzen die enorme Wirkung von Ayurveda Ölbehandlungen und therapieren ohne Dipana oder Pacana munter drauflos.

Was passiert oder was bezweckt ein Ayurveda-Arzt mit einer Ölbehandlung? – Die in Gewebe und Organen festsitzenden gestörten Dosha, Dushya und Ama sollen herausgelöst und in die Hohlorgane – das bedeutet vor allem den gastrointestinalen Trakt – gebracht werden, damit sie von dort mittels eliminierender Maßnahmen entfernt werden können. Wenn Agni nicht bestens funktioniert und Blähungen beseitigt sind, dann verursacht die in die Hohlorgane beförderte, erhöhte Anzahl von toxischen Substanzen gefährliche Nebenwirkungen.

Wie können Sie diese verhindern? Die erste Regel dazu ist: Ohne Anamnese und Diagnose keine Therapie! Die zweite Regel ist: Wenn Sie Verdauungsstörungen bei der Anamnese, Diagnose oder vor der Behandlung feststellen, dann verschreiben oder verabreichen Sie Ihrem Klienten Dipana und Pacana!

Triphala eignet sich gut als verdauungsförderndes und blähungswidriges Mittel bei Pitta- und Vata-Konstitutionen oder Störungen. Bei Kapha-Konstitution oder Störungen empfiehlt sich Trikatu vermischt mit Honig und einem anschließendem Schluck heißes Wasser. Beide sollten ein paar Tage oder wenigstens am Vorabend vor der vorgesehenen Ölkur eingenommen werden. Triphala und Trikatu sind im Kapitel über Pharmakologie beschrieben.

Pacana und Dipana sind beides besänftigende Therapiearten (Sam-

[15] Ashtangahridaya, Sutra Sthana, Kapitel 13, Verse 27 bis 29

shamana). Sie gehören unter die Gruppe der dezimierenden (Apatarpana) und leicht machenden Therapien (Langhana) von Caraka.

Ölbehandlungen – Snehakarma

Wir unterscheiden zwei Arten der Ölbehandlung (Snehakarma), die sich recht unterschiedlicher Beliebtheit bei den Patienten erfreuen:

1. Die innere Ölkur, wobei ölige Substanzen in Quantitäten entsprechend der Verdauungskapazität und Widerstandskraft des Patienten eingenommen werden müssen.
2. Die äußeren Ölbehandlungen, wobei Öl auf den ganzen oder Teile des Körpers aufgetragen wird.

Sie können sich sicher vorstellen, welche von den beiden die beliebtere ist. Die Funktionen dieser Behandlungen sind, den Körper zu schmieren, ihn geschmeidig zu machen, die festsitzenden krankheitsverursachenden Substanzen aus Gewebe und Organen zu lösen, die Abfallprodukte (Mala) weich und damit leichter ausscheidbar zu machen, das Gewebe vor Abnützung zu schützen, die Körperkanäle (Shrotas) von Obstruktionen zu befreien und die verschiedenen Sekretionen zu optimieren.

Ölkuren (Snehakarma) sind sowohl besänftigende (Samshamana) wie auch eliminierende Therapien (Samshodana). Sie gehören zur Gruppe der gewebestimulierenden (Santarpana), nährenden (Brimhana) und öligen (Snehana) Therapien. Aus dieser Aufteilung ist ersichtlich, daß alle Arten von Ölkuren vor allem bei Vata-Erkrankungen und Gewebeverlust helfen, während sie bei Pitta- und Kapha-Störungen mehrheitlich als Vorbehandlung (Purvakarma) von Pancakarma Anwendungen wie Vamana (therapeutisches Erbrechen) und Virecana (Abführkur) notwendig sind.

Es bestehen verschiedene Arten der externen Ölbehandlung einschließlich Gurgeln, Augenbäder, das Füllen der Ohren mit öligen Substanzen, spezielle Massagetechniken wie Thalodal oder Massage mit den Füssen. Es sind zum Teil sehr einfache und wirksame Techniken, die für den kreativen Therapeuten und seinen Klienten von großem Nutzen sein können. Sie alle werden im Anschluss im Detail besprochen. Einige dieser Anwendungen sind bis heute in keiner Literatur außerhalb Keralas erwähnt.

Schweißtreibende Therapien – Swedakarma

Bei dieser Prozedur werden der Körper oder ein Teil davon Hitze ausgesetzt, damit die Schweißabsonderung sowie die Zirkulation stimuliert und die lokale Körpertemperatur erhöht werden. Sie bildet eine wichtige Vorbehandlung (Purvakarma) von Pancakarma und wird normalerweise nach Ölbehandlungen ausgeführt.

Entsprechend der Eigenschaften und Quelle der Hitze, werden

schweißtreibende Therapien (Swedakarma) von Sushruta und Vagbhata in vier Gruppen eingeordnet:[16] In der klassischen Literatur finden wir zahlreiche Untergruppen sowie weitere Gruppierung. Sushruta ist aber der Meinung, daß alle Arten von Schwitzbehandlungen in eine dieser Kategorien passen:

1. **Ushma Sweda** Schwitzen verursacht mittels Dampf oder heißer Luft. Beide reduzieren Kapha und Vata, wobei der Dampf Vata stärker und trockene Hitze Kapha stärker reduzieren.
2. **Drava Sweda** Schwitzen verursacht mittels heißer Flüssigkeiten, reduziert Vata und Kapha, isnbesondere wenn diese mit Pitta assoziiert sind.
3. **Tapa Sweda** Schwitzen verursacht mittels solider heißer Substanzen, reduziert Kapha mehr als Vata.
4. **Upanaha Sweda** Schwitzen verursacht mittels semisolider Substanzen wie heiße Wickel reduziert vor allem Vata.

Schwitzbehandlungen (Swedakarma) besänftigen Krankheiten verursacht durch überschüssiges Vata und Kapha. Wenn sie nach einer Ölkur (Snehakarma) durchgeführt werden, dann fördert sie die Eliminierung von Fäkalien und Urin. Bei Vata Störungen wird eher feuchte Hitze und bei Kapha Störungen eher trockene Hitze angewendet. Der Grad der zu benutzenden Hitze hängt von (1) der Krankheit, (2) der Jahreszeit und (3) der Widerstandskraft des Patienten ab. Wenn die Krankheit schwer, das Wetter sehr kalt und der Patient kräftig sind, dann wird starke Hitze gebraucht.

Augen, Herz und Hoden sollten keiner Hitze ausgesetzt werden. Bei allen im nachfolgenden beschriebenen Therapien ist darauf zu achten, daß die eben genannten Körperteile geschützt werden. Die Schwitzbehandlung (Swedakarma) wird sofort abgebrochen, wenn die Symptome einer erfolgreichen schweißtreibenden Therapie (Swedakarma) im Patienten erscheinen. Diese sind: Erholung von Kälte, Steifigkeit und Kolik; ein Gefühl der Leichtigkeit, das Hautgewebe fühlt sich weich an und Schweißabsonderung.[17]

Caraka beschreibt dreizehn Arten der Schwitzkur (Swedakarma), die mit Hilfe einer externen Hitzequelle bewirkt werden. Daneben erwähnt er aber auch zehn Arten, die keine externe Wärmequelle benötigen, wie körperliche Aktivität, Fasten, das Tragen von warmen Kleidern, das Zudecken mit Decken, Ringen, Sonnenbad, Trinken einer großen Menge Flüssigkeit, Angst, Wut und Verbände oder Wickel, welche die Abgabe von Wärme verhindern. Schweißtreibende Behandlungen (Swedakarma) sind sowohl besänftigende (Samshamana) wie auch eliminierende (Samshodana) Maßnahmen. Sie gehören zur Gruppe der dezimierenden (Apatarpana), schweißtreibenden (Swedana), austrocknenden (Rukshana) und leicht machenden (Langhana) Therapien. Entsprechend liegt ihr größter Nutzen bei Kapha-Erkrankungen und -Konstitutionen. Sie spielen auch eine Rolle bei Vata-Störungen sind aber meistens kontraindiziert bei Pitta-Krankheiten.

Verschiedene Schwitzkuren bedingen die Verwendung von warmen Ölen. Der Hauptzweck solcher Therapien ist in den meisten Fäl-

[16] Sushruta Samhita, Cikitsa Sthana, Kapitel 32, Vers 1

[17] Caraka Samhita, Sutra Sthana, Kapitel 14

len der Schwitzeffekt und in zweiter Linie die Ölung. Deshalb gehören solche Behandlungen zu den schweißtreibenden Maßnahmen und die spezifischen Regeln für diese Therapie kommen zur Anwendung. Aus diesem Grund darf der Patient nach einem warmen Ölguß oder Kopfguß kein Dampfbad nehmen.

Keraliya und zusätzliche Behandlungen

Einige der als Keraliya Cikitsa bezeichneten Maßnahmen können entweder als Öl- oder Schwitzkur bezeichnet werden. Das Kriterium für diese Aufteilung ist die Möglichkeit, anschließend an die Vorbehandlung (Purvakarma) eine eliminierende Hauptbehandlung (Pradhanakarma) durchführen zu können. Einige Therapien, die unabhängig vom klassischen Pancakarma-System ausgeübt werden, sind trotzdem in diesem Kapitel beschrieben.

Zusätzlich finden Sie in diesem Abschnitt über vorbereitende Therapien (Purvakarma) auch zusätzliche Behandlungsarten der klassischen Ayurveda, wie zum Beispiel Lepa (arzneiliche Wickel), die vor allem von Sushruta ausführlich beschrieben worden sind oder Udvartana (Pulvermassagen). Der Grund dafür ist, daß alle hier beschriebenen Maßnahmen sehr leicht in einer Pancakarma Therapiestation mit den zur Verfügung stehenden Mitteln und Personal ausgeführt werden können. Ich bin mir bewußt, daß gewisse orthodoxe Kreise diese Vorgehensweise nicht teilen mögen. Mir geht es nicht um den Anspruch, ein akademisches Bild der Ayurveda in diesem Buch darzustellen, sondern vor allem um den klinischen Einsatz von Ayurveda in einer modernen Gesellschaft.

Übersicht über die vorbereitenden und speziellen Behandlungen

Wir haben hier eine stolze Zahl von 32 Behandlungsweisen. Viele von ihnen werden im Verlauf einer Pancakarma Kur miteinander kombiniert. Während einer einzige Behandlung mit Ölmassage und Schwitzbehandlung verlaufen zum Beispiel folgende zehn Therapien nahtlos ineinander über: (1) Kopfeinsalbung, (2) Kopfmassage, (3) Einsalbung, (4) Massage, (5) Druckmassage, (6) sanfte Massage, (7) Synchronmassage, (8) Ohrenfüllen, (9) Nasenfüllen und (10) Schwitzbad.

Die mit einem Stern versehenen drei Behandlungen, nämlich (1) die innere Anwendung von öligen Substanzen, (2) die Einsalbung und (3) das Schwitzbad bilden die wichtigsten und am häufigsten angewendeten Vorbehandlungen (Purvakarma). Die übrigen Therapien besitzen eher eine unterstützende Rolle, während alle auch als eigenständige Behandlungen angewendet werden können.

1. Innere Ölkur – Snehapana*
2. Einsalbung – Abhyanga*
3. Druckmassage – Mardana
4. Sanfte, ausgleichende Massage – Samvahana
5. Synchronmassage
6. Spezielle Druckmassage – Thalodal
7. Massage mit den Füßen – Padanghata

8. Kopfeinsalbung – Shiroabhyanga
9. Kopfmassage – Shiromardana
10. Kopfeinlauf – Shirovasti
11. Kopfpaste – Masthiskya
12. Medizinisches Pflaster – Lepa
13. Nährendes Pflaster – Annalepa
14. Wickel – Picu
15. Kopfwickel – Shirolepa (Murda Thaila)
16. Scheidenwickel
17. Spezieller Kopfwickel – Thalapothichil
18. Nicht wärmender Guß – Pariseka, Seka
19. Guß mit Buttermilch – Takradhara
20. Bad – Snehavagahna
21. Gurgeln – Gandusha
22. Ohrenfüllen – Karnapurnam
23. Augenbad – Akshitarpana
24. Lokalisierter, äußerer Öleinlauf – Khadivasti
25. Nasenbehandlung – Nasatarpana
26. Massage mit Pulvern – Udvartana
27. Schwitzbad – Ushma Sweda*
28. Lokale Schwitzanwendung – Nadi Sweda
29. Arzneilicher Milchdampf – Kshira Bhashpam
30. Warmer Ölguß – Kayaseka, Thaila Dhara oder Pizhichil
31. Kopfgießen – Shirodhara
32. Heißer Wickel – Tapa Sweda
33. Pulverwickel – Curna Pinda Sweda oder Podikkizhi
34. Heißer nährender Wickel – Navarakizhi oder Sastika Pinda Sweda
35. Heißer Blätterwickel – Patra Potali Pinda Sweda oder Patra Pinda Sweda
36. Heißer Zitronenwickel – Jambira Pinda Sweda
37. Heißes Wasserbad – Avagaha Sweda

Richtlinien für Öl- und Schwitzbehandlungen

Die Auflistung verschiedener Richtlinien und Anmerkungen soll dazu beitragen, daß Sie sich besser auf die Therapie vorbereiten können und die Behandlung reibungslos und ungestört abläuft.

Festbinden von langen Haaren

Beim Auftragen von Öl auf den Kopf sollen die Haare geöffnet sein, damit der Therapeut das Öl besser auf die Kopfhaut verteilen und einmassieren kann. Anschließend wird das Haar zusammengebunden, damit es bei der Massage der Kopf- und Halsregion nicht im Wege ist.

Schutz der Augen

Beim Kopfguß werden die Augen vor Irritation durch die Öle geschützt. Dazu legt man etwas Watte über die Augen und deckt dieses anschließend mit einer Gaze ab. Die für den Kopfguß verwendeten Öle sind zwar nicht gefährlich, doch ein Unterbruch der Therapie verursacht durch leichte Irritation der Augen durch Öle, sollte unbedingt vermieden werden.

* Die wichtigsten Vorbehandlungen (Purvakarma)

Keine Mahlzeiten vor den Therapien
Bei den meisten Purvakarma Therapien sollte der Patient die vorangegangene Mahlzeit verdaut sowie Darm und Blase entleert haben. Darum beginnt man mit den Therapien frühmorgens und hört vor dem Mittag auf. Falls der Patient friert, kann ihm ein heißer Kräutertee oder heiße Milch vor der Therapie gegeben werden. In gewissen Fällen, wo der Patient in kurzen Intervallen etwas essen sollte, kann er am besten bis 45 Min. vor der Therapie eine Tasse heiße Milch mit etwas Brot zu sich nehmen.

Wärmen der Öle
Die Öle dürfen grundsätzlich nur im Wasserbad erhitzt werden. Am wärmsten sind die Öle beim Körpergießen (ca. 45 Grad). Bei Abhyanga und Massagen sind sie von mittlerer Temperatur (ca. 40 Grad) und beim Kopfgießen liegen sie nur knapp über der Körpertemperatur (ca. 30 Grad).

Zeiteinteilung
Eine große Uhr mit Sekundenzeiger muß für den Therapeuten gut sichtbar über der Massageliege angebracht werden, denn die einzelnen Zeiteinheiten müssen genau eingehalten werden. Wenn Sie das Abhyanga alleine ausführen, brauchen Sie etwa 8 Minuten in jeder der 7 Stellungen, insgesamt also 56 Minuten. Bei der Synchronmassage, wobei zwei Therapeuten gleichzeitig massieren, können Sie 6 Minuten Abschnitte wählen und insgesamt 36 Minuten arbeiten.

Anzahl der Behandlungen
Der Anzahl der Behandlungen kommt eine wichtige Bedeutung zu, denn Ama (toxische Substanzen) können nicht in einer einzigen Behandlung aus dem Gewebe herausgearbeitet werden. Die innere Ölkur dauert minimal 3 Tage oder bis die Symptome genügender Ölung erscheinen und maximal 7 Tage, weil danach die Wirkung nachläßt. So ist bei jeder Therapie die vorgeschriebene Anzahl zu beachten.

Kein Plaudern während Therapien
Unter keinen Umständen dürfen sich zwei Therapeuten, wie zum Beispiel bei der Synchronmassage, miteinander unterhalten. Auch die Konversation des Therapeuten mit dem Patienten sollte sich auf klinische Fragen zu Anfang der Therapie und dem Wohlbefinden des Patienten während der Therapie beschränken. Am Besten erklärt man dies auchim voraus dem Patienten, damit dieser auch nicht versucht mit dem Therapeuten ins Gespräch zu kommen.

Trocknen des Kopfes
Nach allen Öl- und Schwitzbehandlungen muß der Kopf des Patienten mit einem Papier- oder Baumwollhandtuch getrocknet werden.

Anwenden von Pulvern
Eine Messerspitze SEVA Haarpulver oder Rasnadi Curna müssen nach dem Trocknen auf den Scheitel gegeben und einmassiert werden. Dies schützt vor Erkältung und Allergien. Um die Nebenwirkungen der Therapien möglichst zu verringern, ist dies unbedingt notwendig.

Reinlichkeit
Massagetische und Schwitzbad müssen nach jeder Behandlung gründlichst gereinigt und mit Alkohol desinfiziert werden.

Schwitzbad nur unter Aufsicht
Beim Schwitzbad muß ein Therapeut oder Arzt anwesend sein. Dieser bestimmt die Zeitdauer der Therapie und beobachtet den Patienten.

Ruhen nach der Therapie
Ideal ist eine ganze Stunde Rasten nach den Therapien und vor dem abschließenden Bad oder Dusche. In gewissen Fällen, empfiehlt es sich auch, nach dem Bad/Dusche noch einmal zu rasten.

Schutz vor Wind und Kälte
Auf keinen Fall dürfen die Patienten nach den Öl- oder Schwitzbehandlungen ins Freie. Auch in den Therapieräumlichkeiten muß darauf geachtet werden, daß es warm ist und kein Durchzug herrscht.

Sport und Kopfarbeit während der Therapien
Überzeugen Sie Ihre Patienten, daß sie während einer stationären Behandlung möglichst nicht lesen oder fernsehen sollten. Geschäftsakten und Computer werden auch zu Hause gelassen.

Erlaubt sind nur Spaziergänge auf ebenem Gelände. Andere sportliche Betätigung wie Schwimmen oder Radfahren sind nur mit massiven Einschränkungen erlaubt.

Therapie unter Aufsicht / auf Verschreiben eines Arztes
Traditionell ist bei ayurvedischen physikalischen Maßnahmen immer der Arzt dabei; entweder legt er selbst Hand an oder er beobachtet den Patienten und kontrolliert die Therapeuten. Ohne gründliche Anamnese sollten Sie keine Therapien ausführen. Wichtige Faktoren wie Blutdruck, Blutzucker, Leber und Blutfettwerte müssen vor verschiedenen Therapien jeweils genau abgeklärt werden.

Psychologische / emotionelle Auswirkungen der Therapien
Über die Hälfte der Patienten in Europa, an denen Öl- und Schwitzkuren durchgeführt werden, reagieren mit massiven emotionellen Reaktionen. Entweder sie werden völlig euphorisch oder Sie weinen sich für ein paar Tage aus. Es kommt aber auch vor, daß jemand laut schreit und wild um sich schlägt. Wir hatten auch Fälle, wo die Patienten sich geweigert haben, nach Hause zu ihren Familien zurückzukehren. Während man in Indien weiß, daß die Behandlungen epileptische oder Migräneanfälle provozieren können, kennt man die oben genannten Fälle kaum. Entsprechend sind auch die Kliniken in Indien schlecht darauf vorbereitet, Patienten mit psychotherapeutischen Maßnahmen zu unterstützen. Das Personal, das solche Therapien ausführt muß aber unbedingt mit der Behandlung solcher Symptome vertraut gemacht werden, denn wenn die Patienten in einer solchen Situation alleine gelassen werden, können gefährliche Momente entstehen. Meine These dazu ist, daß die Menschen in Indien in

Großfamilien leben und immer eine Bezugsperson finden, auf deren Schoß sie sich ausweinen können und die ihnen entsprechende Sympathien entgegenbringt. Es ist auch keine Schande in südlichen Ländern, seine Gefühle frei auszudrücken. Im Norden sind die Menschen viel kopflastiger und haben Hemmungen, ihre Gefühle zu zeigen. Zudem leben viele Menschen alleine. Die Ölmassagen verlagern die Energien in den Körper und reinigen die Sinnesorgane, was zu verstärkten Empfindungen führt. Dabei lösen sich natürlich auch ganze Lawinen von Blockaden. Die Massagen mit warmem Öl sind dazu sehr sinnlich. Es sind Streicheleinheiten für Körper und Geist. Gefühle der Freude aber auch von Agonie und Erotik entstehen. Deshalb ist es empfehlenswert, wenn nur Therapeuten vom gleichen Geschlecht die Patienten massieren. In Fällen von erotischer Fixierung sollten immer zwei Personen den Patienten behandeln, denn dabei konzentriert sich der Patient auf die Massage und nicht auf den Masseur. Die mögliche Tendenz zu einer solchen Fixierung sowie den anderen emotionalen Reaktionen sollten schon bei der Diagnose abgeklärt und beim Verschreiben der Therapieart berücksichtigt werden. Zudem müssen die Therapeuten geschult werden, den Patienten beim Auflösen seiner Blockaden zu unterstützen und diesem auch entsprechende Sympathie zu zeigen.

Andere unerwünschte Auswirkungen

Zu behaupten, ayurvedische Behandlungen hätten keine unerwünschten Nebenwirkungen, wäre unseriös und entspricht auch nicht den Tatsachen. Wenn Diagnose und Therapien nicht korrekt durchgeführt werden, sind unerwünschte Auswirkungen vorprogrammiert. Die häufigsten, möglichen Reaktionen sind Allergien, Kopfschmerzen, Migräne, gestörter Schlaf, epileptische Anfälle, Verdauungsstörungen und Verstopfung.

Rolle des Therapeuten

Vor jeder Therapie muß der Therapeut den Patienten über sein Befinden, wie er die letzte Therapie vertragen hat, Verdauung, Schlaf, ausgelöste Emotionen, mögliche Allergien, wann und wie er die letzte Mahlzeit verdaut hat befragen und den Puls am Handgelenk sowie falls nötig den Blutdruck messen.

Ebenso wichtig ist, daß der Behandelnde emotional ausgeglichen und körperlich topfit ist, Sympathie für den Patienten empfindet (und zeigt) und den Willen besitzt, diesem zu helfen. Niemand möchte von einem Therapeuten behandelt werden, wenn man spürt, daß dieser selbst völlig überfordert und ausgelaugt ist. Ich rate deshalb dringend, daß sich jeder Therapeut nach zwei Behandlungen für eine halbe Stunde völlig ausruht und nur maximal sechs Behandlungen pro Tag ausführt. Das gleich gilt für die Arztsitzungen. Unsere Erfahrung zeigt, daß wir nicht mehr als sechs bis maximal acht neue Patienten pro Tag diagnostizieren können, da jede Sitzung 60 Minuten dauert und wir uns zwischendurch auch entspannen müssen.

Unsere psychosomatischen Energien haben ihr Limit und sollten entsprechend unserer Kapazität und momentanen Verfassung genau dosiert werden. Hingegen sind die höheren Energien wie Liebe und göttliche Kraft unbeschränkt. Niemand kann behaupten, daß er alle Liebe aufgebraucht und nichts mehr davon übrig hätte. Wenn er nämlich wirklich geliebt hat, dann wird sich die Liebe ständig vermehren.

Der Therapeut sollte sich der immensen Potenz der Ayurveda Therapien klar bewußt sein und sie entsprechend einsetzen.

Zum Schluß noch die Warnung, niemals Abhängigkeiten zu schaffen. Erziehen Sie den Patienten zum selbständigen Denken, Fühlen und Handeln. Damit haben Sie Ihre Aufgabe erfüllt.

Rolle des Patienten

Ich bin immer wieder überrascht, über das enorme Vertrauen, das uns Patienten, die noch niemals zuvor mit Ayurveda behandelt wurden, entgegenbringen. Das birgt natürlich auch eine Gefahr in sich – dann nämlich, wenn solche Patienten in die Hände von unqualifizierten Therapeuten geraten. Deshalb empfehle ich allen Patienten, die Diagnose sowie die Therapievorschläge kritisch zu hinterfragen. Informieren Sie sich eingehend über die neue Therapieform, die Sie über sich ergehen lassen wollen.

Der Patient sollte den Instruktionen des Arztes und Therapeuten unbedingt Folge leisten und sich ihnen gegenüber öffnen und helfen lassen.

Heilritual

Idealerweise soll die Therapie auch rituelle Elemente enthalten. Sie helfen dem Therapeuten, sich auf den Patienten und die Behandlung zu konzentrieren. Der Patient, sofern er damit vertraut oder einverstanden ist, profitiert dahingehend, daß er sich besser öffnen kann und sein Vertrauen gestärkt wird. Natürlich beeinflussen positive, höhere Energien auch den Heilungsprozess. Gott beteiligt sich am Gesundungsprozess durch seine heilende Energie.

Es gibt in verschiedenen Kulturen solche Heilrituale. Da wir aber in diesem Rahmen Ayurveda behandeln: gebe ich hier den Hinweis, wie so etwas traditionell von Ayurveda-Ärzten gemacht wird.

Die Behandlungs- oder Untersuchungsliege wird in der Nord-Süd Achse aufgestellt. Der Kopf des Patienten liegt am Südende der Liege. Auf einem Tisch oder Regal zur rechten Kopfseite des Patienten wird eine Öllampe hingestellt (Südost Ecke), deren zwei Dochte nach Westen und Osten schauen. Diese Lampe kann, bevor der Patient eintritt oder bevor er sich auf die Liege setzt, angezündet werden. Dazu singt der Arzt und wenn möglich auch der Patient das Dhanvantari-Gebet, wie in der Einführung diese Buches angegeben oder die Kurzform davon – OM SHRI DHANVANTARAYE NAMAHA – während der Patient die Hände, wie im Gebet zusammenfaltet.

Dann setzt sich der Patient von Osten her so auf den Tisch, daß er nach Norden blickt. Der Arzt begibt sich auf die linke Seite des Patienten (im Westen des Tisches), nimmt warmes Öl in seine rechte Hand, blickt nach Osten oder Norden, spricht ein Gebet aus und reibt das erste Öl auf das Kronen Cakra. Ideal ist auch, wenn der Eingang zum Therapieraum im Norden, Nordosten oder Osten liegt.

Während der Massage, wenn die Hände die Beine hinunter bis über die Zehen hinaus gleiten, soll sich der Therapeut bewußt vorstellen, wie er negative Energien aus dem Körper des Patienten entfernt. Dazu kann im Westen oder Nordwesten des Raumes ein Gefäß mit Salzwasser aufgestellt werden, wo hinein diese negativen Energien transferiert werden. Dies sollte auch zum Schluß jeder Therapie gemacht werden. Dies schützt auch den Therapeuten vor dem Aufnehmen ungewünschter Energien.

1 Die innere Ölanwendung – Snehapana

Wenn in der klassischen Literatur die Rede von Snehapanana oder Ölanwendung ist, dann ist damit in der Regel die Einnahme von öligen Substanzen gemeint und nicht Ölmassagen oder andere äußerlichen Anwendungen.

Ghee und Sesamöl werden als die besten öligen Substanzen bezeichnet. Von diesen beiden wird Ghee wegen seiner Fähigkeit, die Eigenschaften anderer Substanzen effektiv zu assimilieren, ohne dabei aber seine eigenen Qualitäten zu verlieren, vorgezogen. Auf Grund seiner öligen Qualität besänftigt Ghee Vata und auf Grund seiner süßen und kühlenden Eigenschaften Pitta. Kapha besitzt die eben erwähnten drei Eigenschaften: ölig, süß und kühlend. Trotzdem kann Ghee, wenn mit gegensätzlichen Arzneien vermischt, Kapha reduzieren.

Im Gegensatz dazu assimiliert Sesamöl nicht nur die Eigenschaften der ihm beigemischten Substanzen, sondern gibt dabei auch seine eigenen Qualitäten auf. Deshalb wirkt Sesamöl, wenn mit kühlenden Substanzen wie Sandelholz vermischt, fiebersenkend, obwohl Sesamöl ohne Zugabe von anderen Substanzen erhitzend wirkt. Solch eine radikale Transformation ist bei Ghee nicht möglich.

Ghee besänftigt Vata und Pitta, fördert Rasa (Plasma), Shukra (Fortpflanzungsgewebe) und Ojas (die Essenz aller Gewebe) und besitzt eine kühlende und weich machende Wirkung auf den Körper. Ghee fördert die Klarheit der Stimme und des Teint.

Sesamöl besänftigt Vata, ohne dabei Kapha zu stören. Es fördert körperliche Kraft, pflegt die Haut, ist heiß, stabilisierend und kontrolliert die Gesundheit der weiblichen Geschlechtsorgane.[18]

Unvermischtes Ghee darf bei Pitta und Ama Zuständen nicht verabreicht werden, denn es kann Hepatitis und andere ernsthafte Komplikationen verursachen. In solchen Fällen muß Ghee mit bitteren und anderen Pitta-reduzierenden Substanzen vermischt werden.

Innere Ölkuren können eine ganze Reihe von Störungen verursachen, wenn sie zur falschen Zeit oder in exzessiver Dosis verabreicht werden. Aber selbst wenn die Dosierung und Zeit stimmen aber anschließend ein falsches Regime folgt, können trotzdem unerwünschte Wirkungen entstehen. Aus Angst vor solchen Nebenwir-

[18] Caraka Samhita, Sutra Sthana, Kapitel 13, Verse 14 und 15

kungen sehen viel Ayurveda-Ärzte vom Gebrauch der inneren Ölkur ab. Das ist sehr schade, denn der Nutzen dieser Therapie ist unumstritten. Nebenwirkungen können durch Fasten, therapeutischen Erbrechen, Purgieren oder durch die Einnahme von Triphala Pulver neutralisiert werden.

Vom letzten Tag der Einnahme von öligen Substanzen bis zum Beginn der Abführkur (Virecana) muß eine dreitägige Pause eingelegt werden. Während dieser Zeit soll der Patient fettreiche Flüssigkeiten trinken und Haferbrei oder andere Getreidebreis konsumieren.

Dagegen muß vor dem therapeutischen Erbrechen (Vamana) nur ein Tag Pause eingeschaltet werden, wobei die gleiche Diät empfohlen wird.

So wie ein Stück Stoff nur eine bestimmte Menge Flüssigkeit aufsaugen kann und die überschüssige Flüssigkeit aus dem Stoff herausfliesst, so muß die Ölkur überproportional zur Verdauungskraft des Patienten stehen. Ansonsten verdaut der Patient das ganze Öl. Die Kur ist nur effektiv, wenn die öligen Substanzen im Exzeß verabreicht werden und nicht mehr vollständig verdaut werden können.

Wenn nötig, werden zuerst verdauungsfördernde Substanzen verabreicht. Dann folgt die Ölkur, anschließend die Schwitzbehandlung und erst dann die eliminierende Behandlung (Pradhanakarma).

Diese Behandlung wirkt besonders, wenn Vata alleine oder mit Pitta und Kapha verbunden ist.

Es ist bekannt, daß wasserlösliche Wirkstoffe die Blut-Hirn-Schranke (selektiv durchlässige Schranke zwischen Blut und Hirnsubstanz) kaum überwinden können, während in Fett gelöste Substanzen diese Barriere überwinden können. Die Ayurveda-Ärzte Südindiens wußten dies und behandeln seit jeher Erkrankungen des Zentralnervensystems mit in Fett gelösten arzneilichen Substanzen. Innere Ölbehandlungen bilden einen wichtigen Bestandteil in der Behandlung von psychischen Erkrankungen.

Therapieart:

Die Einnahme von öligen Substanzen (Snehapana) gehört zur Gruppe der Snehana (Ölkur), und Brimhana (nährenden Therapie) und ist die Vorbehandlung insbesondere für eliminierenden Maßnahmen wie Vamana (therapeutisches Erbrechen) und Virecana (Abführkur), die ihrerseits reinigende Therapien sind (Samshodana).

Je nach den Substanzen, die für die innere Ölkur verwendet werden, kann sie sowohl ausgleichende (Samshamana) wie auch reinigende (Samshodana) Wirkung haben.

Material:

- Heißes Wasserbad, um die Öle zu erwärmen
- 1 Stahlgefäß für ölige Substanzen
- 1 Glas
- Indizierte Menge von arzneilichem Ghee oder Öle

Vorbehandlung (Purvakarma):

Die Vorbereitung des Patienten auf die innere Ölkur kann bis zu einer Woche in Anspruch nehmen, in der er täglich Triphala-Abkochung einnehmen soll. Es muß unbedingt sichergestellt werden, daß Agni (Verdauung) optimal funktioniert, bevor ölige Substanzen verabreicht werden. Eine Pancakarma-Behandlung beginnt deshalb in den wenigsten Fällen mit der Einnahme von Ghee.

Am Vortag sollte der Patient Kapha-reduzierende Mahlzeiten zu sich nehmen. Falls nötig, werden auch verdauungsfördernde (Pacana) und blähungswidrige (Dipana) Tees oder Arzneien wie Trikatu, Ingwertee, etc. verabreicht. Die letzte Mahlzeit muß vor 17:00 Uhr eingenommen werden.

Frühmorgens soll der Patient Blase und Darm entleeren und ein Bad nehmen.

Ablauf:

Bestimmung der richtigen Dosis: Abhängig von der Verdauungskraft, dem Alter, dem Allgemeinzustand sowie der Art der Störung der Dosha, muß die Dosis von Fall zu Fall genau abgeklärt werden. Drei Arten von Dosen werden unterschieden:

1. Die minimale Dosis, die innerhalb von 6 Stunden verdaut wird.
2. Die mittlere Dosis, die innerhalb von 12 Stunden verdaut wird.
3. Die maximale Dosis, die innerhalb 24 Stunden verdaut wird.

Um die individuelle Verdauungskraft zu bestimmen, werden am ersten Tag zirka 40 bis 50 ml ölige Substanz auf nüchternen Magen verabreicht. Danach muß der Patient 50 ml heißes Wasser trinken und kann sich anschließend hinlegen, aber nicht schlafen. Wenn er durstig wird, dann kann er kleine Mengen heißes Wasser mit oder ohne Zugabe von Ingwer trinken. Sehr wichtig ist, daß der Patient genau die Zeit aufzeichnet, wenn er glaubt, daß die ölige Substanz verdaut ist. Das macht sich dadurch bemerkbar, daß der Patient hungrig wird und keinen öligen Geschmack im Mund mehr hat.

An Hand des Resultats vom ersten Tag, wird nun die Dosis für den nächsten Tag bestimmt. Dabei versucht man, die Dosis täglich zu erhöhen. Das ist notwendig, denn die Verdauung verbessert sich normalerweise von Tag zu Tag und wir möchten ja bewirken, daß die Verdauungszeit (minimale, mittlere oder maximale) beibehalten wird.

Die Dosis am letzten Tag sollte so fixiert werden, daß sie in 12 Stunden verdaut wird.

Symptome erfolgreicher und exzessiver Ölkur: Die Behandlung ist erfolgreich, wenn Vata sich im Gleichgewicht befindet, die Verdauung aktiv ist, der Stuhl weich und ölig ist, der Körper weich und die Haut fein sind. Symptome von exzessiver Behandlung sind fahle, bleiche Haut, Brechreiz, Schweregefühl, Schwindel und das Auftreten von unverdauter Nahrung im Stuhl.

Zeit und Anzahl:

- Bei Vata- und Pitta-Störungen sowie in der heißen Jahreszeit, sollten ölige Substanzen am Abend verabreicht werden.
- Bei Kapha-Störungen und in der kalten Jahreszeit werden ölige Substanzen am Mittag verabreicht.
- Keine öligen Substanzen dürfen eingenommen werden, wenn es sehr heiß oder sehr kalt ist.
- Die erste Testdosis wird frühmorgens verabreicht, weil man den Patienten besser beobachten kann als nachts.
- Die Ölkur dauert maximal 7 Tage, denn danach verliert sie ihre Wirkung.
- Drei Tage Pause bevor Virecana (Abführkur) durchgeführt wird
- Einen Tag Pause bevor Vamana (therapeutisches Erbrechen) ausgeführt wird

Speziell zu beachten:

Es gibt Ärzte, die eine generelle und gleichbleibende Dosis für alle Patienten verordnen oder sogar empfehlen, täglich Ghee einzunehmen. Das ist gegen alle Empfehlungen der klassischen Literazur, gegen die klinische Erfahrung und sogar gefährlich für die Betroffenen. Die Wirkung des Öl nimmt täglich ab und nach sieben Tagen verliert es den gewünschten Effekt. Wichtig sind auch die dreitägige Pause vor Virecana und die eintägige Pause vor Vamana. Diese Richtlinien müssen strikt befolgt werden, ansonsten stellt sich der gewünschte Effekt nicht ein, auch können gefährliche Komplikationen entstehen.

In der klinischen Anwendung kommen verschiedene arzneiliche Ghee – und Ölpräparate und eher selten reiner Ghee oder reines Sesamöl zum Einsatz: Brahmi Ghrita für neuropsychiatrische Beschwerden, Ashoka Ghrita für Frauenleiden, Mahatikktaka Ghrita bei Hautkrankheiten, Guggulutikktaka Ghrita bei Arthritis, Indukanta Ghrita bei neurologischen und immunologischen Erkrankungen, Jatyadi Ghrita bei chronischen Geschwüren. Kalyanaka Ghrita bei Gedächtnisschwäche, Triphala Ghrita bei Augenleiden und anderen Pitta Störungen, etc.

Indikationen:

Bei der inneren Ölbehandlung sind verschiedene Indikationen für die drei Arten der Dosierung vorgesehen.

- *Minimale Dosis:* Für Kinder und ältere sowie andere Menschen mit einer schwachen Verdauungskraft, die von chronischem Fieber und Husten geplagt sind und nur wenig Vitalität besitzen. Sie dient als Vorbehandlung von Pancakarma.
- *Mittlere Dosis:* Für Menschen mit normaler Vitalität und Verdauungskraft bei Furunkel, Blasenbildung, Eiterausfluss, Juckreiz, Psoriasis, andere Hauterkrankungen, Rheuma und abnormaler Urinproduktion und als Vorbehandlung bei Pancakarma.

- *Maximale Dosis:* Für Menschen mit starker Verdauungskraft, die den Konsum von fettiger Nahrung gewohnt sind. Diese Dosierung wird nur als besänftigende Therapie (Samshamana) ausgeführt und wird nicht von Pancakarma Therapien wie Vamana oder Virecana gefolgt. Sie kommt bei gastrointestinalen Problemen, Trauma, psychischen Erkrankungen und Verstopfung zum Einsatz. Hohe Dosen können zu Komplikationen führen und werden nur unter Aufsicht des Arztes abgegeben.

Kontraindikationen:
Fettleibigkeit, Diarrhöe, Halserkrankungen, Erbrechen, Anorexie, Aszites, hohe Blutfettwerte, Leberschäden, Diabetes, generell erhöhtes Kapha.

Nachbehandlung (Pradhanakarma):
Trinken Sie kleine Quantitäten von heißem Wasser oder heißes Wasser mit Ingwer, Honig und ein paar Tropfen Zitronensaft.

Nach einem Tag Pause folgt Vamana (therapeutisches Erbrechen) oder nach drei Tagen Pause Virecana (Abführkur). Für Vasti genügt nur eine externe Ölanwendung oder wird nach Vamana und Virecana durchgeführt.

2 Einsalbung – Abhyanga

Wörtlich bedeutet Abhyanga Einsalbung. Das bedeutet, ölige Substanzen werden auf den Körper gesalbt, dort für einige Zeit belassen und anschließend abgewaschen. In der Praxis bedeutet Abhyanga aber mehr als nur Einsalbung. Wir verstehen darunter den ganzen Ablauf der externen Ölbehandlung in sieben Stellungen, die auch verschieden Massagearten wie Mardana (Druckmassage), Samvahana (angenehme, feine Massage), Synchronmassage, Shiroabhyanga (Kopfeinsalbung), Shiromardana (Kopfmassage) und Karnapurna (Füllen von Ölen in die Ohren) beinhaltet.

Die Massage bei Abhyanga ist generell in der Richtung der Körperbehaarung und nur in gewissen Fällen, wie bei Kapha Situationen, gegen das Herz zu richten.

Abhyanga bildet auch die vorbereitende Therapie (Purvakarma) für viele weitere Öl- und Schwitztherapien.

Ein südindisches Sprichwort besagt, daß es besser sei, regelmäßig den Ölmann zu bezahlen, als große Summen an den Arzt abzuliefern. Dies zeigt uns einerseits, daß es selbst in früheren Zeiten nicht billig war, zum Arzt zu gehen; andererseits konnte man leicht sein Geld sparen, indem man sich regelmäßig massierte und dafür sehr gutes Öl verwendete. Auf Grund der bemerkenswert positiven Einflüsse einer Ölmassage auf das Immunsystem kann man folgendes sagen: Je mehr Streß – körperlich oder geistig – jemand erfährt, desto mehr Öl sollte er anwenden.

Die sehr stark verjüngende Wirkung der Öle ist auf deren Vata-reduzierenden Eigenschaften zurückzuführen. Die Qualitäten von Vata werden als trocken, kalt, beweglich, leicht, durchdringend, klar und rauh beschrieben. So liegt es nahe, daß die Qualitäten eines jeglichen Öls von genau gegensätzlicher Beschaffenheit sind. Des weiteren ist bekannt, daß Sesamöl, wenn es auf ganz bestimmte Art verarbeitet wird, einen hohen Anteil an Antioxidantien enthält.[19] Drittens werden zahlreiche Kräuter und andere Adjuvanzien hinzugefügt, um die Vata-reduzierenden Eigenschaften noch zu steigern.

Meistens werden für Körper und Kopf unterschiedliche Öle verwendet. Von Vorteil ist es, wenn die an den Gliedmaßen und Körper verwendeten Öle wärmende Wirkung besitzen und gewebsaufbauend wirken. Für Haare und Kopfhaut ist kühlendes, nicht gewebsaufbauendes Öl vorzuziehen. Personen jedoch von eindeutig erhöhter Vata-Konstitution sollten SEVA Vata Massage Öl für Kopf und Körper verwenden. Das gleiche gilt für Kleinkinder; hier empfiehlt es sich, SEVA Baby Massage Öl sowohl für den Körper wie für den Kopf zu verwenden. In der Therapie kommen auf die jeweilige Indikation und Konstitution abgestimmten arzneilichen Öle zum Einsatz. In der Ayurveda Pharmakopöe gibt es weit über Hundert verschiedene Formeln von Ölen, die zum Teil auch miteinander vermischt werden können.

Die Therapieräumlichkeiten sollten recht warm (24 bis 26 Grad) und ruhig sein, die Lampen dürfen den Patienten nicht blenden sondern sollten nur indirektes, regulierbares Licht abstrahlen. Warme, leichte Farben an Wänden und Decken verbessern die Atmosphäre. Grau- und Schwarztöne sollten vermieden werden. Der Therapieraum und die Liege müssen makellos sauber sein. Eine große Uhr, die nicht laut tickt, soll an der Wand gut sichtbar für den Therapeuten angebracht werden.

Eine förderliche Atmosphäre wird geschaffen, wenn im Raum vor der Behandlung ein SEVA Ayurveda Aromastäbchen und eine Kerze oder Öllampe angezündet werden. Unsere Erfahrung hat gezeigt, daß während der Therapie keine Musik gespielt werden sollte, sei diese noch so leise, denn die Empfindung der Menschen wird durch die Behandlung dermaßen gesteigert, daß jeder Reiz als unangenehm empfunden wird.

Heilrituale haben heute in Europa und Amerika eine hohe Akzeptanz und sollten unbedingt zu Anfang der Therapie durchgeführt werden. Die Atmosphäre wird dadurch von negativen Schwingungen befreit und Patient und Therapeut können sich besser auf die Behandlung konzentrieren.

Therapieart:

Abhyanga, das äußerliche Auftragen von öligen Substanzen gehört zur Gruppe der Snehana (Ölkur) und Brimhana (nährenden Therapie) und ist die Vorbehandlung insbesondere für eliminierenden Maß-

[19] Namiki, M./T. Kobayashi: Science of Sesame. Askura Shoten, 155, 1989

nahmen wie Vasti (Darmeinlauf) und zum Teil auch für Virecana (Abführkur). Die Einsalbung (Abhyanga) wird mit Druckmassage (Mardana), sanfter, ausgleichender Massage (Samvahana), Synchronmassage, Kopfeinsalbung (Shiroabhyanga) und Kopfmassage (Shiromardana) kombiniert

Material:

- Massageliege
- Heißes Wasserbad, um die Öle zu erwärmen
- 2 Stahlgefäße für die Öle
- 40 ml indiziertes Öl für Kopf
- 150 bis 200 ml indiziertes Öl für Körper
- 2 Wattebäusche
- 1 Handtuch, um den Kopf zu trocknen
- 0,5 g SEVA Haarpulver oder Rasnadi Curna
- Alkohol und Papiertücher, um die Liege anschließend zu reinigen
- SEVA Reinigungspulver für Haar und Körper, um das überschüssige Öl schonend zu entfernen
- Falls indiziert: Dampfbad

Vorbehandlung (Purvakarma):

Bei der Anamnese muß festgestellt werden, welches der therapeutischen Öle in Frage kommt und wie es um das Agni (Verdauungsfeuer) des Individuums bestellt ist.

- Bei Vata-Konstitution oder Indikationen sollten einige Tage vor der Behandlung Pacana (Karminativa) Substanzen eingenommen werden. Dazu eignet sich Triphala Dekokt oder warme Kräutertees mit blähungswidriger Wirkung.
- Bei Pitta-Konstitution oder Indikationen helfen Dipana (verdauungsfördernde) Substanzen wie Triphala Dekokt oder nicht zu heiße, eher bittersüße Kräutertees.
- Bei Kapha-Konstitution oder Indikation sind anregende, die Verdauung stimulierende Mittel wie Trikatu oder Ingwertee angezeigt.

Wenn der Patient verstopft ist, muß die Dosis des Triphala Dekokt entsprechend erhöht werden und die Situation genau beobachtet werden. Wenn das nicht hilft, ist eine innere Ölkur vorzuziehen.

Ablauf:

Wie bereits angesprochen, wird das Öl in sieben Stellungen aufgetragen und einmassiert. Ich werde die einzelnen Stellungen im Detail beschreiben. Zunächst aber eine Kurzübersicht, damit Sie einen Gesamteindruck dieser Therapie erhalten:

Kurzübersicht

Zuerst wird Öl auf den Kopf des sitzenden Patienten aufgetragen (Position 1), dann folgen die Ohren, die Handinnenflächen und die Fußsohlen. Sodann wird das verordnete Öl auf die Haut in Richtung des Haarwuchses aufgetragen, d. h. von der Körpermitte nach außen. Man beginnt um den Hals mit streichenden Abwärtsbewegungen, wobei der Patient immer noch eine sitzende Stellung einnimmt. Dann wird das Öl aufgetragen, während der Patient auf dem Rücken liegt (2), sodann auf der linken Seite (3), auf dem Rücken (4), auf der rechten Seite (5), auf dem Rücken (6) und zuletzt wieder eine aufrecht sitzende Position mit ausgestreckten Beinen einnimmt.(7)

Normalerweise läßt man den Patienten nicht auf dem Bauch liegen, da man verhindern will, daß zuviel Druck auf die inneren Organe ausgeübt wird und die Halswirbelsäule nicht belastet werden soll. Nur bei ganz gesunden Personen und bei Thalodal (spezielle Druckmassage) und Padanghata (Massage mit Füssen) kann die betreffende Person auf dem Bauch liegen..

Nach dieser Behandlung sollte, falls verschrieben, eine Schwitzkur folgen (Swedana). Falls kein Schwitzen vorgesehen ist, kann der Patient für etwa 1/2 Stunde ruhen. Zuvor sollte das überschüssige Öl mit Hilfe eines Handtuchs entfernt werden. Während der Ruhephase wird der Patient sorgsam in Badetücher verpackt und mit einer warmen, leichten Wolldecke gut zugedeckt, damit er keinen Zug bekommt. Danach kann der Patient ein heißes Bad oder eine Dusche nehmen und das noch verbliebene Öl mit SEVA Reinigungspulver entfernen.

Die sieben Stellungen bei Abhyanga

Diese sieben Stellungen müssen unbedingt befolgt werden. Es existieren zwar verschiedene Varianten aber hier in Europa haben wir die besten Erfahrungen mit dem nachfolgend beschriebenen Vorgehen erzielt. Dieses hat den Vorteil, daß einerseits die Halswirbelsäule nicht strapaziert wird und andererseits die inneren Organe nicht unnötig Druck ausgesetzt werden. Das ist bei der Bauchlage nicht der Fall.

1. Stellung: Erste, aufrecht sitzende Position mit ausgestreckten Beinen

Das Hauptziel dieser ersten Stellung ist, das vorgeschriebene Öl möglichst schnell auf die gesamte Hautoberfläche aufzutragen. So kann das Öl an einer Stelle einwirken während Sie eine andere massieren. Beim Abhyanga besorgen ja die Öle die Hauptarbeit. Man kann sagen, daß bei einem guten Therapeuten die Öle 60 % der Arbeit leisten und bei einem Schlechten halt die ganze Arbeit. Die Bewegungen des Therapeuten sollen flink und präzise sein. Auf keinem Fall darf beim Klient aber der Eindruck von Unruhe oder Hetze entstehen.

Zuerst wird etwas Öl in die rechte Handfläche und von dort auf den Scheitel gegeben. Dabei reibt man kräftig und schnell mit der flachen

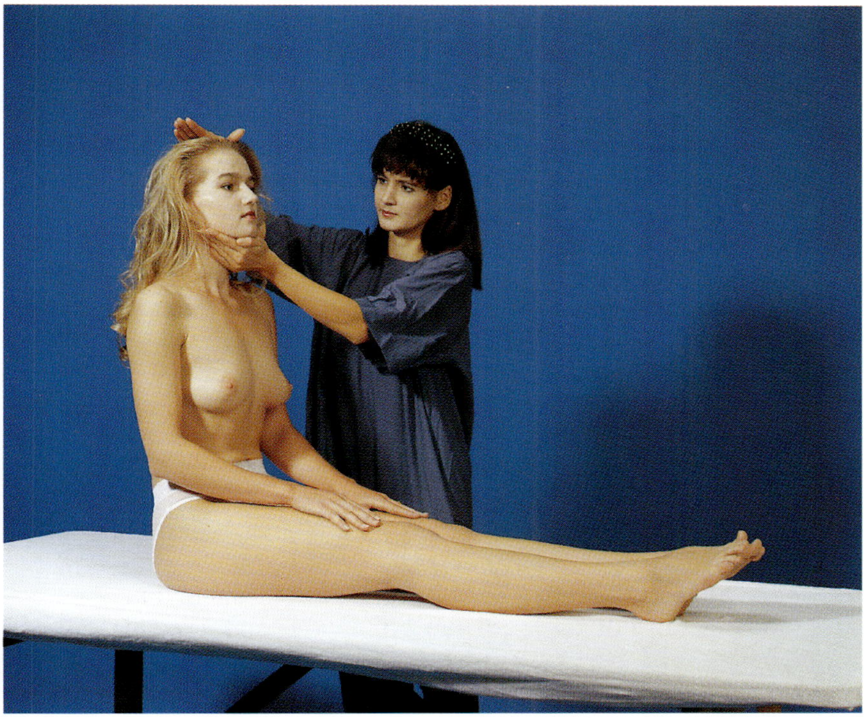

1. Stellung
Aufrecht sitzende Position

1. Stellung
Auftragen des ersten Öls auf den Scheitel in der sitzenden Stellung

Hand auf der Fontanella. Das soll den Kronen Cakra aktivieren und öffnen, die Kopfhaut stimulieren und den Geist beruhigen. Das ist *Shiroabhyanga* Auftragen von Ölen auf den Kopf) und *Shiromardana* (Massieren des Kopfes) zugleich.

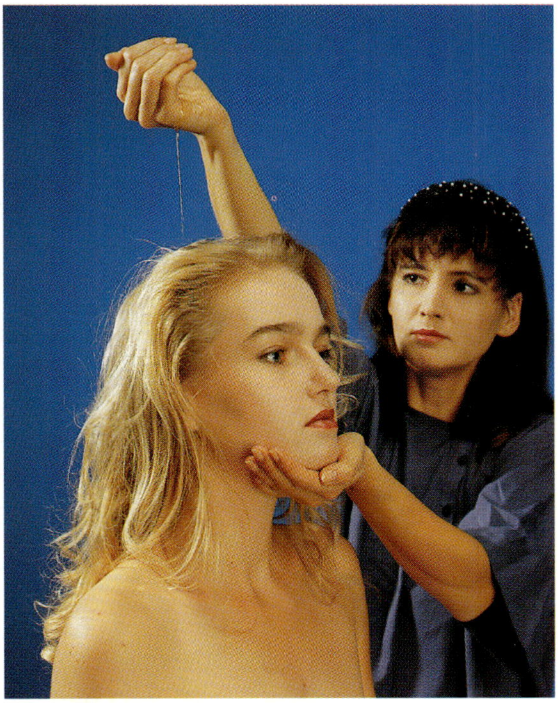

Dann wird das gleich Öl auf Nabel, Hand- und Fußflächen mit kreisenden Bewegungen im Uhrzeigersinn massiert. Die Hand- und Fuß- Cakra sowie die Nabelgegend und Kronen Cakra sind wichtige Pforten, von denen frische, heilende Energien den Körper und die Psyche versorgen. Daneben führt die Stimulation der Nervenenden in den Extremitäten zur Aktivierung des Zentralnervensystems und die entsprechenden Marmapunkte.

Jetzt wird ein Öl mit verschiedenen Eigenschaften auf den ganzen Körper mit Bewegungen entlang der Körperbehaarung, d.h. gegen die Enden der Extremitäten, aufgetragen. Beginnen Sie an Nacken, Schultern und Rücken, dann an den Armen und Händen. Anschließend wird der Oberkörper, Bauch, Gesäß und schließlich die Beine mit Öl eingerieben.

Jetzt können Sie mit der eigentlichen *Druckmassage* (Mardana) beginnen, indem Sie die linke Hand des Patienten mit Ihrer linken Hand festhalten und so anheben, daß der Arm auf Schulterhöhe und leicht abgewinkelt zum Körper zu ruhen kommt. Streichen Sie mit der flachen rechten Hand mit kräftigen, fließenden Bewegungen vom Kreuz, den Rücken seitlich der Wirbelsäule entlang über die Schultern zu den Armen und über die Finger hinaus. Geben Sie weniger Druck auf die Gelenke und kräftigeren Druck auf weichem Gewebe. Massieren Sie nicht zurück sondern heben Sie die Hand an und setzen Sie wieder beim Kreuz an. Man versucht generell möglichst viel Druck zu geben und geht bis an die Schmerzgrenze heran. Der Patient muß wiederholt befragt werden, ob es für ihn nicht unangenehm ist.

Vor allem wenn Sie alleine massieren, müssen Sie genau darauf achten, wie oft Sie eine bestimmte Bewegung auf einer Seite ausgeführt haben, um diese dann genauso oft auf der Gegenseite auszuführen, denn wir wollen mit unserer Behandlung einen Ausgleich der beiden Körperhälften stimulieren. Es empfiehlt sich in Einheiten, die durch Drei teilbar sind, zu arbeiten.

Stellen Sie sich nun vor den sitzenden Patienten hin, ergreifen Sie seine linke Hand mit Ihrer rechten, heben Sie den Arm wieder auf Schulterhöhe und parallel zu den Schultern. Massieren Sie von der rechten Schulter über das Schlüsselbein zur linken Schulter, den linken Arm bis über die Fingerspitzen in einer fließenden Bewegung, aber wieder mit soviel Druck wie möglich. Wenn Ihre Hand um den Hals fährt müssen Sie den Druck voll zurücknehmen und aufpassen, daß Ihre Finger keine Verletzungen verursachen.

Als nächstes werde die Hüften und Beine massiert. Halten Sie Ihre linke Hand auf das Knie des Patienten und massieren Sie mit der rechten das Hüftgelenk. Auch wenn Sie an bestimmten Stellen nur mit einer Hand massieren, sollte die andere immer Körperkontakt haben, sonst wird der Fluß der Energien gestört. Jeder sensible Therapeut wird immer darauf achten, beide Hände auf dem Patienten zu belassen, denn man spürt sofort ein unangenehmes Gefühl, wenn man losläßt.

Jetzt werden die Beine mit langen kräftigen Bewegungen von der Hüfte über die Fußspitzen hinaus massiert. Dabei ist die Beinstellung des Therapeuten wichtig. Ziehen Sie Ihre Energie förmlich aus dem Boden heraus und atmen Sie dabei rhythmisch ein und aus. Das Geheimnis eines ausgezeichneten Therapeuten ist, daß er immer ein wenig mehr Energie aufnehmen sollte als er verbraucht und abgibt.

Wechseln Sie die Seiten und führen Sie die gleichen Bewegungen gleich oft und mit gleich viel Kraft aus. Überprüfen Sie, ob Sie entsprechend der gewählten Zeiteinheit arbeiten.

Geben Sie dem Patienten nun die Anweisung sich auf den Rücken zu legen und helfen Sie ihm dabei.

2. Stellung: Erste Rückenlage

In der zweiten Position kümmern wir uns vor allem um die intensive Massage des Kopfbereiches wobei beide Ohren mit warmem Öl gefüllt werden.

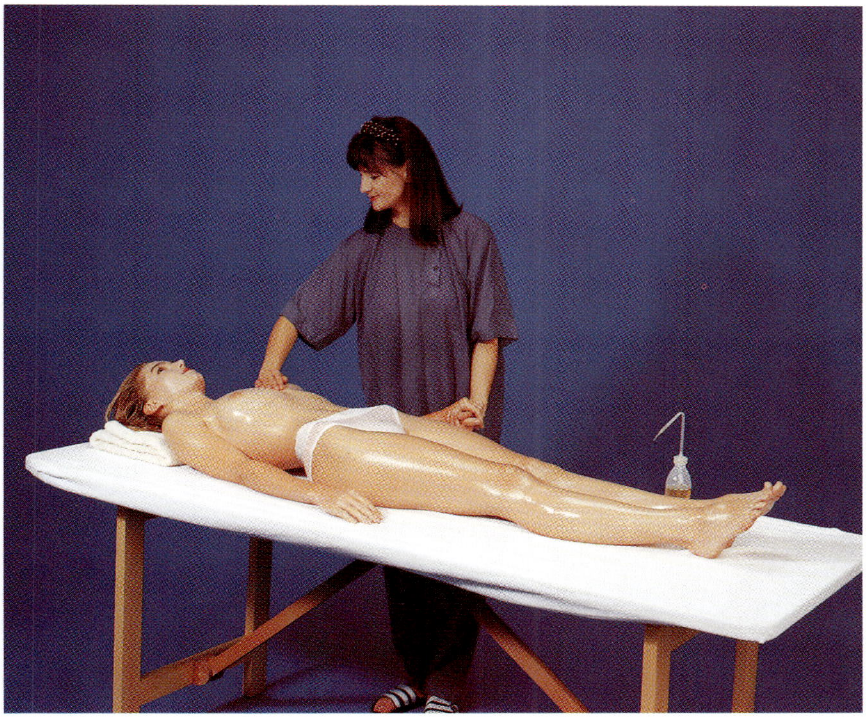

2. Stellung
Erste Rückenlage

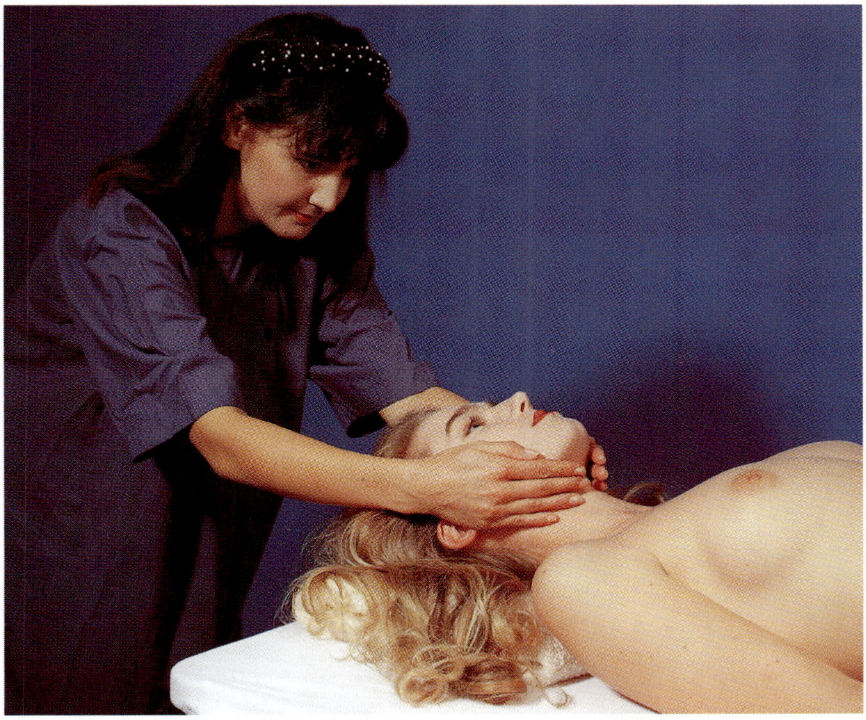

2. Stellung
Massage des Kopf-
bereiches vom Kinn
nach oben

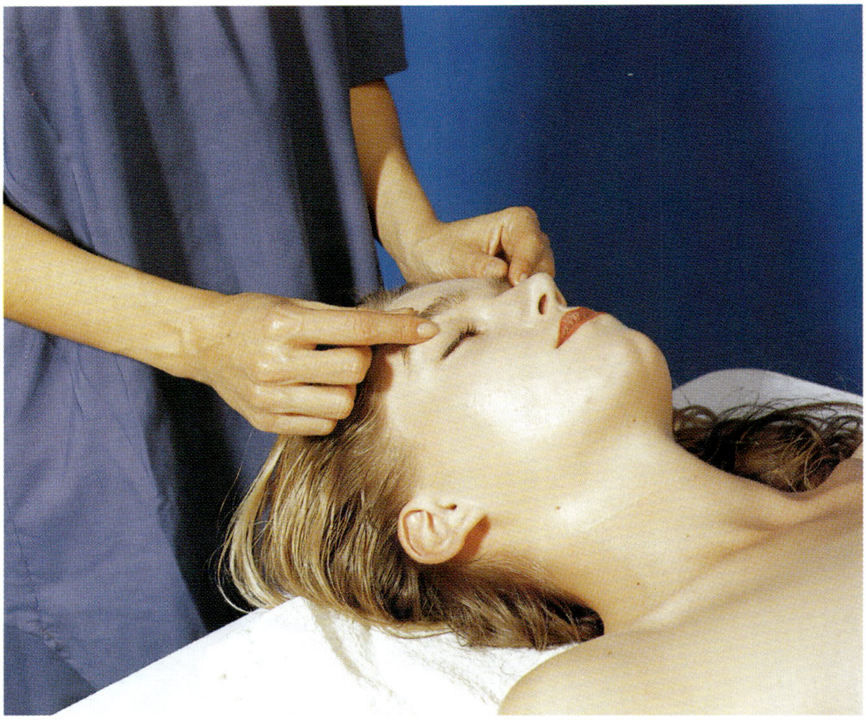

2. Stellung
Behandlung der
Marma-Punkte über
den Augenbrauen

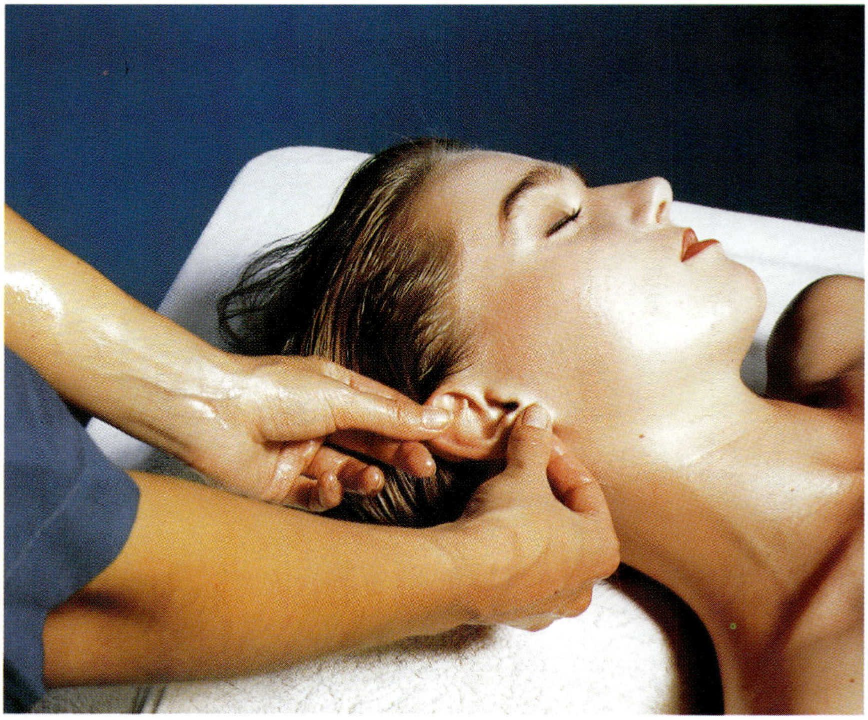

2. Stellung
Massieren des Ohres,
nach dem Hineingießen
von Öl

Wenn der Patient sich auf den Rücken gelegt hat, geben wir als erstes eine Handvoll warmes Öl in den Nabel und lassen es dort, ohne gleich zu massieren. Das wiederholen wir jedesmal auch bei den zwei weiteren Rückenlagen. Dies hat den Zweck, die Aufmerksamkeit des Patienten vom Kopf weg in die unteren Chakra Bereiche zu holen. Sie werden feststellen, daß das Öl von dort aus auch gut absorbiert wird.

Nun wird das Öl sanft und vorsichtig auf das Gesicht getragen, wobei die Augen ausgespart werden. Massieren Sie vom Kinn mit beiden Händen und in einer langsamen fließenden Bewegung über das Kopfende hinaus, wobei Sie leicht an den Haaren ziehen. Dabei werden auch die Marma Punkte an Stirn und Schläfe mitbehandelt.

Die Nasenwurzel und Augenbrauen sind weitere wichtige Marmapunkte, die behandelt werden sollen. Dabei kann sich der Patient wunderbar entspannen. Alle Bewegungsabläufe sind in Richtung Kopfende auszuführen.

Nun wird der Kopf sanft zur Seite gedreht, warmes Öl wird zuerst in die Hand und dann ins Ohr gegeben. Damit können Sie die Temperatur des Öls genau überprüfen. Informieren Sie den Patienten zuvor, das Sie jetzt Öl hineingießen und daß es leicht kitzeln kann. Für viele Patienten ist dies eine völlig neue und ungewohnte Erfahrung. Bitte beachten Sie bei der Anamnese eventuelle Kontraindikationen wie Verletzung des Trommelfells und fragen Sie auch noch einmal nach. Massieren Sie das ganze Ohr zuerst mit der flachen Handfläche und kurzen, schnellen Bewegungen und anschließend mit Zeige und Ringfinger durch kräftiges drücken. Geben Sie nun etwas Watte ins Ohr und drehen Sie dann den Kopf auf die andere Seite. Wiederholen Sie alles genau so auf der anderen Kopfseite.

Gehen Sie anschließend auf die linke Seite des Patienten und massieren Sie den Bauch mit kreisenden Bewegungen im Uhrzeigersinn und beiden Händen. Die nächste Bewegung führt mit beiden Händen vom Bauch über das Brustbein und Schlüsselbein, wobei eine Hand nach rechts und die andere nach links gleitet, und dann seitlich des Brustkorbs wieder zum Bauch. Geben Sie erst Druck, wenn Ihre Hände das Brustbein erreicht haben und nur bei den aufwärts gerichteten Bewegungsverläufen.

Als nächstes beginnen Sie wieder beim Bauch, gleiten mit sanftem Druck hoch über das Brustbein, teilen die Hände nicht mehr und gehen über das linke Schultergelenk hinaus, den Arm herunter zu den Händen, die mit den Handflächen auf dem Tisch liegen, bis über die Fingerspitzen hinaus. Der Druck nach unten wird auf den Armen zusätzlich noch verstärkt.

Nun werden die Beine von den Hüften an abwärts bis über die Zehenspitzen hinaus mit beiden Händen kräftig und zügig massiert. Beachten Sie auch jetzt wieder, ob Sie noch in der Zeit sind. Merken Sie sich genau, wie viele Male Sie jede Bewegung ausgeführt haben und wiederholen Sie den ganzen Ablauf auf der rechten Körperseite.

Weisen Sie dann Ihren Patienten an, sich auf die linke Körperseite zu legen. Helfen Sie ihm dabei und seien Sie vorsichtig, denn der vom Öl glitsche Körper kann leicht vom Tisch rutschen.

3. Stellung: Liegen auf der linken Seite

Wir haben bereits besprochen, daß wir die Patienten normalerweise nicht auf den Bauch legen, da dabei die Halswirbelsäule und inneren Organe unnötig belastet werden. Zudem können Schulter und Hüfte sowie der ganze Rücken und die Innenseiten der Beine wie auch die Fußsohlen viel leichter behandelt werden. Darauf konzentrieren wir unsere Tätigkeit in dieser Stellung.

Falls der Patient varikose Beinvenen hat, wird auf diese das Öl ohne Druckmassage aufgetragen. Es hat sich gezeigt, daß oberflächliche varikose Venen normalerweise keine Thrombosen verursachen und sehr gut auf ayurvedische Behandlungen reagieren, speziell wenn dazu SEVA Kapha Massageöl verwendet wird. Tiefe, meistens nicht sichtbare varikose Venen verursachen andererseits häufiger Thrombose. Dies muß im Rahmen der Anamnese und klinischen Untersuchung abgeklärt werden.

Nehmen Sie Öl in die Hände und beginnen Sie die Massage mit kreisenden Bewegungen seitlich der Lendenwirbel und arbeiten Sie sich langsam hoch bis zu den Halswirbeln. Arbeiten Sie auch an den Marmas nahe der Schulterblätter sowie an der rechten Schulter. Schließen Sie die Behandlung des oberen Körperteils mit langen kräftigen Bewegungen von der Wurzel der Wirbelsäule hinauf bis zum Hals, immer seitlich der Wirbelsäule, und seitlich wieder hinunter am Brustkorb und Taille. Druck sollten Sie aber nur bei der Aufwärtsbewegung ausüben. Durch diese Methode wird die Stützmuskulatur gestärkt und die Wirbel werden auseinandergerückt.

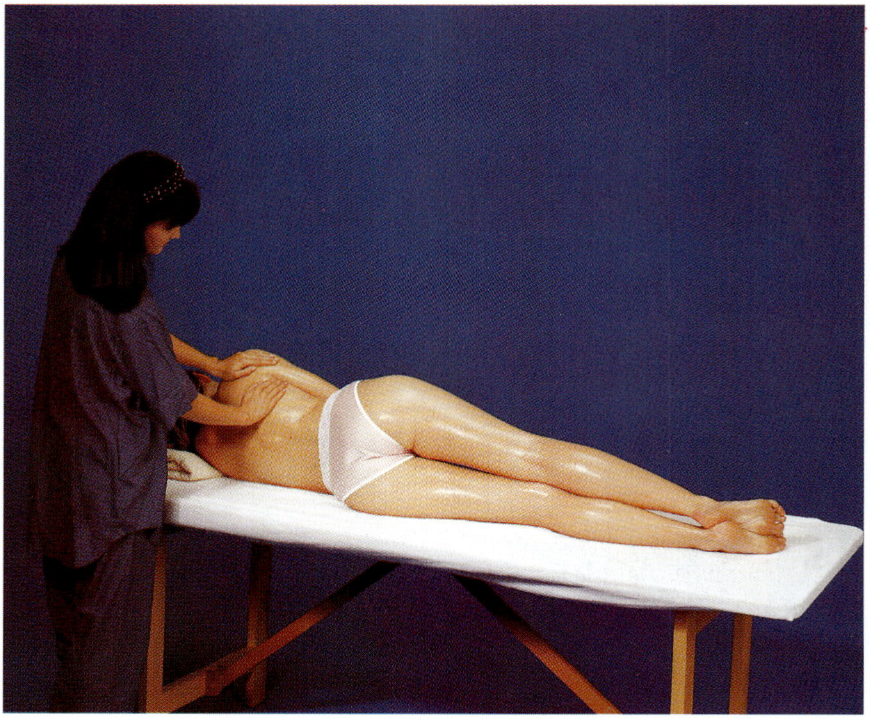

3. Stellung
Liegen auf der linken Körperseite

Nun können Sie am Hüftgelenk mit kreisenden Handbewegungen und zum Teil auch mit dem Daumen arbeiten. Anschließend legen Sie den rechten Fuß des Patienten in Ihre rechte Hand und massieren mit der linken Hand von der Hüfte bis zu den Zehenspitzen. Dabei üben Sie so viel Druck wie möglich aus. Da Sie Ihre Hand unter dem Fuß halten wird dieser dabei nicht auf die harte Unterlage gedrückt. Massieren Sie nicht gegen die Haarrichtung und fangen Sie immer beim Hüftgelenk an und fahren Sie nach unten. Beim Kniegelenk und falls varikose Venen sichtbar, nehmen Sie den Druck drastisch zurück. Auch die Fußsohlen und Seitenränder der Füße können in dieser Lage gut und kräftig massiert werden.

Nehmen Sie den linken Fuß in Ihre rechte Hand und massieren das linke Bein gleichermaßen wie das rechte.

Zum Abschluß dieser Stellung gehört eine lange, streichende Bewegung von den Schultern über die Hüfte bis über die Fußspitzen hinaus. Dazu müssen Sie sich so hinstellen, daß Sie sich nicht mit den Beinen fortzubewegen brauchen.

Jetzt weisen Sie den Patienten an, sich wieder auf den Rücken zu drehen und unterstützen ihn dabei. Die Patienten entspannen sich oft so stark, daß sie völlig die Orientierung verlieren. Deshalb muß man ihnen beim Wechseln der Position unterstützend beistehen.

4. Stellung: Zweite Rückenlage

Das hier ist bereits die zweite Rückenlage, die übernächste Stellung ist dann die dritte Rückenlage. Deshalb sollten wir bei jeder dieser Rückenlagen den Schwerpunkt anders ansetzen. In der ersten Rücken-

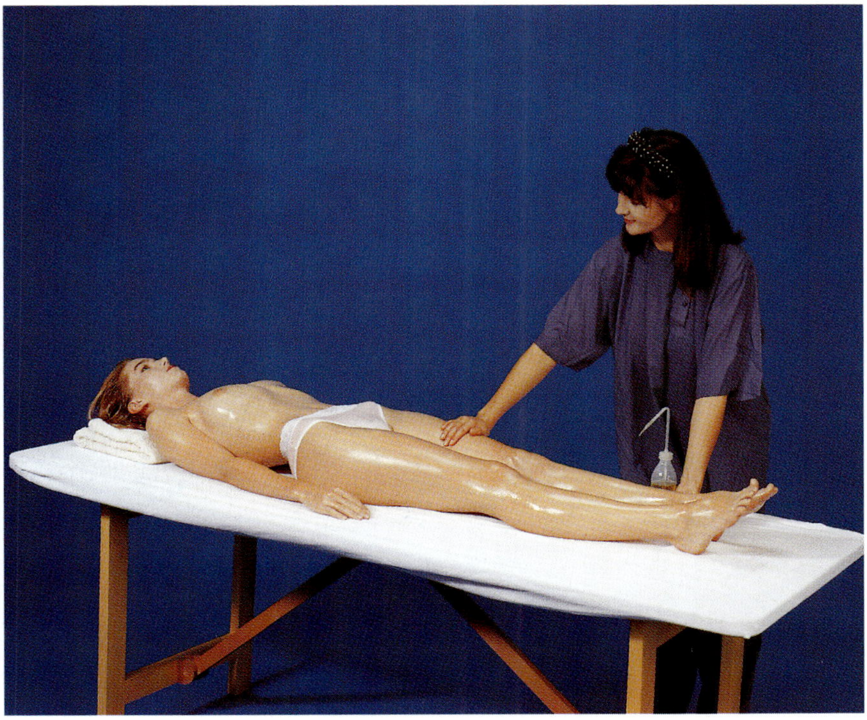

4. Stellung
Zweite Rückenlage

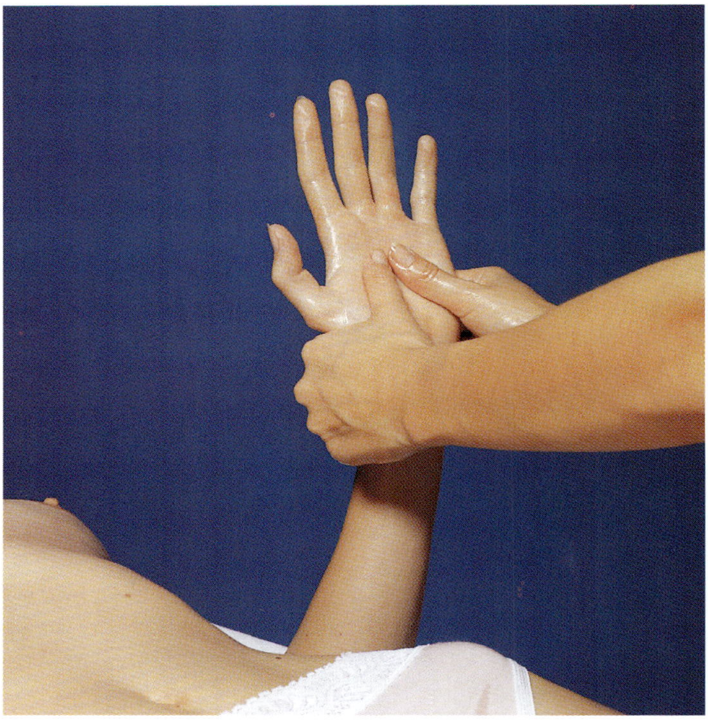

4. Stellung
Massage der Handfläche.

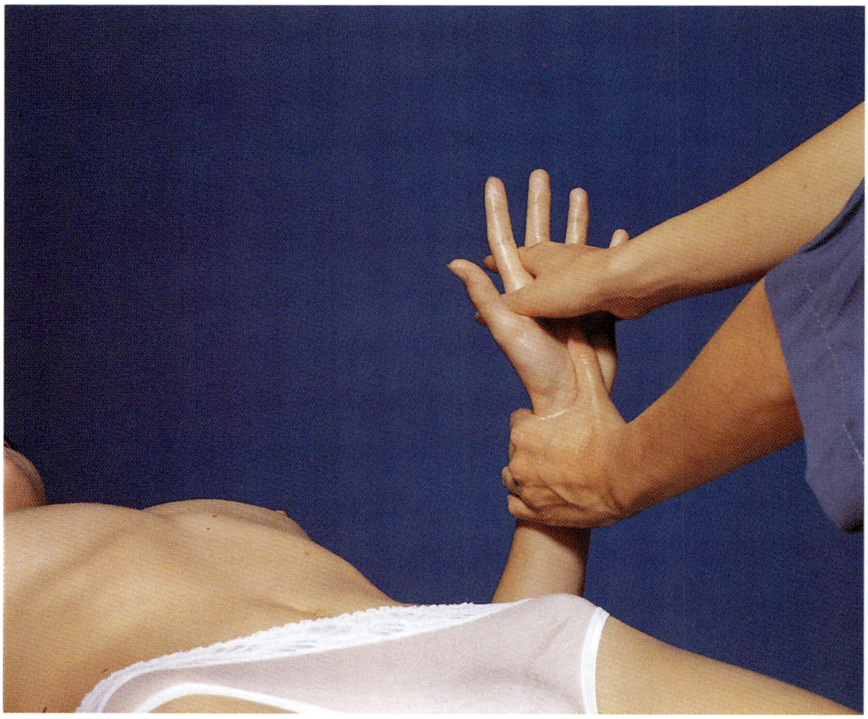

4. Stellung
Massieren mit gespreizten Fingern.

lage haben wir uns auf die Kopfpartie konzentriert. In dieser Stellung wollen wir uns den Händen und Füssen besonders widmen und in der letzten werden wir Samvahana (sanfte, ausgleichende Massage) durchführen.

Die erste Handlung ist auch hier wieder das Füllen des Nabels mit warmem Öl. Füllen Sie dazu Ihre Hand mit Öl und lassen Sie das Öl in einem kontinuierliche Strahl aus etwa 30 cm Höhe auf den Nabel fließen.

Massieren Sie den Bauch mit kreisenden Bewegungen im Uhrzeigersinn und mit beiden Händen. Die nächste Bewegung führt mit beiden Händen vom Bauch über das Brustbein und Schlüsselbein, wobei eine Hand nach rechts und die andere nach links gleitet, und dann seitlich des Brustkorbs wieder zum Bauch. Geben Sie erst Druck, wenn Ihre Hände das Brustbein erreicht haben und nur bei den aufwärts gerichteten Bewegungsverläufen.

Als nächstes beginnen Sie wieder beim Bauch, gleiten mit sanftem Druck hoch über das Brustbein, teilen die Hände nicht mehr und gehen über das linke Schultergelenk hinaus, den Arm herunter zu den Händen, die mit den Handflächen auf dem Tisch liegen, bis über die Fingerspitzen hinaus. Der Druck nach unten wird auf den Armen zusätzlich noch verstärkt.

Heben Sie den Unterarm vom Tisch bis in die Senkrechte und massieren Sie in kurzen, schnellen Bewegungen mit beiden Händen die Handgelenke, wobei Sie darauf achten müssen, daß der Ellbogen auf dem Tisch bleibt.

Benutzen Sie beide Daumen, um die Handflächen mit kräftigem Druck von der Handwurzel bis zu den Fingerwurzeln zu massieren. Dabei stehen Sie bei der Hüfte des Patienten und schauen in die Handflächen. Ziehen Sie nicht an den einzelnen Fingern sondern fassen Sie mit gespreizten Fingern in die gespreizten Finger des Patienten. Reiben Sie einige Mal schnell hoch und runter. Drücken Sie dann Ihre Finger stark zusammen und ziehen Sie Ihre Hand langsam hoch bis die Hände sich voneinander lösen.

Sie können auch jeden einzelnen Finger zwischen Ihren Handflächen mit starkem Druck reiben. Machen Sie einen Schritt nach vorne, drehen Sie Sich um 180 Grad und wiederholen Sie den gleichen Vorgang auf dem Handrücken.

Nun werden die Beine von den Hüften an abwärts bis über die Zehenspitzen hinaus mit beiden Händen kräftig und zügig massiert. Dazwischen sollen Sie auch die Knie separat behandeln. Umfassen Sie den linken Fuss mit beiden Händen und massieren Sie es kräftig mit nach oben gerichteten Bewegungen. Reiben Sie die Fußsohlen mit schnellen Bewegungen der flachen Hand. Heben Sie das Bein ein wenig hoch und drehen Sie das Fußgelenk zuerst im Uhrzeigersinn, dann im Gegenuhrzeigersinn. Legen Sie es wieder auf den Tisch und massieren Sie mit der Seite des Zeigerfingers kräftig und schnell zwischen den Zehen. Das nennen wir die Fußsäge. (Foto S. 381)

Beenden Sie Ihre Arbeit auf der linken Seite mit langen Massagebewegungen von den Hüften über die Zehen hinaus. Beachten Sie auch jetzt wieder, ob Sie noch in der Zeit sind. Merken Sie sich genau, wie viele Male Sie jede Bewegung ausgeführt haben und wiederholen Sie den ganzen Ablauf auf der rechten Körperseite.

Weisen Sie dann Ihren Patienten an, sich auf die rechte Körperseite zu legen. Helfen Sie ihm dabei und seien Sie vorsichtig, denn der vom Öl glitsche Körper kann leicht vom Tisch rutschen.

5. Stellung: Liegen auf der rechten Seite

Nehmen Sie Öl in die Hände und beginnen Sie die Massage mit kreisenden Bewegungen seitlich der Lendenwirbel und arbeiten Sie sich langsam hoch bis zu den Halswirbeln. Arbeiten Sie auch an den Marmas nahe der Schulterblätter sowie an der linken Schulter. Schließen Sie die Behandlung des oberen Körperteils mit langen kräftigen Bewegungen von der Wurzel der Wirbelsäule hinauf bis zum Hals, immer seitlich der Wirbelsäule, und seitlich wieder hinunter an Brustkorb und Taille. Druck sollten Sie aber nur bei der Aufwärtsbewegung ausüben. Durch diese Methode wird die Stützmuskulatur gestärkt und die Wirbel werden auseinandergerückt.

Nun können Sie am linken Hüftgelenk mit kreisenden Handbewegungen und zum Teil auch mit dem Daumen arbeiten. Anschließend legen Sie den linken Fuß des Patienten in Ihre linke Hand und massieren mit der rechten Hand von der Hüfte bis zu den Zehenspitzen. Dabei sollen Sie so viel Druck wie möglich ausüben. Da Sie Ihre Hand unter dem Fuß halten wird dieser dabei nicht auf die harte Unterlage gedrückt. Massieren Sie nicht gegen die Haarrichtung sondern fangen Sie immer beim Hüftgelenk an und fahren Sie nach unten. Beim Kniegelenk und falls varikose Venen sichtbar sind, nehmen Sie den Druck drastisch zurück. Auch die Fußsohlen und Seitenränder der Füße können Sie in dieser Lage gut und kräftig massieren.

Nehmen Sie den rechten Fuß in Ihre linke Hand und massieren das rechte Bein gleichermaßen.

Zum Abschluß dieser Stellung gehört eine lange, streichende Bewegung von den Schultern über die Hüfte bis über die Fußspitzen hinaus. Dazu müssen Sie sich so hinstellen, daß Sie sich nicht mit den Beinen fortzubewegen brauchen.

Jetzt weisen Sie den Patienten an, sich wieder auf den Rücken zu drehen und unterstützen ihn dabei.

6. Stellung: Dritte Rückenlage

Die erste Handlung ist auch hier wieder das Füllen des Nabels mit warmem Öl. Füllen Sie dazu Ihre Hand mit Öl und lassen Sie das Öl in einem kontinuierliche Strahl aus etwa 30 cm Höhe auf den Nabel fließen.

Massieren Sie den Bauch mit kreisenden Bewegungen im Uhrzeigersinn mit beiden Händen. Die nächste Bewegung führt mit beiden Händen vom Bauch über das Brustbein und Schlüsselbein, wobei eine Hand nach rechts und die andere nach links gleitet, und dann seitlich des Brustkorbs wieder zum Bauch. Geben Sie erst Druck,

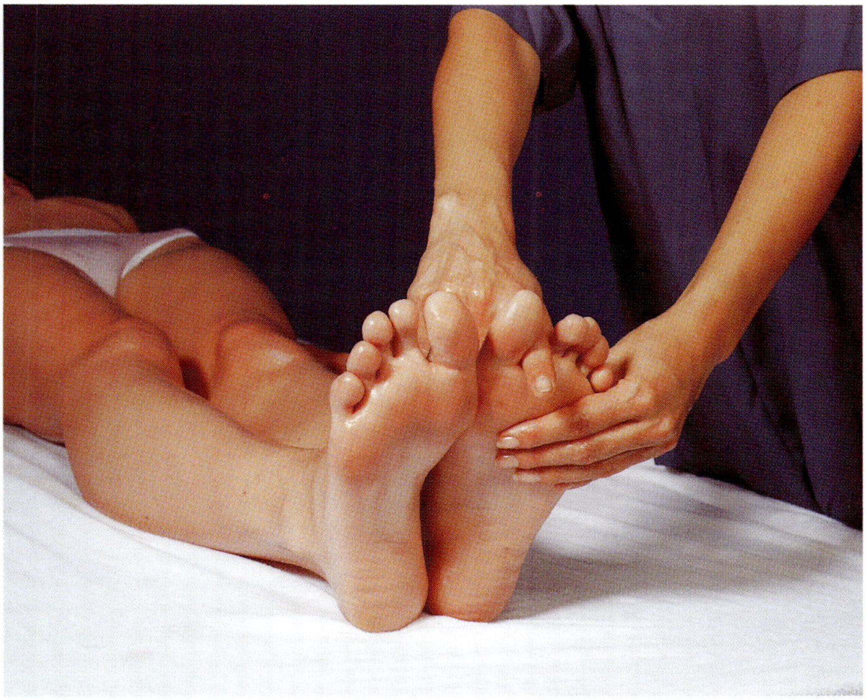

Die »Fußsäge« in der
4. Stellung

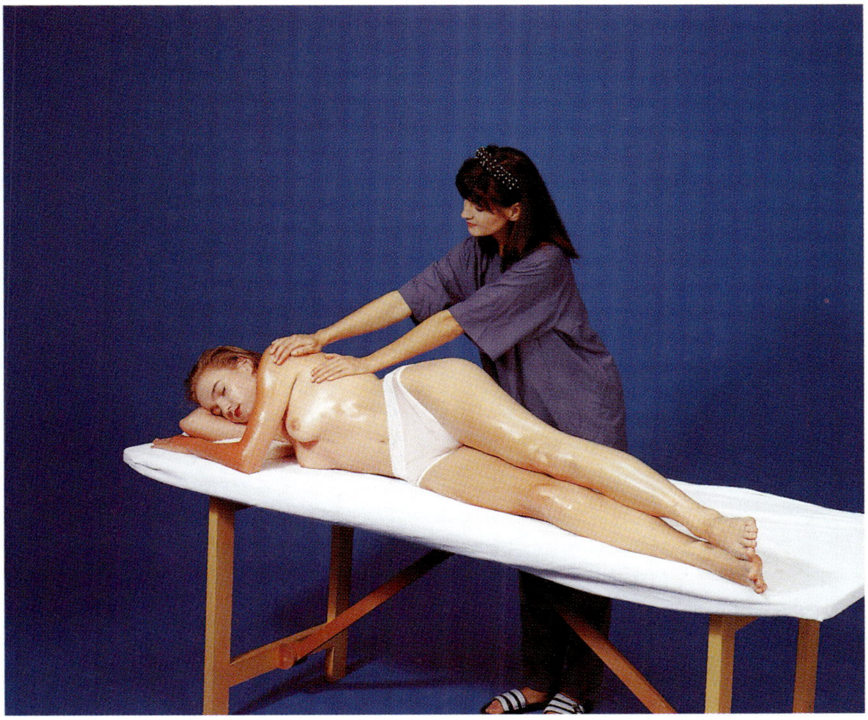

5. Stellung
Liegen auf der rechten
Körperseite

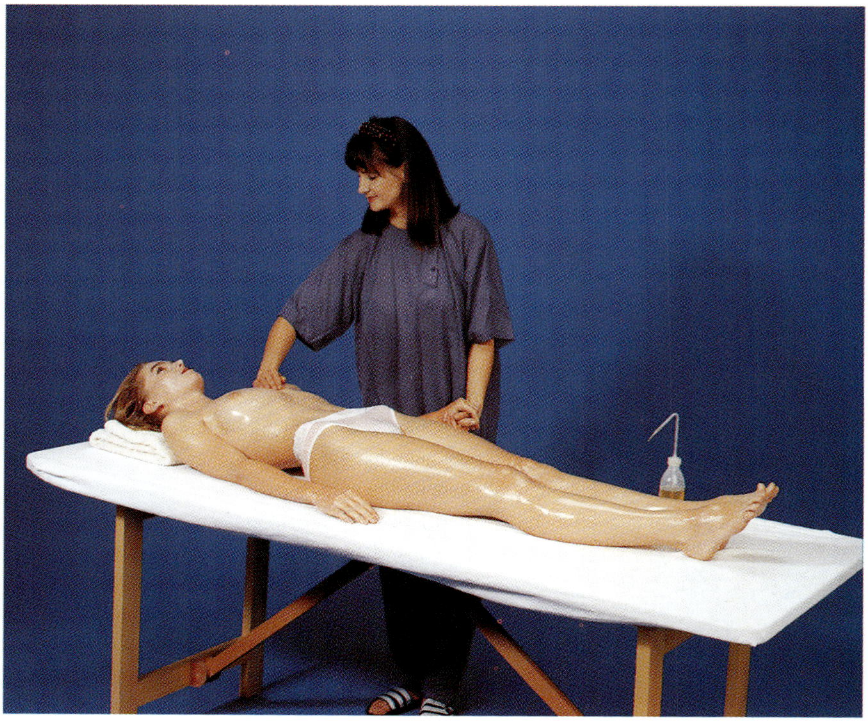

wenn Ihre Hände das Brustbein erreicht haben und nur bei den aufwärts gerichteten Bewegungsverläufen.

Als nächstes beginnen Sie wieder beim Bauch, gleiten mit sanftem Druck hoch über das Brustbein, teilen die Hände nicht mehr und gehen über das linke Schultergelenk hinaus, den Arm herunter zu den Händen, die mit den Handflächen auf dem Tisch liegen, bis über die Fingerspitzen hinaus. Der Druck nach unten wird auf den Armen zusätzlich noch verstärkt.

Nun werden die Beine von den Hüften an abwärts bis über die Zehenspitzen hinaus mit beiden Händen kräftig und zügig massiert. Dazwischen sollen Sie auch die Knie separat behandeln.

Als nächstes folgt **Samvahana**, d. h. der Körper wird mit beiden Händen leicht massiert, wobei die Bewegungen möglichst lang und fließend sein sollten. Die angenehme Empfindung auf der Haut, der Nervenbahnen und feinen Körperkanäle (Nadi) hat große Auswirkungen für alle Konstitutionen und Indikationen in der Therapie. Sie bewirkt einen gezielten Ausgleich der Energien auf den verschiedenen Körperseiten und harmonisiert die beiden Gehirnhälften.

Sie sollten dazu auf der linken Körperseite des Patienten stehen. Berechnen Sie, wie Sie die Zehenspitzen sowie die Schultern von dem gleichen Standpunkt aus erreichen, und stellen Sie sich entsprechend hin. Atmen Sie tief ein. Legen Sie beide Handflächen auf den rechten Handrücken des Patienten, der auf der gegenüberliegenden Tischseite liegt. Atmen Sie langsam aus während Sie ohne Druck von der Hand zur rechten Schulter des Patienten hochfahren, dann über das

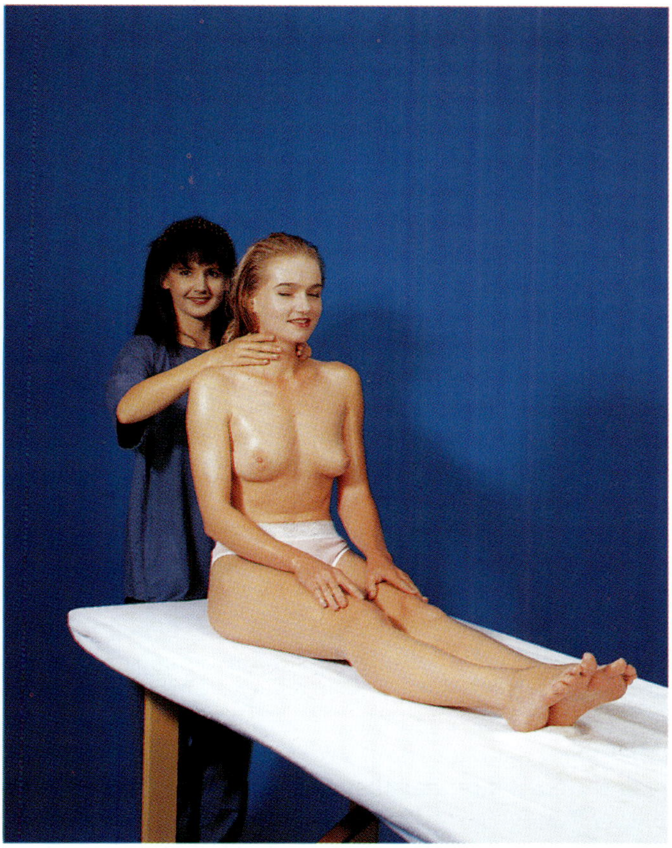

7. Stellung
Zweite aufrecht
sitzende Position mit
ausgestreckten Beinen.

Schlüsselbein zum Brustbein fahren. Kreuzen Sie beim Bauchnabel auf Ihre Seite herüber und lassen Sie Ihre Hände von der linken Hüfte bis über die Zehenspitzen des linken Fußes hinausgleiten. Stellen Sie Sich vor, daß Sie während dieser Behandlung alle negativen Energien herausarbeiten und schütteln Sie diese ab und in das Becken mit Salzwasser, wenn Sie über den Zehen den Körperkontakt verloren haben. Wiederholen Sie diesen Vorgang mindestens 15 mal.

Sie können diese Vorgehensweise auf einer Körperseite ausführen, d.h. Sie beginnen beim linken Arm und fahren bis zum linken Fuß.

Beachten Sie, ob Sie noch in der Zeit sind. Merken Sie sich genau, wie viele Male Sie jede Bewegung ausgeführt haben und wiederholen Sie den ganzen Ablauf auf der rechten Körperseite.

Weisen Sie dann Ihren Patienten an, sich aufzusetzen.

7. Stellung: Zweite, aufrecht sitzende Position mit ausgestreckten Beinen

In dieser Position runden wir unsere Therapie ab.

Halten Sie die linke Hand des Patienten mit Ihrer linken Hand und heben Sie sie so an, daß der Arm auf Schulterhöhe und leicht abgewinkelt zum Körper zu ruhen kommt. Streichen Sie mit der flachen rechten Hand mit kräftigen fließenden Bewegungen vom Kreuz, dem Rücken seitlich der Wirbelsäule entlang über die Schultern zu den Armen und über die Finger hinaus. Geben Sie weniger Druck auf die Gelenke und kräftigeren Druck auf weiches Gewebe. Massieren Sie nicht zurück sondern heben Sie die Hand an und setzen Sie wieder beim Kreuz an.

Stellen Sie sich nun vor den sitzenden Patienten hin, ergreifen Sie seine linke Hand mit Ihrer rechten, heben Sie den Arm wieder auf Schulterhöhe und parallel zu den Schultern. Massieren Sie von der rechten Schulter über das Schlüsselbein zur linken Schulter, den linken Arm bis über die Fingerspitzen in einer fließenden Bewegung, aber wieder mit soviel Druck wie möglich. Wenn Ihre Hand um den Hals fährt müssen Sie den Druck voll zurücknehmen und aufpassen, daß Ihre Finger keine Verletzungen verursachen.

Weisen Sie den Patienten an, seinen linken Arm gerade hochzu heben. Stoßen Sie mit beiden Händen von den Hüften seitlich den Oberkörper hoch, umfassen Sie den Arm, drücken Sie die Armmuskulatur und massieren mit starkem Druck nach oben bis über die Fingerspitzen hinaus.

Als nächstes werde die Hüften und Beine massiert. Legen Sie Ihre linke Hand auf das Knie des Patienten und massieren Sie mit der rechten das Hüftgelenk. Jetzt werden die Beine mit langen kräftigen Bewegungen von der Hüfte über die Fußspitzen hinaus massiert. Dabei ist die Beinstellung des Therapeuten wichtig. Ziehen Sie Ihre Energie förmlich aus dem Boden heraus und atmen Sie dabei rhythmisch ein und aus.

Wechseln Sie die Seiten und führen Sie die gleichen Bewegungen dort gleich oft und mit gleich viel Kraft aus. Überprüfen Sie, ob Sie entsprechend der gewählten Zeiteinheit arbeiten. Generell arbeiten Sie jetzt etwas kürzer als in der ersten sitzenden Position, damit Sie noch genügend Zeit für die nachfolgenden Behandlungen haben.

Der Patient soll seinen Kopf ganz nach hinten auf Ihre Hand legen. Massieren Sie nun ohne Druck von der Brust bis über das Kinn hinaus und achten Sie dabei besonders auf Ihren Daumen, so daß dieser den Hals nicht verletzt.

Jetzt legt der Patient seinen Kopf ganz nach vorne auf Ihre Hand. Diese Handstellung sichert, daß Sie jederzeit spüren können, wie weit der Kopf nach hinten oder vorn geneigt ist. Die Halswirbelsäule ist sehr delikat. Zudem befinden sich lebenswichtige Arterien am Hals, die wenn stark gepreßt, einen Blutdruckabfall und andere unerwünschte Wirkungen auslösen können. Streichen Sie von der Mitte des Rückens bis zum Hinterkopf.

Drehen Sie den Kopf nach links und anschließend nach rechts. Halten Sie ihn am Kinn fest und massieren von den Schultern bis über die Ohren hinaus. Achten Sie darauf, daß der Kopf nicht schief gehalten wird.

Abgeschlossen wird die Massage mit einer gemeinsamen Atemübung.

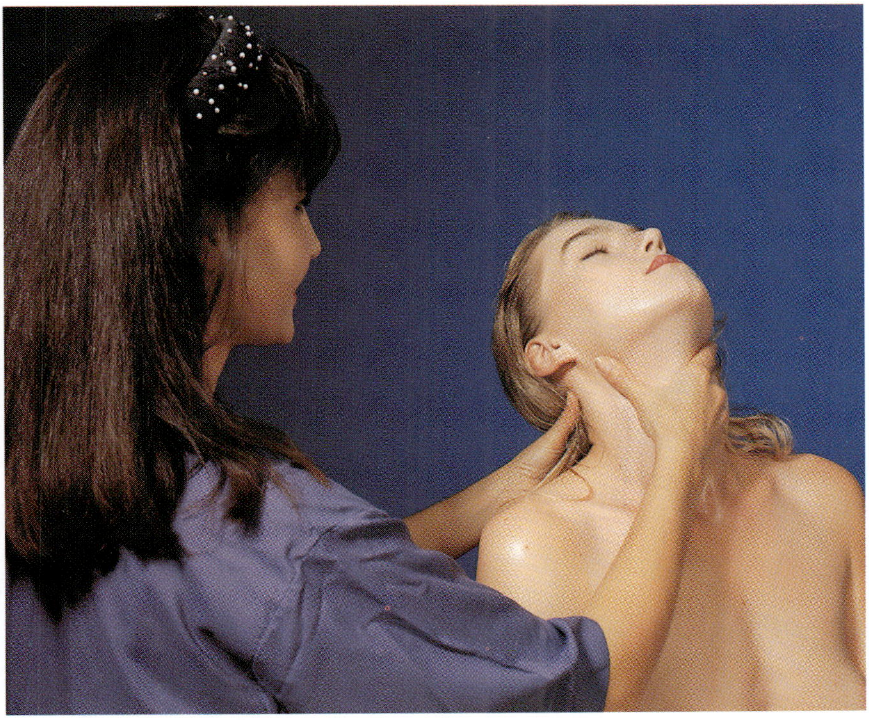

7. Stellung
Halsmassage

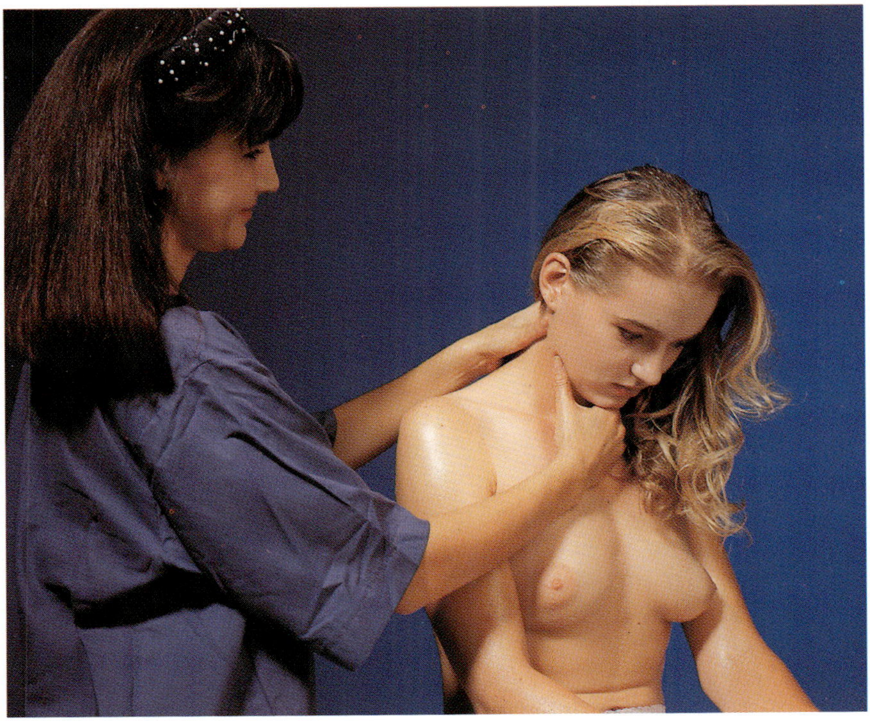

7. Stellung
Nackenmassage

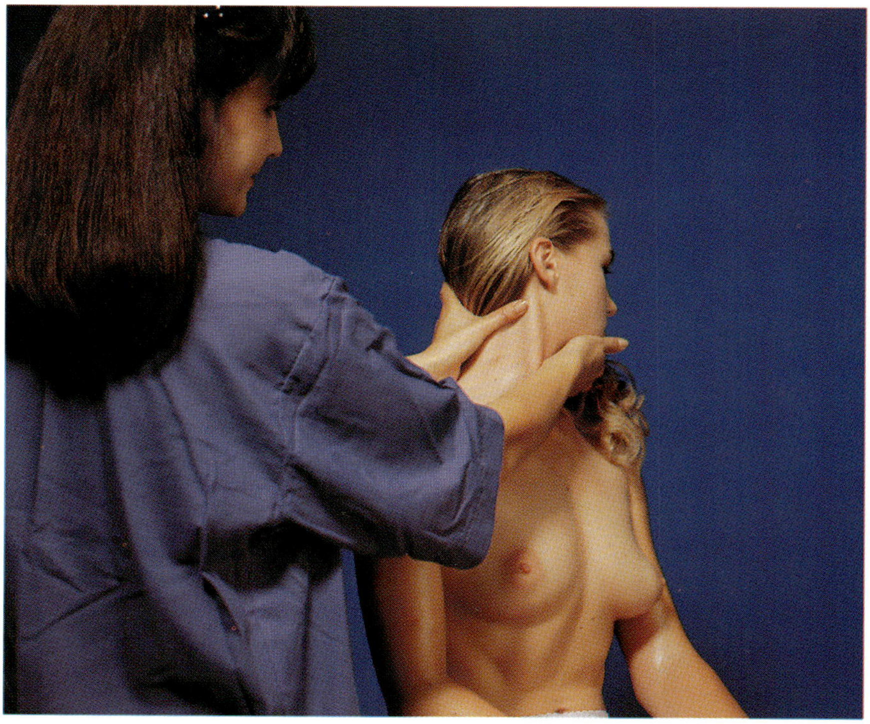

7. Stellung
Seitliche Massage des Nackens

Atmen Sie beide tief ein und üben Sie gleichzeitig Druck auf den Brustkorb aus, indem Sie diesen mit kreisförmigen Bewegungen im Uhrzeigersinn massieren. Atmen Sie beide aus, legen Sie nun Ihre Hände auf Bauch und Rücken und helfen dem Patienten alle Luft aus den Lungen zu pressen. Die Bewegungen sind auch hier kreisförmig und im Uhrzeigersinn.

Das überschüssige Öl wird nun vom Körper und Kopf entfernt. Anschließend wird etwas SEVA Haarpulver oder Rasnadi Curna auf den Scheitel massiert. Der Patient kann dann, falls indiziert, ins Dampfbad begleitet werden. Sonst wird er in warme Decken gehüllt und soll für eine Stunde ruhen. Einschlafen soll er aber nicht. Liegestühle, bei denen der Körper nicht flach zu liegen kommt, sind deshalb vorzuziehen. Anschließend an das Rasten kann der Patient ein warmes Bad nehmen, wobei das überschüssige Öl mit SEVA Reinigungspulvern entfernt werden soll.

Zeit und Anzahl:

Vor dem Mittagessen ist die beste Zeit für Abhyanga. Nach 16.00 Uhr, am Nachmittag kann auch bis zum Sonnenuntergang therapiert werden.

Als Vorkur (Pradhanakarma) muß Abhyanga mindestens drei mal, besser aber sieben mal durchgeführt werden.

Abhyanga können auch einzeln und außerhalb einer Pancakarma-Kur durchgeführt werden. Sie haben dann vor allem Auswirkungen

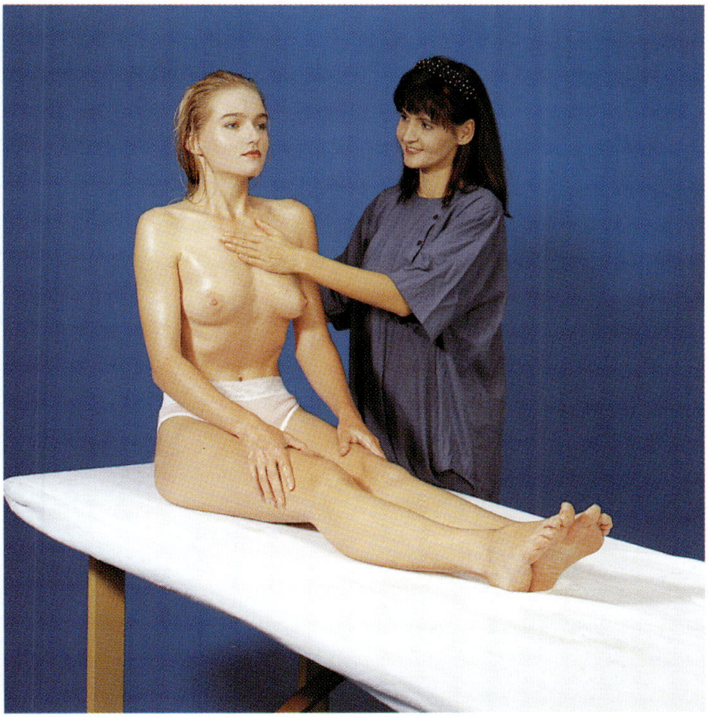

7. Stellung
Atemübung –
Einatmungsstellung

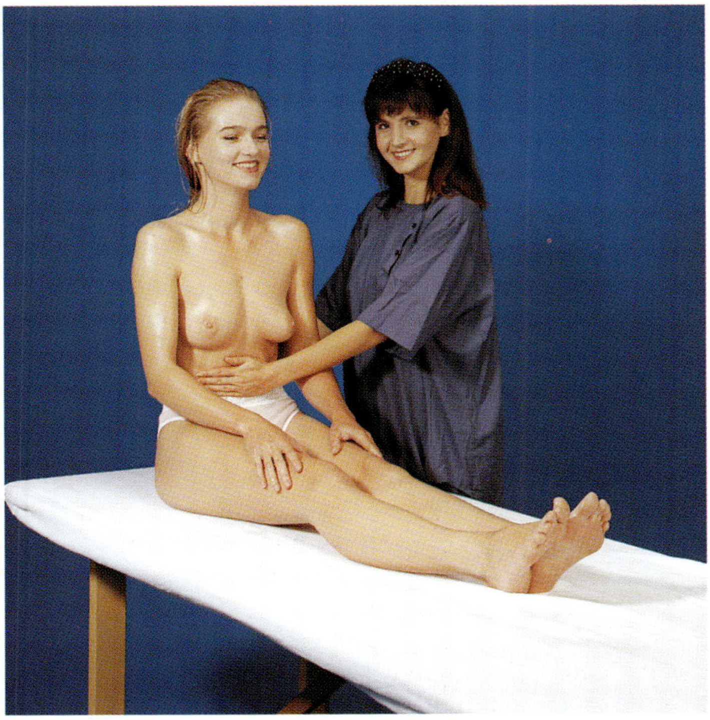

7. Stellung
Atemübung –
Ausatmungsstellung

zur Reduktion von Vata-Zuständen wie Streß, trockene Haut, Schlafprobleme, Nervosität oder als Aphrodisiakum.

Wenn Sie alleine und 8 Minuten in jeder Stellung massieren, dann benötigen Sie insgesamt 56 Minuten. Als Synchronmassage zu zweit genügen 6 Minuten in jeder Stellung. Sie brauchen deshalb nur 42 Minuten.

Speziell zu beachten:

Vor der Behandlung muß Agni korrigiert werden. Nach der Behandlung, insbesondere bei Einzelbehandlungen, muß ein leicht abführender warmer Kräutertee serviert werden.

Bei der Massage der Marma Punkte ist folgendes zu beachten:

- Die Bewegungen sollen spiralförmig im Uhrzeigersinn verlaufen, was zum Abbau von Spannungen und zur Stärkung des Organismus führt.
- Die Bewegungen im Gegenuhrzeigersinn stauen Energien auf und sollen von Massagen im Uhrzeigersinn gefolgt werden.
- Marmapunkte sollten nie ausschließlich im Gegenuhrzeigersinn massiert werden.

Zur Wirkungsweise der Massage:

- Wirkt direkt auf die drei Zirkulationssysteme des Körpers: Blut, Nerven und Lymphe – am stärksten auf das Lymphsystem. Ein verstärkter Lymphfluß reduziert Blutdruck, Schmerzen, Verspannungen, bewirkt entspanntes, natürliches Atmen; erhöht Anzahl der Aminosäuren wie Tryptophan (aus dem Serotonin und Melatonin produziert werden) und reduziert Histamine.

Indikationen:

Vata, neuropsychiatrische, rheumatische, psychosomatische Erkrankungen, Allergien, Atrophie, Anämie, Immunschwäche, Gewebeverlust, postoperativ, pränatal und postnatal, Geriatrie, als Regeneration (Rasayana), als Vorbehandlung für Pancakarma und andere Kerala Spezialitäten.

Kontraindikationen:

Erhöhtes Kapha wie Fettleibigkeit, Diabetes, Verdauungsstörungen, etc., Fieber, nach Vamana (therapeutisches Erbrechen), Virecana (Purgieren) und Vasti (Einlauf).

Nachbehandlung (Pradhana oder Pascatakarma):

Nach dreimaliger Behandlung kann Vasti (Darmeinlauf) oder Nasya durchgeführt werden, in bestimmten Fällen auch eine milde Abführkur. Ideal ist aber, wenn sieben Tage nur Abhyanga gemacht werden kann.

Direkt anschließend an Abhyanga folgen verschieden Schwitzbehandlungen wie Dampfbad, Kopfguß (Shirodhara), Körperguß und andere Kerala Spezialitäten.

Falls nur Abhyanga durchgeführt wird, kann im direkten Anschluß ein mildes Abführmittel und daran anschließend aufbauende Mittel (Rasayana) eingenommen werden.

3 Druckmassage – Mardana

Mardana ist die eigentliche Druckmassage. Sie kommt am häufigsten im Rahmen des Abhyanga zum Einsatz und wurde im letzten Abschnitt ausführlich beschrieben. Mardana kann aber auch lokal bei bestimmten Indikationen angewendet werden. Da bei dieser Massage recht starker Druck angewendet wird, kommen immer auch Öle zum Einsatz, ansonsten entstehen durch die starke Reibung Irritationen.

4 Sanfte, ausgleichende Massage – Samvahana

Auch Samvahana, die sanfte ausgleichende Massage kommt praktisch nur im Verlauf von Abhyanga zur Anwendung und der Ablauf wurde dort auch beschrieben.

Wenn stärkerer Ausgleich gewünscht wird, kann Samvahana am Ende jeder Stellung durchgeführt werden. Hier geht es nicht um den Druck, den die Hände des Masseurs bewirken, sondern um die Streicheleinheiten sowie um den Effekt, den die ausgedehnten, uniformen Bewegungen auf die Nervenbahnen ausüben. Der Patient kann sich dabei völlig entspannen und baumeln lassen.

5 Synchronmassage

Diese Art der Massage empfindet der Körper als äußerst angenehme Zuwendung, wobei mediziniertes Öl von zwei oder vier Therapeuten synchron aufgetragen wird. Es ist eine passive Massage, die gleichzeitig von mehreren Therapeuten zur rechten und zur linken Seite des Patienten stattfindet. Seitens des Behandelten sollte kein Widerstand aufkommen.

Diese Therapie hat eine sehr beruhigende Wirkung auf den Patienten, verbessert den Kreislauf, fördert die Heilung bei entzündlichen Ausschlägen oder Schwellungen, beseitigt Fettleibigkeit und Körperschmerzen, verringert Müdigkeitszustände und fördert die Bildung von Muskelgewebe. Diese Therapie wird angewandt, wenn ein stärkerer psychologischer Effekt wünschenswert ist.

Das Öl wird in allen wie unter Abhyanga beschriebenen 7 Positionen aufgetragen. Massiert wird in jeder Position jeweils für 5 bis 7 Minuten.

Synchronmassage: Zwei Therapeuten führen die Massage genau synchronisiert durch.

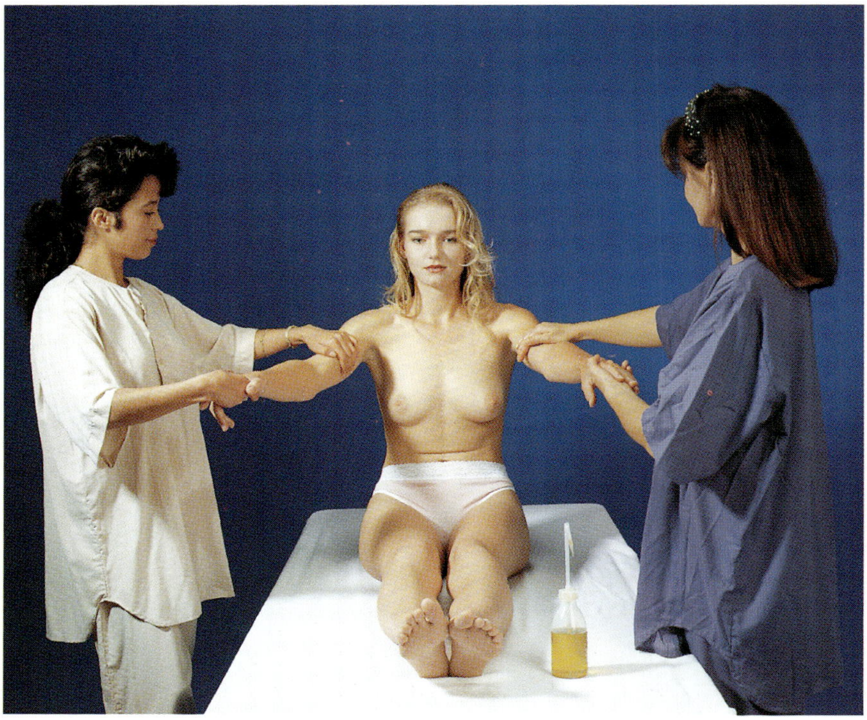

Die Synchronmassage ist im Gegensatz zum einfachen Abhyanga aufwendiger und teurer, da zwei oder mehr Arbeitskräfte involviert sind. Wenn keine spezielle Indikation für diese Art von Massage vorliegt, muß zuerst mit dem Patienten abgeklärt werden, ob er dazu bereit ist, einen höheren Preis zu bezahlen. In der Mehrheit der Fälle genügt nämlich ein Abhyanga mit einem einzigen Therapeuten.

6 Spezielle Druckmassage – Thalodal

Thalodal ist eine spezielle Behandlungsart, welche über die Jahrhunderte durch das Zusammenkommen von Tamil Marma Cikitsa, d. h. der traditionellen, nicht vedischen Orthopädie von Tamil Nadu, der Kerala Cikitsa oder sogenannten Kerala Spezialitäten sowie der südindischen Kampfkunst entstanden ist.

Therapieart:

Thalodal ist eine Spezialbehandlung außerhalb des klassischen Ayurveda Systems. Da aber immer mit Öl therapiert wird, kann Thalodal als Ölkur (Snehana) bezeichnet werden, reduziert aber durch den starken Druck auch Kapha. In diesem Sinne könnte Thalodal auch als Schwitzkur (Swedana) bezeichnet werden.

Innerhalb dieses System gibt es drei Arten von Druckanwendung:

1. Thalodal mit mildem Druck von bis zu 1 cm. Das ist geeignet für Kinder, ältere und geschwächte Menschen.
2. Thalodal mit mittlerem Druck von 1 bis 3 cm stellt die normale Behandlung von Thalodal dar. Sie ist geeignet für etwas kräftigere bis sportliche Patienten.
3. Thalodal mit starkem Druck von 3 bis 5 cm was mit der Kraft der Hände nicht erreicht werden kann. Diese Art der Behandlung wird mit den Füßen ausgeführt und wird auch als Padanghata (Massage mit den Füßen) bezeichnet.

Material:

- Massageliege
- Heißes Wasserbad, um die Öle zu erwärmen
- 2 Stahlgefäße für die Öle
- 40 ml indiziertes Öl für Kopf
- 150 bis 200 ml indiziertes Öl für Körper
- 2 Wattebäusche
- 1 Handtuch, um den Kopf zu trocknen
- 0.5 g SEVA Haarpulver oder Rasnadi Curna
- Alkohol und Papiertücher, um die Liege anschließend zu reinigen
- SEVA Reinigungspulver für Haar und Körper, um das überschüssige Öl schonend zu entfernen

Ablauf:

In der sitzenden Stellung wird dem Patienten Öl auf den Kopf, in die Ohren, auf den Nabel, Handflächen, Fußsohlen und schließlich auf den ganzen Körper eingerieben. Dann wird der Patient angewiesen, sich auf den Bauch zu legen. Ein Kissen oder eine Öffnung in der Liege soll sicherstellen, daß dabei kein unnötiger Druck auf die Halswirbelsäule entsteht.

Der Arzt begibt sich auf die Westseite oder rechte Körperseite des Patienten. Massiert wird nur mit einer Hand. Die andere Hand liegt auf der unteren und hilft die Stärke des Druckes genau zu regulieren (Abb. S. 392). Dabei muß aufgepasst werden, daß die Finger leicht angehoben werden, damit einerseits nur Druck mit der Handfläche gegeben wird und andererseits die Finger, insbesondere die Fingernägel, die Haut und andere empfindliche Gewebe nicht verletzen.

Die Massage beginnt im Lendenbereich. Jedes der eingezeichneten Segmente muß mindestens drei mal behandelt werden. Dabei muß festgestellt werden, wieviel Druck der Patient in den jeweiligen Regionen verträgt (Pos. 1.1 S. 392).

Handstellung bei Thalodal:
Um genug Druck ausüben zu können, wird eine Hand auf die andere gelegt.

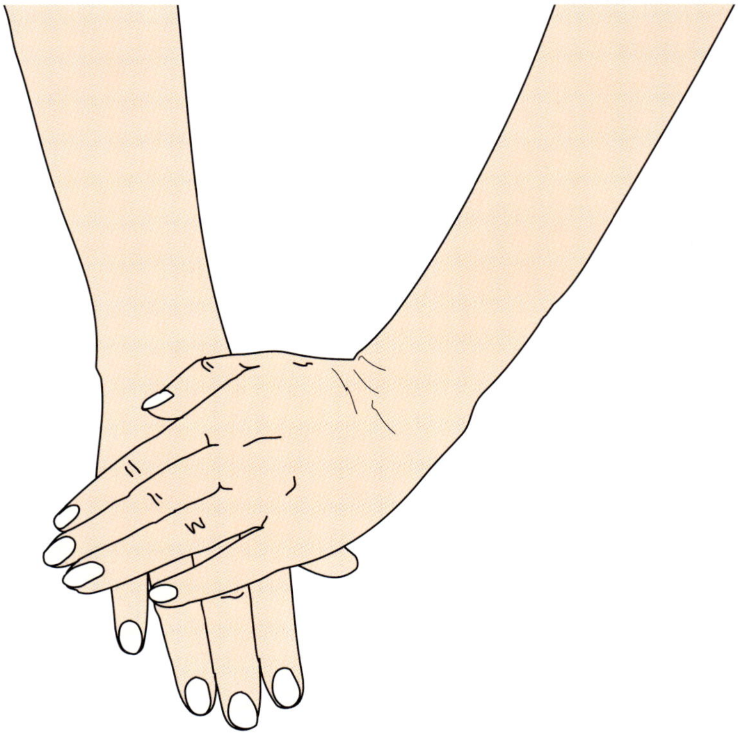

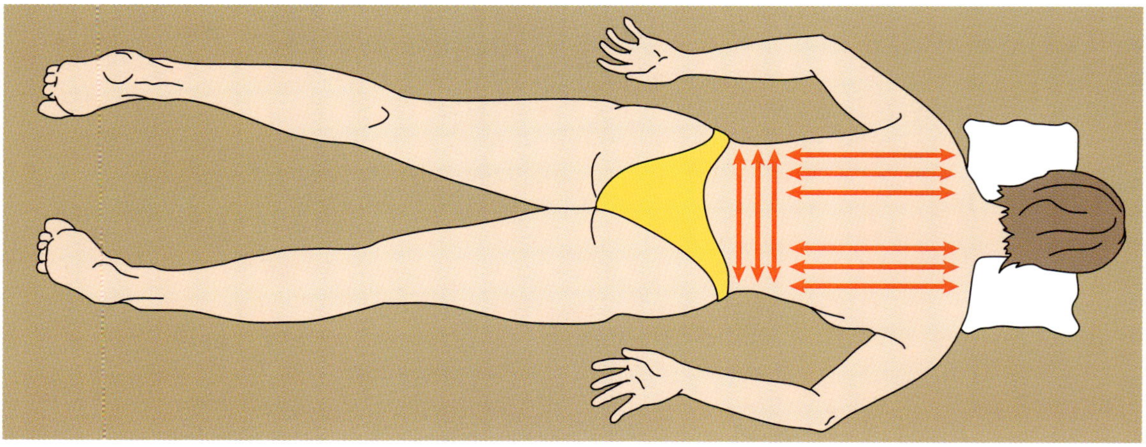

Position 1.1.

Massage im Lendenwirbelbereich quer zur Wirbelsäule; im Brustwirbelbereich entlang der Wirbelsäule.

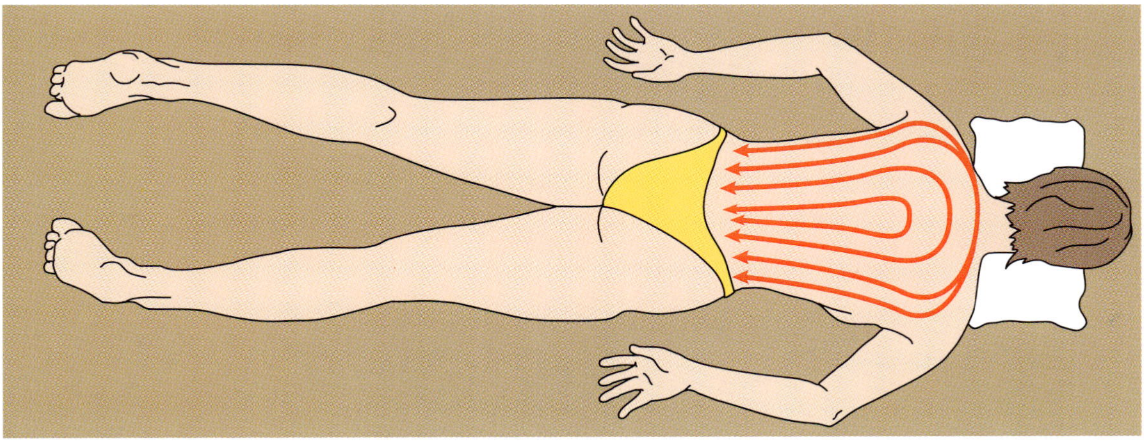

Druckmassage in Bogenform Position 1.2.

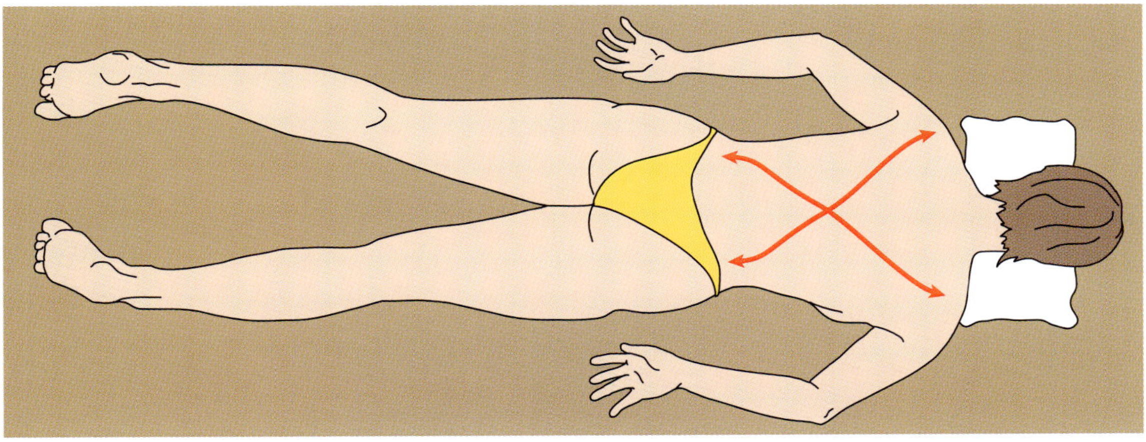

Druckmassage übers Kreuz im Rückenbereich Position 1.3.

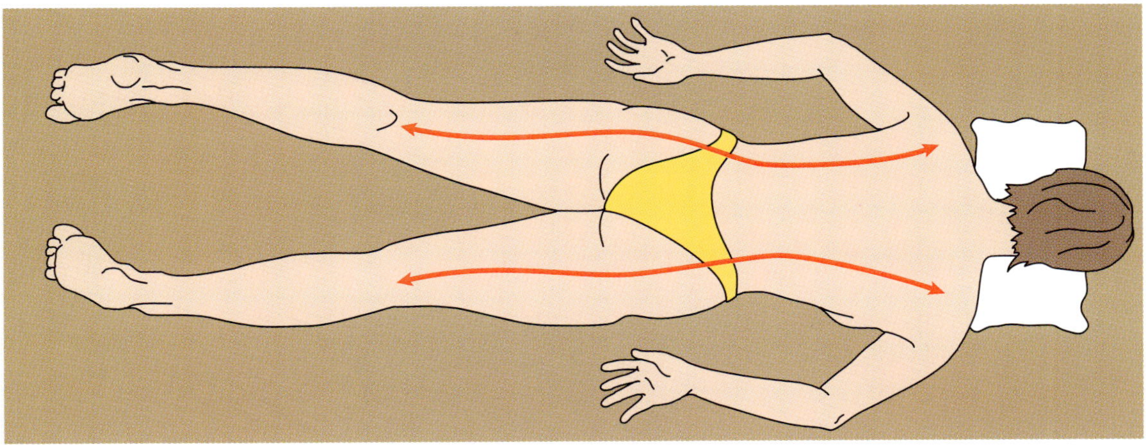

Druckmassage von den Knien bis zu den Schultern und zurück Position 1.4.

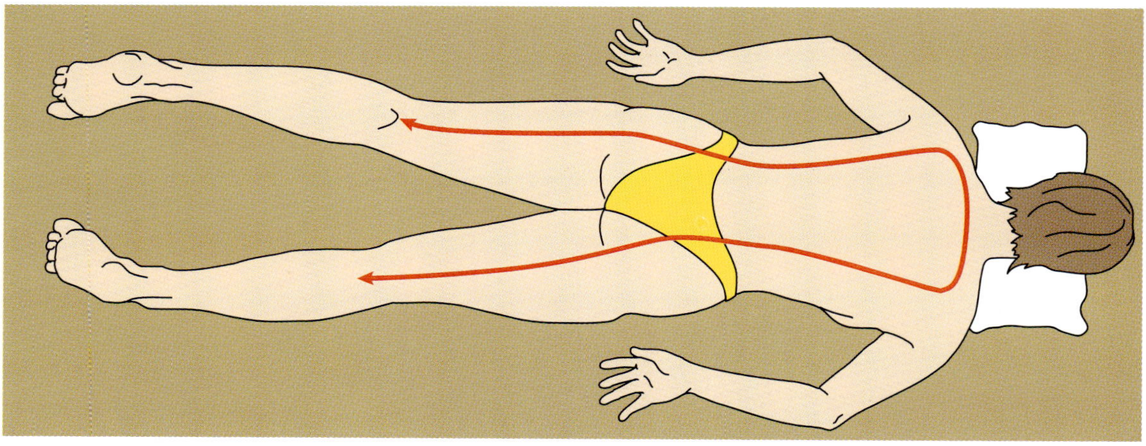

Position 1.5. Druckmassage vom Knie über die Schulter zum gegenüberliegenden Knie und zurück

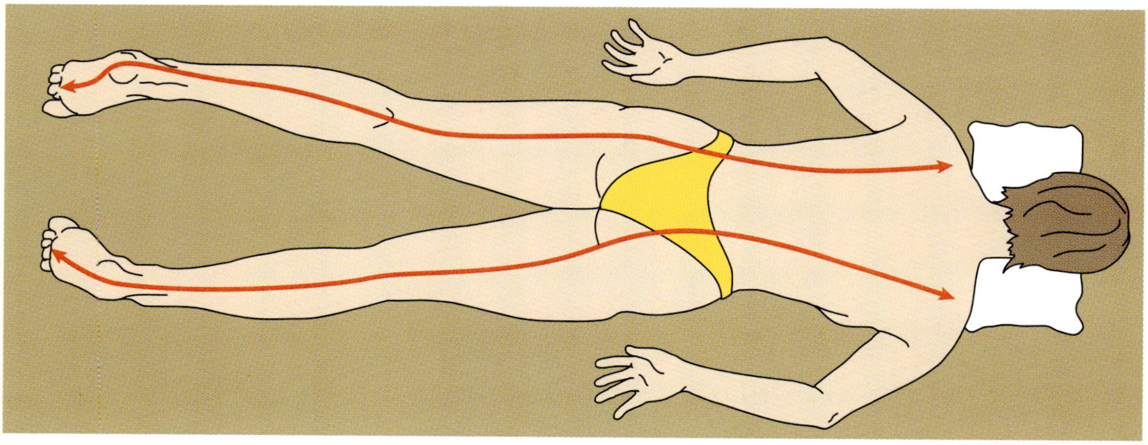

Position 1.6. Druckmassage von den Fußsohlen zu den Schultern und zurück

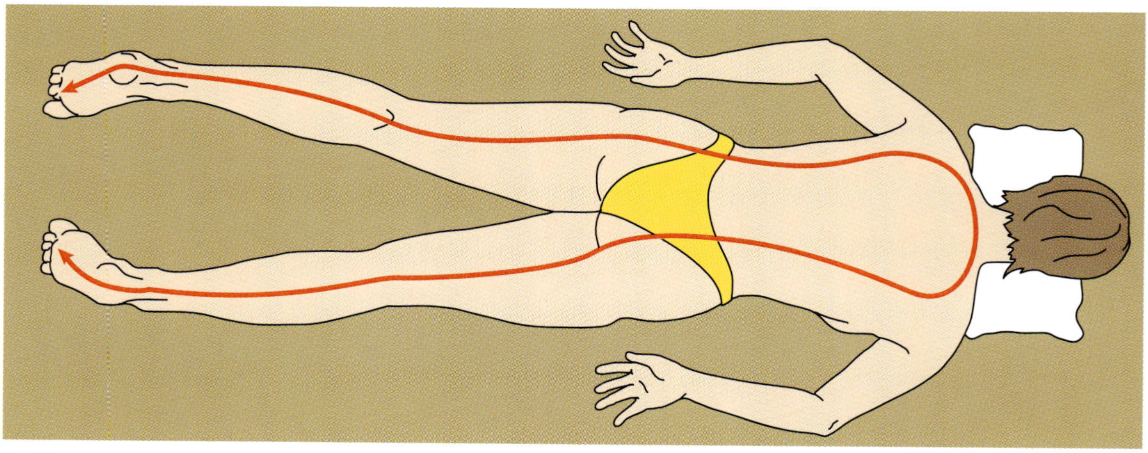

Position 1.7. Druckmassage von der Fußsohle über die Schulter zur gegenüberliegenden Fußsohle und zurück

Nachdem Sie die Druckmassage quer zur Wirbelsäule im Lendenwirbelbereich beendet haben, fahren Sie mit den Händen Segment für Segment parallel der Wirbelsäule bis zu den Schultern hoch und wieder herunter. Der Hauptdruck wird immer bei der Aufwärtsbewegung gegeben (Pos. 1.1.).

Im weiteren Verlauf sollen Ihre Bewegungen einen kleiner werdenden Bogen bilden. Sie massieren aber nie direkt auf der Wirbelsäule (Pos. 1.2.).

Nun massieren Sie übers Kreuz und anschließend von den Knien zu den Schultern und zurück. Auch hier liegt der Hauptdruck in der Aufwärtsbewegung. Anschließend führen Sie einen Bogen von Kniehöhle zu Kniehöhle aus (Pos. 1.3./1.4.).

Schließlich massieren Sie von den Fußsohlen bis zu den Schultern und zurück und anschließend in einem riesigen Boden. Achten Sie dabei darauf, so hinzustehen, daß Sie nicht umherlaufen müssen (Pos. 1.6./1.7.).

Dann bitten Sie den Patienten, sich für die nächste Phase der Behandlung auf den Rücken zu legen.

Geben Sie zuerst genügend Öl in auf den Nabel. Dann massieren Sie in kreisförmigen Bewegungen im Uhrzeigersinn Bauch sowie in weiten Kreisen auf dem Brustkasten um die Brustwarzen (Pos. 2.1.).

Führen Sie eine Bewegung um die rechte Brust herum und dann hinunter zum Bauch und um den Nabel herum. Alle Bewegungen sind strikt im Uhrzeigersinn zu machen (Pos. 2.2.).

Machen Sie den gleiche Ablauf auf der linken Seite (Pos. 2.3.).

Massieren Sie nun von den Knien bis zum Torso und um die Brust herum sowie mit dem gleichen Ablauf auf der anderen Seite (Pos. 2.4.).

Dann beginnen Sie eine ähnliche Druckmassage von den Zehenspitzen, die Beine hinauf und schließlich um die Brüste auf beiden Seiten (Pos. 2.5.). Verbinden Sie anschließend die beiden Seiten mit einem großen Bogen (Pos. 2.6.). Damit schließen Sie die Behandlung in der Rückenlage ab.

Der Patient setzt sich wieder auf, damit die Arme und der Hals behandelt werden können. Der Ablauf ist der gleiche wie unter Stellung 1 und 7 bei Abhyanga beschrieben. Die Handstellung ändert sich wie auf den Abbildungen gezeigt wird. Es wird aber immer noch so viel Druck wie möglich eingesetzt (Pos. 3.1./3.2./3.3.).

Nach der Behandlung muß das überschüssige Öl mit einem Tuch abgerieben werden und etwas SEVA Haarpulver oder Rasnadi Curna auf den Scheitel massiert. Dann muß der Patient für eine Stunde rasten. Es folgt kein Schwitzbad nach dieser Behandlung.

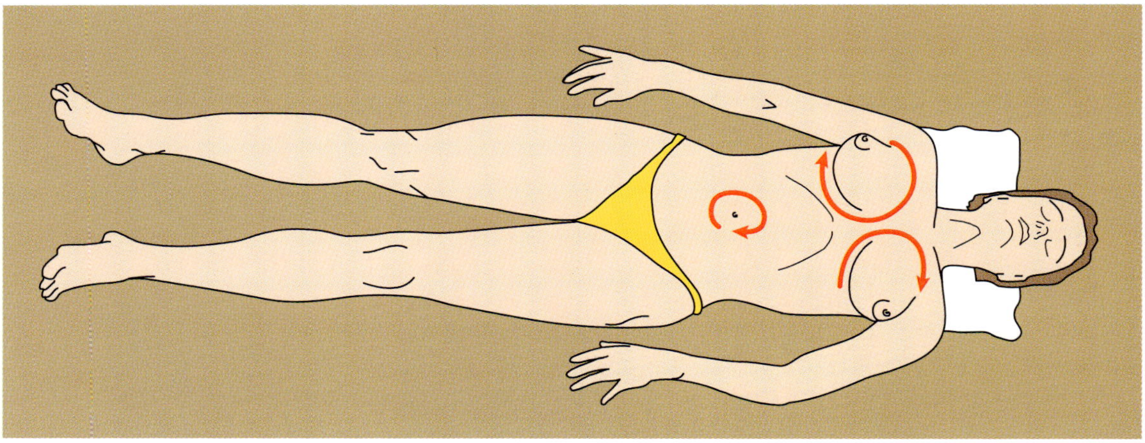

Position 2.1. Druckmassage im Uhrzeigersinn auf Bauch und Brust

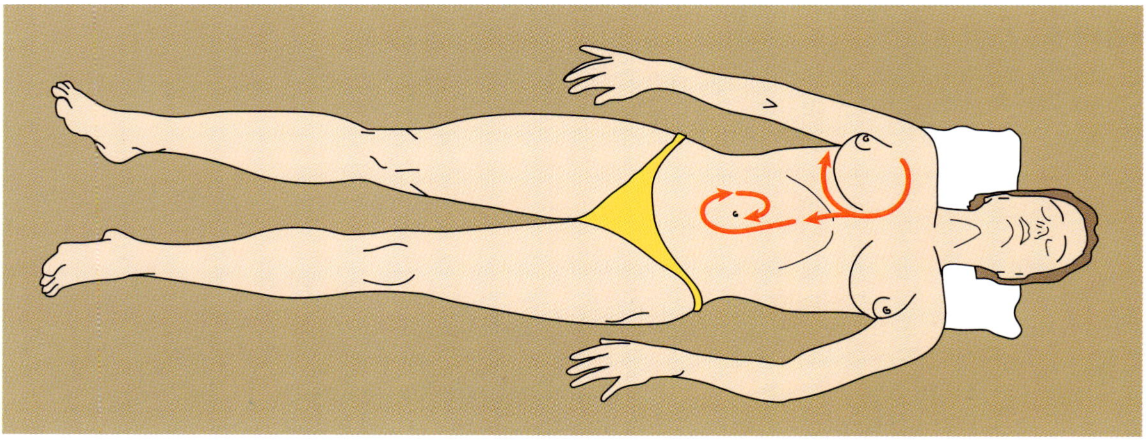

Position 2.2. Druckmassage im Uhrzeigersinn, auf rechter Brust mit Bauch verbunden

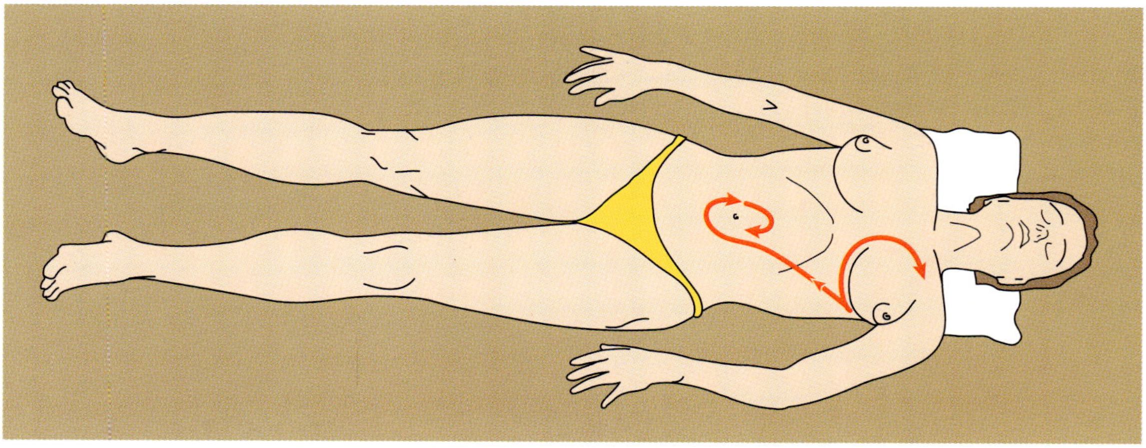

Position 2.3. Druckmassage im Uhrzeigersinn, auf linker Brust mit Bauch verbunden

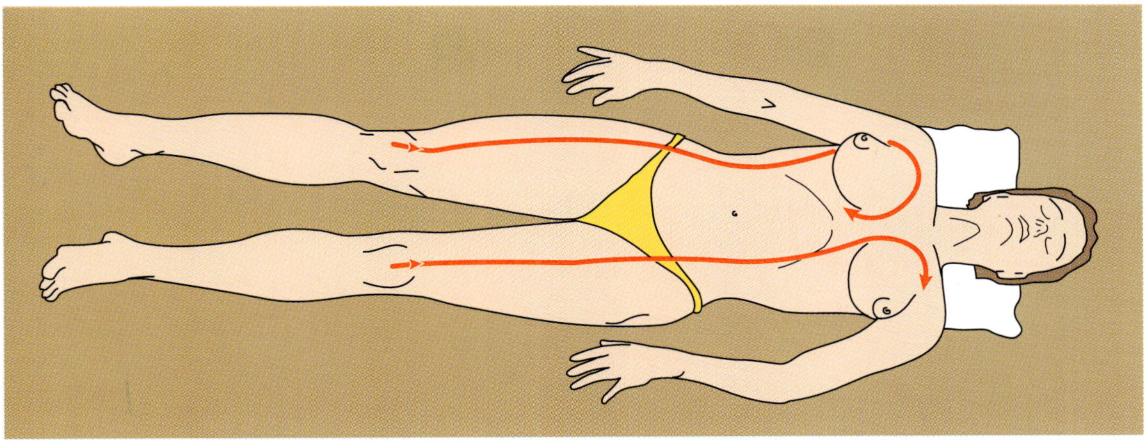
Druckmassage von den Knien bis zur Brust Position 2.4.

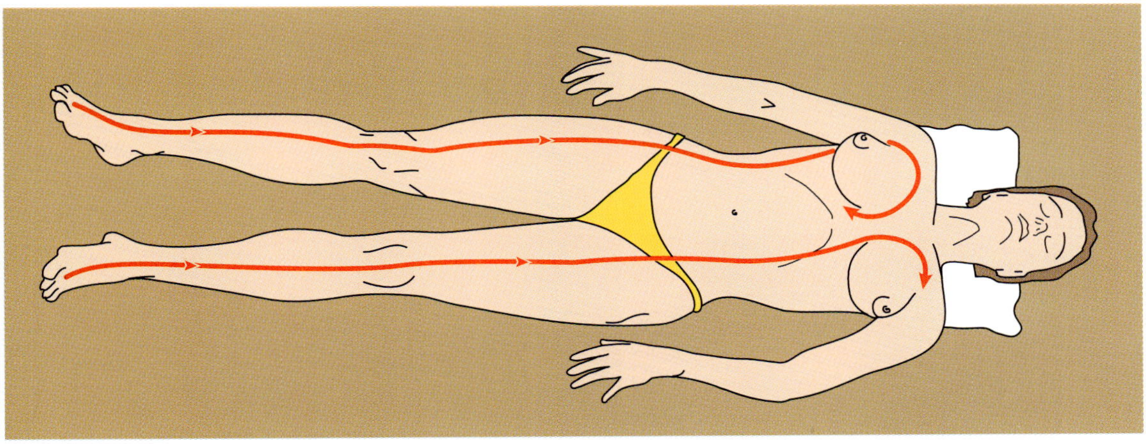
Druckmassage von den Füßen bis zur Brust Position 2.5.

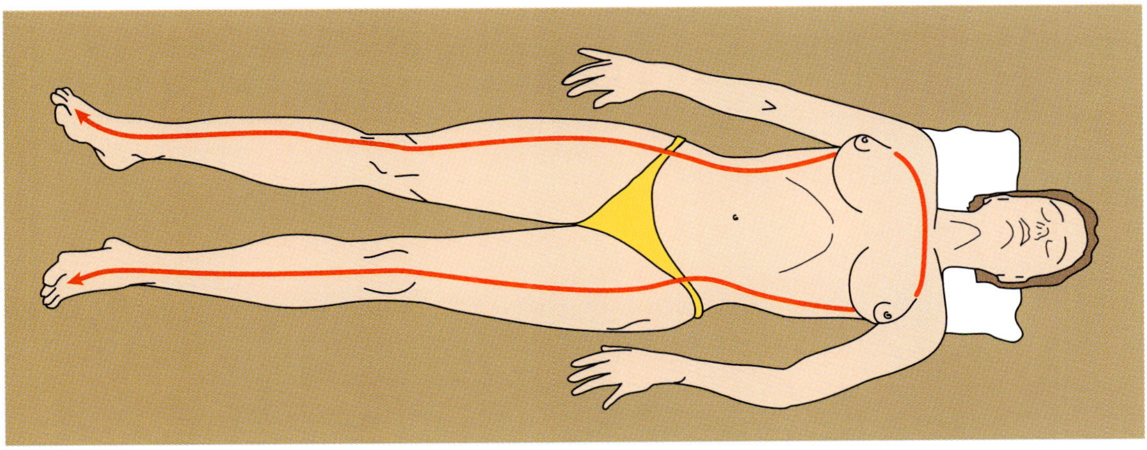
Druckmassage von den Füßen über das Schlüsselbein zum gegenüberliegenden Fuß Position 2.6.

Position 3.1.
Druckmassage von vorne, nur in eine Richtung, nämlich zu den Handspitzen

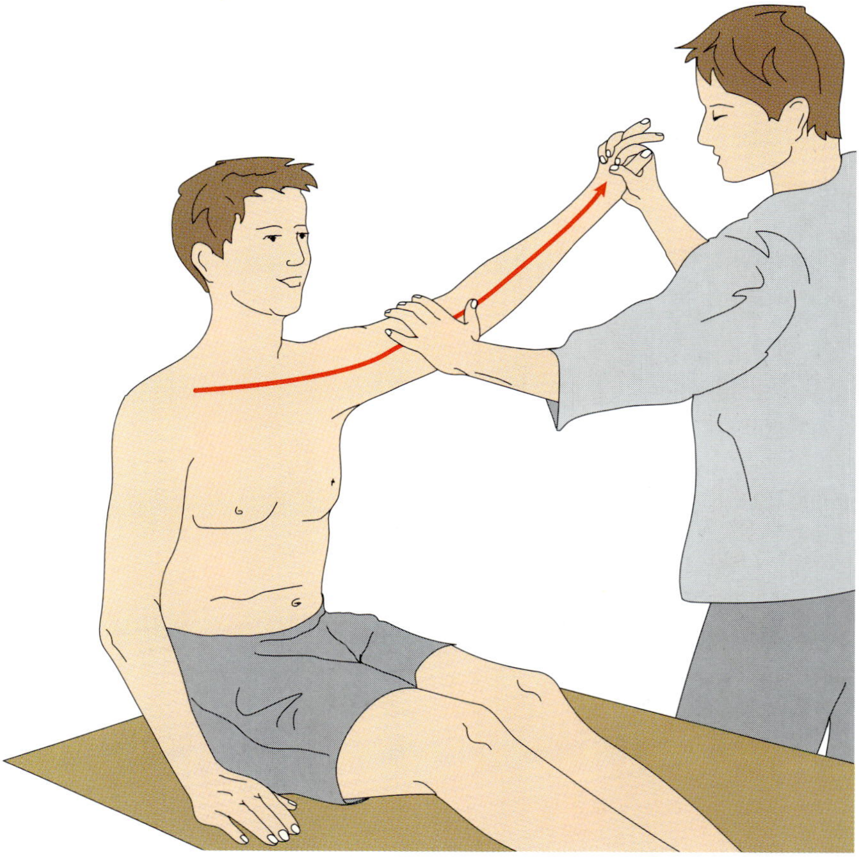

Zeit und Anzahl:

Die Behandlung kann nur bei leeren Magen ausgeführt werden. Daher eignen sich der Morgen und der späte Nachmittag. Die Anzahl richtet sich nach den Indikationen und den Zustand des Patienten.

Thalodal wird nicht synchron ausgeführt. Sie benötigen zirka eine halbe Stunde für die Behandlung.

Speziell zu beachten:

Die Fingernägel dürfen nicht zu lange sein, da sie beim starken Druck die Haut verletzen. Die Halswirbelsäule soll nicht belastet werden.

Indikationen:

Als Sportmassage, bei Bettlägerigkeit, zur Kräftigung der Muskulatur, zum Abbau von überschüssigem Gewebe, Anämie, allgemeine Schwächezustände, als Aphrodisiakum.

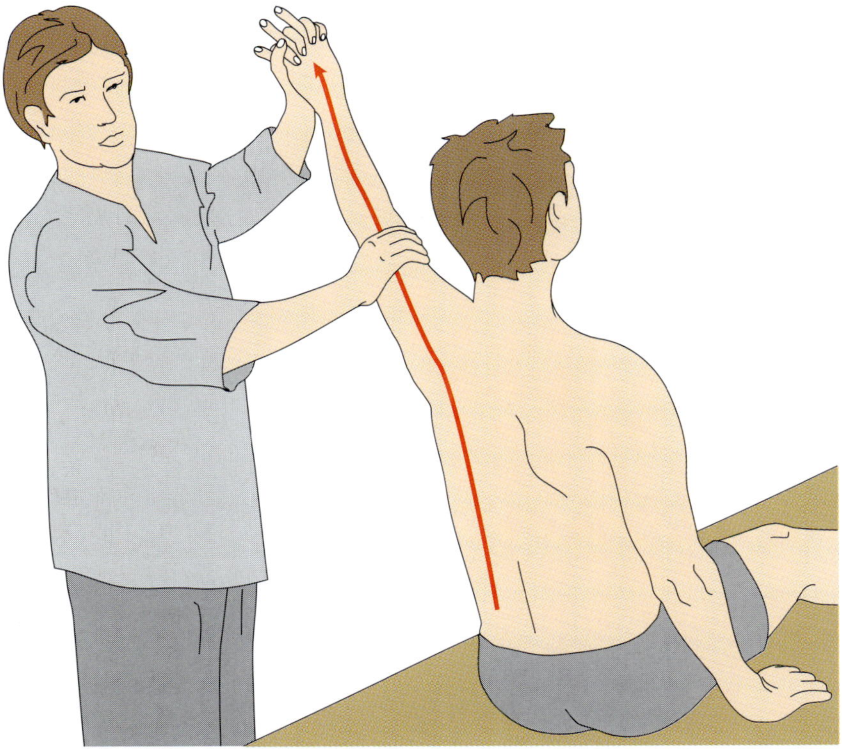

Position 3.2. Druckmassage von hinten, vom Lendenwirbelbereich zu den Handspitzen

Kontraindikationen:

Belastungskopfschmerzen, Halswirbelsäulen-Syndrom (Zervikobrachialsyndrom), Kinder und Schwangere.

Nachbehandlung (Pradhana oder Pascatakarma)

Diese Behandlung gehört weder zum klassischen noch zum zeitgemäßen Pancakarma und hat keine Pradhanakarma. Eine Stunde Ruhen ist vorgeschrieben. Regenerationsmittel (Rasayana) sind im Anschluß angezeigt.

Position 3.3. Druckmassage mit beiden Händen von der Hüfte zu den Fingerspitzen

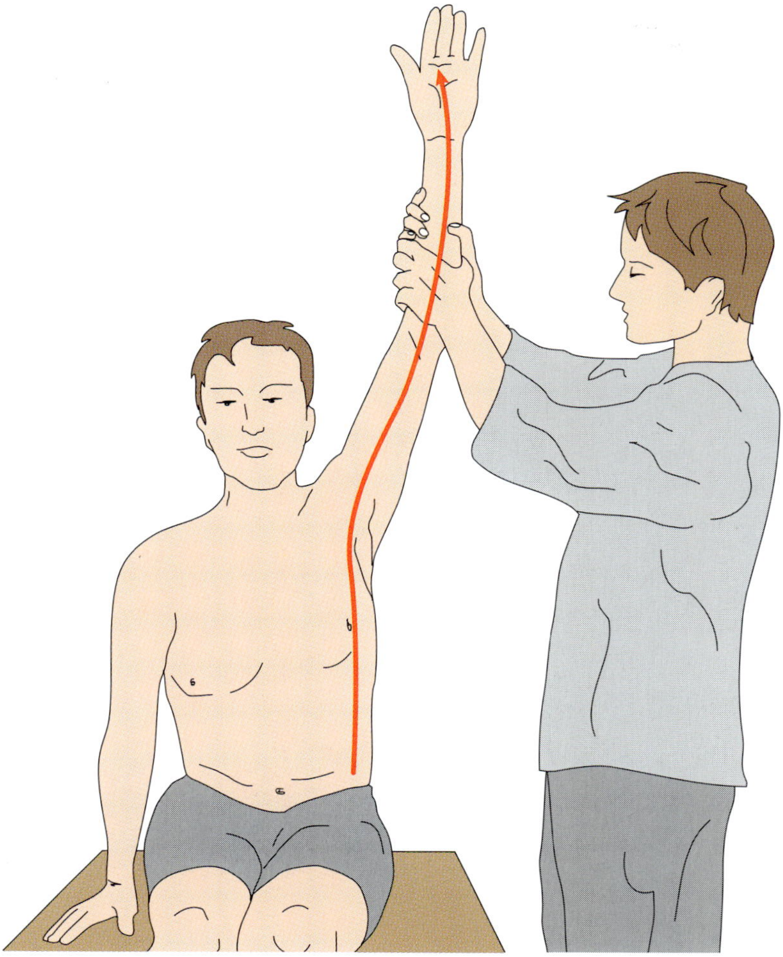

7 Massage mit den Füßen – Padanghata

Um einen Druck von 3 bis 5 cm auf das Gewebe erreichen zu können, reicht die Kraft der Hände nicht mehr aus. Deshalb wird mit den Füßen massiert. Körperliche gut trainierte Menschen empfinden den starken Druck als äußerst angenehm. Diese Art der Massage war sehr beliebt bei den englischen Offizieren und war bekannt dafür, daß damit selbst völlig erschöpfte Soldaten wieder frisch gemacht werden konnten (Position 4.).

Therapieart:

Die Massage mit den Füßen kann unter die spezielle Druckmassage eingeordnet werden und zwar als Thalodal mit starkem Druck (3 bis 5 cm). Sie ist eine Öltherapie (Snehana) und nährende Therapie (Brimhana).

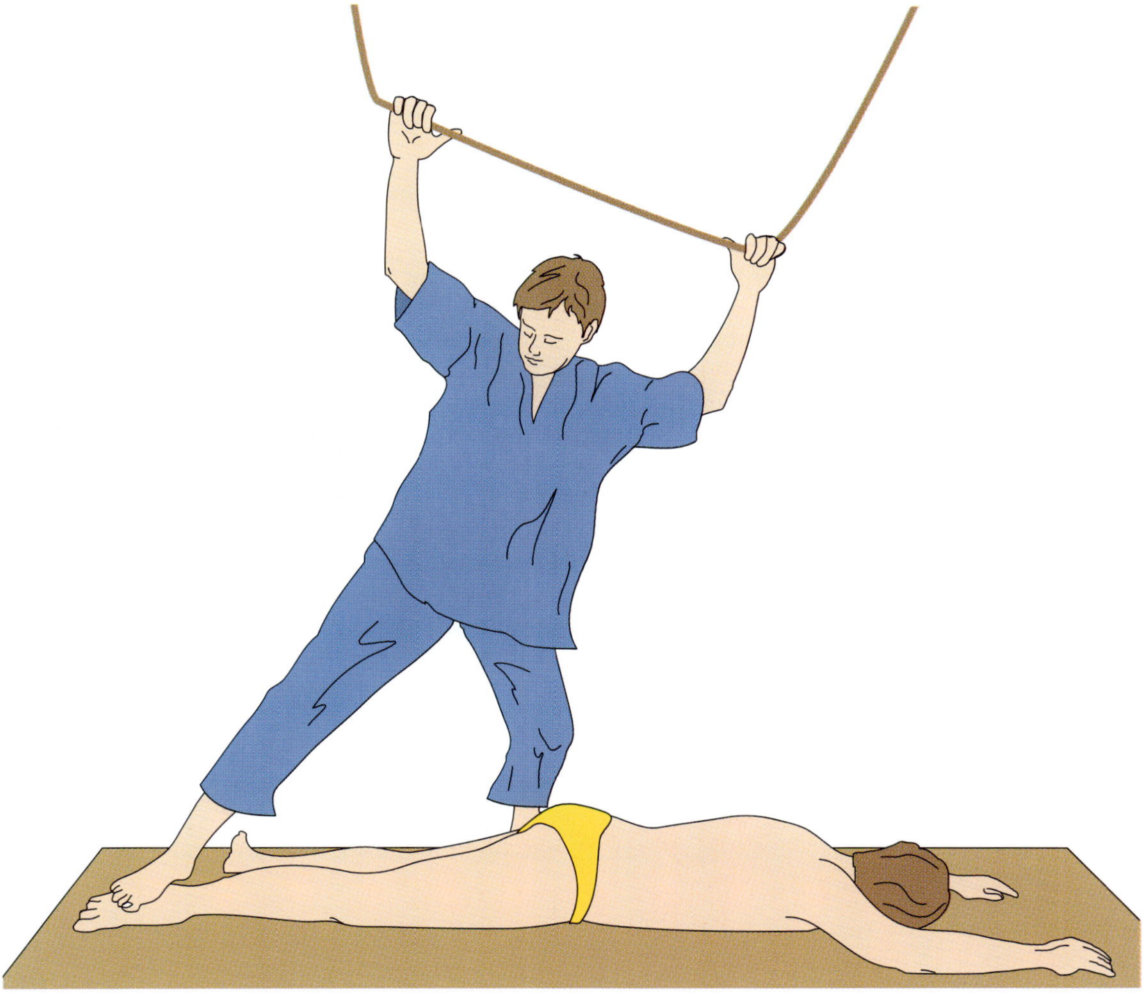

Position 4.
Die Massage mit den Füßen (Padanghata)

Material:

- Massagematte
- Heißes Wasserbad, um die Öle zu erwärmen
- 2 Stahlgefäße für die Öle
- 150 bis 200 ml Indiziertes Öl für Körper
- 40 ml Öl für Kopf
- 2 Wattebäusche
- 1 Handtuch, um den Kopf zu trocknen
- 0.5 g SEVA Haarpulver oder Rasnadi Curna
- Alkohol und Papiertücher, um die Matte anschließend zu reinigen
- SEVA Reinigungspulver für Haar und Körper, um das überschüssige Öl schonend zu entfernen

Vorbehandlung (Purvakarma)

Sport, Yoga, Kampfkunst (Kalarippayatt), Abhyanga

Ablauf:

Früher wurde diese Therapie im Freien unter einem schattigen Baum durchgeführt. Um das Gleichgewicht halten zu können, muß ein Strick an der Decke oder einem Ast befestigt werden, an dem sich der Therapeut während der Behandlung festhalten kann.

Der Patient setzt sich auf eine Matte auf dem Boden. Das Öl wird zuerst auf den Kopf, dann auf Nabel, Handflächen, Fußsohlen und dann auf den ganzen Körper aufgetragen. Dann legt er sich auf den Bauch und streckt die Arme nach vorne. Nun werden die gleichen Sektionen, wie in den Skizzen bei Thalodal mit den Füßen bearbeitet. Hinzu kommt noch eine siebte Art, bei der vom linken Fuß bis zur rechten Handfläche in einem Zug massiert wird. Das Gleiche wird dann vom rechten Fuß bis zur linken Hand ausgeführt.

Dann dreht sich der Patient auf den Rücken. Auch hier wird entsprechend den sechs Skizzen bei Thalodal vorgegangen, wobei der Druck, außer bei den Beinen und in der Mitte des Brustkorbes massiv zurückgenommen wird. Manchmal verzichtet man auch auf die Massage mit den Füßen in dieser Stellung und arbeitet mit den Händen wie bei Thalodal.

Nach der Behandlung muß das überschüssige Öl mit einem Tuch abgerieben werden und etwas SEVA Haarpulver oder Rasnadi Curna auf den Scheitel massiert. Dann muß der Patient für eine Stunde rasten. Es folgt kein Schwitzbad nach dieser Behandlung.

Zeit und Anzahl:

Die Behandlung kann nur bei leeren Magen ausgeführt werden. Daher eignen sich der Morgen und der späte Nachmittag. Die Anzahl richtet sich nach den Indikationen und dem Zustand des Patienten.

Padanghata wird nur von einem Masseur durchgeführt. Anfangs sollte die Behandlung von kürzerer Dauer sein. Allmählich kann dann bis maximal 35 Minuten behandelt werden.

Speziell zu beachten:

Der Patient muß sich in einer guten körperlichen Verfassung befinden, ansonsten kann er den starken Druck nicht aushalten. Sportler und Leute, die einen durchtrainierten Körper haben, sind die besten Kandidaten für diese Behandlung. Der Druck muß vom Therapeuten aufs Genauste kontrolliert werden.

Indikationen:

Nur für kräftige, körperlich leistungsfähige Patienten bei verschiedenen Vata, psychosomatische Erkrankungen, chronischer Müdigkeit, Koma und zur Regeneration (Rasayana)

Kontraindikationen:
Fieber, Verdauungsstörungen; nach Vamana (therapeutisches Erbrechen), Virecana (Purgieren) und Vasti (Einlauf), Menstruation, Schwangerschaft, Kinder.

Nachbehandlung (Pradhana oder Pascatakarma)
Diese Behandlung gehört weder zum klassischen noch zum zeitgemäßen Pancakarma und hat keine Pradhanakarma. Empfohlen wird mindestens eine Stunde Ruhe nach der Behandlung sowie aufbauende Mittel (Rasayana).

8 Kopfeinsalbung – Shiroabhyanga

Vagbhata beschreibt vier Arten von Behandlungen des Kopfes mit Öl und fügt hinzu, daß entsprechend ihrer Reihenfolge auch ihre Wirkung zunimmt.[20]

- Kopfeinsalbung – *Shiroabhyanga*
- Kopfgießen – *Shirodhara, Shiraseka*
- Kopfwickel – *Picu*
- Kopfeinlauf – *Shirovasti*

Shiroabhyanga ist demzufolge die mildeste Art der Kopfbehandlung mit Öl. Sie besteht darin, Öle auf den Kopf aufzutragen und einwirken zu lassen. Im Verlaufe einer Einsalbung (Abhyanga) ist die erste Handlung das Auftragen des Öles auf den Kopf. Dabei sollte beachtet werden, daß erhitzende Öle wie Senföl oder SEVA Kapha Öl nie auf dem Kopf verwendet werden dürfen. Auch sehr nährende Öle wie Kuzhambu werden nicht im Kopfbereich verwendet. Beide Typen würden Pitta im Kopfbereich übermäßig erhöhen, was zu Haarausfall und Augenleiden führen könnte.

9 Kopfmassage – Shiromardana

Wenn zusätzlich zum einfachen Auftragen von Ölen (Shiroabhyanga) noch kräftig massiert wird, dann wird dies als Kopfmassage (Shiromardana) bezeichnet. Auch Shiromardana bildet einen Bestandteil des Ablaufs von Abhyanga, kann aber auch separat ausgeführt werden.

Material:
- Wasserbad zum erwärmen der Öle
- 2 Stahlgefäße für die Öle
- 50 ml indiziertes Öl
- 2 Wattebäusche
- 1 Handtuch, um den Kopf zu trocknen
- 0.5 g SEVA Haarpulver oder Rasnadi Curna

[20] Ashtangahridaya, Sutra Sthana, Kapitel 22, Vers 18 a

- SEVA Reinigungspulver für das Haar, um das überschüssige Öl schonend zu entfernen

Ablauf:

Der Patient setzt sich auf einen bequemen Stuhl. Das zu verwendende Öl wird zuerst im Wasserbad auf 40 Grad erhitzt. Mit Hilfe eines Wattebauschs wird das Öl vorsichtig auf den Haarboden aufgetragen. Wenn das Öl auf die ganze Kopfhaut (nicht die Haare) aufgetragen wurde, beginnt die eigentliche Massage. Mit der flachen Hand, d. h. mit dem Handballen wird zuerst die Fontanella und der Haarscheitel kräftig massiert. Dann fährt man mit gespreizten Finger am Hinterkopf unter das Haar und massiert dort kräftig mit den Fingerkuppen. Während der ganzen Massage sollte darauf geachtet werden, daß kein unnötiger Druck auf die Halswirbelsäule entsteht und daß der Kopf nicht hin und her geschüttelt wird. Deshalb wird die linke Handfläche unter das Kinn gehalten um dieses zu stützen.

Öl wird nun in die Ohren gegeben und anschließend werden sie mit etwas Watte zugestopft. Die Ohrmuscheln sollen gut massiert werden. Dann wir die Stirn mit dem Daumenballen von der Stirnmitte bis zu den Ohren mit kräftigem Druck massiert. Der Therapeut kann sich anschließend hinter den Patienten stellen, mit dem Daumen und Zeigefinger die Haut bei den Augenbrauen leicht zusammenkneifen und mit beiden Daumen die Nasenwurzel kneten. Mit beiden Händen wird die Kopfhaut kräftig gerieben. Danach werden die Haare leicht gepackt und nach oben gezogen. Zum Schluß werden Nacken, Schultern und Oberarme massiert und anschließend das Haar mit einem Tuch getrocknet und etwas SEVA Ayurveda Haarpulver auf den Scheitel gerieben.

Die Haare können mit SEVA Reinigungspulver für die Haare, oder Shiyakaipulver gewaschen werden. Vom Gebrauch von Haartrocknern wird abgeraten, da diese die Kopfhaut und Haare zu sehr austrocknen und die Hitze für die Haare schlecht verträglich ist.

Indikationen:

Die Kopfmassage dient zur Belebung der Kopfhaut. Mit entsprechenden Ölen, wie SEVA Haaröle für die kalte oder warme Jahreszeit, Bhringamalakadi Thaila, etc. hilft sie bei Haarausfall, frühem Ergrauen, Schuppen oder Pilzbefall. Daneben besitzen diese Öle auch positive Auswirkungen für andere Kopforgane wie Augen, Nase und Ohren. Die Massage entspannt den ganzen Körper und hilft deshalb auch bei Schlafstörungen, Nervosität, Streß und Verspannungen.

10 Kopfeinlauf – Shirovasti

Shirovasti bedeutet Kopfeinlauf. Da wir auf der Kopfoberfläche keine Öffnung haben und sich die Flüssigkeiten nicht halten können, wird

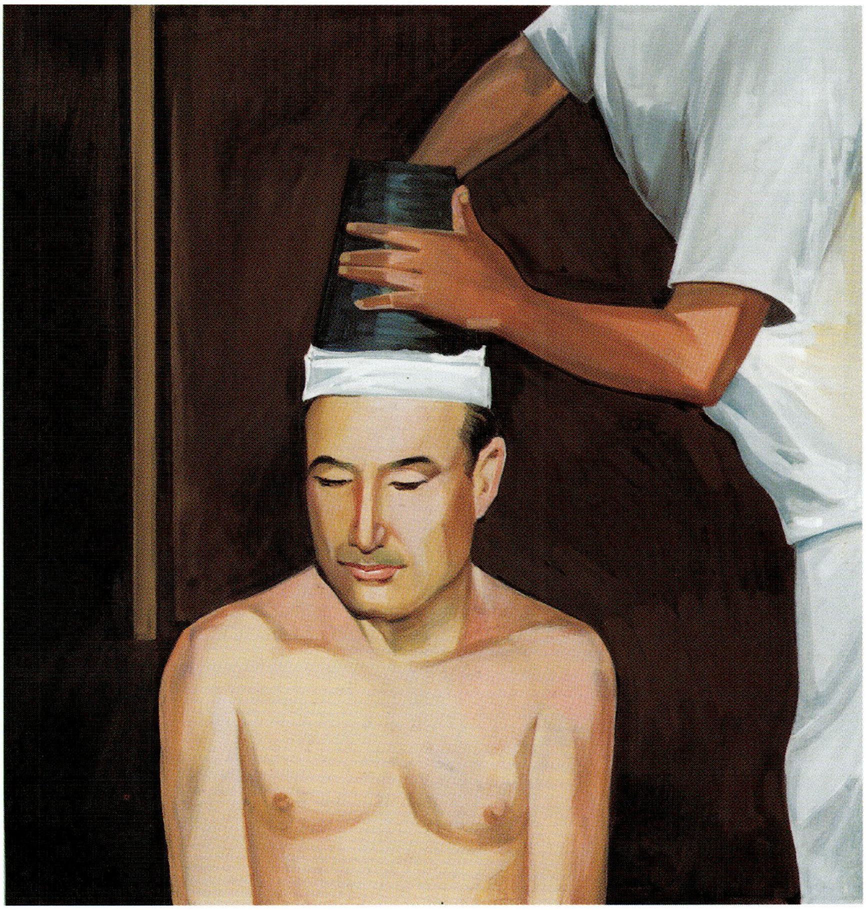

Kopfeinlauf (Shirovasti), Hut aus Leder, der mit Öl gefüllt wird.

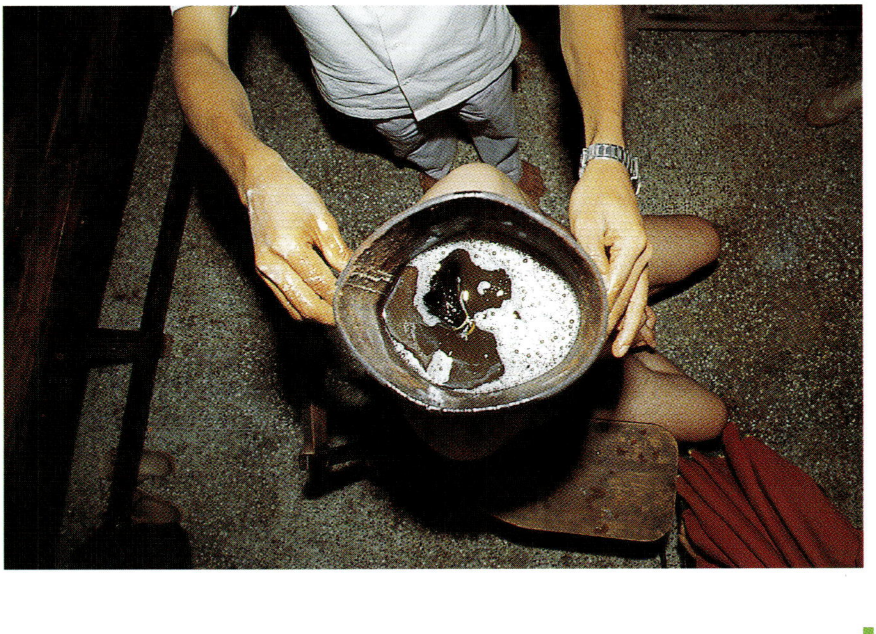

Kopfeinlauf (Shirovasti) Ansicht von oben.

eine Kappe aus Leder oder Kunststoff, ein sogenannter Nofretete-Hut, aufgesetzt. In Indien wird zu dieser Therapie grundsätzlich das Haupthaar abrasiert.

Therapieart:

Shirovasti ist eine Ölbehandlung (Snehana).

Material:

- Heißes Wasserbad, um die Öle zu erwärmen
- 2 Stahlgefäße für die Öle
- 1 Stuhl mit Rückenlehne
- 1.5 Liter indiziertes Öl für Shirovasti
- 40 ml indiziertes Öl für Abhyanga
- 2 Gazebinden
- 500 g Kichererbsenmehl
- 1 kleiner Schwamm
- 1 Lederkappe
- 3 Wattebäusche
- 1 Handtuch, um den Kopf zu trocknen
- 0.5 g SEVA Haarpulver oder Rasnadi Curna
- SEVA Reinigungspulver für Haar und Körper, um das überschüssige Öl schonend zu entfernen

Vorbehandlung (Purvakarma):

Pancakarma oder Abhyanga und Sweda, rasieren der Kopfbehaarung.

Ablauf:

Zuerst wird ein Teig aus Kichererbsenmehl und Wasser hergestellt. Damit werden die Gazebinden beidseitig beschmiert und Würste zum Abdichten hergestellt.

Der Patient setzt sich auf einen Stuhl und sein Kopf und die Schulter werden mit Öl massiert. Da er für längere Zeit sitzen soll, muß er vorher Darm und Blase entleeren.

Dann wird eine Gazebindee beidseitig mit der Masse aus Kichererbsenmehl und Wasser eingeschmiert und auf Stirnhöhe um den Kopf gebunden. Die Lederkappe wird nun darüber gestülpt und wiederum mit einer entsprechenden Gazebinde abgedichtet. Falls nötig wird nun auch an den Seitenrändern des Innenraumes der Kappe mit den Teigwürsten abgedichtet. Es soll sichergestellt werden, daß das Öl nicht aus der Kappe herauslaufen kann.

Das indizierte, auf 39 Grad erwärmte Öl, wie zum Beispiel SEVA Baby Massageöl, Kshirabala Thaila, etc., wird nun langsam in die Kappe gegeben. Es soll nicht direkt auf die Kopfhaut sondern entlang eines hölzernen Löffels oder eine Palmblattes gegossen werden bis die Kopfhaut mit etwa 3 cm Öl überdeckt ist. Der Rest des Öles bleibt

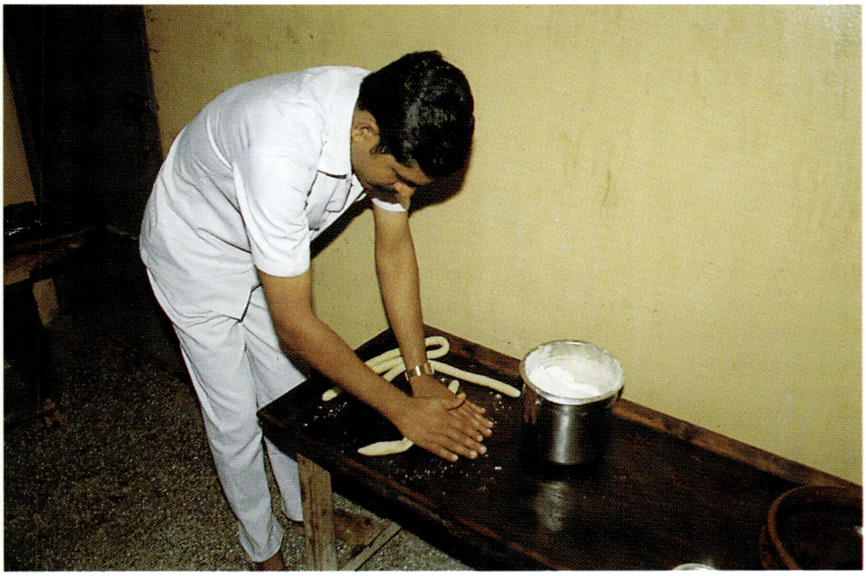

Kopfeinlauf (Shirovasti), Herstellen des Dichtungsmaterials aus Kichererbsenmehl.

im Wasserbad und wird dort warm gehalten. Die Temperatur des Öles in der Kappe, sollte möglichst konstant gehalten werden. Dazu wird in regelmäßigen Abständen das Öl mit Hilfe des Schwammes aus der Kappe genommen und warmes Öl nachgefüllt. Das entnommene Öl wird im Wasserbad wieder aufgewärmt. Die Behandlung wird fortgesetzt bis die vorgeschrieben Zeit vorbei ist oder sobald die Nase des Patienten zu laufen beginnt. Dies ist ein Zeichen dafür, daß Kapha verflüssigt ist und aus dem Körper tritt.

Alles Öl wird entfernt, die Kappe und Gazebinden werden abgenommen, der Kopf von Öl und Schweiss leicht getrocknet. Dann wird der Patient mit frischem Öl auf Kopf, Nacken, Schultern und Rest des Körpers massiert. Nach einer Pause von einer halben Stunde kann der Patient ein Bad nehmen.

Zeit und Anzahl:

Die Behandlung wird 3, 5 bis maximal 7 Tage lang durchgeführt.

Die maximale Zeiteinheit sollte nie schon am ersten Tag eingehalten werden, sondern man beginnt etwas darunter und verlängert Shirovasti bis zur Mitte der Behandlung und reduziert sie dann in gleichen Schritten. Die empfohlenen Zeiten sind:

- 53 Min. bei Vata-Indikationen
- 42.5 Min. bei Pitta-Indikationen
- 33 Min. bei Kapha-Indikationen
- 6 Min. für gesunde Patienten
- oder bis Symptome wie Nasen laufen erscheinen

Die Therapie wird am späten Nachmittag, nach 16.00 Uhr durchgeführt.

Speziell zu beachten:
Aufhören sobald Kapha aus Nase und Mund fließt.

Der Patient soll sich so hinsetzen, daß sein Kopf gegen Westen schaut.

Indikationen:
Alle Vata-Erkrankungen im Kopfbereich, starke Kopf- und Ohrenschmerzen, Tinnitus, Hörsturz, Parkinson, Gesichtslähmungen, Schlaflosigkeit, Trockenheit im Mund und Nase, Gefühlslosigkeit der Kopfhaut, Vata bedingter Katarakt, Haarausfall.

Kontraindikationen:
Wo Ölbehandlungen kontraindiziert sind, wie bei schwacher oder zu starker Verdauung (AGNI), Aszites, Fettleibigkeit, Diarrhöe, Erbrechen, Kapha und Intoxikation; bei HWS (wegen Haltung).

Nachbehandlung (Pradhana oder Pascatakarma)
Aderlaß im Kopfbereich, Nasya (Nasenschleimhauttherapie).

11 Kopfpaste – Mastishkya

Mastishkya steht eigentlich für jede Behandlung oder Arznei, die auf das Gehirn (ZNS) Einfluß ausübt. Hier bedeutet Mastishkya das Auftragen von Pasten auf den Kopf (zur Behandlung des ZNS) und gehört zu den von Vagbhata aufgezählten externen Ölanwendungen.

Dabei werden Arzneien wie Triphala, Brahmi (Bacopa monniera), Bhringaraja (Eclipta alba), etc. mit Ghee oder Öl vermischt und auf die (rasierte) Kopfhaut aufgetragen, dort für einige Zeit belassen und anschließend abgewaschen.

Die Anwendung gleicht der Behandlung mit Wickel und deshalb gehe ich nicht weiter auf sie ein.

12 Medizinisches Pflaster – Lepa

Sushruta widmet ein ganzes Kapitel den verschiedenen Arten von medizinischen Pflastern und unterstreicht, daß diese die wichtigste Rolle in allen Fällen von entzündlichen Schwellungen spielen.[21] Er unterscheidet die drei folgenden Arten:

1. Pralepa – dünn, kalt, absorbierend oder nicht absorbierend, normalisiert Pitta und Rakta
2. Pradeha – nicht absorbierend, dünn oder dick, kalt oder warm, normalisiert Vata und Kapha

[21] Sushruta Samhita, Sutra Sthana, Kapitel 18, Vers 1

3. Alepana – blutstillend, adstringierend, normalisiert Vata, Pitta, Kapha (Schmerz, Brennen, Jucken)

Wenn richtig aufgetragen, d.h. von unten nach oben oder gegen die Haarrichtung, sickern die Wirkstoffe via die Haarfollikel und Schwitzkanäle in das umliegende Gewebe und die Zirkulation.

Therapieart:
Je nach den Zutaten, die wir für die medizinischen Pflaster verwendet werden, sind sie Langhana (reduzierende Therapien), Brimhana (nährende Therapien), Rukshana (austrocknende Therapien), Snehana (Ölkuren), Swedana (Schwitzkuren) oder Sthambhana (adstringierende Therapien).

Material:
- Arzneiliche Substanzen, wie Pulver (Curna), Pasten (Kalka), Öle, Honig, Ghee, frische Blätter, Saft von frischen Pflanzen (Swarasa), Dekokte (Kashaya), etc.
- Gazetuch und Gazebinden

Vorbehandlung (Purvakarma):
Ein altes oder trockenes Pflaster muß entfernt und die Stelle muß gereinigt werden.

Ablauf:
Reinigen Sie gründlich die Hautoberfläche, wo das Pflaster aufgetragen werden soll. Vermischen Sie die Bestandteile mit Ghee, Öl oder gekochtem Wasser und tragen sie gegen die Haarrichtung (verbessert Aufnahme durch Follikel) auf. Decken Sie die aufgetragene Paste mit Gaze ab und machen Sie, wenn nötig, einen Verband.

In den meisten Fällen wird das Pflaster ausgetauscht sobald es ausgetrocknet ist.

Zeit und Anzahl:
Die Anwendung wird durchgeführt bis die Symptome abnehmen.

Speziell zu beachten:
- Alte Pflaster nicht wiederverwenden
- Nicht mehr als halbe Fingerdicke
- Sobald das Pflaster ausgetrocknet ist, muß es ersetzt werden, da es sonst kaustische oder korrosive Wirkung ausüben kann.
- Wickel niemals mit der Haarrichtung auftragen

Auftragen eine medizinischen Pflaster (Lepa)

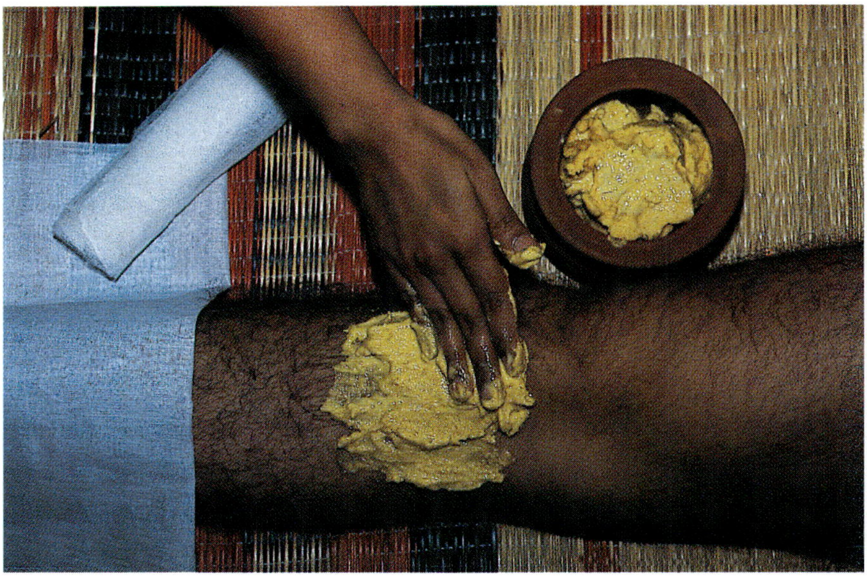

- Niemals über Nacht belassen, da dabei die Hitzeabgabe behindert wird[22]

Indikationen:

Pflaster sind die wichtigste Maßnahme bei allen Formen von (entzündlichen) Schwellungen.

- Pralepa normalisiert Pitta und Rakta
- Pradeha normalisiert Vata und Kapha, fördert das Zusammenwachsen, reinigt und heilt Geschwür, reduziert Schmerz und Schwellungen
- Alepana reduziert Brennen, Schmerz, Schwellung, Eiter und Blutungen, wird in Geschwüren der Analgegend und Marmas verwendet.

Kontraindikationen:

Keine, da jedes der medizinischen Pflaster (Lepa) der Indikation angepaßt werden kann.

Nachbehandlung (Pradhana oder Pascatakarma)

Keine direkte Nachbehandlung wird von Sushruta empfohlen.

13 Nährendes Pflaster – Annalepa

Annalepa ist eine pragmatische Alternative der Kerala Ärzte zum heißen, nährenden Wickel (Navarakizhi) und ist auch nur dort be-

[22] Sushruta Samhita, Sutra Sthana, Kapitel 18, Vers 11

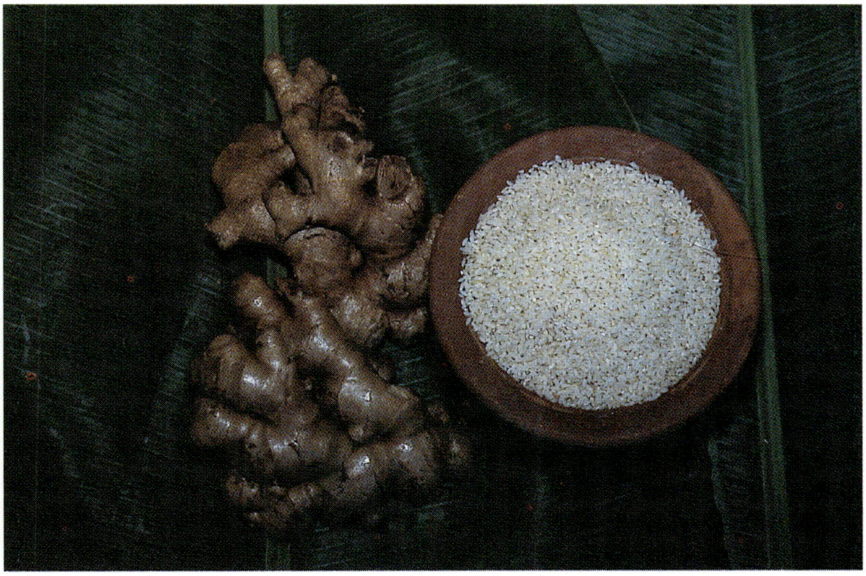

Zutaten für Annalepa, das nährende Pflaster

kannt. Die Indikationen sind ähnlich und können unter Abschnitt 34 nachgelesen werden. Hauptsächlich werden Poliomyelitis und Muskelatrophien damit behandelt.

Nach dem Abhyanga mit indizierten Ölen in sitzender Stellung wird eine warme Paste aus Bala Kwatha (Abkochung von Sida cordifolia) und Gersten-, Weizen- oder Reisschrot oder Bockshornkleesamen gegen die Haarrichtung aufgetragen. Die Zubereitung des Dekokt und der Paste werden im Abschnitt 34 eingehend beschrieben. Angefangen wird mit dem Auftragen bei den Füßen und aufgehört wird beim Hals.

Um zu verhindern, daß der Patient friert, wird die Paste nicht auf einmal sondern in Schichten aufgetragen.

Die Paste wird eine halbe bis maximal eine Stunde auf dem Körper belassen. Anschließend wird sie mit einem feuchten Gazetuch entfernt. Der Patient wird mit frischem warmem Öl massiert und danach mit warmem Wasser abgewaschen oder er kann ein warmes Bad nehmen.

Dieses Pflaster kann auch nur lokal angewendet werden.

14 Wickel – Picu

Bei dieser Behandlung wird ein Gazetuch in arzneiliches Öl getaucht und dann für eine vorgeschriebene Periode auf der Haut oder in einer Körperöffnung belassen.

Als Vorbehandlung kann Abhyanga durchgeführt werden.

Die Behandlung dauert normalerweise eine Stunde für sieben Tage, kann sich aber auch nach spezifischen Indikationen richten.

Wickel sind eine sehr einfache aber wirksame Therapie und verdienen einen bevorzugten Platz in der Therapeutik. Gerade wegen ihrer Einfachheit können sie in jedem Haushalt zur Anwendung kommen. Der Kreativität des Behandelnden sind dabei keine Grenzen gesetzt.

Generell können solche Wickel überall am Körper angewendet werden. In Fällen, wo es nicht nötig oder möglich ist, den Körperguß, der sehr viel Öl konsumiert, durchzuführen, ist der Wickel (Picu) die günstige und ebenso effektive Alternative.

Dieser Wickel kommt vor allem bei Ödemen (SEVA Kapha Massageöl oder Sahacaradi Thaila), bei entzündlichen Veränderungen, Verstauchungen (SEVA Sport Massageöl oder Balaguducyadi Thaila, Pinda Thaila, etc.), z.B. auch Arthritis, zum Einsatz.

15 Kopfwickel – Shirolepa (Murda Thaila)

Die Wirkung von Shirolepa, oder dem Kopfwickel ist stärker als beim Shiroabhyanga. Zudem können mit dem Kopfwickel auch Stellen des Kopfes behandelt werden, die bei Shirovasti nicht erreicht werden können. Das trifft insbesondere für die Schläfen und den Hinterkopf zu.

Auch hier wird empfohlen, das Kopfhaar vor der Behandlung abzurasieren. Die Behandlung ist bei folgenden Indikationen angezeigt: Chronischem Haarausfall, Parasitenbefall der Kopfhaut, Schuppen, eiternden Kopfverletzungen, entzündliche Veränderungen der Kopfhaut und bestimmte Augenleiden.

Zur Behandlung können entweder nur arzneiliche Öle wie SEVA Baby Massageöl oder Kshirabala Thaila, Öle, die mit arzneilichen Pulvern (Curna), z.B. Bala (Sida cordifolia) oder Musta (Cyperus rotundus, Nußgras) vermischt werden, wobei das Öl zuerst erhitzt wird bevor die Pulver hineingegeben werden, oder es werden Pasten verwendet.

In Kerala wird dieser Prozeß auch Thalam genannt und wird immer vor einer Schwitzkur (Sweda) durchgeführt.

Eine spezielle Art des Kopfwickels, nämlich Thalapothichil, werde ich unter separaten Titel (16) beschreiben.

16 Scheidenwickel

Hier wird ein Stück Gaze oder ein Baumwolltampon in arzneiliches Öl getaucht, in die Vagina eingeführt und dort für eine Stunde belassen.

Dies ist eine sehr effektive Behandlung bei Leukorrhoe (Fluor albus), Sterilität und Östrogenmangel. Behandelt wird mit SEVA Vata Massageöl oder Dhanvantara Thaila, bei Candidose der Scheide mit SEVA Kapha Massageöl, Sahacaradi Thaila oder Sesamöl abgekocht mit Nimba (Azadirachta indica) und Kurkuma.

In Kerala wird oft ab dem achten Monat der Schwangerschaft täglich ein Scheidenwickel mit SEVA Baby Massageöl oder Kshirabala Thaila durchgeführt, was die Geburt erleichtert und die Schmerzen reduziert.

17 Spezieller Kopfwickel – Thalapothichil

Jetzt kommen wir zu einer einfachen Behandlungsweise, die aber so wirksam ist, daß sie bei schweren chronischen Erkrankungen wie Psoriasis, Zervikobrachialsyndrom, psychischen Störungen, Gedächtnisverlust oder bestimmten Augenleiden (verursacht durch überschüssiges Pitta) eingesetzt werden kann. Wie kommt es, daß bei einer Krankheit wie Psoriasis, bei der zum Beispiel die Hände oder der Rücken befallen sind, ein Wickel auf dem Kopf helfen soll. Die Kerala Ärzte erklären es damit, daß wenn ein Medikament auf den Kopf (Sahasrara Cakra) gegeben wird, alle anderen Körperteile davon profitieren. Die Praxis zeigt auf jeden Fall äußerst erstaunliche Resultate.

Diese Behandlung kann kompliziertere und aufwendigere Therapien wie Shirovasti (Kopfeinlauf) oder Guß mit Buttermilch ersetzen und erfreut sich deshalb größter Beliebtheit in Kerala.

Therapieart:

Thalapothichil ist eine typische Kerala Spezialität.

Material:

- Massageliege oder Stuhl
- Heißes Wasserbad, um das Öl zu erwärmen
- 1 Stahlgefäße für das Öl
- 50 ml indiziertes Öl für Abhyanga
- 1 Gazebinde
- 2 Wattebäusche
- 1 Rasierklinge
- 1 m Baumwollschnur
- 250 g getrocknete Amalaki (Emblica officinalis) ohne Samen oder Triphala Pulver
- 500 ml frische Buttermilch
- 500 ml Wasser
- Herd und Kochtopf
- 1 großes Blatt wie ein Bananen- oder Lotusblatt, eventuell ein Stück Plastikfolie
- 1 Handtuch, um den Kopf zu trocknen
- 0.5 g SEVA Haarpulver oder Rasnadi Curna
- SEVA Reinigungspulver für Körper, um beim Bad das überschüssige Öl schonend zu entfernen

Vorbehandlung und Zubereiten der Materialien:

Zuerst werden die 250 g getrockneten Amlafrüchte in einem Halben Liter frischer Buttermilch und einem halben Liter Wasser gekocht. Wenn der größte Teil des Wassers verdampft ist, soll der Kochtopf vom Herd genommen werden und zu einem feinem Brei verarbeitet werden, ohne daß mehr Flüssigkeit dazugegeben werden darf.

Die Haupthaare werden vor dieser Behandlung abrasiert.

Das der Indikation des Patienten entsprechende arzneiliche Öl wird auf Körper und Kopf des Patienten einmassiert (Abhyanga).

Ablauf:

Nach dem Abhyanga, das in sitzender Stellung durchgeführt werden kann, wird die Gazebinde über den Augenbrauen um den Kopf gewickelt.

Die Paste wird dann uniform auf den ganzen Kopf verteilt, so daß eine Schicht von 0.5 cm entsteht. Darüber wird ein Bananen- oder Lotusblatt, das über milder Hitze weich gemacht wurde, oder eine Plastikfolie gelegt und mit einer Schnur festgebunden.

Nach zirka der Hälfte der vorgeschriebenen Zeit wird mit Hilfe der Rasierklinge in der Kopfmitte aus der Folie, dem Blatt ein Stück von 3 x 3 cm herausgeschnitten. Das soll verhindern, daß ein Hitzestau entsteht.

Zum Schluß werden Paste und Abdeckung entfernt, der Kopf wird abgetrocknet und frisches Öl wird auf die Kopfhaut massiert.

Anschließend soll der Patient ein Bad mit kaltem Wasser nehmen (d. h. 26 Grad warm).

Zeit und Anzahl:

Die Behandlung wird 14 Tage lang ohne Unterbrechung durchgeführt; dann wieder nach einer Pause von 4 Monaten.

Die Therapie wird vorwiegend am späten Nachmittag wie Shirovasti durchgeführt.

Indikationen:

Psoriasis, Dermitis, Hypertonie (dabei wird in das Loch, das man bei Halbzeit in das Blatt schneidet, etwas SEVA Vata Massageöl oder Kshirabala Thaila gegeben), Schlaflosigkeit, psychiatrische Erkrankungen, Zervikobrachialsyndrom, Kopfschmerzen, Erkrankungen von Nase, Ohren und Augen, etc. Diese Behandlung kommt vor allem bei Pitta- und Kapha-Erkrankungen, die in Verbindung mit Vata-Störungen stehen zum Einsatz.

18 Nicht wärmender Guß – Pariseka, Dharana

Das Gießen von flüssigen Substanzen kann praktisch jeder Indikation angepasst werden, indem Flüssigkeiten mit unterschiedlichen Eigenschaften und Temperaturen verwendet werden. Wenn der ganze Körper behandelt wird, so wird die Therapie Pariseka genannt. Wenn nur ein Teil behandelt wird, so ist es Dharana. Natürlich wird Seka, was eigentlich »Geben oder Gießen« bedeutet auch in anderen Zusammenhängen gebraucht. Unter dieser Rubrik ist eine rein äußerliche

Ölbehandlung gemeint, d.h. die Substanzen werden nicht so stark erhitzt, als daß sie Schwitzen induzieren. Es handelt sich hier um eine reine Ölkur und nicht wie beim warmem Ölguß (Kayaseka, Thaila Dhara oder Pizhichil) um eine Schwitzkur (Swedana).

Somit werden die Öle und andere Substanzen kaum erwärmt und haben damit eine stärker Kapha vermehrende Wirkung und wenig Pitta vermehrende Wirkung. Das bedeutet, daß Sie damit auch Vata-Pitta-Konditionen behandeln können, andererseits speziell darauf achten müssen, daß die Kontraindikation bei Kapha Zuständen noch akuter wird. Auf der Basis dieses Hintergrundes können Sie den nicht wärmenden Guß einsetzen. Die Vorbereitung, Materialien und Ablauf sind wie beim warmen Ölguß und können dort nachgelesen werden.

19 Guß mit Buttermilch – Takradhara

Der Guß mit Buttermilch (Takradhara) ist ein nicht wärmender Guß. Die Indikationen sind entsprechend für Pitta-Konstitutionen. Er wird meistens nur auf den Kopf in einigen Fällen auch auf dem ganzen Körper durchgeführt. Die Behandlung ist relativ kurz und der Aufwand recht groß. Deshalb kommt sie seltener zum Einsatz. Sie wirkt auch extrem kühlend und darf bei starken Vata-Konstitutionen oder Indikationen nicht angewendet werden. Da Buttermilch positive Auswirkungen auf Kapha besitzt, kann diese Therapie auch bei Pitta-Kapha-Zuständen und Konstitutionen angewendet werden.

Therapieart:

Takradhara ist eine Kerala Spezialität, ist leicht nährend (Brimhana) und ausgleichend (Samshamana). Sie kann im Rahmen einer Pancakarma Behandlung eingesetzt werden.

Material:

- Spezielle Massageliege (Dhara-Tisch)
- Dhara-Gefäß mit Baumwollgarn und Aufhängevorrichtung
- Heißes Wasserbad, um das Öl zu erwärmen
- 1 Stahlgefäße für das Öl
- 50 ml indiziertes Öl für Abhyanga
- 1 Gazebinde
- 2 Wattebäusche
- 1000 g getrocknete Amalaki (Emblica officinalis) ohne Samen oder Triphala Pulver
- 1000 ml frische Buttermilch
- 4000 ml Wasser
- Herd und Kochtopf
- 1 Handtuch, um den Kopf zu trocknen
- 0.5 g SEVA Haarpulver oder Rasnadi Curna
- SEVA Reinigungspulver für Körper, um beim Bad das überschüssige Öl schonend zu entfernen

Herstellung von Takra & Vorbereitung:

Die Flüssigkeit zum Gießen kann wie folgt hergestellt werden: Zuerst wird ein Dekokt mit 1000 g Amlapulver oder Triphala und 4 Liter Wasser hergestellt, indem die Lösung gekocht wird bis nur noch 1 Liter Flüssigkeit übrigbleibt. Das Dekokt wird mit einer Gaze abgefiltert und mit 1 Liter frischer Buttermilch vermischt. Einige Ärzte in Kerala lassen das Dekokt für eine bestimmte Zeit fermentieren, bevor sie es zum Gießen einsetzen.

Der Patient bekommt ein Abhyanga in der sitzenden Stellung, einschließlich Öl in die Ohren und den Nabel.

Ablauf:

Nach dem Abhyanga in sitzender Position legt sich der Patient rücklings auf den Dhara-Tisch, der Kopf ist leicht erhöht und ruht vorzugsweise auf einem festen Kissen. Die Augen werden mit einem baumwollenen Stoffstreifen bedeckt (z.B. einem Mulltuch, das man entsprechend zusammenlegt), der horizontal um seinen Kopf gebunden wird. Dabei ist darauf zu achten, daß der Knoten nicht hinten am Kopf gemacht wird.

Die entsprechende Flüssigkeit wird in das Dhara-Gefäß gefüllt und mit einer schwingenden Bewegung des Gefäßes über den oberen Teil der Stirn unterhalb des Haaransatzes gegossen. Das Gefäß wird immer wieder mit der abfließenden Flüssigkeit, die aufgefangen wird aufgefüllt.

Nach der Behandlung wird der Kopf des Patienten mit einem trockenen Handtuch sanft abgerieben. Die betreffende Person sollte nun 30 Minuten ruhen, bevor sie ein Bad nimmt.

Takradhara, Gießen mit arzneilicher Buttermilch

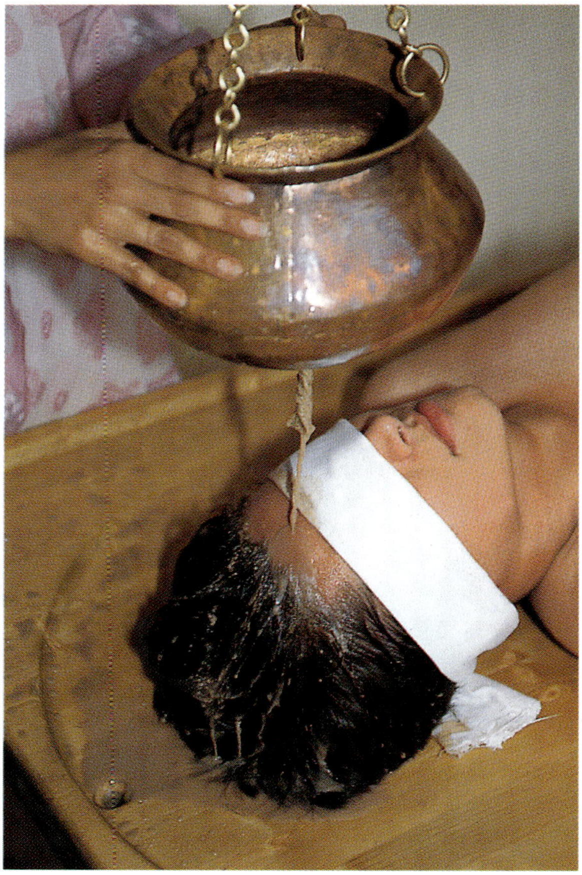

Speziell zu beachten:

- Bei dieser Therapie sollten die Augen immer abgedeckt sein, damit kein Öl hineingelangen kann.
- Die Flüssigkeit wird nicht erwärmt, sondern mit Zimmertemperatur (24-26 Grad) verwendet.
- Das rhythmische Schwingen des Gefäßes ist sehr wichtig, es sollte nicht zu schnell und nicht zu langsam sein. Das Tempo des Hin- und Herschwingens des Gefäßes sollte 1.33 Sekunden in einer geraden Richtung von 16 cm Länge betragen. Die Schwingbewegung kann gerade oder kreisförmig bzw. ellipsenförmig sein.
- Für diese Behandlung werden zwei Therapeuten benötigt: Einer überwacht den gleichmäßiger Fluß des Takra (die Flüssigkeit darf nicht tropfen!) und das Schwingen des Dhara-Gefäßes; die Aufgabe des anderen ist es, die sich hinter dem Kopf des Patienten sammelnde Flüssigkeit in einem Gefäß aufzufangen, wieder zu erwärmen und in das Dhara-Gefäß zurückzugießen.
- Falls genügend Therapeuten vorhanden sind, kann während dieser Therapie gleichzeitig der ganze Körper behandelt werden.
- Der Höhe des Strahls ist für Kapha Patienten am höchsten (= 9-10 cm), für Pitta mittel (= 8 cm) und für Vata (6-7 cm) am geringsten.
- Die arzneiliche Buttermilch (Takra) wird nur einmalig verwendet.

Zeit und Anzahl:

Die Dauer dieser Behandlung beträgt am ersten Tag 35 Minuten, wird täglich um 5 Minuten bis auf 50 Minuten gesteigert und ab dem 5. Tag wieder um jeweils 5 Minuten reduziert, bis die Ausgangszeit von 35 Minuten erreicht ist. In gewissen Fällen wird auch nur 10 Minuten lang therapiert. Diese Anwendung kann täglich für einen Zeitraum von 6 bis 7 Tagen angewandt werden.

Die Behandlung kann um die Mittagszeit stattfinden.

Indikationen:

Für Kopfguß: Chronische Schlaflosigkeit, Kopfschmerzen, Schwindel, instabiler Gang, frühzeitiges Ergrauen der Kopfhaare, Erkrankungen (vor allem Pitta) der Augen, Ohren und Nase.

Für Kopf- und Körperguß: Psoriasis, starke Schmerzen, brennendes Gefühl, Herzbeschwerden wie Hypertonie, Anorexie, Erbrechen, Appetitverlust und bei akuten rheumatischen Entzündungen, wo Hitze kontraindiziert ist.

Kontraindikationen:

Extreme Vata-Zustände oder Konstitutionen.

20 Bad mit Öl – Snehavagahna

Das ist eine äußerst luxuriöse Behandlung, die in früheren Zeiten den Maharajas vorbehalten war. Ein Bottich wird mit arzneilichen Ölen gefüllt und der Patient setzt sich für eine vorgegebene Zeit hinein.

Diese Behandlung besitzt extrem nährende (Brimhana) Eigenschaften und kommt bei stark erhöhtem Vata, wie zum Beispiel bei Erschöpfung oder bei Rekonvaleszenz, zum Einsatz. Sie ist bei Kapha-Zuständen und Konstitutionen kontraindiziert.

21 Gurgeln – Gandusha

Gandusha bedeutet Gurgeln mit soviel Substanz, daß sie im Mund nicht bewegt werden kann und **Kavala** Gurgeln mit weniger Substanz, die im Mund bewegt wird.

Es gibt 4 Unterarten von Gurgeln:[23]

1. **Snehi** – ölig und lauwarm für Vata-Zustände oder Konstitutionen
2. **Prasadi** – süß und kalt für Pitta-Zustände oder Konstitutionen
3. **Shodana** – sauer, scharf, salzig, erhitzend und lauwarm für Kapha-Zustände oder Konstitutionen
4. **Ropana** – Bitter, herb, süß, scharf, erhitzend und lauwarm zum Heilen

Therapieart:
Je nach Substanz und Temperatur – alle 6 Therapiearten

Material:
- Heißes Wasser
- Öl, Dekokt
- 1 Gazebinde

Vorbehandlung:
Einmassieren von Öl auf Wange, Stirn und Hals: Anschließend wird mit einer Gazebinde, die in sehr heißes Wasser eingetaucht und ausgewunden wurde, eine lokale Hitzeanwendung durchgeführt.

Ablauf:
Die Substanzen werden, falls angezeigt, erhitzt und in ein Glas oder Becher gegeben. Der Patient nimmt sie ein und behält sie im Mund.

Im Fall von Gandusha nimmt man soviel Flüssigkeit in den Mund, daß der Mundraum ausgefüllt ist. Man bewegt die Flüssigkeit nicht.

Bei Kavala wird weniger Flüssigkeit in den Mund gegeben, damit diese hin und her bewegt werden kann.

[23] Sushruta Samhita, Cikitsa Sthana, Kapitel 40

Wenn die gestörten Doshas sich im Gebiet der Wangen sammeln und durch Nase und Augen austreten, kann man die Substanzen ausspucken. Wenn diese Symptome nicht eintreten, wird der Vorgang wiederholt.

Der Patient soll völlig aufrecht sitzen und sich auf den Vorgang konzentrieren.

Abschließend kann der Mund mit warmem Wasser gespült werden.

Zeit und Anzahl:

Gurgeln soll man vor Mahlzeiten, am besten vor dem Frühstück.

Der Vorgang wird wiederholt, bis ein Gefühl von Leichtigkeit und Reinheit im Mund, Vitalität und Freude sich einstellen und die Beschwerden zurückgehen.

Speziell zu beachten:

Erhöhter Speichelfluß und beeinträchtigte Geschmacksempfindung zeigen zuwenig – Müdigkeit, Trockenheit im Mund und Durst zu viel Gurgeln (Gandusha) an.

Indikationen:

Nackenschmerzen, Zervikobrachialsyndrom, Kopfweh, Anorexie, Erkrankungen der Ohren, Augen, Nase, Hals, Zähne, Zahnfleisch, Brechreiz, trockene Haut & Lippen

Kontraindikationen:

Keine, da Art des Gurgeln individuell angepaßt werden kann

22 Ohrenfüllen – Karnapurnam

Das Ohrenfüllen wird im Rahmen jedes Abhyanga durchgeführt und wurde dort auch beschrieben. Es kann aber auch unabhängig davon zur Anwendung kommen.

In jedem Fall soll man bei der Anamnese feststellen, ob das Trommelfell intakt ist oder Entzündungen bestehen. Zur Sicherheit soll man auch vor der Anwendung noch einmal nachfragen. Ansonsten bestehen keine Kontraindikationen. Wenn man diese Sicherheitsmaßnahmen einhält, können praktisch keine Komplikationen dieser für viele Menschen ungewohnten Behandlung entstehen. Wir füllen jedes Jahr viele Tausend Ohren (Karnapurnam) und konnten keine negativen Folgen beobachten.

Das Öl darf nie direkt aus dem Gefäß ins Ohr gegeben werden, sondern immer zuerst auf die Hand. Damit stellt man sicher, daß die Temperatur korrekt ist.

Bei Tinnitus kann warmes Senföl in die Ohren gegeben und dort für 10 Min. belassen werden. Ohrenschmerzen der Kinder werden mit Sesamöl, das zusammen mit der Paste aus einer Knoblauchzehe erhitzt wurde, behandelt. Der gleiche Vorgang hilft, wenn ein Insekt ins Ohr gelangt ist.

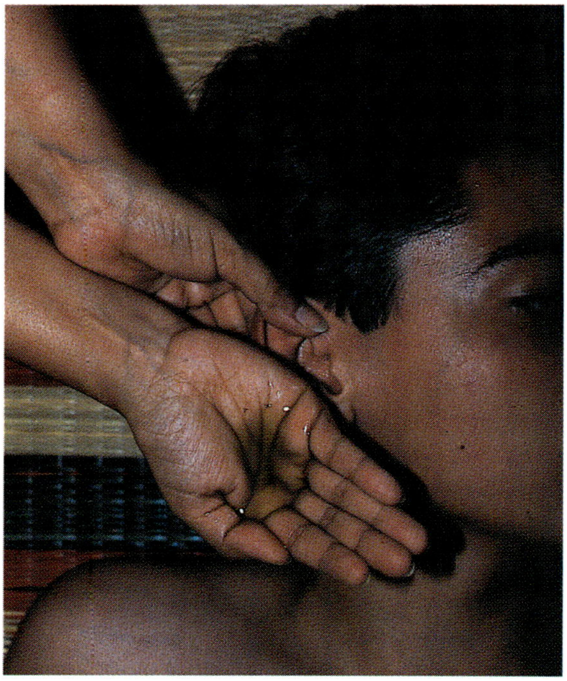

Ohrenfüllen (Karnapurnam): Man soll das Öl immer zuerst in die Hand und dann ins Ohr geben.

Damit das Öl beim Kopfdrehen in der liegenden Stellung nicht herausläuft, schließt man das behandelte Ohr mit einem Wattebausch ab. Wenn der Patient sitzt, taucht man die Wattebäusche ins Öl und gibt sie dann ins Ohr.

Beim Abhyanga, wo beide Ohren vollständig mit Öl gefüllt werden, wird der Patient viel weniger Hören. Er kann sich dadurch besser auf sein Inneres konzentrieren und sich baumeln lassen, dies ist ein Zusatzeffekt des Ohrfüllens.

23 Augenbad – Akshitarpana

Diese sanfte ayurvedische Augenbehandlung ist nicht invasiv und kann sowohl bei chronischen Augenerkrankungen wie in der Prophylaxe eingesetzt werden. Sie ist eine angenehme Behandlung und gibt eine wirklich neue und goldene Sicht der Dinge.

Therapieart:

Snehana (Ölbehandlung) und Samshamana (besänftigende Therapie)

Material:

- Heißes Wasserbad, um die öligen Substanzen zu erwärmen
- 2 Stahlgefäße für die ölige Substanz und den Kichererbsenteig
- Massageliege
- 100 ml Ghee, arzneiliches Ghee wie Triphala Ghrita, Muttermilch, etc.
- 500 g Kichererbsenmehl
- etwas warmes Wasser
- Wattebäusche
- eine Schale mit kühlem Rosenwasser
- SEVA Ayurveda Aromastäbchen für die Rauchbehandlung
- 1 Blatt Papier und ein Klebstreifen, um einen Trichter herzustellen

Vorbehandlung (Purvakarma):

Nasya (Nasenschleimhauttherapie oder Virecana (Abführkur). Samshamana (besänftigende) Behandlungen finden grundsätzlich nach Samshodana (reinigenden) Maßnahmen statt.

Ablauf:

Das Kichererbsenmehl wird mit Wasser vermischt und zu einem Teig geknetet. Man kann dazu auch ein paar Tropfen Ghee geben. Zwei etwa 22 cm lange Rollen, die an einem Ende sehr viel dicker als am anderen sind, werden aus dem Teig geformt. Sie werden so um die Augen des bequem auf dem Rücken ruhenden Patienten gelegt, daß der dickste Teil seitlich des Auges bei der Schläfe und der dünne Teil auf die Augenbrauen zu liegen kommt. Der Teig wird gut befestigt und die Form einer Brille entsteht.

Wenn Sie sicher gestellt haben, daß Ihr Damm dicht, sowie überall gleich hoch ist und innen möglichst wenig Raum frei bleibt (damit Sie so wenig wie möglich ölige Substanzen zum Füllen benötigen), geben Sie dem Patienten die Anweisung, seine Augen geschlossen zu halten. Sie nehmen nun den auf knappe Körpertemperatur vorgewärmten Ghee oder ölige Substanz und füllen den Damm bis über die Wimpern.

Nun kommt der große Augenblick, wo der Patient die Augen für eine bestimmte Zeit öffnen darf. Zuerst mag ein leicht irritierender Effekt auftreten, der aber nach kurzer Zeit nachläßt. Wen die Substanz Ghee ist, dann sieht er jetzt die Welt durch eine goldene Brille.

Wenn die Zeit abgelaufen ist, muß der Patient die Augen wieder schließen. Ein Loch wird in die Seiten der Teigdämme gemacht (von Innen nach Aussen) und die Substanzen werden abgelassen.

Die Wattebäusche werden ins kühle Rosenwasser getaucht und die Augen werden damit ausgewaschen.

Machen Sie einen Trichter mit dem Blatt Papier und zünden Sie ein SEVA Ayurveda Aromastäbchen an. Nach kurzer Zeit löschen Sie die Flamme und das Stäbchen glimmt. Der Patient soll sich das dünne

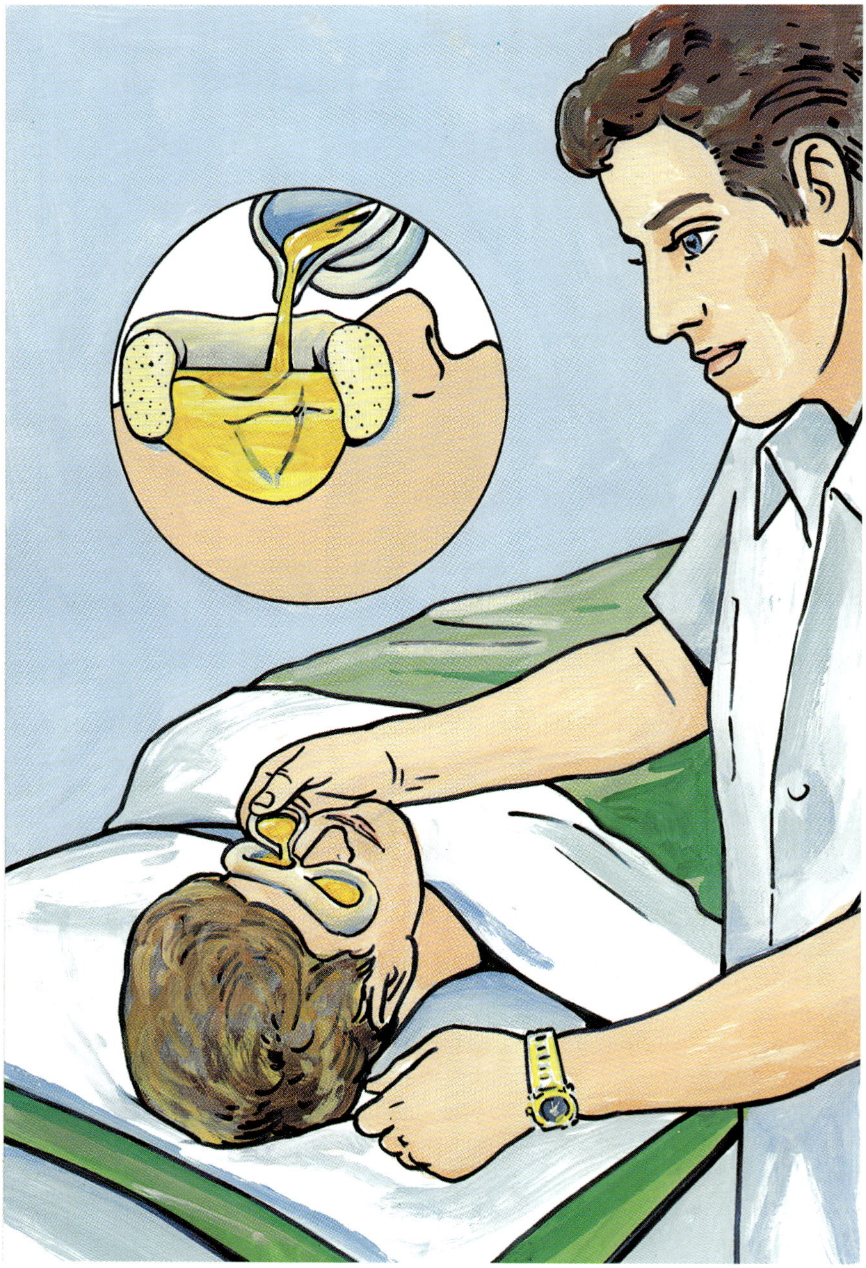

Ende des Trichters ein wenig in die Nase schieben während das Räucherstäbchen in die große Öffnung gehalten wird. Nun soll er drei mal tief durch jedes Nasenloch einatmen und durch den Mund ausatmen. Das andere Nasenloch wird jeweils zugehalten. Diese Rauchtherapie sorgt dafür, daß das überschüssige Kapha, verursacht durch die Ölbehandlung, wieder abgebaut wird. Sie soll unbedingt nach dem Augenbad durchgeführt werden.

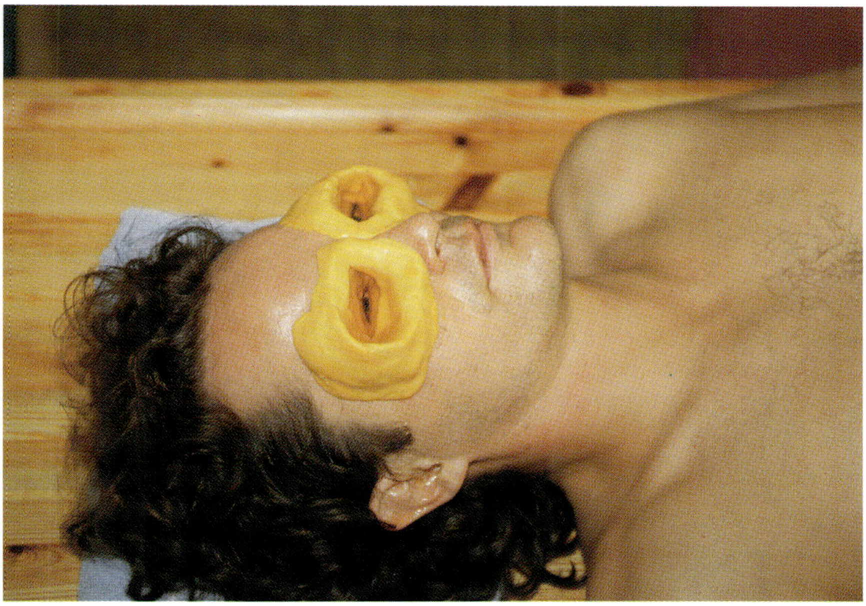

Augenbad mit Ghee

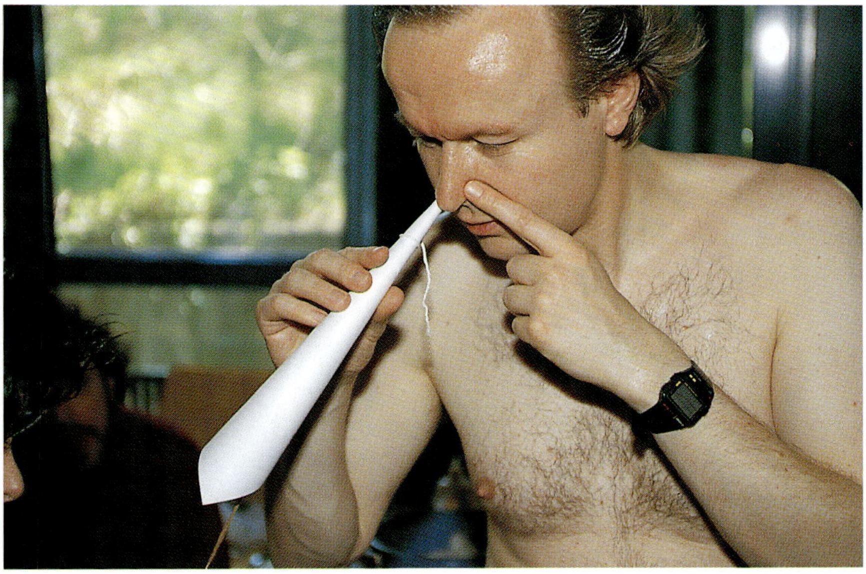

Rauchbehandlung (Dhuma) nach Augenbad (Akshitarpana)

Zeit und Anzahl:

Das Augenbad kann morgens oder abends in einem abgedunkelten Raum durchgeführt werden.

In nicht akuten Fällen kann die Behandlung jeden dritten Tag gemacht werden bis ein Gefühl der Leichtigkeit, Klarheit, normale Lichtempfindlichkeit, Normalität in Größe, Form und Farbe der Augen eintreten. Die klassische Literatur gibt folgende Zeiten an: Für Vata täglich 5 Min. 33 Sek., für Pitta jeden zweiten Tag 3 Min. 20 Sek. und für Kapha und Gesunde jeden dritten Tag 2 Min. 48 Sek.[24]

[24] Ashtangahridaya, Sutra Sthana, Kapitel 24, Verse 4 bis 11

In akuten Fällen wird 7 Tage ohne Unterbruch therapiert und dann wieder nach einer Pause von zwei bis drei Monaten.

Heute werden auch bedeutend längere Zeiten als die von Vagbhata angegebenen befolgt. Diese sind:

- bei Vata-Indikationen bis maximal 30 Minuten
- bei Pitta-Indikationen bis maximal 20 Minuten
- bei Kapha-Indikationen bis maximal 15 Minuten

Besonders zu beachten:

- kein direktes Licht vor, während und nach der Therapie
- nachts Rosenblätter auf die Augen binden
- Pitta-reduzierende Diät einhalten
- keine Anstrengung für die Augen während der doppelten Dauer der Therapie.

Indikationen:

Nachtblindheit, Glaukom, müde, trockene, entzündete, verletzte Augen, Verlust der Wimpern, Schielen, Trachom (Conjunctivitis granulosa), Bindehautentzündung, Hornhautgeschwür, Augenerkrankungen bedingt durch Vata und Pitta.

Kontraindikationen:

(Wie bei Nasya), Erschöpfung, Appetitlosigkeit, Fieber, Fasten, Müdigkeit, Erkältung, Intoxikation, Haemorrhagien, nach Einnahme von Sneha, Alkohol, nach Kopfwäsche, Schwangerschaft, Kinder, Husten.

24 Lokalisierter, äußerer Öleinlauf – Khadivasti

Khadivasti ist eine weitere, sehr einfache aber äußerst effektive Behandlung. »Effektiv« muß ich hier besonders herausstreichen, denn wenn Sie nur den Ablauf beobachten oder diese Beschreibung lesen, dann ist die große Wirksamkeit kaum verständlich. Wenn Sie aber in Ihrer Praxis mit Khadivasti zu therapieren beginnen, werden Sie sehen, was für erstaunliche Resultate Sie erreichen.

Khadivasti kann grundsätzlich überall am Körper durchgeführt werden, vorausgesetzt der Patient kann in der Position für längere Zeit ruhig verweilen. Der Kreativität des Therapeuten sind auch hier keine Grenzen gesetzt.

Therapieart:

Snehana (Ölbehandlung) und Samshamana (besänftigende Therapie)

Material:

- Heißes Wasserbad, um das Öl zu erwärmen
- 2 Stahlgefäße
- Massageliege
- 200 ml SEVA Kapha Massageöl oder Sahacaradi Thaila für die Behandlung am Rücken oder SEVA Vata Massageöl, Dhanvantara Thaila oder Candanadi Thaila für die Behandlung bei Hypertonie
- 350 g Kichererbsenmehl
- etwas warmes Wasser
- Wattebäusche
- Kleiner Schwamm

Vorbehandlung:

Virecana (Abführkur), Vasti (Darmeinlauf)

Ablauf:

Hier ist schon wieder eine Behandlung, wo Sie Ihre Fertigkeit im Teigherstellen erproben können. Nehmen Sie das Kichererbsenmehl, vermischen Sie es mit etwas warmem Wasser und ein paar Tropfen Öl. Kneten Sie es gut durch, bis Sie eine lange Rolle daraus formen können.

Da der Patient für die Behandlung am Rücken für längere Zeit ruhig auf dem Bauch liegen soll, ist es unbedingt notwendig, ihm am Vortag ein mildes Abführmittel zu geben und sicherzustellen, daß er vor der Therapie seinen Darm entleeren konnte. Diese Maßnahme ist nicht notwendig, wenn der Patient zuvor im Rahmen einer Pancakarma Behandlung Virecana oder Vasti durchgemacht hat.

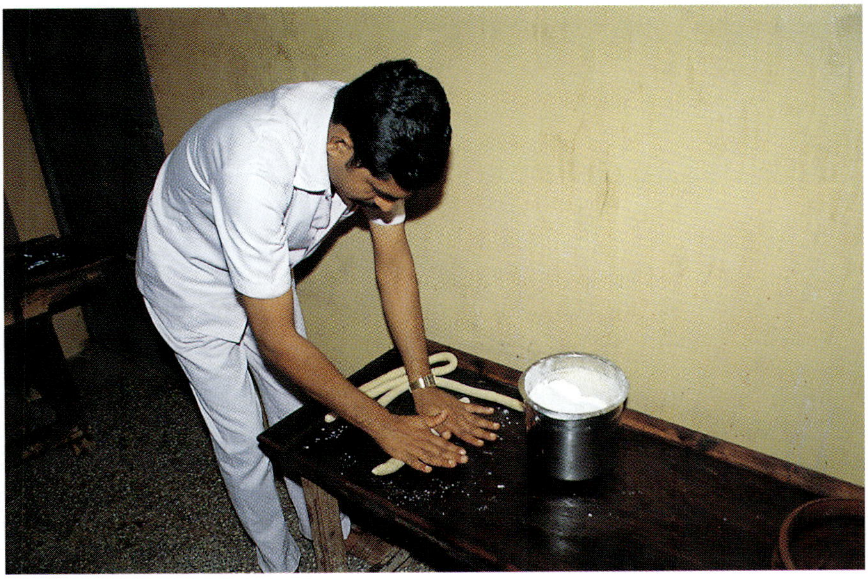

Herstellen der Teigrollen für Khadivasti

Khadivasti auf der Lendenwirbelsäule zur Behandlung von Diskushernie (Bandscheibenvorfall), Ischias, Nervenschmerzen.

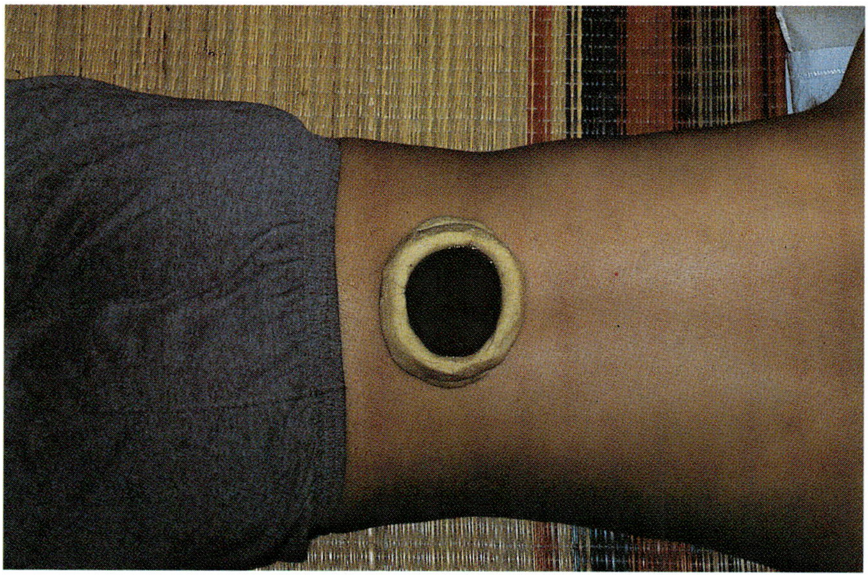

Khadivasti über dem Herzen zur Behandlung von Hypertonie (Bluthochdruck).

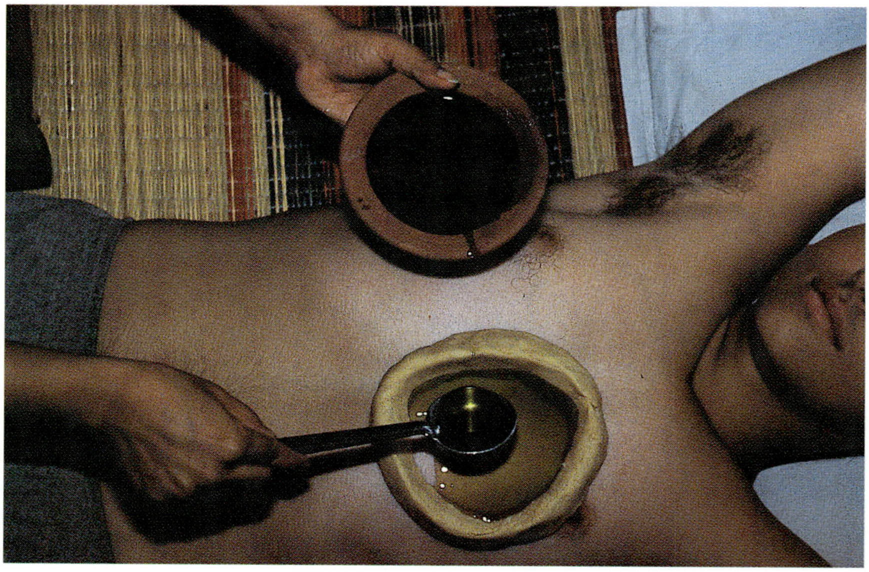

Nun können Sie genau an der betroffenen Stelle oder den betroffenen Stellen mit Hilfe der Teigrollen einen kleinen Stausee bauen. Wenn Sie damit fertig sind, füllen Sie diesen mit warmen Öl.

Um die Temperatur des Öles auf dem Körper konstant zu halten, müssen Sie von Zeit zu Zeit mit Hilfe des Schwammes das Öl wechseln. Wenn die vorgeschrieben Zeit vorbei ist, können Sie das Öl herausnehmen, den Teig entfernen und der Patient kann ein warmes Bad nehmen.

Zeit und Anzahl:
Morgens und Nachmittags, nachdem die Mahlzeiten verdaut und der Darm entleert ist.

Die Behandlung sollte bis sieben mal wiederholt werden.

Die Zeitspannen für die einzelnen Indikationen sind wie folgt:

- bei Vata-Zuständen bis zu 50 Minuten
- bei Pitta-Zuständen bis zu 37 1/2 Minuten
- bei Kapha-Zuständen bis zu 25 Minuten

Indikationen:
Khadivasti in der Bauchlage: Diskushernie, Ischias, Gelenk- und Nervenschmerzen, degenerierte oder schwache Wirbel, Schultergürtelsyndrom.

Khadivasti auf dem Thorax: Hypertonie, Nervosität

Khadivasti auf der Stirn: Schlaflosigkeit, Kopfschmerzen, Depression

Khadivasti kann auch über den Chakra 2 bis 6 mit entsprechenden SEVA Chakra-Ölen durchgeführt werden und führt zur Harmonisierung, Stärkung der Chakra.

Kontraindikationen:
Keine

25 Nasenbehandlung – Nasatarpana

Nasatarpana ist die Nasenbehandlung für jeden Tag. Sie folgt morgens auf die Zahnhygiene. Zuerst soll die Nase mit frischem Wasser gereinigt werden. Anschließend wird der kleine Finger kurz in Sesamöl, Kshirabala Avartita 7 x, Anu Thaila oder Shadbindu Thaila getaucht und die Innenseiten der Nase damit gut massiert. Dann wird der Finger noch einmal ins Öl getaucht, der Kopf soll nach hinten gelegt, der Finger in die Nase gehalten und das Öl, das sich vom Finger löst wird hochgeschnupft. Der Vorgang wird auf beiden Seiten durchgeführt.

Diese einfache Behandlung schützt die Schleimhäute vor Trockenheit und Irritation. Insbesondere vor Flugreisen oder bei längerem Aufenthalt in geheizten Räumen sowie bei Allergien der Nasenschleimhäute wirkt diese Behandlung sehr effizient.

»Das gestörte Vata des Körpers wird durch Udvartana normalisiert. Diese Behandlung reduziert das Fettgewebe sowie Kapha, reinigt die Haut, macht sie sanft und glatt. Auch die Körperglieder werden gefestigt.«[25]

26 Massage mit Pulvern – Udvartana

Bei dieser Behandlung werden feine Pulver oder Pasten von Kräutern oder Lehm mit oder ohne ölige Substanzen zur Massage eingesetzt. Dabei wird im Gegensatz zu Abhyanga kräftig gegen da Herz hin massiert. Sushruta beschreibt diese Art der Massage wie folgt:

[25] Sushruta Samhita, Cikitsa Sthana, Kapitel 24, Vers 28

Es werden zwei Hauptformen von Udvartana unterschieden:[26]

- **Utsadana** oder Einreibung ist die mildere Form. Hier werden die Pulver mit etwas Öl und Wasser zu einer Paste verarbeitet. Sie wird zuerst auf die Haut aufgetragen und nach leichtem Auftrocknen massiert. Diese Behandlung reinigt, verschönert und verjüngt die Haut und wird von Sushruta zur Verschönerung der weiblichen Form empfohlen. Sie reduziert Vata und Kapha.
- **Udgharshana** oder Friktion ist stärker in seiner Wirkung, da die Reibung und Hitzeentwicklung mittels trockener Pulver stärker ist und beseitigt Juckreiz und Hautausschlag effektiv. Es kommen auch kleine hölzerne (stachelige) Rollen (Phenaka) und erhitztes Ziegelpulver zum Einsatz.

Im Anschluß beschreibe ich die häufigste Anwendungsweise von Udvartana, d.h. die Massage mit erwärmtem SEVA Reinigungspulver für die Haut. Möglich ist auch die Verwendung von Gerstenmehl, das mit je 10 % Salbei und Basilikumpulver vermischt wird. Das gleiche Pulver kann mit etwas SEVA Kapha Massageöl vermischt werden, wenn etwas mehr nährende Wirkung erwünscht ist. Sie werden aber überrascht sein, wie sanft die Haut durch die Massage der Pulver wird. Das SEVA Reinigungspulver enthält zu einem großen Teil pflanzliche Proteine. Die Haut wird deshalb nicht ausgetrocknet.

Udvartana kann auch lokal zur Beseitigung von Fettpolstern oder zur Behandlung von Zellulitis eingesetzt werden.

Therapieart:
Udvartana ist eine reduzierende Therapie und kann deshalb überall dort eingesetzt werden, wo die Ölmassagen kontraindiziert sind.

Material:
- Massageliege
- Wärmeplatte und Pfanne, um das Pulver zu erhitzen
- Wasserbad zum erwärmen der Öle
- 2 Stahlgefäße für die Öle
- 200 g SEVA Reinigungspulver für die Haut oder Gerstenmehl mit Salbei und Basilikum oder Eladi Curna.
- 30 ml indiziertes Öl für den Kopf
- eventuell 150 ml Öl für Abhyanga (Körper)
- 2 Wattebäusche
- Handtücher, um den Kopf zu trocknen
- 0.5 g SEVA Haarpulver oder Rasnadi Curna
- Schieber, Alkohol und Papiertücher, um die Liege anschließend zu reinigen
- Dampfbad

[26] Sushruta Samhita, Cikitsa Sthana, Kapitel 24, Verse 29 bis 32

Vorbehandlung (Purvakarma):
Sportliche Betätigung, Yoga.

Ablauf:
Der Ablauf ist derselbe wie unter Abhyanga beschrieben, d.h. es wird in sieben Stellungen massiert. Zuerst wird etwas warmes Öl auf die Fontanella einmassiert, dann folgt der Nabel, die Hand- und Fußflächen. In bestimmten Fällen, wenn z.B. eine mehr nährende Wirkung erwünscht ist, kann Öl auf den ganzen Körper aufgetragen werden.

Anschließend wird der Körper mit dem erwärmten Pulver gegen das Herz hin und gegen die Haarrichtung kräftig massiert. Das Pulver wird mit der flachen Hand auf die Haut eingerieben. Dabei entsteht ein schmirgelndes Geräusch.

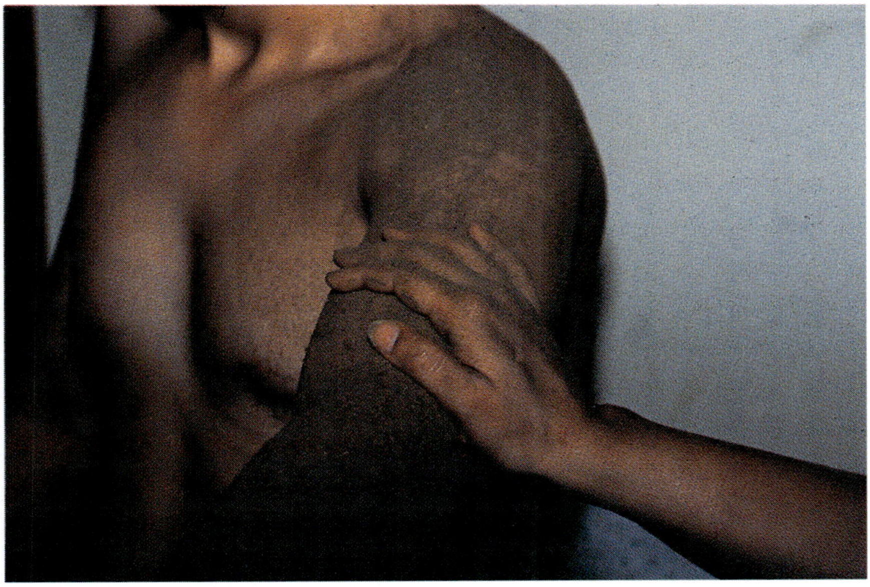

Pulvermassage (Udvartana): Massage mit warmen Pulvern

Es ist auch äußerst angenehm für den Patienten, wenn Sie ihn in der Bauch- oder Rückenlage mit etwas warmem Pulver bestreuen.

Zeit und Anzahl:
Vor dem Mittagessen ist die beste Zeit für Udvartana. Nach 16.00 Uhr am Nachmittag kann auch bis zum Sonnenuntergang therapiert werden.

Wenn Sie alleine und 8 Minuten in jeder Stellung massieren, dann benötigen Sie insgesamt 56 Minuten. Als Synchronbehandlung zu zweit genügen 6 Minuten in jeder Stellung. Sie brauchen deshalb nur 42 Minuten.

Um den bestmöglichen Effekt zu erzielen, sollte Udvartana 7, 14 oder sogar 21 mal wiederholt werden.

Indikationen:
Kapha, Fettleibigkeit, übermäßiges Schwitzen, Körpergeruch, Schweregefühl, Anorexie, Juckreiz, Urtikaria, Orangenhaut, Hyperpigmentierung

Kontraindikationen:
Pitta-Konditionen, Hautkrankheiten wie Psoriasis, Ekzeme, etc.

Nachbehandlung (Pradhana oder Pascatakarma):
Ein Schwitzbad sollte unmittelbar nach der Behandlung folgen. Anschließend muß der Patient eine Stunde ruhen, bevor er ein warmes Bad oder eine Dusche nehmen kann.

Nach mindestens dreitägiger Behandlung können Pradhanakarma (eliminierende Therapien) außer Vamana (therapeutisches Erbrechen) und Virecana (Abführkur) durchgeführt werden.

Falls keine eliminierenden Maßnahmen (Pradhanakarma) folgen, können Regenerationsmittel (Pascatakarma) für das Fettgewebe wie Dasamularishta, Dasamula Rasayana, Trikatu oder Pippaliasava verschrieben werden.

27 Schwitzbad – Ushma Sweda (Jentaka Sweda)

Wie ich am Anfang dieses Kapitels erwähnt habe, ist Ushma Sweda eine der vier Hauptgruppen der Schwitzbehandlungen nach Sushruta und Vagbhata und steht für die Art von Schwitzen, die mit »leichter« Hitze, wie Dampf oder heißer Luft, bewirkt wird. Von den Ureinwohner des Regenwaldes bis zu den urbanen Verhältnissen der Antike sind viele verschieden Formen entstanden. Caraka zählt 13 Arten auf.[27] In Wirklichkeit sind es aber noch viel mehr.

Um diese Art des Schwitzens zu bewirken und den Kontraindikationen Rechnung zu tragen, haben wir in unserer Klinik einen speziellen Kasten gebaut, in den sich der Patient setzen kann, während oben sein Kopf herausschaut. Ein Thermostat regelt die Temperatur genau. Normalerweise ist er auf 39 Grad eingestellt. Ein Dampfgenerator sorgt für die nötige Wärme. Dieser sollte unbedingt höher stehen als der Dampfaustritt liegt, damit das Kondenswasser in der Leitung herauslaufen kann, wenn der Apparat nicht in Betrieb ist. Das verhindert die Ansammlung von Bakterien in der Leitung.

Der Dampf tritt zuerst durch eine Edelstahlmagazin, das getrocknete Kräuter enthält und entsprechend die gewünschte Wirkung verstärken kann.

Für gewisse Patienten, die nicht aufrecht sitzen können, empfiehlt es sich, einen ähnlichen Kasten zu bauen, wo sich die Patienten hinlegen können.

Caraka beschreibt eine Kammer oder ein spezielles Gebäude von 7.34 m Durchmesser und 7.34 m Höhe, in dessen Mitte sich ein Feuer-

[27] Caraka Samhita, Sutra Sthana, Kapitel 14, Verse 39 bis 40

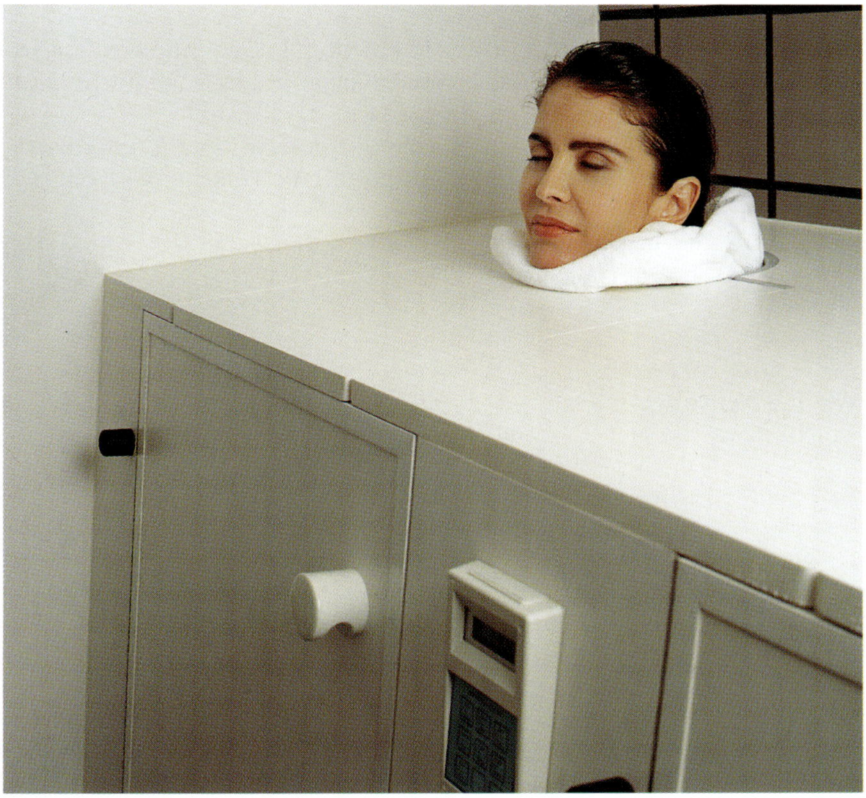

Schwitzbad – Moderne Dampfkabine

platz von 1.8 m Durchmesser befindet. Auf diesem wird Holz von Bäumen wie Akazie (Acacia catechu), Dipterocarpus alatus, etc. entzündet. Wenn nur noch die Glut übrigbleibt überprüft der Arzt die Temperatur und führt seine Patienten herein. Man nimmt auf Bänken von 45 cm Höhe, die an den Wänden stehen, Platz.[28] Dies ist ein Beispiel von trockener Hitze, die Kapha stärker reduziert als das Dampfbad.

Therapieart:
Swedana (Schwitzbehandlung), Langhana (reduzierende Therapie)

Material:
- Dampfkabine, Kabine mit trockener Hitze
- indizierte Kräuter
- feuchte Tücher, um den Kopf, Herz und Hoden zu bedecken

Vorbehandlung (Purvakarma):
Abhyanga mit oder ohne Massage, Udvartana

[28] Caraka Samhita, Sutra Sthana, Kapitel 14, Vers 46

Ablauf:

Zuerst wird ein Abhyanga, Udvartana oder lokale Applikation von Ölen ausgeführt. Dann wird der ganze Körper oder Teile des Körpers für bestimmte Zeit der Wärme ausgesetzt.

Der Patient soll ruhen bis die Körpertemperatur und die Pulsfrequenz wieder normal sind und kann dann eine Dusche oder ein Bad nehmen.

Bestimmte Kräutermischungen oder ätherische Öle verstärken den gewünschten Effekt

Zeit und Anzahl:

Wie bei Abhyanga

Speziell zu beachten:

- Die Temperatur in der Schwitzkammer sollte nicht über 40 Grad betragen
- Nachdem der Patient zu schwitzen beginnt, wird die Behandlung beendet
- Der Patient muß ständig überwacht werden
- Nach dem Schwitzbad darf nicht kalt geduscht werden
- Es sollte besonders darauf geachtet werden, daß kein Dampf entweichen kann. Für diesen Zweck sollte ein Handtuch um den Hals des Patienten gelegt werden, was nicht nur den Austritt von Dampf verhindert, sondern auch den Kopf des Patienten schützt, insbesondere dessen Augen.
- Nach der Therapie sind die ausgelegten Handtücher zu entnehmen und der Schwitzkasten mit einem sanften Reinigungsmittel zu reinigen und mit Alkohol zu desinfizieren.
- Die Anzeichen richtigen Schwitzens sind das Gefühl von Wärme im Körper, Linderung der Schmerzen, das Gefühl der Leichtigkeit und Schwitzen auf der Stirn.

Indikationen:

Vata, Kapha und Ama Erkrankungen, Asthma, Körperschmerzen, Steifheit, Dysurie, Husten, Katarrh, Behinderung in den Körperkanälen (Shrotas), Nieren- und Blasensteine, Kolik, Hernie, Hemiplegie, Kälte, Empfindungsstörungen der Extremitäten

Kontraindikationen:

Gelbsucht, Erysipel (Wundrose), Hauterkrankungen, Diabetes, Schwangerschaft, Pitta Störungen, Durchfall, Erbrechen, Katarakt, Arthritis, Varikose, Fasten, Menstruation

Nachbehandlung (Pradhana oder Pascatakarma)
Vamana, Virecana, Vasti, Nasya

28 Lokale Schwitzanwendung – Nadi Sweda

Es ist nicht immer notwendig, den ganzen Körper zu behandeln. In vielen Fällen genügt auch eine lokale Schwitzanwendung. »Nadi« bezieht sich wahrscheinlich in diesem Zusammenhang auf den Schlauch (Kanal), der vom Dampfgenerator, in diesem Fall ist es ein einfacher Dampfkochtopf wie er in jedem Haushalt zu finden ist, zum Ort der Behandlung führt.

Die Anwendung ist denkbar einfach. Zwei bis drei Liter Wasser werden mit 1/8 Kräuter vermischt (z.B. Sida cordifolia) und in einen Dampfkochtopf mit entsprechendem Volumen gegeben. Dieser wird auf dem Herd erhitzt. Beim Dampfaustrittventil wird ein Plastikschlauch von etwa zwei Meter Länge und an dessen Ende ein kleiner Duschkopf befestigt.

Die zu behandelnde Stelle wird zuerst mit arzneilichen Ölen einmassiert. Wenn der Dampf vorne aus dem Duschkopf austritt, wird dieser aus sicherer Entfernung auf die behandelte Stelle gerichtet, damit eventuell austretende heiße Wassertropfen nicht auf den Körper des Patienten gelangen können.

Diese Therapie kommt vor allem bei Knieartrosen zum Einsatz. Starke Entzündungen dürfen nicht behandelt werden.

29 Arzneilicher Milchdampf – Kshira Bhashpam

Kshira Bhashpam ist eine Kerala Spezialität, gehört zur Gruppe von Ushma Sweda (wie auch Nadi Sweda) und funktioniert ähnlich wie Nadi Sweda. Hier wird aber nur der Kopf und der Hals behandelt. Deshalb müssen besondere Vorsichtsmaßnahmen ergriffen werden, damit die Augen vor der Hitze geschützt werden. Nachdem der Patient am Kopf und Oberkörper ein Abhyanga erhalten hat, werden die Augen mit Blättern der Lotusblume (alternativ – Rosenblätter) abgedeckt und mit einer Gazebinde zugewickelt.

In den Dampfkochtopf sind zuvor 2 Teile Milch und 3 Teile Dekokt aus Bala (Sida cordifolia) gegeben worden. Wenn der Dampf austritt, wird er gegen das Gesicht des Patienten gerichtet, der eine Wolldecke über den Kopf gelegt bekommt. Während des Vorgangs soll der Patient seinen Mund weit öffnen, die Zunge herausstrecken und tief durchatmen. Wenn der Patient sichtbar und gut schwitzt, wird kein Dampf mehr auf ihn gerichtet, der Schweiß mit einem weichen Handtuch abgetrocknet und er darf für eine Stunde rasten.

Kshira Bhashpam wird vor allem bei Hemiplegie und Gesichtslähmung eingesetzt.

30 Warmer Ölguß – Kayaseka, Thaila Dhara oder Pizhichil

Dies ist eine Art von Schwitztherapie (Drava Sweda), bei der warme Flüssigkeit – mediziniertes Öl – über den Körper gegossen wird. Während des Gießens sollten die Hände immer gleich hoch über den Körper des Patienten geführt werden. Die Stärke und Schnelligkeit des Ölstrahls muß immer konstant bleiben. Diese Therapie ist eine der wichtigsten bei der Behandlung von Vata- und z. T. Kapha-Erkrankungen, wenn diese nicht mit Pitta verbunden sind.

Mittlerweile gibt es bereits Technoenthusiasten, die Maschinen mit Pumpen und Heizstäben für diese Behandlung konstruiert haben und damit hält die Apparatemedizin Einzug in Ayurveda-Behandlungsstätten. Ich glaube nicht, daß die Klienten, die zu einem ganzheitlichen Therapeuten kommen, so etwas wünschen. Bei diesen Apparaten wird meistens mit zu hohen Temperaturen gearbeitet, die Maschinen mit ihren vielen Schläuchen können schlecht gereinigt und die Schwingungen, die durch die elektrischen Antriebe entstehen, erhöhen Vata anstatt es zu besänftigen. Die Hand des Therapeuten und natürliche Materialien können nicht durch solche Apparate ersetzt werden und der Patient möchte nicht das Gefühl haben, in einem Fließbandbetrieb behandelt zu werden. In diesem Sinne rate ich vom Einsatz von Maschinen ab.

Therapieart:

Swedana (Schwitzbehandlung), Snehana (Ölbehandlung), Brimhana (nährende Therapie)

Material:

- Eine spezielle Liege (Dhara-Tisch), bei der das Öl in eine bestimmte Richtung abfließt und eingesammelt werden kann.
- Heißes Wasserbad, um die Öle zu erwärmen
- 3 Stahlgefäße für die Öle
- 100 ml Öl für Abhyanga
- 3 Wattebäusche
- 1.5 Liter indiziertes Öl (dazu kommen je 500 ml Öl für den zweiten und ritten Tag, also insgesamt 2.5 Liter Öl)
- 2 oder 4 (wenn vier Therapeuten) Gazetücher von 20 x 20 cm Größe
- 1 Stoffband, um die Augen abzudecken
- 1 Handtuch, um den Kopf zu trocknen
- 0.5 g SEVA Haarpulver oder Rasnadi Curna
- Alkohol und Papiertücher, um die Liege anschließend zu reinigen
- SEVA Reinigungspulver für Haar und Körper, um das überschüssige Öl schonend zu entfernen

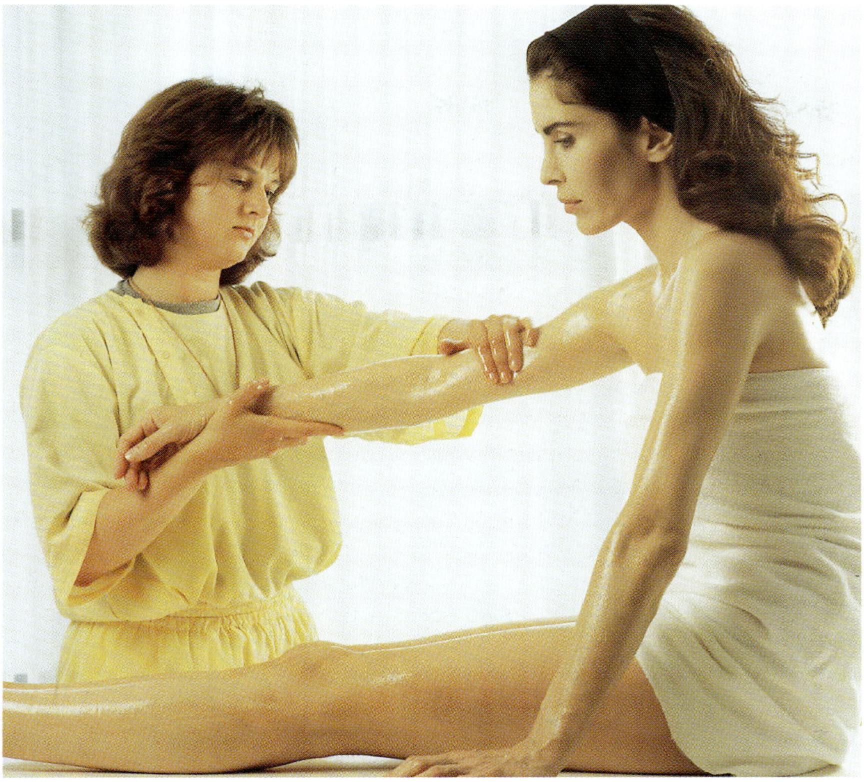

Abhyanga als Vorbereitung für den warmem Ölguß (Kayaseka)

Vorbehandlung (Purvakarma):

Abhyanga in sitzender Stellung.

Ablauf:

Die zu behandelnde Person setzt sich auf den Massagetisch, und zunächst wird mediziniertes Öl auf den ganzen Körper aufgetragen (Abhyanga nur in sitzender Stellung). Ein Stoffband (z.B. Mulltuch) wird um die Stirn gebunden, um zu verhindern, daß Öl über das Gesicht oder in die Augen fließt.

Das medizinierte Öl wird in einem Edelstahlgefäß im Wasserbad auf 45-50° C erwärmt. Sobald das Öl warm ist, werden Stofftücher in das Öl getaucht und von zwei oder mehr Therapeuten mit den Händen über beiden Körperseiten des Patienten ausgedrückt. Das Gießen erfolgt mit mittlerer Schnelligkeit und von angemessener Höhe über dem Patienten. Dieser ganze Vorgang wird in allen 7 Positionen (von Abhyanga) ausgeführt. Das Öl, das auf den Tisch läuft, wird aufgefangen, wieder erwärmt und weiterhin für diese Therapie verwendet.

Wichtig ist, daß das Öl in einem gleichmäßigen Strahl fließt. Am besten ist es, das getränkte Stofftuch so zu halten und auszudrücken, daß das Öl über den Daumen abfließen kann.

Am Ende dieses Ölgußes wird die Person sanft massiert und das

Warmer Ölguß: Das Öl soll in einem einzigen kontinuierlichen Strahl vom Daumen fließen.

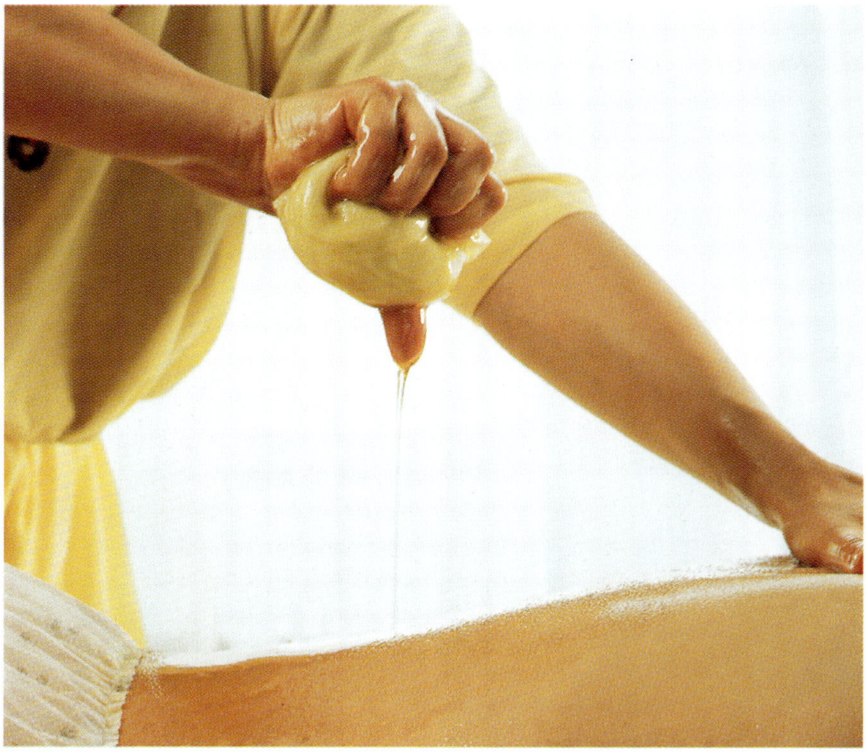

überschüssige Öl auf dem Körper sorgfältig entfernt. Der Patient sollte nun für 1/2 Stunde ruhen, bevor er ein Bad oder eine Dusche nimmt.

Zeit und Anzahl:

Die Behandlung findet von 6 bis 10 Uhr morgens oder 16.00 bis 18.00 Uhr nachmittags statt und wird mindestens 3 mal und maximal 21 Tage lang durchgeführt.

Bei Vata-Konstitutionen wird täglich und bei Pitta jeden zweiten Tag therapiert.

Speziell zu beachten:

- Höhe, Geschwindigkeit und Temperatur müssen genau kontrolliert werden.
- Das Öl sollte nie auf direkter Flamme erhitzt werden.
- Das Wasserbad, in dem das Öl erwärmt wird, sollte auf etwa 75° C eingestellt sein, damit das eingesammelte Öl schneller wieder auf 45 Grad erhitzt werden kann.
- Die Temperatur des Öls wird immer vor der Anwendung durch die Hand des Therapeuten geprüft, denn er gießt ja mit der Hand.
- Dieser Therapie darf auf keinen Fall ein Dampfbad oder ein

Saunabesuch folgen, da das Schwitzen bereits durch das erwärmte Öl erfolgt ist.

- Die Mindestmenge des benötigten Öls für eine Behandlung beträgt 1.5 Liter für eine normal gebaute Person. Ist der Patient sehr korpulent, ist die Menge eventuell um 1/2 Liter zu erhöhen.
- Im allgemeinen liegt die ideale Temperatur des Öls, um ein Schwitzen herbeizuführen, zwischen 45 und 50° C. Für Vata und Kapha-Zustände und Konstitutionen wird wärmer behandelt als bei Pitta.
- Die geeignete Höhe für das Gießen des Öls ist zwischen 15 und 22 Zentimeter.
- Die Dauer der Therapie kann bei 45 Minuten am ersten Tag beginnen und sich bis auf 90 Minuten steigern; dabei wird die Behandlung täglich verlängert, und dann wieder reduziert, bis eine Behandlungsdauer von 45 Minuten erreicht ist.
- Der Verlust des Öls liegt täglich bei 200 – 300 ml (300 – 400 ml im Falle von Kuzhambu, einer speziellen nährenden Öl-Ghee-Mischung). Dieser Schwund muß täglich durch frisches Öl ausgeglichen werden. Am vierten Tag muß alles Öl gewechselt werden.
- Vasti (Darmeinlauf) und milde abführende Maßnahmen sollen bereits während der Behandlung jeden dritten Tag durchgeführt werden.

Indikationen:

Praktisch alle Erkrankungen, da die Flüssigkeit der Indikation genau angepaßt werden kann. SEKA: Vata, neuropsychiatrische, rheumatische, psychosomatische Erkrankungen, Immunschwäche, Knochenbrüche, Geriatrie, als Regeneration (Rasayana).

Kontraindikationen:

Erhöhtes Kapha, Diabetes, Hautkrankheiten, Fieber, Husten, niedriger Blutdruck, Menstruation.

Wenn spezielle Maßnahmen getroffen werden, können Hypertonie und Diabetes auch mit dieser Therapie behandelt werden.

Nachbehandlung (Pradhana oder Pascatakarma)

Vasti (Darmeinlauf) und milde abführende Maßnahmen sollen bereits während der Behandlung jeden dritten Tag sowie im Anschluß durchgeführt werden.

Der Ölstrahl sollte aus 8-10 cm Höhe fließen.

31 Kopfgießen – Shirodhara

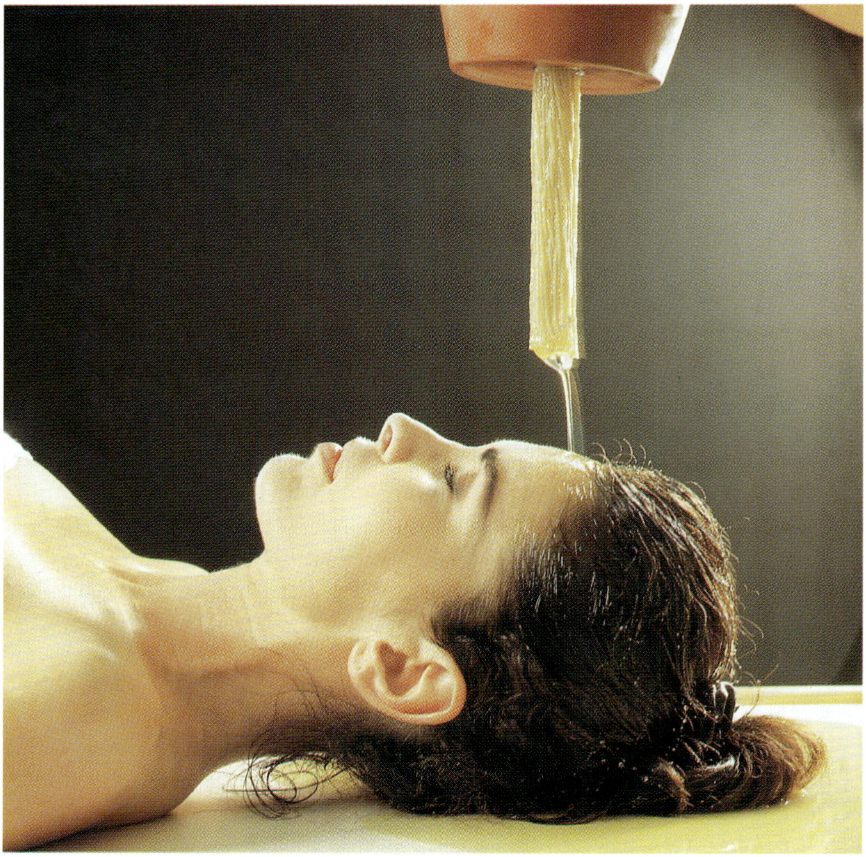

Bei dieser Behandlung wird mittels eines bestimmten Verfahrens in einem kontinuierlichen Strahl mediziniertes, warmes Öl auf den Kopf, ganz besonders auf die Stirn, gegossen. Diese spezielle Art der Behandlung kommt bei Krankheiten des Nervensystems und bei verschiedenen psychischen Störungen zur Anwendung.

Therapieart:

Kopfgießen (Shirodhara) ist eine Schwitzbehandlung (Swedana), Ölbehandlung (Snehana) und nährende Therapie (Brimhana). Es ist auch eine besänftigende Therapie (Samshamana). In Indien wird der Shivalinga dadurch verehrt, daß er mit Milch übergossen wird. Der Gott Shiva ist für sein schnell außer Kontrolle geratendes Temperament bekannt. Daß Gießen soll ihn deshalb beruhigen.

Material:

- Heißes Wasserbad, um die Öle zu erwärmen
- 3 Stahlgefäße für die Öle
- 1.5 Liter indiziertes Öl für Kopfgießen (dazu kommen je 500 ml Öl für den zweiten und ritten Tag, also insgesamt 2.5 Liter Öl)
- 150 – 200 ml Öl für Abhyanga
- 3 Wattebäusche
- 1 Handtuch, um den Kopf zu trocknen
- 0.5 g SEVA Haarpulver oder Rasnadi Curna
- Alkohol und Papiertücher, um die Liege anschließend zu reinigen
- SEVA Reinigungspulver für Haar und Körper, um das überschüssige Öl schonend zu entfernen
- Eine spezielle Liege (Dhara-Tisch), bei der das Öl vom Kopf in eine bestimmte Richtung abfließt und eingesammelt werden kann.

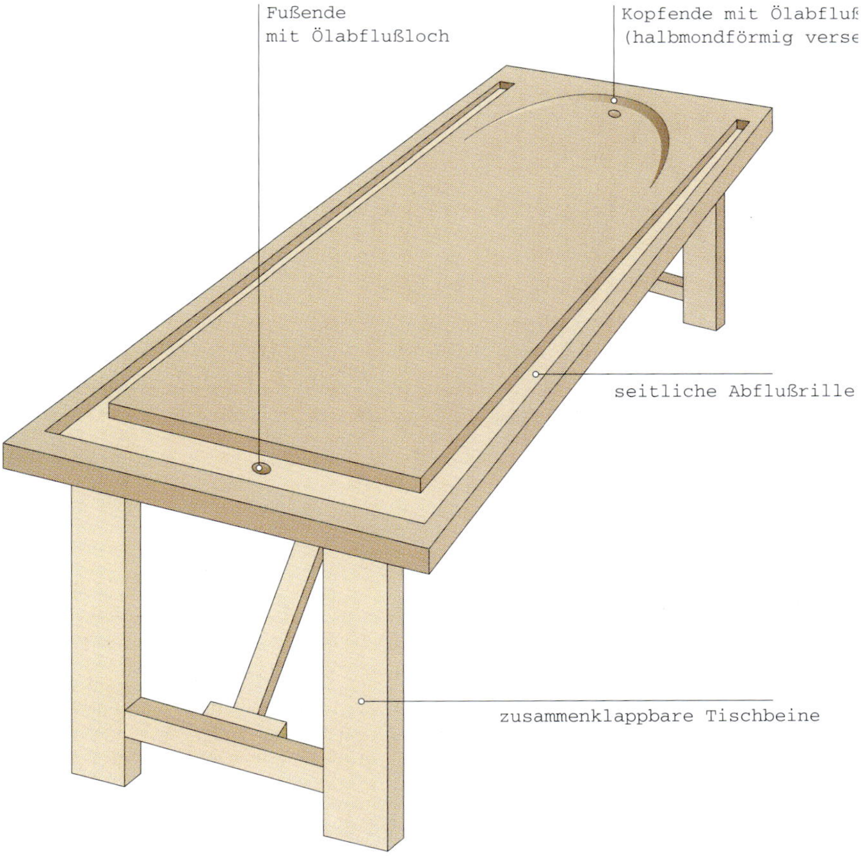

Tisch mit Ablauf am Kopfende für Kopfgießen und Ablauf am Fußende für den Ölguß auf den Körper.

Ein Ölbehälter (Dhara-Gefäß) ist ein irdenes Gefäß mit einem Fassungsvermögen von 2 1/2 Litern und einem Loch im Boden. Ein anderes irdenes Gefäß von 200 ml Fassungsvermögen, ebenfalls mit einem Loch im Boden, wird verkehrt herum in das größere Gefäß gestellt. Durch die Löcher beider Gefäße wird ein Docht aus Baumwollfäden von der Dicke eines Daumens und einer Gesamtlänge von ca. 30 cm gezogen und mit einem Knoten über dem Boden des umgedrehten kleineren Behälter versehen, so daß der Docht nicht durchrutschen kann. Dieser Behälter wird nun mit einer entsprechend langen Kordel entweder an die Decke des Therapieraumes oder einen anderen Befestigungsplatz gehängt und zwar so, daß die Spitze des Dochts, die aus dem Boden des Behälters hängt, ungefähr 8-10 cm über der Stirn des liegenden Patienten endet.

Vorbehandlung (Purvakarma):

Da diese Behandlung den Blutdruck merklich senkt, muß unbedingt zuvor ein Abhyanga mit kräftiger Massage, die den Kreislauf fördert, durchgeführt werden.

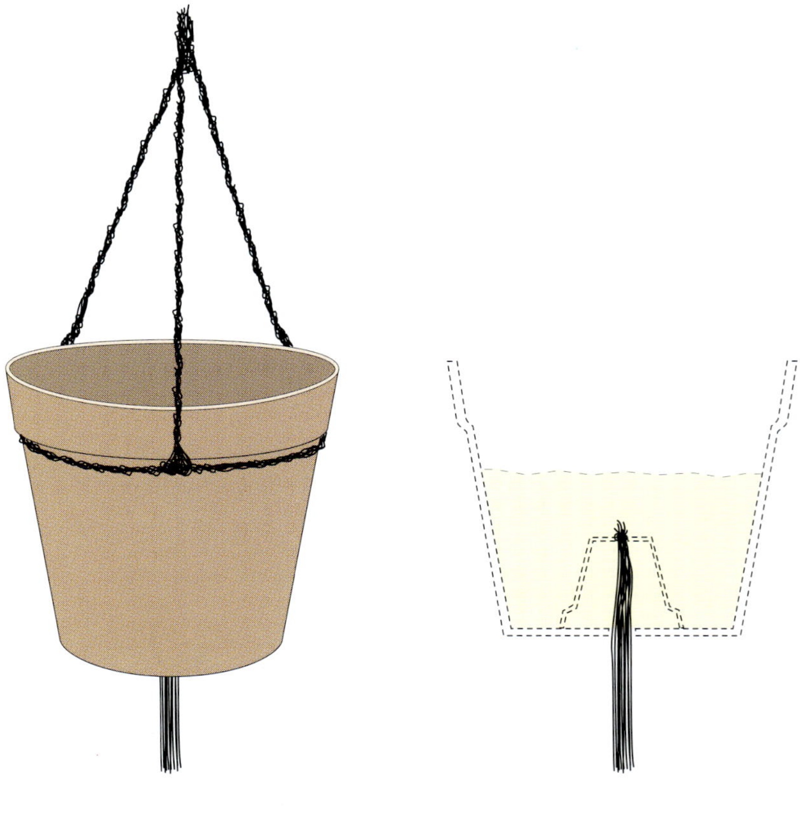

Dhara-Gefäß, der Ölbehälter für das Kopfgießen

Ablauf:

Der Patient legt sich nach dem Abhyanga auf den Rücken; der Kopf ist leicht erhöht und ruht vorzugsweise auf einem festen Kissen. Die Augen werden mit einem baumwollenen Stoffstreifen bedeckt (z.B. einem Mulltuch, das man entsprechend zusammenlegt), der horizontal um seinen Kopf gebunden wird. Dabei ist darauf zu achten, daß der Knoten nicht hinten am Kopf gemacht wird.

Die entsprechende Flüssigkeit wird im Wasserbad erwärmt, in das Dhara-Gefäß gefüllt und mit einer schwingenden Bewegung des Behälters über den oberen Teil der Stirn unterhalb des Haaransatzes gegossen. Das Gefäß wird immer wieder mit dem abfließenden Öl, das aufgefangen und im Wasserbad wieder erwärmt wird, aufgefüllt.

Nach der Behandlung wird der Kopf des Patienten mit einem trockenen Handtuch sanft abgerieben. Die betreffende Person sollte nun 30 Minuten ruhen, bevor sie ein Bad nimmt.

Speziell zu beachten:

- Bei dieser Therapie sollten die Augen immer abgedeckt sein, da sonst Öl hineingelangt.
- Die Flüssigkeit sollte nur leicht wärmer als die Körpertemperatur sein, d.h. auf keinen Fall mehr als 39 Grad.
- Das rhythmische Schwingen des Behälters ist sehr wichtig, es sollte nicht zu schnell und nicht zu langsam sein. Das Tempo des Hin- und Herschwingens des Topfes sollte 1.33 Sekunden in einer geraden Richtung von 16 cm Länge betragen. Die Schwingbewegung kann gerade oder kreisförmig bzw. ellipsenförmig sein.
- Für diese Behandlung werden zwei Therapeuten benötigt: Einer überwacht den gleichmäßiger Fluß des Öls (die Flüssigkeit darf nicht tropfen!) und das Schwingen des Dhara-Gefäßes; die Aufgabe des anderen ist es, die sich hinter dem Kopf des Patienten sammelnde Flüssigkeit in einem Behälter aufzufangen, wieder zu erwärmen und in das Dhara-Gefäß zurückzugießen.
- Falls genügend Therapeuten vorhanden sind, kann während dieser Therapie gleichzeitig ein Körperguß (Pizhichil) oder Samvahana durchgeführt werden.
- Der Höhe des Strahls ist für Kapha-Patienten am höchsten (= 9-10 cm), für Pitta mittel (= 8 cm) und für Vata (6-7 cm) am geringsten.
- Das gleiche Öl sollte nicht länger als drei Tage benutzt werden. Am ersten Tag nimmt man 1.5 Liter Öl; am zweiten Tag schüttet man zum vom Vortag übriggebliebenen Öl einen halben Liter frisches Öl hinzu; am dritten Tage vermischt man wiederum einen halben Liter Öl mit dem alten und am vierten Tag beginnt man wieder mit 1.5 Liter frischem Öl. Nach jeder Behandlung (außer am Ende des dritten Tages, wenn man das alte Öl wegstellt) muß das eingesammelte Öl auf 85 Grad erhitzt und dann abgefiltert werden. Damit werden die Schweißtropfen und Rückstände entfernt. Das zur Therapie nicht mehr verwendete Öl kann dem Patienten zur Massage auf dem Körper mitgegeben werden.

- Für eine dreitägige Behandlung werden 2.5 Liter Öl verwendet. Es lohnt sich daher kaum, weniger als drei Tage zu behandeln.

Zeit und Anzahl:

Die Dauer dieser Behandlung beträgt am ersten Tag 35 Minuten, wird täglich um 5 Minuten bis auf 50 Minuten gesteigert und ab dem 5. Tag wieder um jeweils 5 Minuten reduziert, bis die Ausgangszeit von 35 Minuten erreicht ist. Entsprechend des Krankheitsbildes des Patienten kann diese Anwendung täglich für einen Zeitraum von 7 bis 14 Tagen angewandt werden. Bei Vata-Patienten empfiehlt sich eine tägliche Behandlung, während bei Pitta-Patienten jeden zweiten Tag therapiert wird.

Die Behandlung sollte immer zwischen 7 und 10 Uhr morgens oder 16 bis 18 Uhr nachmittags (besser für Vata-Patienten) stattfinden.

Die Dauer der Therapie kann, entsprechend der Schwere des Falles, bis auf ein Maximum von 90 Minuten erhöht werden.

Spätestens nach 7 Tagen, bei gesunden Menschen schon nach drei Tagen, muß eine reinigende Therapie durchgeführt werden. Dazu kann Shirodhara am Morgen und zum Beispiel Nasya am Nachmittag gemacht werden.

Indikationen:

Shirodhara mit Öl wird angewendet bei chronischen Kopfschmerzen, Gesichtslähmung, Halbseitiger Lähmung, Schlaflosigkeit und Depressionen.

Kontraindikationen:

Niedriger Blutdruck, schwacher Kreislauf und während der Menstruation.

Nachbehandlung (Pradhana oder Pascatakarma)

Kopfgießen kann als Vorbehandlung von Nasya (Nasenschleimhauttherapie) eingesetzt werden. Schwitzkuren sind nicht empfohlen sondern kontraindiziert.

32 Heißer Wickel – Tapa Sweda

Generell steht Tapa Sweda für Schwitzbehandlung unter Verwendung von festen Gegenständen. Das sind zum Beispiel Sand, Tonerde, Salz, Getreide oder Kräuterpulver. So gesehen, gehört auch die nächste Schwitzanwendung, Curna Pinda Sweda, zu dieser Gruppe. In der Praxis ist aber die häufigste Behandlung dieser Art, die lokale Anwendung eines heißen Wickels vor Nasya (Nasenschleimhauttherapie). Das heiße Tuch, das dabei verwendet wird, ist ja auch ein harter

Gegenstand. Ein Topf mit heißem Wasser wird dazu benötigt. Der mittlere Teil des Wickels wird ins heiße Wasser getaucht, wobei beide Enden draussen bleiben. Das macht es möglich, das Tuch gut auszuwinden, ohne dabei die Hände zu verbrennen.

Zuerst wird die zu behandelnde Stelle mit Öl einmassiert. Dann wird der heiße Wickel zwischen beiden Händen locker gehalten, wobei eine Hand locker und schnell hin und herbewegt wird. So entsteht ein Zufächern von heißer Luft und der heiße Wickel kann bei der kurzen Berührung toleriert werden. Vorsicht muß geübt werden, damit die Augen von der Behandlung ausgespart bleiben.

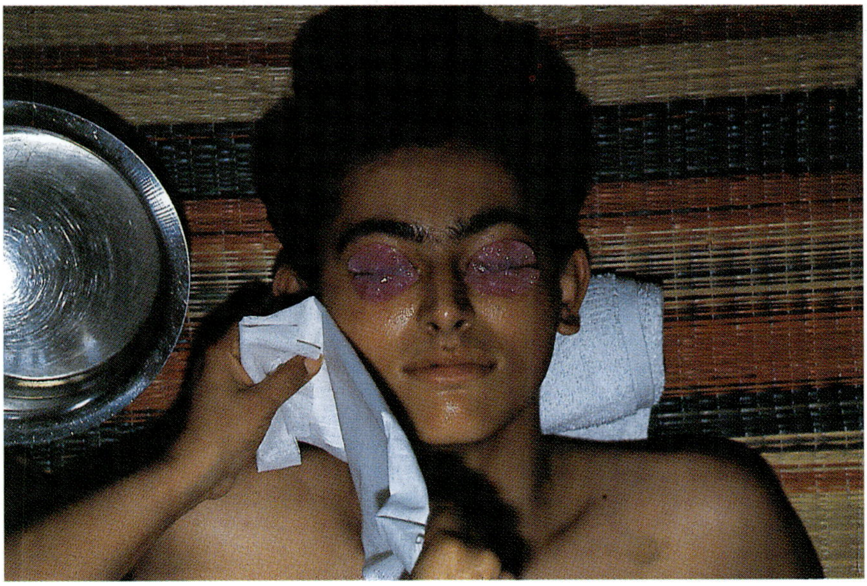

Anwendung von Tapa Sweda (Heißer Wickel)

Diese Anwendung kommt in einer Praxis sehr häufig vor und soll darum gut geübt werden. Entzündliche Stelle und frische Wunden dürfen nicht behandelt werden.

33 Pulverwickel – Curna Pinda Sweda

Für diesen Wickel brauchen Sie 1.5 kg pulverisierte Sesamsamen, Bockshornkleesamen, oder Gerstenmehl sowie 75 g zerstoßenen, frischen Knoblauch. Vermischen Sie die Substanzen und verteilen Sie diese gleichmäßig in zwei Gazetücher aus denen Sie dann je einen Wickel herstellen.

Geben Sie die Wickel in eine flache Pfanne, die Sie zuvor mit etwas Rizinusöl eingefettet haben und wärmen sie auf. Tragen Sie etwas warmes Öl auf die Körperteile, die behandelt werden sollen.

Nehmen Sie nun einen warmen Wickel und massieren Sie damit die betroffenen Stellen und wechseln Sie den Wickel, sobald dieser etwas abkühlt. Wiederholen Sie diesen Prozeß bis zu einer Stunde lang. Wischen Sie das Öl mit einem sauberen Tuch ab.

Diese Behandlung wird dort durchgeführt, wo Sie speziell Kapha reduzieren möchten, wie zum Beispiel bei Schwellungen, Ödemen, Vata-Beschwerden bei Kapha Konstitutionen oder auf der Brustgegend, um Kapha in den Lungen, Bronchien und Hals zu lösen. Pulverwickel können auch vor Nasya auf Stirn, Nase und Wangen eingesetzt werden.

Kontraindikationen sind starke Entzündungen und Hautkrankheiten.

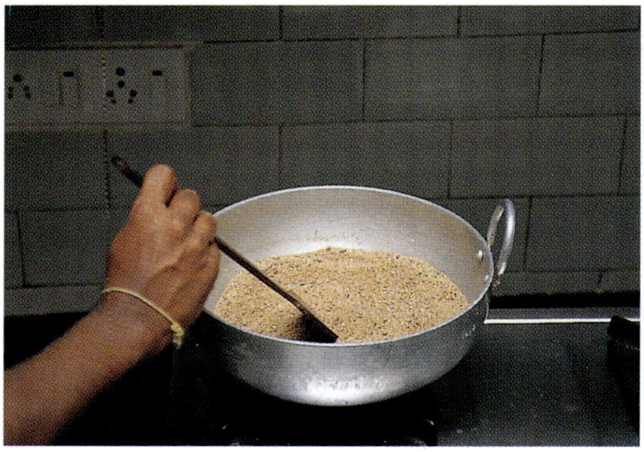

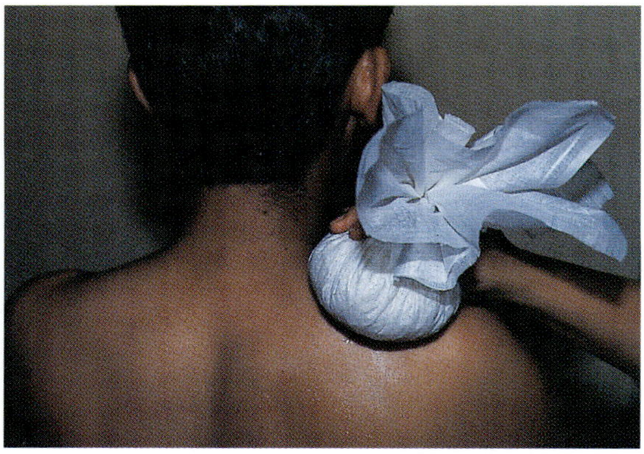

Erhitzen von Sand zur Anwendung in einem Pulverwickel (Curna Pinda Sweda)

Anwendung eines Pulverwickels

34 Heißer, nährender Wickel – Navarakizhi oder Sastika Pinda Sweda

Dies ist eine Behandlungsart, bei welcher der ganze Körper oder nur ein ganz bestimmter Teil durch das Auftragen von heißen arzneilichen Pasten, die in einen Bolus (medizinischer Wickel) gebunden sind, zum Schwitzen gebracht wird.

Wenn die Masse speziell gekochten Reis enthält, heißt diese Behandlung Sastika Pinda Sweda oder Navarakizhi (benannt nach der speziellen Reissorte, die nur noch an wenigen Orten in Kerala zu diesem Zweck angebaut wird); besteht sie aus frischen Blättern, wird sie Patra Potali Sweda genannt und werden dazu Zitronen und Kokosmark verwendet, heißt sie Jambira Pinda Sweda. In allen drei Fällen handelt es ich um ein **Upanaha Sweda**, d. h. Schwitzen verursacht mittels semisolider Substanzen.

Die hier behandelte Form (Navarakizhi) hat eine besonders nährende Wirkung (Brimhana). Die Behandlung macht den Körper geschmeidig und die Gelenke beweglich, reinigt die Körperkanäle und bewirkt eine bessere Zirkulation. Sie verbessert das Aussehen, die Verdauung und erhöht den Appetit.

Therapieart:
Swedana (Schwitzbehandlung), Snehana (Ölbehandlung), Brimhana (nährende Therapie)

Material:
- Eine spezielle Liege (Dhara-Tisch)
- Heißes Wasserbad, um die Öle zu erwärmen
- 3 Stahlgefäße
- 100 ml Öl für Abhyanga
- 2 Wattebäusche für das Ohrenfüllen (Karnapurnam)
- 1 Edelstahlkochtopf mit mindestens 5 l Fassungsvermögen
- Massbecher
- Waage
- Holzkelle
- großes Sieb
- 250 g Bala Pulver (Sida cordifolia)
- 4 Liter Wasser
- 1 Liter frische Kuhmilch
- 175 g Navara Reis, Gerstenschrot oder Dinkelschrot
- 4 Gazetücher 40 x 40 cm
- Baumwollschnur
- Schere
- 1 Handtuch, um den Kopf zu trocknen
- 0.5 g SEVA Haarpulver oder Rasnadi Curna
- Alkohol und Papiertücher, um die Liege anschließend zu reinigen
- SEVA Reinigungspulver für Haar und Körper, um das überschüssige Öl schonend zu entfernen

Vorbehandlung (Purvakarma):
Abhyanga in sitzender Stellung mit möglichst warmem Öl.

Ablauf:
Bala Kashaya (Herstellung des Dekokts aus Sida cordifolia: 250 g grob pulverisierte Wurzeln der Indischen Malve werden in 4 Liter Leitungswasser für 6 Stunden eingeweicht. Danach läßt man die Mischung bei einer Hitze von 80 – 90° C köcheln, bis die Menge auf 1 Liter reduziert ist. Dann wird das Dekokt gefiltert und zur Verwendung aufbewahrt.

Navara Reis (alternativ Gerstenschrot oder Dinkelschrot): Der frisch hergestellte 1 Liter Bala Kashaya wird mit der gleiche Menge Kuhmilch vermischt. Diese Menge wird dann in zwei gleiche Portionen aufgeteilt, d.h. je 1 Liter. Einem Teil werden nun 175 g Reis hinzugefügt, den man bei niedriger Hitze köcheln läßt. Wenn der Reis gar ist, wird der Topf vom Herd genommen. Die andere Hälfte der Milch-Kashaya-Mischung wird auf die Seite gestellt, um später darin die Boli zu erwärmen.

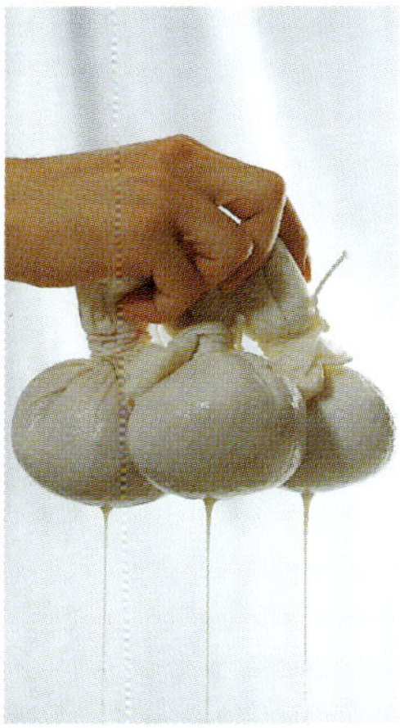

Heißer, nährender Wickel mit Milchreisbrei

Der gekochte Reis wird in vier gleiche Teile geteilt und in je ein Tuch gebunden. Die vier Stoffecken werden zusammengefügt und mit der Kordel so zusammengebunden, daß sich eine Art Ball ergibt. Jeder Bolus sollte so gebunden werden, daß ein Stück Stoff als Griff gehalten werden kann.

Alle vier Boli gibt man in den Topf mit der übrigen Milchabkochung und hält das Ganze bei 80 Grad Hitze warm. Zwei warme Bolusbündel werden nun herausgenommen und zwei Therapeuten massieren auf jeder Seite des Patienten gleichzeitig mit sanften Bewegungen. Der Patient wurde zuvor mit einem geeigneten Öl mit Abhyanga behandelt. Zuvor müssen die Therapeuten genau prüfen, ob der Bolus die richtige Temperatur hat. Da wir ja ein Schwitzen verursachen möchten, müssen die Beutel möglichst heiß sein.

Sowie die Masse nur geringfügig abgekühlt ist, gibt man die Boli wieder in das warme Milchdekokt zurück und massiert mit den beiden warmen weiter. Der Austausch von alten (kühlen) Boli gegen neue (warme) sollte immer simultan erfolgen, bis das Dekokt aufgebraucht ist oder der Patient zu schwitzen beginnt, je nachdem, was zuerst geschieht. Diese Reismassage wird in allen 7 Positionen vorgenommen, wie sie schon unter Abhyanga beschrieben wurde.

Nach dieser Behandlung wird die übrigbleibende Reispaste aus den Tüchern genommen, auf den ganzen Körper des Patienten aufgetragen und dann wieder sanft abgerieben. Der Körper wird nun mit einem Handtuch trockengerieben. Dann wird auf den ganzen Körper nochmals Öl aufgetragen. Danach sollte der Patient ruhen, bevor er ein Bad oder eine Dusche nimmt.

Zeit und Anzahl:

Im allgemeinen kann die Behandlungszeit mit 35 Minuten begonnen und bis zu einer maximalen Zeit von 45 Minuten gesteigert werden. Dabei wird über einen Zeitraum von 3 Tagen die Behandlung täglich um 5 Minuten verlängert und sodann wiederum täglich um 5 Minuten reduziert, bis wieder 35 Minuten erreicht sind.

Diese Behandlung kann über einen Zeitraum von 7 oder 14 Tagen täglich oder alternierend vorgenommen werden, je nach Konstitution und Art der Erkrankung des Patienten.

Die Behandlung sollte immer zwischen 7 und 12 Uhr morgens oder 16 bis 18 Uhr nachmittags (besser für Vata Patienten) stattfinden.

Speziell zu beachten:

- Sowohl die Herstellung des Dekokts wie das Kochen des Reises sollten überwacht werden, so daß keines der beiden zerkocht oder noch nicht gar ist. Beides sollte während des Kochens des öfteren umgerührt werden, damit sich die Inhaltsstoffe besser entfalten können.
- Die Boli werden fest zusammengebunden, um zu verhindern, daß sich der Inhalt über den Patienten ergießt.

- Vor dieser Art der Therapie wird der Patient mit geeignetem Öl gut eingeölt.
- Beide Seiten des Patienten sollten mit den Boli synchron massiert werden. Es muß streng darauf geachtet werden, daß die Temperatur und der Druck, der ausgeübt wird, an allen Körperregionen des Patienten gleichmäßig sind.
- Die Therapeuten überprüfen die Temperatur der Boli zuerst auf ihrer Handinnenfläche, bevor sie den Patienten damit massieren.
- Unter keinen Umständen sollten Wartezeiten entstehen zwischen dem Auswechseln der Boli; es darf auch nicht mit abgekühlten Boli massiert werden, da dies mehr schaden als nützen würde.
- Die Massage mit den Boli erfolgt immer in Richtung des Haarwuchses oder von der Körpermitte ans Ende der Körperglieder und immer in einer nach unten führenden Richtung.
- Der Therapieraum sollte vor der Behandlung genügend warm sein.
- Die Therapie kann abgebrochen werden, sobald der Patient anfängt zu schwitzen.
- Die Therapie muß unterbrochen werden, sobald der Patient friert. In diesem Fall werden sofort möglichst warme Öle auf den Körper massiert. Falls er immer noch friert, muß die Therapie abgebrochen und der Patient in warme Decken gewickelt werden.
- Die Entfernung der Reispaste wird sehr sachte vorgenommen, so daß seitens des Patienten kein Unbehagen durch unsanftes Berühren oder Rütteln des Körpers entsteht.
- Mit dem Auftragen von warmem Öl nach dem Abreiben der Reispaste wird die Behandlung abgeschlossen; dies ist ein wichtiger Bestandteil der Therapie.
- Ein Bad oder eine Dusche mit warmem Wasser sollte erst nach einer Ruhepause vorgenommen werden.
- Um bei einer Temperatur von 80° C 4 Liter Wasser auf 1 Liter zu reduzieren, werden ca. 1-2 Stunden benötigt. Dieser Arbeitsgang kann schon am Vorabend stattfinden und die Abkochung für den nächsten Morgen bereitgehalten werden.
- Die übrige Portion der Milchabkochung wird bei 80-90° C erhitzt. Diese heiße Mischung dient dazu, die Boli wieder zu erwärmen und ihre medizinische Wirkung zu erneuern.
- Um die gewünschte Konsistenz beim Reis zu erlangen, muß er 45-60 Minuten gekocht werden.
- Die hier genannte Menge der Zutaten ist für einen Patienten und eine Behandlung, vorgenommen von zwei Therapeuten, gedacht. Die Menge kann verdoppelt werden, wenn vier Therapeuten synchron an einer Person, d.h. vier Therapeuten an allen vier Körpergliedern gleichzeitig arbeiten.
- Im Falle einer schweren Erkrankung kann die angegebene Menge auch verdoppelt und mit Hilfe von zwei Therapeuten die Behandlungszeit bis auf 90 Minuten erhöht werden.

Indikationen:
Vata, neuropsychiatrische, rheumatische, psychosomatische Erkrankungen, Immunschwäche, Knochenbrüche, Atrophie, Geriatrie, als Regeneration (Rasayana) Diese Behandlung wird hauptsächlich bei Vata- und Pitta-Erkrankungen vorgenommen.

Kontraindikationen:
Erhöhtes Kapha, Hautkrankheiten, Fieber, Husten, Erkältung, Asthma, Menstruation.

Nachbehandlung (Pradhana oder Pascatakarma)
Vasti (Darmeinlauf) und milde abführende Maßnahmen sollen bereits während der Behandlung jeden dritten Tag sowie im Anschluß durchgeführt werden.

Heißer Blätterwickel
(Patra Potali Sweda)
Nirgundi
(Vitex negundo)

35 Heißer Blätterwickel – Patra Potali Pinda Sweda oder Patra Pinda Sweda

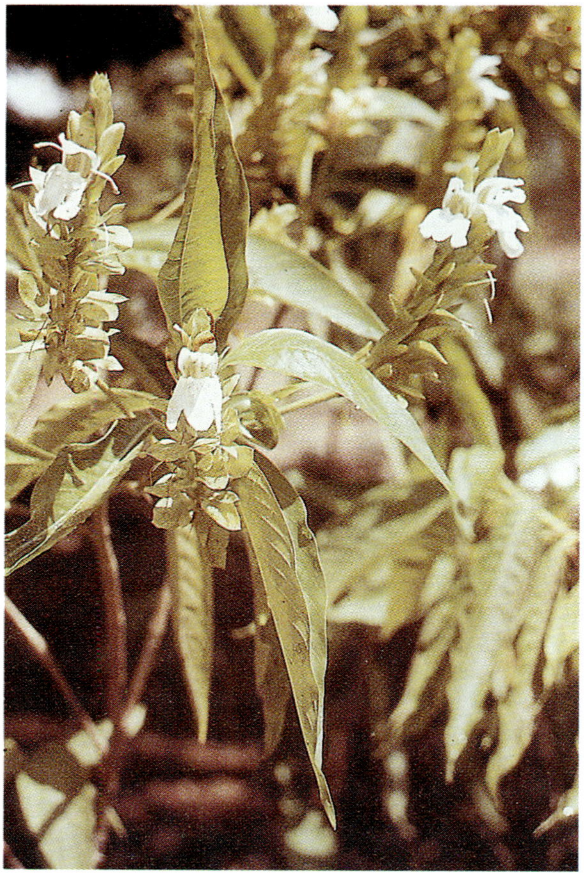

Dies ist eine Art von Pinda Sweda ähnlich der vorher genannten Therapie, nur einfacher in ihrer Herstellung. Es ist eine Variante des Karshana (reduzierend wirkenden) Swedana und besonders angezeigt in Fällen wo wohl Vata-Störungen behandelt werden sollen, sich diese aber mit Kapha verbunden haben oder der Patient eine Kapha-Konstitution besitzt. Dieser Wickel hat im Gegensatz zum vorher beschriebenen in erster Linie Kapha-reduzierende und erst in zweiter Linie Vata-reduzierende Wirkung.

Therapieart:
Swedana (Schwitzbehandlung), Langhana (reduzierende Therapie)

Material:
- Eine spezielle Liege (Dhara-Tisch)
- Heißes Wasserbad, um die Öle zu erwärmen
- 3 Stahlgefäße
- 100 ml Öl für Abhyanga
- 2 Wattebäusche für das Ohrenfüllen (Karnapurnam)
- 1 Edelstahlkochtopf mit mindestens 5 l Fassungsvermögen
- Maßbecher
- Waage
- Holzkelle
- 500 g frische Blätter von Pflanzen mit Vata und Kapha reduzierenden Eigenschaften wie Tamarinde, Vitex negundo (indischer Mönchspeffer), Calotropis procera (Apfel von Sodom), Datura stramonium (Gemeiner Stechapfel), Ricinus communis (Rizinus) etc.
- 2 Zitronen
- 100 g geriebene Kokosnuß
- 100 g geröstetes Bockshornkleepulver
- 25 ml Nimöl, SEVA Kapha Massageöl oder Senföl, um die Substanzen anzubraten
- 4 Gazetücher 40 x 40 cm
- Baumwollschnur
- Schere
- 1 Handtuch, um den Kopf zu trocknen
- 0.5 g SEVA Haarpulver oder Rasnadi Curna
- Alkohol und Papiertücher, um die Liege anschließend zu reinigen
- SEVA Reinigungspulver für Haar und Körper, um das überschüssige Öl schonend zu entfernen

Vorbehandlung (Purvakarma):
Abhyanga mit indizierten Ölen nur in sitzender Stellung.

Ablauf:
Die frischen Blätter werden gut gewaschen, in ca. 1 cm kleine Stücke geschnitten, bis eine Menge von 500 g erreicht ist, und dann mit der ebenfalls in kleine Stücke geschnittenen Zitrone, dem Bockshornkleepulver und der geriebenen Kokosnuß gemischt. Diese Mischung wird nun mit Nimöl, SEVA Kapha Massageöl oder Senföl leicht geröstet, bis die Kokosnuß braun ist. Dann wird die Masse herausgenommen, in vier Teile geteilt und in je ein Stofftuch gegeben, das man nun zu einem Bolus zusammenbindet.

Zuerst wird die zu therapierende Person einer Abhyanga Behandlung unterzogen.

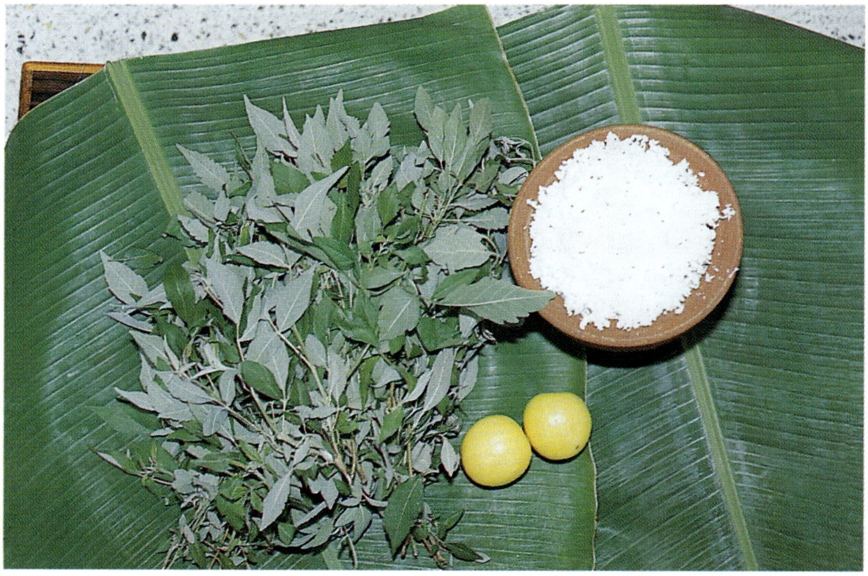

Zutaten für den Blätterwickel. Blätter von Nirgundi (Vitex negundo), Kokosraspeln und Zitronen

Die vier Boli kommen in einen flachen Topf oder eine Pfanne, der/die auf einem Heizgerät steht und eine geringe Menge des Öls enthält, das für Abhyanga verwendet wurde. Sobald die Boli genügend erwärmt sind, wird mit zweien an jeder Seite des Patienten mit leichtem Druck in Richtung nach unten bzw. außen massiert, wie in Sastika Pinda Sweda beschrieben.

Werden die abgekühlten Boli gegen warme ausgetauscht, darf es zu keiner spürbaren Unterbrechung kommen. Die Behandlung wird in allen 7 Positionen, wie bei Abhyanga erwähnt, vorgenommen und dauert so lange an, bis der Patient anfängt zu schwitzen.

Das Öl wird vom Körper entfernt, der Patient wird in ein warmes Tuch gewickelt und sollte eine Stunde rasten. Erst dann darf er ein warmes Bad nehmen.

Zeit und Anzahl:

Im allgemeinen kann die Behandlungszeit mit 35 Minuten begonnen und bis zu einer maximalen Zeit von 45 Minuten gesteigert werden. Dabei wird über einen Zeitraum von 3 Tagen die Behandlung täglich um 5 Minuten verlängert und sodann wiederum täglich um 5 Minuten reduziert, bis wieder 35 Minuten erreicht sind.

Einmal zubereitet, können die Boli für 3 aufeinanderfolgende Tage und Anwendungen benutzt werden. Vom 4. Tag an müssen neue Boli hergestellt werden.

Die Behandlung sollte immer zwischen 7 und 12 Uhr morgens oder 16 bis 18 Uhr nachmittags (besser für Vata Patienten) stattfinden.

Speziell zu beachten:

- Das Material des Stoffes muß fest genug sein, um den Zusammenhalt der Blätter und Zitronenstücke zu gewährleisten.
- Blätter etc. dürfen nicht zu grob sein, um die Haut zu verletzen
- Beim Erwärmen der Boli ist die Hitze so zu regeln, daß der Stoff nicht anbrennt. Am besten ist es, wenn ein Therapeut nur damit beschäftigt ist, die Boli zu erwärmen.
- Bevor die Boli am Patienten zur Anwendung kommen, sollte die Wärme der Säckchen zuerst von einem Therapeuten auf dessen Handinnenfläche geprüft werden.
- Die oben erwähnten Pflanzen gelten als Beispiel. Jede andere Pflanze, die erhältlich ist und die Vata- und Kapha-reduzierende Eigenschaften hat, kann hierfür verwendet werden.

Indikationen:

Vata und Vata-Kapha, neuropsychiatrische, rheumatische Erkrankungen, Geriatrie, als Regeneration (Rasayana). Diese Behandlung wird hauptsächlich bei Vata und Kapha Erkrankungen vorgenommen.

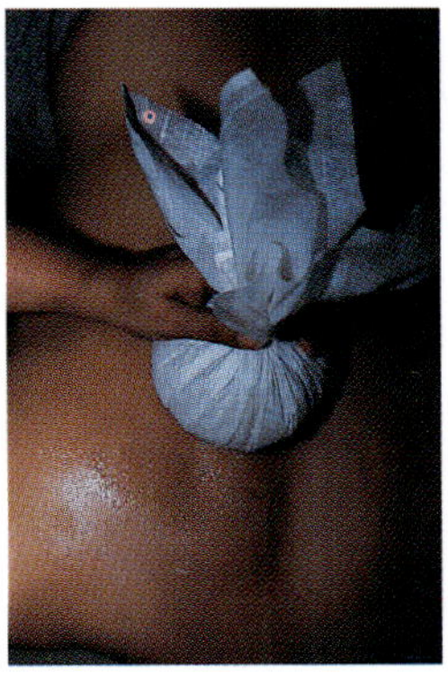

Heißer Blätterwickel (Patra Potali Pinda Sweda) Anwendung.

Kontraindikationen:

Erhöhtes Kapha, Hautkrankheiten, Fieber, Husten, Asthma, Menstruation. Von Pitta herrührende Krankheiten, brennendes Gefühl, Hauterkrankungen.

Nachbehandlung (Pradhana oder Pascatakarma)

Vasti (Darmeinlauf) und milde abführende Maßnahmen sollen bereits während der Behandlung jeden dritten Tag sowie im Anschluß durchgeführt werden.

36 Heißer Zitronenwickel – Jambira Pinda Sweda

Es ist bewundernswert, wie diese einfache Therapie die Haut weich, geschmeidig und straff macht. Sie ist eine erstklassige kosmetische Behandlung, welche einfach durchzuführen ist. Ihre Kunden werden vom erstaunlichen Effekt, der schon während der Behandlung eintritt, begeistert sein.

Therapieart:

Swedana (Schwitzbehandlung), Langhana (reduzierende Therapie)

Material:

- Eine spezielle Liege (Dhara-Tisch)
- Heißes Wasserbad, um die Öle zu erwärmen
- 3 Stahlgefäße
- 100 ml Öl für Abhyanga
- 2 Wattebäusche für das Ohrenfüllen (Karnapurnam)
- 1 Edelstahlkochtopf mit mindestens 5 l Fassungsvermögen
- Maßbecher
- Waage
- Holzkelle
- 2 kg biologische Zitronen
- 200 g geriebene Kokosnuß
- 4 Gazetücher 40 x 40 cm
- Baumwollschnur
- Schere
- 1 Handtuch, um den Kopf zu trocknen
- 0.5 g SEVA Haarpulver oder Rasnadi Curna
- Alkohol und Papiertücher, um die Liege anschließend zu reinigen
- SEVA Reinigungspulver für Haar und Körper, um das überschüssige Öl schonend zu entfernen

Vorbehandlung (Purvakarma):

Abhyanga mit indizierten Ölen nur in sitzender Stellung.

Ablauf:

Dieser Wickel kann überall leicht und ohne Probleme mit Zitronen und geriebener Kokosnuß hergestellt werden. In diesem Fall werden ungefähr 1500 – 2000 g frische und in kleine Stücke geschnittene Zitronen (Fruchtfleisch und Schale, falls unbehandelt) mit 200 g geriebener Kokosnuß in einer Eisenpfanne und geeignetem medizinierten Öl (SEVA Kapha Massageöl) oder Senföl leicht geröstet, bis die Kokosnuss anfängt, leicht braun zu werden.

Die Masse wird in vier gleiche Teile geteilt und zu Boli abgebunden. Die restliche Vorgehensweise ist die gleiche wie unter Patra Pinda Sweda erwähnt.

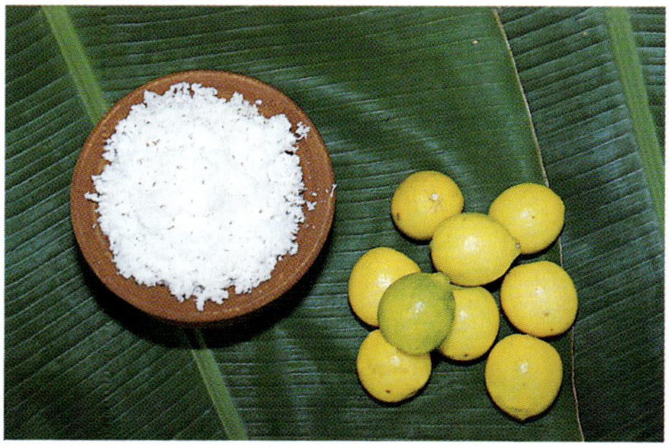

Zutaten für den Zitronenwickel: Zitronen und Kokosraspel

Zeit und Anzahl:

Im allgemeinen kann die Behandlungszeit mit 35 Minuten begonnen und bis zu einer maximalen Zeit von 45 Minuten gesteigert werden. Dabei wird über einen Zeitraum von 3 Tagen die Behandlung täglich um 5 Minuten verlängert und sodann wiederum täglich um 5 Minuten reduziert, bis wieder 35 Minuten erreicht sind.

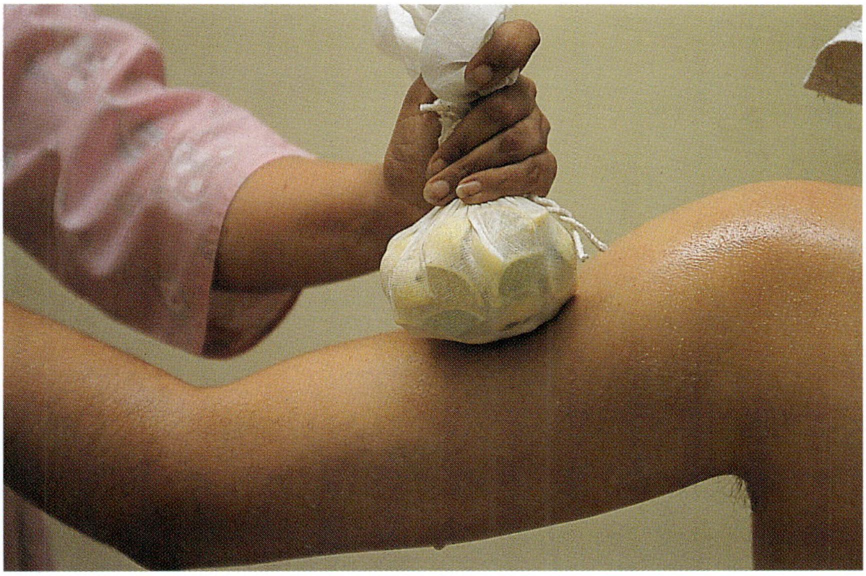

Die Behandlung sollte immer zwischen 7 und 12 Uhr morgens oder 16 bis 18 Uhr nachmittags (besser für Vata Patienten) stattfinden.

Indikationen:
Diese Therapie ist empfehlenswert für ähnliche Erkrankungen wie unter Patra Pinda Sweda genannt, hat aber schärfere und absorbierender Eigenschaften. Sie kann angewandt werden, um Fett zu reduzieren und die Haut zu straffen, ganz besonders am Bauch, bei Vernarbungen, Orangenhaut und generell als Schönheits- und Regenerationsbehandlung für die Haut.

Kontraindikationen:
Extrem erhöhtes Kapha, Hautkrankheiten, Fieber, Husten, Asthma, Menstruation.

Nachbehandlung (Pradhana oder Pascatakarma)
Vasti (Darmeinlauf) und milde abführende Maßnahmen sollen bereits während der Behandlung jeden dritten Tag sowie im Anschluß durchgeführt werden.

37 Heißes Bad – Avagaha Sweda

Diese Behandlung gehört zur Gruppe der Schwitztherapien mit flüssigen Substanzen, d.h. zu Drava Sweda. Der Patient setzt sich in ein Bottich mit möglichst heißer Flüssigkeit, die aus Vata oder Kapha reduzierenden Dekokten besteht. Zuvor wird ein Abhyanga mit Vata reduzierenden Ölen wie SEVA Vata Massageöl oder Dhanvantara Thaila durchgeführt.

Der Patient bleibt etwa 45 Minuten oder bis er genug geschwitzt hat im Wasser, das konstant warm gehalten werden muß.

Durchgeführt wird diese Therapie bei Hernie, Hämorrhoiden, chronischer Verstopfung und Bauchschmerzen.

B Eliminierende Hauptbehandlungen – Pradhanakarma

Pradhanakarma bedeutet Hauptbehandlung. Sie besteht aus fünf unterschiedlichen Reinigungsmaßnahmen, die die angesammelten toxischen Substanzen aus dem Körper eliminieren.

1. **Vamana** – therapeutisches Erbrechen, überschüssiges Kapha und Ama im Bereich von Magen und Lungen werden eliminiert
2. **Virecana** – Abführkur, überschüssiges Pitta und Ama im Dünndarm werden entfernt
3. **Vasti** – Darmeinlauf, überschüssiges Vata und Ama im Dickdarm werden beseitigt
4. **Nasya** – Nasenschleimhauttherapie, Ama und Kapha im Kopfbereich werden ausgeschieden
5. **Rakta Moksha** – Aderlaß, Ama und Pitta aus dem Blutgewebe werden entfernt

Diese fünf Reinigungsmaßnahmen gaben der Art der Behandlung den Namen Pancakarma, was soviel wie »fünf operative Maßnahmen« bedeutet. Die eliminierenden Hauptbehandlungen werden niemals ohne vorbereitende Maßnahmen (Purvakarma), die im letzten Abschnitt behandelt wurden, durchgeführt. Das Ziel der vorbereitenden Therapien (Purvakarma) ist es, die im Gewebe festsitzenden Toxine zu lösen und in die Hohlorgane zu bringen, von wo sie mittels den eliminierenden Hauptbehandlungen (Pradhanakarma) aus dem Körper entfernt werden können.

Die vorbereitenden Maßnahmen (Purvakarma) sollen auch den Körper aufbauen, um ihn vor eventuellen Nebenwirkungen der eliminierenden Maßnahmen (Pradhanakarma) zu schützen. Dieser Punkt hat vor allem Bedeutung bei intensiven Therapien wie therapeutischem Erbrechen (Vamana) und Abführkur (Virecana), die für den Organismus sowie die Psyche sehr belastend sein können.

Umgekehrt können aber auch ernsthafte gesundheitliche Störungen auftreten, wenn die vorbereitenden Therapien (Purvakarma) ohne eliminierende Hauptbehandlung durchgeführt werden. In vielen sogenannten Ayurveda Gesundheitszentren massiert und ölt man munter drauf los, ohne sich über die wirkliche Bedeutung der Behandlung im Klaren zu sein. Es geht sogar so weit, daß der Kunde entscheidet, welche Therapien er wünscht. Wer begehrt schon die zum Teil unerlässlichen Roßkuren wie Vamana oder Virecana und was geschieht, wenn solchermaßen behandelt wird? – Wir haben eben gehört, daß Vorbehandlungen wie Ölmassagen und Schwitzkuren die Toxine (Ama) aus dem Gewebe lösen. Ama sammelt sich dabei vor allem im gastrointestinalen Trakt. Wird Ama nicht eliminiert, dann kann es zu Vergiftungserscheinungen, Bauchkrämpfen, Verdauungsstörungen, Gastroenteritis, Appetitverlust u.ä. Störungen kommen. Wenn Ama vom Darm ins Blut gelangt sind Akne, Urtikaria, Allergien, Leberfunktionsstörungen, Nierenstein, Blasenstein, etc. bekannte Folgeerscheinungen.

Es kann nicht der Sinn einer Therapie sein, daß die Beschwerden vom Knie in den Darm befördert werden. Deshalb muß der vorgeschriebene Ablauf von Vorbehandlung (Purvakarma) zu eliminierender (Pradhanakarma), zur Nachbehandlung (Pascatakarma) genau befolgt werden. Sie sehen also, nur ein Schild mit der Aufschrift »Ayurveda Therapien« vor die Tür zu hängen, bürgt nicht automatisch für eine ganzheitliche Behandlungen.

In Europa wird das Wort Ayurveda mit Ölmassage gleichgesetzt. Das ist ein großes Unglück, denn Ayurveda ist viel mehr als eine Fitneßmassage. Im nördlichen Indien, denken die Menschen bei Ayurveda an die vielen bitteren Pulver, welche die Ärzte zum Leidwesen der Patienten gerne verschreiben. Nur in Kerala denkt man bei Ayurveda an Pancakarma. Es ist also höchste Zeit, daß dieses Mißverständnis dank gut informierter Patienten und kompetenter Ayurveda-Therapeuten korrigiert wird.

Da sich in unserer Praxis Fälle von Patienten, die unter ernsthaften Nebenwirkungen von unsachgemäß durchgeführten Ayurveda Kuren und Behandlungen leiden, häufen, lautet meine Bitte an alle Therapeuten: Gebt den Patienten nach Ölmassagen wenigsten etwas Triphala Curna oder Kwatha oder schickt sie für die eliminierenden Behandlungen (Pradhanakarma) zu einem Experten (oder werdet selbst Experten)! Wenn hier nicht schnell ein Umdenken stattfindet, wird Ayurveda von anderen Medizinern, Patientenorganisationen und der Presse bald zu einer Scharlatanentherapie erklärt und behördlich verboten.

Um einen bestmöglichen therapeutischen Effekt zu erzielen, werden die eliminierenden Behandlungen (Pradhanakarma) in einer bestimmten Reihenfolge kombiniert. Als erstes wird (1) Vamana durchgeführt, dann folgt (2) Virecana und dann (3) Vasti. Manchmal werden auch Nasya und Raktamokshana am gleichen Patient zusätzlich noch ausgeführt. In weniger chronischen Indikationen kommen nicht alle Hauptbehandlungen (Pradhanakarma) zu Einsatz.

Aus diesem Grund erfordert eine komplette Pancakarma Kur zwischen 45 und 60 Tage. Nun werden Sie gleich fragen, wer sich heute so viel Zeit leisten kann? Dazu muß ich mit der Frage antworten, wer kann sich heute noch Krankheit leisten? Natürlich muß eine Medizin, wenn sie erfolgreich sein will, Rücksicht auf die sozialen Umstände und Zeitqualität nehmen können. Ayurveda wird hier keine Ausnahme machen. Aber es gibt ja auch noch andere Therapieformen in der Ayurveda. In der Schweiz behandeln wir deshalb über 75 % der Patienten mit medikamentösen oder psychotherapeutischen Maßnahmen sowie Diät – und Gesundheitsberatungen. In Indien wird der Prozentsatz noch viel höher liegen. Pancakarma ist nun einmal aufwendig und deshalb auch nicht billig. Wenn wir bei dieser Behandlungsart Kompromisse schließen, müssen wir uns dabei immer bewußt sein, daß wir uns auch bei den Resultaten kompromißbereit zeigen müssen.

Dieses Problem kann teilweise gelöst werden, wenn Sie Ihre Patienten schulen, gewisse Vor- und Nachbehandlungen selber durchzuführen. Das ist heute möglich, denn die Patienten sind gut informiert, sind diszipliniert und bringen eine enorme Motivation mit. Einfache Vorbehandlungen (Purvakarma) wie Anpassung der Diät, Dipana (Einnahme von blähungswidrigen Tees), Pacana (Einnahme von verdauungsfördernden Tees), Abhyanga (Auftragen von arzneilichen Ölen) oder Yogaübungen können ohne weiteres zu Hause durchgeführt werden. Nachbehandlungen (Pascatakarma) wie allmähliche Gewöhnung an normale Nahrung, Anpassung des Lebensstils sowie Einnahme von Rasayana (aufbauenden, regenerierenden Substanzen), Ruhe und Erholung sind auch zu Hause möglich.

Dem großen Aufwand an Zeit und Material bei Pancakarma Kuren steht ein entsprechender therapeutischer Effekt gegenüber, der auf der Tatsache beruht, daß die Wurzeln der Krankheit beseitigt werden und der diese Behandlung auch in der heutigen Zeit rechtfertigt. Bei schweren chronischen Krankheiten genügt oft auch eine längere Pancakarma Kur nicht. In solchen Fällen muß die Behandlung jährlich oder jedes zweite Jahr wiederholt werden. Aber auch bei unheilbaren Krankheiten kann Pancakarma die Beschwerden deutlich lindern und damit die Lebensqualität des Betroffenen verbessern.

Vagbhata beschreibt Vamana als die beste Therapie für Kapha, Virecana für Pitta und Vasti für Vata.[29] Nasya wird eingesetzt, um Sama, das sich im Kopfbereich angesammelt hat und Rakta Moksha, um Sama aus dem Blutgewebe zu eliminieren. Das Miteinbeziehen von Raktamokshana als eine der fünf eliminierenden Maßnahmen stammt von Sushruta, während andere Autoren Vasti (Darmeinlauf) in den nährenden und eliminierenden aufteilen.

Therapeutisches Erbrechen – Vamana

Vamana ist der Prozeß, wobei Sama (gestörte Dosha, Dhatu und Ama) durch den Mund ausgeschieden wird. Kapha kann vor allem in den oberen Körperteilen und insbesondere im Magen lokalisiert werden. Dort liegen die Wurzeln von Kapha und die kürzeste Route, um exzessives Kapha effektiv zu beseitigen, ist deshalb das therapeutische Erbrechen.

Vamana nimmt einen hervorragenden Platz im System von Pancakarma ein und wird nicht nur bei Kranken vorgenommen. Auch Ge-

[29] Ashtangahridaya, Sutra Sthana, Kapitel 1, Vers 25

sunden wird eine therapeutisches Erbrechen im Frühjahr empfohlen.

Menschen, die unter einer exzessiven Ansammlung von Kapha und Übelkeit leiden und diese Therapie eingehen, müssen Mut, einen starken Willen und körperliche Widerstandskraft besitzen. Der Prozeß des Erbrechens darf nicht ungewohnt für sie sein.[30]

Wenn die Vorbehandlungen richtig ausgeführt werden, sollten keine unerwünschten Nebenwirkungen entstehen. Trotzdem muß hier gesagt werden, daß von allen Therapien der Ayurveda Komplikationen am ehesten bei Vamana auftreten. Deshalb wird Vamana nie ohne qualifizierte ärztliche Überwachung durchgeführt. Versuchen Sie auch niemals, Vamana als Eigenbehandlung bei sich zu Hause durchzuführen. Einige Therapeuten in Europa propagieren Vamana nach Einnahme von größeren Mengen von Wasser, das mit Salz oder Glaubersalz (Natriumsulfat) vermischt ist. Solche Behandlungen sind völlig falsch und gefährlich. Sie werden weder in den Texten erwähnt noch irgendwo in Indien praktiziert.

Wenn Sie eine ärztliche Grundausbildung haben, entsprechende gesetzliche Voraussetzungen erfüllen und die nachfolgenden Anweisungen genau befolgen, können Sie Vamana sicher ausführen und Ihre Patienten werden von dieser äußerst wirkungsvollen Therapie profitieren.

Das Datum für diese wichtige Hauptbehandlung wird in Indien oft entsprechend dem persönliche Horoskop des Patienten bestimmt, um bestmögliche Voraussetzungen für eine erfolgreiche Therapie zu gewährleisten.[31]

Material:

- 5 Liter abgekochte Milch
- 5 g Steinsalz
- 5 g Honig
- 5 g Madanaphala (Randia dumetorum, Brechnuss)
- 5 g Vaca (Acorus calamus)
- 5 g Yastimadhu (Glycyrrhiza glabra, Süßholz)
- Stuhl mit Arm- und Rückenlehnen
- Spuckbecken
- Glas
- Mörser
- Löffel
- SEVA Ayurveda Aromastäbchen
- 1 Blatt Papier und ein Klebstreifen, um einen Trichter herzustellen
- Öl für Abhyanga
- Schwitzbad

[30] Sharangadhara Samhita, Sektion 3, Kapitel 3, Vers 2

[31] Caraka Samhita, Sutra Sthana, Kapitel 15, Vers 9

Vorbehandlung:

Die Innere Ölkur mit anschließenden Schwitztherapien muß nach Vorschrift, Konstitution, Verdauungskraft und Indikation durchgeführt werden, bis die entsprechenden Symptome für eine genügende Ölung erscheinen. Ein Tag Pause muß nach der inneren Ölkur eingehalten werden.

Am Vortag vor der Behandlung muß der Patient Nahrung einnehmen, die Kapha provozierende Eigenschaften besitzt. Die Zeit der letzten Mahlzeit muß so gewählt werden, daß deren Verdauung am nächsten Tag gewährleistet ist.

Am Morgen vor der Behandlung wird ein Abhyanga und Schwitzbad durchgeführt. Danach nimmt der Patient ein warmes Bad. Eine Stunde nach dem Bad beginnt die eigentliche Behandlung.

Ablauf:

Nach einem kleinen Heilritual, wobei eine Öllampe sowie etwas Räucherwerk entzündet und Mantra gesungen werden, nimmt der Patient auf dem Stuhl Platz. Ein Becken, um das Erbrochene aufzufangen, wird auf einem Schemel bereitgestellt.

Nun soll der Patient so viel Milch wie möglich trinken. Dann werden die Arzneien für das Brechmittel (Kalmus, Süßholz, Brechnuß, Steinsalz und Honig) mit einem Glas Milch vermischt und dem Patienten zum trinken gegeben. Die angegebene Dosierung ist eine mittlere Dosis und muß dem individuellen Fall angepaßt werden.[32]

Wenn möglich sollte er mit dem Trinken fortfahren. Ein Assistent muß auf alle Fälle festhalten, wieviel Flüssigkeiten getrunken worden sind, damit diese Quantität später mit der des Erbrochenen verglichen werden kann.

Normalerweise kann man innerhalb einer Stunde erbrechen. Erst wenn sich Symptome wie Übelkeit und starke Speichelabsonderung einstellen, dann kann mit einem Finger an der Zungenwurzel der Brechreiz stimuliert werden. Vor dem Erscheinen dieser Anzeichen sollte das Erbrechen nicht eingeleitet werden. Der erste Effekt ist ein Schwitzen, was bedeutet, daß die gestörten Dosha zu schmelzen beginnen. Als nächstes bekommt der Patient eine Gänsehaut, was anzeigt, daß die gestörten Dosha sich aus ihrem Ort der Ansammlung bewegen. Wenn die Dosha in den Dünndarm übergehen, bläht sich das Abdomen auf. Erst als viertes Symptom treten erhöhte Speichelabsonderung und Übelkeit auf.[33]

Man sollte den Brechreiz nicht forcieren oder übermäßigen Druck ausüben. Andererseits darf man den Reiz auch nicht zurückhalten, wenn er natürlich eintritt.

Während des Erbrechens sollte der Therapeut den Patienten an den Seiten und an der Stirne festhalten. Es ist von Vorteil, wenn ein Familienangehöriger oder Freund bei der Therapie anwesend ist.

Das Erbrechen sollte fortgesetzt werden und in den Intervallen soll der Patient weiterhin Milch trinken, bis Pitta (Galle, gelbliche Flüssigkeit) im Erbrochenen zu erkennen ist oder kein Schleim mehr zu

[32] Caraka Samhita, Sutra Sthana, Kapitel 15, Vers 10

[33] Caraka Samhita, Sutra Sthana, Kapitel 15, Vers 11

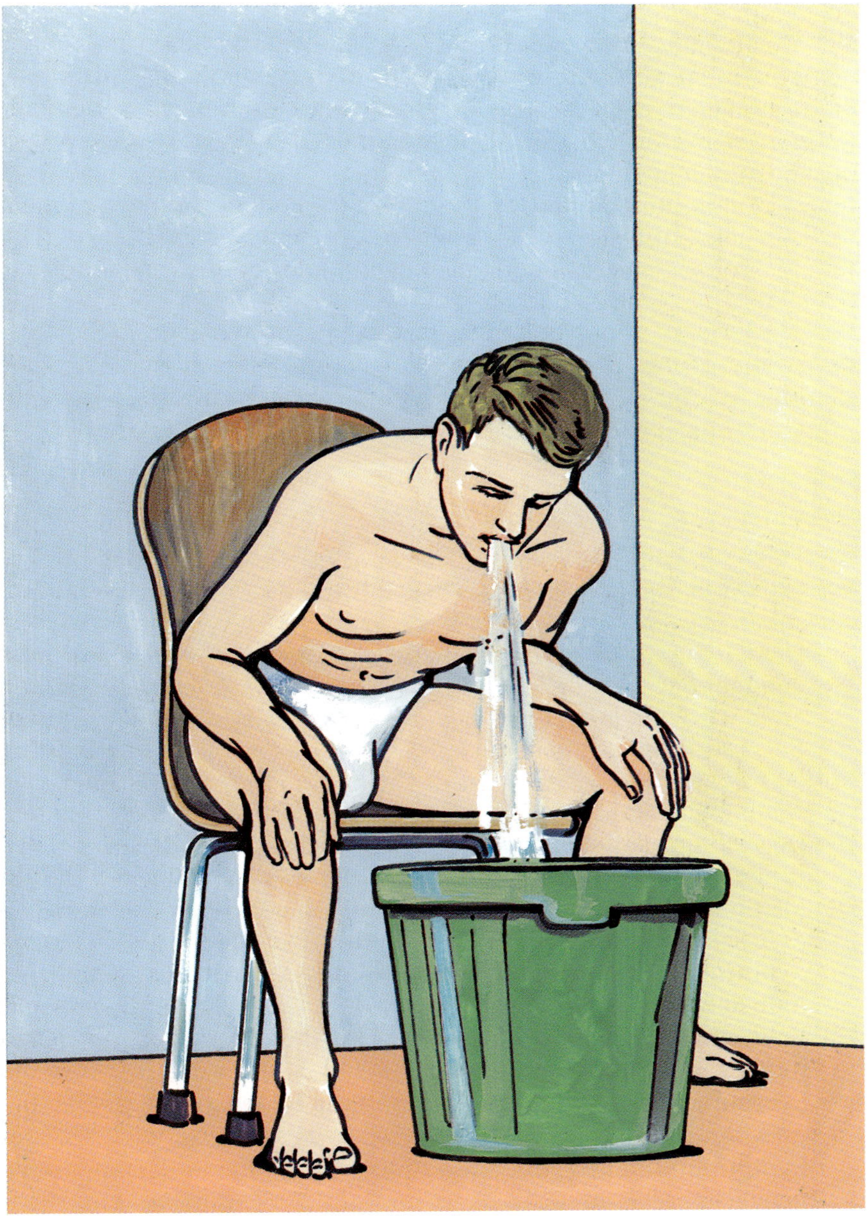

sehen ist. Das Erbrechen sollte automatisch aufhören, wenn keine weitere Flüssigkeit mehr eingenommen wird. Wenn der Prozeß vorbei ist, wird etwas Wasser ins Gesicht des Patienten gesprenkelt und anschließend abgetrocknet, der Hals und die Schultern werden leicht massiert, Lob und andere ermutigende Worte werden ausgesprochen, warmes Wasser zur Mundspülung wird ihm gereicht und dann soll eine Rauchtherapie (Dhuma) wie folgt durchgeführt werden. Der Patient hält den Papiertrichter in ein Nasenloch, hält das andere zu und inhaliert drei Atemzüge Rauch eines SEVA Ayurveda Aromastäbchen, das vorne in die große Öffnung des Trichters gehalten wird.

Ausgeatmet wird immer durch den Mund, d. h. der Rauch gelangt nicht in die Lungen.

Der Patient soll sich dann in einem geschützten und isolierten Raum hinlegen. Am Abend oder besser noch am nächsten Morgen, wenn er sich über Hunger beklagt, soll er zuerst ein Bad oder eine Dusche mit nicht zu heißem Wasser nehmen und bekommt dann eine speziell zubereitete Suppe. Falls Schmerzen in der Hals-, Brust- oder Bauchgegend auftreten, können diese Körperteile mit warmem SEVA Vata Massageöl oder Dhanvantara Kuzhambu leicht massiert werden.

Zeit und Anzahl:

Vamana wir immer morgens durchgeführt. Die beste Jahreszeit für Vamana ist das Frühjahr.

Speziell zu beachten:

- Falls der Vomitus nicht eintritt, muß die Dosis des Brechmittels erhöht werden. Wenn das nicht hilft muß der Magen ausgewaschen werden.
- Der Therapeut muß darauf achten, daß möglichst die ganze eingenommene Flüssigkeit erbrochen wird. Wenn weniger erbrochen wird, bedeutet dies, daß der andere Teil verdaut wurde und Beschwerden verursachen kann.
- Das Erbrechen wirft zuerst die Medikamente, dann Kapha und schließlich Pitta aus.
- Der Patient soll sich nach dem Erbrechen sichtbar erleichtert fühlen.
- Maximal sollte acht Mal und minimal vier Mal erbrochen werden; sechs Mal ist die normale Anzahl.
- **Symptome für eine erfolgreiche Behandlung:** Erbrechen innerhalb der stipulierten Zeit, keine starken Schmerzen während des Erbrechens, Eliminierung der Dosha in der richtigen Reihenfolge und automatisches Aufhören des Erbrechens.
- **Symptome für übermäßige Behandlung:** Erscheinen von Schaum und Blut im Erbrochenen.
- **Symptome für ungenügende Behandlung:** Kein oder nur spärliches Erbrechen, Erbrechen nur des Brechmittels, Ausscheidung des Brechmittels mittels Abführen und Behinderung des Brechreizes.
- Vamana beeinträchtigt die Funktion von Agni, das mit Hilfe einer Spezialdiät (Samsarjana Karma) langsam wieder hergestellt wird.

Indikationen:

Erkrankungen der Nase, Lepra und andere chronischen Hautkrankheiten, akutes Fieber, Tuberkulose, Bronchitis, Asthma, Heiserkeit, Kropf, Schilddrüsentumor, Filariose, Diabetes, Dyspepsie, Mandagni (durch Kapha beeinträchtigtes Kapha), Obstruktion der Zirkulationskanäle, Vergiftung, Hämorrhoiden, Übelkeit, Anorexie, Lymphadenitis, Epilepsie, Wahn und andere Geisteskrankheiten, Diarrhöe, Ödem, Anämie, Stomatitis (Entzündung der Mundschleimhäute), Tumor, Knoten, Fettleibigkeit, Erysipel, Abszeß, Rhinitis, Pharyngitis, Otorrhoe (Ohrenfluß), Tonsilitis, Uveitis und Kapha Störungen im Allgemeinen.[34]

Kontraindikationen:

Kinder, Schwangere, alte Menschen, bei Erschöpfungszuständen, Atrophie, Aufbrauchkrankheit, nach intensiver körperlicher oder mentaler Belastung, Helminthiasis, Verstopfung, Hämorrhagie, Neurasthenie, Herzerkrankungen, Urinretention, Splenomegalie (Milzschwellung), abdominale Schwellungen, Prostatitis, Aphonie, Katarakt, Kopfweh, Migräne, Ohrenschmerzen, neuromuskuläre Krankheiten, Krankheiten im gastrointestinalen Trakt.

Nachbehandlung:

Zuerst folgt eine Spezialität (Samsarjana Krama), die gewährleistet, daß das durch Vamana geschwächte Agni wieder optimiert wird. An Hand der folgenden Tabelle können Sie den Ablauf erkennen. Diesem Ablauf muß unbedingt Folge geleistet werden. Auf keinen Fall darf der Patient normale Nahrung zu sich nehmen.

Wenn die eliminierende Behandlung nur milde war, bei Personen, die gewohnt sind, große Mengen von Alkohol zu trinken sowie Vata-Pittaja, Vataja und prominente Pitta Konstitutionen, muß eine Diät gewählt werden, die stärker nährende Wirkung besitzt.[35]

Anschließend an diese Diät können Samshamana Therapien wie Rasayana oder Vajikarana durchgeführt werden.

Wenn aber anschließend Virecana durchgeführt werden soll, dann wird am neunten Tag nach Vamana wieder mit der inneren Ölung begonnen und so weitergeführt, daß am 15. Tag nach Vamana die Virecana Therapie durchgeführt werden kann.[36] Dabei ist es nicht unbedingt notwendig, daß ganze sieben Tage lang ölige Substanzen eingenommen werden. Die letzten drei Tage vor Virecana sollen aber Ruhetage sein, wo keine öligen Substanzen mehr eingenommen werden.

Dalhana und andere Experten bestehen darauf, daß genau am fünfzehnten Tag nach Vamana Virecana durchgeführt werden soll. Sie begründen dies damit, daß vor diesem Tag die Verdauung noch zu schwach ist und nach diesem Tag können die positiven Auswirkungen von Vamana nicht mehr voll ausgeschöpft werden.

[34] Caraka Samhita, Siddhi Sthana, Kapitel 2, Vers 10; Sushruta Samhita, Cikitsa Sthana, Kapitel 33, Vers 18 & Ashtangahridaya, Sutra Sthana, Kapitel 18, Vers 1

[35] Ashtanga Hridaya, Sutra Sthana, Kapitel 18, Vers 46b bis 47a

[36] Caraka Samhita, Siddhi Sthana, Kapitel 1, Vers 19

Tag	Mahlzeit	Spezialdiät
1	Morgens Abends	**Fasten** **(1)** Dünne Getreidesuppe ohne Fett/Gewürz
2	Morgens Abends	(2) Dünne Getreidesuppe ohne Fett/Gewürz (3) Dünne Getreidesuppe ohne Fett/Gewürz
3	Morgens Abends	**(4)** Getreidesuppe mit sehr wenig Fett/Gewürz (5) Getreidesuppe mit sehr wenig Fett/Gewürz
4	Morgens Abends	(6) Getreidesuppe mit sehr wenig Fett/Gewürz **(7)** Getreidebrei ungewürzt mit dünner Linsen/Bohnensuppe mit wenig Fett/Gewürz
5	Morgens Abends	(8) Getreidebrei ungewürzt mit dünner Linsen/Bohnensuppe mit wenig Fett/Gewürz (9) Getreidebrei ungewürzt mit dünner Linsen/Bohnensuppe mit wenig Fett/Gewürz
6	Morgens Abends	**(10)** Getreidebrei mit wenig Ghee/Öl und Gemüsebrühe mit Linsen/ Bohnen, Gewürzen, Fetten (11) Getreidebrei mit wenig Ghee/Öl und Gemüsebrühe mit Linsen/ Bohnen, Gewürzen, Fetten
7	Morgens Abends	(12) Getreidebrei mit wenig Ghee/Öl und Gemüsebrühe mit Linsen/ Bohnen, Gewürzen, Fetten **(13) Normale Diät**

Abführkur – Virecana

Die zweite Pancakarma Behandlung ist Virecana, was so viel wie »eliminieren der gestörten Dosha aus dem Anus« bedeutet. Im Gegensatz zu westlichen Naturheilverfahren, darf Virecana nur nach erfolgter Öl- und Schwitzkur (Purvakarma) erfolgen. Das Ziel ist, diejenigen toxischen Substanzen aus dem Körper zu beseitigen, die nicht mittels Vamana, der Nierenfunktion, Schweißabsonderung oder Lungen entfernt werden können. Virecana entfernt sie aus Dünndarm und Leber. Vamana bringt die unverdauten toxischen Substanzen und Virecana die verdauten toxischen Substanzen heraus.

Normalerweise sollte vor Virecana immer Vamana durchgeführt werden, um sicherzustellen, daß sich kein Kapha im Dünndarm ansammeln kann. Im Gegensatz zu besänftigenden Therapien (Samshamana), wie medikamentöse Behandlungen, beseitigt Virecana Ama und gestörte Dosha, d.h. die verursachenden Faktoren ein für alle mal aus dem Körper.

Virecana ist der spezielle Prozeß um Pitta[37] sowie Ama zu beseitigen und kommt bei Pitta-Störungen, Pitta, das sich mit Kapha verbunden hat und Kapha, das in Pitta Organen lokalisiert ist, zur An-

[37] Ashtangahridaya, Sutra Sthana, Kapitel 13, Vers 4 bis 9

wendung. Mridu-Virecana (milde Abführkur) kann selbst bei Vata-Störungen durchgeführt werden.[38] Damit besitzt Virecana das breiteste Indikationsspektrum von allen Pancakarma Therapien. Im Gegensatz zu Vamana ist Virecana leichter auszuführen und produziert kaum Komplikationen. Falls Nebenwirkungen entstehen, sind diese auch viel leichter zu kontrollieren.

Die Eigenschaft des gastrointestinalen Traktes (Koshta) der zu behandelnden Person muß zuerst bestimmt werden, bevor über die Art des Abführmittels entschieden werden kann. Die Experten unterscheiden zwischen Mridu-Koshta, einem »weichen« oder besser »empfindlichen« Verdauungstrakt, der die Vorherrschaft von Pitta anzeigt und selbst nach Einnahme von Milch Durchfall bekommt sowie Krura-Koshta oder einem »harten« Verdauungstrakt, der die Vorherrschaft von Vata anzeigt und nach dem Konsum von purgierenden Mittel keinen Effekt zeigt.[39] Bei der letzteren Gruppe ist es schwierig, ein richtiges Abführen zu bewirken, d. h . es müssen stärkere Arzneien und höhere Dosierungen gewählt werden.

Material:

- Für die Behandlung von Pitta und Personen mit Pitta-Konstitution, die einen empfindlichen Darm besitzen (Mridu Koshta), werden Milch, warmes Wasser, Rizinusöl, Brahmi (Bacopa monniera), Triphala, Haritaki (Terminalia chebula) oder Trivrit (Operculina turpethum) mit einem Dekokt von Weinbeeren eingesetzt.
- Für die Behandlung von Kapha und Personen mit einem leicht lethargischem Darm (Madhyama Koshta) dienen Heilpflanzen wie Trivrit (Operculina turpethum), Kiratatikta (Swertia chirata), Aragvadha (Cassia fistula), Katuki (Picrorhiza kurroa), Kampilya (Mallotus philippinensis) und ein Dekokt von Triphala und Trikatu.
- Zur Behandlung von Vata werden Substanzen wie Latex von Snuhi (Euphorbia nerifolia), Svarnakshiri (Argemone mexicana), Aragvadha (Cassia fistula), Danti (Baliospermum montanum) und Haritaki (Terminalia chebula) empfohlen.
- Ein gut wirkendes generelles Abführmittel ist Rizinusöl mit doppelter Quantität von Milch oder Triphala Kwatha.
- Dosierung der mittleren Dosis von Kwatha ist 50 ml, Curna ist 25 g und Rizinusöl 50 ml.

Vorbehandlung:

Innere Ölkur, Schwitzbehandlung, falls Vamana durchgeführt wird – dann wieder innere Ölkur und Schwitzbehandlungen und am 15. Tag nach Vamana soll Virecana erfolgen. In beiden Fällen vor der Behandlung drei Tage ruhen ohne Therapien.

Falls auch nur ein geringer Kapha-Überschuß von Vamana oder anderweitig vorhanden ist, führt das Virecana dazu, daß dieses Kapha in den Dünndarm gelangt und dort Jatharagni beeinträchtigt.

[38] Ashtangahridaya, Sutra Sthana, Kapitel 13, Vers 1 bis 3

[39] Ashtangahridaya, Sutra Sthana, Kapitel 13, Vers 34

Deshalb ist in den drei Tagen vor Virecana eine leichte Diät empfohlen und falls notwendig, andere reduzierenden Maßnahmen (Langhana). Heißes Wasser und saure Früchte tragen dazu bei, dieses Kapha abzubauen.

Im Fall von Mridu-Virecana (milde Abführkur) genügen auch externe Ölanwendungen.

Ablauf:

Im Gegensatz zu Vamana soll der Magen des Patienten bei Virecana leer sein. Am frühen Morgen (vor 6 Uhr) oder vor dem Schlafengehen (um 22.30 Uhr) müssen die Abführmittel eingenommen werden. Dann soll der Patient die Augen mit kaltem Wasser waschen, frische Blumen oder ein natürliches Parfum (SEVA Aromastäbchen) riechen, ein Betelblatt kauen, sich an einem ruhigen, geschützten Ort aufhalten, möglichst viel warmes Wasser trinken und die Wirkung des Abführmittels erwarten. Tagesschlaf, lautes Sprechen, Sitzen für längere Zeit in einer Stellung aber auch zu viel Bewegung sind nicht empfohlen.

Bei Virecana sollten die Reihenfolge des Ausscheidens umgekehrt als bei Vamana sein. Das heißt, zuerst sollen Fäkalien, dann Pitta, dann die Abführmittel und schließlich Kapha ausgeschieden werden.

Der Patient muß anschließend die gleiche Spezialdiät (Samsarjana Karma) wie unter Vamana beschrieben befolgen.

Zeit und Anzahl:

- Zu jeder Zeit außer Kapha-Kala, d.h. nicht zwischen 6 und 10 Uhr morgens und abends.
- Es ist besser das Abführmittel in mehreren kleinen Dosen einzunehmen als nur in einer einzigen.
- Bei Gesunden wird Virecana im Frühjahr und Herbst und bei entsprechenden Indikationen jederzeit durchgeführt.

Speziell zu beachten:

- Wenn das Abführmittel nicht wirkt, sollte der Patient warmes Wasser trinken und sein Bauch sollte mit etwas SEVA Vata Massageöl oder Dhanvantara Thaila massiert werden.
- Wenn das Ausscheiden ungenügend ist, sollte der Patient nur eine leichte Mahlzeit einnehmen und am nächsten Morgen die Behandlung wiederholen.
- Wenn festgestellt wird, daß die Vorbehandlung (Öl- und Schwitzkur) ungenügend waren, muß diese wiederholt werden. Am 10. Tag nach der ersten Behandlung kann dann die nächste erfolgen.
- Bei exzeßivem Abführen soll der Patient ein kaltes Bad sowie ein mildes Brechmittel mit Honig nehmen. Die Rinde vom Mangobaum, die mit saurem Joghurt zu einer Paste verarbeitet wird,

soll auf den Bauch massiert werden, was das Abführen sofort stoppen soll.

Indikationen:

Chronisches Fieber, Vergiftung, Gicht, Fisteln, Hämorrhoiden, Anämie, Vergrößerung des Abdomens, Tumore, Herzkrankheiten, Anorexie, Störungen der Vagina und des Uterus, Diabetes, abdominale Tumore, Milzvergrößerung, Ulkus, Abszeß, Krebs, Hepatitis, Ekzeme, Erbrechen, Pocken, chronische Diarrhöe, Lepra und andere chronische Hautkrankheiten, Erkrankungen von Hals, Ohren, Nase, Rektum und Penis, Milzkrankheiten, Ödem, Augenleiden, Parasitenbefall, Auszehrung, Nervenkrankheiten, Schmerz im Abdomen, Lymphadenitis, Retention des Urins.[40]

Kontraindikationen:

Kleinkinder, ältere Menschen, Drogen- und Alkoholabhängige, Schwangerschaft, nach einer Überdosis von öligen Substanzen, nach Entbindung, bei Ängstlichkeit, Erschöpfung, Durst, seit Kurzem aufgetretenes Fieber, Fettleibigkeit, Verletzungen im Analbereich, nach einem Darmeinlauf, Hämorrhagie, niedrigem Blutdruck, Mandagni (durch Kapha beeinträchtigtes Agni), chirurgischen Indikationen und wenn die Körpergewebe trocken sind.[41]

Nachbehandlung:

Spezialdiät für 7 Tage wie unter Vamana beschrieben. Falls keine weiteren eliminierenden Behandlungen folgen, können Samshamana Arzneien für die entsprechenden Indikationen abgegeben werden.

Wenn anschließend Vasti durchgeführt werden soll, so geschieht dies erst am 9.Tag nach Virecana.

Darmeinlauf – Vasti

Der Name Vasti stammt von der Harnblase eines Büffels, die ursprünglich dazu verwandt wurde. Diese Blase wurde mit verschiedenen Flüssigkeiten gefüllt und vorne mit einem Mundstück aus Bronze, Messing, Holz oder Horn versehen, das je nach Anwendung verschiedene Dimensionen aufweist. Heute wird in Kerala ein starker Plastiksack und ein Mundstück aus Messing verwendet.

Viele Ärzte schwören auf diese Methode und sind nicht bereit modernere Instrumente zu verwenden. Sie begründen dies damit, daß mit der Vasti-Blase der Druck des Therapeuten genau dosiert und der Gegendruck des Patienten besser gespürt werden kann. Dazu kommt, daß falls nötig, die Flüssigkeiten mit viel stärkerem Druck als bei konventionellen Methoden eingeflößt werden können. Der Erfolg spricht für diese Ärzte. Die Metallnase kann gut sterilisiert werden und auch

[40] Sharangadhara Samhita, Sektion 3, Kapitel 4, Verse 8 bis 11

[41] Sharangadhara Samhita, Sektion 3, Kapitel 4, Verse 6 bis 8

die Plastiksäcke entsprechen modernen hygienischen Vorschriften. Es gibt deshalb keinen Grund, warum diese Vorgehensweise nicht auch im Westen eingeführt werden kann.

Vasti wird als die wichtigste Pancakarma Maßnahme betrachtet. Entsprechend ist die klassische Literatur voll von Referenzen. Es gibt eine riesige Anzahl von Einlauf-Arten sowie deren Unterarten, die wichtigsten davon sollen im nachfolgenden Abschnitt behandelt werden.

Die für die tägliche Praxis bedeutendsten beiden Arten, deren Abwicklung im Detail in separaten Abschnitten behandelt werden sollen sind:

1. Anuvasana oder Sneha Vasti – ein Einlauf mit öligen Substanzen, die für längere Zeit im Körper behalten werden sollen, bevor sie wieder ausgeschieden werden. Er wirkt nährend und reinigend.
2. Niruha oder Kashaya Vasti – sind Einläufe mit verschiedenen Dekokten und Flüssigkeiten, die innerhalb kurzer Zeit wieder ausgeschieden werden sollen. Sie entfernen Fäkalien und besitzen einen reinigenden Effekt.

Weiter wird unterschieden, welche Körperöffnung mit dem Einlauf behandelt wird. Die Instrumente, die dazu verwendet werden, variieren in Größe und Form. Möglich sind folgende Behandlungen:

1. Rektaler Einlauf
2. Urethra Einlauf
3. Vaginaler Einlauf
4. Einlauf bei einem Abszeß
5. Kopfeinlauf (Shirovasti)

Weitere Aufteilungen, die ersten Vier stammen von Sushruta und die nächsten Drei von Vagbhata, sind wie folgt:

- Shodana Vasti – der Einlauf, welcher Dosha und Mala aus dem Körper entfernt und hauptsächlich von eliminierender Natur ist.
- Lekhana Vasti – der Einlauf, welcher Medodhatu (Fettgewebe) reduziert
- Snehana Vasti – der Einlauf, bei welchem ölige Substanzen im Exzeß angewendet werden und verschieden vom bereits genannte Sneha Vasti ist.
- Brimhana Vasti – der Einlauf, der die verschiedenen Körpergewebe nährt und vermehrt.
- Utkleshana Vasti – der Einlauf, welcher bewirkt, daß Dosha und Mala zunehmen und verflüssigt werden.
- Doshahara Vasti – ist ein eliminierender Einlauf (Shodana) mit Dekokten (Niruha Vasti)
- Shamana Vasti – der Einlauf, welcher die Dosha harmonisiert
- Karma Vasti – ist eine genau bestimmte Abfolge von 30 Einläufen. Davon sind 18 ölige (Sneha Vasti) und 12 dekoktartige Einläufe (Kashaya oder Niruha Vasti).

Reihenfolge von Karma Vasti	Sneha Vasti (öliger Einlauf)	Kashaya oder Niruha Vasti
1. Tag	1	–
2. Tag	–	1
3. Tag	2	–
4. Tag	–	2
5. Tag	3	–
6. Tag	–	3
7. Tag	4	–
8. Tag	–	4
9. Tag	5	–
10. Tag	–	5
11. Tag	6	–
12. Tag	–	6
13. Tag	7	–
14. Tag	–	7
15. Tag	8	–
16. Tag	–	8
17. Tag	9	–
18. Tag	–	9
19. Tag	10	–
20. Tag	–	10
21. Tag	11	–
22. Tag	–	11
23. Tag	12	–
24. Tag	–	**12**
25. Tag	13	–

Reihenfolge von Karma Vasti	Sneha Vasti (öliger Einlauf)	Kashaya oder Niruha Vasti
26. Tag	14	–
27. Tag	15	–
28. Tag	16	–
29. Tag	17	–
30. Tag	**18**	–

- Kala Vasti – ist eine Abfolge von 16 Darmeinläufen, wovon 10 ölig und 6 dekoktartig sind. Die Reihenfolge ist wie in der untenstehenden Tabelle:

Reihenfolge von Kala Vasti	Sneha Vasti (öliger Einlauf)	Kashaya oder Niruha Vasti
1. Tag	1	–
2. Tag	–	1
3. Tag	2	–
4. Tag	–	2
5. Tag	3	–
6. Tag	–	3
7. Tag	4	–
8. Tag	–	4
9. Tag	5	–
10. Tag	–	5
11. Tag	6	–
12. Tag	–	**6**
13. Tag	7	–
14. Tag	8	–
15. Tag	9	–
16. Tag	**10**	–

- Yoga Vasti – ist die dritte Gruppe der Einlaufabfolgen und besteht aus insgesamt 8 Einläufen, wovon 5 ölig und 3 dekoktartig sind:

Reihenfolge von YogaVasti	Sneha Vasti (öliger Einlauf)	Kashaya oder Niruha Vasti
1. Tag	1	–
2. Tag	–	1
3. Tag	2	–
4. Tag	–	2
5. Tag	3	–
6. Tag	–	3
7. Tag	4	–
8. Tag	5	4

- Matra Vasti – ist ein Öleinlauf mit halber Dosierung. Er ist sehr unproblematische und kann über längere Zeit eingenommen werden. Er wird unter Anuvasana Vasti nochmals besprochen.

In Europa führe ich in den meisten Fällen nur Anuvasana Vasti mit einer sterilen Wund- und Blasenspritze mit Katheteransatz, einem sterilen 18 cm langen Frauenkatheter und einer Arterienklemme durch. Die Arterienklemme wird benötigt, um den Rückfluß aus dem Katheter während dem wiederholten Aufziehen der Spritze mit Öl zu verhindern. Diese Vorgehensweise ist sicher, hygienisch und kostengünstig.

Idealerweise sollten Darmeinläufe über längere Zeiträume durchgeführt werden. Dann nähren sie die Gewebe, verleihen Kraft, einen schönen Teint, Gesundheit und ein langes Leben. Deshalb sollen die oben genannten Reihenfolgen von 30, 16 und 8 Darmeinläufen auch in der Praxis eingesetzt werden.

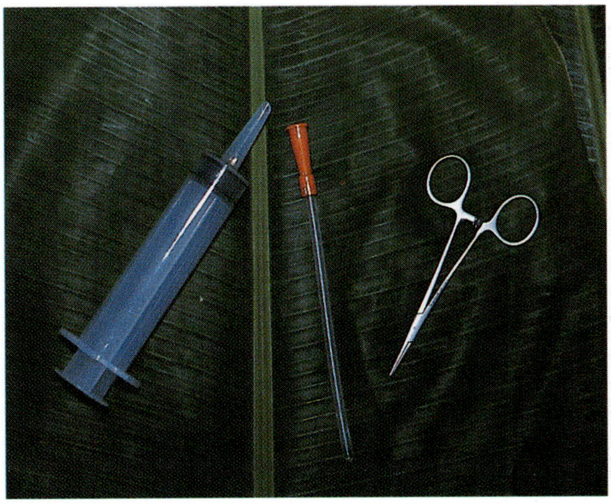

Moderne Instrumente für öligen Darmeinlauf (Anuvasana Vasti)

Anuvasana Vasti (Darmeinlauf mit öligen Substanzen)

Den öligen Einlauf (Anuvasana Vasti) behandeln wir zuerst, da dieser auch in der klinischen Anwendung immer zuerst erfolgt. In diesem Sinne wirkt er wie eine Vorbehandlung (Purvakarma) für Niruha oder Kashaya Vasti (Einlauf mit Dekokten) ähnlich wie vor Virecana (Abführkur) der Darm sowie die Dosha und Mala mit der inneren Ölbehandlung weich und geschmeidig gemacht werden. Die Gefahr, daß der Darm bei wiederholten wäßrigen Einläufen oder Einläufen mit Dekokten austrocknet und die Darmflora zerstört, ist sehr groß. Solche Therapien können mehr Schaden als Nutzen anrichten. Dazu gehört auch die wiederholte mechanische Darmwäsche, die sogenannte Hydrokolontherapie, die wir aus ayurvedischer Sichtweise keinesfalls empfehlen können.

Material:

- 1 sterile Wund- und Blasenspritze mit Katheteransatz mit ca. 100 ml Fassungsvermögen
- 1 steriles Frauenkatheter von ca. 18 cm Länge
- 1 Slipeinlage
- 1 Arterienklemme
- 1 Nierenschale
- 1 Maßbecher
- 150 ml arzneiliches Öl
- 1 Paar Plastikhandschuhe
- Warmes Wasserbad, um das Öl aufzuwärmen
- Handtuch
- Papiertücher

Vorbehandlung:

Eventuell Vamana und/oder Virecana – dann am 9. Tag nach Virecana, wenn der Patient wieder völlig bei Kräften ist. Er soll am Vortag auch genügend Nahrung bekommen haben. Am Morgen des Behandlungstages soll der Patient nach einem kleinen Spaziergang und nachdem er Darm und Blase entleert hat, ein Abhyanga mit Schwitzbad machen. Nach etwas Ruhe kann er warm baden und eine nicht zu fettige Mittagsmahlzeit einnehmen.

Ablauf:

Unmittelbar nach der Mahlzeit legt sich der Patient auf den Behandlungstisch. Er soll auf seiner linken Seite liegen. Dabei ist das linke Bein voll ausgestreckt, während das rechte angewinkelt wird. Er muß sich dazu nicht entkleiden. Nur die Gesäßgegend wird frei gemacht und mit einem Handtuch bedeckt. Da der Patient nicht sehen kann, was hinter seinem Rücken vorgeht und vor allem bei der ersten Behandlung etwas ängstlich ist, sollten Sie ihm Schritt für Schritt erklären, was Sie tun.

Fragen Sie zur Sicherheit noch einmal, ob irgendwelche Kontraindikationen wie Kolondivertikulose oder Hämorrhoiden für die bevorstehende Behandlung existieren. Weisen Sie Ihren Patienten an, während der Behandlung tief durchzuatmen.

Ziehen Sie nun die Plastikhandschuhe über und schmieren Sie die Analgegend sowie die Spitze des Katheters mit warmem Öl ein. Führen Sie das Katheter vorsichtig und mit sanftem Druck ein und zwar in gleicher Richtung wie die Wirbelsäule. Wenn Sie einen leichten Widerstand spüren, hören Sie sofort auf. Ziehen Sie nun die Spritze mit dem im Wasserbad auf genaue Körpertemperatur erwärmten Öl auf und setzen Sie die Spitze an das Katheter an. Drücken Sie langsam etwas Öl durch das Katheter. Sie können nun das Katheter ganz einführen. Drücken Sie nun langsam den ganzen Spritzeninhalt aus, setzten Sie die Arterienklemme an den Katheterschlauch, nehmen Sie die Spritze weg, ziehen sie die restliche erforderlichen Quantität frisch auf, setzten sie wieder an, entfernen die Klemme und leeren die Spritze wieder. Legen Sie die Spritze zur Seite und ziehen Sie das Katheter so heraus, daß Sie es in Ihre Handschuhe wickeln können und legen Sie beides in den Abfallbehälter.

Jetzt sollten sie die Gesäßbacken kräftig und kurz in nach oben verlaufender Richtung massieren. Nehmen Sie jedes der Beine und heben Sie diese nach oben. Geben Sie dem Patienten die Slipeinlage wonach er sich seine Wäsche wieder überstreifen kann. Er soll nun 10 Minuten auf der linken Seite, dann zehn Minuten auf der rechten Seite und zum Schluß zehn Minuten auf dem Rücken mit angezogenen Beinen, also insgesamt 30 Minuten liegen bleiben, was gewährleistet, daß sich die öligen Substanzen möglichst im ganzen Dickdarm verteilen können und verhindert, daß sie zu schnell wieder herauskommen.

Bei einer idealen Behandlung bleibt das Öl bis zu 9 Stunden im Körper. Wenn die Darmentleerung eintritt, kommt zuerst der Flatus, dann Fäkalien und schließlich das Öl.

Der Patient soll warmes Wasser oder ein Dekokt aus gerösteten Koriandersamen und Ingwer oder einen anderen verdauungsanregenden Kräutertee trinken. Die Mahlzeiten sollten während der Behandlung leicht sein.

Zeit und Anzahl:

Vasti wird nach der Mittags- oder Abendmahlzeit durchgeführt, wobei der Nachmittag in der kalten Jahreszeit und der Abend im Sommer, Herbst und der Regenzeit vorgezogen wird.[42]

Ideal sind 6 bis 9 Behandlungen, wobei die erste und letzte immer ein Anuvasana Vasti ist und dazwischen alternativ je ein Niruha und ein Anuvasana durchgeführt werden. Sie können den (auf S. 467-469) gezeigten Tabellen von Yoga, Kala und Karma Vasti folgen.

Der erste ölige Einlauf (Anuvasana) salbt die Leistengegend und die Blase; der zweite stärkt das Nervensystem, der dritte verleiht Kraft und einen attraktiven Teint, der vierte salbt das Plasma, der

[42] Sharangadhara Samhita, Sektion 3, Kapitel 5, Vers 16

fünfte das Blutgewebe, der sechste das Muskelgewebe, der siebte das Fettgewebe, der achte das Knochenmark und Nervengewebe und der neunte das Fortpflanzungsgewebe.

Anuvasana Vasti kann bei extremer Vata-Konstitution oder Beschwerden täglich angewendet werden.

Speziell zu beachten:

- Bei einer Person, die innerlich extrem trocken ist, müssen keine speziellen Maßnahmen getroffen werden, wenn die eingegebenen öligen Substanzen nicht ausgeschieden werden und keine Beschwerden verursachen.
- In allen anderen Fällen soll das Öl spätestens nach 24 Stunden ausgeschieden werden. Wenn das nicht der Fall ist, muß am nächsten Tag ein abführendes Mittel, ein Suppositorium oder ein wässeriger Einlauf abgegeben werden und es soll kein weiterer öliger Einlauf erfolgen.
- Wenn das Öl sofort herausfließt, kann der Prozeß so schnell wie möglich wiederholt werden.
- Die maximale Dosis von Anuvasana Vasti beträgt 300 ml, die mittlere 150 ml und die minimale 75 ml.
- Ideale arzneiliche Öle für die entsprechenden Konstitutionen und Indikationen sind:
- **Vata:** SEVA Vata Massageöl oder 50 % SEVA Vata Massageöl und 50 % Rizinusöl, Dhanvantara Thaila, SEVA Sport Massageöl oder Balaguducyadi Thaila.
- **Pitta:** SEVA Baby Massageöl 50 % und 50 % frische, abgekochte Milch, Kshirabala Thaila 50 % mit 50 % frischer, abgekochter Milch, Rizinusöl 50 % mit 50 % frischer, abgekochter Milch, SEVA Sport Massageöl 50 % und 50 % frische, abgekochte Milch.
- **Kapha:** SEVA Kapha Massageöl, Sahacaradi Thaila, Rizinusöl und Honig, SEVA Sport Massageöl 3/4 und Honig 1/4.
- In jedem Fall soll den Ölen eine Messerspitze Salz beigemischt werden.
- Bei Colitis ulcerosa wird Ghee 3/4 und Honig 1/4 für den Einlauf verwendet. Dieser wird nach dem Frühstück sowie nach dem Mittagessen durchgeführt.
- Bei Diskushernie im Lendenwirbelbereich, Ischias, Rückenschmerzen im Lendenwirbelbereich ist der Einlauf mit SEVA Kapha Massageöl oder Sahacaradi Thaila wirksamer.
- **Vaginaler** Einlauf (Uttara Vasti) wird mit 100 ml SEVA Vata Massageöl, Dhanvantara Thaila oder Dhanvantara Avartita (7x) ausgeführt.

Indikationen:

Generell für Personen, deren Organe und Gewebe trocken sind (Rukshata), deren Verdauungsfunktionen hyperaktiv (Tikshagni) sind und bei Krankheiten des Nervensystems (Vata Vyadi),[43] Rheuma, Lumbago, Atrophie, sexuelle Schwäche, generelle Schwächezustände.

[43] Sharangadhara Samhita, Sektion 3, Kapitel 5, Vers 5

Kontraindikationen:
Generell für Personen mit chronischen Hautkrankheiten (Kushta), Diabetes (Prameha), Geisteskrankheiten (Unmada), Fettleibigkeit (Sthula), Durst (Trishna), Verdauungsstörungen, psychische Trauma, Krämpfen, Anorexie, Angstzustände, Dyspnoe, Husten,[44] Hepatitis, Gicht, Wurmbefall, Hämorrhoiden, direkt nach Vamana, Virecana, oder Nasya.

Nachbehandlung:
Leichte Diät und Regime entsprechend den Dosha. Nach einem öligen Einlauf folgt in den meisten Fällen ein Einlauf mit Dekokten (Niruha Vasti), zum Schluß wieder ein öliger. Erst danach folgen besänftigende Maßnahmen (Samshamana) wie Rasayana, Medikamente, etc.

Niruha Vasti (Darmeinlauf mit Dekokten)

Der Einlauf mit Dekokten (Niruha Vasti) kommt in den allermeisten Fällen erst nach Anwendung eines öligen Einlaufs (Anuvasana Vasti) zum Einsatz, da er leicht austrocknende dafür aber stärker reinigende Eigenschaften besitzt. Im Gegensatz zum ölige Einlauf muß Niruha Vasti innerhalb 48 Minuten ausgeschieden werden.

Auch dieser Einlauf enthält meistens kleine Quantitäten von Öl. Die Zutaten und ihre Proportionen sind wie folgt:

Zutaten und Reihenfolge	Anteile	Maximale Dosis	Mittlere Dosis	Minimale Dosis
(1) Honig	2	160 g	120 g	80 g
(2) Salz	1/16	5 g	4 g	2.5 g
(3) Ölige Substanz	3	240 g	180 g	120 g
(4) Paste (Kalka)	1	80 g	60 g	40 g
(5) Dekokt (Kwatha)	6	480 g	360 g	240 g
Insgesamt	12 1/16	965 g	724 g	482.5 g

Sie brauchen einen großen Mörser, um die Zutaten richtig miteinander vermischen zu können, ein Prozeß, der gar nicht so leicht zu bewerkstelligen ist. Wenn Sie aber strikt die in der Tabelle angegebene Reihenfolge befolgen, dann geht es leichter. Das Vermischen sollte erst beginnen, wenn der Patient bereit ist. Die Flüssigkeit muß in einem Wasserbad auf Körpertemperatur erwärmt werden, bevor sie eingesetzt werden kann.

[44] Sharangadhara Samhita, Sektion 3, Kapitel 5, Verse 6 und 7

Material:

- Die oben beschriebenen Zutaten sollen auf die entsprechende Indikation abgestimmt werden und betragen bei einer mittleren Dosis, z.B. 120 g Honig, 4 g Steinsalz, 180 g Sesamöl, 60 Dasamula Kalka und 360 g Dasamula Kwatha.
- Kochutensilien, um das Dekokt herzustellen
- Porzellanmörser mit mind. 1 Liter Fassungsvermögen
- 1 Gazetuch zum filtern des Dekokts
- Wasserbad, um die Substanzen warm zu halten
- 1 sterilisiertes Vasti Yantra (Messing oder Bronze Mundstück)
- 1 Maßbecher
- 1 starker Plastiksack
- Baumwollschnur
- 1 Paar Plastikhandschuhe
- 1 Slipeinlage
- kleine Menge Massageöl
- Handtuch

Vorbehandlung:

Niruha Vasti wird erst ausgeführt, wenn am Vortag ein Anuvasana Vasti gemacht wurde. Am Morgen des Behandlungstages bekommt der Patient ein Abhyanga mit Schwitzbad und kann anschließend ein Bad nehmen. Er soll auf das Frühstück und eventuell auch auf das Mittagessen verzichten. Wenn er hungrig ist, kann die Einlauftherapie durchgeführt werden.

Ablauf:

Der Patient soll sich mit seiner linken Seite auf den Behandlungstisch legen. Dabei ist das linke Bein voll ausgestreckt, während das rechte angewinkelt wird. Er muß sich dazu nicht entkleiden. Nur die Gesäßgegend wird frei gemacht und mit einem Handtuch bedeckt. Da der Patient nicht sehen kann, was hinter seinem Rücken vorgeht und vor allem bei der ersten Behandlung etwas ängstlich ist, sollten Sie ihm Schritt für Schritt erklären, was Sie tun.

Fragen Sie zur Sicherheit noch einmal, ob irgendwelche Kontraindikationen wie Kolondivertikulose oder Hämorrhoiden für die bevorstehende Behandlung existieren. Weisen Sie Ihren Patienten an, während der Behandlung tief durchzuatmen.

Füllen Sie den Plastiksack mit der gefilterten und körperwarmen Flüssigkeit, die Sie für den Einlauf vorbereitet haben und befestigen Sie diesen gut an der Messingnase. Entfernen Sie alle Luftblasen im Beutel, indem Sie diesen leicht zusammendrücken und die Spitze anschließend mit einem Stöpsel schließen.

Ziehen Sie nun die Plastikhandschuhe über und schmieren Sie die Analgegend sowie die Spitze des Vasti Instruments gut mit warmem Öl ein. Entfernen Sie den Stöpsel und halten Sie die Öffnung mit dem Zeigefinger der linken Hand zu. Führen Sie das Instrument in das

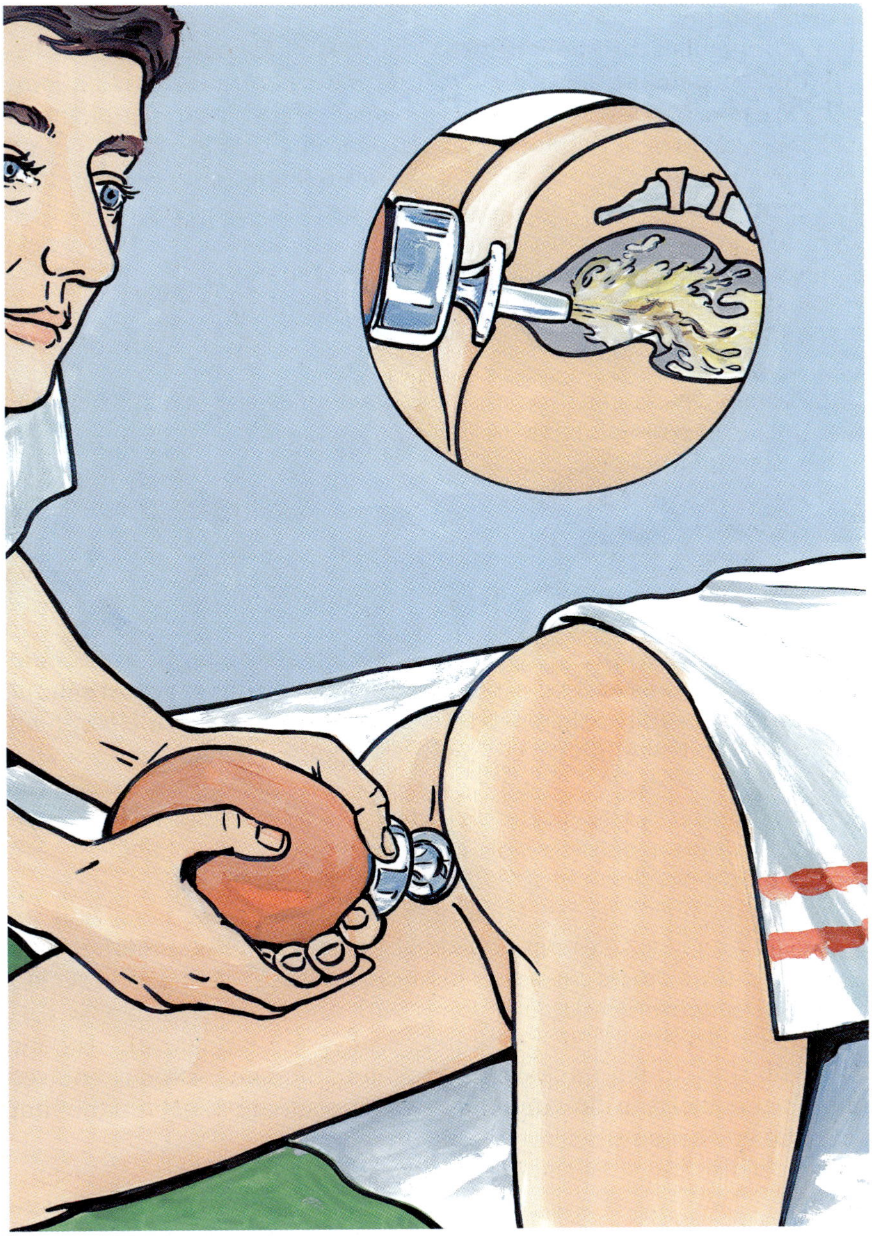

Rektum ein und drücken Sie gleichmäßig und ohne Unterbrechung die Flüssigkeit hinein bis nur noch wenig Material im Plastikbeutel übrigbleibt und verhindert, daß Sie dem Patienten Luft einflößen.

Jetzt sollten sie die Gesäßbacken kräftig und kurz in nach oben verlaufender Richtung massieren. Nehmen Sie jedes der Beine und heben Sie diese nach oben. Geben Sie dem Patienten die Slipeinlage wonach er sich seine Wäsche wieder überstreifen kann. Er soll nun 3 Minuten auf der linken Seite, dann 3 Minuten auf der rechten Seite und zum Schluß 3 Minuten auf dem Rücken mit angezogenen Beinen, also insgesamt 9 Minuten liegen bleiben, was gewährleistet, daß sich die öligen Substanzen möglichst im ganzen Dickdarm verteilen können und verhindert, daß sie zu schnell wieder herauskommen. Falls der Patient schon vorher evakuieren möchte, lassen Sie ihn das tun. Er kann sich in sein Zimmer zurückziehen und soll dort für 20 Minuten im Fersensitz warten, bis er evakuieren kann. Ideal ist, wenn die Substanzen innerhalb 45 Minuten herauskommen. Zuerst sollten Fäkalien, dann Pitta, dann Kapha und zum Schluß Vata (Flatus) austreten, wonach sich der Patient leicht fühlen sollte.

Zeit und Anzahl:

Wird auf leeren Magen Morgens oder Nachmittags gemacht. Der Einlauf muß entsprechend den Tabellen von Karma, Kala und Yoga Vasti wiederholt werden.

Speziell zu beachten:

- Wenn der Einlauf nicht herauskommt, muß er mit abführenden Arzneien wiederholt werden.
- Für Personen mit milder Konstitution, Kinder und ältere Menschen soll die Dosierung niedrig und die Substanzen mild sein.
- Bei Kapha-Indikationen sollen die Proportionen von Honig und Ölanteilen wie folgt umgeändert werden: 3 Teile Honig und 2 Teile Öl.
- Eine weiteres Rezept für ein Niruha Vasti mit Zutaten, die auch im Westen erhältlich sind ist wie folgt: 80 g Wacholderbeeren und 80 g Gerstenschrot sollen in einer Mischung von 600 ml Wasser und 600 frischer Milch gekocht werden, bis noch 600 ml übrigbleiben. Zu diesem Milchdekokt werden 20 ml Honig, 10 ml Ghee und 20 ml Sesamöl sowie eine Prise Steinsalz hinzugemischt. Dieser Einlauf reduziert Vata und Streßzustände. Er fördert zudem Intellekt, Verdauung und Widerstandskraft.
- Falls der Patient nach der Behandlung Symptome von erhöhtem Vata aufzeigt, sollte am gleichen Tag noch ein öliger Einlauf gemacht werden.[45]

Indikationen:

Vata Störungen wie Nervenkrankheiten, Gicht, Wechselfieber, umgekehrte Peristaltik, Dysurie, Blähungen, Blasensteine, Menorrhagie, Dyspepsie, übersäuerung, Retention von Flatus, Fäkalien, Urin und Samen, Atrophie, Verstopfung, Helminthiasis, abdominale Tumore, Milzerkrankungen, Vergrößerung des Skrotums, Psychose, Lumbago, Tremor, Kopfschmerzen, Schmerzen in der Herzgegend, Analfistel, Atonie (Erschlaffung infolge fehlender Gewebespannung), Gelenkschmerzen, üdem, Katarakt, Glaukom, Paralyse, Pyrexie, Rückenschmerzen.[46]

[45] Ashtangahridaya, Sutra Sthana, Kapitel 19, Vers 52

[46] Caraka Samhita, Siddhi Sthana, Kapitel 2, Verse 16; Sushruta Samhita, Cikitsa Sthana, Kapitel 35, Vers 5; Ashtangahridaya, Sutra Sthana, Kapitel 19, Vers 2 bis 3, Sharangadhara Samhita, Sektion 3, Kapitel 6, Verse 6 und 7

Kontraindikationen:

Personen, die eine zu starke Ölbehandlung bekommen haben, Verletzungen und Schmerz im Brustbereich, extrem schwache oder geschwächte Patienten, Diarrhöe, direkt nach Vamana, Virecana, oder Nasya, Erbrechen, Schluckauf, Hämorrhoiden, Husten, Dyspnoe, Ödem im Analbereich, Gastroenteritis, chronische Hautkrankheiten, Diabetes, Aszites, Schwangerschaft, Darmperforation, Kolondivertikulose.[47]

Nachbehandlung:

Nach dem Evakuieren kann der Patient ein warmes Bad nehmen und eine möglichst flüssige und warme Mahlzeit zu sich nehmen. Er soll sich den Rest des Tages völlig ausruhen.

Nach erfolgreich durchgeführtem Niruha Vasti muß zum Schluß ein öliger Einlauf folgen. Erst dann beginnt man mit Samshamana Behandlungen wie Rasayana oder medikamentöser Behandlung.

Nasenschleimhauttherapie – Nasya

Die Applikation von medizinischen Substanzen durch die Nase ist Nasya oder Nasenschleimhauttherapie. Sie kommt bei der Behandlung von Krankheiten aller Körperteile, die über den Schultern liegen, zum Einsatz. Die Nase ist die Pforte des Kopfes. Medikamente, die durch diese Route abgegeben werden, verteilen sich in den Kopforganen und beseitigen deren Krankheiten.[48]

Autoren wie Sharangadhara nennen die Pancakarmatherapien in dieser Reihenfolge: (1) Vamana, (2) Virecana, (3) Nasya, (4) Niruha Vasti und (5) Anuvasana Vasti.[49] Das beruht auf dem Fakt, daß Nasya auch als Abführbehandlung des Kopfes (Shirovirecana) bezeichnet wird.

Nasya wirkt in der gesamten Sinuszone des Kopfes. Den Ayurveda-Experten war vor Jahrtausenden bekannt, daß die venöse Kommunikation zwischen den einzelnen Sinus intercavernosi (im Innern des Schädels verlaufende Blutleiter) in beide Richtungen verlaufen kann, da diese Gefäße keine Klappen besitzen. Es ist also nicht ungewöhnlich, wenn die Wirkungen von Nasya auf das ZNS besonders herausgestrichen wird. Unsere klinische Erfahrung bestätigt dies, z.B. bei Indikationen wie Migräne, Hemikranie, Hemiplegie und Spannungskopfschmerz.

Die Ayurveda-Nasenschleimhauttherapie (Nasya) hat eine große Zukunft weltweit, denn sie kann ohne großen Aufwand, kostengünstig und bei einem riesigen Indikationsspektrum, von kosmetischer Anwendung bis zu schweren Lähmungen, eingesetzt werden und ist relativ unproblematisch, was die möglichen Nebenwirkungen anbetrifft. Im Gegensatz zu Vamana, Virecana und Vasti, genügt hier schon ein Abhyanga mit Sweda und eine kurze Vorbehandlung direkt vor dem Einflössen der arzneilichen Substanzen. Die Therapie kommt zur Anwendung bei Patienten von sieben bis achtzig Jahren.

[47] Ashtangahridaya, Sutra Sthana, Kapitel 19, Verse 4 bis 5; Sharangadhara Samhita, Sektion 3, Kapitel 6, Verse 4 bis 5

[48] Ashtangahridaya, Sutra Sthana, Kapitel 20, Vers 1

[49] Sharangadhara Samhita, Sektion 3, Kapitel 8, Vers 63

Auch bei Nasya existieren unterschiedliche Arten der Aufteilung der verschiedenen Arten. In meiner Beschreibung folge ich hauptsächlich dem System von Vagbhata und den praktischen Hinweisen meiner Lehrmeister in Kerala sowie den Notizen aus meiner praktischen Erfahrungen mit dieser hilfreichen Therapie.

Trividhya Nasya – drei Hauptarten von Nasya

Trividhya Nasya oder die drei Hauptarten der Nasenschleimhauttherapie beziehen sich vor allem auf deren Wirkungsweise:[50]

Art des Nasya	Wirkung	Indikationen
Virecana Nasya	eliminierend	Kopfschmerzen, Bewegungseinschränkung des Kopfes, Augenentzündungen, Halskrankheiten, Schwellungen, Vergrößerung der Drüsen, Tumor, Lepra und andere Hautkrankheiten, Epilepsie und Rhinits.
Brimhana Nasya	nährend	Kopfschmerzen von Vata-Ursprung, Migräne, Heiserkeit, Trockenheit in Mund und Nase, Zervikobrachialsyndrom.
Shamana Nasya	harmonisierend	Hautflecken und Verfärbungen im Gesicht, Fältchenbildung, Haar und Augenerkrankungen

Aufteilung in zwei Gruppen: Snehana und Virecana

Die vorhin erwähnten drei Gruppen können auch nur in zwei Gruppen zusammengefaßt werden, von denen jede wieder Untergruppen hat. Dabei werden die harmonisierenden und nährenden Behandlungen als Snehana Nasya zusammengefaßt:[51]

[50] Ashtangahridaya, Sutra Sthana, Kapitel 20, Verse 2 bis 6

[51] Sharangadhara Samhita, Sektion 3, Kapitel 8, Vers 2

Snehana Nasya mit 2 Untergruppen	Wirkung	Substanzen	Dosis je Nasenloch	Indikationen
1. Marsha	nährend und harmonisierend	Sesamöl, Ghee, Anuthaila, Kshirabala Avartita (7x), Dhanvantara Avartita (7x), Shadbindu Thaila, etc.	32, 16 und 8 Tropfen	Kopfschmerzen von Vata Ursprung, Migräne, Heiserkeit, Trockenheit in Mund und Nase, Zervikobrachialsyndrom, Zahnschmerzen, Tinnitus
2. Pratimarsha	nährend und harmonisierend	Sesamöl für Vata und Kapha, Ghee für Pitta Konstitutionen und Indikationen	2 Tropfen	Hautflecken und Verfärbungen im Gesicht, Fältchenbildung, Haar und Augenerkrankungen

Virecana Nasya mit 2 Untergruppen	Wirkung	Substanzen	Dosis je Nasenloch	Indikationen
1. Avapida	eliminierend	frischer Saft von scharfen Substanzen, z. B. Zitronensaft, Öl mit scharfen Eigenschaften	8, 6 und 4 Tropfen	Kapha Störungen im Kopfbereich, Anorexie, Erkältung, Ödem, Kopfschmerzen, Bewegungseinschränkung des Kopfs, Augenentzündungen, Halskrankheiten, Schwellungen, Vergrößerung der Drüsen, Tumor, Lepra und andere Hautkrankheiten, Epilepsie und Rhinitis, Parasiten.
2. Pradhmana	eliminierend	Pulver mit scharfen Eigenschaften wie Pfeffer, Kalmus, Basilikum, etc.	3 g	Gleiche Indikationen wie oben aber viel stärker in der Wirkung

Generelle Kontraindikationen von Nasya

Direkt nach einer Mahlzeit, Fasten, Erkältung die erst seit kurzem besteht, Schwangerschaft, Vergiftung, direkt nach Darmeinlauf, Vamana, Virecana oder innerer Ölbehandlung, Verdauungsstörungen nach Einnahme von zuviel Wasser oder Alkohol, Wut, Trauer, Durst direkt nach Bad, Kinder unter 7 und Personen über 80 Jahren, nach Aderlass oder Blutverlust, Husten, Atemnot, nach Entbindung.

Snehana Nasya
(Nasenschleimhauttherapie mit öligen Substanzen)

Diese Art der Nasenschleimhauttherapie wird in der Praxis am häufigsten verwendet. Deshalb beschreibe ich den Vorgang im Detail.

Material:

- 1 bis 5 ml (12 Tropfen entsprechen 1 ml) Sesamöl, Ghee, Anuthaila, Kshirabala Avartita (7x), Dhanvantara Avartita (7x) oder Shadbindu Thaila
- 1 spezielles Nasya-Besteck oder eine Tropfer.
- Wasserbad, um die Öle zu erwärmen und für Tapa Sweda
- Gazetuch für Schwitzbehandlung (Tapa Sweda)
- Öl für Massage von Gesicht, Hals, Handflächen und Fußsohlen
- Spucknapf
- SEVA Ayurveda Aromastäbchen und Papiertrichter für Rauchbehandlung (Dhuma)
- Behandlungsliege
- Nackenrolle
- Papiertücher
- Handtuch
- 1 Glas warmes Wasser oder Wasser mit Ingwer zum Gurgeln

Vorbehandlung:

Am frühen Morgen erfolgt Abhyanga und Sweda mit anschließendem Bad. Unmittelbar vor der Behandlung legt sich der Patient mit freiem Oberkörper rücklings auf die Behandlungsliege. Decken Sie ihn mit einem Handtuch zu, so daß Schultern, Schlüsselbein, Hals und Kopf frei bleiben.

Nehmen Sie etwas warmes SEVA Vata Massageöl oder Dhanvantara Thaila in die Hände und massieren Sie damit Gesicht, Hals und Schulter des Patienten. Tauchen Sie das Gazetuch ins heiße Wasser, winden Sie es aus, damit es so trocken wie möglich ist und betupfen Sie damit die Gesichtspartie. Dabei wird der heiße Wickel locker zwischen beiden Händen gehalten, wobei eine Hand locker und schnell hin und herbewegt wird. So entsteht ein Zufächern von heißer Luft und der heiße Wickel kann bei der kurzen Berührung toleriert werden. Vorsicht muß geübt werden, damit die Augen in jedem Fall von der Behandlung ausgespart bleiben. Wenn diese Behandlung ausreichend ausgeführt wurde, dann können Sie weiterfahren.

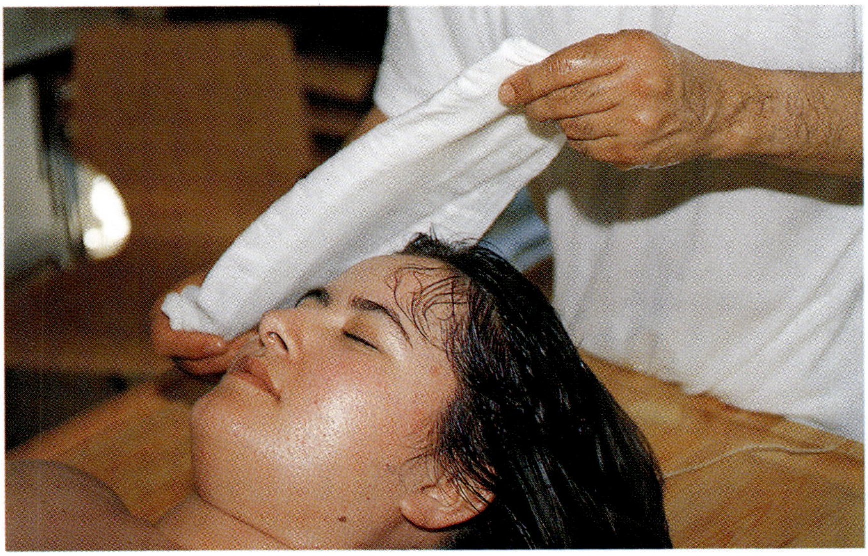

Vorbehandlung für Nasenschleimhauttherapie mit lokaler Hitzeanwendung (Nadi Sweda)

Ablauf:

Überprüfen Sie, daß die Beine etwas höher liegen als der Kopf. Legen Sie eine Nackenrolle oder ein zusammengerolltes Handtuch unter den Nacken und neigen Sie den Kopf nach hinten.

Wärmen Sie das Öl im Wasserbad und geben Sie es in das Nasya Gefäß oder ziehen Sie es mit einem Tropfer auf.

Halten Sie jeweils ein Nasenloch zu und geben die vorgeschrieben Dosis an Tropfen ins andere. Weisen Sie den Patienten an, das eingegebene Öl hochzuschnupfen. Wenn es in den Rachen gelangt kann es leicht ausgespuckt werden, indem er den Kopf zur Seite dreht. Dann geben Sie die gleiche Menge Öl ins andere Nasenloch.

Legen Sie den Kopf zurück in eine normale und bequeme Position und massieren Sie Hand- und Fußflächen, Nacken, Ohren und Gesicht sanft mit etwas Öl ein (In dieser Reihenfolge). Geben Sie dem Patienten einige Papiertücher, in die er spucken kann. Auf keinen Fall soll er seine Nase schneuzen.

Die Behandlung kann ein bis maximal zweimal wiederholt werden.

Daran anschließend soll der Patient fünf Minuten ruhig liegenbleiben. In dieser Zeit können Sie einen Trichter aus einem A4 Blatt herstellen und ein Räucherstäbchen anzünden. Dann weisen Sie ihn an, sich aufzusetzen, geben ihm den Trichter in die Hand, den er sich in eine Nasenöffnung stecken soll, während er die andere zuhält. Halten Sie das Räucherstäbchen vorne an die Trichteröffnung. Nun soll er drei mal durch die Nase einatmen und direkt anschließend durch den Mund ausatmen. Der Rauch soll nicht in die Lungen gelangen.

Geben Sie ihm warmes Wasser oder Wasser mit etwas Ingwer, damit er den Mund durch wiederholtes Gurgeln reinigen kann.

Zeit und Anzahl:

Für Kapha-Indikationen am Morgen; für Pitta-Indikationen am Mittag; für Vata-Indikationen am Nachmittag; in der heißen Jahreszeit am Abend; am Vormittag im Frühjahr und Herbst und am Mittag in der kalten Jahreszeit.

Bei starken Vata-Störungen im Kopfbereich wie Schluckauf, Konvulsion, Tetanie, steifem Hals und Heiserkeit soll die Behandlung morgens und Abends erfolgen.

Behandelt wird bis 7 Tage nacheinander, entweder jeden Tag oder jeden zweiten Tag oder bis die Symptome erfolgreicher Behandlung erscheinen.

Speziell zu beachten:

- Symptome einer erfolgreichen Behandlung sind: Ein Gefühl der Leichtigkeit, besonders im Kopf, guter Schlaf, die Nasen- und Stirnhöhlen öffnen sich, die Sinnesorgane sind geschärft und der Patient fühlt sich glücklich.
- Symptome für falsche Behandlung sind Trockenheit, Jucken, Schweregefühl, starke Absonderungen und keine Besserung.
- Nach exzeßiver Behandlung müssen Kapha-reduzierende Maßnahmen ergriffen werden.
- Nach ungenügender Behandlung müssen Vata-reduzierende Maßnahmen ergriffen werden.
- Nach der Nasya Behandlung darf der Patient weder baden noch die Haare waschen.
- Aufenthalt im Freien oder in windigen Räumen ist auf keinen Fall empfohlen.

Indikationen:

Kopfschmerzen von Vata Ursprung, Migräne, Heiserkeit, Trockenheit in Mund und Nase, Zervikobrachialsyndrom, Zahnschmerzen, Tinnitus, Hautflecken und Verfärbungen im Gesicht, Fältchenbildung, Haar und Augenerkrankungen, Tetanie, Konvulsionen, Schluckauf.

Kontraindikationen:

Direkt nach einer Mahlzeit, Fasten, Erkältung, die erst seit kurzem besteht, Schwangerschaft, Vergiftung, direkt nach Darmeinlauf, Vamana, Virecana oder innerer Ölbehandlung, Verdauungsstörungen, nach Einnahme von zuviel Wasser oder Alkohol, Wut, Trauer, Durst, direkt nach Bad, Kinder unter 7 und Personen über 80 Jahren, nach Aderlaß oder Blutverlust, Husten, Atemnot, nach Entbindung.

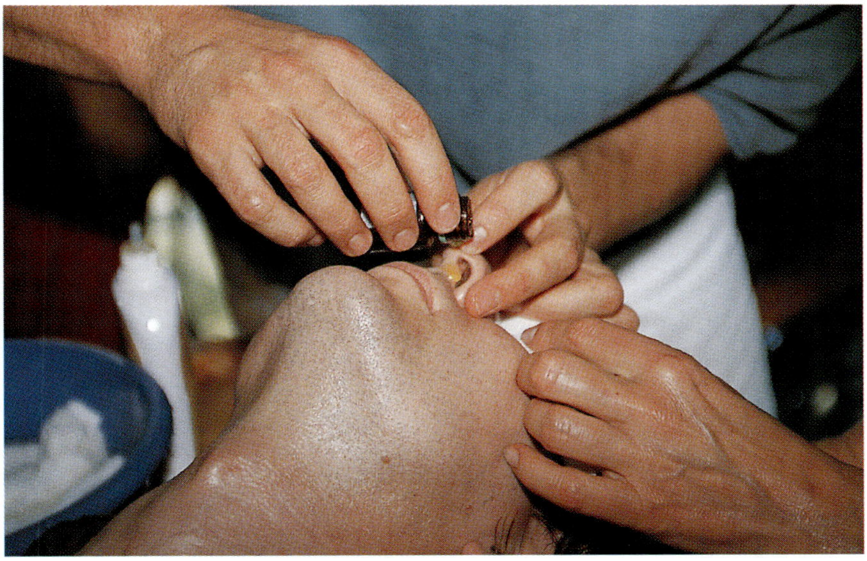

Nasenschleimhaut-
therapie mit Öl
(Snehana Nasya)

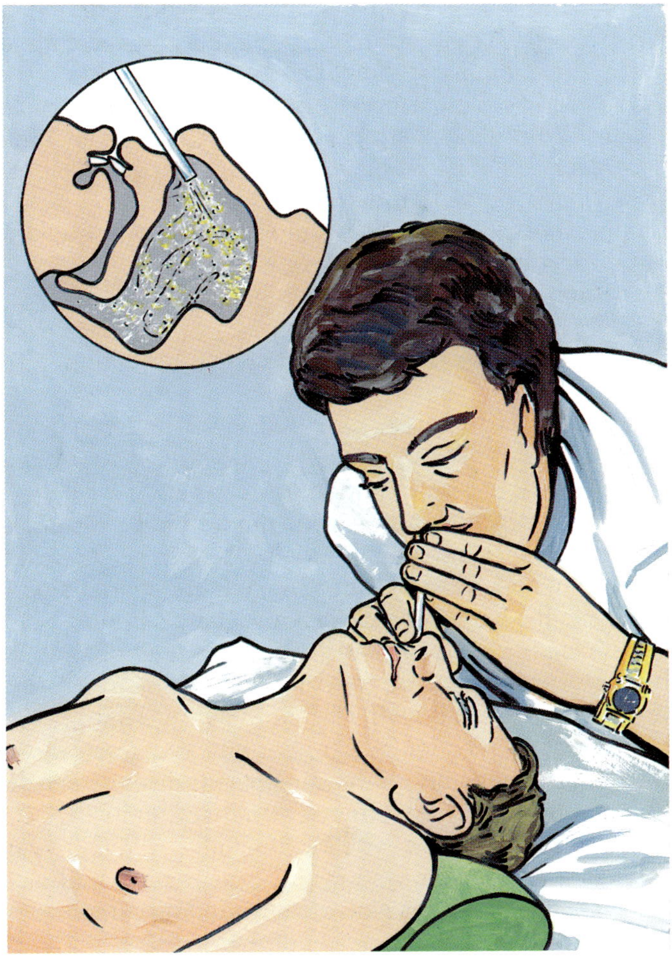

Nasenschleimhaut-
therapie mit Pulvern
(Pradhmana Nasya)

Nachbehandlung:
Normale aber leichte Diät entsprechend der Konstitution. Anschließend an Nasya kann man Akshitarpana ausführen (Augenbad).

Avapida Nasya – Nasenschleimhauttherapie mit frischem Saft

Die Prozedur ist wie unter Snehana Nasya beschrieben. Anstatt Öle wird frischer Saft von Zitronen, Basilikum, Kalmuswurzel oder Aloe in die Nase geträufelt.

Spezielle Indikationen sind Migräne, Kopfschmerzen, Schlaflosigkeit, Halsinfektionen, Fieber, psychische Störungen.

Pradhmana Nasya – Nasenschleimhauttherapie mit Pulvern

Wenn stärkere und eine eher austrocknende Wirkung erwünscht sind, werden Pulver anstatt Flüssigkeiten verwendet. Der Ablauf bleibt der gleiche wie bei Snehana Nasya. Mit einem Röhrchen oder Blasebalg werden die pulverisierten Arzneien in die Nase gegeben. Dazu wird eine Mischung zu gleichen Teilen von Knoblauch, Kalmus, schwarzer Pfeffer, Guggulu und Steinsalz hergestellt. Die Dosis beträgt bis zu 3 g pro Applikation.

Spezielle Indikationen sind starke Kapha-Zustände wie extreme Verschleimung der Nasenpassage.

Aderlaß – Raktamoksha

Raktamoksha bedeutet wörtlich »Befreien von Blut«. Caraka zählt den Aderlaß nicht zu Pancakarma, während Sushruta und Vagbhata ihn als die fünfte Behandlung bezeichnen.[52] Die bisher beschriebenen Pancakarma Methoden haben zum Ziel, die gestörten Dosha aus dem Körper zu eliminieren, während Raktamoksha pathologisches Blut entfernen soll. Blut ist eines der wichtigen Gewebe. Dessen Störung verursacht eine große Anzahl von gesundheitlichen Komplikationen (Raktaroga). Wenn Blut aus dem Körper eliminiert wird, so wird dabei teilweise auch Pitta reduziert, denn das Blutgewebe (Raktadhatu) und Pittadosha stehen in engem Zusammenhang.

Allgemein werden Störungen des Blutgewebes (Raktadhatu) mit folgenden Therapien behandelt: (a) Raktamoksha, (b) Virecana, (c) Fasten und (d) Vermeiden von zu sauren Nahrungsmitteln.

Die Durchführung von Raktamoksha wird im Herbst oder Frühjahr empfohlen, wenn es weder zu heiß noch zu kalt ist. In der warmen Jahreszeit soll der Aderlaß am frühen Morgen oder am Abend und im Winter zur Mittagszeit durchgeführt werden.

[52] Sushruta Samhita, Sutra Sthana, Kapitel 14 und Ashtangahridaya, Sutra Sthana, Kapitel 26 und 27

Wichtige Hauptgruppen von Raktamoksha

Rakta Moksha wird in zwei Hauptgruppen aufgeteilt, wovon die erste zwei Untergruppen und die zweite vier Untergruppen hat:[53]

1. Raktamoksha mit Metallinstrumenten wird weiter unterteilt in (a) Anritzen (Pracanam) und (b) Venensektion (Siravyadha)
2. Raktamoksha ohne Metallinstrumente wird weiter unterteilt in (a) Anwendung von Blutegeln (Jalauka), (b) Horn (Shringa Vacarana), (c) Glocke aus einer kürbisähnlichen Frucht (Alabu Vacarana) und (d) Glocke aus Glas (Ghatiyantra)

Anritzen (Pracanam) und die Behandlung mit Blutegeln (Jalauka) werde ich anschließend in separaten Abschnitten erklären. Was die Anwendung des Horns (Shringa) anbetrifft so kommt dieses zum Einsatz, wenn das Blut durch Vatadosha gestört ist. Dabei wird die zu behandelnde Stelle angeritzt (wie unter Pracanam beschrieben). Dann wird die große Öffnung eines Hornes darübergestülpt, während der Arzt am anderen Ende saugt. Bei der Behandlung mit der Glocke aus einer kürbisähnlichen Frucht (Alabu) oder der Glocke aus Glas (Ghatiyantra) wird das entsprechende Instrument wie beim Schröpfen darübergestülpt. Beim Alabu bewirkt eine im Instrument angebrachte Öllampe den Sog, während das Glas vorn erhitzt werden kann.

Die im Detail beschriebene beiden Methoden werden heute noch regelmäßig angewendet, während ich bisher keine der anderen Arten praktiziert sah.

[53] Sushruta Samhita, Sutra Sthana, Kapitel 14, Vers 22

Indikationen der einzelnen Arten von Raktamoksha:

Art von Raktamoksha	Indikationen
Anritzen (Pracanam)	Pathologisches Blut, wenn Blut in verschiedenen Hautschichten deponiert ist, Papeln, als Vorbehandlung der anderen Arten von Raktamoksha
Venensektion (Siravyadha)	Pathologisches Blut, wobei alle Dosha involviert sind. Abszeß Erysipel, Vergrößerung der Leber und Milz, Appetitverlust, Fieber, Krankheiten der Mundhöhle, Augen und Ohrenbeschwerden
Mit Blutegeln (Jalauka)	Gestörtes Pitta, Blutansammlungen, Hautkrankheiten, Gicht, Abszeß, Tetanie, Migräne, Hysterie, Kopfschmerzen
Mit Horn (Shringa Vacarana)	Gestörtes Vata und Pitta, Hautkrankheiten, Blutansammlungen
Mit Glocke aus Kürbis (Alabu Vacarana)	Gestörtes Kapha und Vata, Blutansammlungen, Hautkrankheiten
Mit Glocke aus Glas (Ghatiyantra)	Pathologisches Blut verursacht durch Vata und Kapha

Generelle Kontraindikationen:
Schwangerschaft, Kinder unter 16 Jahre, Personen über 70 Jahre, Menschen mit sehr trockener Haut, Pyrexie, Ödem, Anämie, Hepatitis, Hämorrhoiden, Auszehrung, Asthma, Personen, die sehr empfindlich und geschwächt sind.

Raktamoksha mit Blutegeln (Jalanka)

Das ist die mildeste und unkomplizierteste Art des Aderlasses, die für delikate und nervöse Personen, die ein bequemes Leben führen, geeignet ist. So zumindest drücken es die klassischen Autoren aus.[54] Da Blutegel im Wasser leben, besitzen Sie die süße und kühlende Qualitäten des Wasserelementes und sie reduzieren damit bei ihrer Applikation auch Pittadosha.

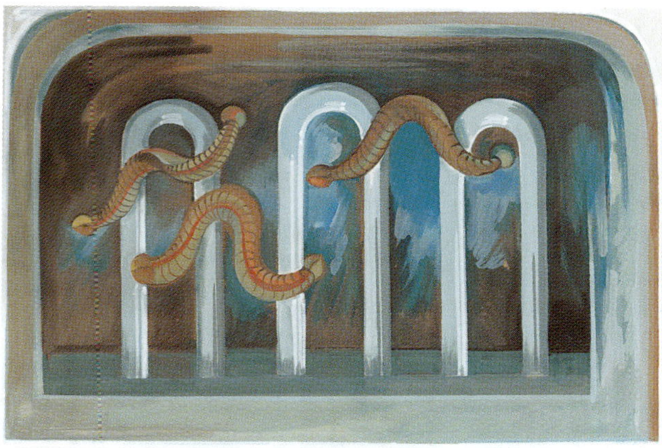

Aderlaß mit Blutegeln (Jalanka)

Von den zwölf in der Literatur genannten Arten von Blutegeln sind sechs giftig und sechs geeignet für den therapeutischen Einsatz. Sie werden von Sushruta genau beschrieben. Abgebildet sind die Art von Blutegeln, die in Kerala zu finden und dort auch eingesetzt werden. Auch in Europa gibt es Firmen, die therapeutisch einsetzbare Arten liefern. Wichtig ist sicherzustellen, daß die Tiere nicht vorher schon eingesetzt wurden. Im Zeitalter von HIV ist vom Gebrauch in zweifelhaften Fällen dringend abzuraten.

Am Vortag ihrer Anwendung müssen die Blutegel eine Reinigungskur über sich ergehen lassen. Sie werden zuerst mit Kurkumapaste eingeschmiert, dann für 45 Minuten in sauberes Wasser gegeben, anschließend in Wasser, das mit Milch oder Buttermilch vermischt wurde (3 Teile Wasser mit 1 Teil Milch) und zuletzt wieder in sauberes Wasser.

Material:
- Therapeutische Blutegel
- 1 dünnes Gazetuch, um den Blutegel zu halten
- Kurkumapulver
- Watte
- 1 sterile Nadel
- Wasser
- 4 Nierenschalen
- Salz
- Ghee
- Honig
- Handtücher

Ablauf:

Äußerliche Ölbehandlungen oder innere Ölkur und Virecana dienen als Vorbehandlung für Raktamoksha.

Der Körperteil, wo die Blutegel angesetzt werden sollen wird mit warmem Wasser gereinigt und mit Watte abgetrocknet. Waschen Sie den Blutegel zuerst in Kurkumawasser und anschließend in reinem Wasser. Fassen Sie nun den Blutegel mit dem feuchten Gazetuch und setzen Sie in an die zu behandelnde Stelle an. Falls er nicht anbeißen will, nehmen Sie eine sterilisierte Nadel und machen Sie ein paar kleine Einstiche, so daß ganz wenig Blut austritt. Wenn er saugt, bedecken Sie ihn mit etwas feuchter Gaze. Es ist besser, wenn der Patient nicht hinschaut, wie ihm das Blut abgesaugt wird.

Wenn der Blutegel genug Blut aufgenommen hat, löst er sich automatisch ab. Falls er vorher entfernt werden soll, geben Sie etwas Salz an seinen Mund worauf er sich sofort lösen wird. Legen Sie den Blutegel in eine Nierenschale. Streuen Sie etwas Kurkuma auf die Wunde, reiben Sie anschließend etwas Honig und Ghee darauf und verbinden die Stelle.

Streuen Sie genug Kurkumapulver auf den Blutegel. Halten Sie ihn mit Daumen und Zeigefinger der linken Hand am Schwanzende fest und massieren Sie mit der rechten Hand wiederholt von hinten nach vorne, bis er das Blut erbricht. Danach können Sie ihn in ein Einmachglas mit frischem Wasser geben. Fixieren Sie eine Etikette mit dem Datum der Behandlung und dem Namen des Patienten gut sichtbar an dieses Glas. Der Blutegel soll erst nach fünf Tagen wiederverwendet werden und dies auch nur, wenn er gesund und munter ist. Falls das aufgesaugte Blut nach der Behandlung nicht entfernt wird, überlebt er nicht lange. Nach der Behandlung werden die Tiere wieder in die Freiheit gelassen.

Falls die Behandlung nicht wiederholt wird, kann anschließend mit der Rasayana Therapie begonnen werden.

Blutegel saugen immer zuerst das toxische Blut ab und erst wenn dieses verbraucht ist, frisches Blut. Der Zeitpunkt, wenn frisches Blut gesaugt wird, macht sich durch starkes Jucken und leichte Schmerzen bemerkbar, während der Prozeß des Absaugens von toxischem Blut praktisch schmerzlos ist.

Anritzen (Pracanam)

Heute gibt es leider nur noch sehr wenige Ärzte, welche diese wirkungsvolle Therapie noch praktizieren. Mit großer Mühe konnten die Organisatoren der Keraliya 97, eines nationalen Kongresses für Kerala Spezialitäten, einen einzigen traditionellen Ayurveda Arzt in Nordkerala ausfindig machen, der diese Therapie von seinen Vorvätern erlernt hat.

Der zu behandelnde Körperteil wird mit einem Dekokt aus Triphala gut gereinigt, nachdem der Patient auf einem erhöhten Stuhl Platz genommen hat. Ein Stück oberhalb des Behandlungsortes wird

[54] Sushruta Samhita, Sutra Sthana, Kapitel 13, Vers 1

der entsprechende Körperteil abgebunden. Wenn sich das venöse Blut ansammelt und der Tastsinn reduziert ist, wird mit einem Skalpell mit gebogenem Handgriff die Stelle leicht und mehrmals angeritzt. Dabei verläuft dieses Anritzen immer von unten nach oben. Die Marma (Vitalpunkte) sowie Gefäße, Sehnen und Gelenke werden dabei ausgespart. Das herausfließende Blut wird mit einem in warmes Wasser getauchten Wattebausch abgewischt. Wenn genug Blut herausgeflossen ist, wird die Abbindung entfernt. Danach sollte der Blutfluß stoppen. Die Wunde wird mit einer Mischung von Ghee und Honig und falls nötig (zum Blutstillen) mit etwas Kurkumapulver verbunden. Der Patient soll nach der Prozedur einen Tag lang rasten.

C Posteliminierende Behandlungen – Pascatakarma

Nach den vorbereitenden und eliminierenden Maßnahmen (Purvakarma und Pradhanakarma) sollte der Organismus von pathologischen Substanzen, d.h. den gestörten Dosha, Dhatu, Mala und Ama, befreit sein. In vielen Fällen sind damit die krankheitsverusachenden Faktoren beseitigt. Trotzdem können wir das therapeutische Vorgehen nicht allein auf diese Prinzipien beschränken. Vielmehr sind jetzt harmonisierende (Samshamana) Therapien wie Behandlung mit Medikamenten, Anpassen der Diät, regenerierende Therapien (Rasayana), aphrodisierende und den Geist aufhellende Therapien (Vajikarana), Psychotherapie, Meditation im Rahmen von Yoga, Musiktherapie, leichte sportliche Aktivitäten und Aufenthalt im Freien nötig. In der Praxis mögen sich einige dieser Maßnahmen überlappen. Die Grundregel, daß harmonisierende Therapien (Samshamana) immer nach eliminierenden Maßnahmen (Samshodana) folgen, bleibt aber immer die gleiche. Dieses Prinzip gilt auch für Gesunde, die sich lediglich eine Rasayana oder Vajikarana Behandlung unterziehen möchten.[55]

Medikamentöse Behandlung

Es ist auch für den Laien nachvollziehbar, daß Medikamente in einem Organismus, der voller toxischer Substanzen und völlig aus dem Gleichgewicht geraten ist, wenig Wirkung zeigen können. Deshalb wird bei Pancakarma grundsätzlich erst nach reinigenden Maßnahmen medikamentös behandelt. Darin unterscheidet sich Pancakarma stark von konventionellen Methoden, auch in der Ayurveda, die nur Medikamente und Diäten verschreiben. In der Folge ist Pancakarma grundsätzlich erfolgreicher, zeigt weniger Nebenwirkungen und die Behandlungen haben einen länger andauernden Effekt.

Caraka unterscheidet zwei Arten von Medikamenten:[56]

[55] Caraka Samhita, Cikitsa Sthana, Kapitel 1, Vers 24

[56] Caraka Saṃhitą, Cikitsa Sthana, Kapitel 1, Vers 4

1. Medikamente für Gesunde: Sie wirken aufbauend, regenerierend und immunostimulierend
2. Medikamente für Kranke: Sie beseitigen Krankheiten

Im nachfolgenden Vers geht Caraka sogar noch weiter und stellt fest: »Beide Kategorien der Medikamente dienen in beiden Einsatzbereichen.« Das bestätigt meine Aussage im Kapitel der Pharmakologie, wo ich darauf hinweise, daß Ayurveda Medikamente hauptsächlich pharmakotherapeutisch und kaum pharmakodynamisch oder chemotherapeutisch wirken.

Medikamente für Gesunde, d.h. Medikamente für Rasayana und Vajikarana werde ich unter den entsprechenden Abschnitten in diesem Kapitel behandeln. Deshalb hier nur einige typische Beispiele zur Behandlung bestimmter Indikationen.

Name	Wichtigster Bestandteil	Art	Dosierung	Indikationen
Abhayarishta	Haritaki (Terminalia chebula	Kräuterwein	15 bis 25 ml 1/2 Std. nach Mahlzeit	Hämorrhoiden, Verstopfung, Verdauungsstörungen
Aragvadarishta	Aragavada (Cassia fistula)	Kräuterwein	15 bis 30 ml 1/2 Std. nach Mahlzeit	Hautkrankheiten, toxische Zustände, chronische Geschwüre
Ashokarishta	Ashoka (Terminalia arjuna)	Kräuterwein	15 bis 25 ml 1/2 Std. nach Mahlzeit	Metrorrhagie, Leukorrhoe, Menorrhagie, Dysmenorrhoe
Ashwagandharishta	Ashwagandha (Withania somnifera)	Kräuterwein	15 bis 25 ml 1/2 Std. nach Mahlzeit	Angstneurosen, Epilepsie, Depression, Impotenz
Balarishta	Bala (Sida cordifolia)	Kräuterwein	15 bis 25 ml 1/2 Std. nach Mahlzeit	Neurologische Krankheiten, Debilität
Dasamularishta	Zehn Wurzeln	Kräuterwein	15 bis 25 ml 1/2 Std. nach Mahlzeit	Asthma, Bronchitis, Husten, Verdauungsstörung, Anämie, Leberstörungen
Dhatryarishta	Amalaki (Emblica officinalis)	Kräuterwein	15 bis 25 ml 1/2 Std. nach Mahlzeit	Virale Hepatitis, Anämie

Name	Wichtigster Bestandteil	Art	Dosierung	Indikationen
Kanakasava	Stechapfel (Datura stramonium)	Kräuterwein	10 bis 20 ml 1/2 Std. nach Mahlzeit	Asthma, Bronchitis mit starker Verschleimung
Khadirasrishta	Khadira (Acacia catechu)	Kräuterwein	15 bis 25 ml 1/2 Std. nach Mahlzeit	Hautkrankheiten, Helminthiasis, Anämie, Milzvergrößerung
Kumariasava	Kumari (Aloe barbadensis)	Kräuterwein	15 bis 25 ml 1/2 Std. nach Mahlzeit	Intestinale Kolik, Verdauungsstörungen
Kutajarishta (Abbildung)	Kutaja (Holarrhena antidysenterica)	Kräuterwein	15 bis 25 ml 1/2 Std. nach Mahlzeit	Diarrhöe, Dysenterie, Hämorrhoiden
Lohasava	Eisen	Kräuterwein	15 bis 25 ml 1/2 Std. nach Mahlzeit	Anämie, Ödem, Flatulenz, Hämorrhoiden
Parthadyarishta	Arjuna (Terminalia arjuna)	Kräuterwein	15 bis 25 ml 1/2 Std. nach Mahlzeit	Angina Pectoris, Koronarsklerose, kardiovaskuläre Hypertonie, Lungenkrankheiten, Husten, Fieber
Pippaliasava	Pippali (Piper longum)	Kräuterwein	15 bis 25 ml 1/2 Std. nach Mahlzeit	Husten, Asthma, Flatulenz, Verdauungsstörungen
Punarnasava	Punarnava (Boerhaavia diffusa)	Kräuterwein	15 bis 25 ml 1/2 Std. nach Mahlzeit	Ödem, Übersäuerung, Leber- und Nierenstörungen
Saraswatharishta	Brahmi (Bacopa monniera), Gold	Kräuterwein	15 bis 25 ml 1/2 Std. nach Mahlzeit	Psychische Störungen, Gedächtnis- und Sprachstörungen, Epilepsie, PMS
Vasarishta	Vasa (Adhatoda vasica)	Kräuterwein	15 bis 25 ml 1/2 Std. nach Mahlzeit	Bronchitis, Husten, Asthma, Heiserkeit, Tuberkulose
Ashwagandhadi Leha	Ashwagandha (Withania somnifera)	Konfekt	10 g vor der Mahlzeit	Nervöse Störungen, Schwächezustände, Impotenz

Name	Wichtigster Bestandteil	Art	Dosierung	Indikationen
Bilvadi Leha	Bilva (Aegle marmelos)	Konfekt	10 g vor der Mahlzeit	Schwindel, Anorexie, Appetitverlust
Khadira Leha	Khadira (Acacia catechu)	Konfekt	10 g vor der Mahlzeit	Hauterkrankungen, Ekzem, Lymphadenitis, Dermitis, Mykosen
Manibhadra Guda	Trivrit (Ipomea turpethum)	Konfekt	10 g vor der Mahlzeit	Verstopfung, Flatulenz, Helminthiasis, Hautkrankheiten
Shatavari Gulam	Shatavari (Aspargus racemosus)	Konfekt	10 g vor der Mahlzeit	Leukorrhoe, Dysmenorrhoe, Amenorrhoe, Neuritis, Hepatitis, Übersäuerung
Brahmi Ghrita	Brahmi (Bacopa monniera)	Ghee	10 bis 20 ml vor der Mahlzeit	Geisteskrankheiten, Epilepsie, Gedächtnisstörungen, geistige Retardation
Guggulutikktaka Ghrita	Guggulu (Commiphora mukul)	Ghee	10 bis 20 ml vor der Mahlzeit	Chronische Hautkrankheiten, Geschwüre, Arthritis
Mahatikktaka Ghrita	Nimba (Azadirachta indica)	Ghee	10 bis 20 ml vor der Mahlzeit	Alle Arten von Hautkrankheiten, Neuritis, Anämie, Wundbehandlung
Candraprabha Gutika	Guggulu (Commiphora mukul) und Schieferöl	Pille	1 – 2 zermörserte Pillen mit Mahlzeit	Prostatitis, Dysurie, Diabetes, Nieren- und Blasensteine
Dhanvantaram Gutika	16 Kräuter	Pille	1 – 2 zermörserte Pillen mit Mahlzeit	Asthma, Husten, Herzkrankheiten
Yograja Guggulu Gutika	Guggulu (Commiphora mukul)	Pille	1 – 2 zermörserte Pillen mit Mahlzeit	Rheuma, zu hohe Blutfettwerte, Übergewicht, Geschwüre, Tumor
Dasamula Katutraya Kwatha Curna	14 Kräuter	Mischung zur Zubereitung eines Dekokts	50 ml mit 5 ml Honig vor Mahlzeit	Husten, Bronchitis, Pleuritis, Erkältung, Kopfschmerzen

Name	Wichtigster Bestandteil	Art	Dosierung	Indikationen
Dhanadanayanadi Kwatha Curna		Mischung zur Zubereitung eines Dekokts	50 ml mit 5 ml Ghee vor Mahlzeit	Lähmung, Spastik, neurologische Krankheiten
Gandharvahastadi Kwatha Curna	Eranda (Rizinus communis) (Abbildung)	Mischung zur Zubereitung eines Dekokts	50 ml mit einer Prise Salz und Zucker vor Mahlzeit	Verstopfung, Appetitverlust, Anorexie, Vata Störungen
Maharasnadi Kwatha Curna	Rasna (Alpinia galanga)	Mischung zur Zubereitung eines Dekokts	50 ml mit 3 g Ingwer oder Piper longum oder 1 Pille Yograja Guggulu oder Rizinusöl vor Mahlzeit	Spastik, Hemiplegie, Brachialgie, Polyarthritis, Hernie, andere Vata Störungen
Manjishtadi Kwatha Curna	Manjista (Rubia cordifolia)	Mischung zur Zubereitung eines Dekokts	50 ml mit 2 g Piper longum oder 1 Pille Yograja Guggulu vor Mahlzeit	Hautkrankheiten, Arthritis, Fettleibigkeit
Nimbadi Kwatha Curna	Nimba (Azadirachta indica)	Mischung zur Zubereitung eines Dekokts	50 ml mit 5 ml Honig vor Mahlzeit	Hautkrankheiten, Mykosen
Pathyashadanga Kwatha Curna	Haritaki (Terminalia chebula)	Mischung zur Zubereitung eines Dekokts	50 ml mit 5 ml Honig vor Mahlzeiten	Chronische Kopfschmerzen, Sinusitis
Rasnairandadi Kwatha Curna	Rasna (Alpinia galanga) & Eranda (Rizinus communis)	Mischung zur Zubereitung eines Dekokts	50 ml mit 5 ml Ghee oder Sesamöl	Neuralgie, Arthritis, Schmerz in den unteren Extremitäten, Vata Störungen
Avipattikara Curna	Trivrit (Ipomea turpethum)	Pulver	3 bis 6 g mit Honig, Wasser oder Milch vor Mahlzeit	Agnimandya (durch Kapha gestörtes Agni), Verstopfung, Übersäuerung, Hämorrhoiden

Name	Wichtigster Bestandteil	Art	Dosierung	Indikationen
Eladi Curna	Eladi (Elettaria cardamomum)	Pulver	2 bis 4 g mit Honig oder Zucker vor Mahlzeit	Husten, Asthma, äußerlich für Pulvermassage (Udvartana)
Sitopaladi Curna	Sitopala (Annona squamosa)	Pulver	1 bis 3 g mit Honig vor Mahlzeit	Fieber, Asthma mit Pitta Störung, laterale Brustschmerzen, Brennen in Füßen und Händen
Talisadi Curna	Pippali (Piper longum) & Talisha (Flacourtia cataprracata)	Pulver	3 g mit Honig vor Mahlzeit	Erkältungskrankheiten, Husten, Asthma, Fieber
Vaishnavara Curna	Haritaki (Terminalia chebula	Pulver	1 bis 3 g mit Buttermilch, Ghee oder warmem Wasser	Polyarthritis, Flatulenz, Herzerkrankungen

Kumari
(Aloe barbadensis)

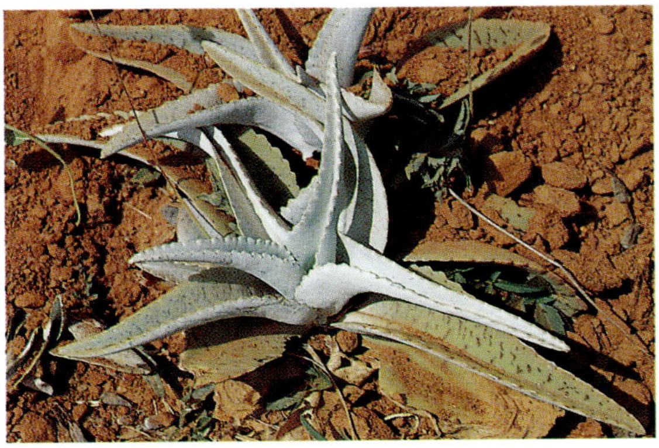

Eranda
(Rizinus communis)

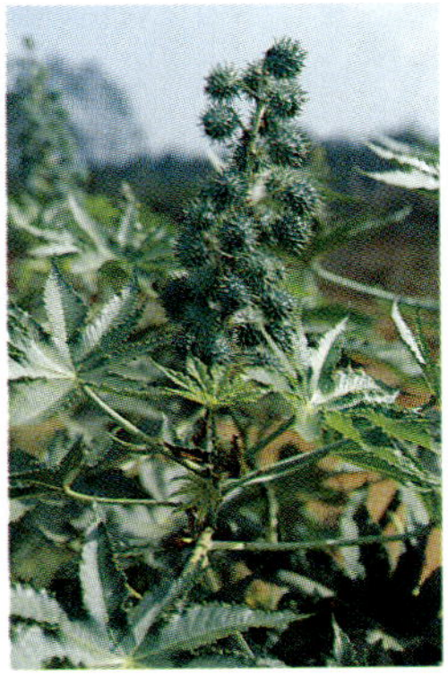

Spezialdiät nach eliminierenden Therapien – Samsarjana Krama

Nach eliminierenden Maßnahmen ist der Patient in der Regel etwas geschwächt. Eine Spezialdiät (Samsarjana Krama) soll ihn wieder stärken und gewährleisten, daß das geschwächte Agni wieder optimiert wird.[57]

An Hand der folgenden Tabelle können Sie den Ablauf erkennen. Diesem Ablauf muß unbedingt Folge geleistet werden. Auf keinen Fall darf der Patient normale Nahrung zu sich nehmen.

Tag	Mahlzeit	Spezialdiät
1	Morgens Abends	**Fasten** **(1)** Dünne Getreidesuppe ohne Fett/Gewürz
2	Morgens Abends	(2) Dünne Getreidesuppe ohne Fett/Gewürz (3) Dünne Getreidesuppe ohne Fett/Gewürz
3	Morgens Abends	**(4)** Getreidesuppe mit sehr wenig Fett/Gewürz (5) Getreidesuppe mit sehr wenig Fett/Gewürz
4	Morgens Abends	(6) Getreidesuppe mit sehr wenig Fett/Gewürz **(7)** Getreidebrei ungewürzt mit dünner Linsen/Bohnensuppe mit wenig Fett/Gewürz
5	Morgens Abends	(8) Getreidebrei ungewürzt mit dünner Linsen/Bohnensuppe mit wenig Fett/Gewürz (9) Getreidebrei ungewürzt mit dünner Linsen/Bohnensuppe mit wenig Fett/Gewürz
6	Morgens Abends	**(10)** Getreidebrei mit wenig Ghee/Öl und Gemüsebrühe mit Linsen/ Bohnen, Gewürzen, Fetten (11) Getreidebrei mit wenig Ghee/Öl und Gemüsebrühe mit Linsen/ Bohnen, Gewürzen, Fetten
7	Morgens Abends	(12) Getreidebrei mit wenig Ghee/Öl und Gemüsebrühe mit Linsen/ Bohnen, Gewürzen, Fetten **(13) Normale Diät**

A Für die »dünne Getreidesuppe« eignen sich Reis oder Gerste. Dabei wird ein Teil Getreide mit 14 Teilen Wasser vermischt und gut gekocht. Die Brühe wird vor dem Servieren gefiltert und nur der flüssige Teil wird ohne Zugabe von Salz oder Gewürzen dem Patienten gegeben.

B Die »Getreidesuppe« wird nur noch mit 8 Teilen Wasser gekocht und nicht mehr abgefiltert. Der Suppe können sehr wenig Salz, ei-

[57] Kommentar von Cakrapani in Caraka Samhita, Cikitsa Sthana, Kapitel 1, Vers 24

nige der Konstitution entsprechende Gewürze und etwas Sesamöl (Vata und Kapha) oder Ghee (Pitta) beigegeben werden.

C Der »Getreidebrei mit dünner Linsen/Bohnensuppe« ist ein halbflüssiger Getreidebrei. Dazu kommt eine leicht gewürzte wässerige Suppe aus Bohnen oder Linsen, in die zum Schluß ein Teelöffel Öl (für Vata), ein Teelöffel Ghee für Pitta oder ein paar Tropfen Öl für Kapha Konstitutionen gegeben werden.

D Zum Schluß dieser Spezialdiät bekommt der Patient einen Getreidebrei mit 1 Teelöffel Öl/Ghee und dazu eine kräftige Gemüsesuppe mit etwas Bohnen oder Linsen. In die Suppe kann ein Teelöffel Kürbis oder Sesamöl (für Vata), ein Teelöffel Ghee (für Pitta) und ein paar Tropfen Sesamöl (für Kapha Konstitutionen) gegeben werden. Die Gewürze werden auch entsprechend der Konstitution ausgewählt.

E Normale Diät bedeutet, daß sich der Patient entsprechend seiner Konstitution ernähren darf.

Wenn die Reinigungsmaßnahmen weniger intensiv erfolgt sind, so kann der Ablauf in dieser Tabelle entsprechend modifiziert werden.

Verjüngende Maßnahmen – Rasayana

Dem Zitat von Caraka[58] ist eigentlich nichts hinzuzufügen, außer vielleicht der Adresse, wo man eine solche Therapie bekommen kann. Sie folgt ganz zum Schluß dieses Buches.

Unser Organismus ist tagein tagaus verschiedenen Arten von Streß ausgesetzt, die unsere Gesundheit und Lebensqualität beeinträchtigen. Die verschiedenen verursachenden Faktoren sind:

- Nahrungsmittel von minderwertiger Qualität
- zu saure, salzige, scharfe oder alkalische Nahrung
- Diät, die nicht der Konstitution entspricht
- Nahrungsmittel, die sehr austrocknende Wirkung haben
- Einnahme von frisch geerntetem Getreide, gegensätzliche oder zu fettige Nahrung
- Verdorbene Nahrung
- unregelmäßige Essenszeiten
- Einnahme von Nahrung bevor die vorangegangene Mahlzeit vollständig verdaut ist
- zu viel Schlaf, Sex und Alkohol
- unregelmäßige oder übermäßige sportliche Betätigung
- Hunger, Trauer, Habgier und Vernarrtheit
- Überarbeitung

Diese Faktoren haben zur Folge, daß unsere Körper zum festen Wohnsitz sämtlicher Krankheiten werden und die volle Lebensspanne nicht ausgeschöpft werden kann. In Anbetracht dieser Tatsachen, müssen wir alle Arten von Nahrung oder Lebensgewohnheiten aufge-

»Der Meister Punarvasu Atreya sagte: Ihr Menschen, die ihr Vitalität sucht; die verjüngenden Maßnahmen der Ayurveda (Rasayana) wirken wie der Nektar der Unsterblichkeit und hilft selbst den Göttern, wie den Söhnen von Adidti. Rasayana Therapien besitzen unvorstellbare und benevolente Konsequenzen. Sie fördern die Gesundheit, erhalten jung, beseitigen chronische Müdigkeit, sowohl körperliche wie psychische Schwäche. Sie erhalten das Gleichgewicht von Vata, Pitta und Kapha, produzieren Stabilität, festigen die Muskeln, stimulieren die Produktion von Verdauungsenzymen (Agni) und verbessern den Teint, Ausstrahlung und Stimme. Durch Rasayana Therapien erlangten berühmte Personen, wie zum Beispiel Cyavana ihre Jugend wieder und wurden vom anderen Geschlecht bewundert und geliebt.«[58]

[58] Caraka Samhita, Cikitsa Sthana, Kapitel 2, Vers 3

»Personen, welche die Wahrheit sprechen, frei von Wut sind, die sexuell enthaltsam leben, keinen Alkohol trinken, keine Gewalt ausüben, sich nicht überanstrengen, die friedliebend und sanft in ihrer Ausdrucksweise sind, die Japa (Gebetskette, Rosenkranz) praktizieren, die sauber und reinlich sind, die feste Gewohnheiten besitzen, die regelmäßige Wohlfahrt und Entsagung üben, die Gott, die Priester, Heiligen, Lehrmeister, Vorväter und ältere Menschen respektieren, die absolut frei von barbarischen Handlungsweisen sind, die Mitleid für die Leiden Anderer fühlen, deren Schlaf-Wach-Rhythmus regelmäßig ist, die regelmäßige Ghee und Milch einnehmen, die Vertraut mit den klimatischen und jahreszeitlichen Veränderungen ihres Aufenthaltsortes sind, die Experten in der Kunst des rationalen Denkens sind, die frei von Ego sind, die ein gutes Benehmen haben, die nicht engstirnig sind, die spirituelles Wissen lieben, deren Sinnesorgane korrekt funktionieren, Menschen, die an Gott glauben, respektieren, die

ben und uns einer Rasayana Therapie unterziehen. Mehr noch, der Götterkönig Indra beschreibt[59] während seiner Instruktionen an die in die Himalaja zurückkehrenden Weisen, eine Rasayana Therapie mittels positivem Verhaltens (Acara Rasayana) wie nebenstehend meine These der gesundheitsfördernden Ethik bestätigt:

Damit ist klargestellt, daß es nicht nur körperliche sondern auch geistige Rasayana Therapien gibt. Rasayana bedeutet deshalb »Arzneien, Diät, Lebensweise und geistige Einstellung, die gesundheitserhaltend und lebensverlängernd sind.« Aber es gibt auch noch die sehr viel progressivere Definition von Rasayana in der Rigveda. Dort wird der Zweck von Rasayana Therapien als die Transformation niedriger Energien in höhere Formen bezeichnet, d. h. alle körperlichen Ressourcen sowie die Lebensspanne werden bis zur Grenze optimiert, um die dabei entstehenden Energien zum Prozeß der Spiritualisierung oder Entmaterialsierung einzusetzen. Der Wortteil »Rasa« drückt in diesem Zusammenhang eine Verbindung mit dem ersten Körpergewebe Rasadhatu (Lymphe, Plasma) aus, denn es versorgt jede Zelle unseres Körpers mit Nährstoffen. Um den Alterungsprozeß zu verlangsamen, muß dieses Gewebe von erstklassiger Qualität und in angemessener Quantität vorhanden sein.

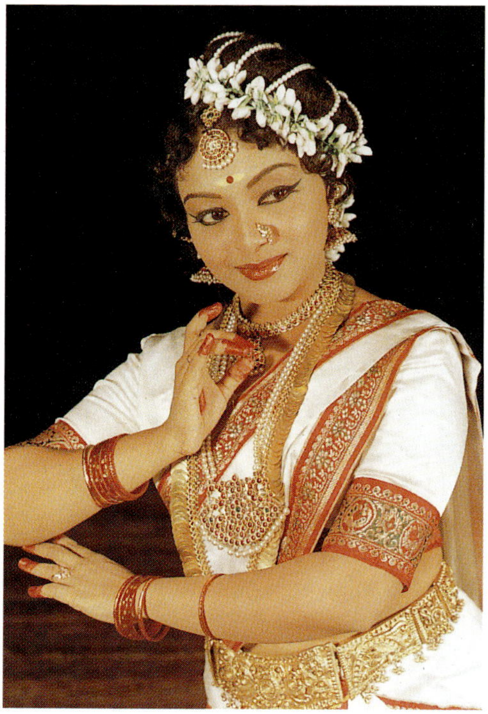

Neben der Nützlichkeit dieser Therapie zu regenerierenden Zwekken, kann sie auch bei kranken Menschen eingesetzt werden. In moderner Terminologie kann Rasayana als Prozeß zur Immunisierung bezeichnet werden. In unserer modernen Zeit, wo extrem intensiv gelebt, der Körper sowie die Psyche intensiven Belastungen ausgesetzt sind und negative Umwelteinflüsse jede unserer Zellen bombardieren, sind auch radikale aufbauende Behandlungen notwendig, um unsere Lebensqualität sichern zu können. Hier bieten sich Ayurveda Reinigungs- und Regenerationskuren mit ihrer hohen Wirksamkeit und Fehlen von erwünschten Nebenwirkungen geradezu an. Da sich unser Organismus nicht über Nacht transformieren kann, ist es nur verständlich, daß solche Therapien sehr zeitaufwendig und komplex sind.

Rasayana Therapien werden entsprechend ihrem Wirkungsbereich in verschiedene Gruppen unterteilt:

- Rasayana für die einzelnen Körpergewebe (Dhatu)
- Rasayana für die verschiedenen Konstitutionen
- Rasayana für bestimmte Organe, wie zum Beispiel für das Gehirn (Medhya Rasayana)
- Rasayana für die Zirkulationssysteme
- Rasayana für eine bestimmte Funktion, z.B. als Aphrodisiakum (Kamya Rasayana)
- Rasayana für die tägliche Routine
- Rasayana um gegen bestimmte Krankheiten vorzubeugen oder zu mildern

Selbstkontrolle besitzen und regelmäßig die heiligen Schriften studieren, kommen in den Genuss aller Effekte von Rasayana Therapien.«[59]

Die Tabelle zeigt Beispiele von Arzneien mit Rasayana Effekt für die einzelnen Gruppen:

[59] Caraka Samhita, Cikitsa Sthana, Kapitel 3, Vers3 30 bis 35

Wirkungsbereich	System	Rasayana
Rasa (Lymphe/Plasma)	Körpergewebe	Marica (Piper nigrum), Bala (Sida cordifolia), Haritaki (Terminalia chebula)
Rakta (Blut)	Körpergewebe	Bhringaraja (Eclipta alba), **Guduci (Tinospora cordifolia)**
Mamsa (Muskel)	Körpergewebe	Ashwagandhadi Leha, Balarishta, SEVA Vata Massageöl
Meda (Fett)	Körpergewebe	**Citraka (Plumbago zeylanica)**, Guggulu (Commiphora mukul), Pippali (Piper longum)
Asthi (Knochen)	Körpergewebe	Kumuda (Nymphoea nouchali & stellata – Seerose)

Guduci
(Tinospora cordifolia)

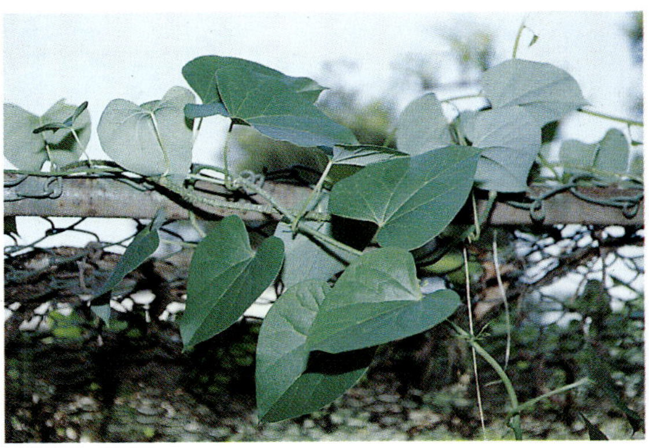

Citraka
(Plumbago zeylanica)

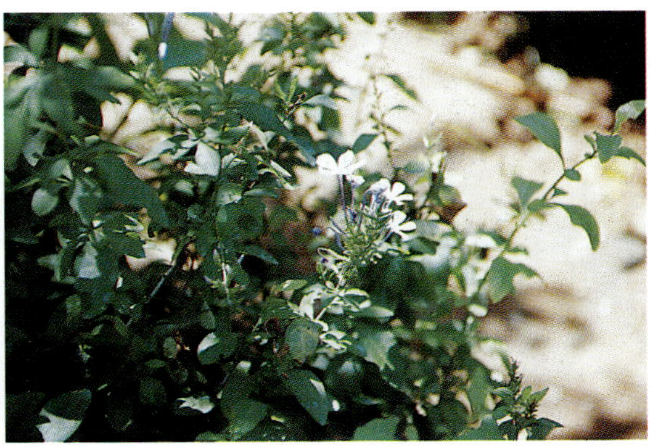

Wirkungsbereich	System	Rasayana
Majja (Knochenmark)	Körpergewebe	Brahmi (Bacopa monniera), Brahma Rasayana, Saraswatharishta
Shukra (Fortpflanzung)	Körpergewebe	Gokshura (Tribulus terrestris), Gokshura Rasayana
Vataja	Konstitution	Bala (Sida cordifolia), Balarasayana, Brahma Rasayana, Dasamulaharitaki, Hapusa (Juniperus communis für Darmeinlauf), Avipatti Curna
Pittaja	Konstitution	Triphala, Sarsaparille, Amalaki Rasayana, Jirakadi Modaka
Kaphaja	Konstitution	Trikatu, Bilvadi Leha, Madhusnuhi Rasayana
Gehirn	Organ	Brahmi (Bacopa monniera), Mandukaparni (Centella asiatica), Shankapushpi (Clitoria ternatea), Shiva Gutika, Kushta Rasayana, Yastimadhu (Glycyrrhiza glabra), Matsyakshaka (Alternanthera sessilis), Aindra Rasayana, **Sarpagandha (Rauwolfia serpentina)**
Herz und Kreislauf	Organ / System	Parthadyarishta,Nagabala (Grewia hirsuta), Nagabala Rasayana

Sarpagandha
(Rauwolfia serpentina)

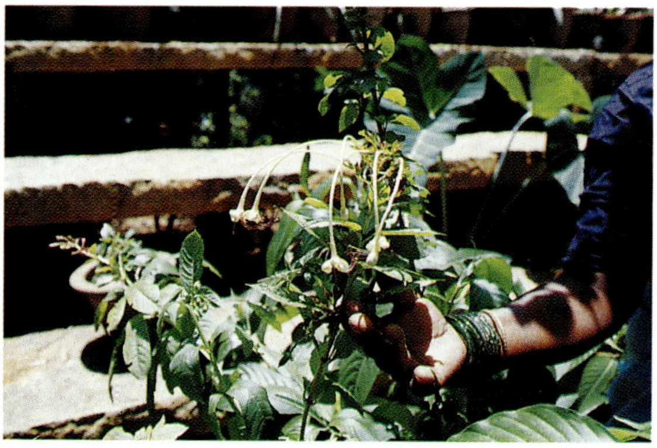

Arjuna
(Terminalia arjuna)

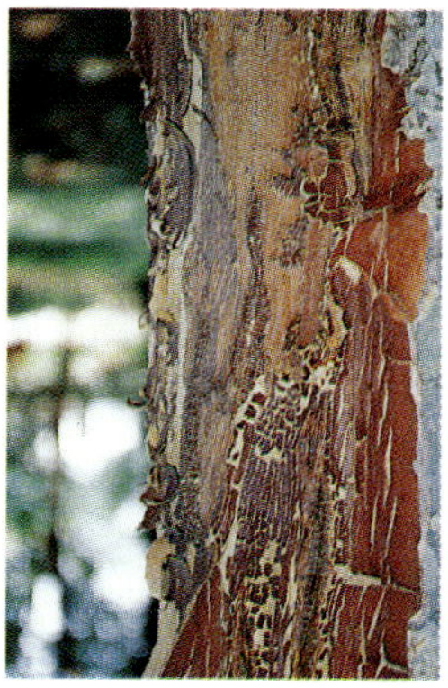

Wirkungsbereich	System	Rasayana
Leber	Organ	Guduci (Tinospora cordifolia), Bhringaraja (Eclipta alba), Nimba (Azadirachta indica)
Haut	Organ	Khadira (Acacia catechu), Bakuci (Psoralea coryfolia), Bakuci Rasayana, Haimavati (Iris germanica)
Harn	Organ	Gokshura (Tribulus terrestris), Punarnava (Boerhaavia diffusa)
Pranavaha (Gehirn und Atemapparat)	Shrota (Zirkulationssystem)	Pippali (Piper longum), **Brahmi (Bacopa monniera)**, Pippaliasava, Vaca (Acorus calamus), Agasthya Haritaki Rasayana, Kusmandaka Rasayana
Annavaha (gastro-intestinaler Trakt)	Shrota (Zirkulationssystem)	Amalaki (Emblica officinalis), Amalaki Rasayana, Bhanga (Cannabis sativa), Indrashana-pancanga
Udakavaha (Wasser-haushalt)	Shrota (Zirkulationssystem)	Punarnava (Boerhaavia diffusa), Punarnasava
Mutravaha (Harnkanäle)	Shrota (Zirkulationssystem)	Shilajit (Schieferöl), Gokshura (Tribulus terrestris)

Brahmi
(Bacopa monniera)

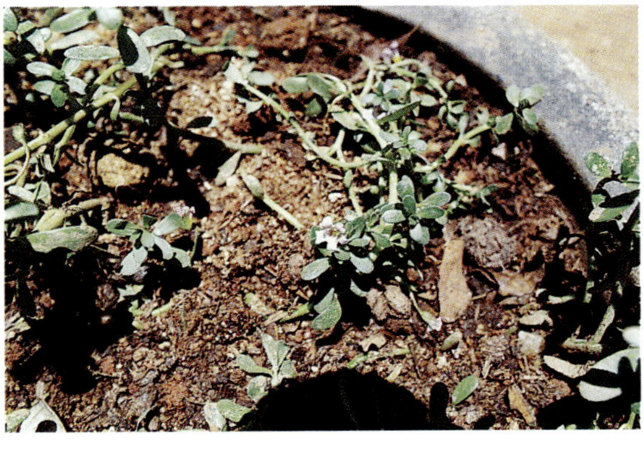

Wirkungsbereich	System	Rasayana
Purishavaha (Kolon und Rektum)	Shrota (Zirkulationssystem)	Haritaki (Terminalia chebula), Abhayarishta
Swedavaha (Schweißkanäle)	Shrota (Zirkulationssystem)	Guggulu (Commiphora mukul), Yograja Guggulu
Artava-Janana (ovulationsfördernd, menstruationsfördernd)	Funktion	**Ashoka (Saraca indica)**, Ashokarishta, Satapushpa (Anethum sowa), Kakamaci (Solanum nigrum)
Balya (Immunostimulator)	Funktion	Bala (Sida cordifolia), **Ashwagandha (Withania somnifera)**
Brimhana (vermehrt Gewebe)	Funktion	Tila (Sesamum indicum), Kashmarya (Gmelina arborea), Ashwagandha (Withania somnifera), Ashwagandhadi Leha
Cakshushya (Sehkraft)	Funktion	Bhringaraja (Eclipta alba), Bilva (frischer Saft der Blätter von Aegle marmelos)
Dipana (fördert Verdauung)	Funktion	Marica (Piper nigrum); Trikatu
Garbhada (fördert Fruchtbarkeit)	Funktion	Shatavari (Aspargus racemosus, Shatavari Gulam, Masaparni (Teramnus labialis)

Ashoka
(Saraca indica)

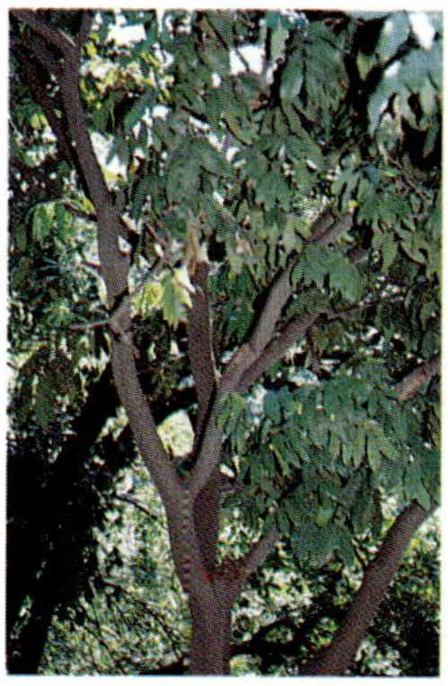

Wurzel von Ashwagandha
(Withania somnifera)

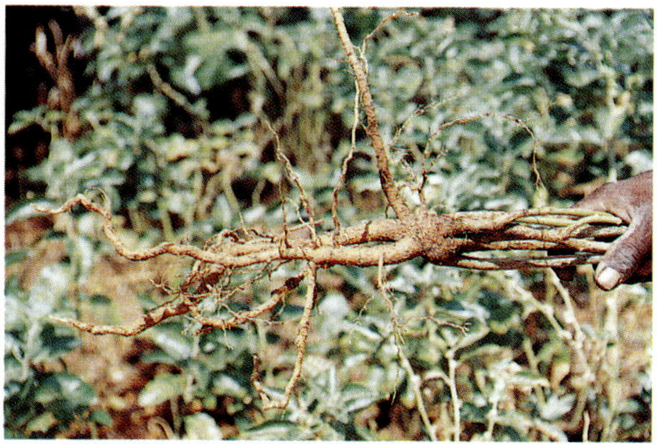

Wirkungsbereich	System	Rasayana
Kamya (Aphrodisiakum)	Funktion	Bhallataka (Semecarpus anarcadium), Bhallataka Rasayana, Gokshura Rasayana, **Kamala (Nelumbo nucifera)**, Mudgaparni (Phaseolus trilobus), Sastikadi Gutika
Keshya (fördert Haarwuchs)	Funktion	Bhringaraja (Eclipta alba), Bhringaraja Thaila
Lekhana (gewichtsreduzierend)	Funktion	Vasa (Adhatoda vasica), Vasarishta; Guggulu (Commiphora mukul)
Varnya (Ausstrahlung)	Funktion	Arjuna (Terminalia arjuna), Shilajit (Schieferöl), Candraprabha Gutika, SEVA Vata Massageöl, Manjista (Rubia cordifolia)
Für jeden Tag	Tägliche Routine	Chyavanprash, SEVA Amla Püree, Mandeln für mind. 7 Tage in Honig eingelegt, Draksharishta
Erkältung, Husten	Vorbeugen	Chyavanprash, SEVA Amla Püree, Pippaliasava, Trikatu
Vayasthapana (verlangsamt Alterungsprozeß)	Vorbeugen	Lasuna (Allium sativum – Knoblauch), Vidari (Pueraria tuberosa), Vidahi (Embelia ribes), SEVA Amla Püree

Kamala: Lotosblumen

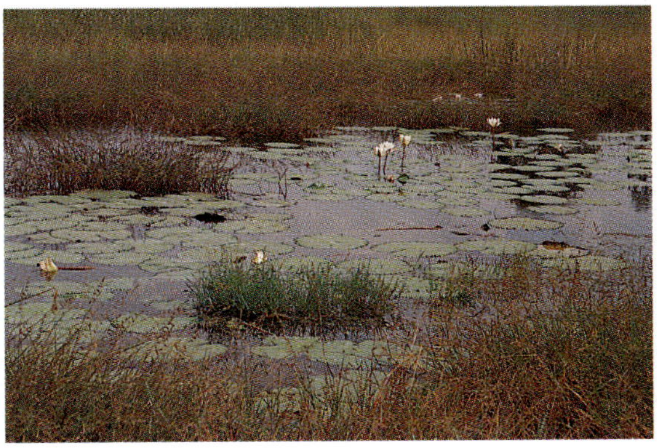

Aphrodisierende Maßnahmen – Vajikarana

Vaji bedeutet Samen und Vajikarana ist die Therapie bei der das Reproduktionsgewebe in ausreichender Quantität und Qualität produziert wird, damit eine gesunde Nachkommenschaft geschaffen wird und die sexuelle Energie auch mit fortschreitendem Alter nicht verlorengeht.

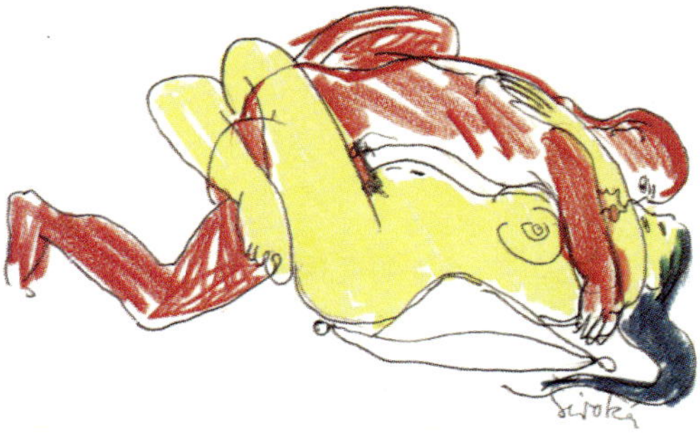

Ohne Aphrodisiakum kein Liebesleben.

Shukradhatu (Reproduktionsgewebe) entsteht erst durch eine fortlaufende Verfeinerung der anderen sechs Gewebe. Deshalb bewirkt eine Vajikarana Therapie automatisch auch die Stärkung aller anderen Gewebearten. Diese Therapie macht es möglich, daß der Behandelte kraftvoll wie ein riesiger Baum mit unzähligen Ästen und Zweigen wird. Vajikarana verlängert das Leben, verleiht eine attraktive Erscheinung, Leistungsfähigkeit und richtige Ernährung der Körperzellen.[60]

Jeder einzelne, ob Mann, Frau, Kind, ältere Menschen, Gesunde und Kranke können deshalb von aphrodisierende Maßnahmen (Vajikarana) profitieren. Geschlechtsverkehr hingegen ist für bestimmte Gruppen und in vielen Situationen eingeschränkt. Für Kinder und Jugendliche ist Sex nicht empfohlen, denn sie sind wie ein Teich mit sehr wenig Wasser, der durch die Sonnenstrahlen schnell erhitzt und ausgetrocknet wird. Alte Menschen sind bereits von Vatadosha regiert und ihre Gewebe sind deshalb bereits trocken wie ein Stück ausgedörrtes Holz, das durch die geringste Druckeinwirkung zerbricht. Das Gleiche gilt für Kranke und geschwächte Personen.

Sex ist ein Gewaltakt, je leidenschaftlicher er ist, umso mehr trifft das zu. Sämtliche Körpergewebe werden dabei in Mitleidenschaft gezogen, d.h. sie gehen in beträchtlichem Maße verloren. Tiere sind da klüger als Menschen. Warum jagt nur die Löwin und als erster frißt trotzdem der Herdenmacho? Ganz einfach – er braucht all seine Energie für den Sex. Man muß sich im Leben eben Prioritäten setzen. Wenn Ihre Priorität Sex ist, dann sollten Sie Ihren Job aufgeben, denn Arbeit und Streß sind reines Gift für das Liebesleben. Kaufen Sie sich ein wunderschönes Haus mit einem großen Park mit Springbrunnen, duftenden Blumen und zwitschernden Vögeln. Richten Sie Ihre Gemächer mit viel Geschmack und Sinn-

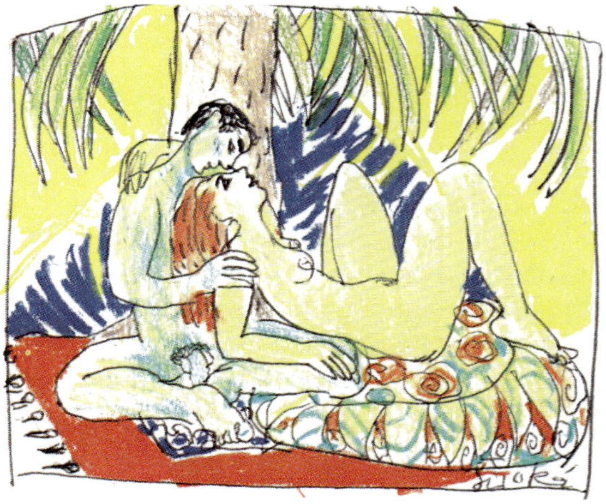

Kamasutra oder die Kunst, sich Zeit für die Liebe zu nehmen.

[60] Caraka Samhita, Cikitsa Sthana, Kapitel 1:1, Vers 13

lichkeit ein. Stellen Sie den berühmtesten Koch ein und kaufen Sie die köstlichsten Weine ein. Dann erst laden Sie Ihre Geliebte ein und widmen sich den Liebesspielen. – So lauten die Anweisungen von Vatsayaya, dem Verfasser oder der Verfasserin der Kama Sutra.

Ich versuche hier diese Zeilen ohne Sarkasmus zu schreiben, aber Tatsache ist, daß wir Herren der Schöpfung unsere Potenz und Lieheskraft bei weitem überschätzen und ohne ein gezieltes, ja wissenschaftliches Programm zum Wiederaufbau des verlustig gegangenen Körpergewebes läuft über kurz oder lang gar nichts mehr. Das belegen weltweite Studien ganz klar. Die Anzahl der Spermen vermindert sich in einem unglaublich rasanten Tempo. Der Planet Erde zieht die Notbremse. Wir sind weder erwünscht noch fit für diese Welt. Das Ausweichmanöver der fast schon impotenten männlichen urbanen Klasse rettet sich in Machogehabe, Machtrempeleien, in Homosexualität (dort müssen keine Kinder gezeugt werden) und in Phantasiespiele (denn der Geist oder das Wollen sind unersättlich). Und wie lange machen die Frauen das mit? Die Beziehung zwischen Mann und Frau möchte ich an Hand des folgenden Beispiels erörtern: Der Bauer spannt den Ochsen vor seinen Karren. Der Ochse besitzt eine viel größere Kraft als der Bauer. Wieso läßt er sich vom mageren Bäuerlein versklaven? (Lassen wir für einen Moment den Vergleich mit dem Intelligenzquotienten aus dem Spiel – ich möchte weder Bauern noch Ochsen verletzen) Der Grund ist, der Ochse ist sich seiner immensen Kräfte nicht bewußt. Wenn der Ochse von seinem Bewußtseinsschlummer aufwacht, dann ist es vorbei mit der männlichen Dominanz.

Eine andere vedische Geschichte illustriert diesen Punkt. Der große Weise Kashyapa konnte dank seinen mystischen Kräften sich selbst duplizieren. Er nahm acht Formen an, um seiner geliebten Frau die Möglichkeit zu geben, Ihr sexuelles Freudenpotential voll geniessen zu können. Im gleichen Abschnitt erklärt der Weise, daß das weibliche Geschlecht die achtfache Kapazität zur Lustempfindung habe.

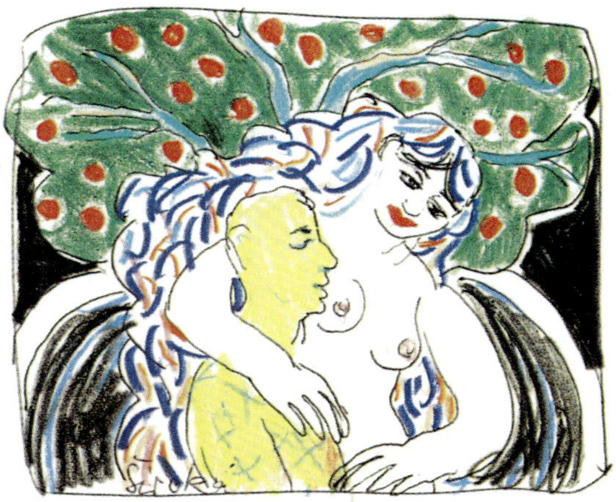

Die Frau als Aphrodisiakum par excellence

Mittlerweile habe ich sicher alle davon überzeugt, was der Zweck von Vajikarana Therapien ist. Während es genügt, einmal im Jahr oder jedes zweite Jahr eine Rasayana Behandlung zu machen, müssen wir täglich Vajikarana Maßnahmen treffen. Dies kann hauptsächlich durch eine regelmäßige und nahrhafte Diät erreicht werden. Hinzu kommen eine ganze Reihe von speziellen Präparaten mit aphrodisierender Wirkung.

Das »Aphrodisiakum par excellence« laut Caraka ist eine sexuell stimulierte Frau. Alle Schönheitsaspekte sind in kompakter Form in ihr versammelt und sie fesselt jeden einzelnen der Sinne. Sie ist das geliebteste Objekt des Mannes und macht ihn mit den Kindern, die sie ihm schenkt, unsterblich. In ihr sind Rechtschaffenheit, Reichtum, Glück und das ganze Universum enthalten.[61]

Vajikarana Therapien haben noch eine wichtige zusätzliche Wirkung: Sie hellen den Geist auf, d.h. sie wirken antidepressiv. Verschieden Studien an medizinischen Hochschulen, wie der Banares Hindu Universität, haben dies belegt.

Typische aphrodisierende Nahrungsmittel sind:

- Milch
- Ghee
- Joghurt
- Zucker
- Weizen
- alter Reis (mindestens 1 Jahr)
- alter Honig (mindestens 1/2 Jahr)
- Masha (Phaseolus radiatus, Strahlfruchtige Bohne, Urid Dal)
- Kichererbsen
- Pistazien
- Mandeln
- Sesam
- Muscheln
- Fischeier (Kaviar)
- Geflügelbrühe
- Wild

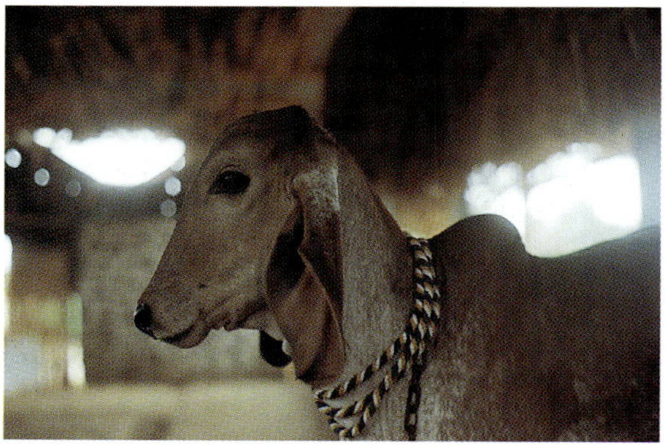

Die Kuh als Lieferantin von aphrodisierenden Produkten

Typische aphrodisierende Heilpflanzen und Gewürze sind:

- Amalaki (Emblica officinalis)
- Ashwagandha (Withania somnifera)
- Atmagupta (Mucuna pruriens)
- Bala (Sida cordifolia)
- Bockshornkleesamen
- Gokshura (Tribulus terrestris)
- Muskat
- Pippali (Piper longum)
- Safran
- Shatavari (Aspargus racemosus)
- Vidari (Ipomoea digitata)

Diese Aufzählungen zeigen klar auf, daß die wichtigsten aphrodisierenden Substanzen Bestandteil der täglichen Ernährung sein sollten. Zucker, der bei uns so verschrien ist, regt die Sinne stark an. Süßigkeiten bilden deshalb nicht nur eine symbolische Rolle beim Vorspiel

[61] Caraka Samhita, Cikitsa Sthana, Kapitel 2:1, Verse 4 bis 8

in der erotischen Literatur Indiens, sondern sind ein notwendiges Requisit. Wie gerne werfen wir alle guten Vorsätze über den Berg und stürmen ins nächste Süßwarengeschäft und was für ein Sinnesrausch überwältigt uns dort?

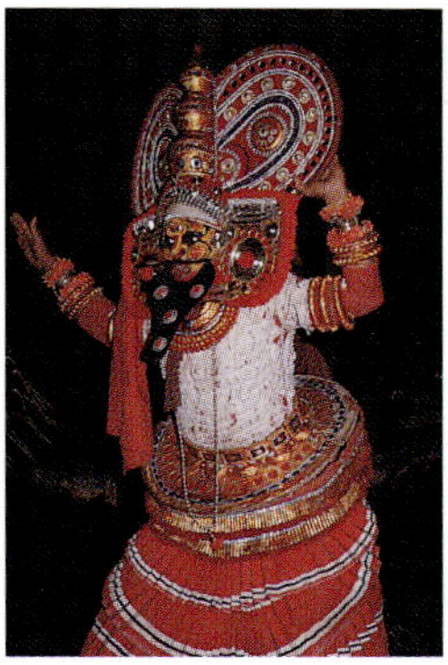

Ein Thyayam Tänzer in Nordkerala. Dies soll die älteste Tanzform Indiens sein.

Weitere harmonisierende Maßnahmen – Samshamana

Musiktherapie, Chromotherapie sowie Bewegungs- oder Tanztherapien gelten als weitere harmonisierende Maßnahmen (Samshamana). Heute, nach vielen Jahren der Vergessenheit, erlangen sie wieder an Bedeutung.

In der indischen Musik sagt man, daß Musik die Ausdrucksweise des Herzens ist und Raga ist das Medium, durch den sich diese Ausdrucksweise manifestiert. Man geht noch weiter und bezeichnet Raga als Person, mit eigenen Gefühlen und Emotionen. Damit die Musik in der Therapie Effekt zeigt, muß der Zuhörer aufmerksam und einfühlsam sein. Wenn eine aktive Beziehung zwischen Musiker und Zuhörer entsteht, dann wird sie entsprechende Wirkung zeigen.

Gewisse Tanzformen, wie Thyayam in Nordkerala tragen extrem starke archaische Züge. Sie kommunizieren mit unseren Urinstinkten, die wir selbst gar nicht mehr wahrnehmen können. Solche Darbietungen zeigen vor allem starke psychologische Auswirkungen.

Es gibt kein Limit dabei, was als Shamana oder harmonisierende Behandlung bezeichnet werden könnte. Das einzige Kriterium ist, daß solche Therapieformen richtig eingesetzt werden, damit der Patient im Rahmen von Pascatakarma (Nachbehandlung) davon profitieren kann.

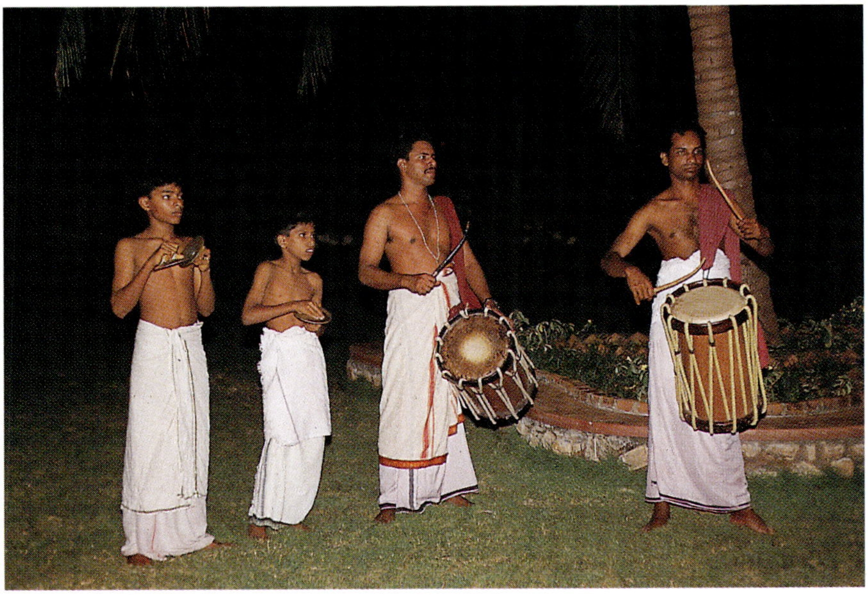

Traditionelle Musiker in Kerala

12 Yoga in der Ayurveda Therapie

»Der höchste Herr sprach: Jemand, der nicht an den Früchten seiner Arbeit haftet und seine Pflichten gewissenhaft erfüllt, ist ein wahrer Yogi und nicht jener, der nichts tut um so der Weltlichkeit zu entfliehen.«[62]

In Europa und den Vereinigten Staaten, werde ich als Ayurveda Arzt oft gefragt, ob ich auch meditiere. Sicher muß ich dies in meinem Fall bejahen. Es ist aber nicht so, daß alle Ayurveda Ärzte in Indien meditieren. Meditation ist auch nicht ein Teil des Lehrplans an den Ayurveda Hochschulen. Meditation ist einerseits eine äußerst persönliche Angelegenheit, über die nicht jeder bereit ist zu sprechen, und andererseits ein besonders differenzierter Bestandteil eines übergeordneten Prozesses, nämlich dem von Yoga. Es geht nicht an, daß man nur eine Komponente aus einem äußerst komplexen Denksystem herausreißt und einen bestimmten Stempel oder seine Etikette draufsetzt. Im Nachfolgenden versuche ich deshalb einen möglichst kompletten Überblick zu schaffen und aufzuzeigen, daß nicht nur Meditation, wenn im Sinne des achtfaltigen Yogasystems praktiziert, immensen Nutzen abwirft, sondern auch jeder der anderen sieben Bestandteile.

Die acht Sprossen der Yogaleiter zu höherem Bewußtsein

Yoga und Sankhya sind so eng miteinander verbunden, daß man generell den Ausdruck Sankhya-Yoga benutzt. Der erste Exponent von Sankhya ist Kapila und der von Yoga ist Patanjali. Während Sankhya eher darauf hinzielt, die Absolute Wahrheit mittels der Perfektion seines Wissens zu erlangen, empfiehlt Yoga den Prozeß von stetiger und ununterbrochener Meditation. Diese andauernde Meditation wird durch den mehrstufigen Prozeß von Yama, Niyama, Asana, Pranayama, Pratyahara, Dharana, Dhyana und Samadhi erreicht und ist extrem schwierig.

In der Bhagavad-Gita beklagt sich Arjuna darüber, wie schwierig dieser Prozeß sei und Krishna antwortet ihm mit dem oben zitierten Vers. Wir können also auch Yogi werden, ohne daß wir uns eine Turban um den Kopf binden oder die Kleider eines Mönches tragen, vorausgesetzt wir erfüllen unsere Pflichten in dieser Welt und entwickeln keine Anhaftung an die Früchte unserer Arbeit. Das ist, wie wir alle wissen, auch nicht gerade ein leichtes Unterfangen und das ist ja gerade der Punkt, den ich hier machen möchte: »Yogi werden ist sehr schwer – einer bleiben umso mehr!« Es gibt leider keine Abkürzun-

[62] Bhaktivedanta Swami Prabhupada in Bhagavad-Gita – As It Is, Kapitel 6, Vers 1

gen, wie die nach dem Prinzip: »Wenn die Münze im Kasten klingt – die Seele in den Himmel springt.« Also bitte, fallen Sie nicht auf diesen alten Trick herein! Der Weg führt über die nachfolgend im einzelnen beschriebenen acht Stufen. Meditation oder Dhyana ist erst die Nummer sieben. Der Trost, der uns normalen Menschen, die wir mit kleinen Schritten unser Ziel zu erreichen suchen, bleibt, ist der wundersame Fakt, daß jede dieser acht Stufen ungeheuren Nutzen für unsere Gesundheit und Glücksempfinden bergen. Yoga ist deshalb ein wunderbares Instrument in der Therapie und im Alltag.

Wenn Sie Pranayama (Atemübungen) durchführen, ohne vorher den Körper mit Asana vorzubereiten, kann dies zu Verletzungen des Zwerchfells oder sogar zu einem Lungenriß führen. Gleichfalls kann Meditation ohne entsprechende Vorbereitungen zu Depressionen oder Persönlichkeitsstörungen führen. Solche Nebenwirkungen treten hingegen nicht ein, wenn Sie dem vorgegebenen Prozeß folgen.

Yama – Soziale Hygiene

Die Art und Weise unserer Beziehung mit der Gesellschaft kann als soziales Benehmen oder soziale Hygiene bezeichnet werden. Yama impliziert Eigenschaften wie Gewaltlosigkeit, Wahrheitstreue, Großzügigkeit, Zölibat (entsprechen vedischer Definition schließt das Zölibat den Geschlechtsverkehr mit dem Lebenspartner zur Zeugung mit ein) und Nicht-Stehlen. Ein solches Benehmen gewährleistet, daß soziale Konflikte mit der Gesellschaft als Ganzes oder mit Individuen auf ein Minimum beschränkt werden. Für unsere Gesundheit hat dies sehr wichtige Konsequenzen. Als Therapeut sehe ich jeden Tag, wie soziale Konflikte die Ursache von unzähligen emotionellen Konflikten und konsequenterweise die Ursache für viele Krankheiten bilden. Sie müssen unbedingt gelöst werden, wenn eine Besserung eintreten soll.

Ein Elefant beim Morgenbad in Kerala

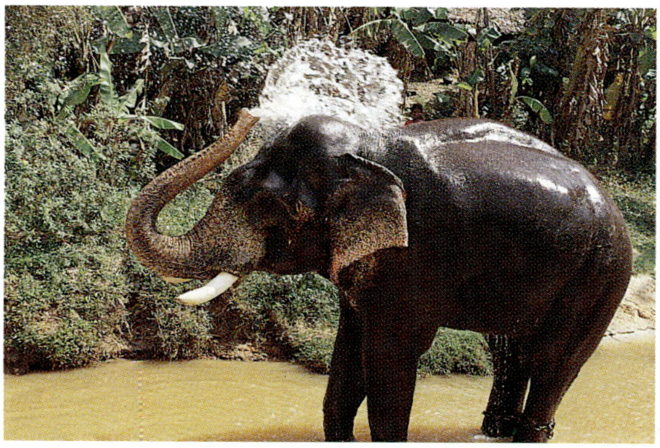

Niyama – Persönliche Hygiene

Persönliches Benehmen oder persönliche Hygiene sind Eigenschaften wie Sauberkeit, Zufriedenheit, Verzichten-Können, kritische Selbstanalyse und Gottvertrauen. Sie führen dazu, daß sich ein Individuum glücklich fühlt. Wenn sich jemand glücklich und zufrieden fühlt, dann funktioniert auch die eigene Immunität perfekt und schützt nicht nur vor emotionellen Problemen sondern sogar vor Infektions- und anderen Erkrankungen. Wenn in einem Großraumbüro jemand die Grippe hat, kann man davon ausgehen, daß der ganze Raum voller Grippeviren ist. Wieso stecken sich aber nur einige Menschen an, die sich in diesem Raum aufhalten, und andere nicht? Die Antwort ist, daß diejenigen Personen, deren Immunsystem intakt ist, sich nicht anstecken. Persönliche Hygiene, im körperlichen wie im geistigen Bereich, schützt deshalb vor Krankheit und hilft auch beim Bekämpfen von Krankheit.

Asana – Körperhaltungen

Körperhaltungen beeinflußen das sensorische, motorische und zentrale Nervensystem. Daneben bieten sie eine großartige Möglichkeit selbst für ältere oder kranke Menschen, die Muskulatur, Sehnen, Gelenke, Bänder und andere Körpergewebe zu stärken und die Durchblutung zu fördern. Sie können in zwei Hauptgruppen, nämlich kurative und meditative unterteilt werden. Während die meditativen Asana, wie ihr Name schon besagt, zum Meditieren dienen, stärken und korrigieren die kurativen Asana Körper und Geist. Sie werden weiter in Asanas für die Wirbelsäule, für die Extremitäten, für abdominale Kompression, zur Umkehr der Blutzirkulation und zur Entspannung unterteilt. Die wichtigste Gruppe bilden dabei die Asana für die Wirbelsäule.

Pranayama – Kontrolle des Atems

Die Idee der bisherigen Reihenfolge ist, daß Yama und Niyama das soziale sowie individuelle Umfeld, Asana den Körper und Pranayama die Psyche für die anschließenden geistigen Übungen vorbereiten sollen. Prana bedeutet Lebensatem, der Atem mit dem wir das Leben kontrollieren können. Das Prinzip dieser Kontrolle ist einfach zu erklären: Wenn wir wütend sind, beschleunigt sich der Atem; wenn wir Angst empfinden, wird der Atem schwach und unregelmäßig. Wenn unsere Emotionen die Atmung beeinflußen, dann müßte im umgekehrten Fall auch die Atmung unsere Emotionen beeinflußen können – und das ist genau das Prinzip von Pranayama. Durch die Kontrolle des Atems kontrollieren wir unsere Psyche. Ein weiterer Nutzen von Pranayama ist die Zunahme von Sauerstoff im Blut, die ihrerseits die Hirnfunktionen und den Stoffwechsel verbessert aber auch die Kapazität der Lungen erweitert.

Pratyahara – Introspektion

Der Prozeß von Pratyahara besteht darin, seine Aufmerksamkeit nach Innen zu richten und die passierenden Gefühle und Gedanken, ohne sich an sie zu hängen oder gestört zu werden, zu observieren. Es ist unglaublich schwer, wenn nicht völlig unmöglich, seine Gedanken einfach abzustellen. Pratyahara ist ein Prozeß mittels dem jeder allmählich Kontrolle über seinen Geist bekommt, denn das positive Prinzip der Introspektion ist nicht, die Gedanken und Gefühle abzublocken oder zu negieren, sondern sie passieren zu lassen, ohne auf sie einzugehen. Als Analogie soll uns das Bild eines Flusses dienen. Pratyahara lehrt uns, Gedanken und Gefühle an uns vorbeifließen zu lassen, sie nicht zu negieren oder auf sie stürzen, einfach nur beobachten, wie sie an uns vorbei fließen. Nach einiger Zeit solcher unbeteiligter Observation reduziert sich dieser Fluß und der Geist findet große Ruhe.

Dharana – Konzentration

Dank der vorangegangenen Übung von Pratyahara herrscht Ruhe in unserem Geist und wir können diese innere Ruhe dazu benutzen, um unseren Geist auf ein gewähltes Objekt zu konzentrieren. Das ist Dharana. Die Konzentration mag auf dieser Stufe noch nicht perfekt sein. Es finden sich immer noch ab und zu andere Gedanken. Je weiter wir die Sprossen der Yogaleiter hinaufsteigen, desto verfeinerter wird der Prozeß.

Dhyana – Meditation

Wenn beim Dharana alle anderen Gedanken völlig in den Hintergrund rücken oder wegfallen, dann erst ist die nächste Stufe, nämliche Meditation oder Dhyana möglich. Auf dieser Stufe wird es dem Praktizierenden möglich, ungestört und für beliebig lange Zeit zu meditieren. Dieser Zustand kann sicher einen großartigen Beitrag in der Genesung oder zur Erhaltung der Gesundheit leisten. Meditation sorgt aber in erster Linie dafür, daß wir den wirklichen Sinn des Lebens, nämlich spirituelle Emanzipation, nicht aus den Augen verlieren. Sie hilft, höhere geistige Fähigkeiten und Emotionen zu entwickeln. Wenn Sie also nach zwanzig Jahren Meditation immer noch der gleiche hartherzige Materialist geblieben sind, dann haben Sie wahrscheinlich nicht meditiert sondern entweder geschlafen oder sinnlichen Tagträumen nachgehangen.

Samadhi – Perfektion

Samadhi bedeutet »fest verwurzelter Geist«. Es ist der Punkt, von dem man nicht mehr ins materielle Bewußtsein zurückkehrt, sondern in einem Zustand von unmeßbarem Glück verbleibt. Die Sinne und der Geist sind völlig von allem Materiellen gelöst. Menschen, die Samadhi erreicht haben sind sehr selten in dieser Welt und noch schwieriger ist es, sie ausfindig zu machen, denn sie haben kein Interesse, ihre transzendentalen Fähigkeiten zur Schau zu stellen.

Vorteile der Verbindung von Yoga und Ayurveda

Nachdem wir die verschiedenen Aspekte des Yogasystems beleuchtet haben, wird verständlich, wie hilfreich Yoga für den Kranken sein kann. Ob in der Psychotherapie, in der Physiotherapie, Rekonvaleszenz, zum Ausgleich der körperlichen Energien, zur Sauerstoffanreicherung des Blutes – die Anwendungen sind sehr vielseitig. Seit vielen Jahren bekommen praktisch alle meine ambulanten Patienten ein Yogaprogramm mit nach Hause und die stationären Patienten üben täglich für mindestens eine Stunde außer am Sonntag. All diese Jahre konnte ich keine negativen Nebenwirkungen notieren. Trotzdem soll man die Patienten davor warnen, sich zu überanstrengen. Ich wundere mich immer wieder, wie schnell auch ältere Menschen oder Personen, die in ihrem Leben noch nie Yoga gemacht habe, bei den Asana Fortschritte machen.

Wenn ein Yogaprogramm auf den Patienten und seine Indikation abgestimmt und mit der nötigen Vorsicht begonnen wird, dann ergeben sich wunderbare Resultate aus der Kombination von Yoga und Ayurveda. Beide Systeme besitzen unabhängig voneinander wichtige therapeutische Effekte. Normalerweise werden bei reinen Yogatherapien keinerlei Medikamente eingenommen. Ayurveda hingegen setzt eine Vielzahl medikamentöser Therapien ein. Dazu gehört auch die rigoros reinigende Pancakarma Kur. Die psychologisch ausgleichende Wirkung von Yoga ist dabei im Rahmen der Nachbehandlung (Pascatakarma) sehr erwünscht und enthält starke Sattvika Elemente. Deshalb kann die Wirkung von Ayurveda Behandlungen mit der Hilfe von Yoga klar gesteigert werden.

Viele bekannte Ayurveda Ärzte, wie meine Lehrer Prof. P. S. Rai oder Prof. Shankara Nair, wenden bei ihren Patienten beide Systeme mit großem Erfolg an.

Yoga Programm für Patienten und Gesunde

In der klassischen Yogaliteratur werden zwar einige Asana als hilfreich bei bestimmten Indikationen angeben. Das bedeutet aber nun nicht, daß Sie bei einer bestimmten gesundheitliche Störung nur diese eine Yogastellung üben sollten. Die einzelnen Stellungen müssen, wie auch die einzelnen Sprossen der Yogaleiter, in ganz bestimmter Reihenfolge oder im Rahmen eines vorgeschriebenen Programms durchgeführt werden. Das gleiche gilt auch für sogenannte Dosha – spezifische Übungen, die in einigen Büchern propagiert werden. In solchen Fällen ist die Gefahr des einseitigen üben sehr groß. Scheuen Sie sich auch nicht, Ihrem Klienten den Nutzen von sozialer und persönlicher Hygiene (Yama und Niyama) zu erklären sowie von anschließenden meditativen Übungen. Yoga darf auf keinen Fall nur als üben von bestimmten Körperstellungen (Asana) propagiert oder verstanden werden. Beachten Sie deshalb beim Zusammenstellen eines Yogaprogammes unbedingt die folgenden Punkte:

- Motivieren Sie Ihre Klienten, insbesondere während stationären Behandlungen und wenn möglich auch in der Ambulanz, die Prinzipien von Yama und Niyama zu befolgen.
- Wählen Sie mindestens eine Übung aus jeder Gruppe sowie der fünf Untergruppen der Asana für die Wirbelsäule für ein Programm. Wenn die Zeit zu kurz wird, dann lassen Sie höchstens die Übung zur Kompression des Unterleibes und die Übung für die Extremitäten weg.
- Sie erhalten bessere Resultate, wenn Sie möglichst leichte Übungen aus jeder Gruppe auswählen.
- Beginnen Sie Ihr Programm mit einer meditativen Übung, denn daß konditioniert den Geist und hilft sich zuerst einmal zu sammeln.
- Lockern Sie das Programm mit ein oder zwei Entspannungsübungen auf.
- Atmen in der Stellung: Der Taktgeber für Ihre Atmung ist Ihr Herzrhythmus. Atmen Sie während vier Herzschlägen ein, halten Sie die Luft für acht Herzschläge in den Lungen, ohne sich zu verkrampfen, atmen Sie für vier Herzschläge aus. Das ist die ideale Atmung.
- Pranayama sollten Sie erst nach Asana machen.
- Anschließend können Sie in einer meditativen Stellung Pratyahara, Dharana und Dhyana ausführen
- Keine der Übungen sollte eilig ausgeführt werden. Lassen Sie lieber einige Übungen weg.
- Wenn Sie mal gar keine Zeit haben, sollten Sie wenigsten Surya Namasakara (den Sonnengruß) üben.
- Sobald der Patient Schmerzen empfindet, sollte er nicht weiterüben oder eine leichtere Übung machen.
- Alle Asana müssen uniform geübt werden, d.h. wenn Sie Ihren Rücken drei mal seitlich nach rechts beugen, dann müssen Sie ihn anschließend auch drei mal nach links beugen, denn der Zweck von Yoga ist, die Energien auszugleichen.

Der Zweck dieses Kapitels ist die klinische Anwendung von Yoga. Deshalb habe ich grundsätzlich die leichteste Übung von jeder Gruppe ausgewählt. Wenn Sie gesunde Menschen unterrichten, die mehr herausfordernde Stellungen wünschen, dann wählen Sie diese entsprechenden den hier angegebenen Gruppen aus meinem Buch »Richtig Yoga«. Der Sinn von Yoga ist nicht ein Wettkampf, bei dem es darum geht, immer schwierigere Übungen zu beherrschen. Eine derartige Mentalität muß tunlichst vermieden werden.

Meditative Asana

Eine Yoga Sitzung beginnt man am besten mit einer meditativen Übung. Man gewinnt damit die nötige Distanz zu den vorangegangenen Aktivitäten des Tages und eine verstärkte Konzentrationsfähigkeit für die nachfolgenden Übungen.

Der Geist ist entweder unser bester Freund oder unser ärgster Feind. Meditative Übungen sollen dabei helfen, den Geist unter Kontrolle zu bringen, denn jedes erreichte Glück ist nur von kurzer Dauer, wenn der Geist nicht beherrscht ist.

Versuchen Sie nicht, den Atem zu kontrollieren. Beobachten Sie lediglich das ineinanderfließen des Ein- und Ausatmens, so wie die Wellen sich auf dem Strand ausbreiten und anschließend wieder ins Meer hinausfließen.

Neben Sukhasana eignet sich auch Vajrasana (Fersensitz) als einfache Meditationsübung.

Sukhasana – Schneidersitz

Das ist die leichteste meditative Haltung. Falls immer noch zu schwierig, kann sich der Patient mit dem Rücken zur Wand hinsetzen.

Wichtig ist, daß die Wirbelsäule perfekt gerade gehalten wird. Das kann erreicht werden, indem Sie die Halswirbelsäule völlig nach oben strecken. Wenn dieser Teil der Wirbelsäule gestreckt wird, ist auch die übrige Wirbelsäule in der richtigen Position.

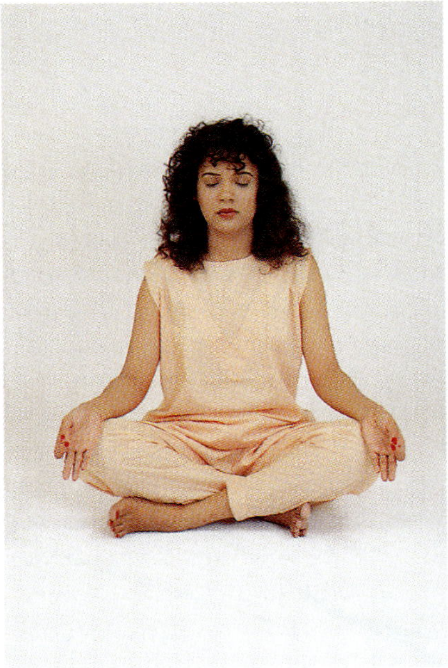

Sukhasana: Schneidersitz als meditatives Asana

Legen Sie die Hände mit den Handflächen nach oben auf die Knie und zwar so, daß Ihre Schulter und Arme möglichst entspannt sind. Schließen Sie die Augen, entspannen Sie das Gesicht, insbesondere Mund und Augen, und beobachten Sie Ihre Atmung, ohne diese kontrollieren zu wollen.

Sukha bedeutet Glück. Das ist eine wunderbare Übung, um Streß und Müdigkeit zu beseitigen und die Muskeln zu entspannen. Sie fördert die Durchblutung in den unteren beiden Chakra und begünstigt die Verbindung zur Mutter Erde, auf der die Wurzel Ihrer Wirbelsäule ruht. Diese Stellung eignet sich vor allem für Patienten mit Hypertonie und Krampfadern.

Asana für die Extremitäten

Die meisten Übungen der anderen Gruppen üben auch automatisch die Extremitäten. Deshalb ist es nicht immer nötig, eine Stellung aus dieser Gruppe miteinzuschließen. Bei rheumatischen oder neurologischen Krankheiten sind oft die Extremitäten am stärksten betroffen. In solchen Fällen hilft es natürlich, wenn Sie gezielt Asana für die Extremitäten miteinschließen. Neben den auf der Abbildung gezeigten Übungen, eignen sich auch Vihrasana für die unteren und Gomukhasana für die oberen Extremitäten.

Asana für die Wirbelsäule

Das ist die wichtigste Gruppe der kurativen Übungen. Die ganze menschliche Existenz hängt vom Fakt ab, daß wir unsere Wirbelsäule aufrecht halten. Die folgenden sieben Übungsarten müssen Bestandteil jeder Yogasitzung bilden und können mit fünf Asana geübt werden:

1. Strecken
2. Seitlich nach rechts beugen
3. Seitlich nach links beugen
4. Nach vorne beugen
5. Nach hinten beugen
6. Seitliches Drehen nach rechts
7. Seitliches Drehen nach links

Die Wirbelsäule sollte auf keinen Fall zusammengepreßt werden. Das wird bereits im Übermaß während des ganzen Tages durch unser eigenes Körpergewicht bewirkt. Der Kopfstand ist keine Yogaübung und darf unter keinen Umständen ausgeführt werden. Sie strengen sich während einer ganzen Yogasitzung an, die Wirbelmuskulatur so zu stärken, damit die Bandscheiben mehr Platz bekommen und am Schluß gehen Sie hin und machen den Kopfstand, der alles wieder zusammendrückt und damit alle Ihre Mühe zunichte macht. Hinzu kommt, daß bei uns modernen Menschen vor allem die Halswirbelsäule der schwächste Punkt ist. Sie kann beim Kopfstand leicht verletzt werden.

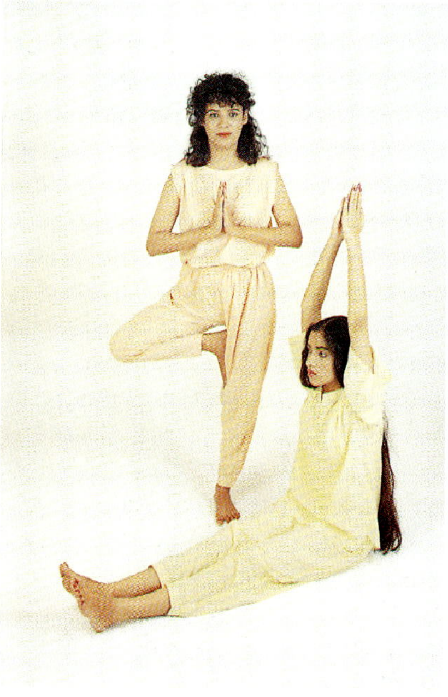

Übungen für die Extremitäten

Asana zum Strecken der Wirbelsäule

Jeden Morgen beim Aufwachen sind wir über Nacht ein bißchen gewachsen. In der liegenden Stellung wird der Druck auf die Bandscheiben reduziert und sie können sich wie ein Schwamm leicht expandieren. Das ist eine wichtige physiologische Funktion, die wir mit dieser Art von Yogaübungen zusätzlich unterstützen wollen.

Talasana – Palmenhaltung

Die Palmen sind sehr schlank und hoch. Trotzdem überleben sie dank ihrer extremen Flexibilität manche Stürme. Wenn wir unsere Wirbelsäule ähnlich flexibel machen, dann können wir dem Sturm des Lebens standhalten.

Wichtig bei dieser Übung ist das rhythmische Atmen. Atmen Sie für 4 Zeiteinheiten lang tief ein während Sie sich vollständig strecken und auf die Zehenspitzen stehen, verbleiben Sie für 4 Einheiten in gestreckter Haltung und atmen Sie für 4 Zeiteinheiten aus während Sie die Arme wieder senken und mit den ganzen Füßen auf den Boden zu stehen kommen.

Dieses Asana können Sie zuerst abwechselnd nur mit dem linken oder rechten Arm und anschließend mit beiden Armen durchführen.

Talasana stärkt nicht nur die Wirbelsäule, Schultern und Arme, sondern auch die inneren Organe. Die Wirkung ist ausgleichend, korrigiert die Körperhaltung und macht den Körper schlank. Kombiniert mit der empfohlenen Atmung besitzt sie wunderbare vitalisierende Effekte.

Asana zum seitlichen Beugen der Wirbelsäule

Im täglichen Ablauf beugen wir uns kaum jemals zur Seite. Deshalb ist die unterstützende Muskulatur meist unterentwickelt und wenn wir an Gewicht zunehmen, wird die Gesäßgegend zuerst davon betroffen. Diese Gruppe von übungen macht ihre seitlichen Hüften schlank und übt die Lendenwirbelsäule.

Konasana 2 – Dreieckshaltung

Auch hier ist rhythmisches Atmen essentiell. Sie dürfen sich überhaupt nicht vorwärts sondern nur seitlich beugen und Ihre Knie müssen durchgestreckt bleiben.

Während Sie in die Stellung gehen sollen Sie für 4 Zeiteinheiten tief einatmen, in der Stellung gleich lange die Luft anhalten und verbleiben, dann atmen sie wieder auf 4 Zeiteinheiten aus und kommen zurück in die aufrechte Stellung. Wiederholen Sie nun die Übung auf der Gegenseite. Machen Sie Sich keine Sorgen, wenn zu Anfang Ihre Hand die Fußfesseln nicht erreicht. Wichtiger ist die richtige Atmung und daß Sie sich nicht nach vorne beugen.

Schon nach einigen Tagen üben verschwindet das Extrafett von den Hüften und Ihre Sitz- sowie stehende Haltung wird korrigiert. Die solange vernachlässigte Lendenregion erhält die notwendige Stärkung, was positive Auswirkung auch auf die unteren Chakra hat. Konasana ist die ideale Vorbeugung gegen Diskushernien.

Asana zum nach vorne Beugen der Wirbelsäule

Das Vorwärtsbeugen der Wirbelsäule ist für viele Menschen eine Qual. Das Motto von Yoga ist, daß genau diejenigen Stellungen, die einem am meisten Schwierigkeiten bereiten, auch am meisten geübt werden sollen. Das grundlegende Prinzip der Atmung in dieser Position ist, daß Sie immer beim Vorbeugen ausatmen. Das gilt auch, wenn Sie sich die Socken anziehen, die Schuhe schnüren oder etwas vom Boden heben wollen. Ansonsten werden die inneren Organe zu sehr zusammengepreßt und können Schaden nehmen.

Hastapadasana – Handfußhaltung

Die Handfußhaltung ist die leichteste Übung dieser Gruppe und wird im Stehen ausgeführt. Da der Kopf stark nach unten gebeugt wird, hat diese Position noch den zusätzlichen Vorteil (oder Nachteil bei bestimmten Indikationen) der Zunahme der Blutzirkulation in den Kopforganen. In Fällen, wo die Halswirbelsäule überhaupt nicht belastet werden soll, demzufolge die Kerze nicht ausgeführt werden darf, kann diese Übung sicher durchgeführt werden.

Atmen Sie vollständig aus, während Sie sich nach vorne beugen. Halten Sie die Knie gestreckt, umfassen Sie die Beine mit den Händen

Talasana: Palmenhaltung zum Strecken der Wirbelsäule

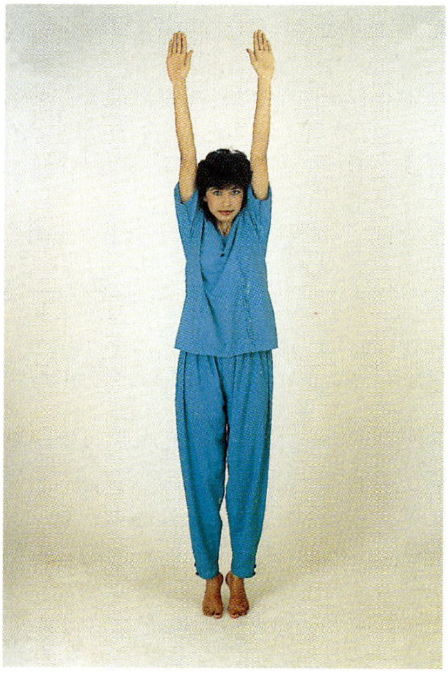

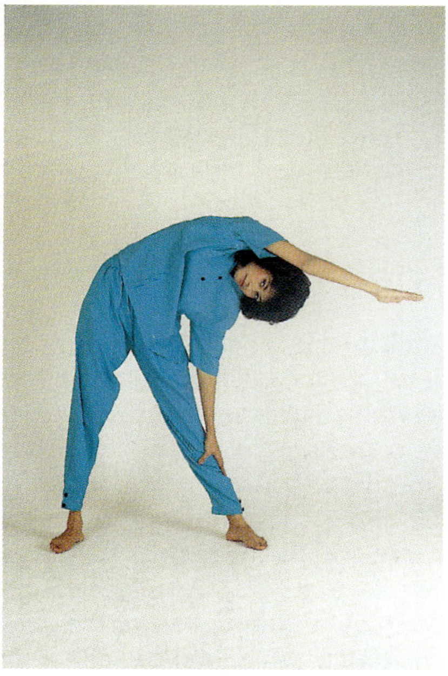

Konasana 2: Dreieckshaltung zum seitlichen Strecken der Wirbelsäule

und versuchen Sie bewußt, die Hüften so hoch wie möglich zu strekken. Verbleiben Sie in der Stellung für mindestens drei Minuten, während Sie gut durchatmen. Wenn sich die Gelenke etwas lockern, können Sie sich noch weiter vorbeugen. Wenn Sie aus der Stellung kommen wollen, tun Sie dies möglichst langsam und gleichmäßig.

Die Übung darf weder von Schwangeren noch von Patienten mit Hypertonie durchgeführt werden. Hypertoniker können die gleiche Übung im Sitzen durchführen.

Die Wurzel der Wirbelsäule wird durch diese Übung stimuliert und verbindet Sie stärker zum erdigen Element. Sie hilft bei Verdauungsstörungen, Verstopfung, Durchfall, Hepatitis, beseitigt Bauchfett und korrigiert gestörtes Apanavayu.

Nach hinten Beugen der Wirbelsäule

Unmittelbar anschließend folgt nun ein Asana, bei dem die Wirbelsäule nach hinten gebeugt werden soll. Hier stehen verschiedene Übungen zur Auswahl. Das Foto zeigt ein sehr einfaches Beugen nach hinten im Stehen. Dabei wird ein Bein etwas zurückgestellt, die Arme über den Kopf gehoben und der Rücken so weit wie möglich aus dem Kreuz heraus nach hinten gebeugt. Anschließend soll die Beinstellung gewechselt und weiter geübt werden.

Eine andere bekannte Stellung ist Bhujangasana oder die Schlangenhaltung.

Bei diesen Übungen werden die vorne liegenden inneren Organe gestreckt, während die hinten liegenden zusammengepreßt werden. Die Stellung von Bandscheiben und Wirbel werden korrigiert, Blähungen, Verstopfung und Bauchfett werden beseitigt.

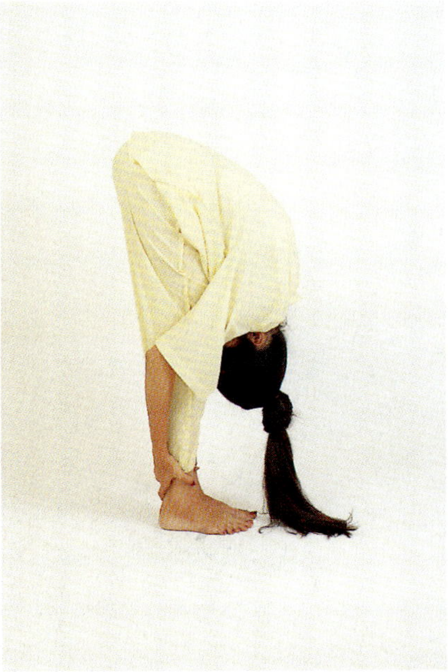

Hastapadasana: Handfußhaltung zum Vorwärtsbeugen der Wirbelsäule

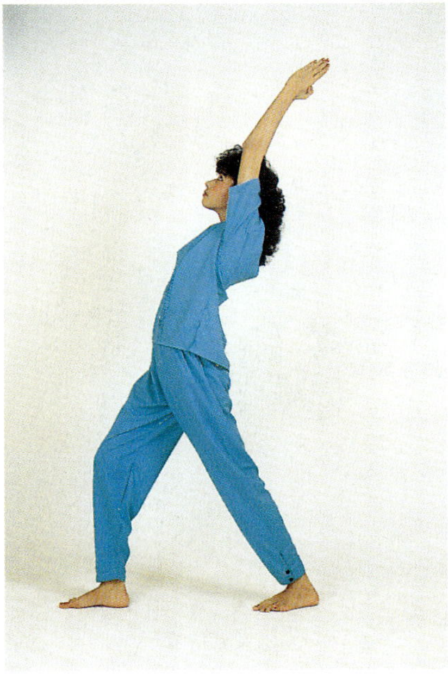

Übung zum Rückwärtsbeugen der Wirbelsäule

Seitliches Drehen der Wirbelsäule

Diese äußerst effektive Übung erfordert volle Konzentration. Dabei wird die Wirbelsäule so weit wie möglich seitlich gedreht.

Konasana 3 – Dreieckshaltung

Diese Stellung hat den Vorteil, daß sie die Wirbelsäule seitlich dreht, aber auch nach vorn beugt, die Blutzirkulation in den Kopforganen zunimmt und die inneren Organe zusammengepreßt werden. Die Atmung ist zwar etwas schwieriger als bei den vorangegangenen Übungen, der Nutzen ist aber auch größer.

Stellen Sie sich mit seitlich gespreizten Beinen aufrecht hin. Halten Sie die Arme gerade aus. Atmen Sie für 4 Zeiteinheiten tief ein und ziehen Sie dabei die Arme zur Seite. Beugen Sie sich nach vorn, während Sie tief ausatmen bis Sie mit der rechten Hand den linken Fuß berühren. Drehen Sie dabei die Wirbelsäule so stark wie möglich zur Seite und drehen Sie auch den Kopf, bis Sie die erhobene linke Hand sehen. Verbleiben Sie in dieser Haltung, ohne zu atmen für 8 Zeiteinheiten. Kommen Sie nun wieder hoch und atmen Sie tief ein. Wiederholen Sie die Übung auf der anderen Körperseite.

Konasana 3 kann bei der Beseitigung von Rückenschmerzen beinahe Wunder bewirken. Die Atmung hat einen vitalisierenden Effekt. Die Durchblutung im Kopfbereich wird verbessert und die inneren Organe werden durch die wiederholte Kompression gereinigt.

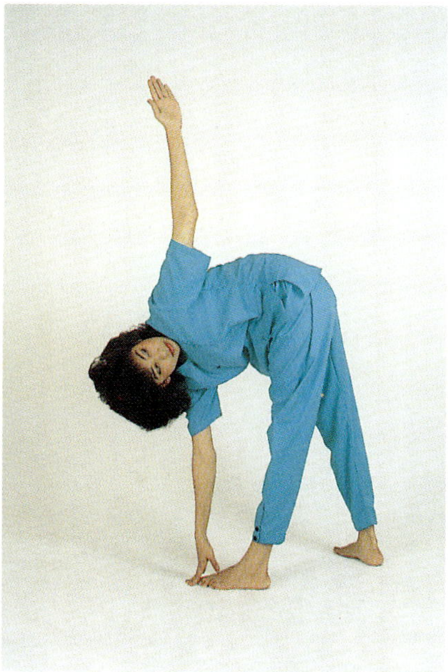

Konasana 3:
Drehen der Wirbelsäule

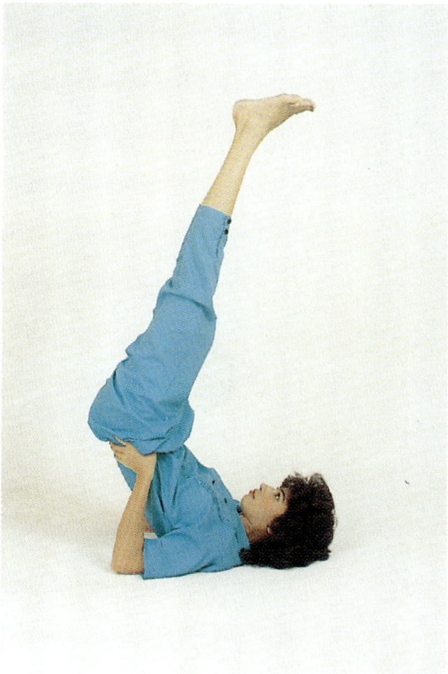

Sarvangasana: Kerze:
Übung zur Umkehr der Blutzirkulation

Asana zur Umkehr der Blutzirkulation

Die Kontroverse um den Kopfstand haben wir bereits besprochen und bedarf keiner Hinzufügung. Was immer Ihre persönliche Meinung dazu sein mag – bitte benutzen Sie den Kopfstand niemals in der Therapie. Selbst Sarvangasana soll mit großer Vorsicht bei Zervikobrachialsyndrom, Hypertonie, Thrombose, Osteoporose, Diskushernie oder Sponylitis geübt werden.

Sarvangasana – Kerze

Sarva bedeutet »alle« und Anga »Lebewesen«. Somit sollen alle Lebewesen von diesem Asana profitieren. Legen Sie sich gerade auf den Rücken. Kontrollieren Sie mit beiden Händen, daß Ihre Halswirbelsäule gerade liegt. Während der ganzen Übung soll sie genau so liegenbleiben. Kein Druck darf auf sie ausgeübt werden. Winkeln Sie nun Ihre Beine an, heben Sie dann das Gesäß hoch und stützen Sie es mit beiden Händen seitlich an den Hüftknochen (nicht in der Nierengegend). Verbleiben Sie in dieser Haltung für zirka drei Minuten und atmen Sie gut und tief durch.

Wenn Sie wieder runterkommen, sollten Sie doppelt so lange liegen bleiben wie Sie in der Stellung geblieben sind.

Die Blutzirkulation in Brust-, Hals- und Kopfgegend profitiert enorm. Die Gesichtshaut bekommt wieder Farbe, Erkältung, Heiserkeit, Kopfschmerzen, Sinusitis, Augenmüdigkeit werden alle verschwinden. Der Rückfluß in den Beinvenen wird verbessert.

Asana zur Kompression des Unterleibes

Wie reinigen Sie einen schmutzigen Schwamm? Ganz einfach – Sie füllen ihn mit Wasser und drücken ihn wiederholt aus. Genau so können Sie Ihre inneren Organe wie Leber, Milz, Pankreas, etc. auch sau-

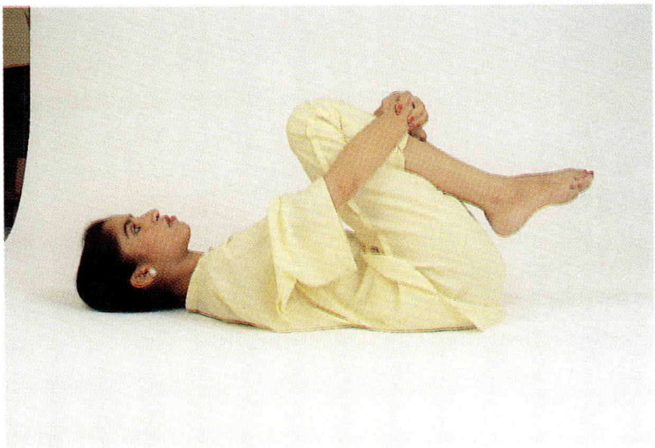

Pavanmuktasana:
Übung zur Kompression des Unterleibes

bermachen. Bis zu einem gewissen Grad haben die vorangegangenen Übungen dies bereits bewirkt. Die Asana in dieser Gruppe besitzen aber eine stärkere Wirkung auf die inneren Organe.

Pavanmuktasana

Wenn Sie nach Sarvangasana schon auf dem Rücken liegen, können Sie gleich danach Pavanmuktasana ausführen. Ziehen Sie dazu die Beine ganz an den Oberkörper, umfassen Sie mit beiden Armen die Beine und atmen Sie möglichst tief und regelmäßig. Die Atemmuskulatur und das Zwerchfell massieren dabei die inneren Organe.

Legen Sie die Beine nach zirka drei Minuten wieder auf den Boden. Sie können sich dann gleich mittels der nächsten Stellung entspannen.

Wie der Name besagt befreit Pavanmuktasana den Körper von Blähungen. Die großen Gelenke von Hüften und Knien sowie die inneren Organe profitieren am meisten von dieser Übung.

Asana zur Entspannung

Entspannungsübungen sind notwendig, damit die von den kurativen Asana mobilisierten Energien kanalisiert und den Organen oder Körperteilen zugute kommen, die sie am dringendsten benötigen. Nach meditativen Asana werden Sie nicht angewendet.

Shavasana

Legen Sie Sich gerade auf den Rücken hin. Kontrollieren Sie, daß die Wirbelsäule vollständig gerade liegt. Legen Sie die Arme mit den Handflächen nach oben, etwas seitlich vom Körper. Die Beine liegen leicht auseinander, die Zehen schauen nach außen, die Augen sind geschlossen. Atmen Sie unkontrolliert und entspannt.

Entspannen Sie nach und nach bewußt jeden Körperteil. Beginnen Sie beim Kopf, dann die Füße, dann die Hände, dann die Beine, dann die Arme und wenden Sie anschließend Ihre ganze Aufmerksamkeit auf den Nabelbereich. Versuchen Sie die warmen heilenden leuchtenden Energieflüsse zu erfühlen, die sich dort sammeln, sich wie eine riesige Spirale oder Milchstraße um Ihren Nabel drehen und von dort in andere Körperteile strömen.

Wenn Sie aufhören möchten, reiben Sie zuerst beide Handflächen schnell gegeneinander und legen Sie sie dann über die Augenhöhlen. Dann können Sie die Augen so weit wie möglich öffnen und richtiggehend in die Handflächen hineinstarren. Schließen Sie die Augen und wiederholen Sie den Vorgang ein zweites mal. Öffnen Sie nun die Augen und setzen Sie sich auf.

Diese Entspannungsübung ermöglicht es, in den maximalen Genuß

Ihres Übens zu kommen. Falls Sie meine Anweisungen befolgt haben, fühlen Sie Sich bereits energetischer als zuvor. Hier liegt der Nutzen von Yoga. Am Ende einer Sitzung haben Sie mehr Kraft als zuvor. Im Gegensatz dazu sind Sie beim modernen Sport anschließend erst einmal fix und fertig. Und das ist natürlich auch der Grund, wieso Yoga auch von schwachen und kranken Menschen durchgeführt werden kann.

Pranayama – Übungen zur Kontrolle des Atems

Durch das vorangegangene Programm gut vorbereitet, sind Sie nun bereit für die nächste Stufe – Pranayama.

Während Asana in erster Linie Einfluß auf die physiologischen und erst in zweiter Linie auf die psychologischen Vorgänge und Funktionen ausüben, ist es beim Pranayama genau umgekehrt. Sie wirken in erster Linie auf das Zentralnervensystem und die psychologischen Vorgänge.

Ida – Pingala Pranayama

In den uralten Texten der Tamil Siddhars werden Ida, Pingala und Susruma mit Vata, Pitta und Kapha verglichen. Ida wird als der Energiekanal beschrieben, der beim linken Nasenloch austritt und kühlende, fruchtbare, weibliche Eigenschaften besitzt. Sie wird von der rechten Hirnhemisphäre kontrolliert. Pingala hingegen tritt beim rechten Nasenloch aus, besitzt männliche, erhitzende, scharfe Eigenschaften und wird von der linken Gehirnhälfte regiert. Susruma liegt in der Mitte der Wirbelsäule und besitzt harmonisierende und beruhigende Qualitäten.

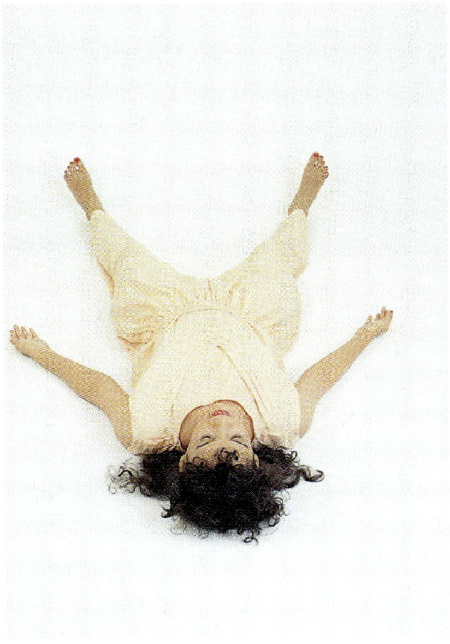

Shavasana: Entspannungsübung

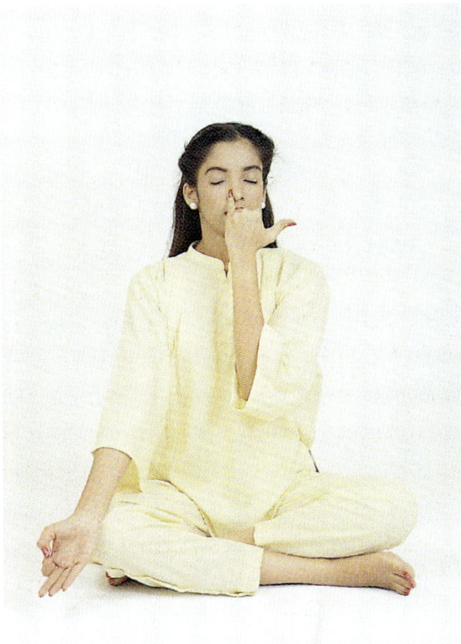

Pranayama: Atemübung

Wenn der Körper Kühlung benötigt, atmen wir vorherrschend auf der linken Seite, wenn wir mehr Wärme brauchen, auf der rechten Seite und wenn wir uns in einem ausgeglichenen Zustand befinden, in der Mitte. Wir wollen diese ansonsten unbewußten Vorgänge mittels dieser Übung selbst kontrollieren.

Setzen Sie sich in Sukhasana oder einer anderen bequemen Stellung. Falls nötig, können Sie sich auch gegen eine Wand lehnen und die Beine von sich strecken. Die Wirbelsäule sollte in jedem Fall aufrecht auf dem Boden ruhen. Sie benützen den Daumen der rechten Hand um das rechte Nasenloch zuzuhalten und den kleinen Finger der gleichen Hand, um das linke Nasenloch zuzuhalten. Der Atemrhythmus ist: 4 Zeiteinheiten einatmen, 8 Zeiteinheiten die Luft in den Lungen behalten und 4 Zeiteinheiten ausatmen. Zwischen den einzelnen Sequenzen, sollen Sie sich für eine Minute entspannen und normal atmen.

Schließen Sie Ihre Augen, entspannen Sie die Gesichtsmuskeln, halten Sie den Mund nur leicht geschlossen und leeren Sie die Lungen. Schließen Sie mit dem Daumen der rechten Hand das rechte Nasenloch und atmen Sie tief ein. Halten Sie die Luft doppelt so lange in den Lungen, ohne aber die Hals oder Atemmuskulatur zu verspannen. Atmen Sie aus und üben Sie den Vorgang insgesamt drei mal. Entspannen Sie sich, legen Sie beide Hände mit den Handflächen nach oben auf Ihre Knie und atmen Sie für eine Minute normal.

Wiederholen Sie den gleichen Vorgang auf der anderen Nasenseite und entspannen Sie sich anschließend wieder für eine Minute.

Als nächstes atmen Sie links ein und rechts aus. Entspannen Sie sich wieder und schließlich atmen Sie rechts ein und links aus. Daran anschließend sollten Sie sich für zwei bis drei Minuten entspannen und normal atmen.

Sie können geradezu spüren, wie kraftvolle Energien mobilisiert werden und sich harmonisierend im ganzen Körper verteilen. Geraten Sie darüber aber nicht in eine Euphorie, denn dieser vitalisierende Zustand ist eine notwendige Bedingung für die nachfolgenden meditativen Praktiken und nicht das Ziel. Sie sollen hier nicht stehenbleiben.

Meditation (Pratyahara, Dharana und Dhyana)

Jetzt, da Sie einen kleinen Vorgeschmack erfahren konnten, von dem was Sie noch alles erwartet, sollten Sie mit dem Erreichten nicht zufrieden sein. Je größer Ihr Fortschritt auf dem Weg des Yoga, je stimulierender werden auch Ihre Erfahrungen.

Anschließend beschreibe ich zwei Beispiele von Meditationsübungen. Ich habe sie frei von religiösen Wertvorstellungen gehalten. Diese sollten Sie aber nicht weglassen, sie sind ein wichtiger Teil Ihrer eigenen Persönlichkeit und Ihrer Beziehung zur höchsten Wahrheit oder Ihrem persönlichen Gott. Setzen Sie den Mantra ein, den Sie von Ihrem Meister gelernt haben oder ein Ihnen vertrautes Gebet, eine

Hymne oder ein Bild. Ich habe aus persönlichen und symbolischen Gründen das Mantra »Om Namo Bhagavate Vasudevaya« eingesetzt.

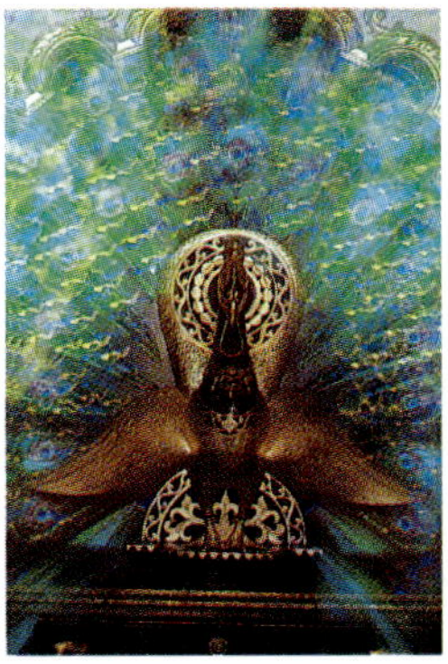

Yoga Nidra

Yoga Nidra kann als eine Art von autogenem Training bezeichnet werden und soll dem Individuum angepaßt werden. Wir wollen Sie dazu benutzen, um Pratyahara oder Introspektion zu üben.

Wenn eine ganze Gruppe daran teilnimmt, sind die Instruktionen entsprechend von allgemeinerer Natur. Yoga Nidra kann im Shavasana oder in einer bequemen sitzenden Position ausgeführt werden. Stühle eignen sich nicht, da die Beine dann zu weit vom Herzen entfernt sind und die Wirbelsäule keinen Kontakt mit der Erde hat.

Sie brauchen etwa 20 Minuten Zeit. Ein Trainer muß die Anweisungen deutlich hörbar vorsprechen und sicherstellen, daß die Teilnehmer während der Übung nicht einschlafen. Als Alternative kann man die Instruktionen auch auf Tonband sprechen.

Die Kandidaten müssen vor Beginn über Folgendes instruiert werden: Nach dem Wort »Pause« folgt eine zwei- bis dreiminütige Stille, in der Sie die Instruktionen ausführen. Wenn der Trainer wieder zu sprechen beginnt, sollten Sie Ihren Geist sofort von den gegenwärtigen Gedanken zurückziehen.

Schließen Sie Ihre Augen, entspannen Sie sich vollständig und hören Sie aufmerksam den Instruktionen zu. Atmen Sie ruhig und tief ein, vom Hals bis zum Nabel und vom Nabel bis zum Hals.

– PAUSE –

Konzentrieren Sie Sich völlig auf Ihre rechte Körperseite und ignorieren Sie vollständig Ihre linke Körperhälfte.

– PAUSE –

Konzentrieren Sie sich völlig auf Ihre linke Körperseite und ignorieren Sie vollständig Ihre rechte Körperhälfte.

– PAUSE –

Fühlen Sie das Gewicht Ihres Körpers. Er wird immer schwerer. Stellen Sie sich vor, Sie sinken bei jedem Atemzug tiefer in den Boden hinein.

– PAUSE –

Fühlen Sei die Leichtigkeit Ihres Körpers. Er wird immer leichter. Stellen Sie sich vor, Sie heben sich bei jedem Atemzug weiter vom Boden weg.

– PAUSE –

Stellen Sie sich vor, Sie sitzen am Ufer des Flußes Ihrer Gedanken und Gefühle. Lassen Sie diese vorbeifließen, lösen Sie sich von diesen ohne Schmerz und ohne Wertung. Beobachten Sie, wie langsam weniger Gefühle und Gedanken vorbeifließen. Es wird ruhiger und friedvoller.

– PAUSE –

Drehen Sie sich langsam auf die rechte Körperseite, öffnen Sie dann langsam die Augen und setzen Sie sich auf.

Universale Meditation

Hierzu muß die Wirbelsäule in vertikaler Stellung gehalten werden. Sukhasana, Vajrasana oder ein aufrechtes Sitzen an der Wand mit ausgestreckten Beinen eigenen sich dazu. Wir wollen nun einen Schritt weiter gehen und Dharana sowie Dhyana üben. Hier die Instruktionen:

Schließen Sie Ihre Augen, entspannen Sie sich vollständig und hören Sie aufmerksam den Instruktionen zu. Atmen Sie ruhig und tief ein, vom Hals bis zum Nabel und vom Nabel bis zum Hals. Drücken Sie mit dem Daumennagel die Mitte Ihrer Handflächen und legen Sie diese entspannt auf die Knie, die Handflächen nach oben. Stellen Sie sich vor, wie kosmische Energie durch die Hand-Chakra in Ihren Körper fließen.

– PAUSE –

Drücken Sie mit dem Mittel- und Zeigefinger der rechten Hand auf das dritte Auge und aktivieren Sie damit den Ajna Chakra. Fühlen Sie nun, wie kosmische Strahlen durch das dritte Auge in Sie fließen und der Raum hinter dem Chakra so weit wie der strahlende Sternenhimmel wird.

– PAUSE –

Drücken Sie mit dem Mittel- und Zeigefinger der rechten Hand auf den Kronen Chakra am höchsten Punkt Ihres Kopfes. Sie stimulieren damit den tausendblättrigen Chakra. Stellen Sie sich vor, daß ein dünner Faden des reinstes Lichtes durch den Sahasrara Chakra in Sie hineinströmt und mit großem Glück erfüllt.

– PAUSE –

Sprechen Sie nun das folgende Mantra so oft Sie wollen mit Freude und Liebe: »Om Namo Bhagavate Vasudevaya« und folgen Sie mit Ihren Gedanken der Klangschwingung.

– PAUSE –

Falten Sie die Hände wie zum Gebet, neigen Sie Ihren Kopf und öffnen Sie langsam die Augen.

Es ist sicher nicht ganz leicht, lediglich mit Hilfe dieser Zeilen, diese Übungen zu machen. Der Effekt ist viel größer in einer Gruppe und zusammen mit einem Trainer. Diese Meditationen vermitteln Ihnen direkte Erfahrung von sich selbst, sowie höheren Realitäten.

13 Bau- und Wohnkultur der Ayurveda – Vastu

»Ein qualifizierter Architekt soll ein stabiles Gebäude auf eine Art und Weise errichten, damit der Wind nur durch eine vorgegebene Passage strömen kann. Genügend Raum sollte für die Bewegungen innerhalb des Hauses bestehen. Es sollte nicht in einer gebirgigen Gegend oder in der Nähe eines größeren Gebäudes stehen. Das Gebäude soll die Bewohner vor Rauch, Sonne, Wasser, Staub, unerwünschten Gerüchen, Ansichten und Kontakten schützen.«[63]

In der Ayurveda und Vedischen Literatur finden wir sehr viele Hinweise auf die Bau- und Wohnkultur. Dieser Wissenszweig wird Vastu genannt. Der Ausdruck stammt vom Wort »Vasa« ab, das »Habitat« und »Gelände zum Erbauen einer Residenz« bedeutet.

Die Atmosphäre oder der Raum um uns herum ist angefüllt mit verschiedenen Energien wie die Strahlungen der Sonne, des Mondes sowie anderer Planeten aber auch der Erde, und weiteren elektrischen, magnetischen, bioelektrischen, thermischen oder aus anderen Partikeln bestehenden Strahlenfeldern. Wenn ein Teil dieses Raumes durch vier Wände und einem Dach abgeschlossen werden, dann beginnt sich dieser Raum zu benehmen, wie ein lebendiger Organismus. Die Kräfte in diesem Raum wirken horizontal, vertikal, diagonal, perpendikular, von vorne und von hinten auf den menschlichen Körper ein, der seinerseits auch einen umschlossenen Raum bildet. Wenn beide Körper ähnliche Schwingungen entwickeln, dann fühlt sich der Mensch in diesem Haus wohl und es unterstützt seine Gesundheit und Lebensqualität. Wenn nicht, regieren Frustration, Irritation, gesundheitliche Störungen und nichts mag gelingen.

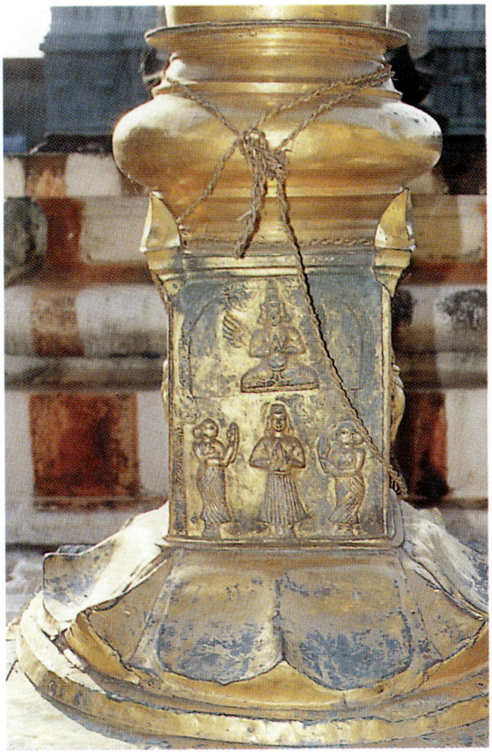

Garuda Sthamba (Säule des Götterträgers Garuda) in einem antiken Tempel von Kanchipuram, Tamil Nadu

[63] Caraka Samhita, Sutra Sthana, Kapitel 15, Vers 16

Die Experten in der Vastu Wissenschaft errichteten Häuser, Paläste, Tempel und ganze Städte mit folgenden Zielen:

A) Adäquatheit von Raum und Umwelt
B) Ästhetik der Räume
C) Spirituelles und materielles Wohlbefinden der Bewohner

Um diese Ziele zu erreichen, befaßt sich die Vastu- oder Bau-Wissenschaft mit den folgenden Themenbereichen:

- Auswahlkriterien für ein ideales Grundstück
- Gestaltung der Gebäudepläne und Orientierung der Räumlichkeiten nach den kardinalen Richtungen
- Auswahl der Baumaterialien
- Dimensionierung

Wie alle anderen vedischen Wissenschaften basiert auch Vastu auf dem Prinzip der Pancamahabhuta, der vedischen Partikelthese. Wenn der Raum nach Vastu Grundsätzen angeordnet ist, dann wird die Quintessenz seiner Qualitäten manifest. Zum Beispiel sollte das Esszimmer Appetit stimulieren, das Wohnzimmer Geselligkeit, das Studierzimmer Konzentration und das Schlafzimmer Ruhe und Geborgenheit.

Prinzipien von Vastu

Einst wurden ganze Städte nach Vastu-Prinzipien geplant. Vor weniger als vierhundert Jahren hat Magadi Kempegowda, ein lokaler Fürst, die Stadt Bangalore entsprechend Vastu erbauen lassen. Dazu legte er den bereits bestehenden antiken Dharmaraja-Tempel als Fixpunkt im Brahmasthana oder dem Mittelpunkt fest. Dann ließ er in den Richtungen des Kompaß vier Säulen als Grenzmarkierungen für die neue Stadt errichten. Den Winkel im Südwesten fixierte er genau bei 90 Grad, was eine Bedingung von Vastu bildet. Die meisten alten Tempel und Wasserreservoire befinden sich auf Energielinien innerhalb des ganzen Städtegebildes.

Entsprechend konnten Kempegowda und seine Bürger, später auch Tippusultan sowie die Engländer, welche Bangalore im zweiten Weltkrieg zu ihrem Hauptquartier machten, großen Nutzen aus dieser Vastu-Stadt ziehen. Leider hat das enorme Wachstum der letzten zwanzig Jahre, alle Vastu-Vorgaben über den Haufen geworfen. Trotzdem bietet Bangalore immer noch die beste Lebensqualität aller Großstädte in Südostasien.

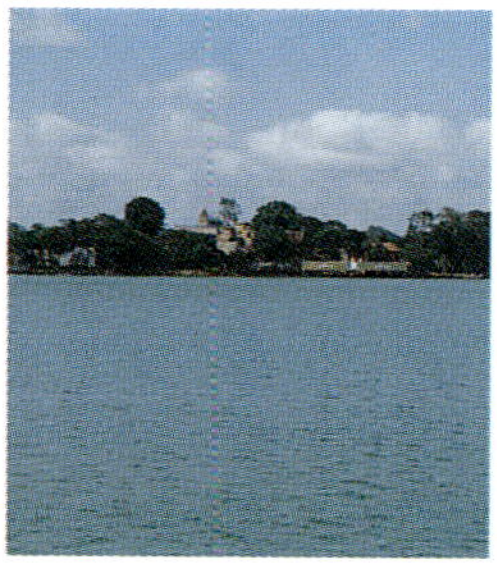

Eine der vier Säulen, die Magadi Kempegowda als Grenzpfeiler der Stadt Bangalore errichten ließ.

Ein weiterer Grundsatz von Vastu ist ein spezifisches Gleichgewicht. Dabei sollten die Räume im Norden und Osten kleinere Dimensionen besitzen als diejenigen im Süden oder Westen. Der Nordosten eines Hauses ist sehr delikat. Dort befindet sich der Kopf des Vastu

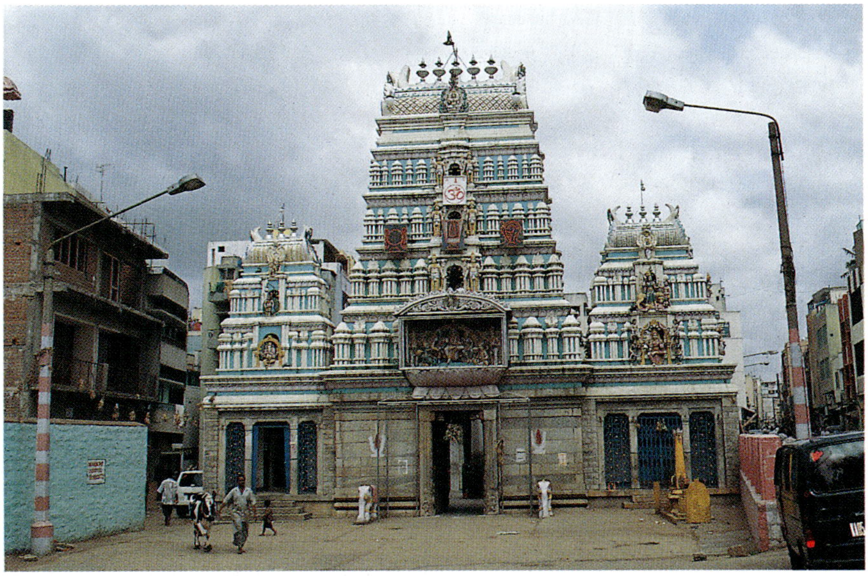

Dharmaraja Tempel im alten Zentrum von Bangalore

Purusha (Vastumannes). Der Nordosten sollte grundsätzliche möglichst wenig belastet werden, weder mit Pfeilern, dicken Mauern oder schweren Möbelstücken. Das gleiche gilt auch für jeden Raum. Wenn möglich sollte der Norden oder Osten auch niedriger liegen als der Süden und Westen.

Auswahl des Grundstückes

Rechteckige Grundstücke mit einem Seitenverhältnis von 2 : 1 oder quadratische Grundstücke sind ideal. Auf alle Fälle muß die Südwestecke genau 90 Grad messen. Die Südost- und Nordwestecken können 90 Grad oder wenig betragen und die Nordostecke 90 Grad oder geringfügig weniger. Eine einfache Methode, um das Grundstück zu prüfen ist, wenn Sie die Diagonale von der Nordost – zur Südwestecke messen. Sie muß größer sein als die Diagonale von der Südost- zur Nordwestecke. Dagegen können runde, elliptische, dreieckige oder sternförmige Grundstücksformen nicht empfohlen werden.

Grundstücke in der Nähe von Kirchen, Tempeln oder Friedhöfen sind als Wohnraum nicht geeignet.[64]

Wenn ein Gefälle im Norden oder Osten besteht, so ist dies ideal. Ein hoher Berg oder ein großes Gebäude in diesen Richtungen haben negative Auswirkungen.[65]

Der Boden soll weich, eben, fruchtbar sein, keine Aushöhlungen und süßen Geruch sowie Geschmack besitzen. Der Brunnen oder das Wasserreservoir müssen im Norden oder Nordosten des Grundstükkes liegen.

[64] Mayamatam, Kapitel 3, Vers 16

[65] Mayamatam, Kapitel 3, Vers 1

Große und schwere Bäume sind ideal im Süden und Westen des Bauplatzes, Blumen hingegen im Norden und Osten.

Mehr Platz (etwa 1.25 bis 1.5 x) soll im Osten und Norden freigelassen werden. Dort sollen auch die Grundstücksmauern niedriger und leichter sein.

Große Wasserflächen, wie Seen oder Flüsse üben den besten Einfluß aus, wenn sie sich im Norden oder Osten des Grundstückes befinden. Dagegen bedeutet eine Wasserfläche im Süden oder Westen einen nicht wieder gutzumachenden Defekt.

Die Ausrichtung des Grundstücks ist auch eine äußerst diffiziele Angelegenheit. Vereinfacht ausgedrückt können wir davon ausgehen, daß ideale Verhältnisse herrschen, wenn die Straßen, an die das Grundstück grenzt, im Norden und Osten verlaufen und die Eingänge sich auch dort befinden. Weniger gut sind Straßen im Westen, insbesondere, wenn diese noch dazu niedriger gelegen sind als der Osten des Areals. Straßen im Süden sind am wenigsten geeignet.

Wenn die Grenzen der Liegenschaft entsprechend den vier Himmelsrichtungen verlaufen, so sind ideale Voraussetzungen für die Wohlfahrt der Bewohner gegeben.

Alter Tempel in Nordkerala, in dessen Osten ein Wasserreservoir liegt.

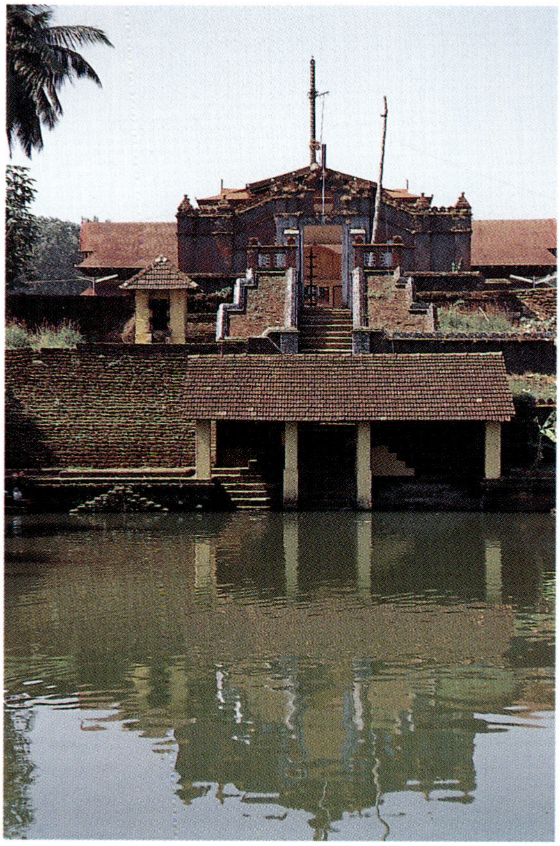

Ausrichtung des Grundstücks

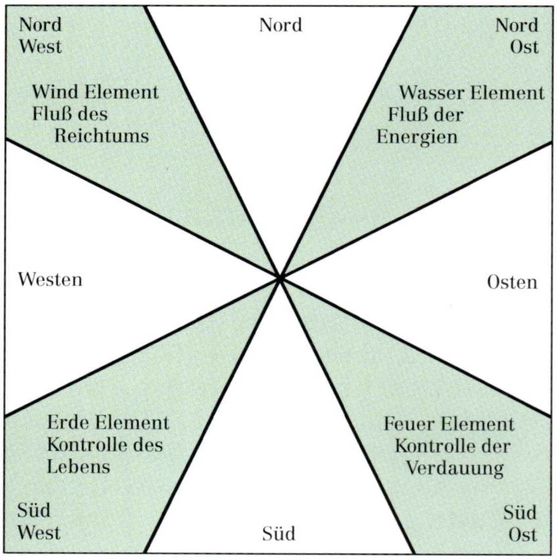

Anordnung der Türen und Zimmer

Nachdem eine passende Liegenschaft ausgewählt wurde, ist der nächste wichtige Schritt die Plazierung der Türen und Zimmer. Skizze 002 zeigt, wo die Türen im Haus und in den Räumen eingeplant werden sollen. Dabei soll auch darauf geachtet werden, daß die Bewegungen innerhalb des Hauses vor allem in nordsüdlicher Richtung erfolgen.

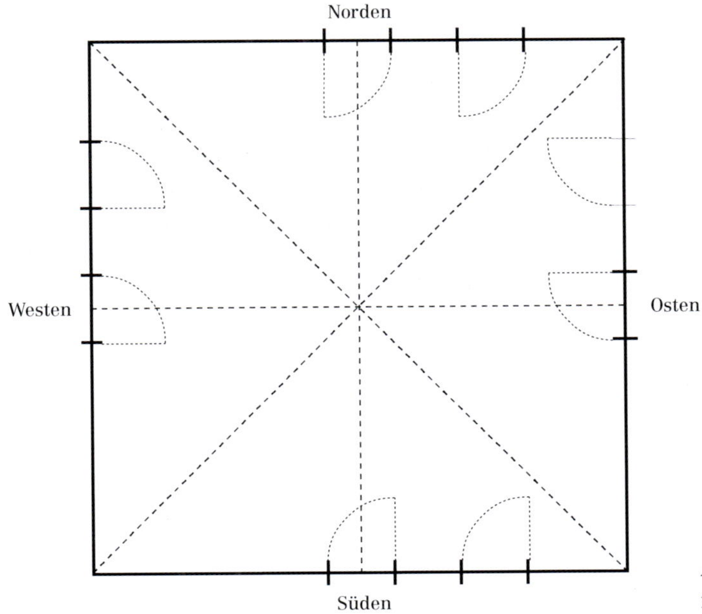

Anordnung der Türen in einem Raum

Die Anordnung der Zimmer soll nach folgenden Prinzipien erfolgen:

- **Nordosten:** Puja (Meditation, Herrgottseckerl), Kinderzimmer, Foyer, Schwimmbad, Springbrunnen, Wintergarten.
- **Osten:** Bad, Foyer, Kinderzimmer, Eßzimmer, Wohnzimmer
- **Südosten:** Küche, Heizung, Sauna
- **Süden:** Schlafzimmer, Eßzimmer
- **Südwesten:** Elternschlafzimmer, Studierzimmer, Lager, Garage
- **Westen:** Schlafzimmer, Lager, Haustiere, Bad
- **Nordwesten:** Eingang, Bad, Treppenhaus, Lager (kühl), Küche als Alternative
- **Norden:** Schlafzimmer, Wohnzimmer, Wasserbecken, Safe mit Schmuck und Wertsachen.
- **Zentraler Teil:** Möglichst offenes Wohnzimmer, Innenhof.

Die Betten müssen in nordsüdlicher Richtung aufgestellt werden, damit der Kopf nach Süden schaut. In Liegender Stellung ist der Körper durch seine größere Angriffsfläche vermehrt Strahlungen ausgesetzt und muß deshalb besonders geschützt werden. Beton und andere metallene Balken oder Deckenpfeiler dürfen nicht über dem liegenden

Vastu-gerechte Zimmeranordnung in einem alten Haus aus dem 19. Jahrhundert in Nordkerala

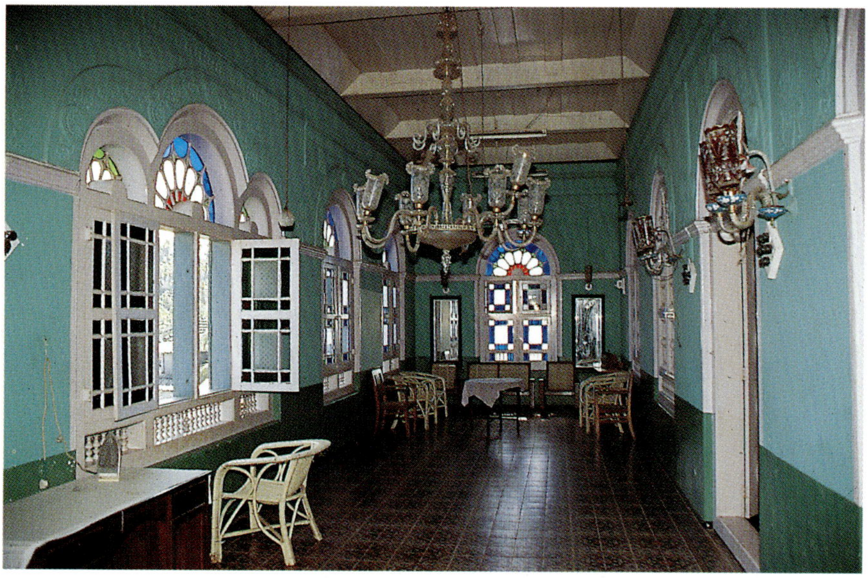

oder sitzenden Hausbewohner verlaufen. Kinder, im studierenden Alter und Mönche können auch mit dem Kopf gegen Osten schlafen, da dies die intellektuellen Fähigkeiten anregt. Einen erholsameren Schlaf haben Sie aber, wenn Sie mit dem Kopf nach Süden ruhen. Brahmasthana oder der zentrale Teil des Hauses eignet sich nicht zum Schlafen. Auch sollte dieser nicht nur im Zentrum des Hauses sondern in jedem Zimmer möglichst frei gehalten werden.

Anordnung der Zimmer

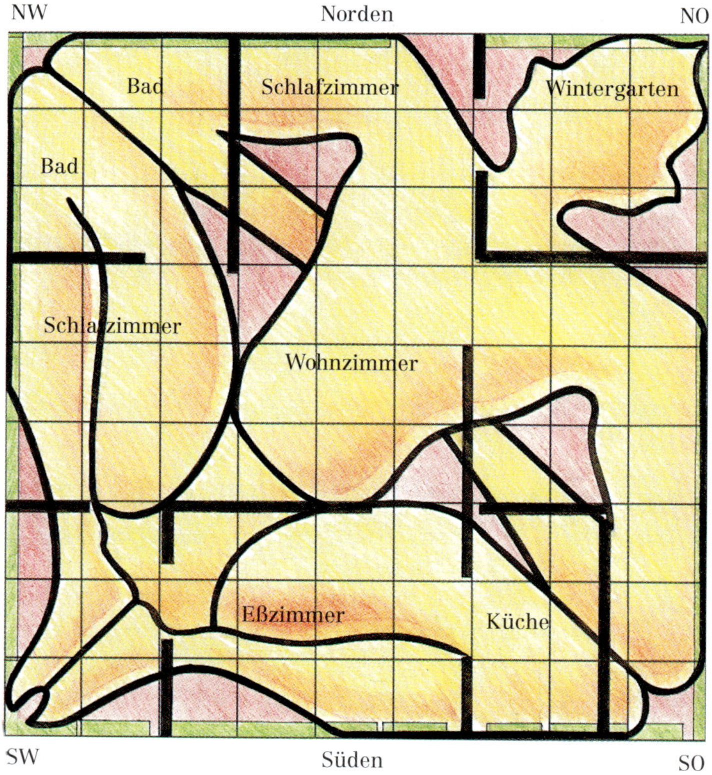

Praxiseinrichtung nach Vastu Prinzipien

Solange das Immunsystem intakt ist, kann es negative Einflüsse abwehren. Bei kranken Menschen kann jeder noch so kleine Umwelteinfluß das Leben noch weiter gefährden. Aus diesem Grunde ist es umso wichtiger ein Therapiezentrum nach Vastu-Regeln einzurichten.

Eine quadratischer Grundriß auf einem quadratischen Grundstück zeigt die stärkste Wirkung. Auch die Umgebung übt einen wichtigen Einfluß aus und muß deshalb möglichst ruhig, und nicht in der Nähe von Industrien oder Verkehrsknotenpunkten liegen. Parkanlagen, Flüsse, Seen und Wälder sollten in unmittelbarer Nähe liegen. Auch die Residenzen der Ärzte müssen Vastu-Normen entsprechen sonst üben sie negative Einflüsse aus.

- **Nordosten:** Foyer, Empfang, Konferenz, Arzt, Forschungsabteilung, Meditation, Yoga, Springbrunnen, Wintergarten, Physiotherapie.
- **Osten:** Foyer, Administration, Bad, Meditation, Yoga
- **Südosten:** Schwitztherapie, Küche, Heizung, Zubereitung (mit Feuer oder Chemikalien) der Medikamente
- **Süden:** Treppenhaus, Physiotherapie, Ruheraum, Lager
- **Südwesten:** Chefarzt, Studierzimmer mit Safe in Südwestecke
- **Westen:** Physiotherapie, Operationssaal, Bad

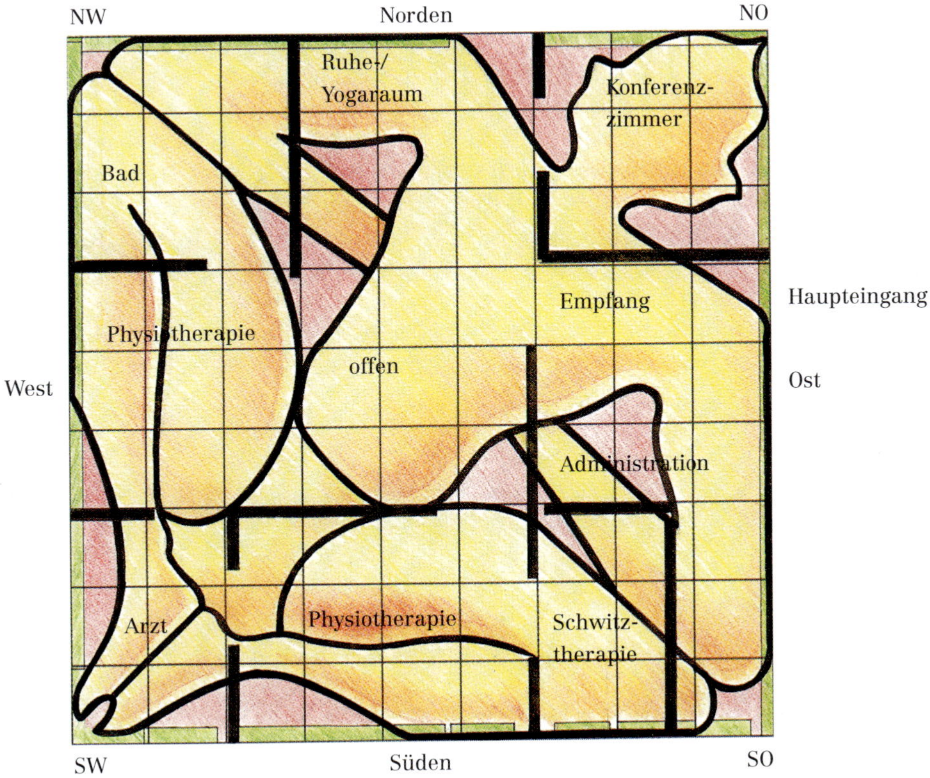

Anordnung der Behandlungszimmer

Kampfkunst Arena in Nordkerala. Der Altar liegt in der Nordost-Ecke (Devasthana)

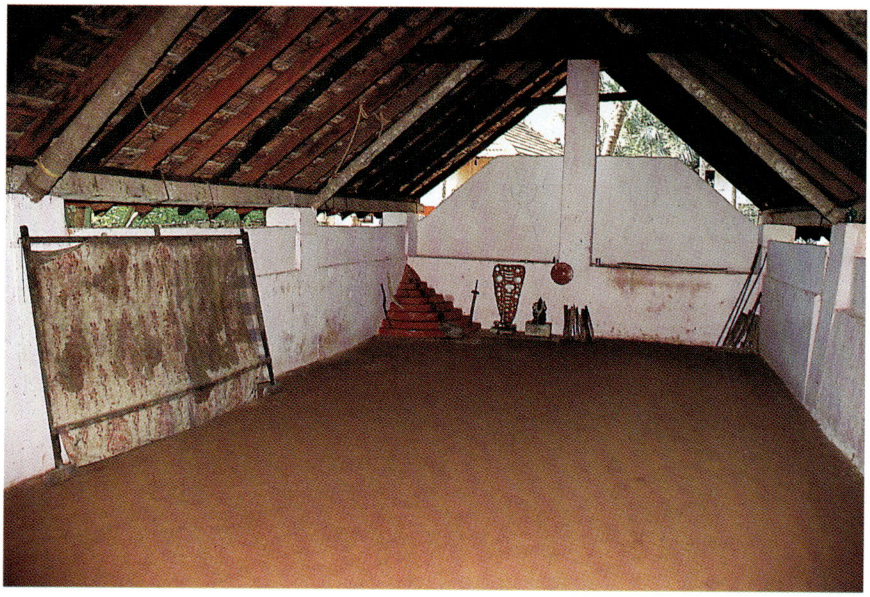

- **Nordwesten:** Arzt (für ambulante Patienten), Apotheke oder Medikamentenabgabe, Ruheraum, Bad, Lager (kühl)
- **Norden:** Eingang, Arzt, Wartezimmer, Wasserbecken.
- **Zentraler Teil:** Möglichst ein offener Innenhof.

Der Patient soll während den Behandlungen immer in nordsüdlicher Richtung mit dem Kopf nach Süden liegen. Der Kopf ist der Norden unseres Körpers und der Gegenpol zum Süden. Darum werden die Energien vom Kopf abgestoßen und dieser wird geschützt. Die Augen des praktizierenden Arztes sollen immer nach Norden gerichtet sein. Der Chefarzt sowie die anderen Ärzte sollen sich in ihren Zimmern so einrichten, daß sie immer den Kopf nach Norden gerichtet haben. Bei der Untersuchung sowie in der Behandlung sollte der Arzt die linke Körperseite des Patienten immer mit der rechten Hand anfassen und umgekehrt.

Der Eingang zu einer Klinik oder Therapiestation sollte immer in Utcha Sthana, d.h. in der am stärksten glückverheißenden Zonen wie Nord, Nordosten oder Osten angebracht werden.

14 Ayurveda Strategien bei verschiedenen Krankheitsbildern

Behandlungen sind von zwei Arten: (1) Behandlung mit Hilfe von Medikamenten (Aushada) und (2) Behandlung ohne Medikamente wie Fasten, Buße, Opfergaben, Wohltätigkeit und Besänftigung (Bhesaja).[66]

Einführung:

Hier möchte ich an Hand von einigen wichtigen Indikationen aufzeigen, wie eine Pancakarma Therapie ausgeführt werden soll. Alle Referenzen stammen aus der klassischen Literatur. Sie werden auch genau so in der heutigen klinischen Praxis ausgeführt. Wenn die Theorie und die Praxis übereinstimmen, dann ist der therapeutische Erfolg auch gewährleistet.

Natürlich wird von einem guten Arzt erwartet, daß er diese Anleitungen entsprechend seinen vorhandenen Mitteln und besonderen Umständen oder Indikationen anpaßt.

Vata Vyadhi – Neuropsychiatrische Erkrankungen

Unter diesem Namen werden verschiedene Krankheiten des Nervensystems zusammengefaßt und behandelt. Darunter fallen aber nicht nur neurologische Krankheiten wie Multiple Sklerose, Parkinson, Tetanie, Lähmungen, Paraplegie, Sprachstörungen sondern auch Erkrankungen wie starke Blähungen oder harte abdominale Tumore

Ätiologie

Nahrung, die sehr trocken, kalt, von kleiner Quantität und schnell verdaut ist, Geschlechtsverkehr, Schlafmangel, Verlust von Körpergewebe, Trauma, extreme sportliche Betätigung, Zweifel, Ängste, Unterdrücken der natürlichen körperlichen Bedürfnisse, Ama, Fasten, Reisen und Krankheiten der vitalen Organen vermehrt Vatadosha.[67]

[66] Kashyapa Samhita, Indriya Sthana, Kapitel 1, Verse 3 und 4

[67] Madhava Nidana, Kapitel 22, Verse 1 bis 4

Symptome

Entsprechend den befallenen Körperteilen manifestieren sich folgende Symptome bei einem Überschuß von Vatadosha.

Kontraktur (Verkürzung/Versteifung von Muskeln und Sehnen), Frakturen, starke Schmerzen in Knochen und Gelenken, Delirium, Steifigkeit der Handgelenke und Wirbelsäule, Lähmung eines oder beider Beine, nach hinten Beugen der Wirbelsäule, Atrophie, Krümmung von Kopf, Nase, Augen, Schultern und Nacken, schneidender Schmerz in verschiedenen Körperteilen, Konvulsionen, Debilität.

Wenn Vata im gastrointestinalen Trakt zunimmt behindert es die Ausscheidung von Urin und Fäkalien, führt zu Anschwellen des Skrotums, Herzerkrankungen, abdominalen Tumoren, Hämorrhoiden und Stechen in den Seiten. Wenn Vata sich im ganzen Körper ausbreitet, führt dies zu Tremor und starken Schmerzen. Die Sinnesorgane verlieren ihre Funktion, die Haut wird trocken, entwickelt Risse, verfärbt sich dunkel und die Tastempfindung geht verloren.[68]

Das sind die wichtigsten aber nicht alle Symptome, die eine Zunahme von Vata bewirken kann.

Behandlung

Bei allen Krankheiten, die infolge von Vata und ohne Beteiligung der anderen Dosha entstanden sind, muß der Arzt innere und äußere Ölbehandlungen, Schwitztherapien sowie eine stark nährende Diät, welche die Bewegung von Vata in den Körperkanälen (Shrota) behindert, anwenden. Leichte abführende Maßnahmen können angewendet werden, wenn sich Vata mit Pitta verbinden hat oder sich im Dickdarm völlig festgesetzt hat. Wer zu schwach für eine Abführkur ist, wird mit einem Niruha Vasti (Darmeinlauf mit Dekokten) behandelt.

Wenn sich Vata im Magen festgesetzt hat, muß es mittels Vamana eliminiert werden und wenn es sich im Kopf festgesetzt hat, dann wird es mittels Nasya beseitigt.[69]

Das sind die generellen Richtlinien für die Behandlung von Erkrankungen des Nervensystems.

[68] Madhava Nidana, Kapitel 22, Verse 6 bis 16

[69] Ashtangasamgraha, Cikitsa Sthana, Kapitel 23

Konstitution des Patienten (Prakriti)	Vorbehandlung (Purvakarma)	Eliminierende Behandlung (Pradhanakarma)	Nachbehandlung (Pascatakarma)
Vata	• Innere Ölkur mit Saraswatha oder Brahmi Ghrita • Abhyanga mit Mahanarayana, Prabhanjana Vimardhana oder Dhanvantara Thaila oder Kuzhambu). • Schwitzbad (Ushma Sweda) • warmer Ölguß (Kayaseka) • Kopfeinlauf (Shirovasti) oder Kopfgießen (Shirodhara) • Heiße, nährende Wickel (Navarakizhi)	• Milde, abführende Maßnahmen • Anuvasana mit Kshirabala und Niruha Vasti mit Gandharvahastadi Kwatha • Snehana Nasya mit Anu Thaila	• Nährende Vata reduzierende Diät. • Medho Rasayana (Aufbaumittel für das Gehirn wie Brahma Rasayana, Saraswatharishta, etc.) • Yoga
Pitta	• Wie oben, aber mit weniger wärmenden Ölen und innere Ölkur nur mit Ghee Präparaten.	• Virecana • Anuvasana mit Kshirabala und Niruha Vasti mit Gandharvahastadi Kwatha • Sneha Nasya mit Kshirabala Avartita 7 x	• Nährende Vata reduzierende Diät bis die Indikation reduziert ist. • Medho Rasayana (Aufbaumittel für das Gehirn wie Brahma Rasayana, Saraswatharishta, etc.) • Yoga
Kapha	• Wie oben, aber mit weniger nährenden Ölen und innere Ölkur nur mit Ölen.	• Milde Vamana • Virecana • Snehana Nasya mit Anu Thaila	• Leichte Vata reduzierende Diät in geringerer Quantität bis die Indikation reduziert ist. • Medho Rasayana (Aufbaumittel für das Gehirn wie Brahmi, Shankapushpi Tabletten oder Curna, Saraswatharishta, etc.) • Yoga

Amavata – Polyarthritis

Amavata entspricht in ungefähr dem Krankheitsbild von Polyarthritis, schließt aber auch andere, ähnliche Formen von Rheuma mit ein. Das wird aus den Beschreibungen der Symptome ersichtlich. Der Name sagt eigentlich schon alles: Ama sind die toxischen oder unverdauten Substanzen, die sich mit Vata verbinden.

Ätiologie

Unverträgliche Nahrungsmittel und Lebensgewohnheiten, Mangel an körperlicher Aktivität oder physische Anstrengung nach Einnahme von fettiger Nahrung und Personen mit schwacher Verdauung entwickeln Ama (nicht vollständig verdaute Nahrung). Dieses Ama verbindet sich mit Vata und bewegt sich sehr schnell zu den verschiedenen Orten von Kapha, füllt sie auf und verstopft die Blutgefäße. So verbindet sich Ama mit Vata, Kapha sowie auch Pitta, nimmt verschiedene Farben an und blockiert die Gewebeporen und Passagen. Es verursacht ein Gefühl der Schwere und Schwäche im Herzen, das der Sitz dieser Krankheit wird. Gleichzeitig befällt es auch die verschiedenen Gelenke im Körper und wird zur gefürchteten Krankheit Amavata, das zu vielen weiteren Störungen führen kann.[70]

Symptome

Die klinischen Symptome von Amavata sind Schmerzen im ganzen Körper, vor allem in den Gelenken, Verlust von Geschmack, Durst und Enthusiasmus, Schweregefühl, Fieber, Verdauungsstörungen und Anschwellen der Gelenke und anderer Körperteilen, Anorexie, Appetitverlust, starke Speichelabsonderung, ein schlechter Geschmack im Mund, große Mengen von Urin, Schmerzen und Verhärtung des Abdomens, Schlafmangel, Erbrechen, Schwindel, Schmerzen im Herzen, Konstipation, Bewegungseinschränkung und starke Blähungen.

Wenn Pitta maßgebend ist, dann verspürt man ein starkes Brennen an den betroffenen Stellen, die sich stark röten. Wenn hauptsächlich Vata involviert ist, dann sind die Schmerzen sehr akut und bei Kapha entstehen Bewegungseinschränkungen und starkes Jucken.[71]

Behandlung

Reduzierende Therapien (Langhana), Schwitzkuren (Swedana), Substanzen mit bitterem Geschmack, appetitanregende Maßnahmen (Dipana), Abführkur (Virecana), innere Ölkur und Darmeinläufe sind bei der Behandlung von Amavata angezeigt.

[70] Madhava Nidana, Kapitel 25, Verse 1 bis 5

[71] Madhava Nidana, Kapitel 25, Verse 7 bis 11

Konstitution des Patienten (Prakriti)	Vorbehandlung (Purvakarma)	Eliminierende Behandlung (Pradhanakarma)	Nachbehandlung (Pascatakarma)
Vata	• Dipana mit Ingwer oder Trikatu • Innere Ölkur mit Guggulutikktaka Ghrita oder Nagara (Ingwer) Ghrita • Schwitzbad (Ushma Sweda) • Pulverwickel (Curna Pinda Sweda) • Medizinisches Pflaster (Lepa) mit Jatamayadi Lepa, Rasnadi Curna, Karutamarmani • Abhyanga mit Kottamchukkadi Thaila • Bei Atrophien: Heiße nährende Wickel (Navarakizhi)	• Milde, abführende Maßnahmen • Anuvasana mit Sahacaradi Thaila und Niruha Vasti mit Dasamula Kwatha	• appetitanregende, nicht fettige Diät • Wässeriger Getreidebrei mit Ingwer • Yograja Guggulu • Balarishta • Yoga
Pitta	• Dipana mit Ingwer oder Trikatu • Innere Ölkur mit Nagara (Ingwer) Ghrita • Schwitzbad (Ushma Sweda) • Medizinisches Pflaster (Lepa) mit Jatamayadi Lepa • Abhyanga mit Balaguducyadi Thaila • Bei Atrophien: Heiße nährende Wickel (Navarakizhi)	• Virecana • Anuvasana mit Kshirabala Thaila und Niruha Vasti mit Dasamula Kwatha	• appetitanregende, nicht scharfe, nicht fettige Diät. • Wässeriger Getreidebrei mit Ingwer • Amrita (Guduci) Ghrita • Ashwagandha Curna oder Tabletten • Yoga

Konstitution des Patienten (Prakriti)	Vorbehandlung (Purvakarma)	Eliminierende Behandlung (Pradhanakarma)	Nachbehandlung (Pascatakarma)
Kapha	• Dipana mit Ingwer oder Trikatu • Innere Ölkur mit Sesamöl oder Guggulutikktaka Ghrita oder Nagara (Ingwer) Ghrita • Schwitzbad (Ushma Sweda) • Pulverwickel (Curna Pinda Sweda) • Medizinisches Pflaster (Lepa) mit Kottamchukkadi Lepa • Abhyanga mit Kottamchukkadi Thaila	• Virecana • Anuvasana mit Sahacaradi Thaila und Niruha Vasti mit Dasamula Kwatha	• appetitanregende, nicht fettige Diät • Wässeriger Getreidebrei mit Ingwer • höhere Dosis Yograja Guggulu • Yoga

Leichte, appetitstimulierende Nahrung und Getränke mit Zugabe von Pancakola (fünf anregende Substanzen) oder Trikatu sind sehr hilfreich. Trockene, heiße Wickel mit Sand sollten angewendet werden.[72]

Kushta – chronische Hautkrankheiten, insbesondere Psoriasis

In diese Gruppe fallen chronische Hautkrankheiten wie Lepra, Leukoderma, Psoriasis, Dermitis, etc. beschreibt Madhava sieben schwere (Maha Kushta) und elf mildere Formen (Kshudra) auf. Einige davon gelten auch als ansteckend. Herpes (Visarpa) gehört nicht in diese Gruppe und soll zuerst mit Langhana und Rukshana Therapien behandelt werden.

Das Vorgehen ist bei allen Kushta – Formen ähnlich. Trotzdem beziehen sich die nachfolgenden Beschreibungen in erster Linie auf die Behandlung von Psoriasis.

Ätiologie

Übermäßige Einnahme von unverträglichen Nahrung und Getränken, Nahrung, die sehr wässerig, fettig und schwierig zu verdauen ist, das Unterdrücken von Brech- und anderen Reizen, schwere körperliche

[72] Cakradatta, Kapitel 25, Verse 1 und 2

Arbeit oder Sport, Ausgesetztsein von großer Hitze unmittelbar nach dem Essen, Eintauchen in kaltes Wasser unmittelbar nach starker Sonneneinwirkung, Müdigkeit, Angsttrauma, ungekochte oder nicht richtig gekochte Nahrung, Überessen, falsche Anwendung der Pancakarma Therapien, Konsum von frisch geerntetem Getreide, sehr salziger oder saurer Nahrung, Fisch, Rettich, trockene Nahrung, Sesam, Milch und Jaggery, Geschlechtsverkehr während des Tages trotz Verdauungsstörungen und negatives Karma führen zur Zunahme und Störung aller drei Dosha in der Haut, Blut, Muskelgewebe und Körperflüssigkeiten. Sie (je eine von jedem Dosha, je eine von den doppelten Dosha und eine, bei der alle drei Dosha involviert sind) bewirken die Entstehung der sieben (Maha) und elf (Kshudra) Arten chronischer Hautkrankheiten.[73]

Symptome

Symptome, die denen von Psoriasis ähnlich sind, finden wir in der Beschreibung von Sidhma und Eka Kushta.[74]

- Sidhma: Weiße oder gerötete Haut, dünne Schuppen, die sich beim Kratzen lösen, vermehrt in der Brustgegend vorkommend sind Symptome von Sidhma Kushta.
- Eka: Absenz von Perspiration, große Hautteile, die betroffen sind, die Haut schaut aus wie Fischschuppen, das sind Symptome von Eka Kushta.

Rauheit, bläulich-rote Verfärbung, Trockenheit und Schmerzen entstehen durch Vata; Eiterbildung, Brennen, rote Verfärbung und Ausfluß entstehen durch Pitta; Jucken, Kälte, Schweregefühl und fettige Haut entstehen durch Kapha. Bei Sidhma und Eka Kushta sind vor allem Vata und Kapha involviert.

Behandlung

Kushta mit vorherrschendem Vata, Pitta und Kapha soll mit Ghee (Vata), Virecana und Raktamokshana (Pitta) und Vamana (Kapha9 behandelt werden.[75]

Bei Vata-Indikationen kann der gleiche arzneiliche Ghee äußerlich und innerlich angewendet werden.[76]

Bei einem Kushta-Patient sollte Vamana alle 15 Tage, Virecana jeden Monat, Reinigung des Kopfes jeden dritten Tag und Aderlaß alle sechs Monate wiederholt werden. Wenn Virecana und Vamana nicht korrekt durchgeführt werden, kann sich die Krankheit verschlimmern.[77]

73 Madhava Nidana, Kapitel 49, Verse 1 bis 7

74 Madhava Nidana, Kapitel 49, Verse 10 bis 36

75 Cakradatta, Kapitel 50

76 Ashtangasamgraha, Cikitsa Sthana, Kapitel 21, Vers 2

77 Ashtangasamgraha, Cikitsa Sthana, Kapitel 21, Verse 133 und 134

Konstitution des Patienten (Prakriti)	Vorbehandlung (Purvakarma)	Eliminierende Behandlung (Pradhanakarma)	Nachbehandlung (Pascatakarma)
Vata	• Innere Ölkur mit Mahatikktaka Ghrita oder Brahmi Ghrita • Abhyanga mit Mahatikktaka Ghrita • Kopfeinlauf (Shirovasti) • Spezieller Kopfwickel (Thalapothichil) • Medizinische Pflaster (Lepa)	• Virecana mit Triphala • Anuvasana und Niruha Vasti	• Vata reduzierende Diät (außer nach Virecana folgt Samsarjana Krama) • Aragvadarishta, Ayaskriti, Nimbarishta, Manibhadra Guda • Ghee mit Kadhira (Acacia catechu) und Guduci (Tinospora cordifolia) oder Mahatikktaka Ghrita • Externe Applikation von Vajraka Thaila • Yoga
Pitta	• Innere Ölkur mit Mahatikktaka Ghrita oder Brahmi Ghrita • Kopfeinlauf (Shirovasti) • Spezieller Kopfwickel (Thalapothichil) • Gießen mit Buttermilch (Takradhara) • Medizinische Pflaster (Lepa)	• Virecana • Anuvasana und Niruha Vasti • Aderlaß (Raktamokshana)	• Pitta reduzierende Diät (außer nach Virecana folgt Samsarjana Krama) • Ayaskriti, Nimbarishta • Manjishtadi oder Nimbadi Kwatha • Externe Applikation von Vajraka Ghrita • Yoga

Konstitution des Patienten (Prakriti)	Vorbehandlung (Purvakarma)	Eliminierende Behandlung (Pradhanakarma)	Nachbehandlung (Pascatakarma)
Kapha	• Innere Ölkur mit Mahatikktaka Ghrita oder Guggulutikktaka Ghrita • Gießen mit Buttermilch (Takradhara) • Kopfeinlauf (Shirovasti) • Spezieller Kopfwickel (Thalapothichil) • Medizinische Pflaster (Lepa)	• Vamana • Virecana	• Kapha-reduzierende Diät (außer nach Vamana und Virecana folgt Samsarjana Krama) • Aragvadarishta, Ayaskriti, Nimbarishta, Manibhadra Guda • Yograja Guggulu oder Candraprabha Pillen • Externe Applikation von Vajraka Thaila • Yoga

Shiroroga – Kopfschmerzen

Ätiologie

Shiroroga oder Kopfschmerzen entstehen durch Störungen von Vata, Pitta, Kapha, individuell oder in Kombination, oder von Blut, durch Verlust von Körpergewebe, durch Mikroorganismen oder durch Erkrankungen wie Migräne (Suryavarta), Fazialislähmung (Anantavata), Hemikranie und Meningitis.[78]

Symptome

Plötzliche Kopfschmerzen, ohne ersichtlichen Grund, verstärkt nachts, die durch feste Bandagen um den Kopf und Wärmebehandlungen reduziert werden, sind die Symptome von Vata-Kopfschmerzen.

Wenn der Patient Schmerzen empfindet als ob er glühende Kohlen im Kopf hätte oder als ob Rauch aus Augen, Nasen und Ohren treten, die sich nachts und mittels kühlender Maßnahmen reduzieren, sind dies Symptome für Pitta-Kopfschmerzen.

Ein Gefühl der Schwere, Fülle und Kälte im Kopfbereich sowie Schwellungen im Gesicht, insbesondere um die Augen, sind Symptome von Kapha-Kopfschmerzen.

[78] Madhava Nidana, Kapitel 60, Vers 1

Wenn Blut, Muskel und Fettgewebe sowie Vata und Kapha, die normalerweise im Kopf residieren, abnehmen oder reduziert werden, dann werden die Kopfschmerzen sehr intensiv.

Ständige stechenden Schmerzen, als ob der Kopf weggefressen oder gleich explodieren würde und Ausscheiden von Wasser und Eiter durch die Nase sind Symptome von Kopfschmerzen verursacht durch Mikroorganismen.

Kopfschmerzen, die bei Sonnenaufgang beginnen, mit Schmerzen in den Augen und Augenbrauen, die mit dem Lauf der Sonne zum Zenit zunehmen und nach Sonnenuntergang langsam abnehmen, werden Suryavarta (Migräne) genannt, eine gefürchtete Krankheit, bei der alle Dosha involviert sind.

Wenn alle drei Dosha zusammen zunehmen, die Region im Nacken, Augen, Augenbrauen und Schläfen befallen, produzieren sie starke Schmerzen. Sie werden von einem Pulsieren im oberen Teil der Wangen und Steifigkeit des Unterkiefers begleitet. Das ist Anantavata oder Fazialislähmung.

Übermäßiger Konsum von trockener und zuviel Nahrung, sich aussetzen kalter Brisen oder Schneefall, körperliche Überanstrengung, Unterdrücken der natürlichen körperlichen Bedürfnisse und andere Aktivitäten, erhöhen Vata, das alleine oder in Verbindung mit Kapha eine Gesichtshälfte befällt. Schmerzen entstehen an den Seiten, im Nacken, an den Augenbrauen, Ohren, Augen und Stirn. Der Schmerz ist extrem schneidend und kann die Funktion der Augen oder Ohren stark beeinträchtigen. Das ist Ardhavabeda oder Hemikranie.

Wenn Rakta, Pitta und Vata zunehmen und sich in den Schläfen sammeln, resultiert das in starken Kopfschmerzen, die zusammen mit Brennen, rötlichen Schwellungen, Heiserkeit und Steifigkeit auftreten. Diese Krankheit wird Shankhaka (Meningitis) genannt und gilt nicht nur als unheilbar sondern kann auch tödliche Folgen haben.[79]

Behandlung

Bei Kopfschmerzen verursacht durch erhöhtes Vata, werden innere und äußere Ölbehandlungen (Sneha), Wärmeanwendungen (Sweda), Kopfeinlauf (Shirovasti), Nasya, arzneiliche Pflaster (Lepa, Shirolepa) sowie eine Vata reduzierende Diät empfohlen.

Bei Kopfschmerzen verursacht durch erhöhtes Pitta, werden kühlende arzneiliche Pflaster (Lepa, Shirolepa), kalte Bäder, Nasya, innere Ölkur mit Ghee und anschließende Abführkur (Virecana) mit frischen Traubensaft oder Triphala und eine Pitta reduzierende Diät empfohlen. Falls Rakta auch involviert ist, soll auch ein Aderlaß vorgenommen werden.

Bei Kapha Kopfschmerz helfen reduzierenden Maßnahmen (Langhana), frische, irritierende Säfte für Nasya, Rauchtherapie und Gurgeln mit heißen Substanzen. Der Patient soll alten Ghee einnehmen, gefolgt von Schwitztherapie und Abführkur (Virecana).

[79] Madhava Nidana, Kapitel 60, Verse 2 bis 15

Bei Migräne helfen Nasya und Nahrungsmittel mit großen Mengen von Ghee, das auch als Nasya benutzt werden kann. Dazu können heiße Wickel mit Sesam gemacht werden.

Eine Pulver aus Safran und Zucker, das in Ghee angebraten werden soll, hilft bei Hemikranie und Migräne.[80]

[80] Cakradatta, Kapitel 60

Konstitution des Patienten (Prakriti)	Vorbehandlung (Purvakarma)	Eliminierende Behandlung (Pradhanakarma)	Nachbehandlung (Pascatakarma)
Vata	• Milde innere Ölkur mit Brahmi Ghrita • Abhyanga • Schwitzbad (Ushma Sweda) • Kopfeinlauf (Shirovasti) • Kopfwickel (Shirolepa)	• Milde, abführende Maßnahmen nach den Ölbehandlungen • Anuvasana und Niruha Vasti • Snehana Nasya mit Shadbindu Thaila	• Vata-reduzierende Diät • Medho Rasayana (Aufbaumittel für das Gehirn wie Brahma Rasayana, Saraswatharishta, etc.) • Yoga
Pitta	• Innere Ölkur mit Jivaniya oder Brahmi Ghrita • Abhyanga mit Ghee • Kopfeinlauf (Shirovasti) • Kopfwickel (Shirolepa) mit Candanadi Lepa Curna oder Sandelholz • Kalte Bäder	• Virecana mit Traubensaft oder Triphala • Sneha Nasya mit Kshirabala Avartita 7 x • Raktamokshana	• Pitta-reduzierende Diät mit kühlenden Getränken • Medho Rasayana (Aufbaumittel für das Gehirn wie Brahma Rasayana, Saraswatharishta, etc.) • Yoga
Kapha	• Innere Ölkur mit Brahmi Ghrita oder altem Ghee • Pulvermassage (Udvartana) • Schwitzbad (Ushma Sweda) • Gurgeln mit heißen Substanzen (Gandusha) • Trockene, heiße Pulverwickel (Curna Pinda Sweda)	• Virecana • Snehana Nasya mit Shadbindu Thaila und Avapida Nasya mit Zitronensaft	• Kapha-reduzierende Diät • Medho Rasayana (Aufbaumittel für das Gehirn wie Brahmi, Shankapushpi Tabletten oder Curna, Saraswatharishta, etc.) • Yoga

Unmada – Psychische Krankheiten, insbesondere Depression

Die Beschreibungen in der klassischen Literatur über den Kapha-Typ und Tamasasattva von Unmada (Geisteskrankheiten) treffen am ehesten auf die Depression zu.

Ätiologie

Unmada oder Geisteskrankheiten sind von fünf Typen: Vata, Pitta, Kapha, Sannipata (alle Dosha kombiniert) und exogen.

Die vier von den Dosha erzeugten Krankheiten entstehen aus folgenden Gründen:

- Wenn ein Individuum sehr schüchtern ist
- Wenn sein Geist von Tamas und Rajas regiert wird
- Wenn die Dosha gestört sind
- Durch unhygienische, unpassende, gegensätzliche Nahrung
- Durch ungesunde Lebensweise
- Bedingt durch andere Krankheiten
- Wenn der Körper geschwächt ist
- Durch intensive und ständige Leidenschaft, Wut, Gier, Angst, Verhaftungen, Sorgen, Trauer und Erregung
- Nach Verletzungen

Aus den oben genannten Gründen verliert der Intellekt und dadurch die Psyche ihr Gleichgewicht. Dadurch strömen die gestörten Dosha in die Gehirngegend, setzen sich dort fest und behindern die Zirkulationskanäle (Shrota) des Nervensystems.

Symptome

Psychische Krankheiten werden dadurch charakterisiert, daß Psyche, Intellekt, Bewußtsein, Wissen, Erinnerungsvermögen, Wünsche, Manieren, Verhalten und Lebensweise pervertiert werden.[81]

Kapha Unmada und Tamasasattva (Depressionen) zeigen folgende Symptome:

- Am gleichen Ort verweilen und keinen Laut von sich zu geben
- Ausfluß von Speichel aus Mund und Nasenausfluß
- Hang zur Einsamkeit
- Furchterregende Gesichtsausdruck
- Aversion gegen Körperhygiene
- Ödem im Gesicht
- Weißliche und schüchterne Augen mit Exkret
- Angstzustände

[81] Caraka Samhita, Nidana Sthana, Kapitel 7, Verse 2 bis 5

- Ignoranz
- Hypersomnie
- Müdigkeit
- Depressiver Zustand

Behandlung

Die Behandlung von Unmada (Geisteskrankheiten) beim Vata-Typ ist mit Ölkuren, beim Pitta-Typ mit Virecana (Abführkur) und beim Kapha-Typ mit Vamana (therapeutisches Erbrechen). Danach können andere Maßnahmen wie Darmeinlauf unternommen werden.[82]

[82] Cakradatta, Kapitel 20

Konstitution des Patienten (Prakriti)	Vorbehandlung (Purvakarma)	Eliminierende Behandlung (Pradhanakarma)	Nachbehandlung (Pascatakarma)
Vata	• Innere Ölkur mit Ashwagandha Ghrita oder Brahmi Ghrita • Abhyanga • Schwitzbad (Ushma Sweda) • warmer Ölguß (Kayaseka) • Kopfgießen (Shirodhara)	• Milde, abführende Maßnahmen • Anuvasana Vasti • Snehana Nasya mit Anuthaila	• Nährende Vata reduzierende Diät • Medho Rasayana (Aufbaumittel für das Gehirn wie Brahma Rasayana, Saraswatharishta, Ashwagandharishta.) • Milchabkochung mit Atmagupta (Mucuna pruriens) • Yoga
Pitta	• Wie oben, aber Ölbehandlungen mit weniger wärmenden Ölen	• Virecana • Anuvasana und Niruha Vasti • Sneha Nasya mit Kshirabala Avartita 7 x	• Pitta-reduzierende Diät • Medho Rasayana (Aufbaumittel für das Gehirn wie Brahma Rasayana, Saraswatharishta, Ashwagandharishta.) • Milchabkochung mit Atmagupta (Mucuna pruriens) • Yoga

Konstitution des Patienten (Prakriti)	Vorbehandlung (Purvakarma)	Eliminierende Behandlung (Pradhanakarma)	Nachbehandlung (Pascatakarma)
Kapha	• Wie oben, aber mit weniger nährenden Ölen und innere Ölkur nur mit Sesamöl.	• Vamana • Virecana • Niruha Vasti mit Sneha Vasti • Snehana Nasya mit Shadbindu Thaila	• Kapha-reduzierende Diät • Medho Rasayana (Aufbaumittel für das Gehirn wie Brahma Rasayana, Saraswatharishta, Ashwagandharishta.) • Milchabkochung mit Atmagupta (Mucuna pruriens) • Yoga

Kutipraveshika – intensive Regenerationskur

Bei Rasayana-Therapien (Regenerationskuren) muß zuerst der ganze Organismus vollständig von toxischen Substanzen gereinigt werden. Dabei führt man, angefangen mit Vamana, eine eliminierende Maßnahme nach der anderen durch. Bedingt durch die Zeitintervalle, in denen sich der Patient erholen soll, sind dazu mindestens 45 Tage notwendig. Erst anschließend an diese intensive Reinigung werden aufbauende und regenerierende Medikamente abgegeben.

Idealerweise, sollten während der ganzen Behandlungszeit auch aufbauende Maßnahmen für die Psyche getroffen werden. Diese sollten zum Schluß des Reinigungsablaufes in einer mindestens achttägigen Klausur ihren Höhepunkt finden. Während dem Kutipraveshika oder der Klausur soll der Patient nur mit dem Arzt sprechen, ansonsten soll er keine Konversation treiben. Er bekommt auch nur ein speziell ausgewähltes Aufbaumittel während dieser Zeit zu essen und Wasser zu trinken.

Der Effekt einer solchen Behandlung kann in Worten kaum beschrieben werden. Die geistige sowie körperliche Vitalität wird immens gesteigert und macht den Verlust von zwei Monaten normale Arbeitszeit mehr als wett. Leider gibt es außer meiner Klinik in Bangalore kaum noch Orte, welche diese uralte und wirksame Kur anbieten. Der Grund liegt sicher auch darin, daß solche Therapien im Westen beinahe unerschwinglich sind.

Zeitschema / Ablauf einer vollständigen Pancakarma Kur

Dieses Schema soll den Zeitaufwand und Ablauf einer kompletten Pancakarma-Therapie aufzeigen. Das ist nun eine Pancakarma-Kur im wahrsten Sinne des Wortes, denn alle eliminierenden Maßnahmen sind darin enthalten. Dieser Plan ist auch die Meßlatte, an der Sie sogenannte Pancakarma Angebote ermitteln können.

Tag	Therapie
1.	Anamnese, ärztliche Untersuchung
2.	Snehana 1
3.	Snehana 2
4.	Snehana 3
5.	Snehana 4
6.	Snehana 5
7.	Snehana 6
8.	Snehana 7
9.	Ruhetag 1
10.	Vamana
11.	Ruhetag & Spezialdiät 1
12.	Ruhetag & Spezialdiät 2
13.	Ruhetag & Spezialdiät 3
14.	Ruhetag & Spezialdiät 4
15.	Ruhetag & Spezialdiät 5
16.	Ruhetag & Spezialdiät 6
17.	Ruhetag & normale Diät 7
18.	Ruhetag & normale Diät 8
19.	Snehana 1 am 9. Tag nach Vamana
20.	Snehana 2
21.	Snehana 3

Tag	Therapie
22.	Ruhetag 1
23.	Ruhetag 2
24.	Ruhetag 3
25.	Virecana am 15. Tag nach Vamana
26.	Ruhetag & Spezialdiät 1
27.	Ruhetag & Spezialdiät 2
28.	Ruhetag & Spezialdiät 3
29.	Ruhetag & Spezialdiät 4
30.	Ruhetag & Spezialdiät 5
31.	Ruhetag & Spezialdiät 6
32.	Externe Ölbehandlung & normale Diät 7
33.	Externe Ölbehandlung & normale Diät 8
34.	Anuvasana Vasti 1 am 9. Tag nach Virecana
35.	Niruha Vasti 2
36.	Anuvasana Vasti 3
37.	Niruha Vasti 4
38.	Anuvasana Vasti 5
39.	Niruha Vasti 6
40.	Anuvasana Vasti 7
41.	Anuvasana Vasti 8
42.	Nasya
43.	Nasya
44.	Nasya
45.	Akshitarpana
46.	Akshitarpana
47.	Akshitarpana

Tag	Therapie
48.	Kutipraveshika & Spezialdiät Rasayana 1
49.	Kutipraveshika & Spezialdiät Rasayana 2
50.	Kutipraveshika & Spezialdiät Rasayana 3
51.	Kutipraveshika & Spezialdiät Rasayana 4
52.	Kutipraveshika & Spezialdiät Rasayana 5
53.	Kutipraveshika & Spezialdiät Rasayana 6
54.	Kutipraveshika & Spezialdiät Rasayana 7
55.	Kutipraveshika & Spezialdiät Rasayana 8
56.	Navarakizhi 1
57.	Navarakizhi 2
58.	Navarakizhi mit milden eliminierenden Maßnahmen 3
59.	Navarakizhi 4
60.	Navarakizhi 5
61.	Navarakizhi mit milden eliminierenden Maßnahmen 6
62.	Navarakizhi mit milden eliminierenden Maßnahmen 7
63.	Ärztliche Untersuchung, Entlassung

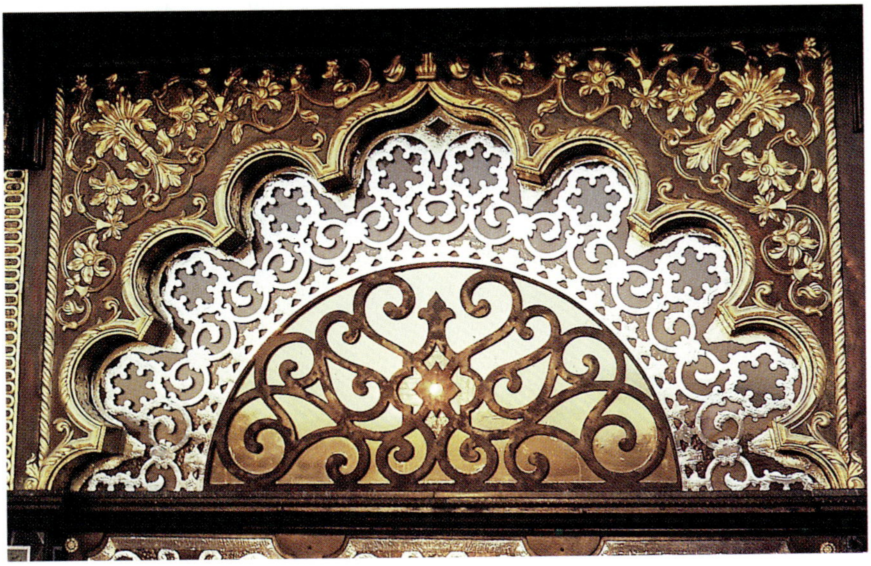

Ayurveda Klinik
in Bangalore, Indien

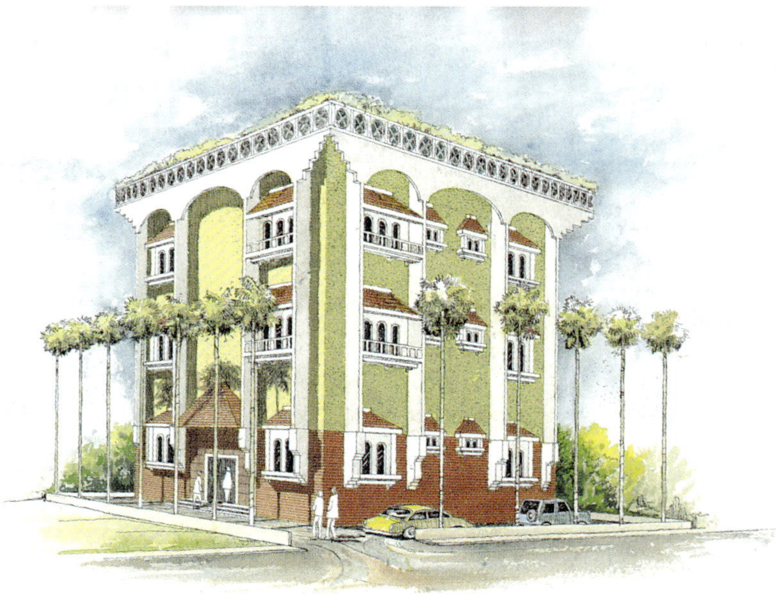

Glossar

Ayurveda Behandlungszentren, Ausbildung, Bezugsquellen und Auskünfte:

Dr. Hans H. Rhyner
SEVA Ayurveda Clinic & Academy
122 / 5 Chelakere, near Kalyana Nagar Bus Stand
Hennur – Banaswadi, Bangalore 560 043, Indien
Tel. +91 (80) 544 02 45, Fax 547 53 09
Email: ayurveda@giasbg01.vsnl.net.in

oder

Helga M. Schmidt
AYURVEDA INTERNATIONAL & SEVA AKADEMIE
Leutstettener Str. 67 A
D-81477 München
Tel. +49 (89) 7809 777, Fax 7809 776

oder über Internet:

http://www.owplaza.com/ayurveda/

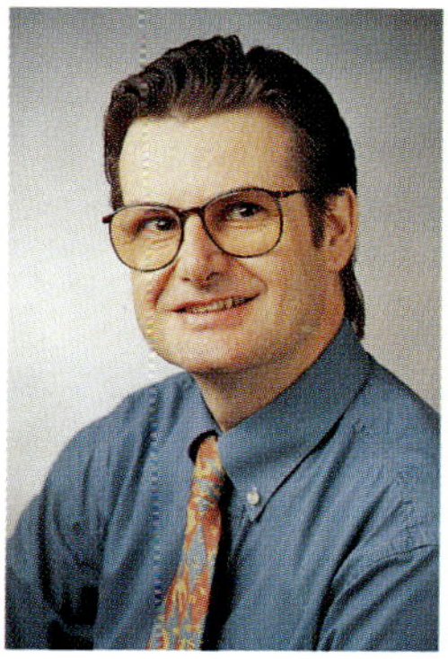

Der Autor

Dr. Hans Heinrich Rhyner studierte Ayurveda in Bangalore (Indien) bei Prof. Rai und Prof. Nair. Zusammen mit seinen Lehrmeistern gründete er 1988 das »Ayurveda Research Center International« (ACRI) und ist seither Präsident dieser Stiftung.

1992 eröffnete Dr. Rhyner zusammen mit Dr. med. Vishwanath Rai die erste anerkannte Ayurveda-Klinik im Westen (Zürich), 1997 folgt die Ayurveda-Klinik in Bangalore (Indien).

1994 gründete Dr. Rhyner zusammen mit Helga M. Schmidt die SEVA Akademie, mit Sitz in München. Die SEVA Akademie bietet Ausbildungslehrgänge für Ayurveda in deutschsprachigen Ländern an. Als Autor veröffentlichte Dr. Rhyner verschiedene Titel über Yoga und Ayurveda.

1991 erhält Dr. Rhyner den »Purna Swasthya Award«, eine Auszeichnung für außerordentliche Leistungen auf dem Gebiet der Ayurveda, überreicht vom Vizepräsident Indiens.

Basierend auf seiner langjährigen klinischen Erfahrung mit Ayurveda in Indien, vor allem aber auch im Westen, hat Dr. Rhyner dieses Grundlagebuch geschrieben, das sich sowohl an den Mediziner als auch an den Patienten oder Ayurveda-Interessierten wendet.